Grundlagen
der
Krankheitslehre

unter Mitarbeit von

K. Artmann, H.-P. Barth, C. Benz, A. Blessing, R. Böhland, J. Döhlinger,
A. Forster, M. Hambrecht, H. Kaben, T. Kälble, A. Karcher, T. Kraus, R. Musch,
F. Nosbusch, L. Pelz, C. Radke, M. Radke, A. Schadel, O. Schaffner, B. Schüle,
N. Schulz, A. Schwartz, A. Steinwede, M. Uhlemann, N. Wrobel

Herausgegeben von G. Münch · J. Reitz

Grundlagen
der
Krankheitslehre

Das große Nachschlagewerk
für Ärzte, Studenten
und Patienten

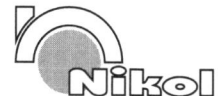

Nikol Verlagsgesellschaft mbH & Co. KG
Hamburg

Herausgeber

Gerhard Münch
Heppenheimer Str. 59
D-69514 Laudenbach

Jacques Reitz
Lycée Technique pour Professions de Santé
Centre de Formation
Esch-sur-Alzette
Domaine Schlassgoârt/Quartier
L-4289 Esch-sur-Alzette

Grundlagen der Krankheitslehre
Sonderausgabe Krankheitslehre: für Ausbildung und Praxis
ISBN 3-933203-06-6

Satz: Appl, Wemding
Einbandgestaltung: Callena Creativ GmbH, www.callena.de
Abbildungen auf dem Einband:
Männliche Anatomie, Photoagentur Focus, Hamburg
Hämophilie Bluterkrankheit, Blutdruckmessen, Knochenbruch, Superbild, Berlin
Druck: GGP Media, Pößneck
Printed in Germany.

Für
Carine, Géraldine, Anne-Laure, Petra,
Helena, Johannes und Belgin Bayraktar

Vorwort

Mit dem vorliegenden Buch wagen Verlag, Herausgeber und Autoren den Schritt, Krankenpflegeschülerinnen und -schülern ein Lehrbuch für die Ausbildung in der Krankenpflege an die Hand zu geben, welches die Grundlagen der Krankheitslehre beinhaltet. Dabei sollten wesentliche und in der Praxis häufiger vorkommende Krankheiten zugunsten seltener auftretenden ebenso deutlich hervorgehoben werden wie Erkrankungen, die alljährlich eine besonders hohe Sterblichkeitsquote aufweisen. Weiterhin war sicherzustellen, daß die gesetzlichen Vorgaben in der Ausbildungs- und Prüfungsverordnung für Krankenschwestern und -pfleger von 1985 berücksichtigt sind. Damit ist sichergestellt, daß die i. a. geforderten Leistungen im Krankenpflegeexamen erbracht werden können. Der knapp bemessene Geldbeutel der Auszubildenden wird geschont, da dieses Buch den gesamten, für die Krankheitslehre relevanten Prüfungsstoff aubdeckt und nicht mehrere Bücher für die einzelnen klinischen Fächer angeschafft werden müssen.

Bei der Auswahl der Autoren kam es den Herausgebern darauf an, daß neben dem notwendigen Fachwissen auch Erfahrung im Unterricht an Krankenpflegeschulen oder anderen Einrichtungen des Gesundheitswesens bestand. Dies hat mit dazu beigetragen, daß bei der Auswahl der Themen besonderer Wert vor allem auf das Wissen in der Krankheitslehre gelegt wurde, was für das Verständnis und die Pflege bedeutungsvoll erscheinen muß.

Zu Beginn des Lehrbuches findet ein Diskurs statt über Gesundheit und Krankheit in unserer mitteleuropäischen Gesellschaft, welcher im Ansatz die Denkweise und Problematik aufzeigen soll.

In einem weiteren Kapitel werden ärztliche Anamnese, Routinediagnostik und -therapie angesprochen, die grundsätzlich bei der Untersuchung und Behandlung eines kranken Menschen bedacht werden müssen. Dies soll den Lernenden sowohl mit der ärztlichen Routine vertraut machen als auch in den weiteren speziellen Kapiteln unnötige Wiederholungen vermeiden.

Die Reihenfolge der folgenden Kapitel orientiert sich zum einen an der ICD-Liste, zum anderen an der o. a. Ausbildungs- und Prüfungsverordnung. In diesen Kapiteln wird im Gegensatz zu der bisher anzutreffenden Literatur nicht mehr zwischen Innerer Medizin und Chirurgie in Form von 2 getrennten Lehrbüchern unterschieden, vielmehr wurde chirurgisches Fachwissen dort integriert, wo dies notwendig war (Kap. V, IX, X, XI durch Herrn Dr. Thomas Kraus). Die Bearbeitung des internistischen Teils zu Kapitel XII erfolgte durch Herrn Dr. Hans-Peter Barth. Auch kam es darauf an, bei der Symptomatik, Diagnostik und Therapie die Schwerpunkte herauszufiltern, um Schülerinnen und Schülern Prioritäten aufzuzeigen und Wesentliches zu vermitteln. Eine einleitende Darstellung der Anatomie und Physiologie erfolgte nur dort, wo es für das Verständnis der Krankheitslehre unerläßlich schien – Kenntnisse in diesen beiden Fächern werden im wesentlichen vorausgesetzt, da sie bereits zum Verständnis der Pathologie vorausgesetzt werden.

Der Umfang der Kapitel geht neben den o. g. Kriterien einerseits auf die Themenvielfalt zurück, andererseits spiegelt sich darin auch die durchschnittlich anzutreffende Stundenzahl in der theoretischen Ausbildung an den Krankenpflegeschulen wider.

Unser Dank gilt in besonderer Weise allen Autoren, die sich in bewundernswerter Weise der Verwirklichung dieses Lehrbuches gewidmet haben. Ebenso danken wir dem Verlag Walter de Gruyter und Herrn Priv.-Doz. Dr. med. R. Radke, Verlagsdirektor Medizin, für seine tatkräftige Unterstützung.

April 1996   *Gerhard Münch, Jacques Reitz*

Inhalt

I. Gesundheit und Krankheit

A. Steinwede

Definition. *Gesundheit* gilt als höchstes Lebensgut und steht als Wunsch für das eigene Wohlbefinden an erster Stelle. Man wünscht sich Gesundheit und meint damit die Abwesenheit von Krankheit.

Fragt man genauer nach den Begriffen, wird man sehr subjektive Antworten erhalten. Ähnliches gilt bei der Frage nach persönlicher Verantwortung und eigenem Verhalten in bezug auf Gesundheitshandeln bzw. Krankheitsvermeidung.

Der Deutsche Ärztetag formulierte 1973 folgendermaßen:

„**Gesundheit** ist nicht eine exakt beschreibbare Qualität. Der Mensch kann sich mehr oder weniger wohlfühlen. Er kann sich trotz objektiv nicht – oder noch nicht – krankhafter Befunde subjektiv nicht gesund fühlen. Hier gibt es ein weites Feld fließender Übergänge, eine *Grauzone* zwischen Gesundheit und Krankheit. Nicht zuletzt aus diesen Gründen ist es bisher nicht gelungen, eine allseits befriedigende Definition des Begriffs ‚Gesundheit‘ zu geben." (Buchholz 1988, S. 9)

Ähnlich verhält es sich mit dem Begriff *Krankheit*. Die Rechtsprechung des Preußischen Oberverwaltungsgerichts vom 9. 6. 1902 hatte bis in die 60 er Jahre Gültigkeit:

„**Krankheit** ist ein regelwidriger Körper- oder Geisteszustand, dessen Eintritt allein die Notwendigkeit einer Heilbehandlung, mit oder ohne Arbeitsunfähigkeit, als solche zur Folge hat." (Siegrist 1988, S. 184)

Inzwischen wurde auch der Begriff *Gesundheit* von der Ottawa Charta für Gesundheitsförderung 1986 verändert. Dort heißt es jetzt:

„Um einen Zustand vollkommenen körperlichen, physischen und sozialen Wohlbefindens zu erreichen, müssen Individuen oder Gruppen in der Lage sein, Sehnsüchte zu identifizieren und zu realisieren, Notwendigkeiten zu befriedigen und die Umwelt zu verändern oder mit der Umwelt zu leben. Gesundheit ist damit eine Voraussetzung für das tägliche Leben, nicht das Ziel unseres Daseins. Gesundheit ist ein positives Konzept, das sowohl soziale und individuelle Bedingungen als auch körperliche Gesundheit zur Voraussetzung hat. Aus diesem Grund liegt die Förderung der Gesundheit nicht allein in der Zuständigkeit des Gesundheitswesens, sondern führt über eine gesunde Lebensführung hinaus zum allgemeinen Wohlbefinden (Ottawa Charta für Gesundheitsförderung 1986)." (Buchholz 1988, S. 9)

1. Geschichtlicher Überblick

Während man in früheren *primitiven Kulturen* die Existenz höherer Mächte von Krankheiten verantwortlich machte, ist es das Verdienst der griechischen Naturphilosophie, *natürliche* Erklärungen von Krankheit und Gesundheit gefunden zu haben.

Die *Elementenlehre* des **Empedokles** von Agrigent (504–433 v. Chr.) wurde zur Basis des Verständnisses vom menschlichen Körper, von Gesundheit und Krankheit, und sie bildete außerdem die Grundlage der *Säftelehre* und der *Humoralpathologie*. Für **Hippokrates** (460–377 v. Chr.), der als *Begründer der ärztlichen Wissenschaft* gilt, lag der wichtigste Schutz vor Krankheit in Mäßigkeit und gesundem Lebenswandel. Ein Mensch würde krank, weil das natürliche körperliche oder seelische Gleichgewicht gestört sei.

Bei der Behandlung der Krankheit muß seiner Ansicht nach nicht nur der Arzt „... selbst bereit sein, das Erforderliche zu tun, sondern auch der Kranke, der Pfleger und die äußeren Umstände müssen dazu beitragen." (Seidler 1966, S. 40)

Im **Mittelalter** wurde Krankheit als Ausdruck und Erscheinungsform des Bösen, mit dem Menschen in Beziehung standen, angesehen und sie galt somit auch als Strafe für ihre Sünden und Verfehlungen. Gleichzeitig hatte Krankheit aber auch einen Sinn: für die Kranken bedeutete sie Läuterung und Erlösung von dem Bösen. Und für die Pflegeperson *himmlischen Lohn* oder einen *Platz im Himmel*.

Die Lustseuche **Syphilis**, die sich im 15. und 16. Jahrhundert ausbreitete und als Ausdruck persönlicher Schuld oder Strafe für eine sündige Lebensweise angesehen wurde, verstärkte die Auffassung, daß man selbst Schuld sei an seinem Leiden. Nachdem einerseits die Ansteckungsgefahr der Syphilis erkannt worden war, andererseits die Krankheit nicht immer tödlich verlief, mußten sowohl sozialhygienische als auch pflegerische Maßnahmen ergriffen werden. Es trat eine Veränderung der öffentlichen Badehauskultur ein, und es wurden Pflegehäuser benötigt, um die große Zahl der Kranken zu pflegen und zu versorgen.

Im **Zeitalter der Aufklärung** wurde das Vorbeugen von Krankheit und die Aufklärung des Volkes über Gesundheit und Krankheit zum Postulat erhoben. *Bernhard Christoph Faust*, einer der Gründer der Gesundheitserziehung in Deutschland, ließ sich bei seinem 1794 veröffentlichten „Gesundheits-Katechismus zum Gebrauch in den Schulen und beim häuslichen Unterricht" von dem Grundsatz leiten:

„Es ist zumeist des Menschen eigene Schuld, wenn er krank wird, und weil die Wurzel des Übels hauptsächlich in der Unkenntnis zu suchen ist, muß die Jugend von klein auf darin unterrichtet werden, wie der menschliche Körper gebaut ist und arbeitet und wie man ihn in allen seinen Teilen pflegen und üben muß, damit er gesund bleibt." (Hörmann, S. 107).

Sein Zeitgenosse, der Arzt *Johann Peter Frank,* stimmt zwar seiner Auffassung zu, „... der größte Teil der Leiden, die uns bedrücken, kommt vom Menschen selbst" (Frank 1790, in: Deppe 1975, S. 149). Aber er geht noch einen Schritt weiter, indem er eindringlich

„... das Elend des Volkes als die fruchtbarste Mutter der Krankheiten" (in: Deppe 1975, S. 150) schildert.

In seiner „Akademischen Rede vom Volkselend als der Mutter der Krankheiten" (Pavia 1790) beklagte er nicht nur die klassenspezifische Verbreitung von Gesundheit und Krankheit, sondern weist auch auf den Zusammenhang zwischen Krankheit und Armut, bzw. Leibeigenschaft hin:

„Ein Sklavenvolk ist ein kachektisches Volk"(in: Deppe 1975, S. 159). Und weiter sagt er: „So entsteht fast eine jede epidemische oder ansteckende Krankheit bei der ärmeren Klasse der Bevölkerung, herrscht dort am meisten und wird erst später ausgetilgt." (in: Deppe 1975, S. 160)

Der **Beginn der Industrialisierung** bringt einschneidende Veränderungen in politischer, wirtschaftlicher, sozialer und gesundheitspolitischer Hinsicht mit sich. Der Berliner Armen- und Arbeiterarzt Salomon Neumann (1818–1908) gehört zu den Mitbegründern der sozialen Medizin. In der 1847 in Berlin erschienenen Schrift: ‚Die öffentliche Gesundheitspflege und das Eigenthum‘ schreibt er:

„Daß der Gesundheitszustand unserer heutigen Gesellschaft in der Tat auf eine unnatürliche Weise alteriert ist, daß der größte Teil der Krankheiten, welche entweder den vollen Lebensgenuß stören oder gar einen beträchtlichen Teil der Menschen vor dem natürlichen Ziel dahinraffen, nicht auf natürlichen, sondern auf künstlich erzeugten, gesellschaftlichen Verhältnissen beruht, bedarf gar keines Beweises [...] Denn: die medizinische Wissenschaft ist in ihrem innersten Kern und Wesen eine soziale Wissenschaft ...“ (Neumann 1847,in: Deppe 1975, S.164).

Die zunehmende gesellschaftliche Bedeutung der Industriearbeit erfordert sozial- und gesundheitspolitische Maßnahmen, die 1883 nach heftigen politischen Machtkämpfen und Auseinandersetzungen in der Verabschiedung des Gesetzes über die Krankenversicherung gipfeln.

Die Gedanken der französischen Revolution und der Aufklärung haben auch die *Geschichte der Psychiatrie* zu **Beginn des 19. Jahrhunderts** stark geprägt. Als Ursache von Geisteskrankheit wurde in zunehmendem Maße auch die Wirkung sozialer Faktoren erkannt, Geisteskrankheit wurde aber auch „... als Krankheit und Störung der moralischen Fähigkeiten, als *Perversion des Willens* betrachtet ...“ (Jervis, 1980, S.48). Hinter dem moralischen Prinzip der Eigenverantwortlichkeit geistesgestörter Menschen stand die Auffassung, daß durch verschiedene Disziplinierungs-, Erziehungs- und Umerziehungsmaßnahmen der Geist neu geformt und strukturiert und somit letztlich die Krankheit bzw. der Wahnsinn besiegt werden könne.

Sigmund Freud (1856–1939), der Begründer der theoretischen und praktischen Psychoanalyse, entwickelte mit seinem Kollegen **J. Breuer** ein neues Behandlungsverfahren der hysterischen Erkrankung. Durch die Anwendung der *kathartischen Methode* entdeckte er nicht nur die Manifestation des Unbewußten hinter dem bewußt Vorgetragenen und deren untrennbare Verbindung miteinander, sondern er erkannte darin die Grundlage jeden menschlichen Handelns, also sowohl des gesunden wie des kranken Menschen. In seiner ‚Ätiologie der Hysterie‘ schreibt er 1896:

„Von welchem Fall und von welchem Symptom immer man seinen Ausgang genommen hat, *endlich gelangt man unfehlbar auf das Gebiet des sexuellen Erlebens.*“ (Freud 1971, S.60)

Die ätiologische Bedeutung der infantilen Sexualszenen gilt nicht ausschließlich für die Hysterie, sondern für alle Neurosen, wobei „... der Charakter der Infantilszenen, ob sie mit Lust oder nur passiv erlebt werden, einen bestimmenden Einfluß auf die Auswahl der Neurose hat ...“ (Freud 1971, S.80).

Zur Zeit des **Faschismus** in Deutschland ist Gesundheit etwas Reines, Natürliches, wo Schmutz, Bakterien und alles Unreine nicht vorkommen.

„Man muß sich immer wieder klarmachen, daß die Bilder und Begründungsmuster für eine faschistische Politik, die sich als genetische Sozialpolitik oder als Politik zur Wiederherstellung der Volksgesundheit darstellt, aus dem doch so positiven Assoziationskreis von ‚Gesundheit‘ stammen“(Trojan 1992, S.45).

Heute ist jeder für seine Gesundheit selbst verantwortlich. Jeder kann im Hinblick auf Ernährung, Sport, maßvollen Umgang mit Alkohol und Zigaretten usw. selber etwas für oder gegen seine Gesundheit tun. Gesundheit „... steht für das Programm zur Bewältigung des Lebens überhaupt" (Trojan 1992, S. 43).

2. Begründung von Krankheit und Gesundheit

Für die Ursachen einer Krankheit existieren verschiedene Erklärungsebenen, die vom jeweiligen Denkansatz beeinflußt werden.

2.1 Medizinisch-naturwissenschaftliche Erklärung

Grundlage ist die Auffassung, daß im Organismus Veränderungen auftreten, „... daß teilweise oder ganz das geordnete Zusammenspiel von Funktionen des Organismus (Homöostase) vorübergehend bis dauernd unterbrochen, d.h. gestört ist" (Novak, in: Huppmann et al. 1988, S. 173). Auslöser können zum einen Vererbungsfaktoren sein wie beim Down-Syndrom *(Vererbungsmodell)*. Oder es sind Bakterien, Viren, die die natürliche Abwehr des Körpers durchbrechen und Krankheiten verursachen *(Bakteriologisches Modell)*. Eine Krankheit kann aber auch durch *äußere Faktoren* zustande kommen: Unfall, Gewalteinwirkung durch Dritte, Umweltnoxen (Gase, Strahlen, chemische Stoffe usw.) oder Hitze, Kälte, Lärm. Bei diesem Modell ist es also unerheblich, ob sich das Individuum selbst als krank empfindet oder nicht, entscheidend ist nur, ob die „... mit Strukturveränderungen zusammenhängenden Funktionsstörungen des betreffenden Organismus unter Anwendung physikalischer und chemischer Untersuchungsmethoden nachgewiesen werden" (Novak, in: Huppmann 1988, S. 173).

2.2 Psychologische Erklärung

2.2.1 Neurotische Strukturen und fehlerhafte Aggressionsverarbeitung als Krankheitsursache

Grundlage dieser Modelle ist die eigene Einschätzung eines Individuums, ob es sich als gesund oder krank empfindet.

Für einen dieser Erklärungsansätze gelten bestimmte neurotische Strukturen als Ursache sowohl von körperlichen als auch von psychischen Erkrankungen. Insbesondere bei *Krebserkrankungen* wird auf diesen Zusammenhang verwiesen. (Huggan 1968, Stravaky 1968, in: Langenmayr 1980). Aber auch nicht oder fehlerhaft verarbeitete *Aggressionen* können die Ursache oder der Auslöser für eine Erkrankung sein. Krankheit ist nach diesem Modell zu verstehen:

„... als Ausdruck aufgestauter Agressionen (...), die gegen die eigene Person gelenkt werden, da ihre Abfuhr in die Umwelt oder ihre Verarbeitung nicht möglich erscheinen" (Langenmayr 1980, S. 20).

2.2.2 Psychoanalytische Erklärung

Grundlage dieser Erklärung ist die Annahme, daß es in jedem Individuum zu Spannungen kommt zwischen den Bedürfnissen (Trieben) auf der einen und den mit der Bedürfnisbefriedigung gekoppelten sozialen Normen auf der anderen Seite. Entscheidend für die Störungen im Organismus sind diejenigen Situationen, in denen es dem Individuum nicht gelingt, die eigenen Bedürfnisse im Einklang mit gesellschaftlichen Normen adäquat zu befriedigen. Es gerät in eine unbefriedigte Situation, die ursprünglichen Bedürfnisse werden verdrängt, und an ihre Stelle treten sog. *Ersatzbefriedigungen.* Nun kommt es aber nicht in jeder für das Individuum unbefriedigten Spannungssituation zum Ausbruch von Krankheit, sondern nur dann, „. . . wenn diese Spannung den Charakter eines andauernden, durch einen schlechten Kompromiß nur scheinbar gelösten oder ungelösten und schließlich destruktiven Konflikts annimmt (Symptombildung als Scheinlösung intrapsychischer Konflikte)" (Novak, in: Huppmann 1988, S. 174).

2.3 Sozialpsychologische Erklärung

2.3.1 Lerntheoretischer Ansatz

Dieser Ansatz begreift Krankheit als ein erlerntes Verhalten, für das das Individuum in einer bestimmten Form immer wieder belohnt bzw. verstärkt worden ist, im Sinne der klassischen Konditionierung *(Skinner);* es hat einen Nutzen vom Kranksein z. B. durch Zuwendung, Fürsorge oder andere Annehmlichkeiten. In diesem Zusammenhang spricht man von *sekundärem Krankheitsgewinn.* Aber nicht nur der Kranke hat etwas von seiner Krankheit, sondern auch Dritte können einen Gewinn haben und (unbewußt) dafür sorgen, daß das Individuum krank bleibt. In diesem Fall spricht man von *tertiärem Krankheitsgewinn.* **Horst-Eberhard Richter** hat in seinen Arbeiten „Patient Familie" und „Eltern, Kind, Neurose" sehr eindrucksvoll beschrieben, daß die Krankheit eines Familienmitglieds in unterschiedlichem Maße den psychischen Bedürfnissen eines jeden anderen Familienmitgliedes entspricht.

Das Gleichgewicht in der Familie basiert somit auf der Krankheit einer Person, daraus folgt, „. . . daß die Behebung der Krankheit eines Familienmitglieds alle übrigen Familienmitglieder in Mitleidenschaft zieht, und alle Familienmitglieder neben dem Wunsch nach Genesung des Kranken auch Wünsche in sich tragen, daß sich die vorhandene Situation nicht ändern soll" (Langenmayr 1980, S. 25).

2.3.2 Streß als Krankheitsauslöser

Seit den 70er Jahren weisen Untersuchungen verstärkt auf einen Zusammenhang von Streß und Krankheit hin. Streßfaktoren sind Ereignisse, die für das Individuum eine besondere Bedeutung haben, wie z. B. Tod oder Verlust des Partners, Arbeitslosigkeit, Veränderung der Lebenssituation eines Individuums durch Heirat, Wohnortwechsel oder Ausscheiden aus dem Erwerbsleben. Das Anliegen der Lebensereignisforschung (life event) ist es, einen Zusammenhang nachzuweisen zwischen dem Schweregrad eines ‚life-event', der subjektiven Belastung dadurch, und dem Ausbruch einer Krankheit. Während die Einbettung eines Individuums in ein gutes und stabiles soziales Netz das Krankheitsrisiko vermindert, stellen Überforderung, soziale Benachteiligung und wenig persönlicher Rückhalt ein erhöhtes Krankheitsrisiko dar.

2.4 Soziologische Erklärung von Krankheit

2.4.1 Modell der Selbst- und Fremdzuschreibung

Hiernach gilt Krankheit zum einen als das Ergebnis eines Selbst- oder Fremdzuschreibungsprozesses. Die Zuschreibung des Merkmals *krank* setzt voraus, daß das betroffene Individuum entweder nicht mehr oder nur in eingeschränktem Maße in der Lage ist, seinen alltäglichen Pflichten nachzukommen und entsprechend seiner sozialen Rollen zu handeln. Insofern sieht sich das Individuum mit einer neuen Situation konfrontiert, die von ihm eine Entscheidung hinsichtlich der Übernahme der Krankenrolle (oder sogar der Patientenrolle) mit allen damit verbundenen Konsequenzen verlangt. Der Beginn des Zuschreibungsprozesses findet im Regelfall im nicht-medizinischen, sozialen Bezugssystem (Familie, Freundeskreis) statt. In diesem *Laiensystem* wird auch die Entscheidung gefällt, ob sich der Kranke in ärztliche Behandlung begeben sollte oder nicht.

In dieser *unorganisierten Phase* der Krankheit „... sucht der Kranke nach Kriterien zur Definition seiner Krankenrolle und ist dabei vorwiegend auf eigene Erfahrungen und Kenntnisse bzw. die seiner Laienumwelt angewiesen" (Mahlzahn, in Huppmann 1988, S. 191).

Aber es werden auch ganz bestimmte Erwartungen und Forderungen an ihn und seine neue Rolle gestellt, die von **Talcott Parsons** sehr umfassend beschrieben worden sind. Der Kranke
– ist für die Dauer der Krankheit von alltäglichen (Rollen-) Pflichten entbunden
– ist für seinen Zustand nicht verantwortlich; im Gegensatz zu Straftätern, die bewußt soziale Normen verletzen
– ist aber aufgefordert, alles zu tun, um wieder gesund zu werden. Das schließt ein, fachkundige Hilfe bei Experten (Ärzten) zu suchen und mit ihnen zu kooperieren (nach Siegrist, S. 196 ff).

2.4.2 Krankheit als Folge gesellschaftlicher Bedingung und Lebensverhältnisse

Krankheit ist nicht nur das Ergebnis eines Selbst- bzw. Fremdzuschreibungsprozesses: Es gibt eine Reihe von Variablen, die eine Krankheit begünstigen bzw. mitverursachen. So geht es in sozial- und gesundheitswissenschaftlichen Ansätzen um die Wechselwirkung zwischen der Gesundheit bzw. der Krankheit auf der einen und gesellschaftlichen Lebensbedingungen, belastenden Lebenssituationen und deren individueller Bearbeitungsstrategie und sozialer Unterstützung auf der anderen Seite.

Mit gesellschaftlichen Lebensbedingungen sind die individuellen Arbeits-, Wohn- und Lebenssituationen gemeint, die entscheidend mitgeprägt werden von der Sozialisation und somit auch abhängig sind von Schichtzugehörigkeit, Bildung und Geschlechtszugehörigkeit. Die Einflüsse dieser Faktoren auf Entstehung, Ausbruch und die Art einer Krankheit sind in zahlreichen Untersuchungen und Forschungen ausführlich beschrieben worden. Arbeitsmedizinische Untersuchungen haben ergeben, daß Nacht- und Schichtarbeit zu Beschwerden führen, die übergangslos in Störungen bzw. Krankheit übergeben: Schlafmangel und damit verbunden schlechtere Bedingungen sich nach der Arbeit zu erholen (Nacht- und Schichtarbeiter schlafen schlechter), Appetitlosigkeit, höhere Belastungen während der Arbeitszeit und damit gekoppelt ein Gefühl verminderter Leistungsfähigkeit, Störungen im sozialen Lebensbereich, denn Nacht- und Schichtarbeiter sind zumindest zum Teil vom *normalen* sozialen Leben ihrer Umgebung ausgeschlossen.

Brähler und **Felder** referieren Untersuchungsergebnisse bezüglich der Unterschiede von Gesundheit und Krankheit zwischen den Geschlechtern: Danach sind Frauen in Deutschland besonders von Kreislauferkrankungen, Männer von Krankheiten der Atmungsorgane betroffen. „Männer sind nach **Verbrugge** (1976) vor allem von chronischen Erkrankungen betroffen, die ein höheres Sterberisiko bergen, Frauen eher von akuten Krankheiten" (Brähler, Felder 1992, S. 23).

Diese Ursachen werden kontrovers diskutiert: Zum einen wird davon ausgegangen, daß Frauen im Gegensatz zu Männern eher bereit sind, Symptome bei sich wahrzunehmen und sich in ärztliche Behandlung zu begeben. Zum anderen werden die Unterschiede mit geschlechtsrollentypischen Verhaltensweisen erklärt. In einer anderen Auffassung gilt die psychische Konstitution der Frau als Grundlage ihrer größeren Gesundheit.

„Ihre größere emotionale Offenheit und die dadurch bedingte andersartige Verarbeitung von Konflikten und Belastungen erklärt die Differenz im Krankheitsverhalten" (Brähler, Felder 1992, S. 24).

Den sozialwissenschaftlichen Erklärungsansätzen geht es jedoch nicht nur um die Erforschung der Krankheitsursachen und um diejenigen Verhaltensweisen, die Gesundheit fördern oder schädigen und damit längerfristig auch bestimmte Krankheiten verhindern bzw. begünstigen, sondern daraus resultierend geht es um die Entwicklung von Konzepten zur Gesunderhaltung, Gesundheitsförderung und Prävention.

Im folgenden Abschnitt werden Modelle gesundheitsrelevanten Handelns dem Krankheitsverhalten gegenübergestellt, und in einem weiterem Schritt die Konsequenzen, die sich daraus für Gesundheitsvorsorge, Prävention und Rehabilitation ergeben, erläutert.

3. Gesundheits- und Krankheitsverhalten

3.1 Gesundheitsrelevantes Verhalten

Gesundheitsförderndes Verhalten dient dem Ziel der Gesundheitserhaltung oder der Krankheitsvermeidung. Für die Medizinsoziologie ist diese Begriffsbestimmung zu eng, denn sie impliziert, daß jedes Gesundheitshandeln eines Individuums von ihm bewußt und überlegt vorgenommen wird. Vielmehr ist es aber so, daß Gesundheitsverhalten abhängig ist von der Lebenseinstellung durch die erfahrene Erziehung und Sozialisation, von der Wohn- und Arbeitssituation, dem Rückhalt durch soziale Beziehungen und der zur Verfügung stehenden Zeit. Außerdem wird es mit beeinflußt von Fitness- und Freizeitangeboten sowie den Bedingungen in der Wohngegend.

Ein wichtiger Aspekt, der ebenfalls von Bedeutung ist für entsprechendes Gesundheitsverhalten, ist die *Informiertheit*, das Wissen und auch das Interesse eines Individuums an seinem Körper und dessen Vorgängen und Funktionen, aber auch die Kenntnis, Störungen oder Symptome rechtzeitig wahrzunehmen, entsprechend darauf zu reagieren bzw. sie zu vermeiden.

Daher ist es sinnvoller von gesundheitsrelevantem oder gesundheitsförderndem Handeln oder Verhalten zu sprechen.

Die meisten Menschen wissen nun aber sehr genau, daß sie durch ihr Verhalten, sei es durch falsche Ernährung, Rauchen, Alkoholkonsum, zu vieles Arbeiten oder durch zu schnelles Fahren ihre Gesundheit gefährden oder sogar schädigen.

In der Diskussion um die Kostensenkung im Gesundheitswesen ist daher auch die Frage aufge-worfen worfen, ob sog. Risikogruppen, wie z.B. Raucher, einen höheren Beitragssatz zahlen sollen.

An diesem Punkt setzen sozialwissenschaftliche und sozialpsychologische Erklärungs-modelle an, um praktische Konsequenzen für die Prävention und die öffentliche Ge-sundheitsvorsorge zu ziehen.

3.2 Health-belief-Modell

Dieses Modell wurde für Vorsorgeuntersuchungen in den USA entwickelt, und es ist zur Zeit das bekannteste Erklärungsmodell. Zunächst wird davon ausgegangen, daß sich eine Person dann gesundheitsförderlich verhält, wenn sie sich selbst prinzipiell anfällig für eine bestimmte Krankheit hält und gleichzeitig diese Krankheit bzw. die damit verbundenen Konsequenzen für sehr schwerwiegend oder bedrohlich ansieht. Diese beiden Faktoren bedingen sich gegenseitig: Die eigene wahrgenommene Anfäl-ligkeit wirkt nur dann handlungsmotivierend, wenn die Konsequenzen und der Schweregrad einer Krankheit deutlich sind und umgekehrt. Die Information über Krankheiten in bezug auf die eigene Anfälligkeit kann durch Medien, Bekannte oder bereits aufgetretene Symptome erfolgen.

Soziokulturelle Einflüsse wie Bildung, soziale Schichtzugehörigkeit und Einkom-mensverhältnisse können diese primären Faktoren verstärken oder eher abwehren. Wenn dann noch „... der erwartete Nutzen eines gesundheitsrelevanten Verhaltens im Vergleich zu den investierten Kosten ..." (Siegrist 1988, S. 152) als hoch einge-schätzt wird, dann ist nach dem Health-belief-Modell davon auszugehen, daß an die-sem Punkt gesundheitsrelevantes Handeln einsetzt und fortgeführt wird.

Das alltägliche gesundheitsbewußte Handeln unterliegt so gut wie keiner öffentlichen Kontrolle, während das Verhalten zur Krankheitsvermeidung (Impfgesetz, Vorsorge-untersuchungen) schon mehr kontrolliert wird. Das Krankheitsverhalten von Perso-nen steht dagegen vielmehr im Blickpunkt des wissenschaftlichen Interesses, weil es langfristig mit Kosten verbunden ist.

3.3 Krankheitsverhalten

Krankheitsverhalten umfaßt alle Informationen, Wahrnehmungen und Entscheidun-gen, die dem Ziel dienen, Krankheitsanzeichen und -symptome zu erkennen, zu be-handeln bzw. behandeln zu lassen; und es schließt das *Hilfesuchen* und das *Hilfe in Anspruch nehmen* von medizinisch professioneller Versorgung ein. Die Abbildung 1–1 zeigt den Verlauf des Hilfesuchens vom Zeitpunkt der ersten Symptomwahrnehmung bis zur Übernahme bestimmter neuer Rollen.

Ein Individuum wird professionelle Hilfe um so eher in Anspruch nehmen, je größer der Rückhalt im sozialen Beziehungsnetz ist. Zum anderen hängt es aber auch von der Verfügbarkeit eines Arztes ab.

„Je mehr Ärzte pro Einwohner verfügbar sind, desto höher ist die Inanspruchnahme ..." (Siegrist 1988 S. 190)

> In den letzten Jahren zeichnet sich ein Trend ab, entweder parallel oder alternativ zur Schulmedizin Hilfe zu suchen: z.B. *Homöopathie, Heilpraktiker, Akupunktur, Fußreflexzonenmassage, Meditation, Yoga, astrologische Beratung, Geistheiler* u.a. Dies hängt nicht zuletzt mit der Enttäuschung zusammen, zuwenig Aufmerksamkeit durch den Arzt erfahren zu haben, oder mit Verzweiflung, wenn die Schulmedizin am Ende zu sein scheint.

Hiervon sind in hohem Maße *chronisch Kranke* betroffen, die fast alle schon Kontakt mit alternativen Therapiemethoden hatten.

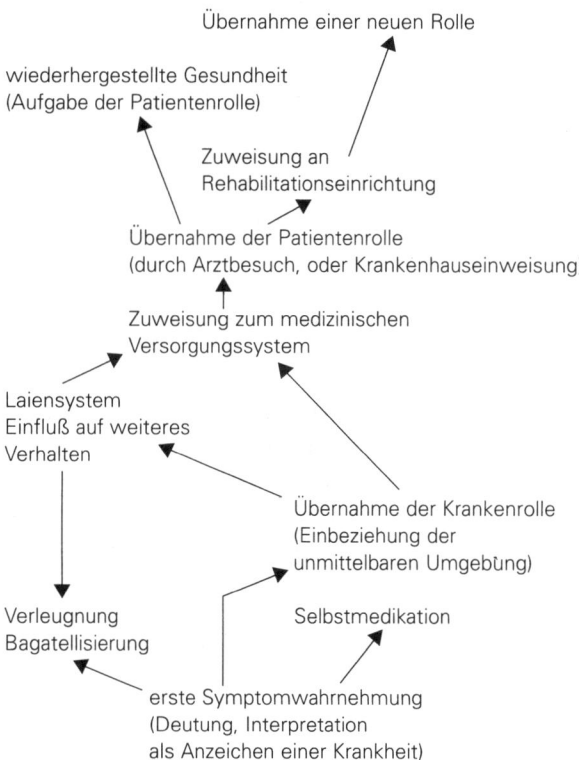

Abb. 1–1: Phasen des Hilfesuchens vom Zeitpunkt der ersten Symptomwahrnehmung (nach Siegrist 1988)

4. Prävention und Rehabilitation

Die Behandlung von Krankheiten, die u. a. auf einen ungesunden Lebensstil (Rauchen, erhöhter Alkoholkonsum, falsche Ernährung, usw.) zurückzuführen sind, aber auch die Behandlung von chronischen Erkrankungen haben mit zur Kostenexplosion im Gesundheitswesen geführt. Dies ist der Grund, weswegen in den letzten Jahren der Prävention und der Idee von gesunder Lebensführung so große Aufmerksamkeit entgegengebracht wird.

4.1 Prävention

Prävention bedeutet zunächst: „. . . künftige ungünstige Entwicklungen (eine Herausbildung von Risikofaktoren, eine Erkrankung oder eine Chronifizierung) zu verhüten." (Becker, in: Huppmann 1988, S. 179). Unterschieden wird zwischen *primordialer, primärer, sekundärer* und *tertiärer* Prävention (Tab. 1–1).

Präventive Leistungen und Angebote sind Bestandteil der allgemeinen Gesellschaftspolitik und sie beinhalten zum einen gesetzliche Maßnahmen: Steuer auf Zigaretten und Alkohol, Verbot des Verkaufs von Alkohol an Jugendliche unter 18 Jahren, an Autobahnraststätten und in Betrieben, sowie die Arbeitsschutzvorschriften. Zum anderen fallen auch solche Maßnahmen von Organisationen, Bildungseinrichtungen und Betrieben darunter wie: rauchfreie Zonen in Betrieben und öffentlichen Einrichtungen, Angebote der Volkshochschulen zur Streßbewältigung, autogenes Training, Vollwertkochen, usw., die Umstellung des Kantinenessens auf leichte Kost, u. ä.

Primäre Prävention beinhaltet außerdem:
- „Gesundheitserziehung (Eltern, Kindergarten, Schule)
- Gesundheitsaufklärung (Medizin, Erwachsenenbildung)
- Gesundheitsberatung (im Gesundheitswesen tätige Berufsgruppen)" (Siegrist 1988, S. 155).

Von *sekundärer Prävention* wird gesprochen, wenn bei einer Person schon Krankheitsanzeichen oder -symptome vorhanden sind. Hierunter fallen Maßnahmen der Früherkennung und der weiteren Vorsorge, sowie Maßnahmen, die dazu dienen, einer Verschlimmerung oder Chronifizierung der Krankheit entgegenzuwirken.

Tab. 1–1: 4 Stufen der Prävention (nach Huppmann, G. et al. 1988)

Art der Prävention	es soll(en) verhütet werden	momentaner Gesundheitszustand
Primordiale Prävention	Risikofaktoren	gesund (ohne Vorliegen von Risikofaktoren)
primäre Prävention	eine akute Erkrankung	gesund (aber Vorliegen von Risikofaktoren)
sekundäre Prävention	eine chronische Erkrankung	Bestehen einer akuten Erkrankung
tertiäre Prävention oder Rehabilitation	Folgeschäden, die vermeidbar sind	Bestehen einer chronischen Erkrankung

4.2 Rehabilitation

Tertiäre Prävention und Rehabilitation werden meist synonym verwandt. Rehabilitation setzt an, wenn eine chronische Erkrankung oder Behinderung eingetreten ist, um weitere Beeinträchtigungen zu vermeiden. Seit 1957 ist die Rehabilitation eine Pflichtleistung der Rentenversicherung.

Für die Betroffenen bedeutet eine **chronische Erkrankung** in der Regel eine einschneidende Veränderung, nicht nur für ihr eigenes Selbstwert- und Körpergefühl, sondern auch in Beziehung auf Partnerschaft und Familie, sowie im Hinblick auf weitere Berufstätigkeit.

Die Auseinandersetzung mit der Krankheit und den damit zusammenhängenden Konsequenzen und Auswirkungen ist ein sehr schmerzlicher, langsam und phasenhaft verlaufender Prozeß, der von dem Betroffenen „... mit vorhandenen Handlungsressourcen nur unter Aufbringung besonderer Anstrengungen geleistet werden kann" (Siegrist 1988, S. 199 ff).

Die wichtigsten Bedingungen der Krankheitsverarbeitung sind, neben Informationen und Auseinandersetzung mit möglichen Folgen der Erkrankung, das Ausdrücken von Gefühlen wie: Wut, Trauer, Schmerz, Verzweiflung, Angst, Hilflosigkeit, usw. Der Betroffene sollte von der Wirksamkeit der Behandlung überzeugt sein.

Eine chronische Erkrankung ist nicht nur für den Betroffenen eine hohe emotionale Belastung. Sie „... bedroht nicht selten basale Funktionen der Familie wie Produktions-, Sicherungs- und Versorgungsaufgaben ..." „... dennoch vermag die Familie ... kompensierende Energien freizusetzen, welche Gefahren der sozialen Desintegration, des sozioökonomischen Abstiegs und der vollständigen Isolierung bannen" (Siegrist 1988, S. 201).

Auch die **Partnerschaft** wird durch die chronische Erkrankung stark belastet, denn das normale Zusammenleben mit seinen festgelegten Aufgaben muß der Situation angepaßt werden. Das kann bedeuten, daß die bis dahin nicht berufstätige Ehefrau eine Arbeit aufnimmt, oder der Ehemann nur noch halbtags arbeitet.

Da **Arbeit** in unserer Gesellschaft einen sehr hohen Stellenwert besitzt, erlebt ein großer Teil der Berufstätigen eine chronische Erkrankung als unmittelbare Gefährdung seines Arbeitsplatzes und damit als Verlust von sozialer Sicherheit und sozialem Status. Vorzeitig, d. h. infolge von Krankheit, aus dem Erwerbsleben ausscheiden zu müssen, als Frührentner oder als Invalide zu gelten, bedeutet vor allem für Männer, die ihre Identität zu einem großen Teil aus der Arbeit ziehen, eine Krise.

Auch hier belegen Untersuchungen einen Zusammenhang zwischen sozioökonomischen und psychischen Faktoren und der Krankheitsverarbeitung: Von 1000 Infarktpatienten waren nach 6 Monaten „... 66 % der Selbständigen, 52 % der Angestellten, 49 % der Beamten, aber nur 32 % der Arbeiter beruflich rehabilitiert ..." (Siegrist 1988, S. 204).

Die **Leistungen der Rehabilitation** setzen zumeist schon in den Krankenhäusern oder Rehabilitationseinrichtungen an. Sie lassen sich unterscheiden in

• *eigentliche Heilverfahren* mit dem Ziel, die körperliche Gesundheit wiederherzustellen

- Angebote, durch die der Patient lernt *mit der Krankheit zu leben*, falls keine vollständige Heilung möglich ist
- Anpassung von *Hilfsmitteln* (Prothesen, Rollstuhl, usw)
- *Umschulung* in einen neuen Beruf/Arbeitsplatz
- *soziale Hilfe* und Unterstützung (Wohngeld, Hilfe zum Lebensunterhalt, Haushaltshilfe, usw.).

In den Rehabilitationseinrichtungen bzw. Krankenhäusern bekommen die Betroffenen dann oft das erste Mal Kontakt mit **Selbsthilfegruppen**. Sie sind aus dem Gesundheitsbereich nicht mehr wegzudenken, übernehmen sie doch hier eine wichtige Funktion, die von keinem Mediziner geleistet werden kann. Hier werden Betroffene von Betroffenen beraten, informiert, aufgeklärt und unterstützt, d. h. es findet ein Austausch und Verstehen auf gleicher Ebene statt. Das *Selbsthilfeprinzip* bedeutet: Alle in der Gruppe sind gleich, jeder hilft sich selbst, und dadurch den anderen.

Die bekanntesten Selbsthilfegruppen mit überregionalen Organisationen sind: *Frauenselbsthilfe nach Krebs, Deutsche Multiple Sklerose Gesellschaft, Deutsche Rheuma-Liga* und *Anonymus-Gruppen.*

Neben der Arbeit der Selbsthilfegruppen gilt es vor allem, den Partner und die nächsten Familienangehörigen einzubeziehen, damit auch sie lernen, mit den psychosozialen Belastungen umzugehen. Denn auch bei ihnen finden sich Ängste und Unsicherheiten in bezug auf Ausmaß und Schwere der Erkrankung, aber auch im Umgang mit den Betroffenen.

Inzwischen bieten einige Selbsthilfegruppen, seit neuestem auch die Krankenkassen, *Gesprächsgruppen für Angehörige* an.

5. Gesundheit als Risiko – Krankheit als Chance

Die gegenwärtige ärztliche und staatliche Gesundheitserziehung geht davon aus, daß die Menschen den Wunsch haben, gesund zu sein und lange zu leben. Folglich muß man ihnen klar machen, wie dieses Ziel zu erreichen ist:

Rauchen gefährdet die Gesundheit, Alkohol schädigt die Leber, Überernährung und zuviel Fett ziehen Fettleibigkeit und Arteriosklerose nach sich, vom Sonnenbaden bekommt man Hautkrebs, wer keinen ‚safer sex' praktiziert, kann sich Tripper, Syphilis, AIDS oder Gebärmutterkrebs holen, Autofahrer müssen sich anschnallen, sonst erleiden sie bei einem Unfall schwere Verletzungen, usw. Wer sich also *richtig* verhält und alle Risikofaktoren aus seinem Leben ausschaltet, lebt länger.

Das bedeutet umgekehrt: „... der statistisch nicht erwartete – der plötzliche oder auch vorzeitige – Tod ..." (Keil, in: Milz 1994, S. 349) ist eine Folge der falschen Lebenseinstellung und des gesundheitsgefährdenden Lebensstils eines Menschen. Demnach ist es also das Leben selbst, was die Gesundheit gefährdet, „... aus dieser Perspektive wird der Mensch zum Risikofaktor an sich." (Keil, in: Milz 1994 S. 350). So gesehen zielen die ärztlichen Verhaltensregeln darauf ab, dem Individuum die Verantwortung für sich selbst und sein Recht auf Risiko zu bestreiten. Damit wird Gesundheit zu einem langweiligen, lustlosen Zustand, verbunden mit Selbstbeherrschung, Verdrängung und Durchhalten, sie wird sozusagen ein *medizinisches Lern-programm* (Vergleich: Trojan 1992).

Aber Gesundheit ist viel mehr als das!

Gesundheit ist eine Leistung und eine „. . . gestaltende Kraft unseres Lebens, als Le-benskompetenz wie als lebenslange Leistung, kann (sie) sich überhaupt nur einstel-len, wenn wir (. . .) das Wagnis des Lebens eingehen." (Keil, in: Milz 1994 S.356). Sich einzulassen auf das Leben, es zu entdecken und zu erkunden, heißt auch, sich auseinanderzusetzen mit Krankheit und Tod. Indem uns das gelingt, können wir aner-kennen, daß Gesundheit und Krankheit natürliche Bestandteile des Lebens sind. Nicht im Sinne von entgegengesetzten Polen, sondern Gesundheit und Krankheit sind Prozesse, die „. . . vielfach ineinander übergehen" (Milz 1994 S.29) und die in ih-rer Zusammengehörigkeit einen Sinn ergeben.

II. Ärztliche Diagnostik und Therapie

R. Böhland

1. Anamnese

Der Begriff stammt aus der griechischen Sprache (anamnesis) und bedeutet soviel wie „Erinnerung", im allgemeinen Sprachgebrauch auch Vor- oder Krankengeschichte.

Weitere wichtige Begriffe (abgeleitet aus der griechischen Sprache) sind:

Ätiologie (gr. aitias), die Lehre von den Krankheitsursachen bzw. die einer Krankheit zugrundeliegende Ursache selbst.

Diagnose (gr. diagnosis, Entscheidung), Zuordnung einer gesundheitlichen Störung zu einem Krankheitsbegriff. Sie stützt sich auf die Anamnese, die Krankenuntersuchung sowie auf apparative und laborchemische Untersuchungen.

Symptom (gr. symptoma, Begleiterscheinung), Beschwerde, faßbares Krankheitszeichen.

Klinik (gr. kline, Bett), Bezeichnung für die gesamte Symptomatik und den Verlauf einer Erkrankung.

Therapie (gr. therapeia, Pflege, Heilung), Behandlung von Krankheiten, Heilverfahren.

Prognose (gr. prognosis, Vorherwissen), Vorhersage, Voraussicht auf den Krankheitsverlauf, Heilungsaussicht in Bezug auf Leben, Gesundung und Wiederherstellung.

> Die **Aufklärung** über diagnostische und therapeutische Maßnahmen fällt ausschließlich in den Aufgabenbereich des Arztes. Auch *Interpretationen* durch das Pflegepersonal sind nicht zulässig.

Die Anamnese nimmt eine zentrale Stellung ein, sie ist der Eigenbericht des Kranken über Beschwerden, Befinden und ein entscheidendes Instrument der Arzt-Patienten-Kommunikation. Schließlich trägt sie am meisten zur Diagnostik bei. Die Anamneseerhebung folgt einem festen Schema:

Eigenanamnese („Jetztanamnese"). Der Patient berichtet über seine Beschwerden und Beobachtungen. Hierzu gehören sowohl das auslösende Moment, das zum Arztbesuch geführt hat, als auch die aktuellen Symptome, aus denen die Leitsymptome herauszuarbeiten sind. In die Eigenanamnese gehören auch die Aufnahme von „früheren ernsthaften Erkrankungen" wie z. B. die Erfassung von Operationen, Krankenhausaufenthalten und diagnostische Maßnahmen sowie klinisch wichtige Infektionskrankheiten (z. B. Scharlach, Diphtherie, Tuberkulose, Hepatitis usw.).

Allgemeinanamnese. Hier werden vegetative Funktionen wie Appetit, Stuhlgang, Wasser lassen, Schlafverhalten sowie die Belastbarkeit, Eßgewohnheiten und das Körpergewicht erfaßt. Weiterhin wird nach Genußmitteln wie Alkohol, Kaffee und Nikotin sowie nach Allergien gefragt.

Medikamentenanamnese. Man erfragt die verabreichten Medikamente, deren Dosis und das Zeitintervall der Einnahme.

Am günstigsten erscheint es, sich den Verordnungsplan oder die Medikamentenverpackung zeigen zu lassen.

Gynäkologische Anamnese. Sie ist mit Feingefühl zu erheben, da teilweise in die Intimsphäre der Patienten eingedrungen wird. Zu erfragen sind der Beginn der Regelblutung (Menarche), die Zeitintervalle der Blutungen (Regelkalender) und das Ende der Regelblutung (Menopause).

Weitere Fragen beziehen sich auf Schwangerschaften, Geburten, Totgeburten, Fehlgeburten.

Wichtig sind Fragen nach Operationen (warum, wann, was operiert wurde), nach Chemotherapie oder Bestrahlung und nach der letzten gynäkologischen Untersuchung.

In der **Familienanamnese** werden Erkrankungen und Todesfälle von Verwandten 1. und 2. Grades erfaßt, um die Disposition (angeborene oder erworbene Anfälligkeit für Erkrankungen) an diesem oder jenem Leiden zu erkennen, z. B. Diabetes mellitus, Karzinome, Anfallsleiden, Hochdruckerkrankungen, Geisteskrankheiten.

Die **psychosoziale Anamnese** bildet den Abschluß der Anamneseerhebung mit Erfragung des Familienstandes, Bildungsgrad sowie der beruflichen Situation.

Anamnese in Ausnahmesituationen: bestehen bei Patienten, die schläfrig sind oder nur spärliche, unvollständige oder ungenügende Angaben machen, bei Bewußtlosen oder Verwirrtheitszuständen.

In Personalpapieren findet man häufig wichtige Angaben: Allergiker, Herzschrittmacher-, Herzklappenträger, Stoffwechselerkrankung, Blutkrankeiten u. a.

Angaben von Drittpersonen (Angehörige, Hausbewohner, Arbeitskollegen) können bei bewußtlosen Patienten von besonderem Wert sein.

Von Interesse sind die Begleitumstände der Bewußtlosigkeit wie: schlagartig oder allmählich eingetreten, sowie evtl. schriftliche Mitteilungen bei Intoxikationen aus suizidaler Absicht.

Die Anamnese ist *Hauptpfeiler der Diagnosefindung* und erfordert Zeit und Einfühlungsvermögen, die der Arzt aufbringen sollte. Bis zu 80 % der Diagnosen sind bereits durch die Anamnese zu stellen. Der körperlichen Untersuchung schließt sich eine gezielte apparative und laborchemische Diagnostik an, die durch die Anamnese vorgegeben wurde.

---

2. Allgemeine Diagnostik und Aussagewert

Die körperliche Untersuchung ist durch nichts zu ersetzen, sie gehört zur Routinediagnostik und umfaßt die *Inspektion* (äußerliche Untersuchung eines Patienten durch Betrachten), *Auskultation* (Abhorchen der im Körper entstehenden Geräusche und Töne mit einem Stethoskop), *Perkussion* (Beklopfen der Körperoberfläche) und *Palpation* (Untersuchung durch Betasten).

2.1 Leitsymptome

2.1.1 Thorakale Leitsymptome

2.1.1.1 Husten mit oder ohne Auswurf

Die Fragestellung betrifft den akuten Beginn, den chronischen Husten, die Belastungsabhängigkeit und die Exposition (Gesamtheit der äußeren Bedingungen für die Entstehung einer Krankheit).

Auswurf (= Sputum), ein Sekret der Bronchialdrüsen, entleert sich durch Husten (produktiver Husten) und Räuspern und weist auf eine akute, jedoch meist chronische Entzündung hin.

Ein *trockener* Husten über mehrere Wochen sollte an eine Tuberkulose (eher beim Jugendlichen) oder an ein Bronchialkarzinom (ältere Patienten) denken lassen.

Bestehen zudem stechende Schmerzen, so ist an eine trockene Lungenfellentzündung (Pleuritis sicca), einen -infarkt oder einen Tumor zu denken.

Ein morgendlicher produktiver Husten ist für eine chronische Bronchitis mit Emphysem (Alveolen und Lungensepten z. T. zerstört) charakteristisch. Die *maulvolle morgendliche Expektoration* weist auf Bronchiektasen hin, wobei ein plötzlicher Beginn mit großen Mengen an einen Abszeß mit Bronchusanschluß denken läßt.

2.1.1.2 Atemnot (Dyspnoe)

Sie tritt zunächst als Belastungsdyspnoe auf, entwickelt sich allmählich oder plötzlich zur Ruhedyspnoe.

Man unterscheidet eine inspiratorische Dyspnoe durch eine Einengung der oberen Luftwege von einer exspiratorischen Dyspnoe durch Spasmen im unteren Bronchialbaum. Beide Formen können von einem pfeifenden Atemgeräusch *(Stridor)* begleitet sein.

Mit zunehmender Atemnot entsteht eine *Orthopnoe*, die zur aufrechten Haltung des Oberkörpers zwingt, da hierdurch die Atemhilfsmuskulatur besser eingesetzt werden kann.

Krankheitsbilder. Eine Dyspnoe trifft man an bei
– einer Behinderung der *Nasenatmung* durch Schleimhautschwellungen, Septumdeviation, Tumoren, wie z. B. bei ausgedehnten Nasenpolypen (Abb. 2–1)
– einer *Trachealkompression* oder Einengung im Bereich des Kehlkopfes (geschluckter *Fremdkörper*) mit inspiratorischem Stridor
– einer Verminderung der Gasaustauschfläche in den Lungen durch eine *Pneumonie, Atelektasen, Ergüsse, Pneumothorax*
– einer Überblähung und Verminderung der Lungenfläche bei Emphysem, Asthma bronchiale (exspiratorischer Stridor) und chronischer *Bronchitis*
– *Fieber* und einer *Anämie*
– einer kardial bedingten Atemnot *(Orthopnoe)* durch Linksherzinsuffizienz, bei Aorten- und Mitralklappenfehlern, gekennzeichnet durch Husten, Angst und Erstik-

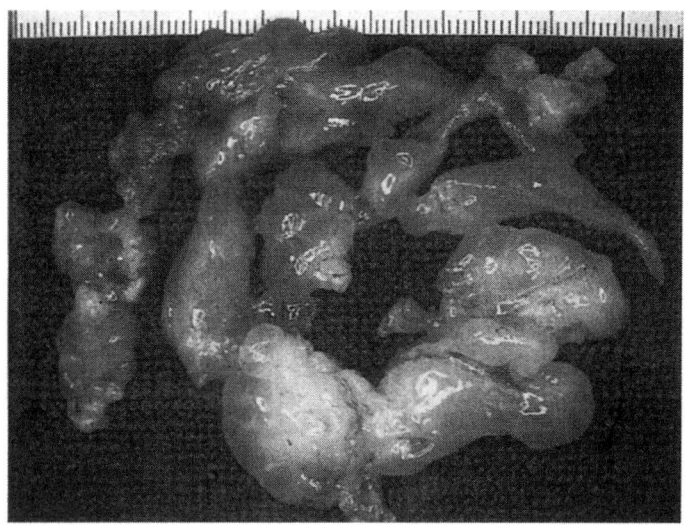

Abb. 2–1: Ausgeprägte Polyposis nasi. Die Polypen wurden operativ entfernt

kungsanfällen, röchelnde Atmung, rötlich-schaumiges Sputum und dem Unvermögen, flach zu liegen, die in ein Lungenödem übergehen kann.

Atmungstypen. Eine pathologische Atmung liegt vor bei der (Abb. 2–2):

Kussmaul-Atmung, eine rhythmische, abnorm tiefe Atmung mit normaler oder erniedrigter Frequenz zur respiratorischen Kompensation einer metabolischen Azidose, wie sie z. B. beim diabetischen Koma auftritt.

Cheyne-Stokes-Atmung, einem rhythmisch wechselndem Atemtypus mit zu- und abnehmender Atemfrequenz und -amplitude sowie Atempausen (Apnoe), wie sie z. B. bei zerebralen Durchblutungsstörungen mit Schädigung des Atemzentrums auftritt.

Biot-Atmung, bei der kräftige Atemzüge von gleicher Tiefe von plötzlich auftretenden Atempausen unterbrochen werden, wie sie z. B. bei erhöhtem intrakraniellen Druck auftritt.

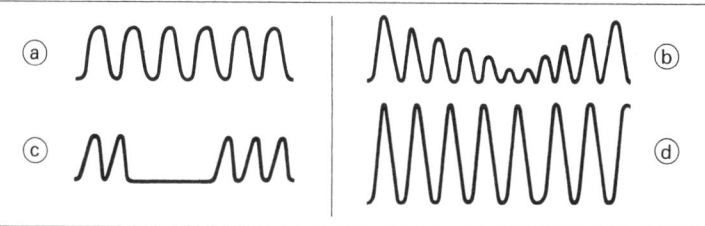

Abb. 2–2: Atemtypen: **a.** Normaler Atemtyp, **b.** Cheyne-Stokes-Atmung, **c.** Biot-Atmung, **d.** Kussmaul-Atmung

2.1.1.3 Thoraxschmerz (Brustschmerz)

Ein *gürtelförmiger* Schmerz deutet auf eine Interkostalnervenbeteiligung hin, wie sie beim Herpes zoster und bei Wirbelsäulenverletzungen auftreten können.

Stechende Schmerzen finden sich z. B. nach einer Lungenembolie, Lymphknotenschwellungen supraklavikulär und axillar sowie als lokalisierte Druckschmerzen.

Ein *retrosternaler* (hinter dem Brustbein) Schmerz wird z. B. bei einem Myokardinfarkt, einer Angina pectoris, einer Mediastinitis, einem Hautemphysem, einer Hiatushernie und Refluxösophagitis, Achalasie beobachtet.

Schmerzen im unteren Thoraxbereich kennt man bei subphrenischem Abszeß, Milzinfarkt, Gallenblasenentzündungen und Herzhinterwandinfarkt.

2.1.1.4 Körperliche Untersuchung

Bei der **Inspektion** können auffallen

- ein *Sahli-Venenkranz* bei Lungenemphysem
- eine *Einflußstauung* bei Karzinom oder Pneumothorax
- ein *Faßthorax* bei einem Lungenemphysem
- eine verminderte Beweglichkeit (einseitig, doppelseitig) oder eine Schonhaltung bei einer Pleuritis, Pneumonie oder Lungenembolie
- *Trommelschlegelfinger* und *Uhrglasnägel* bei Bronchusstenose, Karzinom oder Atelektasen
- *Unterschenkelödeme* bei einer kardialen Dekompensation (Rechtsherzinsuffizienz) infolge einer Rarefizierung (Gewebeschwund) des Lungengewebes bei chronischer Bronchitis, Lungenemphysem, Asthma bronchiale.

Bei der **Palpation** werden Schwingungen des Thorax getastet, wenn der Patient mit tiefer Stimme die Zahlen 33 oder 99 sagt *(Stimmfremitus)* und gleichzeitig eine Pneumonie vorliegt. Abgeschwächt ist er bei Pleuraerguß, Pneumothorax oder Atelektasen.

Bei der **Perkussion** werden die Klopfschallqualitäten erfaßt, die beim Beklopfen der Körperoberfläche entstehen. Die Qualität kann hypersonor sein, z. B. beim Lungenemphysem, oder gedämpft (hyposonor), z. B. bei Pleuraerguß oder Pneumonie.

Bei der **Auskultation** werden mittels Stethoskop die Atemgräusche wahrgenommen. Trockene Rasselgeräusche (RG) wie Giemen, Pfeifen und Brummen entstehen beim Asthma bronchiale oder bei der chronischen Bronchitis, feuchte RG (sie können fein-, mittel- und grobblasig sein) bei Bronchitis oder Pneumonie, ein Lederknarren weist auf ein Pleurareiben hin (Pleuritis sicca), eine Bronchophonie findet man verstärkt bei einer Pneumonie. Pathologische Strömungsgeräusche werden über den Auskultationspunkten des Herzens erfaßt.

2.1.1.5 Diagnostische Maßnahmen

Mit der *Röntgenübersichtsaufnahme* (oft in 2 Ebenen) lokalisiert man den pathologischen Herd, wie z. B. eine Pneumonie, die sich über das ganze rechte Oberfeld ausdehnt (Abb. 2–3).

Die *Sonographie* dient der Diagnostik pleuraler Erkrankungen, eine gleichzeitig durchgeführte Feinnadelpunktion ermöglicht eine zytologische und mikrobiologische Aufarbeitung.

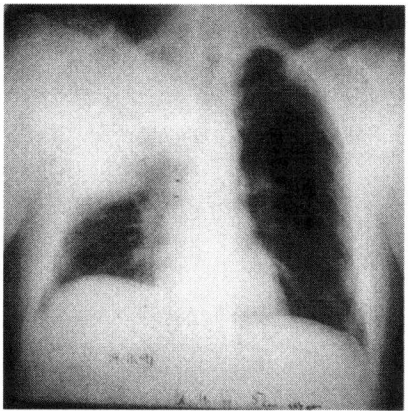

Abb. 2–3: Die Röntgenaufnahme des Thorax zeigt eine rechtsseitige Pneumonie (Verschattung), die durch Pneumokokken ausgelöst wurde

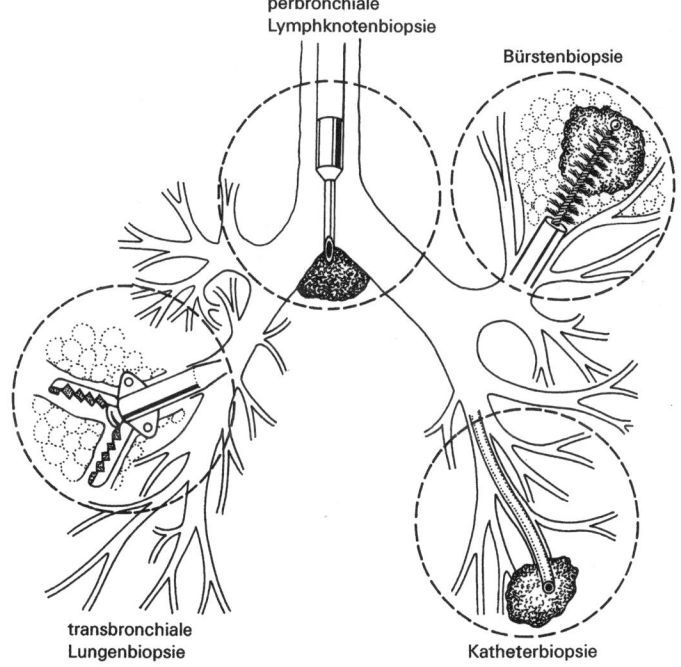

Abb. 2–4: Entnahme von Gewebe außerhalb des einsehbaren Bereichs des Bronchialsystems

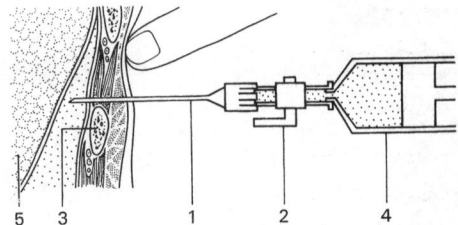

5   3   1   2   4

Abb. 2–5: Probepunktion beim Pleuraerguß (**1**). Bei Verwendung einer Einwegkanüle Nr. 1 (lang) ist keine Lokalanästhesie nötig. Die Nadel (**1**) ist zur Vermeidung einer Luftaspiration beim Spritzenwechsel mit einem Luer-Lock-Hahnkonus (**2**) zu versehen. Es wird an der Oberkante einer Rippe (**3**) tastend eingegangen und unter ständigem Sog mit der Spritze (**4**) bis zur Flüssigkeitaspiration in die Tiefe gedrungen, (**5**) Lungengewebe

Mit der *Lungenszintigraphie* deckt man Lungeninfarkte oder -embolien auf.

Die *Bronchoskopie* stellt Luftröhre und Bronchien von innen dar und bietet zahlreiche diagnostische Möglichkeiten (Abb. 2–4).

Nach einer *Pleurapunktion* (Abb. 2–5) wird das Punktat makroskopisch (Aussehen), mikroskopisch (Bakterien), zytologisch (Tumorzellen) untersucht.

Ein seröses Punktat weist auf eine Stauung (Transsudat) hin, ein blutiges auf eine maligne Ursache. Eiter als Bestandteil findet man bei einem Empyem, Eiweiß weist auf ein Exsudat hin und zellhaltiges Punktat kann z. B. Tumorzellen, Lymphozyten oder Granulozyten enthalten.

Lungenfunktionsprüfungen erfassen obstruktive und restriktive Erkrankungen, deren Verlauf, den medikamentösen Therapieerfolg und sind vor jeder Lungenoperation durchzuführen.

Zusätzlich werden bei kardialen Beschwerden durchgeführt:

Elektrokardiogramm (EKG) zur Beurteilung der kardialen Schädigung bei Infarkt, Rhythmusstörungen (Abb. 2–6) usw.

Echokardiographie zur Beurteilung der Herzgröße, der Wandbewegungen, Klappenbeurteilung in Morphologie und Funktion, zur Feststellung eines Perikardergusses sowie Raumforderungen: Thromben und Tumoren.

Lävokardiographie evtl. in Verbindung mit einer Angiographie zur Beurteilung von Mitralvitien, Ventrikelseptumdefekten und Aortenstenosen.

Eine *Myokardszintigraphie* zur Beurteilung der Speicherdefekte im Myokard infolge Durchblutungsstörungen nach Injektion von radioaktiv markierten Substanzen.

Sputumuntersuchungen (möglichst das tiefe morgendliche Expektorat gewinnen) erfolgen
– makroskopisch hinsichtlich Aussehen, Konsistenz und Geruch, z. B. produzieren Abszesse ein faulig riechendes Sputum, Bronchiektasen große Mengen.
– mikroskopisch zum Nachweis z. B. von Asbestkörperchen
– mikrobiologisch, um Erreger anzuzüchten und gezielt nach Antibiogramm zu behandeln
– zytologisch: Nachweis von Tumorzellen.

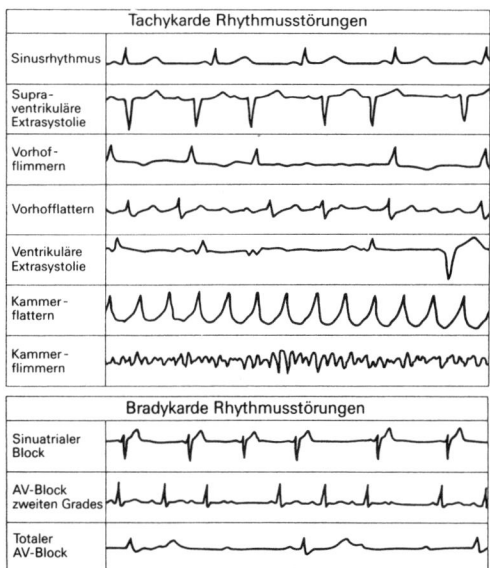

Abb. 2–6: Wichtige tachykarde und bradykarde Herzrhythmusstörungen

Laboruntersuchungen stützen die Diagnose und geben differentialdiagnostische (Ausschluß anderer Erkrankungen) Hinweise:

Das *Blutbild* deckt eine Anämie auf, Elektrolyt- und Gesamteiweißuntersuchungen helfen eine konsumierende Erkrankung, die *Elektrophorese* einen Eiweißmangel mit relativer Vermehrung der Globulinfraktion, Amylase / Lipase eine Pankreatitis, CPK / LDH einen Myokardinfarkt bei retrosternalem Schmerz und die Transaminasen, Gamma-GT und alkalische Phosphatase eine Erkrankung der Leber und Gallenwege aufzudecken.

Die **pflegerischen Krankenbeobachtung** konzentriert sich besonders auf: Veränderungen des *Atmungstyps* (s. Abb. 2–2) *Atemnotzustände, Schmerzen* (besonders bei liegenden Patienten – Gefahr einer Lungenembolie), *Temperaturerhöhungen* (Fieber), *Sputumveränderungen* (Blutungen), *Herzrhythmusstörungen,* besonders wenn sie neu aufgetreten sind.

2.1.2 Ödeme

Definition. Unter einem Ödem versteht man eine schmerzlose, nicht gerötete Schwellung durch Ansammlung einer wässrigen (serösen) Flüssigkeit in den Gewebsspalten, z. B. der Haut *(Anasarka)* und Schleimhäuten. In vorgebildeten Höhlen werden solche Flüssigkeitsansammlungen als *Hydrops* bezeichnet.

Ödeme sind lageabhängig. Beim Liegenden findet man sie besonders an Rücken, Steiß, Rückseite der Oberschenkel; beim Sitzenden und Stehenden am Fuß, Sprunggelenk.

Massive Ödeme können im Pleuraspalt *(Pleuraerguß)* und in der Bauchhöhle *(Aszites)* auftreten.

2.1.2.1 Ursachen und Folgen

Ödeme lassen sich durch Finger „eindellen", wegdrücken. Pleuraergüsse sind wie oben ausgeführt zu diagnostizieren. Bei Aszites findet man mitunter eine prallgefüllte Abdominalhöhle, eine gespannte Bauchdecke und durch Perkussion ausgelöste *Undulationen* (wellenförmige Aszitesbewegung beim Beklopfen einer Flankenseite). Weiterhin findet man einen tympanitischen Klopfschall der oberen Bauchdecke (lufthaltiger Darm) gegenüber abgeschwächtem Klopfschall an der Flankenregion.

Über Ursachen und Folgen von Ödemen informiert Tabelle 2–1.

Tab. 2–1: Ursachen und Folgen von Ödemen

Ursachen	Folgeerscheinungen
kardial bei Rechtsherzinsuffizienz	Hepatomegalie, Unterschenkelödeme, rechtsseitiger Pleuraerguß, Aszites
renal bei Nierenerkrankungen	Ödeme im Gesicht (Lidödem), siehe auch kardiale Ursache
hepatogen bei Lebererkrankungen Pfortaderhochdruck, tumoröse Leberprozesse	Eiweißmangel, Gerinnungsstörungen, Aszites, Anasarka

Umschriebene Ödeme finden sich besonders bei Erkrankungen der Venen (Varizen, Phlebitiden, Thrombosen) oder durch tumorbedingte Venenkompression.

2.1.2.2 Diagnostische Maßnahmen

– Aszites- oder Pleuraprobepunktion
– kardiale Diagnostik; Blutbild
– Sonographie der Abdominalorgane (morphologische Erkenntnisse), erfaßt bereits kleine Flüssigkeitsmengen (< 200 ml)
– Eiweißbestimmung im Serum und Elektrophorese zum Ausschluß einer Hypoalbuminämie und Elektrolytbestimmungen
– Harnsediment zur quantitativen Bestimmung von Eiweiß, Elektrolyten.

2.1.2.3 Lymphödem

Definition. Abflußbehinderung der Lymphe entlang der Lymphbahnen und -knoten führen zu einem Lymphödem. Dabei entsteht eine blasse, teigige, nicht schmerzhafte und nur geringfügig eindrückbare regionale Schwellung.

Die häufigsten Ursachen sind Entzündungen, Tumoren, operative und Strahlentherapie.

Lymphödeme erfordern eine oft langwierige manuelle Lymphdrainage und Kompressionsverbände.

2.1.3 Abdominelle Leitsymptome

2.1.3.1 Schmerz

Der Abdominalschmerz kennt Varianten bis zum Akuten Abdomen (Abb. 2–7). Man unterscheidet 2 Formen:

- Der **somatische** Schmerz (= peritoneal bedingt, Phrenikusschmerz) ist stechend und bohrend, strahlt in die Schulter aus und wird durch Atemexkursionen verstärkt. Der Nervus phrenicus versorgt das Zwerchfell, die Leberkapsel und Gallenblase und reagiert entsprechend.
- Der **viszerale** Schmerz wird als dumpf charakterisiert. Eine Ausnahme bilden die *kolikartigen* Schmerzen von Gallenwegen und Harnleiter, welche wellenförmig sind.

Rechtsseitiger Oberbauchschmerz. Leber, Gallenwege und gelegentliche Schmerzen der rechten Niere projezieren sich in den rechten Oberbauch. Koliken der Gallenwege können über längeren Zeitraum anhalten und sind mit Übelkeit und Erbrechen verbunden, treten aber immer urplötzlich (episodisch) auf.

Schmerzen der Leber sind durch eine erhöhte Kapselspannung bedingt (z. B. bei kardial bedingter Stauungsleber, Cholestase, Hepatitis).

Der *linksseitige Oberbauchschmerz* kann durch Erkrankungen am Kolon, Magengeschwüre oder Milzinfarkte bedingt sein.

Der *Ulkusschmerz* tritt links im epigastrischen Winkel auf, wogegen sich das Duodenalulkus rechts oberhalb des Nabels projeziert. Patienten mit einem Zwölffingerdarmgeschwür geben häufig einen Nüchternschmerz (nächtlicher Schmerz) an.

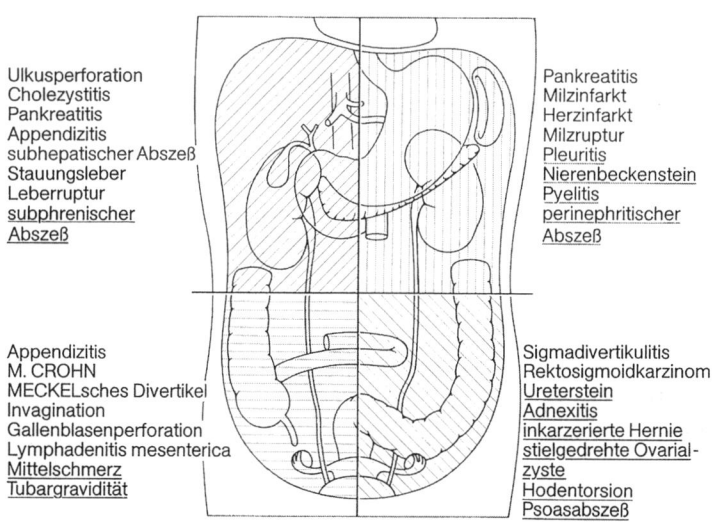

Ulkusperforation
Cholezystitis
Pankreatitis
Appendizitis
subhepatischer Abszeß
Stauungsleber
Leberruptur
subphrenischer
Abszeß

Pankreatitis
Milzinfarkt
Herzinfarkt
Milzruptur
Pleuritis
Nierenbeckenstein
Pyelitis
perinephritischer
Abszeß

Appendizitis
M. CROHN
MECKELsches Divertikel
Invagination
Gallenblasenperforation
Lymphadenitis mesenterica
Mittelschmerz
Tubargravidität

Sigmadivertikulitis
Rektosigmoidkarzinom
Ureterstein
Adnexitis
inkarzerierte Hernie
stielgedrehte Ovarial-
zyste
Hodentorsion
Psoasabszeß

Abb. 2–7: Topographische Differentialdiagnose des Akuten Abdomens: 4 Quadranten nach Häring (unterstrichen: auch kontralaterale Seite)

Perforiert ein Magengeschwür, so wird ein punktueller, messerstichartiger Schmerz empfunden, der sich allmählich ausdehnt, einen „brettharten" Bauch verursacht – *Akutes Abdomen!*

Heftige, anhaltende Schmerzen links des Nabels, teilweise gürtelförmig in den Rükken und nach den Schultern ausstrahlend, lassen an eine Pankreatitis denken.

Chronische Pankreatiden führen zum Dauerschmerz wechselnder Intensität.

Ein Wechsel zwischen Obstipation und Diarrhoe sowie schmerzhafte Stuhlentleerung mit Blut- und Schleimabgang und tastbare Resistenzen weisen auf einen tumorösen Prozeß hin. Tumoren verursachen Verschlüsse im Darm (= *Ileus*), so daß ein überblähtes Abdomen bei Stuhlverhalt resultiert – *Akutes Abdomen!*

Auskultatorisch findet man beim *mechanischen* Ileus „Plättschergeräusche" und Hyperperistaltik, beim *paralytischen* Ileus die „Grabes-" oder „Totenstille".

Durchblutungsstörungen (meist ältere Patienten) im Darm werden besonders heftig empfunden.

Dumpfe, wandernde und kolikartige Schmerzen mit Ausstrahlung in die Leistengegend sowie Hämaturie sprechen für eine *Ureterkolik*. Eine schmerzlose Hämaturie ist ein Zeichen für tumoröse Prozesse der harnableitenden Organe.

Klopfschmerzhafte Nierenlager werden auch bei Harnstauungen, bedingt durch Okklusion oder Kompression, gefunden.

Körperliche Untersuchung. Bei der *Inspektion* lassen sich ein vorgewölbtes Abdomen sowie sichtbare Darmsteifungen (beim mechanischen Ileus) feststellen. Eine *Palpation* kann aufzeigen:
– tastbare Resistenzen (Gallenblasenhydrops, Metastasenleber, ausgedehntes Magenkarzinom) – Abwehrspannung am Punkt des heftigsten Schmerzes
– Klopf- (z.B. Nierenlager) oder Druckschmerzhaftigkeit (z.B. Leberrand, Gallenblasenhydrops, Appendix)
– rektale Untersuchungsergebnisse (z.B. innere Hämorrhoiden, Prostatavergrößerung, rektale Tumoren)
– inguinale Lymphome.

Bei der *Perkussion* stellt man ggf. einen Aszites fest. Bei der *Auskultation* werden Darmgeräusche ermittelt, wie sie z.B. beim mechanischen und paralytischen Ileus auftreten (s. Kap. 2.1.3.1).

Diagnostik

Apparativ. Die einfache *Abdomenübersicht* stellt z.B. den mechanischen Ileus dar (Abb. 2–8).

Bei der *Ösophagogastroduodenoskopie* (ÖGD) werden Speiseröhre, Magen und oberer Anteil des Zwölffingerdarms inspiziert mit makroskopischer Beurteilung der Schleimhaut, ggf. einer Biopsie (Ulcus ventriculi).

Eine *Rektosigmoidoskopie* und *Koloskopie* dient der Beurteilung der Schleimhautverhältnisse in Rektum, Sigma und Kolon mit der Möglichkeit der Biopsie.

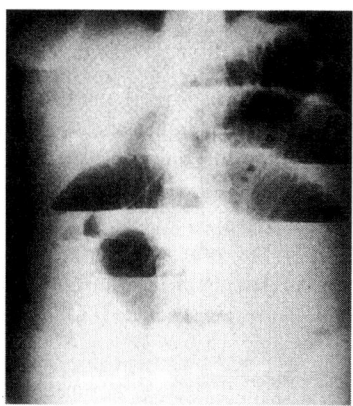

Abb. 2–8: Abdomenübersicht im Stehen: Hoher Dünndarmileus bei Bride (Bridenileus)

Eine *Kolonkontrastdarstellung* ermöglicht eine röntgenologische Darstellung und Beurteilung der Morphologie und der Schleimhautverhältnisse des Dickdarms.

Zur Beurteilung der Abdominalorgane hinsichtlich Größe, Echogenität, Steindarstellungen, Stauungszeichen und Darstellung von Zysten verwendet man die *Sonographie*.

Bei der *Laparoskopie* werden die Oberbauchorgane, besonders die Leber betrachtet sowie Gewebe zur histologischen Untersuchung (kann auch durch Leberblindpunktion erfolgen) entnommen.

Die *intravenöse Cholangiographie* dient der Darstellung von Gallenblase, -wegen und ist heute weitgehend von der Sonographie verdrängt.

Die abdominelle *Computertomographie* ermöglicht die Darstellung von pathologischen Prozessen im Bauchraum, besonders der Bauchspeicheldrüse, deren Lagebeziehung, Ausdehnung tumoröser Prozesse, Metastasennachweis.

Laborchemie. Das rote *Blutbild* gibt Auskunft über den Hämatokritwert und den Hämoglobingehalt, die Form der Erythrozyten, die Retikulozytenzahlen (Vorstufen der Erythrozyten); das DIfferentialblutbild (weißes Blutbild) informiert über Anzahl und Morphologie von Granulozyten, Lymphozyten u. a. (s. Abb. 4.11–3, S. 198)

Elektrolytuntersuchungen geben Aufschluß u. a. über den Natrium-, Kalium-, Calcium-, Phosphatgehalt des Serums.

Transaminasen (GOT, GPT) und Gamma-GT vermitteln einen Eindruck über die Leberfunktion.

Elektrophorese stellen Eiweißverschiebungen, Kreatinin eine Nierenfunktionsstörung und Amylase/Lipase eine Pankreatitis dar.

2.1.3.2 Gastrointestinale Blutungen

Blutungen im Magen-Darm-Trakt können sich äußern durch:
– *Hämatemesis,* Erbrechen von „rotem" Blut bei Ösophagusvarizenblutung (oft sind die Patienten vital gefärdet, deshalb unverzüglich behandeln, Abb. 2–9), schwarzbraunes kaffeesatzartiges Erbrechen bei einem blutenden Ulcus ventriculi (durch Einwirkung von Salzsäure auf Hämoglobin entsteht Hämatin), Erbrechen von blutig tingiertem Mageninhalt bei Schleimhauteinrissen an der Kardia
– *Melaena* (Teerstuhl), bei Blutungen im oberen Gastrointestinaltrakt (siehe Hämatemesis) sowie Ulcus duodeni, wenn mindestens 50 ml Blut aus dem oberen Gastrointestinaltrakt ca. 8 Stunden im Darm stagnierten: schwarz, glänzend, klebrig, stinkend
– *Hämatochezie,* „rote" Blutungen aus dem Enddarm bzw. Blutauflagerungen, bei Dickdarmtumoren, -polypen, Colitis ulcerosa, Hämorrhoiden.

Diagnostik. Notfallendoskopie (ÖGD) zur Aufdeckung der Blutungsquelle und ggf. gleichzeitiger Blutstillung.

Kontrollen des Blutbildes und der Gerinnungsparameter sollten in kurzen Abständen wiederholt werden (Gefahr des Kreislaufschocks).

Für die Pflege wichtig: Menge der Blutung (Nierenschale) möglichst genau erfassen; kurzfristige Kontrollen von Kreislaufparametern (Puls, Blutdruck), Ansprechbarkeit.

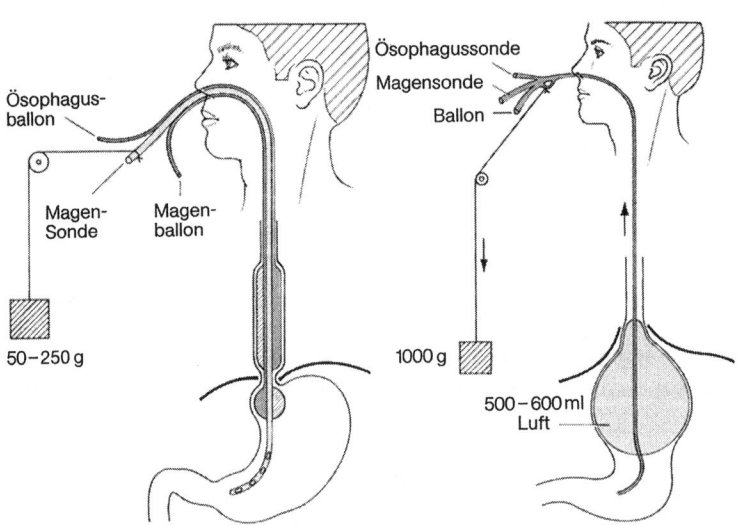

Abb. 2–9: Ballontamponade zur Stillung einer akuten Varizenblutung, **a**. Sengstaken-Blakemore-Sonde, **b**. Linton-Nachlas-Sonde

2.1.3.3 Diarrhoe (Durchfall)

Definition. Eine Diarrhoe besteht, wenn mehr als 3 mal täglich wäßrig-breiiger Stuhl abgesetzt wird.

Ursachen. Eine akute Diarrhoe deutet auf eine virale oder bakterielle Infektion (Salmonellen, Shigellen, E. coli, Vibrio cholerae) hin, oder auch auf eine Unverträglichkeit von Milchzucker bei Enzymmangel in der Darmschleimhaut.

Eine *chronische* Diarrhoe weist auf eine Pankreasinsuffizienz (Fettstühle durch Enzymmangel), Hypermotilität des Darmes mit herabgesetzter Kontaktzeit, Darmresektion, Sprue (Fettstühle durch Unverträglichkeit des Getreideproteins „Gluten") oder Darmentzündungen (Colitis ulcerosa, Morbus Crohn) hin.

Diagnostik. Ausführliche *Anamnese* über Eßgewohnheiten, Auslandsaufenthalte, Häufigkeit der Stuhlentleerungen, Konsistenz, Geruch des Stuhls und Beimengungen, Gewichtsverhalten.

Die endoskopische Diagnostik ist oben beschrieben.

Blutbild, Elektrolyte sowie Kreatinin sollten in kurzen Abständen kontrolliert werden, da Wasser- und Elektrolytverlust drohen.

Eine mikrobiologische Untersuchung auf TPE (Typhus-Paratyphus-Enteritis-Gruppe) ist obligat.

Wichtigste Allgemeinmaßnahme: Flüssigkeits- und Elektrolytsubstitution.

2.1.3.4 Juckreiz

Ursachen. Ein Juckreiz (Pruritus) tritt auf: Diabetes mellitus, Urämie (durch Ablagerungen harnpflichtiger Substanzen in der Haut), allergische Erkrankungen (Dermatitis, Urtikaria), parasitäre Hauterkrankungen (Skabies), Hepatitis (durch Ablagerungen von Gallensäuren in der Haut), M. Hodgkin.

In ca. 50 % der Fälle sind jedoch keine auslösenden Faktoren nachweisbar.

Diagnostik
• *Anamnese* und *Inspektion* der Haut (Ausschluß von Skabies = Krätze),
• *laborchemische* Untersuchungen: Blutzucker, Differentialblutbild, LDH (Ausschluß einer Lymphogranulomatose), Transaminasen, Gamma-GT und Hepatitis-Serologie (Ausschluß einer Hepatitis), Kreatinin, Harnstoff (Ausschluß einer Nierenfunktionsstörung), Urinsediment (Aufschluß über Eiweißverlust),
• *Sonographie* und evtl. *Nierenbiopsie.*
Weitere diagnostische Maßnahmen siehe Leitsymptome Ikterus und Lymphknotenschwellung!

2.1.3.5 Ikterus (Gelbsucht)

Definition. Der Ikterus entsteht durch erhöhte Konzentration von Gallenfarbstoffen im Blut; durch Anlagerung des Bilirubins an das Elastin des Bindegewebes wird er zuerst als *Sklerenikterus* manifest.

Grundsätzlich unterscheidet man 3 Formen, die verschiedene Ursachen haben (Tab. 2–2).

Tab. 2–2: Formen und Ursachen des Ikterus

Formen	Ursachen
prähepatischer Ikterus	Hämolyse, Enzymdefekte
intrahepatischer Ikterus	Stoffwechselstörungen, z. B. M. Meulengracht, entzündliche Prozesse, z. B. Virus-Hepatitis Leberzirrhose Metastasenleber Cholangitis toxische Wirkungen von Alkohol, Arzneimitteln, Knollenblätterpilze
posthepatischer Ikterus	Einengung der extrahepatischen Gallengänge durch Tumore, Steine, Stenosen, Cholangitis

Diagnostik. In der *Anamnese* werden Fragen geklärt nach:
- früheren Erkrankungen der Leber und Gallenwege (z. B. Gelbsucht)
- Juckreiz, Fieber, Schüttelfrost, Farbe von Urin (braun – Urobilinogen, dunkelgelb – Bilirubin) und Stuhl (acholisch, also hell?)
- Schmerzqualität, -intensität (Gallensteine?)
- Alkoholanamnese, frühere Bluttransfusionen
- Auslandsaufenthalte

Inspektion: Sklerenikterus ist Leitsymptom!

Die Palpation ermittelt Lebergröße, -rand, Konsistenz der Leber, -oberfläche, Druckempfindlichkeit sowie tastbare und druckschmerzhafte Gallenblase.

Laborchemische Untersuchungen: Transaminasen, Gamma-GT, Bilirubin und alkalische Phosphatase geben Auskunft über Leberzellfunktion und eine (intrahepatische) Cholestase (Stauung).

Elektrophorese und vor allem Gerinnungsparameter geben Aufschluß über die eigentliche Syntheseleistung der Leber.

Die Hepatitis-Serologie ist zur Differentialdiagnostik der Virus-Hepatits A, B, C, D, E erforderlich.

Der Autoantikörper-Nachweis läßt auf immunologisch bedingten Hepatiden bzw. Zirrhosen schließen.

Ein serologischer Nachweis von Antikörpern gegen Viren und Parasiten kann z. B. auf Amöben, Schistosomen (Bilharziosen) oder Plasmodien in Erythrozyten (Malaria) hinweisen.

Die *apparative Untersuchung* umfaßt:
- *Sonographie* zur Erfassung von lokalen oder diffusen Lebererkrankungen (Fettleber, Leberzirrhose, Metastasen, Morphologie der Gallengänge), zur ultraschallgestützten Feinnadelbiopsie für zytologische und bakteriologische Untersuchungen, Größenbestimmung.
- *Laparaskopie* zur Inspektion der Abdominalorgane (Beurteilung der Leberoberfläche) und ggf. Leberpunktion
- (perkutane) *Leberblindpunktion* zur Erstdiagnose und zur Verlaufskontrolle
- Endoskopische retrograde Cholangiopankreatographie *(ERCP)* zur Darstellung der Gallenblase bzw. -gänge und des Pankreasgangsystems (Abb. 2–10), bei der das

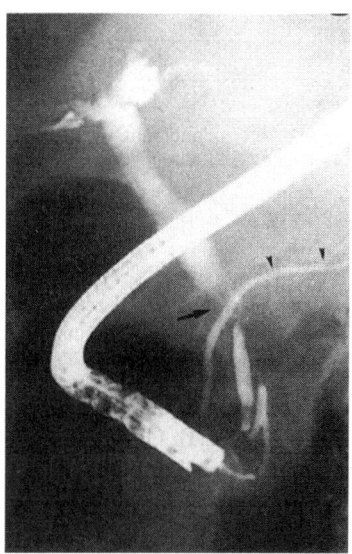

Abb. 2–10: Zirkuläres, subtotal stenosierendes Karzinom des D. choledochus in der ERCP (–>). Unauffälliger D. pancreaticus (▶)

Kontrastmittel unter Röntgenkontrolle über einen Katheter in die Vater-Papille (Papilla duodeni major) instilliert wird.

Die ERCP gibt Auskunft über Kaliberschwankungen bei primär-sklerosierender Cholangitis oder Caroli-Syndrom sowie Abbrüche des Pankreasganges (z.B. durch einen Tumor oder Pankreaspseudozyste). Gleichzeitig sind Steinextraktion und Einlage von Drainagen bei tumorösem Gallengangsverschluß möglich.

• Perkutane transhepatische Cholangiographie *(PTC)* als röntgenologisches Verfahren der direkten Cholegraphie, bei dem das Röntgenkontrastmittel mit Hilfe einer ultradünnen Hohlnadel in Lokalanästhesie perkutan und unter Punktion der Leber in das Gallenwegssystem eingebracht wird. Die PTC dient der Differenzierung zwischen intra- und extrahepatischem Verschluß der Gallengänge und „konkurriert" mit der ERCP.

2.1.4 Lymphknotenschwellungen

Diese treten bei einer Vielzahl von Erkrankungen auf. Sie können lokalisiert oder generalisiert sein.

Gut tastbar sind sie: an Hals, Kieferwinkel, axillär und ingiunal (in der Leiste).

Man findet Lymphknotenvergrößerung (**Lymphome**) als
• *Begleitreaktionen* bei entzündlichen Prozessen (z.B. Pfeiffer-Drüsenfieber, Katzenkratzkrankheit, Toxoplasmose, Listeriose, Tuberkulose, Erysipel, Angina, Scharlach, Röteln)
• *Lymphknotenmetastasen*, meist mit der Unterlage verbacken, derb, schmerzlos
• *Systemerkrankungen*, z.B. bei malignen Lymphomen, Leukämien, Plasmozytom. Sie sind oft generalisiert und weicher als Metastasen.

Lymphknotenschwellungen sind oft verbunden mit einer Rötung und Schmerzen.

Diagnostik. *Inspektion* und *Palpation* ergeben Aufschluß über Infektionszeichen, Schmerzen, Anämie, Oberflächenbeschaffenheit der Lymphome, deren Größe, Konsistenz und Verschieblichkeit.

Laborchemische Untersuchungen umfassen u.a.:
• Blutbild und Differentialblutbild decken z.B. Leukämien, Anämien oder die Mononukleose auf
• Knochenmarkausstrich, -biopsie weisen Leukämien, maligne Lymphome und andere Systemerkrankungen nach
• Blutausstriche und Blutkulturen zum Nachweis von Erregern
• serologische Untersuchungen zum Nachweis von Antikörpern, z.B. Toxoplasmose.

Bleibt die Diagnose unklar, exstirpiert man Lymphome und untersucht sie *histologisch.*

2.1.5 Bewußtseinsstörungen (quantitative)

Unter **Benommenheit** versteht man einen ansprechbaren Patienten mit verlangsamtem Denken und Handeln sowie erschwerter Orientierung.

Im Stadium der **Somnolenz** befindet sich der Patient in einem schläfrigen Zustand, aus dem er durch äußere Reize weckbar ist.

Als **Sopor** bezeichnet man ein Stadium, in welchem sich der Patient in einem schlafähnlichen Zustand befindet und nur stärkst Stimuli Reaktionen auslösen.

Als **Koma** bezeichnet man den schwersten Grad der Bewußtseinsstörung, bei der ein Erwecken nicht möglich ist.

Man unterscheidet die *Komastadien I bis IV* (Abb. 2–11).

Die Übergänge von einem Grad der Bewußtseinsstörung zum nächsten sind fließend und in der Praxis nicht immer eindeutig voneinander zu trennen.

2.1.5.1 Komaformen

• *Coma diabeticum* mit Azetongeruch der Atemluft Kussmaul-Atmung (s. Abb. 2–2) und trockener Haut
• *hypoglykämischer Schock* mit unauffälliger Atmung, feuchter Haut, Verwirrtheitszustände, Koordinationsstörungen und Zittern.
• *Coma uraemicum* mit urinösem Geruch der Atemluft, blaßgraues Hautkolorit, trockene, bräunlich-borkig belegte Zunge.
• *Coma hepaticum* mit Ikterus, Schwäche, Müdigkeit, Foetor hepaticus, oft mit Aszites
• *zerebrale Komata* (s. Abb. 2–11) treten auf nach traumatischer Schädelverletzung, Durchblutungsstörungen, Einblutungen in das Gehirn, Entzündungen von Gehirn und Hirnhäuten, -tumoren.

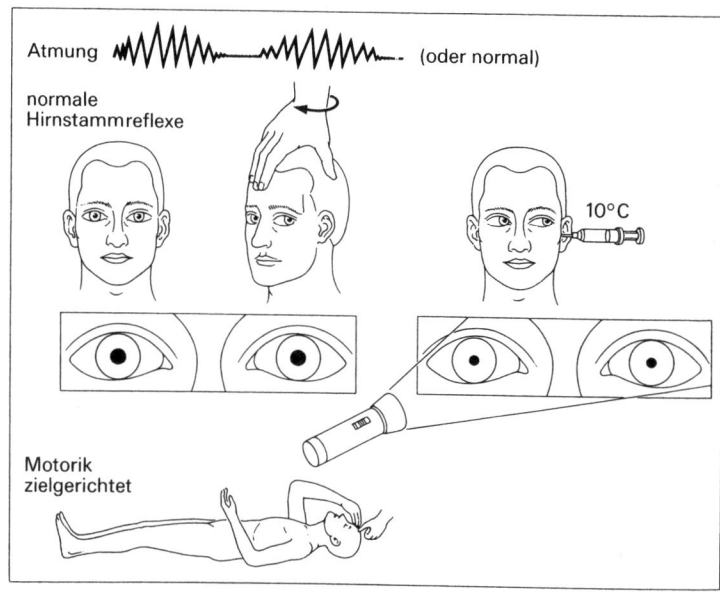

Abb. 2–11: Zerebrale Funktionen, **a**. Im Komastadium I (dienzephales Syndrom), **b**. Im Komastadium IV (Hirntod)

2.1.5.2 Synkopen

Ein kurzdauernder Bewußtseinsverlust von wenigen Sekunden bis Minuten (= Synkope) beobachtet man bei Epilepsien (s. Kap. VIII/1.7), bei Herzfehlern (s. Kap. IX/7) und bei Reizleitungsstörungen am Herzen (s. Kap. IX/6), als Orthostasereaktion (am häufigsten bei Vereidigungen!)

Diagnostik. *Anamnese*: traten früher Bewußtseinsstörungen auf, Diabetes mellitus, Nierenerkrankungen, akute Infektionen, Lebererkrankungen, Hypertonie, Herzrhythmusstörungen, Medikamente, Krampfleiden einschließlich familiärer Anfallsleiden, Orthostasereaktionen, Hypotonie, Fehlbildungen an Hirngefäßen u. a.?

Inspektion und *Palpation*: Azetongeruch, hepatischer oder urämischer Foetor, auf Hautkolorit und -turgor, Paresen, pathologische Reflexe, Bewußtseinsveränderungen, Pupillenreaktionen.

Laborchemische Untersuchungen: Blutzucker (diabetisches Koma), Harnstoff, Kreatinin (urämisches Koma), Transaminasen, Gamma-GT und Gerinnungsparameter (Leberkoma), obligat sind Elektrolyte, Säure-Basen-Status, Blutbild, Laktat.

Apparative Diagnostik: CT zur Herdlokalisierung und Differenzierung (z. B. Tumor, Ischämie, Blutung), EEG zur Erfassung von Herden mit erhöhtem Krampfpotential, Echokardiographie zur Beurteilung der Herzklappen und zum Ausschluß intrakardialer Raumforderungen, Doppler-Sonographie zur Beurteilung der extrakraniellen Gefäße (insbesondere der Halsschlagadern), EKG und Langzeit-EKG zur Erfassung von bradykarden und tachykarden Rhythmusstörungen, Steh-Test nach Schellong und ergometrische Belastungstests zur Beurteilung evtl. Kreislaufdysregulationen.

III. Infektiöse und parasitäre Erkrankungen

H. Kaben

1. Grundlagen der Prävention, Diagnostik und Therapie

1.1 Begriffsbestimmungen

1.1.1 Krankheitserreger, Infektion

Mikroorganismen wie Viren, Bakterien, Pilze und Protozoen (= tierische Einzeller) sind ebenso wie Würmer (= Helminthen) oder Gliederfüßer (= Arthropoden) häufige Ursache schwerwiegender Erkrankungen. Üblicherweise bezeichnet man die durch Protozoen, Helminthen und Arthropoden bedingten Erkrankungen als *Parasitosen*, während *Infektionskrankheiten* von Viren, *Bakterien* und Pilzen verursacht werden.

Unter einer Infektion versteht man die Übertragung eines Erregers auf den Menschen, sein Haftenbleiben und Eindringen in den Organismus sowie seine Vermehrung in ihm. Nicht jede Infektion führt zu einer Erkrankung.

1.1.2 Wechselwirkung zwischen Erreger und Wirt

Pathogenität, Resistenz. Ob aus einer Infektion eine Krankheit wird, hängt von zahlreichen Wechselwirkungen zwischen dem befallenden Organismus (= Wirt) und den eingedrungenen Mikroorganismen (= Gäste) ab. So muß der Mensch, um eine Infektionskrankheit zu bekommen, für den eingedrungenen Erreger *empfänglich*, und der Mikroorganismus muß für den Menschen **pathogen**, d.h. krankmachend, sein. Die Gegensätze wären nicht empfänglich (= *resistent*) und nicht pathogen (= *apathogen*).

Virulenz, Disposition. Von Bedeutung für die Entstehung einer Infektionskrankheit sind weiterhin das Ausmaß der individuellen Anfälligkeit des infizierten Menschen (= *Disposition*) und die unterschiedlich stark ausgeprägte Virulenz der Erregerstämme. Unter Virulenz ist dabei das Ausmaß der krankmachenden Wirkung, d.h. das *Ausmaß der Pathogenität* der Erreger, zu verstehen.

Die Anfälligkeit (= Disposition) ist immer ein Merkmal des einzelnen Individuums. Sie kann sich durch äußere und innere Faktoren wie z.B. Streß, Erkältung, Mangelernährung oder Alkoholmißbrauch erheblich ändern.

So wie die einzelnen menschlichen Individuen eine unterschiedlich starke und wechselnde Anfälligkeit gegenüber pathogenen Keimen haben, so besitzen pathogene Erregerstämme eine unterschiedliche Virulenz, die sich ebenso wie die Anfälligkeit ändern kann. Virulenz und Anfälligkeit sind im Gegensatz zur Empfänglichkeit und Pathogenität erworbene, veränderliche Eigenschaften und quantitative Begriffe (stärkere oder geringere Virulenz bzw. Anfälligkeit).

Immunität. Nach Überstehen einer Infektionskrankheit ist ein zuvor gegen diesen Erreger anfälliger Patient durch die Auseinandersetzung mit dem Erreger und die dadurch eingeleiteten Abwehrmechanismen bei erneuter Infektion oft nicht mehr anfällig. Diese nach Kontakt mit dem speziellen Krankheitserreger erworbene spezifische Nichtanfälligkeit bezeichnet man als Immunität. Auch *Schutzimpfungen* haben den Zweck, einen anfälligen Organismus gegen die bei der Impfung verwendete Erregerart immun zu machen. Tab. 3–1 faßt die Begriffe in einer Übersicht zusammen.

Tab. 3–1: Zusammenhang der Begriffe empfänglich, anfällig, immun

Merkmal	Mensch		Erreger	
Artmerkmal (= genetisch fixiert)	empfänglich	unempfänglich	pathogen	apathogen
Individualmerkmal (= veränderlich, erworben)	anfällig	nicht anfällig (immun)	virulent	avirulent

1.1.3 Infektionskrankheit

Eine Infektionskrankheit kann nur dann als Folge einer Infektion entstehen, wenn sie durch virulente Errergerstämme bedingt ist und in einem anfälligen Individuum abläuft. Der infizierte Organismus aber versucht, durch Abwehrmechanismen die Infektion so zu beeinflussen, daß eine Krankheit verhindert wird oder, wenn das nicht gelingt, daß sie durch die einsetzende Infektionsabwehr überwunden und der Körperschaden so niedrig wie möglich gehalten wird.

1.2 Infektionsabwehr

Die Infektionsabwehr wird in eine *unspezifische* Infektionsabwehr *(Resistenz)* und in eine *spezifische* Infektionsabwehr *(Immunität)* unterteilt. Letztere setzt Entscheidungsschritte des Immunsystems voraus (Abb. 3–1).

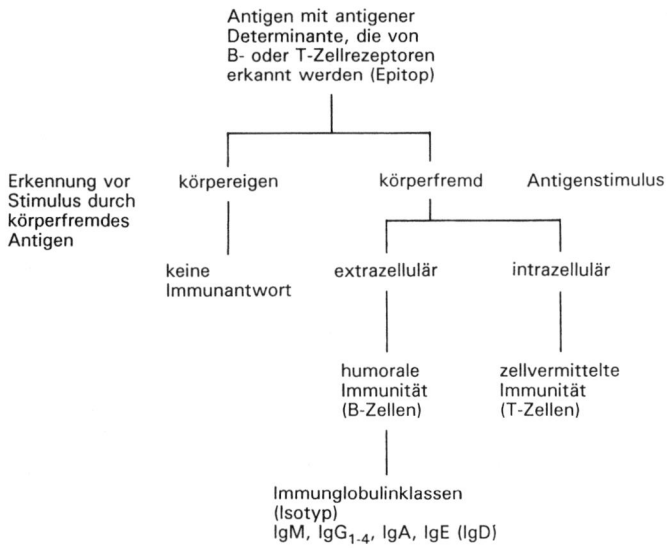

Abb. 3–1: Entscheidungsschritte des Immunsystems zur effektiven Infektabwehr

1.2.1 Resistenz

Sie ist genetisch bedingt und besteht aus mehreren Abwehrsystemen. Eine **intakte Haut** mit ihrem Säureschutzmantel sowie eine intakte Schleimhaut stellen einen mechanischen Schutz gegen das Eindringen von Keimen dar. Viele Erreger (z. B. Gonokokken, Treponemen, HIV, manche Hepatitisviren sowie Tollwutviren) gelangen über kleine Haut- oder Schleimhautdefekte in den Organismus. Wesentliche präventive Maßnahmen sind in solchen Fällen z. B. die Benutzung von Kondomen, um sich vor sexuell übertragbaren Krankheiten wie Gonorrhoe, Syphilis, AIDS oder Hepatitis B zu schützen oder das Tragen von Schutzhandschuhen beim Umgang mit entsprechend inkubierten Untersuchungsmaterialien.

Im Respirationstrakt haben die **Flimmerepithelien** die Aufgabe, eingedrungene Erreger zu beseitigen.

Auch der **Magen** spielt eine Rolle. Durch einen niedrigen pH-Wert (Magensäure) hemmt er die Vermehrung von pathogenen Keimen. Menschen mit zu wenig Magensäure leiden häufiger als gesunde an infektiösen Darmerkrankungen.

Die *humorale Abwehr* (humoral = in Körperflüssigkeit, besonders aber im Blut vorhandene Substanzen) umfaßt das Komplementsystem und die Zytokine. Zu letzteren gehört u. a. das heute zur Behandlung der chronischen Virushepatitis eingesetzte Interferon.

Bei der *zellulären Abwehr* durch Phagozytose spielen neutrophile Granulozyten und Makrophagen eine überragende Rolle.

1.2.2 Immunität

Definition. Sie ist eine im Laufe des Lebens erworbene Fähigkeit, gezielt bestimmte (spezifische) Erreger zu vernichten und entwickelt sich nach dem ersten Kontakt mit dem Erreger, sei es nach einer Erkrankung, einer symptomlosen Infektion, die auch *stille Feiung* genannt wird, oder nach einer Impfung.

Immunantwort (s. Abb. 3–3). Die zur Immunität führenden Vorgänge, auch als Immunantwort bezeichnet, sind kompliziert. Eine wichtige Rolle spielen immunkompetente Zellen, die zum lymphatischen System gehören. Unterschieden werden B- und T-Lymphozyten (Abb. 3–2).

B-Lymphozyten entwickeln sich nach Kontakt mit Krankheitserregern zu Plasmazellen, die dann gegen den Erreger gerichtete spezifische Antikörper bilden. Sie sind für die *humorale Immunreaktion* verantwortlich (primäre und sekundäre Immunantwort, s. Abb. 3–3).

T-Lymphozyten sind für die *zelluläre Immunreaktion* zuständig. Nach Antigenkontakt (s. u.) können sie sich u. a. in zytotoxische Zellen umwandeln und die Erreger abtöten. Die Hauptaufgabe der T-Lymphozyten aber ist die Regulation der gesamten Immunantwort.

Das HIV schädigt vor allem die T-Lymphozyten, wodurch bei AIDS bekanntermaßen das gesamte Immunsystem zusammenbricht (= erworbene Immunschwäche).

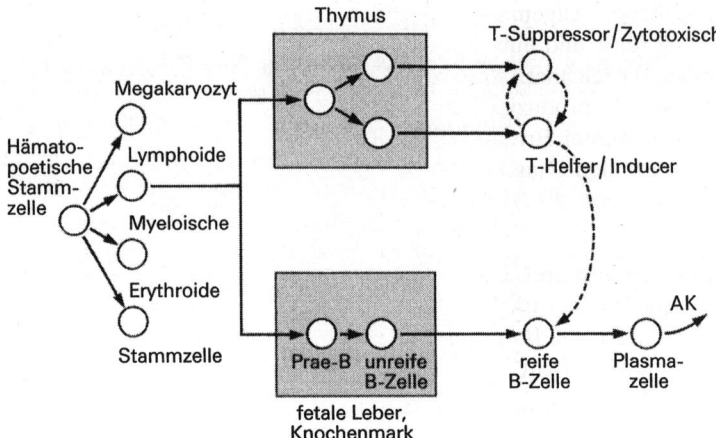

Abb. 3–2: Vereinfachtes Schema der Ontogenese von T- und B-Lymphozyten (modifiziert nach F. S. Rosen et al., Clin. Immunol. Immunopathol. 28 1989, 450–475). In der Abbildung wird die Entwicklung von IgG-produzierenden Plasmazellen gezeigt. In analoger Weise werden IgM-, IgA- und IgE-produzierende Plasmazellen gebildet

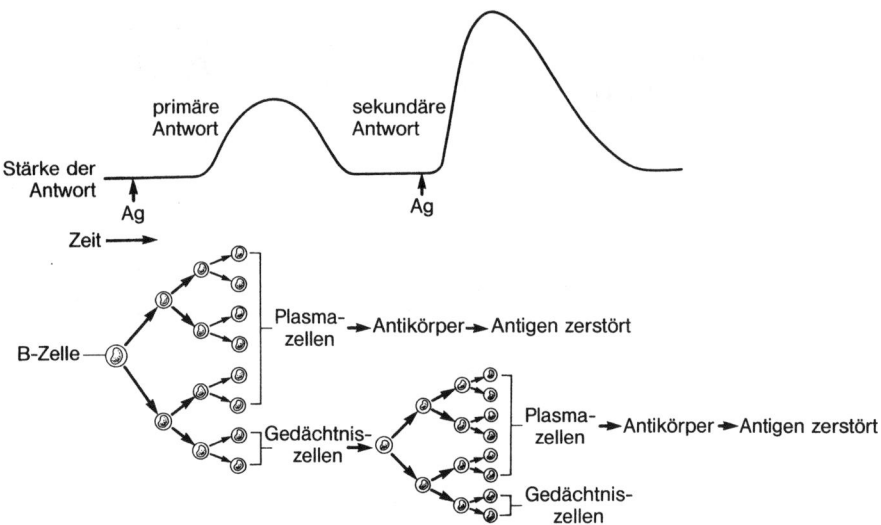

Abb. 3–3: Die primäre Immunantwort begründet die bedeutend schneller und kräftiger ablaufende sekundäre Immunantwort auf erneute Einwirkung des gleichen Antigens. Hier ist die Antwort eines einzelnen Klons gezeigt. Jedes Antigen löst Antworten von mehr als einem Klon aus, da Antigene mehr als eine Determinante besitzen

Antigen, Antikörper. Allgemein wird jede Substanz, die zur Aktivierung von B- und T-Lymphozyten führt und eine humorale oder zellvermittelnde Immunantwort auslöst, als Antigen bezeichnet. Antikörper sind von B-Lymphozyten und Plasmazellen nach Antigenkontakt produzierte Immunglobuline. Ein bestimmtes Antigen, und damit auch ein bestimmter Erreger, produziert einen ganz bestimmten Antikörper. Im Rahmen der speziellen Diagnostik von Infektionskrankheiten spielen Nachweismethoden für das Antigen, d. h. für den Erreger, und für spezifische Antikörper eine große Rolle.

Manche Krankheiten führen nach ihrem Überstehen zu einer *lebenslangen Immunität*, andere wiederum bewirken überhaupt *keine*. Auch Schutzimpfungen bewirken eine unterschiedlich lange Immunität, so daß z.B. Tetanus- oder Poliomyelitisimpfungen nach Jahren aufgefrischt (geboostert) werden müssen (Abb. 3–3).

Kommt trotz aller Abwehrmechanismen eine Krankheit zustande, sind klinisch drei Formen zu unterscheiden:

Lokalinfektion, septische und zyklische Allgemeininfektion.

1.3 Formen der Infektionskrankheiten

1.3.1 Lokalinfektion

Verursachen die Erreger eine Erkrankung (= Entzündung) an der Eintrittspforte, spricht man von einer Lokalinfektion. Sie wird fast ausschließlich von Bakterien, aber auch von Pilzen ausgelöst. Bei Lokalinfektionen sind die Keime wenig virulent, der Wirt hat im allgemeinen gute Abwehrkräfte. Das Ausmaß der Erkrankung hängt von der Virulenz der Erreger und Keimmenge sowie von der Disposition des Infizierten ab. Eine feste Inkubationszeit existiert nicht, und eine Immunität wird nicht erworben.

Beispiele: Tonsillitis, bakterielle Ruhr, Gonorrhoe, Furunkel.

Bei Zunahme der Virulenz oder bei verminderter Abwehr können sich Krankheitskeime aber über die Lymphbahnen *(Lymphangitis)* bis zu den regionären Lymphknoten *(Lymphadenitis)* ausbreiten.

1.3.2 Septische Allgemeininfektion

Wird die Lymphknotenschranke durchbrochen, gelangen die Erreger ins Blut und können auf diesem Wege alle Organe besiedeln. Auch aus Absiedlungen in den Organen können Keime wie von der Lokalinfektion aus ständig oder schubweise an das Blut abgegeben werden. Dabei entwickeln sich schwere Allgemeinerscheinungen mit septischen Temperaturen, Schüttelfrost und tastbarer Milz, evtl. auch mit septischem Schock und Verbrauchskoagulopathie. Bei Kleinkindern treten häufig Krampfanfälle auf. Eine Sepsis setzt immer eine Lokalinfektion voraus und wird häufig durch Staphylokokken oder Streptokokken verursacht. Weitere Ausführungen über Sepsis s. Kap. 2.1.2.1.

1.3.3 Zyklische Allgemeininfektion

Zyklische Allgemeininfektionen verlaufen in *drei Phasen* und werden entscheidend von der spezifischen Infektionsabwehr geprägt. Sie gehen im Gegensatz zur Sepsis nicht von typischen Lokalinfektionen aus und führen bei anfälligen Menschen weder zur Lokalinfektion noch zur Sepsis.

Nachdem die Erreger in den menschlichen Organismus eingedrungen sind, gelangen sie in der 1. Phase auf dem Lymph- oder Blutweg (lymphogen/hämatogen) ins *retikulohistiozytäre System* (RHS), wo sie sich vermehren. Gleichzeitig beginnt sich die spezifische Infektionsabwehr zu entwickeln. Anschließend gelangen die Keime erneut ins Blut und werden während der jetzt beginnenden 2. Phase, *Generalisationsphase*, in jeweils bestimmte Organe transportiert, womit das letzte Stadium, *Organmanifestation*, erreicht ist (3. Phase).

Die **Inkubationszeit** (Zeit der Vermehrung im retikulohistiozytären System) als Zeitspanne von der Infektion bis zur Generalisation wird vom Erreger bestimmt. Erste Krankheitssymptome, insbesondere kontinuierliches Fieber, Milzschwellung, relative Bradykardie, setzen mit Beginn der Generalisation ein. Unter dem Einfluß der sich entwickelnden Immunität klingt die Generalisation ab und der Krankheitsprozeß lokalisiert sich auf ein einzelnes und für den Erreger typisches Organ. So befallen Meningokokken im Organstadium die Hirnhäute, die Pneumokokken die Lunge. Die 3 genannten Phasen können unterschiedlich stark ausgeprägt sein.

Beispiel: Beim Typhus z. B. stehen die Symptome des Generalisationsstadiums mit Fieber, relativer Bradykardie (S. 42) und Milzschwellung im Vordergrund, bei den Meningokokken überwiegt das Organstadium mit den Symptomen der Hirnhautentzündung.

Während des Generalisationsstadiums stehen also Allgemeinreaktionen im Vordergrund, charakteristische Organbefunde fehlen noch, was die Diagnosestellung erheblich erschweren kann.

Weitere zyklische Infektionskrankheiten sind Masern, Röteln, Windpocken, Virusgrippe, infektiöse Mononukleose, Virushepatitis, Leptospirose oder auch die Tuberkulose. Häufig haben zyklische Allgemeininfektionen eine zweigipflige Fieberkurve. Der 1. Gipfel entspricht der Generalisation, der 2. dem Organstadium. Als Folge einer durchgemachten zyklischen Allgemeininfektion entwickelt sich im Gegensatz zur Lokalinfektion und Sepsis eine Immunität, deren Ausmaß vom Wechselspiel zwischen Gast und Wirt abhängt.

1.4 Übertragbarkeit

1.4.1 Kontagiosität

Epidemie, Pandemie. Nicht alle Infektionskrankheiten sind ansteckend, d.h. von Mensch zu Mensch übertragbar. Der Grad der Ansteckung (Kontagiosität) wird von der Übertragbarkeit und Haftfähigkeit des Erregers bestimmt. Bei hoher Kontagiosität besteht die Gefahr, daß sich aus einer Einzelerkrankung Epidemien unterschiedlichen Ausmaßes entwickeln, d.h. es kann in einem bestimmten Gebiet zeitweilig zum gehäuften Auftreten leicht übertragbarer Erkrankungen kommen. Ist das gehäufte

Vorkommen räumlich nicht mehr begrenzt, wie zur Zeit die HIV-Infektion, spricht man von einer Pandemie.

Beispiele für epidemisches Auftreten von Infektionskrankheiten in der Geschichte sind u. a. die Pest- und Grippepandemien.

1.4.2 Infektkette

Die **Epidemiologie** beschäftigt sich mit allen Fragen der Ursache, Verbreitung und Bekämpfung übertragbarer Krankheiten. Wichtig ist dabei das Erkennen der Infektkette, worunter der Weg des Erregers von der Infektionsquelle bis zum empfänglichen Wirt verstanden wird. Ausgangspunkt einer Infektkette *(Infektionsquelle)* ist der natürliche Standort der Krankheitskeime (Reservoir), von dem verschiedene Übertragungswege zur Infektion des Menschen führen.

Ziel aller antiepidemischen Maßnahmen ist es, diese Infektkette – Infektionsquelle, Übertragungsweg, Mensch – zu unterbrechen. Infizierte Menschen und Tiere spielen als Infektionsquelle eine große Rolle. Aber auch Nahrungsmittel, Trinkwasser oder weitere organische Stoffe in unserer Umwelt können Krankheitskeime enthalten. Man spricht in solchen Fällen von einer Kontamination.

Ein infizierter Mensch, der eine Infektionsquelle darstellt, muß nicht krank sein, was die Suche nach Infektionsquellen erschweren kann.

Beispiele: Menschen, die nach überstandener Typhuserkrankung über längere Zeit noch *Typhusbakterien* im Stuhl ausscheiden (= Dauerausscheider) und so eine unerkannte Infektionsquelle sein können. *HIV-Infizierte* sind, da sie im allgemeinen viele Jahre bis zum Ausbruch der ersten Zeichen einer AIDS-Erkrankung symptomlos bleiben, beim Geschlechtsverkehr eine wichtige Infektionsquelle. Auch bei der Virushepatitis Typ B gibt es „gesunde Virusträger", die das *Hepatitis-Virus* unerkannt weiterverbreiten können.

Übertragung. Von der Infektionsquelle aus erfolgt die Übertragung auf den Menschen *direkt* oder *indirekt*. Bei letzterer spielen entweder Lebewesen als Überträger (z. B. Übertragung der Malaria durch Mücken, der Borreliose und Frühsommermeningoenzephalitis durch Zecken) oder kontaminierte Gegenstände als Vehikel eine Rolle. In Europa spielt die direkte oder indirekte Übertragung der Keime von erkrankten Menschen oder symptomlosen Trägern die größte Rolle.

Häufige Übertragungswege sind:
– *fäkal-orale Übertragung* (Schmierinfektion): der Erreger wird mit dem Stuhl ausgeschieden, verschmiert und oral wieder aufgenommen, z. B. Virushepatitis A, Typhus, Ruhr.
– *alimentäre Übertragung*: durch Schmierinfektion werden Nahrungsmittel kontaminiert. Z. B. können Typhusbakterien von Dauerausscheidern, die im Lebensmittelgewerbe arbeiten, in Fleisch oder Milch gelangen und so indirekt fäkal-oral mit den Lebensmitteln als Vehikel übertragen werden oder Krankheitskeime enthaltendes Abwasser bekommt Kontakt zum Trinkwassernetz. Dann können mit dem Trinkwasser schlagartig sog. *Explosivepidemien* entstehen.
– *aerogene Infektion*: die Erreger werden beim Husten oder Niesen in Form von Tröpfchen direkt übertragen (Tröpfcheninfektion) oder sie fallen mit ausgetrockneten Tropfen auf den Boden und gelangen später durch Staubaufwirbelung als Staubinfek-

tion in den Wirt. Typische Beispiele für Tröpfcheninfektion sind Tuberkulose und Grippe.

– *Kontaktinfektion*: durch direkten Kontakt mit der Haut oder Schleimheut werden die Erreger weitergegeben. Beispiele sind Geschlechtskrankheiten und einige Wundinfektionen.

– *perkutane Infektion* (inokulative Übertragung): durch Verletzungen (z. B. Biß eines tollwutkranken Tieres, Biß oder Stich blutsaugender Arthropoden, Verletzungen durch kontaminierte Gegenstände) dringen die Erreger in den Organismus ein. Hierzu zählen auch alle Infektionen durch ärztliche Eingriffe (= iatrogene Infektionen),

– *diaplazentare Übertragung*: hierbei können im mütterlichen Organismus vorhandene Erreger über die Plazenta auf das Kind übertragen werden. Beispiele für diesen Übertragungsweg sind die angeborene Toxoplasmose sowie z.t die Hepatitis B- und HIV-Infektion.

1.5 Prävention

Ansatzpunkte für eine Prävention von Infektionskrankheiten bieten sich an jeder Stelle der Infektkette. So kann nach der Infektionsquelle gesucht werden, um sie auszuschalten. Man kann aber auch versuchen, den Übertragungsweg zu unterbinden und die primär empfängliche menschliche Population durch Impfung immun zu machen.

Gesetzlich geregelt sind die Verhütung und Bekämpfung übertragbarer Krankheiten beim Menschen durch das *Bundesseuchengesetz*. Alle Maßnahmen zur Beeinflussung der Infektionsquelle und des Übertragungsweges können als *Expositionsprophylaxe* zusammengefaßt werden, während die Beeinflussung der menschlichen Population im Rahmen der Impfung als *Dispositionsprophylaxe* bezeichnet wird.

1.5.1 Einwirkung auf die Infektionsquelle

Ziel ist die schnelle Erkennung des infektiösen Menschen, um ihn unter Umständen zu isolieren und zu behandeln. Das setzt eine rasche Diagnose voraus. Im Lebensmittelbereich z. B. werden vor Aufnahme der Tätigkeit Stuhluntersuchungen durchgeführt, um evtl. Dauerausscheider zu erfassen. Die im Rahmen der Infektionsquellensuche durchzuführende Diagnostik beinhaltet u. a. die Identifizierung des Erregers, den Nachweis spezifischer Antikörper sowie weitere epidemiologische Untersuchungen.

Handelt es sich um eine laut Bundesseuchengesetz meldepflichtige Erkrankung, ist unverzüglich der Meldepflicht an das zuständige Gesundheitsamt nachzukommen. Einige Erkrankungen (z. B. Cholera, Pest, Typhus) müssen schon bei Verdacht gemeldet werden. Weitere Schutzmaßnahmen richten sich nach der identifizierten Erregerart und dem Übertragungsmechanismus. So besteht für manche Erkrankungen (Pest, Cholera) Einweisungspflicht in ein geeignetes Krankenhaus. Für andere Erkrankungen (z. B. Virushepatitis, Tuberkulose) wird eine stationäre Behandlung empfohlen, aber nach Absprache mit dem Gesundheitsamt ist eine ambulante Behandlung möglich. Keimausscheider und andere Ansteckungsverdächtige können abgesondert und beobachtet werden. Sie unterliegen den Anordnungen des Gesundheitsamtes. Gesetzlich geregelt ist die Erfassung und Betreuung von Dauerausscheidern, die als potentielle Infektionsquelle Bedeutung haben (Typhus, Paratyphus, Salmonellenenteritis, Bakterienruhr).

Bei tierischen Infektionsquellen sind entsprechende veterinärmedizinische und hygienische Maßnahmen durchzuführen, wozu u.a. auch eine Rattenbekämpfung gehört, die schon zum nächsten Punkt überleitet.

1.5.2 Einwirkung auf Übertragungswege

Die Verbesserung der allgemeinen Hygienebedingungen (Wohnung, Betrieb, Gemeinschaftseinrichtungen, Trinkwasserzubereitung, Abwasserbeseitigung) und der persönlichen Hygiene haben einen Einfluß auf die Weiterverbreitung vieler Infektionskrankheiten. Gegenüber Tröpfcheninfektion sind *Schutzmasken* wirkungsvoll. Der Ungezieferbekämpfung (Fliegen, Mücken, Wanzen, Läuse, Flöhe, Ratten) dient die Entwesung, wobei entweder die Umweltbedingungen für die Schädlinge so beeinflußt werden, daß sie zugrunde gehen (z.B. Beseitigung der Brutplätze für Fliegen, Mücken usw.) oder sie werden mit Giften vernichtet. Neben der *Entwesung* sind Desinfektion und Sterilisation weitere wichtige antiepidemische Maßnahmen.

Bei der **Desinfektion** werden die Erreger übertragbarer Krankheiten abgetötet, wobei *Hautdesinfektion, laufende Desinfektion* und *Schlußdesinfektion* zu unterscheiden sind. Um einer Schmierinfektion vorzubeugen, ist z.B. eine Desinfektion der Ausscheidungen des infektiösen Patienten, seiner Gebrauchsgegenstände und seiner Hände erforderlich.

Bei der **Sterilisation** werden zusätzlich alle apathogenen Mikroorganismen abgetötet und auch die Dauerformen, die bei der Desinfektion nicht erfaßt werden. Alle für medizinische Eingriffe benutzte Gegenstände müssen sterilisiert sein.

1.5.3 Dispositionsprophylaxe

Eine wichtige prophylaktische Maßnahme zur Abwendung von Infektionskrankheiten ist die Verbesserung der Abwehrkräfte, wobei *3 Möglichkeiten* bestehen:

(1) **Förderung der unspezifischen Abwehr** durch gesunde Lebensführung: Ernährung, Schlaf, ausgeglichener Tagesablauf, Abhärtung.

(2) **Aktive Immunisierung** durch Schutzimpfungen. Hierbei handelt es sich um einen gezielten Eingriff in die Immunabwehr, wobei Impfungen im allgemeinen nur bei Gesunden durchgeführt werden sollen. Benutzt werden entweder in der Virulenz abgeschwächte Erreger (Lebendimpfstoffe), abgetötete Erreger (Totimpfstoffe) oder gentechnologisch hergestellte Impfstoffe. Ziel ist, durch den Impfstoff *(Antigen)* eine gezielte Antikörperproduktion in Gang zu setzen, die später bei einer Infektion die Infektionskrankheit verhindert.

Bekannte Impfungen sind Diphtherie, Tetanus, Tuberkulose, Keuchhusten, Masern, Kinderlähmung, Mumps, Röteln, Virushepatitis A und B, Virusgrippe. Die Pocken konnten durch konsequentes Impfen und konseuqnte Durchführung weiterer antiepidemischer Maßnahmen weltweit ausgerottet werden.

In Deutschland gibt es empfohlene Impfungen, die kostenlos durchgeführt werden. Weitere spezielle Impfungen spielen in der Touristikmedizin eine Rolle (z. B. Gelbfieber).

(3) **Passive Immunisierung**, d. h. Übertragung von Antikörpern durch Injektion von tierischen (heterologen) oder besser menschlichen (homologen) Seren. *Heterologe Seren* haben den Nachteil der Sensibilisierung und können bei erneuter Gabe zur Serumkrankheit oder zum anaphylaktischen Schock, d. h. zu lebensbedrohlichem Kreislaufversagen, führen.

Bekannte tierische Immunsera sind Botulismus-, Diphtherie-, Gasbrand-, Schlangengift- und Skorpiongift-Serum.

Bei den *menschlichen Seren* (Immunglobuline) unterschiedet man *zwei Gruppen*:
– *polyvalente Immunglobuline*, hergestellt aus Mischplasma, enthalten einen hohen Anteil an verschiedenen Antikörpern und
– *spezielle Immunglobuline (Hyperimmunglobuline)* mit einem Antikörpergehalt gegen ein bestimmtes Antigen, z. B. Zytomegalie-, Tetanus-, Tollwut-, Hepatitis B-Immunglobulin.

Menschliche Immunglobuline sind besser verträglich als tierische Sera und auch länger wirksam.

Die passive Immunisierung wendet man dort an, wo schnell Antikörper zur Verfügung stehen müssen, schneller als der eigene Organismus aufgrund der Impfung sie aktiv bilden könnte. Gelegentlich bewähren sich *Simultanimpfungen*, d. h. gleichzeitig mit der passiven Impfung erfolgt die aktive Immunisierung (in manchen Fällen bei der Tollwut-, Hepatitis B- und Tetanusimpfung).

1.6 Diagnostik

Eine Frühdiagnose ist bei übertragbaren Infektionskrankheiten besonders wichtig, um rechtzeitig in die Infektkette eingreifen zu können. Sie wird aber häufig dadurch erschwert, daß anfangs völlig uncharakteristische Symptome wie Abgeschlagenheit, Kopf- und Gliederschmerzen, Muskelschmerzen, Appetitlosigkeit, Übelkeit auftreten.

Bei zyklischen Infektionskrankheiten sind während des Organstadiums die unterschiedlichen Organmanifestationen wegweisend, existieren aber während der Generalisationsphase noch nicht.

Symptome. *Fieber* und insbesondere Fieberverlaufskurven, Ausschläge an Haut *(Exanthem)* und Schleimhaut *(Enanthem)* können ebenso wertvoll für die Diagnostik sein wie der Vergleich der *Temperatur- und Pulskurve.* Im allgemeinen steigt die Pulsfrequenz entsprechend der Fieberhöhe. Von einer *relativen Bradykardie* sprechen wir, wenn der Puls nicht so stark wie das Fieber ansteigt. Sie ist typisch für Viruserkrankungen, aber auch bei zyklischen Infektionskrankheiten bakterieller Genese vorhanden. Eine Milzvergrößerung findet sich bei zyklischen Infektionskrankheiten und Sepsis.

Lymphknotenschwellungen sind bei einigen Infektionskrankheiten wegweisend (z. B. HIV-Infektion, Toxoplasmose, infektiöse Mononukleose). „Rheumatische Beschwerden" werden oft als Rheuma fehlgedeutet und können Ausdruck einer Erkrankung an Scharlach, bakterieller Ruhr oder akuter Virushepatitis Typ B sein. Übelkeit, Erbrechen und Durchfall weisen auf eine Infektion des Verdauungstrakts hin.

Bei Verdacht auf eine Infektionskrankheit muß sorgfältig nach einer möglichen Infektionsquelle gefragt und nach möglichen Infektionswegen gefahndet werden. Fragen nach *Tierkontakten* sind ebenso wichtig wie nach evtl. *Auslandsaufenthalten* oder Auftreten ähnlicher Symptome bei Menschen in der Umgebung des Patienten.

Labor. Im *Blutbild* kann es zu charakteristischen Veränderungen kommen. Lokalinfektionen reagieren in der akuten Phase mit einer Vermehrung der Leukozyten *(Leukozytose)* und mit vermehrtem Auftreten von unreifen Formen (*Linksverschiebung* im Hämogramm). Eosinophile verschwinden. Bei zyklischen Infektionskrankheiten besteht während des Generalisationsstadiums eine Leukopenie (d.h. niedrige Leukozytenzahl) und zusätzlich kommt es bei Viruserkrankungen zu einer Vermehrung von Lymphozyten und Monozyten *(Lymphomonozytose)*. Ein gleichbleibend hohes Fieber *(Kontinua)* in Verbindung mit einer relativen Bradykardie und Leukopenie spricht für eine zyklische Infektionskrankheit einschließlich Viruskrankheiten.

Weitere Laboruntersuchungen ergänzen das aussagekräftige Blutbild. Ein *direkter Erregernachweis* kann aus befallenen Organen versucht werden: Sputum, Pleura-, Liquor-, Aszitespunktat, Rachenabstrich, Blut, Urin, Stuhl. Beim Versand von Untersuchungsgut sind Richtlinien einzuhalten (Tab. 3–2).

Eine große Rolle spielen *serologische Untersuchungsmethoden*, mit denen man die für die einzelnen Infektionskrankheiten typischen Antikörper nachweist. Eine serologische Diagnostik ist im allgemeinen erst nach 10–14 Tagen sinnvoll, da die Antikörper früher nicht im Serum erscheinen.

Die *Polymerase-Kettenreaktion* (polymerase- chain-reaction = *PCR*) gestattet heute auf molekularbiologischem Weg innerhalb kürzester Zeit den Nachweis bestimmter Anteile des Antigens, so daß damit eine Frühdiagnose möglich wird.

Tab. 3–2: Versand bakteriologischen Untersuchungsmaterials

Material	Fragestellung	Transportbedingungen/Gewinnung
Abstriche	Aerobier	bei Raumtemperatur in Transportmedium
	Anaerobier	Schutz vor Austrocknen
		rasch, unter Luftabschluß
Blutkultur	Aerobier	bei 37 °C möglichst 1 Teil Blut, 10 Teile Medium
		Flasche belüftet
	Anaerobier	Flasche nicht belüftet
Liquor	Aerobier/Anaerobier	bei 37 °C, in sterilem Röhrchen
Urin	Aerobier	gekühlt bei + 4 °C, Mittelstrahl-, Katheter-, suprapubisch punkt. Urin
Stuhl	Enteritiserreger	rasch, evtl. gekühlt
	Besiedelung	gekühlt oder gefroren
Sputum	Pneumonieerreger	Zimmertemperatur
		nur purulentes Material
		klinische Angaben! (Tbc?)

1.7 Grundlagen der Therapie

Die Behandlung einer Infektionskrankheit umfaßt 2 Seiten. Erstens muß der Erreger, d.h. die Ursache, bekämpft werden (kausale Therapie), zweitens können, durch die Infektion bedingt, schwere Organstörungen oder allgemeine Störungen mit entsprechenden Symptomen vorliegen, die ebenfalls behandelt werden müssen (symptomatische Therapie).

1.7.1 Kausale Therapie

Für eine kausale Behandlung stehen zahlreiche Chemotherapeutika (Substanzen, die Krankheitserreger und Tumorzellen schädigen) zur Verfügung. Wichtig ist der gezielte Einsatz, d.h. der Erreger sollte möglichst bekannt sein, weshalb vor Beginn der Chemotherapie Untersuchungsmaterial (je nach Erkrankung u.a. Blutkultur, Rachenabstrich, Sputum, Urin, Stuhl, Liquor) sicherzustellen ist. Im Labor wird eine Erregerisolierung angestrebt und gleichzeitig wird getestet, gegen welches Medikament die Keime empfindlich sind *(Antibiogramm)*. Bei schweren Infektionen muß sofort nach Abnahme des Untersuchungsmaterials eine Chemotherapie begonnen werden, wobei Grundlage die Verdachtsdiagnose ist. Evtl. muß später nach Erhalt des Antibiogramms das Medikament gewechselt werden.

Die **Chemotherapeutika** werden unterteilt in *Antibiotika* (gegen Bakterien), *Antimykotika* (gegen Pilze), *Virostatika* (gegen Viren), *Antiprotozoika* (gegen Protozoen) und *Anthelminthika* (gegen Würmer).

Entsprechend der Wirkung unterscheidet man bei den Antibiotika *bakteriostatisch* wirkende, die lediglich die Vermehrung der Bakterien hemmen, sie aber nicht abtöten, und *bakterizid* wirkende, die zur Abtötung der Erreger führen.

Resistenz. Durch nicht fachgerechten Umgang mit Antibiotika, insbesondere bei zu großzügiger Anwendung, kommt es immer häufiger zur Entwicklung einer Resistenz der Erreger gegenüber den Antibiotika, so daß diese nicht mehr wirksam sind.

1.7.2 Symptomatische Therapie

Die symptomatische Therapie besteht u.a. in der Behandlung von Schmerzen, Fieber, Unruhezuständen und schließt auch eine psychische Führung ein. Bei schwer verlaufenden akuten Infektionskrankheiten kann eine Notfalltherapie in Form einer Atemspende und Herzmassage notwendig werden. Hohes Fieber, Erbrechen und Durchfall führen zu einem erheblichen Flüssigkeits- und Elektrolytverlust, so daß stets auf genügend Flüssigkeitszufuhr und einen entsprechenden Elektrolytersatz geachtet werden muß. Gleiches gilt beim Schock. Aus verschiedenen Gründen kommt es häufig zu einer Übersäuerung im Blut und Gewebe (Azidose). Daher sind Kontrollen des Säure-Basen-Haushalts wichtig. Eine Sauerstoffuntersättigung des Blutes wird durch Sauerstoffzufuhr über eine Nasensonde ausgeglichen. Eine Temperatursenkung setzt außerdem den Sauerstoffbedarf herab. Das Fieber ist aber eine normale Abwehrmaßnahme und bei stabilem Kreislauf sollte nicht in jedem Fall das Fieber gesenkt werden. Außerdem kann eine Fiebersenkung zur Verschleierung des Krankheitsbildes führen. Nicht selten entgleist ein Diabetes mellitus unter einer Infektion oder wird manifest, so daß auf den Blutzucker zu achten ist. Infektionskrankheiten können auch zum Absinken der Thrombozyten oder in schweren Fällen (z. B. Meningokokkenmeningitis, tropische Malaria) zu einer Verbrauchskoagulopathie führen, beides mögliche Ursachen schwerer Blutungen mit der Notwendigkeit von Transfusionen, Gabe von Frischplasma, Thrombozytenkonzentrat, Behandlung der Verbrauchskoagulopathie (s. auch S. 244).

Pflege. Eine besondere Bedeutung im Rahmen der symptomatischen Therapie hat die Pflege. Jeder fieberhaft Erkrankte hat Bettruhe. Bei längerer Bettlägerigkeit ist insbesondere auf Pneumonie-, Dekubitus-, Thrombose- und Kontrakturenprophylaxe zu achten. Mund- und Augenpflege bei Bewußtlosen sind ebenso selbstverständlich wie im Bedarfsfall das Schleimabsaugen aus dem Rachen. Bei Bewußtlosen müssen die Vitalfunktionen wie Puls, Blutdruck, Atmung, Temperatur, Ein- und Ausfuhr (Venen-/Blasenkatheter) laufend überwacht werden. Die Kost sollte bei allen fiebernden Patienten fett- und eiweißarm, aber reich an leichtverdaulichen Kohlenhydraten sein.

2. Wichtige bakterielle Infektionen

2.1 Generalisierte Infektionskrankheiten

2.1.1 Typhus abdominalis

Erreger, Infektion. Der durch *Salmonella typhi*, ein aerobes, gramnegatives Stäbchen verursachte Bauchtyphus ist eine in Abhängigkeit vom Hygienestandard weltweit, aber ausschließlich beim Menschen vorkommende Erkrankung und ein typisches Beispiel einer zyklischen Infektionskrankheit.

Infektionsquellen sind der erkrankte Mensch, der Rekonvaleszente oder symptomlose Dauerausscheider, die mit ihren Fäzes Typhusbakterien ausscheiden. Über Fäkalien können die Erreger in Nahrungsmittel oder Wasser gelangen.

Die Aufnahme der Bakterien erfolgt oral entweder direkt von Mensch zu Mensch als fäkal-orale Schmierinfektion oder häufiger indirekt über kontaminiertes Wasser und kontaminierte Lebensmittel, so daß Epidemieausbrüche die Folge sein können.

Die Erreger gelangen zunächst in die Darmschleimhaut, besonders des terminalen Ileums und oberen Kolons (Ileozökalregion), vermehren sich hier im Lymphgewebe (Mesenteriallymphknoten) und gelangen über die Blutbahn (Generalisation) in verschiedene Organe, besonders in Milz, Leber, retikuloendotheliales System. Über die Leber und Galle, in der sie sich stark vermehren, gelangen sie in der 3. Krankheitswoche erneut in den Darm (Organmanifestation).

Symptome. Nach einer unterschiedlichen Inkubationszeit (1–4 Wochen) beginnt die Erkrankung in der 1. Woche allmählich und uncharakteristisch mit Müdigkeit, Appetitlosigkeit, Kopf- und Gliederschmerzen, oft auch mit Obstipation, Nasenbluten, Husten, Bronchitis sowie mit allmählichem Fieberanstieg (Phase der Generalisation).

Bei typischem Verlauf beginnt ab der 2. Woche ein etwa 7–14 Tage anhaltendes kontinuierliches hohes Fieber um 40 °C *(Kontinua)* verbunden mit einer relativen Bradykardie. Das Bewußtsein kann eingetrübt und der Patient delirant sein. Zu achten ist auf ausgetrocknete Schleimhäute (z. B. „Typhuszunge"), Meteorismus, Leber- und Milzschwellung. Ab 2. Woche treten, besonders am Abdomen und unteren Thorax, die typischen *Roseolen* auf. Es handelt sich dabei um kleinfleckige Hautrötungen mit einem Durchmesser von etwa 2–4 mm, die manchmal auch als Papel tastbar und durch eine toxische Gefäßdilatation bedingt sind. Sie verschwinden auf Druck (z. B. mit einem Glasspatel) und bleiben bis zum Ende der 3. Krankheitswoche. In der 2. und besonders 3. Woche können als ernste Komplikationen Darmblutung und Darmperforation auftreten. Bedingt sind beide durch eine geschwürige Umwandlung der Darmlymphfollikel. Nach anfänglicher Obstipation können in dieser Phase die *„erbsbreiähnlichen" Durchfälle* auftreten. Als Ausdruck weiterer Organmanifestationen können eine Bronchitis, seltener eine Bronchopneumonie sowie am ZNS ein Meningismus, weniger häufig eine Meningoenzephalitis nachgewiesen werden. Cholezystitis, venöse Thrombosen, Myokarditis oder Nephritis sind ebenso möglich wie eine Milzruptur. Ab der 4. Woche gehen die Krankheitserscheinungen zurück. Rezidive sind häufig, besonders nach ungenügender Antibiotikatherapie. Während der Rekonvaleszenz ist ein reversibler Haarausfall möglich.

Die **Diagnose** kann bei klinischer Erfahrung zu etwa 80 % aufgrund der geschilderten Symptomatik gestellt werden. Der *Erregernachweis* gelingt in den ersten 2 Wochen aus dem Blut (Phase der Generalisation), ungefähr ab Beginn der 3. Woche aus dem Stuhl (Organmanifestation). Jetzt sind auch spezifische Antikörper mit der *Widal-Reaktion* nachweisbar. Roseolen sind während der 2. und 3. Woche vorhanden. Im Blutbild fallen niedrige Gesamtleukozyten, Fehlen von Eosinophilen und eine relative Zunahme der Lymphozyten (relative Lymphozytose) auf.

Von diesem typischen Verlauf gibt es viele Abweichungen. Insbesondere beim Kind sind zerebrale Erscheinungen oft stärker ausgeprägt. Andererseits gibt es sowohl sehr leichte als auch rasch tödlich endende Erkrankungen.

Die **Therapie** umfaßt die im allgemeinen Teil genannten Aspekte der Chemotherapie als kausale Behandlung (z. B. Berlicetin oder Ciprobay) und die symptomatische Therapie, wobei die Krankenpflege und die Beachtung des Flüssigkeits- und Elektrolythaushalts besonders wichtig sind. Bei Blutungen können Transfusionen erforderlich werden, bei einer Darmperforation ist eine Operation notwendig. Die nach Therapie und Entfieberung auftretenden Rezidive (etwa 10–20 % der Fälle) verlaufen milder, werden nochmals mit Antibiotika behandelt und haben eine gute Prognose.

Nach Erkrankung entwickelt sich eine meist *lebenslange Immunität*.

Dauerausscheider. Besonders wenn Gallensteine vorliegen, verbleiben Typhusbakterien in der Galle, vermehren sich hier und werden über den Darm ausgeschieden, so daß auch der Rekonvaleszente noch infektiös sein kann. Von Dauerausscheidern spricht man, wenn der inzwischen symptomlose Patient noch länger als 6 Monate Typhusbakterien ausscheidet. Sie sind eine besondere Infektionsgefahr. Daher sollten vor Entlassung aus dem Krankenhaus mehrere Stuhl- und Urinproben sowie eine Un-

2. Wichtige bakterielle Infektionen

tersuchung des Duodenalsaftes (Galleausscheider) negativ sein. Die Sanierung der Dauerausscheider kann durch eine weitere gezielte Antibiotikatherapie erfolgen, bei Vorliegen von Gallensteinen in Verbindung mit einer Cholezystektomie.

Prophylaxe. Wesentliche prophylaktische Maßnahmen sind die Meldepflicht, auch schon bei Verdacht auf Erkrankung, Isolierung der Erkrankten, Erfassung aller Kontaktpersonen und Dauerausscheider, die Sanierung der Dauerausscheider, Verbot einer Tätigkeit in Lebensmittelbetrieben und Trinkwasserversorgungsanlagen.

Für Personen mit erhöhtem Infektionsrisiko steht eine *aktive Immunisierung* mit einem oralen abgeschwächten Lebendimpfstoff zur Verfügung. Im Bedarfsfall muß eine Auffrischung nach 12 Monaten erfolgen.

2.1.2 Infektionen des Herz-Kreislauf-Systems

2.1.2.1 Sepsis

Definition. Die Sepsis, auch Septikämie genannt („Blutvergiftung"), stellt eine Allgemeininfektion dar, bei der von einem Herd aus (Sepsisherd, Fokus) kontinuierlich oder periodisch pathogene Mikroorganismen (meist Bakterien, gelegentlich Pilze, nie Viren) in die Blutbahn gelangen und Krankheitserscheinungen verursachen. Die für die Sepsis verantwortlichen Erreger variieren in verschiedenen Lebensabschnitten und je nach Ausgangsherd.

Die wichtigsten **Erreger** in den verschiedenen Lebensabschnitten sind in Tab. 3–3 aufgeführt.

Häufige **Ausgangsherde** für eine Sepsis sind aus Tab. 3–4 ersichtlich.

Tab. 3–3: Häufige Sepsiserreger in verschiedenen Lebensabschnitten

Säuglingsalter	Escherichia coli, Staphylokokken, Streptokokken, Pseudomonas aeruginosa
Kindesalter	Enterobacteriaceae, Neisseria meningitides, Staphylokokken, Streptococcus pneumoniae, Haemophilus influenzae
Erwachsenenalter	Enterobacteriaceae (z. B. Salmonellen), Staphylokokken, Streptokokken

Tab. 3–4: Häufige Sepsisherde

Sepsisherd	häufige Erreger
Nabel beim Neugeborenen	Escherichia coli, Staphylokokken
Haut (Wundinfektion)	Staphylokokken, Streptokokken, Proteus, Pseudomonas aeruginosa, Candida
Thrombophlebitis	Streptokokken, Staphylokokken
Darm, Gallenwege	Enterokokken, Enterobacteriaceae
Urogenitalsystem	Enterokokken, Enterobacteriaceae
Lunge	Pilzarten
Tonsillen, Nasennebenhöhlen	Meningokokken, Pneumokokken
Mittelohr	Streptokokken, Haemophilus influenzae, Klebsiellen

Ob eine Sepsis „angeht", hängt von der Keimmenge und Virulenz einerseits und der Abwehrlage des Patienten andererseits ab. Abwehrgeschwächte wie Diabetiker, Tumor-, AIDS-Kranke oder mit Zytostatika und Immunsuppressiva behandelte Patienten sind leichter einer Sepsis ausgesetzt. Sie sind es auch, die bevorzugt Hospitalinfektionen erleiden, die häufig von fakultativ pathogenen Erregern ausgehen, zur Sepsis neigen und oft therapieresistent sind.

Abzugrenzen von der klinisch oft schwer verlaufenden Sepsis ist die *Bakteriämie*, bei der sich die Erreger nur kurzfristig im Blut aufhalten und nicht zu einer Organschädigung führen. Sie kommt z. B. bei zyklischen Infektionskrankheiten vor. Die Erreger verschwinden aus der Blutbahn am Ende der hämatogenen Generalisation.

Symptome. Der Verlauf einer Sepsis kann perakut, subakut oder rezidivierend sein. Schüttelfrost, der mit der Bakterienaussaat ins Blut zusammenhängt, ist oft ein Hauptsymptom. Bei kleinen Kindern treten häufig Krämpfe auf. Typisch ist das hohe *intermittierende Fieber* (rasches Ansteigen der Temperatur und Abfall auf normale Werte innerhalb 24 Stunden, danach erneutes Ansteigen usw.). An der Haut können punktförmige Blutungen *(Petechien)* auftreten. Es handelt sich dabei um Bakterienembolie. Weiterhin kommt es neben einer Milz- und Leberschwellung zu einer mehr oder weniger starken infektiös-toxischen Schädigung verschiedener innerer Organe wie Herz *(Myokardschädigung)*, Niere *(Nephritis)* und Lunge.

Als **Komplikation** können sich die Sepsiserreger in verschiedenen Organen festsetzen (septische Organmetastasen) und so eine Meningitis, einen Hirn- oder Lungenabszeß, eine Osteomyelitis, Arthritis, Endokarditis hervorrufen. Die septischen Organmetastasen können ihrerseits wieder als Sepsisherd dienen und Erreger in die Blutbahn abgeben. Bei erheblicher Abwehrschwäche können typische Symptome wie Fieber fehlen oder nur gering ausgeprägt sein.

Eine weitere mögliche Komplikation ist der *septisch-toxische Schock mit Verbrauchskoagulopathie* (DIC; s. Abb. 6–6, S. 245) und Multiorganversagen. Besonders ernst ist die Prognose, wenn gramnegative Erreger Ursache der Sepsis sind.

Diagnose. Die Verdachtsdiagnose einer Sepsis ergibt sich aus dem klinischen Bild. Weitere diagnostische Maßnahmen sind Abnahme mehrerer Blutkulturen (Erregernachweis, Resistenzbestimmung), Anfertigung eines Blutbildes (Vermehrung der Granulozyten im Hämogramm, Linksverschiebung, relative Abnahme der Lymphozyten), Suche nach dem Ausgangsherd.

Die **Therapie** muß bei klinischem Verdacht unverzüglich nach Sicherstellung mehrerer Blutkulturen beginnen und beinhaltet:
– möglichst gezielte antibiotische Therapie. Liegt noch kein mikrobiologisches Ergebnis vor, muß empirisch behandelt werden (nach Erregerhäufigkeit).
– Ausschaltung des Sepsisherdes.
– bei stärkeren toxischen Symptomen Human-Gammaglobulin, spezifische Immunglobuline, Glukokortikoide.

2.1.2.2 Bakterielle Endokarditis

Bei einer Entzündung der Herzinnenhaut (Endokarditis) unterscheidet man zwischen einer *rheumatischen* und einer *bakteriellen* Endokarditis. Während erstere eine Folge infektallergischer Prozesse an den Herzklappen nach Infektion mit beta-hämolysierenden Streptokokken der Gruppe A z. B. im Rahmen einer Streptokokkenangina ist, entsteht eine bakterielle Endokarditis durch direkte Besiedlung der oft schon vorgeschädigten Herzklappen mit Keimen im Rahmen einer Sepsis. Erreger sind u. a. Streptokokken, Staphylokokken, Pneumokokken, Enterokokken. Je nach Virulenz der Erreger und Abwehrlage des Patienten verläuft sie mehr akut oder mehr subakut.

Die **akute bakterielle Endokarditis** ist ein schweres Krankheitsbild mit oft intermittierenden (septischen) Temperaturen, Schüttelfrost und Eintrübung des Bewußtseins. Kopf-, Muskel- und Gliederschmerzen können stark ausgeprägt sein. Neu auftretende Herzgeräusche deuten auf eine Zerstörung der Herzklappen als Folge der Endokarditis hin (erworbene Herzklappenfehler). *Komplikationen* können durch arterielle Embolien an folgenden Organen auftreten: Gehirn, Niere, Milz, Extremitäten.

Die **subakute bakterielle Endokarditis** zeichnet sich durch einen mehr schleichenden Verlauf aus. Sie beginnt mit körperlicher Schwäche, Schweißausbrüchen und Appetitmangel. Die Temperatur ist weniger stark erhöht. Es können aber auch Phasen mit septischen Temperaturen und hämorrhagischen Hautembolien sowie Muskel- und Gelenkschmerzen auftreten. Arterielle Hautembolien in Form etwa linsengroßer druckschmerzhafter roter Knötchen (Osler-Knötchen), besonders an Händen und Füßen, können typisch sein. Milz und Herz sind vergrößert, und parallel zu den Herzklappenveränderungen entstehen entsprechende Herzgeräusche. Als Folge einer sich entwickelnden Anämie sind die Patienten blaß. Auch hier können embolische Komplikationen an verschiedenen Organen auftreten. Eine Hirnembolie bietet das klinische Bild eines apoplektischen Insults, bei Beteiligung der Retinagefäße evtl. mit Erblindung.

Eine Sonderform der subakuten bakteriellen Endokarditis stellt die durch Streptococcus viridans verursachte *Endocarditis lenta* dar. Die Erreger kommen in der Mundhöhle sowie im Darm vor. Nach einer Tonsillektomie, Zahnextraktion oder nach Eingriffen im Bereich des Darmes, der Harnwege und des weiblichen Genitaltrakts kann sich bei schlechter Abwehrlage und besonders bei vorgeschädigten Herzklappen (z. B. rheumatischen Herzklappenfehlern) über eine symptomlose Bakteriämie diese schleichende Endokarditis entwickeln. Patienten mit Herzklappenfehlern sollten daher bei solchen Eingriffen prophylaktisch mit Antibiotika behandelt werden, um eine Endokarditis zu verhindern. Prädisponiert für eine bakterielle Endokarditis sind auch Patienten mit künstlichen Herzklappen.

Prädilektionsstelle ist das linke Herz, in erster Linie die *Mitralklappe*. Entstehen bei rheumatisch bedingten Herzklappenfehlern mehr Klappenstenosen, sind es bei der bakteriellen Endokarditis häufiger Klappeninsuffizienzen.

Während das Leben bei einer bakteriellen Endokarditis akut durch das *Abreißen von Herzklappen* oder durch die erwähnten *Embolien* (Beispiel Hirnembolie) bedroht sein kann, ist eine mögliche chronische Komplikation die sich entwickelnde *Herzin-suffizienz*, wenn durch die Endokarditis ein Klappenfehler entstanden ist.

Entscheidend für die **Diagnose** sind neben der klinischen Symptomatik der *Erreger-nachweis* in Blutkulturen und bestimmte *Laborbefunde* (bakteriell verändertes Blut-bild, hohe BSG, Nachweis von Erythrozyten im Urin). Nicht immer gelingt ein Erre-gernachweis. Wichtig ist ferner die *Ultraschalluntersuchung* des Herzens, bei der Mor-phologie und Funktion der Herzklappen beurteilt werden.

Therapie: gezielte antibiotische Behandlung und symptomatische Maßnahmen wie strenge Bettruhe, evtl. Fiebersenkung, Behandlung einer sich anbahnenden Herzin-suffizienz.

2.1.3 Infektionen des Zentralnervensystems

2.1.3.1 Akute eitrige Meningitis

s. Kap. VIII/1.2.1, S. 290

2.1.3.2 Tetanus

Definition. Der Wundstarrkrampf ist eine schwere akute Intoxikation, verursacht durch ein Neurotoxin des Tetanusbazillus *Clostridium tetani*, eines grampositiven, an-aeroben sporenbildenden Stäbchens, das weltweit im Erdboden sowie in der norma-len Darmflora des Menschen und von Nutztieren vorkommt. *Infektionsquellen* sind kontaminierte Erde und Kot von Nutztieren, der wiederum den Erdboden verseucht oder auch Straßenstaub. Häufig sind es Bagatellverletzungen, die dem Bazillus den Eintritt in den Organismus ermöglichen. Besonders Sekundärinfektionen, Verbren-nungen oder auch Bißverletzungen können zum Wundstarrkrampf führen. Über Na-belwunden der Neugeborenen entsteht der *Neugeborenenwundstarrkrampf*. Bei Des-infektionsmaßnahmen werden nur die Bakterien durch Kochen zerstört, Sporen sind gegenüber Kochen und Alkohol resistent. In Mitteleuropa ist die Erkrankung, die eine Letalität von 30–60 % aufweist, durch die aktive Immunisierung mit Tetanus-To-xoid selten.

Die *Inkubationszeit* liegt zwischen 3 und 28 Tagen, kann aber beträchtlich länger sein. Sie ist abhängig von der produzierten Toxinmenge. Je kürzer die Inkubationszeit, de-sto schwerer der Verlauf.

Symptome. Das klinische Bild wird geprägt von Muskelrigidität und Spasmen. Zu-nächst kann ein Spannungsgefühl in der Nähe der Verletzung auftreten, anschließend kommt es zu Schmerzen der Nacken- und Rückenmuskulatur. Bei Rigidität der Kie-fermuskeln kann der Mund nicht geöffnet werden *(Trismus)*. Die versteiften Ge-sichtsmuskeln führen zu einem grinsenden Gesichtsausdruck *(Risus sardonicus)*. Früh tritt eine Dysphagie auf. Die Beteiligung der Rückenmuskulatur führt zu einem *Opisthotonus* (Rückwärtsbeugung des Rumpfes und Überstreckung von Rumpf und Extremitäten). Die Zeitabstände zwischen den einzelnen Spasmen werden kürzer. Krämpfe der Atem- und Glottismuskulatur verursachen eine ausgeprägte Atemnot und sind wegen eines möglichen Atemstillstandes lebensbedrohlich. Die starre Mus-kulatur ist sehr schmerzhaft, das Bewußtsein des Patienten ungetrübt. Durch den starken Muskelzug während der tetanischen Krämpfe können Frakturen und Luxationen auftreten.

Komplikationen spielen sich besonders am Respirationstrakt und Herz-Kreislauf-System ab: Pneumonien, Larynxspasmen, Tachykardie, Schweißausbrüche, Blutdruckschwankungen. Ein lokaler Tetanus wird bei nicht ausreichend immunisierten Patienten beobachtet. Dabei treten Spasmen und Schmerzen ausschließlich in der Umgebung der Verletzung auf.

Die **Diagnose** ergibt sich aus dem klinischen Bild und kann durch Toxinnachweis im Serum oder Liquor gesichert werden. Ein Erregernachweis ist ebenfalls möglich.

Die **Therapie** umfaßt
– *chirurgische* Maßnahmen (Wundexzision), um möglichst viele Erreger zu eliminieren,
– *medikamentöse* Behandlung: *Antibiotika* zur Abtötung verbliebener Keime, zur Behandlung einer oft vorhandenen Aspirationspneumonie oder einer Wundinfektion, Sedativa, Muskelrelaxanzien, evtl. Betablocker, Tetanushyperimmunglobulin zur Neutralisation des Tetanustoxins,
– evtl. frühzeitige *Tracheotomie* und mechanische Beatmung (Intensivtherapie).

Die Erkrankung hinterläßt keine Immunität, so daß eine **aktive Immunisierung** angeschlossen werden muß. Sie besteht aus drei Injektionen von Tetanustoxoid, wobei die zweite Impfung 4–6 Wochen nach der ersten erfolgt und die dritte 6–12 Monate nach der ersten Impfung. Eine Wiederauffrischung ist etwa alle zehn Jahre erforderlich. Im Kindesalter wird eine kombinierte Tetanus-Diphtherie-Impfung durchgeführt. Erkrankung und Tod sind *meldepflichtig*.

2.1.4 Infektionen des Verdauungstrakts

2.1.4.1 Akute Enteritis

Definition. Unter einer Enteritis versteht man die Entzündung der Dünndarmschleimhaut. Geht sie auf die Magenschleimhaut über, spricht man von einer *Gastroenteritis*, bei Übergang auf die Dickdarmschleimhaut von einer *Enterokolitis*. 3 wesentliche Ursachen kommen in Betracht:
– Infektionen aller Art (z.B. Viren, Bakterien, Protozoen),
– Vergiftungen (z.B. Nahrungsmittelintoxikation durch Staphylokokken),
– allergische Reaktionen (z.B. auf Milch- oder Fischeiweiß, Obst).

Die **Symptome** beginnen meist plötzlich mit wässrigem Durchfall, oft kombiniert mit Leibkrämpfen, Meteorismus, Fieber und je nach Magenbeteiligung mit Übelkeit und Erbrechen. Schleim- und Blutbeimengungen sind nicht selten. Durch stärkeren Flüssigkeits- und Elektrolytverlust kann es insbesondere bei Säuglingen, Kleinkindern und alten Menschen zu Kreislauferscheinungen wie Blutdruckabfall und Tachykardie, u.U. zum Schock und akutem Nierenversagen kommen, so daß Kreislauf und Nierenfunktion überwacht werden müssen.

Die **Diagnose** ergibt sich aus den *klinischen Symptomen*. Zur genaueren ursächlichen Abklärung sind *Stuhluntersuchungen* (Erregernachweis, evtl. Toxinnachweis) erforderlich. *Serologische Untersuchungen* spielen für die Akutdiagnostik keine große Rolle.

Erreger sind u. a.:

Bakterien: Salmonellen, Shigellen, Campylobakterarten, Yersinien, Escherichia coli, Staphylokokken, Vibrionen (Erreger der Cholera)

Viren: Rotaviren, Enteroviren (als Ursache der Sommerdiarrhoe), Adenoviren, Influenzaviren, HIV

Protozoen: Entamoeba histolytica (Amöbenruhr), Plasmodium falciparum (sh. Malaria).

In unseren Regionen haben die *Salmonellen* an Bedeutung gewonnen. Neben Salmonella typhi und S. paratyphi als Erreger der zyklischen Infektionskrankheiten Typhus bzw. Paratyphus sind etwa 2000 weitere Serotypen von Salmonellen bekannt, die bei Tieren weit verbreitet sind und nach Übertragung auf den Menschen eine Enteritis (= Salmonellenenteritis) hervorrufen. Infektionsquelle sind u. a. Eier, Milch, Speiseeis, kontaminiertes und nicht ausreichend erhitztes Fleisch (z. B. Hackfleisch, Schabefleisch).

Die **Symptome** beginnen je nach aufgenommener Keimmenge, Virulenz und individueller Disposition wenige Stunden bis wenige Tage nach der Infektion. Daneben gibt es viele asymptomatische Infektionen.

Die **Therapie** der Salmonellose beinhaltet i. a. rein symptomatische Maßnahmen. Erbrechen und Durchfall sind Abwehrmaßnahmen des Körpers, mit denen Erreger und Toxine eliminiert werden. Zu achten ist auf reichliche Flüssigkeits- und Elektrolytzufuhr.

Antibiotika sollen nicht gegeben werden, da sie auch die „Normalflora" des Darmes schädigen, damit das biologische Gleichgewicht stören und so zu einer negativen Beeinflussung des Krankheitsbildes führen. Die Ausscheidungszeit von Salmonellen im Stuhl wird durch Antibiotikagabe verlängert. Symptomatische Maßnahmen sind Bettruhe, Wärmeanwendung und Diät.

Bei *abwehrgeschwächten Patienten* können Salmonellen aus dem Darm lymphogen in Mesenteriallymphknoten wandern und hier einen Sepsisherd bilden, der dann einen septikämischen Prozeß in Gang hält mit Nachweis von Salmonellen im Blut. In solchen Fällen muß mit Antibiotika behandelt werden.

Eine *direkte Übertragung* der Salmonellen von Mensch zu Mensch spielt epidemiologisch keine Rolle. Gelangen die Erreger aber aus dem Stuhl in Nahrungsmittel, können sie sich hier stark vermehren und über kontaminierte Nahrungsmittel indirekt verbreitet werden.

Prophylaxe. Der Patient ist ansteckungsfähig, solange er Salmonellen im Stuhl ausscheidet. Im allgemeinen kommt es zu einer Spontansanierung. Dauerausscheider wie beim Typhus sind eine Ausnahme. Eine Meldepflicht besteht schon bei Verdacht auf Erkrankung an einer enteritischen Salmonellose oder einer anderen infektiösen Enteritis. Kranke und Ausscheider dürfen nicht in Lebensmittelbetrieben oder Trinkwasserversorgungsanlagen tätig sein. Gesetzlich geregelt sind veterinärmedizinische Kontrollen von Schlachthöfen, Molkereien, importierten Futtermitteln usw.

Differentialdiagnostisch ist bei enteritischen Symptomen immer auch an nichtinfektiöse Ursachen wie Vergiftungen (z. B. Pilze), Nebenwirkungen von Medikamenten (bes. Chemotherapeutika) oder Stoffwechselstörungen (Diabetes mellitus, Urämie) zu denken.

2.1.5 Infektionen des Atemtrakts

2.1.5.1 Streptokokkenangina

s. Kap. VIII/3.3.1, S. 351

2.1.5.2 Lungentuberkulose (Tbc)

Die Tbc ist eine *weltweit verbreitete* und zu etwa 90 % in den Atmungsorganen lokalisierte chronisch verlaufende zyklische Infektionskrankheit. Prinzipiell aber können nahezu alle Organe befallen werden. Der Erreger wurde 1882 von Robert Koch entdeckt (= *Mycobacterium tuberculosis*, Tuberkelbakterium). Mykobakterien sind „säurefeste" Stäbchen (d.h. nach Anfärbung sind sie mit Säuren nicht zu entfärben), die sehr langsam wachsen (Abb. 3–4).

Infektionsquelle ist in den meisten Fällen der an offener Tuberkulose erkrankte Mensch, der die Mykobakterien aushustet oder ausatmet und in Form einer Tröpfcheninfektion die Kontaktpersonen infiziert.

Die von *Mycobacterium bovis*, einer weiteren Mykobakterienart, verursachte Rindertuberkulose spielt heute als Infektionsquelle in unseren Regionen keine Rolle mehr. Bei ihr werden die Erreger mit der roh genossenen Milch übertragen. Da die Rinderbestände tuberkulosefrei sind und die Milch pasteurisiert wird, entfällt bei uns diese Infektionsquelle, die aber in tropischen und subtropischen Ländern noch von Bedeutung ist.

Die Lungentuberkulose verläuft in 3 Stadien:

Primär-, sub- und postprimäres Stadium:

Primärinfektion (Abb. 3–5). Bei der Erstansteckung (Primärinfektion) gelangen die Erreger durch Tröpfcheninfektion in die Lunge und rufen hier nach 4–6 Wochen typische Gewebsveränderungen in Form kleiner Knötchen *(Tuberkel)* hervor. Sie enthalten zentral eine Nekrose *(Verkäsung)*, die von Epitheloidzellen und Langhans-Riesenzellen umgeben ist. Von diesem primären Lungenherd aus gelangen die Tuberkelbakterien mit dem Lymphstrom in die regionären Lymphknoten. Damit ist die Primärinfektion beendet, für die die Kombination *Lungenherd/Lymphknotenherd* (Primärkomplex) typisch ist. Klinische Erscheinungen fehlen oft. Gelegentlich können Symptome eines grippalen Infekts auftreten: Müdigkeit, Unwohlsein, Appetitlosigkeit, Kopfschmerzen, trockener Husten, geringes Fieber.

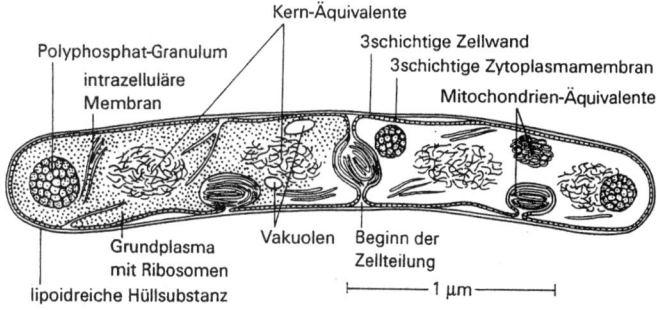

Abb. 3–4: Mykobakterium, schematischer Längsschnitt

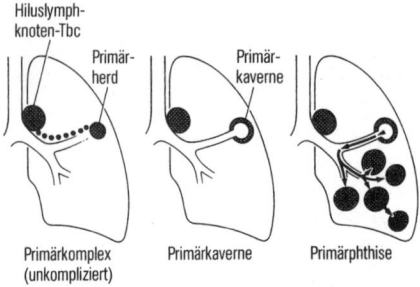

Abb. 3–5: Tuberkulöse Erstinfektion (Primärinfektion), Primärkomplex und Primärherdphthise

Subprimäres Stadium. Da zum Zeitpunkt der Primärinfektion noch keine erworbene Immunität vorliegt, vermehren sich die Bakterien schnell und können hämatogen oder lymphogen verteilt werden mit Bevorzugung weiterer Lungenteile sowie von Lymphknoten, Knochen und Urogenitalsystem.

Durch die mit Beginn der Primärinfektion einsetzende Immunität werden die Vermehrung der Bakterien und die Generalisation gebremst. Die entzündlichen Reaktionen klingen ab, der Primärkomplex verkalkt, so daß er im Röntgenbild sichtbar wird (Abb. 3–6).

Die Umstellung des Immunstatus läßt sich durch den *Tuberkulintest* (Quaddelbildung von mindestens 6 mm Durchmesser nach intrakutaner Injektion von Tuberkulin) nachweisen, der etwa 3–6 Wochen nach der ersten Infektion positiv wird. Die erwähnten Krankheitssymptome sind Ausdruck dieser immunologischen Umstellung. Die Inkubationszeit ist die Zeit bis zum Nachweis eines positiven Tuberkulintests bzw. Auftreten von Krankheitserscheinungen.

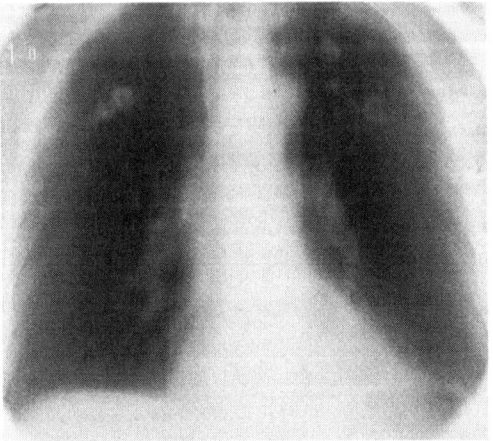

Abb. 3–6: Mehrere alte verkalkte tuberkulöse Herde in beiden Oberlappen (Lungenflächenschicht in 10 cm Tiefe), erkennbar an den „Aufhellungen" die durch strahlenundurchlässige Verkalkungen verursacht werden (Verkalkungen setzen 8–9 Monate nach Krankheitsbeginn ein)

Bei intaktem Immunsystem entsteht im weiteren Verlauf ein Gleichgewicht zwischen Erreger und Wirt. Die Bakterien werden nicht völlig vernichtet, durch die Abwehrmechanismen aber so beeinflußt, daß keine Erkrankung entsteht. Überall im Organismus können Herde liegen, die Tuberkelbakterien enthalten.

Postprimäres Stadium. Wenn die körpereigene Abwehr, besonders das spezifische Immunsystem, schwächer wird, kann die Erkrankung als postprimäre Tuberkulose Jahre oder Jahrzehnte nach der Primärinfektion in Erscheinung treten. Damit ist das dritte Stadium erreicht. Meist handelt es sich um die Reaktivierung alter Herde, wobei wieder die Lunge bevorzugt ist.

Aber auch in anderen Organen wie z. B. Urogenitalbereich, Darm oder Knochen können alte Herde reaktiviert werden und zur Tuberkulose führen. Daher wird dieses dritte Stadium auch als *Stadium der Organtuberkulose* bezeichnet. Neben der Reaktivierung alter Herde kann aber auch eine Superinfektion (= erneute Infektion bei noch bestehendem Primärinfekt mit unvollständiger Immunität) zu einer postprimären Lungentuberkulose führen.

Wenn von einer Lungentuberkulose gesprochen wird, meint man im allgemeinen diese postprimäre Lungentuberkulose.

Symptome. Verlauf. Die klinischen Symptome, der Verlauf sowie die Röntgenbefunde sind sehr unterschiedlich und hängen von den Wechselbeziehungen zwischen Erreger (Keimmenge und Virulenz) und Wirt (Abwehrkräfte) ab. Anfangs findet sich häufig im Oberlappen ein *Frühinfiltrat*, das Walnußgröße erreichen kann. Husten, Nachtschweiß, geringe Erhöhung der Körpertemperatur, allgemeine Schwäche, Appetitminderung und Gewichtsabnahme sind bekannte Symptome einer Tuberkulose, die oft als „Grippe" fehlgedeutet werden. Eine frühzeitige Erfassung und Therapie sollten insbesondere auch wegen der in dieser Phase sehr guten Behandlungsmöglichkeit angestrebt werden. Bei schlechter Abwehrlage oder verzögerter Behandlung kann sich das Infiltrat ausdehnen, einschmelzen und so Anschluß an das Bronchialsystem bekommen. Damit ist eine *Kaverne* (Höhle) mit schon schlechterer Prognose entstanden. Durch den Anschluß an das Bronchialsystem können sich die Bakterien einerseits im befallenen Organismus ausbreiten (z. B. innerhalb der Lunge selbst, Übergang auf den Kehlkopf), andererseits gelangen sie über die Bronchien (Tröpfcheninfektion) nach außen. Aus der geschlossenen Tuberkulose wurde eine offene und damit eine Infektionsquelle für Kontaktpersonen.

> Ein unbehandelter Patient mit offener Tuberkulose infiziert jährlich durchschnittlich 14 Personen.

Daher muß bei jeder bekannt gewordenen neuen Primärinfektion nach einer offenen Tuberkulose in der Umgebung gesucht werden. Häufig sind ältere Menschen mit ihrem nachlassenden Immunschutz eine solche Infektionsquelle. Aber auch für den an offener Tuberkulose erkrankten Patienten ergeben sich weitere Gefahren. Es ist nicht nur der Verlust funktionstüchtigen Lungengewebes im Rahmen der weiteren Ausdehnung der Tuberkulose. Durch Einbeziehung von Gefäßen kommt es zu blutigem Auswurf *(Hämoptyse)* oder es wird hellrotes, oft schaumiges Blut ausgehustet *(Hämo-*

ptoe), wobei der Blutverlust beträchtlich sein kann. Eine weitere Aussaat führt zu immer neuen Kavernen. Der Krankheitsprozeß verläuft schubweise und nimmt einen chronisch rezidivierenden Verlauf mit Gewebeuntergang und vermehrter Bildung von Bindegewebe, so daß unbehandelt schließlich das Bild der zerstörten Lunge entsteht.

Weitere Erscheinungsformen der Tbc können das *Tuberkulom* und die *käsige Pneumonie* sein. Bei letzterer, die auch schon im Rahmen der Primärinfektion auftreten kann, handelt es sich um eine Einschmelzung (= käsiger Zerfall) eines Lungenlappens oder auch mehrerer Lappen. Das *Röntgenbild* sieht wie eine Lappenpneumonie aus. Es ist ein schweres Krankheitsbild mit hohem Fieber, Dyspnoe und Tachykardie. Während die käsige Pneumonie Ausdruck einer schlechten Abwehrlage ist, zeigt ein Tuberkulom, d. h. ein gut abgegrenzter Rundherd, eine bessere Abwehrfunktion an. Auch mehrere Rundherde sind möglich. Die sichere Abgrenzung gegenüber einem Bronchialkarzinom oder gegenüber Metastasen anderer Karzinome (z. B. Prostata-, Mammakarzinom) kann schwierig sein.

Im allgemeinen überwiegt bei günstiger Abwehrlage als Antwort auf die Infektion die Bildung von Granulationsgewebe. Im Gegensatz zur Einschmelzung bei der käsigen Pneumonie und der Kavernenbildung spricht man von einer *produktiven Lungentuberkulose*. Das im Rahmen der geweblichen Umbauprozesse entstehende Bindegewebe ist Ursache der Schrumpfungsvorgänge in der Lunge *(zirrhotische Lungentuberkulose)*, die im weiteren Verlauf über Belüftungsstörungen zum Emphysem führen. Auf diesem Wege können auch eine chronische Bronchitis mit Verstärkung des Emphysems, Bronchiektasen und schließlich eine Rechtsherzbelastung (Cor pulmonale) entstehen.

Im Rahmen der Primärtuberkulose kommt häufig eine *tuberkulöse Pleuritis* vor, die Ursache einer *Pleuraschwarte* sein kann und ihrerseits durch Schrumpfung ebenfalls zu Belüftungsstörungen und damit zum *Emphysem* und *Cor pulmonale* führen kann. Schließlich kann wie bei anderen chronischen Entzündungen im Laufe der Jahre eine *Amyloidose* entstehen, wobei insbesondere eine Nierenamyloidose von Bedeutung werden kann.

Weltweit sind etwa 2 Mrd. Menschen mit Tuberkelbakterien infiziert, aber nur etwa 3 % (60 Mio.) sind erkrankt. Bei 97 % der Infizierten stellt sich das erwähnte Gleichgewicht zwischen Erreger und Wirt ein. In den letzten Jahren nimmt die Tuberkulose deutlich zu. Weltweit gibt es jährlich etwa 8 Mio. Neuerkrankungen an Tuberkulose und 3 Mio. sterben jährlich an der Tuberkulose. Häufig ist die allmähliche Schwächung des Immunsystems im Alter Ursache der Reaktivierung der Primärinfektion und damit der Postprimärtuberkulose. Alkoholkranke, Drogenabhängige, Obdachlose, Patienten mit chronischen Krankheiten (Diabetes, Tumor), Immunsupprimierte haben ebenfalls eine deutlich herabgesetzte Immunabwehr und sind gefährdet, an Tuberkulose zu erkranken. Bei AIDS-Patienten tritt die Tuberkulose unter Umständen schon kurz nach der Primärinfektion auf.

Miliar-Tbc (Abb. 3–7). Bei einer Abwehrschwäche aus den verschiedensten Gründen kann die sonst nur minimale hämatogene Streuung im Rahmen der Primärtuberkulose so ausgeprägt sein, daß es zu einer massiven miliaren (hirsekornähnlichen) Aussaat

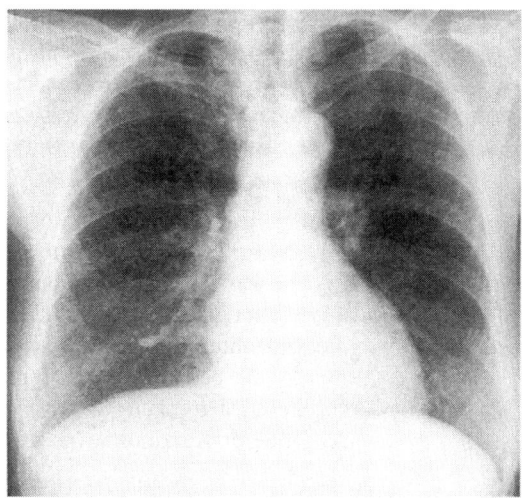

Abb. 3–7: Röntgenologische Darstellung der Miliartuberkulose: disseminierte, multiple stecknadelkopfgroße Herde (absorbieren Röntgenstrahlen stärker als gesundes Lungengewebe
und sind deshalb an den vielen kleinen „Aufhellungen" zu erkennen)

kommt. Miliare Herde können dann im ganzen Organismus auftreten, besonders aber
finden sie sich als Miliartuberkulose an der Lunge und als tuberkulöse Meningitis an
den Hirnhäuten. Beide Erkrankungen führen unbehandelt zum Tode. Die miliaren
Lungenveränderungen sind im Röntgenbild sichtbar (Abb. 3–7). Typischerweise ist
die gesamte Lunge von stecknadelkopfgroßen Herden übersät, der Patient ist
schwerstkrank: hohes Fieber, Dyspnoe, Zyanose, Husten, Schmerzen bei der Atmung.

Bei der *tuberkulösen Meningitis* stehen Zeichen der Hirnhautentzündung im Vordergrund. Eine Miliartuberkulose kann aber auch im Rahmen der Postprimärtuberkulose vorkommen.

Die **Diagnose** einer Tuberkulose ist nicht immer einfach. Eindeutig ist die Situation
beim Nachweis von Mykobakterien (Sputum, Bronchialsekret, Liquor, Urin, Pleura-
punktat). Er erfolgt im mikroskopischen Präparat (säurefeste Stäbchen) oder nach
Anzucht in der Kultur. Neuerdings gibt es die Möglichkeit, mit der PCR (s. S. 43) direkt spezifische Teile der Mykobakterien zu erkennen. Doch der Erregernachweis gelingt im allgemeinen nur bei der offenen Tuberkulose. Sonst ist man auf die klinischen Symptome in Verbindung mit den oft recht vieldeutigen Röntgenbildern angewiesen.

Die **Therapie** ist erfolgreich, wenn die Diagnose rechtzeitig gestellt wird und der Patient seine Medikamente regelmäßig einnimmt. Es stehen gute antituberkulös wirkende Präparate wie Rifampicin (RMP), Isoniazid (INH), Pyrazinamid (PZA), Strep-
tomycin (SM), Ethambutol (EMB) zur Verfügung. Um einer Resistenzentwicklung
der Mykobakterien gegenüber diesen Chemotherapeutika vorzubeugen, muß grundsätzlich mit einer Vierfach- oder Dreifachtherapie begonnen werden. Wichtigstes

Ziel ist zunächst, daß aus einer offenen Tuberkulose eine geschlossene wird. Die Einleitung der Behandlung sollte möglichst stationär erfolgen, sie kann dann ambulant fortgesetzt werden. Dabei wird nacheinander jeweils ein Medikament abgesetzt, so daß über eine Zweifachkombination zur Monotherapie übergegangen wird und schließlich werden nach einigen Monaten alle Medikamente abgesetzt. Bei überschießenden entzündlichen oder auch stark toxischen Prozessen (z. B. exsudative Pleuritis oder tuberkulöse Meningitis) können zusätzlich Glukokortikoide gegeben werden.

Die **Prognose** ist bei rechtzeitigem Therapiebeginn und konsequenter Behandlung gut. Sie wird aber deutlich ungünstiger bei chronisch rezidivierendem Verlauf mit Ausbildung eines Cor pulmonale, und akute Lebensgefahr besteht bei der Miliartuberkulose. Blutungen bei einer kavernösen Lungentuberkulose können ebenfalls lebensbedrohlich sein.

Prophylaxe. Durch die Meldepflicht soll eine mögliche Infektionsquelle in der Umgebung des Erkrankten erkannt und überwacht werden, wobei gleichzeitig auch die Kontaktpersonen des Erkrankten untersucht werden *(Expositionsprophylaxe).* Die Tuberkuloseschutzimpfung (BCG) mit abgeschwächten Bakterien *(Dispositionsprophylaxe)* führt zu einem Superinfektionsschutz bis 80 % und verhindert darüber hinaus schwere Tuberkuloseformen.

Ein *positiver Tuberkulintest* zeigt die Reaktion auf einen stattgehabten Kontakt mit Mykobakterien an und hat wenig Aussagekraft bezüglich einer Erkrankung.

Atypische Mykobakteriosen. Neben Mycobacterium tuberculosis und Mycobacterium bovis gibt es weitere Mykobakterien, die in unserer Umwelt (Erde, Hausstaub, Leitungswasser) weit verbreitet sind und normalerweise bei einer Infektion nicht zu Erkrankungen führen. Bei Immungeschwächten aber können durch sie auch tuberkuloseähnliche chronische Lungenerkrankungen auftreten. Diese als atypische Mykobakteriosen bezeichneten Erkrankungen spielen bei AIDS-Patienten in fortgeschrittenem Stadium eine zunehmende Rolle. Im Gegensatz dazu tritt die typische Tuberkulose bereits am Beginn der AIDS-Erkrankung auf.

Gegenwärtige Probleme der Tbc sind:
– die stark *zunehmende Tendenz,*
– eine *erhöhte Resistenz,* zum Teil gegenüber mehreren Chemotherapeutika (Multiresistenz) und – die zunehmende Bedeutung *atypischer Mykobakteriosen.*

2.1.6 Infektionen von Haut und Bindegewebe

2.1.6.1 Erysipel

Definition. Das Erysipel *(Wundrose)* ist eine durch A-Streptokokken bedingte Entzündung der Haut, seltener der Schleimhaut, die meist akut, aber auch chronisch oder rezidivierend verläuft.

Während andere A-Streptokokkenerkrankungen eher bei Jugendlichen auftreten (z.B. Streptokokkenangina), ist das Erysipel mehr eine Erkrankung älterer Jahrgänge, aber auch der Säuglinge.

Infektionsquelle. Als Schmier- und Tröpfcheninfektion kann sie sowohl direkt durch Kranke oder infizierte Personen als auch indirekt über kontaminierte Gegenstände erfolgen. Häufige Infektionsquellen sind Gegenstände, die mit Nasen-Rachen-Sekret oder eitrigen Wundsekreten verschmutzt sind, wobei oberflächliche Haut- oder Schleimhautverletzungen als Eintrittsstelle so klein sein können, daß man sie kaum wahrnimmt. Bekannte Eintrittspforten sind Fußmykosen, Ulcus cruris, Rhagaden am Naseneingang. Die Kontagiosität ist gering.

Symptome. Nach einer Inkubationszeit von Stunden bis 3 Tage beginnt die Erkrankung abrupt mit hohem Fieber, oft mit Schüttelfrost, Kopfschmerzen und Erbrechen. Die betroffenen Hautpartien sind ödematös geschwollen, gerötet, scharf gegen die gesunde Haut abgegrenzt und verursachen ein unangenehmes Spannungsgefühl oder Schmerzen sowie ein Hitzegefühl und einen Juckreiz. Im lockeren Gewebe (z.B. Augenlider, Scrotum) ist die Schwellung besonders ausgeprägt.

Prädilektionsstellen. Bevorzugte Lokalisationen sind das Gesicht und die unteren Extremitäten (Abb. 3–8). Die regionären Lymphknoten schwellen an.

Die **Diagnose** ergibt sich aus dem klinischen Bild. Die BSG ist erhöht, das Blutbild bakteriell verändert.

Die **Therapie** erfolgt mit Penizillin, bei Penizillinallergie mit Erythromycin.

Komplikationen. Durch Ausbreitung des Erysipels im Unterhautbindegewebe können *Phlegmone* oder *Abszesse* entstehen, durch Ausbreitung über die Lymphbahnen eitrige Entzündungen. So war früher beim Gesichtserysipel eine eitrige Meningitis keine Seltenheit. Auch Sinusthrombosen waren gefürchtet. Bei einem Mundschleimhauterysipel besteht immer die Gefahr eines *Glottisödems*. Hervorzuheben ist die große Rezidivneigung. Dabei kann es durch Verödung der Lymphbahnen zur *Elephantiasis* kommen.

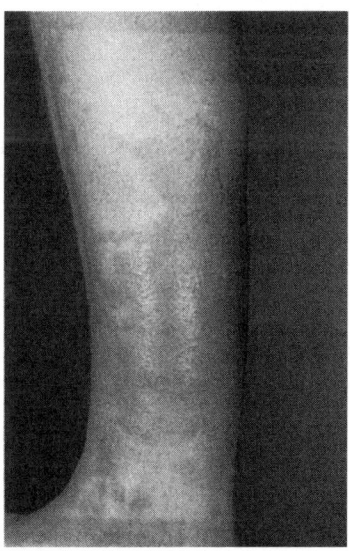

Abb. 3–8: Typisches Erysipel

2.1.6.2 Furunkel

Definition. Ein Furunkel ist eine schmerzhafte Entzündung des Haarbalgs, die sich auf das umgebende Gewebe ausdehnt und mit einer zentralen Nekrose (Eiterpfropf) einhergeht. Nach einigen Tagen entleert sich der Eiterpfropf. Die Abheilung erfolgt unter Narbenbildung. Erreger sind meist *Staphylokokken*. Bei allgemeiner Ausbreitung über den Körper spricht man von einer Furunkulose. Sie ist meist Ausdruck einer gewissen Abwehrschwäche, bedingt durch chronische Erkrankungen (z. B. Diabetes).

Gefährlich können *Nasen- und Oberlippenfurunkel* werden. Bei ihnen besteht die Gefahr einer Fortleitung der Entzündung über die V. angularis mit der möglichen Folge einer Sinusthrombose oder Meningitis. Hier ist eine konsequente antibiotische Therapie mit staphylokokkenempfindlichen Präparaten erforderlich.

Fließen mehrere, dicht nebeneinanderstehende Furunkel zusammen, spricht man von einem *Karbunkel*. Die tiefreichende nekrotisierende Entzündung kann phlegmonösen Charakter annehmen. Bevorzugt befallen werden Nacken und Rücken. Bei einem Karbunkel liegen häufig Mischinfektionen von *Staphylokokken und Streptokokken* zugrunde. Die Erkrankung kann mit schweren Allgemeinerscheinungen wie Fieber, Abgeschlagenheit verbunden mit einer Schwellung der regionären Lymphknoten einhergehen.

2.1.6.3 Abszeß und Phlegmone

Bei einem **Abszeß** handelt es sich im Gegensatz zu einem Empyem, wo es zu einer Eiteransammlung (Abb.3–9) in vorgebildeten Hohlräumen kommt, um eine kutansubkutane Eiteransammlung in nichtpräformierten Hohlräumen. Ein Abszeß entsteht z. B. durch Einwirkung von Bakterientoxinen auf Gewebe, das abstirbt mit anschließender Verflüssigung der Nekrosen zu Eiter (dieser Prozeß wird auch Abszedierung genannt). Erreger sind ebenfalls häufig *Staphylokokken* (Abb.3–9) und *Streptokokken*, daneben aber auch andere Bakterien wie Kolibakterien, Proteus- und Pyozyaneusbakterien sowie anaerobe Mischinfektionen. Die unbegrenzte Ausbreitung wird, im Gegensatz zur Phlegmone, durch eine Abszeßmembran, die zunächst aus Granulationsgewebe, später aus Bindegewebe besteht, verhindert. Ein „reifer" Abszeß wird von einer perifokalen Rötung umgeben, das Zentrum ist gelb bzw. gelbgrün, und es besteht eine deutliche Fluktuation. Ausgangspunkte für Abszesse an der Haut sind häufig Hautanhangsgebilde (z.B. Schweißdrüsenabszeß). Eine Akne führt selten zur Abszedierung. Bekannt ist auch der Spritzenabszeß. An Symptomen finden sich ört-

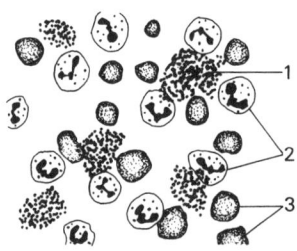

Abb. 3–9: Staphylokokken im Abszeßeiter. **1** Staphylokokken-haufen, **2** Granulozyten, **3** Erythrozyten

lich und allgemein die bekannten Entzündungszeichen: Rötung, Überwärmung, Schwellung, Schmerzen, Funktionsausfall. Sowohl beim Abszeß als auch beim Furunkel und Karbunkel handelt es sich um eine eitrige Lokalinfektion. Je nach Lokalisation und Ausdehnung spielt neben einer antibiotischen Therapie die chirurgische Behandlung eine Rolle.

Bei einer **Phlegmone** kommt es zum Einbruch der zunächst lokalen Infektion in das Nachbargewebe mit flächenhafter Ausdehnung. Diese sich diffus ausbreitende und schwer abgrenzbare eitrige Entzündung breitet sich besonders *subkutan, subfaszial* sowie *intramuskulär* aus. Hervorgerufen wird sie meist durch *Streptokokken* und *Staphylokokken*. Therapeutisch spielen bei einer phlegmonösen Entzündung wie bei den Abszessen je nach Lokalisation und Ausdehnung chirurgische Maßnahmen und Antibiotika eine Rolle.

2.1.7 Geschlechtskrankheiten

2.1.7.1 Gonorrhoe

Die Gonorrhoe *(Tripper)* ist eine weltweit verbreitete Infektionskrankheit, die beim Erwachsenen fast ausschließlich durch direkten Kontakt beim Geschlechtsverkehr übertragen wird. Es handelt sich um eine Lokalinfektion der Schleimhaut der Genital- und Harnorgane, verursacht durch Gonokokken *(Neisseria gonorrhoeae)*, die sich im Exsudat der befallenen Schleimhäute finden. Die Kontagiosität ist hoch.

Neben dem Geschlechtsverkehr gibt es weitere Übertragungsmöglichkeiten. So können Neugeborene unter der Geburt infiziert werden und an einer *Blennorrhoe* erkranken, wenn die Mutter an einer Gonorrhoe leidet. Die Blennorrhoe ist eine Konjunktivitis, bei der auch die Hornhaut gefährdet ist. Sie kann unbehandelt zur Erblindung führen. Schließlich ist bei Kleinkindern noch eine Schmierinfektion über kontaminierte Handtücher und Waschlappen oder durch Verschmieren von gonokokkenhaltigem mütterlichem Sekret auf Kleinkinder möglich. Die Vaginalschleimhaut ist schon vor der Geschlechtsreife für Neisserien empfänglich, so daß eine *Vulvovaginitis* entsteht. Allerdings sind die Gonokokken gegenüber Umwelteinflüssen sehr empfindlich und gehen schnell zugrunde. Eine Vulvovaginitis wird auch nach sexuellem Mißbrauch bei kleinen Mädchen beobachtet.

Einziges Erregerreservoir ist der Mensch.

Symptome. Nach einer *Inkubationszeit* von 2–12 Tagen (meist 3–4 Tage) beginnt die Erkrankung beim **Mann** mit dysurischen Beschwerden (Prickeln in der Harnröhre, Brennen beim Wasserlassen) und einem eitrigen Ausfluß (Abb. 3–10). Diese akute Gonorrhoe beschränkt sich zunächst als Entzündung auf die vordere Harnröhre *(Urethritis gonorrhoica anterior acuta)*. Bei etwa 50 % der Patienten kann in der zweiten bis dritten Krankheitswoche auch der hintere Harnröhrenanteil befallen werden *(Urethritis gonorrhoica posterior acuta)*. Jetzt entstehen ständiger Harndrang, Schmerzen bei der Miktion sowie ein Druckgefühl in der Damm- und Analregion. Durch Aufsteigen der Keime können weitere Komplikationen wie gonorrhoische Prostatitis, Spermatozystitis, Funikulitis und Epididymitis entstehen. Unbehandelt geht sie bei abnehmender Symptomatik in die *chronische Gonorrhoe* über.

Bei der **Frau** verläuft die Erkrankung oft symptomarm oder -los. Befallen sind in erster Linie Harnröhre, Zervikalkanal und Rektumschleimhaut. Letztere wird bei Frau-

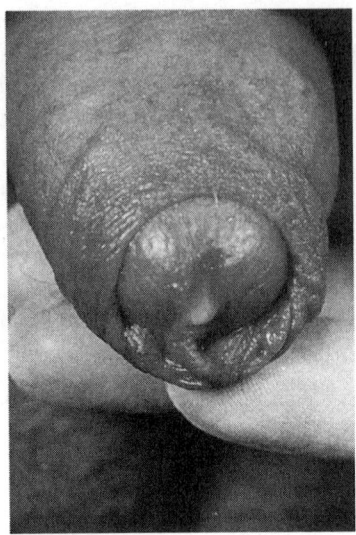

Abb. 3–10: Gonorrhoe beim Mann mit eitrigem Ausfluß

en durch den Sekretausfluß aus der Scheide infiziert, bei Männern durch homosexuellen Geschlechtsverkehr. Die Urethritis gonorrhoica acuta äußert sich, wenn überhaupt, durch ein brennendes Gefühl oder Juckreiz und eitrigen Ausfluß. Ausgehend vom Zervikalkanal kann es während des chronischen Stadiums durch Aufsteigen der Keime zur gonorrhoischen Endometritis, Adnexitis oder Peritonitis kommen.

Patienten im Stadium der chronischen Gonorrhoe sind wegen der oft vorhandenen Symptomlosigkeit eine wichtige Infektionsquelle.

Extragenitale Gonorrhoe. Neben der Blennorrhoe und Rektalgonorrhoe ist die Oropharyngealgonorrhoe eine weitere extragenitale Gonorrhoe, die jetzt häufiger auftritt, da orogenitale sexuelle Praktiken zunehmen. Sie verläuft meist asymptomatisch, manchmal unter den Zeichen einer Pharyngitis oder Tonsillitis.

Komplikationen. Als Folge einer hämatogenen Streuung kann es, wenn auch selten, zu einer disseminierten Gonokokkeninfektion kommen, in deren Gefolge eine Arthritis, Sepsis, Endokarditis, Meningitis oder verschiedene Exantheme auftreten können. Am bekanntesten ist die gonorrhoische Gonarthritis. Im Gefolge der genannten Komplikationsmöglichkeiten während der chronischen Phase (Spermatozystitis und Epididymitis beim Mann, Adnexitis bei der Frau) ist die Sterilität eine gefürchtete Spätkomplikation. Eine Salpingitis gonorrhoica kann zur Tubargravidität führen.

Die **Diagnose** erfolgt am besten durch den direkten mikroskopischen Erregernachweis aus Harnröhrensekret, Zervix-, Anal-, Rachen- und Konjunktivalabstrichen. Er ist aber unsicher in der chronischen Phase, so daß in solchen Fällen eine Bakterienkultur angelegt werden muß, um gerade die epidemiologisch wichtigen symptomlosen Fälle zu erkennen und zu behandeln, da sonst bei der hohen Kontagiosität eine Verbreitung erfolgen kann. Als typische Lokalinfektion gibt es keine ausgedehnte Antikörperbildung, so daß serologische Methoden (KBR) keine große Bedeutung haben. Eine Immunität wird nicht erworben. Daher gibt es keine aktive Impfung.

Die **Therapie** erfolgte bisher mit Penizillin. Ein Problem ist die zunehmende *Penizillinresistenz*, so daß heute oft auf andere Antibiotika zurückgegriffen werden muß.

Prophylaxe. Eine ganze Reihe von Maßnahmen dient der Prophylaxe. Dennoch nimmt die Gonorrhoe zu. Sie ist als Geschlechtskrankheit meldepflichtig. Wichtig ist die Suche nach der jeweiligen Infektionsquelle, Verbot des Geschlechtsverkehrs bei Infektionsverdacht. Eine allgemeine Prophylaxe besteht in der Aufklärung besonders der Jugendlichen, die an der zunehmenden Tendenz der Gonorrhoe erheblich beteiligt sind. Gleichzeitig steigt die Anzahl der Frauen, die als Folge einer Gonorrhoe steril sind.

2.1.7.2 Syphilis

Definition. Die Syphilis *(Lues)* ist wie die Gonorrhoe eine weltweit verbreitete, aber chronische Geschlechtskrankheit, die zyklisch in drei Stadien abläuft. Sie ist durch unterschiedliche Hauterscheinungen charakterisiert, später können weitere Organe befallen werden, wobei das Zentralnervensystem und die Aorta oder andere Gefäße wegen der schwerwiegenden Folgen eine besondere Bedeutung haben.

Erreger ist *Treponema pallidum*, ein anaerober Lymph- und Gewebeparasit, der zu den Schraubenbakterien (Spirochaetaceae) gehört.

Infektionsquelle ist ausschließlich der erkrankte Mensch. In etwa 95 % aller Fälle erfolgt die Infektion direkt beim Geschlechtsverkehr, in den restlichen 5 % asexuell als Schmierinfektion durch enge Kontakte mit infektiösen Patienten oder beruflich bei Mitarbeitern des Gesundheitswesens über kontaminiertes Material. Auch durch nicht ordnungsgemäß untersuchte Blutkonserven kann eine Infektion erfolgen.

Neben der sexuell oder asexuell erworbenen Syphilis gibt es eine angeborene *(kongenitale) Syphilis*, die von einer infizierten Mutter während der Schwangerschaft auf das Kind übertragen wird (auch Lues connata genannt).

Symptome. Das **Primärstadium** beginnt 3 Wochen nach der Infektion *(erste Inkubationszeit)* mit einem *Primäraffekt (Syphilis I*, Abb. 3–11) an der Eintrittsstelle des Erregers, d. h. vorwiegend im Genitalbereich, beim Mann häufig am Sulcus coronarius, an der Glans und am Praeputium, aber auch am Penisschaft, bei der Frau an der Vulva, den Labien und an der Zervix. Bei homosexuellen Männern ist der Primäraffekt häufig im Analbereich zu finden. Weitere extragenitale Lokalisationen sind Lippen, Mund oder Finger. Beim Primäraffekt handelt es sich um einen derben, bohnen- bis kirschgroßen Knoten, der sich im weiteren Verlauf durch zentralen Zerfall in ein schmerzloses Ulkus mit einem wallartigen Rand umwandelt. Typisch sind die Schmerzlosigkeit und Derbheit, daher auch *harter Schanker* genannt (Schanker = Geschwür). Es heilt innerhalb 2–6 Wochen spontan ab. Ergänzt wird der Primäraffekt durch eine schmerzlose regionäre Lymphknotenschwellung *(Primärkomplex)*. Die vergrößerten Lymphknoten sind ebenfalls hart und bleiben so über Monate bestehen. Während des Primärstadiums finden sich außerdem eine Milzschwellung

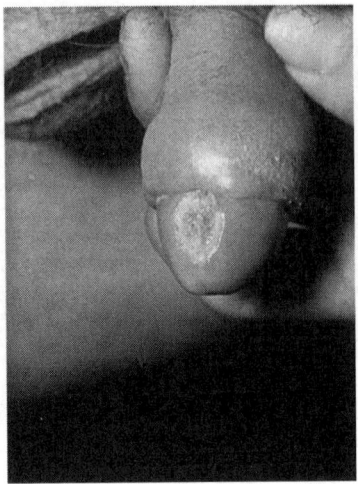

Abb. 3–11: Syphilis, Primäraffekt

und Anämie sowie gelegentlich Durchfälle, schmerzhafte Gelenkschwellungen oder ein Ikterus.

Syphilis II. Unbehandelt kann etwa 6–8 Wochen nach dem Primäraffekt *(zweite Inku-bationszeit)* durch Ausbreitung der Erreger über den Blut- und Lymphweg das Sekundärstadium folgen (Syphilis II). In dieser Generalisationsphase können neben hochinfektiösen Haut- und Schleimhautveränderungen *(Syphilide)* sowie einer generalisierten Lymphknotenschwellung auch Allgemeinsymptome wie Fieber, körperliche Schwäche, Müdigkeit, Glieder- und Kopfschmerzen vorhanden sein.

Die Hauterscheinungen beginnen mit fleckförmigen Veränderungen ohne Juckreiz *(makulöse Frühsyphilis)*. Auch der behaarte Kopf ist betroffen und an diesen Stellen gehen später die Haare aus. Danach bilden sich makulopapulöse oder papulöse Exantheme, wobei besonders typisch ein Befall der Handteller und Fußsohlen ist. Charakteristisch ist auch die symmetrische Verteilung. Zu den für die Syphilis II typischen Befunden gehört ein Schleimhautbefall (z. B. im Mund oder an den Genitalien) in Form gräulicher Erosionen, die sehr infektiös sind. Auch Entzündungen des Nebenhodens, der Ovarien, des Uterus sowie der Gelenke, der Leber und Hirnhäute sind möglich.

Nach dem ersten Exanthem folgt zunächst eine als Frühlatenz bezeichnete Periode, während der nur noch die generalisierte Lymphknotenschwellung besteht, alle anderen klinischen Erscheinungen sind abgeklungen. Die Syphilis ist jetzt serologisch nachweisbar.

Im weiteren Verlauf kann es bei der unbehandelten Syphilis zu Rezidiven kommen, wobei sich die Hauterscheinungen allmählich ändern und immer weniger typisch erscheinen. Latenzperioden und Rezidive wechseln einander ab.

Syphilis I (Primärkomplex), Syphilis II (Generalisation, anschließende Exantheme) und Frühlatenz werden zusammenfassend als Frühsyphilis bezeichnet.

Spätsyphilis. Bei vielen Patienten (> 50 %) kann der weitere Verlauf bis zum Lebensende symptomlos bleiben. Bei etwa 30–40 % entwickelt sich Jahre nach der Infektion ein *Tertiärstadium*, die Spätsyphilis *(Syphilis III)*, die im Gegensatz zur Syphilis I und II nicht infektiös ist. Die Hautveränderungen bei der Tertiärsyphilis sind asymmetrisch angeordnet. Als Effloreszenz treten an Haut und Schleimhaut Granulome auf. Subkutan gelegene Knoten, die wie die Hautgranulome bis Walnußgröße erreichen können, erweichen oft und können durch Zerfall zu oft erheblichen Destruktionen führen (z. B. Gaumen, Nasenflügel). Diese erweichenden Knoten werden als *Gummen* bezeichnet.

Als Folge der Generalisation können Erreger in alle Organe gelangen, so daß im Rahmen des Tertiärstadiums überall auch Gummen möglich sind: Gefäße, Lunge, Magen, Leber, Hoden, Knochen, Muskeln.

Eine besondere Bedeutung haben die **Neurosyphilis** und **kardiovaskuläre Syphilis**. Bei ersterer sind *Tabes dorsalis* (Degeneration des Rückenmarks und Infiltration durch Lymphozyten und Plasmazellen) und *progressive Paralyse* (chronische Polioenzephalitis des Großhirns) mögliche Folgen, bei der kardiovaskulären Syphilis das gefürchtete *Aortenaneurysma*.

Die **Diagnose** wird durch die Anamnese und klinischen Symptome (Primäraffekt sowie Leitsymptome an Haut und Schleimhaut) vermutet und durch Erregernachweis sowie serologische Untersuchungen bestätigt. Ab Lues II sind Antikörper nachzuweisen. Neben anderen Reaktionen spielt der **Treponema pallidum-Hämagglutinationstest** (TPHA) eine Rolle.

Die **Therapie** erfolgt mit Penizillin, bei Penizillinallergie mit Erythromycin oder Tetrazyklinen. Es entsteht keine Immunität, so daß wiederholte Infektionen möglich sind.

Prophylaxe. Die Meldepflicht als Geschlechtskrankheit dient der Erkennung von Infektionsquellen. Schon bei Verdacht besteht Verbot des Geschlechtsverkehrs. Die Maßnahmen entsprechen denen bei der Gonorrhoe.

3. Wichtige Virusinfektionen

3.1 HIV-Infektion, AIDS

Erreger. Seit der Erstbeschreibung von AIDS (**a**cquired **i**mmuno-**d**eficiency **s**yndrome, erworbenes Immunmangelsyndrom) in den USA 1981 konnten als Erreger 2 Retroviren HIV1 und HIV2 (= **h**uman **i**mmunodeficiency **v**irus) identifiziert werden. Sie befallen insbesondere die für die Infektions- und Tumorabwehr verantwortlichen T-Helferzellen, daneben Monozyten und Makrophagen, so daß eine ständig fortschreitende Immunschwäche entsteht, der die Patienten nach Jahren wegen nicht mehr beherrschbarer Infektionen oder entstehender bösartiger Tumoren erliegen. Außerdem können die Viren eine direkt schädigende Wirkung auf verschiedene Organe ausüben. Auf diese Weise entsteht als häufigste neurologische Komplikation der HIV-Infektion die *AIDS-Enzephalopathie*.

> **Infektion.** HIV kommt beim Menschen im Blut und in Körpersekreten vor. Als besonders infektiös gelten Blut, Samenflüssigkeit und Zervikalschleim. Die Übertragung erfolgt von Mensch zu Mensch erstens durch ungeschützte *sexuelle Kontakte*, zweitens über *infiziertes Blut* und infizierte Blutprodukte sowie drittens *diaplazentar*, von einer infizierten Mutter auf den Feten während der Schwangerschaft oder unter der Geburt (Wahrscheinlichkeit der Übertragung etwa 20–40 %).

Voraussetzung für eine Infektion ist das Eindringen des Erregers in die Blutbahn. Zwischen der Infektion und Beginn der Erkrankung liegen im Durchschnitt 8–10 Jahre. Kürzere und längere Verläufe kommen vor.

HIV2 wurde 1986 in Westafrika entdeckt, ist in Europa und Amerika von geringerer epidemiologischer Bedeutung, weniger infektiös und weniger pathogen als das 1983 entdeckte HIV1. Alle weiteren Ausführungen beziehen sich auf HIV1.

Verlauf. Kurz nach der Infektion (*Inkubationszeit* 1–3 Wochen) kann es zu grippeähnlichen Erscheinungen wie Unwohlsein, Fieber, Muskel-, Gelenk-, Kopfschmerzen, fleckförmiger Hautausschlag, Lymphknotenschwellungen, Erbrechen oder Durchfall kommen. Diese akute HIV-Krankheit wird nur in 10–30 % der Fälle beobachtet und häufig als Influenza, infektiöse Mononukleose, Virushepatitis oder Toxoplasmose fehlgedeutet. Antikörper sind in dieser frühen Phase meist noch nicht vorhanden, dagegen können Viren bzw. Teile des Virus nachgewiesen werden. Antikörper sind frühestens nach einigen Wochen, oft erst nach 3–6 Monaten oder noch später nachweisbar. Der Übergang von HIV negativ (keine Antikörper) zu HIV positiv (Nachweis von Antikörpern) wird als Serokonversion bezeichnet. Der Patient gilt beim Nachweis von Antikörpern als HIV-infiziert, ist aber noch nicht krank.

Im weiteren Verlauf kommt es zu einer immer stärkeren Schädigung der *T-Lymphozyten* und damit zu einem fortschreitenden Zusammenbruch des Immunsystems mit Infektionen und bösartigen Tumoren. Sonst harmlose Infektionen, die bei einer Immunschwäche schwere Krankheitserscheinungen verursachen, bezeichnet man als **opportunistische oder AIDS-definierende Erkrankungen**:
– Pneumocystis-carinii-Pneumonie
– Bronchitis, Pneumonie, Ösophagitis durch Candida
– Zytomegalie-Virus-Retinitis
– Herpes-simplex-Bronchitis, -Pneumonie, -Ösophagitis
– atypische Mykobakteriosen
– Toxoplasmose-Enzephalitis, HIV-Enzephalopathie
– Kaposi-Sarkom, maligne Lymphome
– Wasting-Syndrom (mehr als 10 % Gewichtsabnahme und Durchfall ohne andere Erklärung).

Von ihnen trennt man jene Erkrankungen, die schon vorher als Ausdruck einer zunehmenden Schwächung der zellulären Immunabwehr bei HIV-Infizierten vorkommen, **HIV-assoziierte Erkrankungen:**
– bakterielle Pneumonien, Meningitiden, Septikämien
– Candidose der Mundhöhle
– vulvovaginale Candidose länger als 4 Wochen

- Fieber, Durchfall, Gewichtsabnahme
- rezidivierender Herpes zoster oder Befall mehrerer Dermatome
- Lungentuberkulose, Polyneuropathie.

Klinische Stadien, Prognose. Der Verlauf der HIV-Infektion bis zum Ausbruch der Erkrankung (= AIDS) wird in *3 klinische Kategorien* (A, B, C) eingeteilt:

Kategorie A umfaßt die akute HIV-Infektion, die anschließende symptomlose HIV-Infektion und eine eventuell auftretende generalisierte Lymphknotenschwellung ohne weitere Symptome.

Kategorie B umfaßt alle Symptome oder Erkrankungen, die durch die HIV-assoziierten Erkrankungen bedingt sind,

Kategorie C die AIDS-definierenden Erkrankungen (opportunistische Erkrankungen und Tumoren).

Für die Prognose ist außerdem die Anzahl der *T-Helferzellen* von Bedeutung. Man unterscheidet *3 Gruppen*: > 500 Zellen/µl, 200–499 Zellen/µl und < 200 Zellen/µl.

Aus der Kombination der klinischen Kategorien A bis C und der Anzahl der T-Helferzellen (Gruppe 1–3) ergibt sich eine für die Praxis sehr gute Einteilung in *3 Stadien*. Ob bzw. wann eine Therapie eingeleitet werden muß, ergibt sich aus dem klinischen Stadium. Bei Abnahme der Helferzellen ist mit den genannten Erkrankungen (HIV-assoziiert oder AIDS-definierend) zu rechnen.

Therapie. Aufgrund der bisherigen Erfahrung können bei sinkenden T-Helferzellen durch prophylaktische Maßnahmen opportunistische Infektionen verhindert oder verzögert werden. Dieser Zeitpunkt darf nicht verpaßt werden. Das klinische *Stadium I* ist das Stadium der exakten klinischen und immunologischen Überwachung. Es erfolgt noch keine Therapie. Das *Stadium II* ist das Stadium der Prophylaxe. Mit gutem Erfolg werden prophylaktische Maßnahmen zur Verhütung einer Pneumocystis carinii-Pneumonie (Inhalation mit Pentamidin oder Gabe von Cotrimoxazol) oder einer zerebralen Toxoplasmose (Behandlung mit Cotrimoxazol oder mit Dapson und Pyrimethazin) durchgeführt. Eine zunehmende Bedeutung gewinnt die prophylaktische Therapie atypischer Mykobakteriosen (s. Kap. III/2.1.5.2). Behandelt werden müssen im Stadium II auch die HIV-assoziierten Erkrankungen. Außerdem beginnt man in diesem Stadium mit der Gabe von Virostatika, um die HIV zu hemmen. Für diese antivirale Therapie stehen Retrovir, Videx und Hivid zur Verfügung, alle mit z.T. starken Nebenwirkungen (Kopfschmerzen, Übelkeit, Schädigung des Knochenmarkes, Pankreatitis, Neuropathien). Ein früherer Beginn der antiviralen Therapie ist aus vielerlei Gründen (starke Nebenwirkungen, Entstehen resistenter Virusstämme) nicht ratsam. *Stadium III* umfaßt das Vollbild AIDS und erfordert immer eine Behandlung.

Die Therapie erfordert die Zusammenarbeit nahezu aller medizinischen Fachdisziplinen. An der Lunge ist u.a. zu achten auf Pneumocystis carinii-Pneumonie, Tuberkulose, bakterielle Pneumonien, am Verdauungstrakt auf Candida-Infektionen, Zytomegalie-Virus- und Herpes simplex-Virus-Infektionen, Salmonellosen sowie auf Campylobacter, an der Haut auf eine seborrhoische Dermatitis, am Nervensystem auf die

AIDS-Enzephalopathie sowie auf weitere Neuropathien, zerebrale Toxoplasmose, Kryptokokken-Meningitis, Zytomegalie-Virus-Retinitis und viele andere.

Die *häufigsten Erreger* bei AIDS sind von den Protozoen Pneumocystis carinii und Toxoplasma gondii, von Viren CMV und HSV, von Pilzen Candida, Aspergillus und Cryptococcus sowie von den Bakterien Salmonellen, Campylobacter und Mykobakterien.

Außer den Infektionen sind oft *bösartige Tumoren* wie das Kaposi-Sarkom und maligne Lymphome zu behandeln. Beim Kaposi-Sarkom (Abb. 3–12) handelt es sich um rötlich-bräunlich livide fleck- bis knotenförmige oder plaqueartige Läsionen im Bereich der Haut, Schleimhäute oder des subkutanen Bindegewebes mit häufigem Lymphknotenbefall sowie Befall von Lunge und Gastrointestinaltrakt.

Die *HIV-Enzephalopathie* (s. Kap. VIII/1.2.3, S. 298) ist die häufigste neurologische Komplikation und wird auch als AIDS-Demenz bezeichnet. Frühsymptome sind verlangsamte Gedanken. Schon kleine Überlegungen erfordern große Anstrengungen und schließlich verliert der Betroffene jegliches Interesse für berufliche oder andere Belange. Verwirrtheitszustände können hinzukommen.

Diese Enzephalopathie muß von infektiösen und tumorösen Erkrankungen des Gehirnes, die ähnliche Symptome machen, abgegrenzt werden. Eine Therapie ist nicht bekannt.

Neben der medikamentösen Behandlung der HIV-Infektion selbst, der auftretenden opportunistischen Erkrankungen und der bösartigen Tumoren, hier möglicherweise in Verbindung mit einer *Strahlentherapie* oder *Chemotherapie*, spielt die *psychische Führung* und Betreuung eine erstrangige Rolle. AIDS-Patienten dürfen sich auf keinen Fall ausgeschlossen fühlen und dazu gehört auch ein „normaler" Umgang mit ihnen. Das setzt aber auch Kenntnisse beim Pflegepersonal voraus, um sich einerseits selbst vor einer Infektion zu schützen und andererseits dem Patienten ohne Vorurteil entgegenzutreten. Bei Kenntnis der Übertragungswege wird klar, daß unter Beachtung der auch sonst üblichen Hygieneregeln im Umgang mit AIDS-Patienten kein zusätzliches Infektionsrisiko besteht, sofern man Kontakt mit Blut und Körpersekreten meidet, d. h. bei den pflegerischen Arbeiten stets Handschuhe trägt. Kommt es trotz

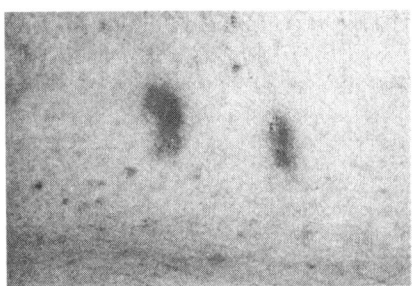

Abb. 3–12: Kaposi-Sarkom bei AIDS, makulöse Manifestationsform: blaßrote, linsen- bis münzgroße Flecken, die später einen lividroten Farbton annehmen und in flache Tumoren übergehen

aller Vorsichtsmaßnahmen zu einer Stichverletzung mit einer infizierten Nadel, ist das Infektionsrisiko gering, sollte aber ernstgenommen werden. Die Wunde soll reichlich bluten, anschließend mit den in der Klinik üblichen Desinfektionsmitteln gereinigt werden. Eine sofortige Behandlung mit Retrovir nach Stichverletzung wird unterschiedlich beurteilt. Über die Stichverletzung ist ein Protokoll anzufertigen, anschließend ist ein HIV-Test durchzuführen, der nach 3 und 6 Monaten wiederholt wird.

Prophylaxe. Da mehr als 80 % aller Infektionen beim Geschlechtsverkehr erfolgen, ist die Aufklärung über die Infektionswege (kein ungeschützter Verkehr mit unbekannten Personen usw.) besonders wichtig. Ziel ist die Änderung des sexuellen Verhaltens. I. v.-spritzende Drogenabhängige dürfen Nadeln und Spritzen nicht gemeinsam benutzen, alle Blutkonserven und Blutbestandteile sind gewissenhaft auf HIV zu untersuchen, eine Indikationsstellung für Bluttransfusionen ist immer streng zu stellen, und Blutspender sollten nicht aus Risikogruppen gewonnen werden, HIV-positive Frauen sollten eine zuverlässige Kontrazeption betreiben.

3.2 Poliomyelitis

Definition. Die Poliomyelitis acuta anterior (epidemische spinale Kinderlähmung) ist eine akute Viruserkrankung von hoher Kontagiosiät, hervorgerufen durch Poliomyelitis-Viren, von denen 3 Antigentypen (Typ I, II, III) bekannt sind. Zusammen mit den Coxsackie- und ECHO-Viren bilden sie die Gattung der Enteroviren und kommen, wie der Name sagt, bei Mensch und Tier im Darm vor. Sie sind weltweit verbreitet.

Infektionsquelle ist der infizierte Mensch, der schon 2 Tage nach Infektion Viren im Stuhl ausscheiden kann. Diese Virusausscheidung kann bis zu 5 Monaten andauern. Der häufigste Übertragungsweg ist die fäkal-orale Schmutz- und Schmierinfektion. Kurzzeitig finden sich Viren auch im Sekret des Nasen-Rachen-Raumes, so daß gelegentlich auch Tröpfcheninfektionen vorkommen. Die *Inkubationszeit* beträgt 2–14 (bis 35) Tage. Die dann einsetzenden klinischen Symptome sind außerordentlich variabel, da die Erkrankung phasenhaft abläuft und nur etwa 0,5 % der Infizierten durchlaufen den gesamten Krankheitsverlauf bis zur Entwicklung von Lähmungen. Die Erkrankung kann zuvor in jeder Phase enden.

Symptome. Bei 90–95 % der Infizierten verläuft die Infektion ohnehin klinisch stumm *(inapparente Form)*. Aber auch sie scheiden die Viren mit dem Stuhl aus und sind infektiös. Bei etwa 5 % der Infizierten kommt es zur abortiven Poliomyelitis. Die Erkrankung endet hier bereits nach dem Initialstadium, das sich durch katarrhalische Erscheinungen wie bei einer Erkältung oder durch Symptome eines gastrointestinalen Infekts bemerkbar macht: Fieber, Kopf-, Hals- und Gliederschmerzen, Schluckbeschwerden, Appetitlosigkeit, Abgeschlagenheit, Schweißneigung, Übelkeit, Erbrechen, Durchfall oder Verstopfung. Dieses Initialstadium dauert etwa zwei Tage. Endet es nicht, kann es nach einem symptomfreien Intervall von wenigen Tagen *(Latenzstadium)* in die meningitische Phase übergehen (etwa 0,5–1 % der Infizierten). Jetzt stehen die klinischen Zeichen einer Meningitis (Kopfschmerzen, Nackensteifigkeit, Übelkeit, Erbrechen, Fieber, Berührungsempfindlichkeit) im Vordergrund, entsprechend pathologisch ist der Liquorbefund (erhöhter Eiweiß- und Zellgehalt). Auch dieses Stadium, das maximal drei Tage dauert, kann völlig ausheilen oder (etwa 0,1–0,5 % aller Infizierten) in die letzte Krankheitsphase, die paralytische Poliomyelitis übergehen. Da im Rahmen der Erkrankung (hämatogene Verbreitung) die motorischen Vorderhornzellen des Rückenmarkes befallen werden, treten asymmetrische *schlaffe* motorische *Lähmungen* auf, wobei alle Muskeln betroffen sein können. Zwei Verlaufsformen sind nach der Lokalisation der Lähmungen zu unterscheiden:

– *spinale* (= *myelitische*) *Form*, bei der besonders die Extremitäten betroffen sind (Quadrizeps, Iliopsoas, Adduktoren, Deltoideus). Bei Beteiligung der Interkostalmuskulatur und des Zwerchfells kann es zur peripheren Atemlähmung mit der Notwendigkeit einer Beatmung kommen.

– *bulbopontine Form*, die bevorzugt bei älteren Kindern und Erwachsenen auftritt und durch Lähmung der Hirnnerven IX bis XII, der Medulla oblongata sowie des Atem- und Kreislaufzentrums die *gefährlichste* Form ist. Die Letalität liegt zwischen 20 und 60 %.

Nach Entfieberung beginnt die Rekonvaleszenz. In einem Zeitraum von 2 Jahren können sich Lähmungen noch zurückbilden, danach ist eine Heilung nicht mehr zu erwarten. Als Restschaden bleiben dann atrophische Lähmungen, die zu weiteren Knochen- und Gelenkveränderungen führen (z. B. Schlottergelenke, Fußdeformierungen).

Die **Diagnose** kann klinisch außerhalb von Epidemien nur nach Durchlaufen aller Phasen im Paralysestadium gestellt werden. Eine Virusisolierung kann je nach Stadium und Verlauf aus Stuhl, Nasen-Rachen-Spülwasser, Blut und Liquor gelingen. Spezifische Antikörper sind ebenfalls nachweisbar (neutralisierende Antikörper, KBR).

Die **Therapie** ist rein symptomatisch (Bettruhe, Intensivpflege bei Lähmungen), eine kausale Behandlung existiert nicht.

Prophylaxe. Besonders wichtig ist die *Impfprophylaxe* (Schluckimpfung mit einer Lebendvakzine aller 3 Typen).

Zur *Grundimmunisierung* sind 2 Impfungen im Abstand von 4–8 Wochen und eine dritte nach einem Jahr erforderlich. Weitere Impfungen werden etwa alle 10 Jahre empfohlen. Auf diese Weise ist die Poliomyelitis in Europa und Nordamerika selten geworden. Häufig ist sie noch in tropischen Ländern. Mit Zunahme der Impfung in den Entwicklungsländern ging die Erkrankung auch dort in den letzten Jahren erheblich zurück.

Die Erkrankung ist *meldepflichtig*.

3.3 Viruskrankheiten mit Exanthem

3.3.1 Herpes simplex

Herpes simplex-Virusinfektionen sind weltweit sehr häufig und meist ohne klinische Symptome. Nur bei etwa 1 % der Infizierten kommt es zu Krankheitserscheinungen, von denen Bläschenbildungen an Lippe, Naseneingang und Mundschleimhaut sowie im Genitalbereich, am After oder an der Hornhaut des Auges die bekanntesten sind (Abb. 3–13).

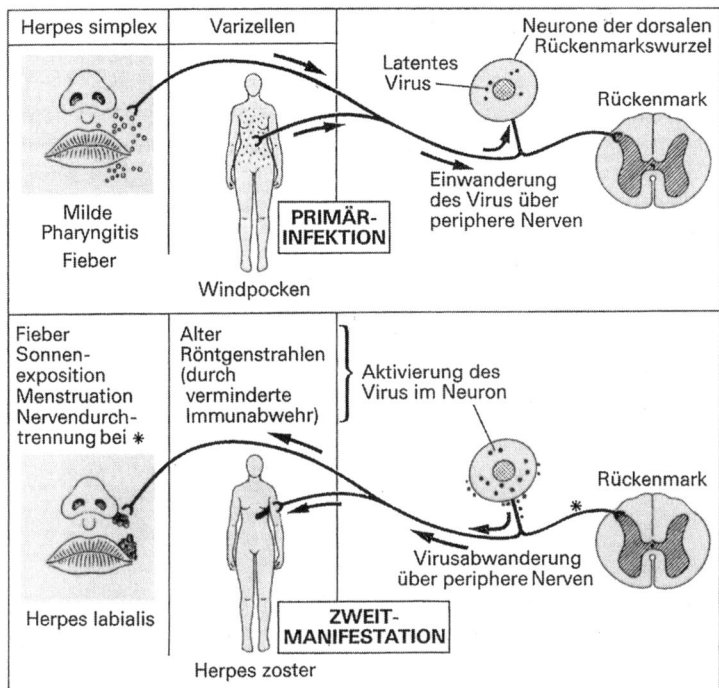

Herpes simplex | Varizellen | Latentes Virus | Neurone der dorsalen Rückenmarkswurzel | Rückenmark

Milde Pharyngitis Fieber

PRIMÄR-INFEKTION

Windpocken

Einwanderung des Virus über periphere Nerven

Fieber
Sonnen-
exposition
Menstruation
Nervendurch-
trennung bei *

Alter
Röntgenstrahlen
(durch
verminderte
Immunabwehr)

Aktivierung des Virus im Neuron

Rückenmark

Herpes labialis

ZWEIT-MANIFESTATION

Herpes zoster

Virusabwanderung über periphere Nerven

Abb. 3–13: Pathogenetische Vorstellung zur Primär- und Sekundärinfektion mit HSV (Rezidiv) der Haut. Dem Herpes zoster liegt das gleiche pathogenetische Prinzip zugrunde: *Reinfektion* (bei Teilimmunität) oder *Reaktivierung* (bei Resistenzminderung) des in den Nervenzellen persistierenden Varicella-Zoster-Virus

2 Serotypen (HSV1 = orales bzw. labiales HSV und HSV2 = genitales HSV) werden unterschieden.

Die Viren dringen bei der Primärinfektion über Haut- und Schleimhautläsionen ein, vermehren sich am Eintrittsort und wandern, unabhängig davon, ob es zur Bläschenbildung kommt oder nicht, entlang der Nervenbahnen zu den entsprechenden Ganglien, wo sie lebenslänglich latent verbleiben: HSV1 bevorzugt in Kopf- und Zervikalganglien, HSV2 in Sakralganglien. Durch innere und äußere Faktoren (z.B. UV-Strahlung, Fieber, Menstruation) können die Viren in den Ganglien reaktiviert werden: Fieberbläschen, Herpes febrilis, Herpes menstrualis (Abb. 3–13).

Virusreservoir ist der Mensch. Die Übertragung erfolgt durch Tröpfchen- und Schmierinfektion. Infektionsquelle können sowohl gesunde Virusausscheider als auch erkrankte Personen sein. Die Erstinfektion mit HSV1 erfolgt im allgemeinen im frühen Kindesalter, eine HSV2-Infektion tritt erst in der sexuell aktiven Phase auf.

Nach einer Inkubationszeit von 3–7 Tagen kommt es bei HSV1 zu einem Befall der Haut und Schleimhaut im Gesichts-Mundbereich. Bei einem Befall des Auges *(Keratoconjunctivitis herpetica)* droht Erblindung. HSV2 ruft entsprechend Haut- und Schleimhautveränderungen im Genital- und Analbereich hervor *(Herpes genitalis)*.

Im Gefolge einer HSV2-Infektion können urologische Krankheiten auftreten (*Vulvovaginitis, Balanitis, Zystitis, Urethritis*, aber auch eine *Proktitis*). Außer den Hautmanifestationen sind eine Herpes simplex-Enzephalitis (meist durch HSV1 verursacht, Letalität 70 %) oder eine prognostisch günstigere *Meningoencephalitis herpetica* (meist durch HSV2) möglich. Bei Ekzempatienten können ausgedehnte Bläscheneruptionen auftreten, die von hohem Fieber, massiver Lymphknotenbeteiligung sowie Leber- und Milzvergrößerung begleitet sind (= *Ekzema herpeticum*).

Gelegentlich kommen auch eine Pneumonie oder Hepatitis vor, bei Frühgeborenen kann eine Herpessepsis auftreten. Bei einer Immunschwäche (z. B. AIDS) kann die latente HSV-Infektion reaktiviert werden und über eine Virämie zu einer systemischen Infektion führen.

Therapie. Ausgedehnte Herpesläsionen, insbesondere aber die Enzephalitis, disseminierte Herpesinfektion bei Abwehrschwachen und die Sepsis der Neugeborenen können gut mit Acyclovir (= Zovirax®) behandelt werden. Für die lokale Behandlung der Haut gibt es Triapten®-Antiviralsalbe oder Zovirax-Creme.

Prophylaxe. Meldepflicht bei ZNS-Beteiligung, Körperkontakt mit Erkrankten meiden, an Herpes erkranktes Personal von der direkten Krankenpflege fernhalten.

3.3.2 Varizellen und Herpes zoster

3.3.2.1 Varizellen

Das Varicella-Zoster-Virus gehört wie das HSV-Virus zu den Herpesviren (Abb. 3–13). Wie bei allen Herpesviren bleibt der Erreger nach der Primärinfektion lebenslang im befallenen Organismus und ist das Erregerreservoir. Der Mensch ist der einzige Wirt für Varicella-Zoster-Viren, die weltweit vorkommen. Die Primärinfektion führt zu dem typischen Krankheitsbild der Windpocken (Varizellen). Im 20. Lebensjahr beträgt die Durchseuchung 90 bis 95 %. Während des späteren lebenslangen Latenzstadiums kann es aus verschiedenen Gründen zu einer Reaktivierung kommen, die dann zum Krankheitsbild der Gürtelrose (Herpes zoster) führt.

Die **Übertragung** erfolgt im wesentlichen direkt durch Tröpfchen- und Schmierinfektion oder indirekt mit der „bewegten" Luft (Windpocken). Es handelt sich um eine hochinfektiöse Viruserkrankung. Der *Kontagionsindex* beträgt 50 %. Die Viren werden über den Nasen-Rachen-Raum ausgeschieden. Infektiös ist auch der Bläscheninhalt, nicht jedoch der spätere Schorf. Nichtimmune Patienten können nach Kontakt mit Herpes zoster-Bläschen Varizellen bekommen. Die Infektiosität beginnt bereits 2 Tage vor Auftreten der ersten Hauterscheinungen und dauert bis etwa 5 Tage nach Auftreten der letzten Effloreszenzen. Sie hinterläßt in der Regel eine lebenslange Immunität.

Symptome. Nach einer mittleren Inkubationszeit von 14 Tagen (10 bis 23 Tage) beginnt die Erkrankung mit dem typischen juckenden Exanthem meist im Gesicht und auf dem behaarten Kopf und breitet sich kaudal über Rumpf und Extremitäten aus, wobei letztere oft kaum betroffen sind. Zunächst treten etwa stecknadelkopfgroße rötliche Flecken auf, die sich innerhalb von Stunden über Papeln zu Bläschen entwickeln. Der Inhalt ist wäßrig, später trüb. Sie bleiben etwa 2 Tage bestehen, platzen und verschorfen. Der Schorf fällt nach 10 Tagen ab, kann aber bis zu 3 Wochen bleiben.

Typischerweise tritt das Exanthem in Schüben auf, so daß unterschiedliche Entwicklungsstadien nebeneinander bestehen *(buntes Exanthem, „Sternenhimmel")*. Handflächen und Fußsohlen bleiben frei. Die Schleimhäute, besonders der Mundhöhle, aber auch die Genitalschleimhäute sind oft mitbefallen. Komplikationen sind selten und kommen besonders dann vor, wenn die Primärinfektion erst im Erwachsenenalter erfolgt. Dann können auch Prodromi wie Fieber, Kopf-, Muskel-, Gliederschmerzen und ein allgemeines Unwohlsein auftreten. Bei Kindern fehlen Prodromalerscheinungen oder sind gering.

Folgende **Komplikationen** können auftreten: Superinfektion der aufgekratzten Haut mit Staphylokokken, die eventuell zu Vernarbungen führt. Die Varizellen-Bläschen können hämorrhagisch oder gangränos werden. Otitis media, Pneumonie, Hepatitis oder Meningoenzephalitis sind in seltenen Fällen möglich. Bei Erkrankung einer Schwangeren kann es zu schweren Mißbildungen beim Kind kommen (Auge, ZNS, Skelett).

Die **Diagnose** wird klinisch gestellt. Eine serologische Diagnostik ist möglich.

Eine **Therapie** der Varizellen ist außer symptomatischen Maßnahmen (Trockenbehandlung der Haut mit Puder, Antibiotika bei Sekundärinfektion) selten erforderlich. Nur bei immunsupprimierten Patienten mit schweren Krankheitsverläufen wie Varizellen-Pneumonie, ZNS-Beteiligung oder auch bei konnatalen Varizellen der Neugeborenen sind Virostatika wie z. B. Acyclovir (Zovirax®) indiziert.

3.3.2.2 Herpes zoster (Gürtelrose)

Bei einer Störung der zellulären Immunität werden die in den Ganglien latent vorhandenen Viren reaktiviert (Abb. 3–13). Es kommt zur Produktion infektiöser Viren, die zentrifugal wandern und in den jeweils zugeordneten Dermatomen den bekannten Bläschenausschlag verursachen. Am häufigsten ist der Rumpf betroffen. Ein Zoster kann sich aber auch über die drei Trigeminusäste manifestieren und als *Herpes Zoster ophthalmicus, -oticus, -trigeminus* in Erscheinung treten. Bleibende Schäden am Auge oder Gehör kommen vor.

Symptome. Prodromalerscheinungen wie allgemeines Krankheitsgefühl und Überempfindlichkeit der Haut, eventuell auch Schmerzen, können den Bläschen vorausgehen. Die Schmerzen sind oft erheblich und können auch nach Abheilen der Hauterscheinungen noch längere Zeit bestehen bleiben. Manche Zosterinfektionen gehen ohne Exanthem nur mit Schmerzen einher. Lähmungen können am N. facialis und N. oculomotorius vorkommen, gelegentlich tritt auch eine Enzephalitis auf. Wie bei den Varizellen kann es zur bakteriellen Superinfektion kommen, ebenso treten gelegentlich Hämorrhagien, Ulzerationen oder Nekrosen auf, die dann Narben hinterlassen. Bei immungeschwächten Patienten besteht die Tendenz zur Generalisation.

Die **Diagnose** wird klinisch gestellt. Suchen sollte man immer nach einer Ursache der Reaktivierung: Verletzung der Haut im betroffenen Dermatom, UV-Bestrahlung, medikamentöse Immunsuppression, erworbene Immunschwäche.

Therapie. Neben symptomatischen Maßnahmen (Lokalbehandlung, Analgetika) sollte wegen der häufigen Nervenläsion frühzeitig mit einem Virostatikum (Zovirax®) begonnen werden.

3.3.3 Infektiöse Mononukleose

Defintion. Die infektiöse Mononukleose (Pfeiffer-Drüsenfieber, Monozytenangina) ist eine weltweit verbreitete und meist mit hohem Fieber einhergehende Infektionskrankheit, hervorgerufen durch das 1964 von Epstein und Barr entdeckte und nach ihnen benannte Virus. Es gehört zu den Herpesviren, ist lymphotrop und infiziert besonders B-Lymphozyten. Die Durchseuchung ist groß. Mehr als 20 % der gesunden Bevölkerung scheiden EBV mit dem Speichel aus.

Infektionsquelle ist der Mensch. Die *Übertragung* erfolgt direkt, z. B. durch Küssen *(Kußkrankheit)* oder Tröpfcheninfektion. Sie ist eine Erkrankung von Jugendlichen und jüngeren Erwachsenen.

Symptome. Nach einer Inkubationszeit von ein bis drei Wochen beginnt sie mit hohem Fieber, Kopf- und Gliederschmerzen sowie mit einer *Tonsillitis* und einer zervikalen, später oft generalisierten Lymphknotenschwellung. Leber und Milz sind oft vergrößert. Schluckstörungen durch die Tonsillitis können erheblich sein, Krankheitsgefühl und Unwohlsein einige Wochen anhalten. Gelegentlich tritt ein *multiformes Exanthem* auf. Dennoch handelt es sich um eine gutartige Erkrankung, Tonsillitis und Lymphknotenschwellungen bilden sich zurück. Bei kleinen Kindern und vielen Jugendlichen verläuft die Infektion im allgemeinen unbemerkt.

Diagnose. Im *Blutbild* kommt es zu einer Leukozytose, wobei insbesondere mononukleäre Zellen (sog. Pfeiffer-Zellen = atypische Lymphozyten) typisch sind. Beweisend für eine akute Infektion ist der Nachweis von *EBV-IgM-Antikörpern*. IgG-Antikörper zeigen eine früher durchgemachte Infektion an.

Die **Therapie** ist symptomatisch. Kommt es bei ausgeprägter Tonsillitis, oft verbunden mit einer Rhinitis, zu einer Behinderung der Atmung, kann eine kurzdauernde Behandlung mit Prednison wegen der abschwellenden Wirkung hilfreich sein. Eine antibiotische Therapie ist selten indiziert. Kommt es zu einer bakteriellen Superinfektion, sollte man Doxycyclin anwenden, bei beta-hämolysierenden Streptokokken Erythromycin. Ampicillin, Amoxicillin oder andere halbsynthetische Penizilline sind zu meiden. Sie führen bei einer infektiösen Mononukleose fast immer zu einem heftigen Exanthem.

Komplikationen. Bei körperlicher Belastung kann es wegen der im Rahmen der Erkrankung immer aufgelockerten oder vergrößerten Milz zu einer lebensbedrohlichen *Milzruptur* kommen. Auch *Milzinfarkte*, die sich durch abdominelle Schmerzattacken bemerkbar machen, kommen vor. Eine harmlose begleitende Hepatitis ist häufig, ein Ikterus tritt in etwa 5 % der Fälle auf. Weiterhin können vorübergehend harmlose EKG-Veränderungen auftreten. Eine *Meningitis* ist sehr selten. Nach durchgemachter EBV-Infektion besteht eine *lebenslange Immunität*. Prophylaktische Maßnahmen entfallen.

3.4 Virushepatitis

Eine Hepatitis (Leberentzündung) kann durch *Erreger* (Viren, Bakterien, Parasiten), *Toxine* (z. B. Alkohol, Pilze, gewerbliche Gifte, Medikamente) oder *Autoimmunerkrankungen* bedingt sein. Chronische Hepatitis s. Kap. XI/5.1.1, S. 476).

Viren. Die Virushepatitis stellt kein einheitliches Krankheitsbild dar. Bisher wurden *5 Hepatitisviren* (A, B, C, D, E) als Ursache isoliert (= Virushepatitis A bis E).

Symptome. Die klinischen Symptome können bei allen Formen ähnlich sein, Inkubationszeit, Verlauf und Prognose aber sind sehr unterschiedlich. Neben einer körperlichen Schwäche stehen bei manchen Patienten „grippale" Symptome wie subfebrile Temperaturen, Kopf-, Muskel- und Gelenkbeschwerden, Appetitlosigkeit im Vordergrund. Andere klagen stärker über „gastritische" Beschwerden wie Übelkeit, Inappetenz, Erbrechen und Diarrhoe oder über besonders starke Arthralgien wie bei „rheumatischen" Erkrankungen. Wenn kein Ikterus auftritt (etwa 50 % der Fälle), wird bei diesen Symptomen oft nicht an die Hepatitis gedacht, und Fehldiagnosen wie „Grippe", „Gastritis", „Rheuma" kommen vor. Beim Auftreten eines Ikterus wird der Urin dunkler und der Stuhl heller. Die Leber ist meist vergrößert, die Milz in 20–30 % der Fälle. Mit Beginn des Ikterus geht es dem Patienten meist wieder besser. Bei Kindern verläuft die Hepatitis A oft asymptomatisch.

Diagnose. Der Verdacht einer akuten Virushepatitis ergibt sich aus den geschilderten Symptomen (genaue Anamnese) und der klinischen Untersuchung (zu achten ist auf Leber- und Milzgröße, Ikterus, Stuhlentfärbung, dunkler Urin). Gesichert wird sie durch Nachweis des entsprechenden Antigens oder Antikörpers. Wie bei anderen Infektionen auch, zeigen die Antikörper der IgM-Klasse (Ig = Immunglobulin) eine frische Infektion an, IgG-Antikörper sind Zeichen einer früher durchgemachten Infektion. Wann bei einer frischen Infektion mit Antikörpern zu rechnen ist, geht aus den Abb. 14 und 15 hervor. Zuvor können aber schon die Antigene (= Erreger oder Teile von ihnen) nachgewiesen werden.

> Die Virushepatitiden sind weltweit verbreitet und zählen zu den *häufigsten Infektionskrankheiten.*

3.4.1 Hepatitis A (Hepatitis epidemica)

Infektion. Das Hepatitis-A-Virus (HAV) wird mit dem Stuhl ausgeschieden. Die Übertragung erfolgt fäkal-oral oder auch durch kontaminierte Nahrungsmittel (Muscheln, rohe Meeresfrüchte) und verunreinigtes Trinkwasser, Inkubationszeit 14–50 Tage, meist um 4 Wochen. Eine Infektiosität besteht, solange Viren im Stuhl ausgeschieden werden. Die stärkste Virusausscheidung und damit die höchste Infektiosität besteht bereits vor Erkrankungsbeginn. Danach sinkt die Infektiosität kontinuierlich ab. Dauerausscheider sind nicht bekannt. Nur selten kommt es in der akuten Phase zum tödlichen Leberversagen. Sonst heilt die Hepatitis aus, chronische Verläufe gibt es nicht, die Immunität besteht lebenslang.

Die **Diagnose** wird gesichert durch die bereits bei Erkrankungsbeginn nachweisbaren Antikörper (HAV-IgM-AK, Abb. 3–14). Die Hepatitis A kommt besonders in warmen Ländern mit niedrigem Hygienestand vor.

Die **Therapie** ist symptomatisch: körperliche Schonung, Diät, Meiden von Alkohol.

Prophylaxe. Versorgung mit hygienisch einwandfreiem Trinkwasser und einwandfreien Lebensmitteln sowie persönliche Hygiene. Eine gut wirksame Impfung (3 Injektionen) steht zur Verfügung, Impfschutz 10 Jahre.

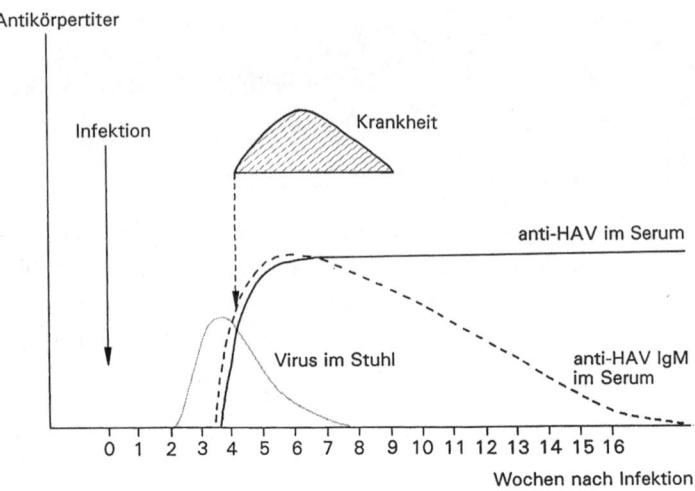

Abb. 3–14: Antigen- und Antikörperstatus nach einer Hepatits-A-Infektion. Die serologische Diagnose erfolgt durch den Nachweis des HAV-spezifischen IgM-Antikörpers (anti-HAV IgM). Die spezifischen IgG-Antikörper (anti-HAV IgG) bleiben lebenslang erhalten und schützen vor einer erneuten Infektion

3.4.2 Hepatitis B

Infektion. Das Hepatitis-B-Virus (HBV) kommt im Blut und in verschiedenen Körpersekreten wie Samenflüssigkeit, Vaginalsekret und Muttermilch vor. Entsprechend erfolgt die Übertragung wie bei der HIV-Infektion durch sexuelle Kontakte, über infiziertes Blut bzw. infizierte Blutprodukte, über kontaminierte Instrumente sowie von einer infizierten Schwangeren auf das sich entwickelnde Kind. Die *Inkubationszeit* schwankt zwischen 40 und 140 Tage (und länger). Wie bei anderen Hepatitisformen auch kann es in der akuten Phase zum tödlichen Leberversagen kommen (0,1 bis 1 %). Das eigentliche Problem aber sind etwa 10 % chronische Verläufe bei immunkompetenten Erwachsenen. Bei Säuglingen und Kleinkindern sowie bei Immungeschwächten ist der Anteil viel höher, in manchen Regionen bis 90 %. Dabei kann die chronische Hepatitis nahezu symptomlos verlaufen, sie kann lange persistieren (= chronisch-persistierende Hepatitis) oder sie kann als chronisch-aktive Hepatitis fortschreiten und zur Leberzirrhose oder zum Leberzellkarzinom führen (s. Kap. XI).

3 Teile vom HBV wirken als Antigen und erzeugen entsprechende Antikörper (Abb. 3–15):
– *HBs-Ag* (s = surface = Oberfläche)
– *HBc-Ag* (= ein Kernantigen, c = core = Kern)
– *HBe-Ag* (= ein Teil des HBc-Ag)

Entsprechende Antikörper sind *Anti-HBs, Anti-HBc, Anti-HBe.* HBc-AK vom IgM-Typ zeigen eine akute Hepatitis B an. Gleichzeitig ist fast immer das HBs-Ag im Serum nachweisbar. Der weitere „serologische" Verlauf einer ausheilenden B-Hepatitis ist in Abb. 3–15 dargestellt. Bereits vor Beginn der klinischen Symptome sind HBs- und HBe-Ag im Serum nachweisbar. Nach Wochen oder Monaten verschwindet erst

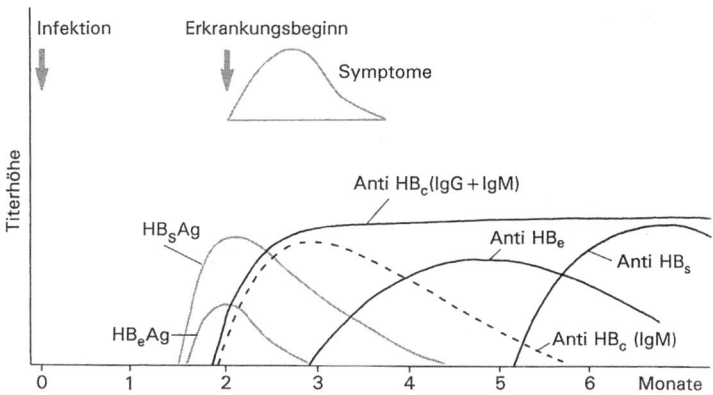

Abb. 3–15: Antigen- und Antikörperbildung bei einer akuten Hepatitis-B-Infektion. Die serologische Diagnose erfolgt durch den Nachweis viraler Antigene: HBsAg, HBeAg und der gegen diese im Verlauf der Infektion induzierten Antikörper: Anti-HBs, Anti-HBc-IgM, Anti-HBc-IgG, Anti-HBe

das HBe-Ag, später das HBs-Ag und es bilden sich die entsprechenden Antikörper. Eine potentielle Infektiosität besteht, solange HBs-Ag im Serum nachweisbar ist. Auch hier liegt eine Infektiosität bereits vor Ausbruch der Erkrankung vor. Nach Eliminierung der Viren und damit des HBs-Ag heilt die Hepatitis aus, der Patient ist immun und nicht mehr infektiös. Gesteuert wird die Viruseliminierung durch die zelluläre Immunreaktion.

Bleiben HBs-Ag und HBe-Ag länger als 6 Monate nachweisbar, spricht man von einer *chronischen Hepatitis*. Sie muß durch eine histologische Untersuchung (= Leberpunktion) gesichert werden. In der Welt gibt es mehr als 300 Millionen chronische HBs-Ag-Träger, jährlich sterben etwa 250 000 Menschen an den Folgen einer B-Hepatitis.

Die **Behandlung** ist symptomatisch wie bei der A-Hepatitis. Die chronische B-Hepatitis kann heute mit Alpha-Interferon kausal behandelt werden (etwa 30–50 % Erfolgsaussicht).

Prophylaxe. Schutz vor Infektion durch Beachtung der bekannten Infektionswege. Außerdem existiert eine sehr wirksame Impfung gegen Hepatitis B.

3.4.3 Hepatitis D

Virus. Das Hepatitis-D-Virus (HDV) ist ein inkomplettes Virus und benötigt für seine Vermehrung das HBs-Ag des HBV. Es kommt weltweit aber regional sehr unterschiedlich vor, in Europa besonders in Rumänien.

Die **Infektion** erfolgt wie bei Hepatitis B entweder gleichzeitig mit dem HBV als *Simultaninfektion* oder als *Superinfektion*, d. h. ein bereits mit HBV-infizierter Patient wird später zusätzlich mit HDV infiziert.

Die **Prognose** ist insgesamt ernster als bei alleiniger HBV-Infektion:
- Bei einer *Simultaninfektion* kommen häufiger schwere Formen vor, insgesamt ist aber in etwa 90 % mit einer Heilung zu rechnen.
- Die *Superinfektion* dagegen führt in etwa 90 % zu einer chronischen Hepatitis.

Therapie. Die akute Erkrankung bei der Simultaninfektion erfolgt symptomatisch, bei chronischen Verläufen wird eine *Interferon-Therapie* versucht. Die Erfolge sind geringer als bei der Hepatitis B. Der Übergang in eine Leberzirrhose erfolgt manchmal sehr rasch, so daß eine Lebertransplantation die einzige Behandlungsmöglichkeit ist.

Prophylaxe. Eine Impfung gegen Hepatitis B schützt vor einer Erkrankung bei Simultaninfektion, nicht aber bei Superinfektion. Letztere kann durch Beachtung der Infektionswege deutlich gemindert werden.

3.4.4 Hepatitis C

Virus. Das Hepatitis-C-Virus (HCV) konnte erst 1989 charakterisiert werden und wird im wesentlichen mit Blut und Blutprodukten übertragen (= *Posttransfusionshepatitis*). Ähnlich wie bei der Hepatitis B kommt es bei akut Erkrankten, bei Patienten mit einer chronischen Hepatitis sowie bei scheinbar gesunden Menschen (= „gesunde" Träger) im Blut vor. Bei Blutspendern ist in unserer Region mit einer Durchseuchung von 1 % zu rechnen. Durch den jetzt möglichen Nachweis von Virusteilen des HCV oder von Antikörpern können solche Konserven heute eliminiert werden. Die *Inkubationszeit* schwankt zwischen 2 Wochen und 4 Monaten.

Die **Symptomatik** ist ähnlich wie bei der akuten B-Hepatitis. Bis zu 60 % der Fälle gehen aber in ein chronisches Stadium über mit den möglichen Folgen einer Leberzirrhose oder eines Leberkarzinoms.

Therapie. Die Behandlung der akuten Erkrankung erfolgt symptomatisch, die chronische Form wird mit Interferon behandelt.

Prophylaxe. Exakte Untersuchung der Blutkonserven und Blutprodukte auf HCV, korrekte Desinfektion und Sterilisation der medizinischen Geräte.

3.4.5 Hepatitis E

Das Hepatitis E-Virus (HEV) spielt bei uns keine große Rolle. Es kommt besonders in Asien, Afrika, Süd- und Mittelamerika vor, wird wie das HAV mit dem Stuhl ausgeschieden, fäkal-oral oder über kontaminiertes Trinkwasser bzw. kontaminierte Nahrungsmittel übertragen. Auf diese Weise können in den genannten Ländern größere Epidemien vor allem bei jüngeren Erwachsenen entstehen. Wie bei der A-Hepatitis sind bisher nur akute Verläufe bekannt. Die Symptome ähneln der A-Hepatitis. Allerdings verläuft sie bei Schwangeren besonders schwer und häufig tödlich. Gesichert wird die Diagnose durch serologische Tests (Ag- und Ak-Nachweis). Die Therapie ist symptomatisch. Die Prophylaxe beinhaltet wie bei der A-Hepatitis alle Regeln der allgemeinen Hygiene. Eine Impfung steht noch nicht zur Verfügung.

Alle Virushepatitiden sind *meldepflichtig*.

3.5 Tollwut

Definition. Die Tollwut (Lyssa, Rabies) ist eine immer tödlich endende Viruserkrankung des ZNS, hervorgerufen durch das zu den Rhabdoviren gehörende Tollwutvirus. Alle warmblütigen Tiere, Säuger und Vögel, können infiziert werden. Als endemische Zoonose ist sie weltweit verbreitet, obgleich zahlreiche isoliert gelegene Länder wie z. B. die Britischen Inseln, Australien, Ozeanien u. a. frei von Tollwut sind. In Europa spielen als Infektionsquelle unter den Wildtieren Fuchs, Reh, Marder und Dachs die größte Rolle. Sie können die Viren durch Biß auf Haustiere wie Hund, Katze, Rind oder Pferd übertragen, die wiederum die häufigste Infektionsquelle für den Menschen sind. Virushaltig ist besonders der Speichel, so daß die Viren nach einem Biß durch die verletzte Haut oder auch durch Belecken intakter Schleimhaut eindringen können.

In Höhlen lebende infizierte Fledermäuse können die Viren durch nasale Sekretion als Aerosole abgeben, und es wird immer wieder berichtet, daß beim Betreten solcher Fledermaushöhlen durch Inhalation Tollwut übertragen wird.

Die eingedrungenen Viren wandern entlang der peripheren Nerven ins Gehirn, wo sie sich stark vermehren. Anschließend gelangen sie in die Speicheldrüsen und Atemwege, so daß von hier aus eine weitere Übertragung erfolgen kann.

Die *Inkubationszeit* liegt meist zwischen 20 und 90 Tagen (4 Tage bis 1 Jahr). Am kürzesten ist sie bei Gesichtsverletzungen.

Symptome. Prodromalsymptome können Juckreiz, Parästhesien oder Schmerzen an der Bißstelle sowie allgemeine Schwäche, Kopfschmerzen, Fieber, Myalgien, Angstzustände, Depressionen, Lichtscheue, Reizbarkeit, Geräuschüberempfindlichkeit sein. Charakteristisch ist die *Hydrophobie* (= spastische Krämpfe der Schluck- und Respirationsmuskulatur beim Anblick von Wasser). Danach werden zwei Phasen unterschieden:
– Im *Exzitationsstadium* nimmt die Reizbarkeit zu, und Angstgefühle wechseln mit Wutausbrüchen. Der Patient ist verwirrt, hochgradig unruhig, ein massiver Speichelfluß tritt auf. Schon jetzt kann der Tod eintreten (im hydrophobischen Krampfanfall).
– Im folgenden *Paralysestadium* kommt es zu aufsteigenden Lähmungen und Augenmuskelparesen. Durch Atemlähmung tritt der Tod ein. Wird das Exzitationsstadium übersprungen, spricht man von der „*stillen Wut*".

Die **Diagnose** ergibt sich aus dem klinischen Bild und der Anamnese. Der Erregernachweis beim Menschen spielt in der Praxis keine Rolle.

Eine kurative **Therapie** gibt es nicht. Die Erkrankung dauert 2–8 Tage. Durch symptomatische Maßnahmen werden Angst- und Unruhezustände sowie die Schmerzen behandelt. Nach einem Biß durch ein an Tollwut erkranktes Tier erkranken etwa 5–20 % der Infizierten.

Prophylaxe. Wegen der schlechten Prognose ist die Prophylaxe besonders wichtig. Sie beinhaltet neben der Aufklärung der Bevölkerung und der Tollwutschutzimpfung der Wild- und Haustiere die vorbeugende Impfung von Personen, die einem erhöhten Infektionsrisiko ausgesetzt sind wie Tierärzte und Jäger. Noch nach einer Bißverletzung ist eine unverzüglich eingeleitete Impfung wirksam. Auch bei Tollwutverdacht muß nach einem Biß oder nach Belecken von Schleimhäuten die Impfung sofort eingeleitet werden, sofern das Tier nicht untersucht werden kann. Zur Klärung aller mit der Tollwutschutzimpfung zusammenhängender Fragen sollte die nächste Tollwutberatungsstelle konsultiert werden. Die tollwutverdächtigen Tiere sind dem Tierarzt vorzustellen. Die aktive Schutzimpfung besteht aus insgesamt 6 Injektionen. Bei schweren Verletzungen, bei Bissen im Gesicht und Nacken ist zusätzlich die Gabe eines Humanantitollwut-Immunglobulins erforderlich (= aktive/passive Schutzimpfung, Kombinationsimpfung).

Neben der *Tollwutschutzimpfung* ist die *Wundversorgung* erforderlich: sofort mit Kernseife unter fließendem Wasser säubern, anschließend 40–70 %igen Alkohol verwenden, eventuell weitere chirurgische Therapie und Gabe von Antibiotika. *Tetanusprophylaxe!*

3.6 Influenza (Grippe)

Definition. Die Virusgrippe (Influenza) ist eine weltweit verbreitete akute Infektionskrankheit des Respirationstrakts, hervorgerufen durch Myxovirus influencae A, B oder C. Dabei wird das Epithel des Respirationstrakts so geschädigt, daß der Weg für Virustoxine und sekundäre bakterielle Infektionen frei wird. Unterstützt wird die bakterielle Superinfektion durch eine Störung der zellulären Immunität seitens der Viren.

Die *Übertragung* erfolgt durch Tröpfcheninfektion, die schon einen Tag vor Erkrankungsbeginn möglich ist und bis 7 Tage nach Auftreten von Symptomen andauern kann. Die Erkrankung tritt selten sporadisch auf. Typisch sind ihr *epidemisches Auftreten* (alle 2–5 Jahre) und die Pandemien in Abständen von Jahrzehnten.

Allerdings werden die Epidemien und Pandemien fast ausschließlich durch Typ A verursacht. Erkrankungen mit Typ B sind meist isoliert, mit Typ C allgemein gutartig.

In Mitteleuropa liegt der Höhepunkt der Erkrankung zwischen Dezember und März. Betroffen sind alle Altersgruppen.

Nach einer Inkubationszeit von 1–4 Tagen beginnt die Erkrankung meist plötzlich mit hohem Fieber, Frösteln, starkem Krankheitsgefühl, Kopf-, Glieder-, Muskel- und Rückenschmerzen, Kollapsneigung, Heiserkeit, trockenem Husten, Wundgefühl im Rachen. Schmerzen im Abdomen und Durchfälle sind häufig. Das Fieber klingt bei unkompliziertem Verlauf nach 2 bis 4 Tagen ab. Typisch ist eine langdauernde Rekonvaleszenz: Schwäche, Schweißausbrüche, Müdigkeit.

Komplikationen sind häufig, besonders bei älteren Patienten, und bestimmen die Schwere der einzelnen Epidemie. Durch die Toxine kann jedes Organ geschädigt werden wie z. B. *Herz-Kreislauf-System* mit Myokarditis, Rhythmusstörungen und peripherem Kreislaufkollaps oder das *Nervensystem* mit Meningitis, Enzephalitis, Neuritis. Vor allem gefürchtet aber sind *Sekundärinfektionen* am *Respirationstrakt* (Bronchitis, Bronchopneumonie, Pneumonie), die im wesentlichen für die Grippetodesfälle

(Letalität 1–3 %) verantwortlich sind. Abszesse und Pleuraempyem können ebenso auftreten wie Sinusitis und Otitis. Bei den *bakteriellen Sekundärinfektionen* spielen besonders Pneumokokken, Staphylokokken, Streptokokken und Haemophilus influencae eine Rolle.

Die **Diagnose** ergibt sich aus den klinischen Symptomen sowie der epidemiologischen Situation und wird durch den Antikörpernachweis bewiesen. Der Erregernachweis spielt für die Praxis keine Rolle.

Die **Therapie** der unkomplizierten Grippe besteht aus symptomatischen Maßnahmen wie reichlich Flüssigkeitszufuhr, Fiebersenkung, Behandlung der Kopfschmerzen. Bei toxischem Verlauf kann Prednisolon erforderlich werden. Bei rechtzeitiger Verabfolgung ist bei Influenza A Amantadin wirksam. Antibiotika werden nur bei bakteriellen Superinfektionen gegeben.

Die **Prognose** ist im allgemeinen günstig. Eine hohe Letalität zeichnet die *Grippepneumonie* aus, die oft auf einer Intensivstation behandelt werden muß.

Prophylaxe. Die *Grippeschutzimpfung* vor Beginn der Grippezeit ist eine sinnvolle Prophylaxe. Ein Problem ist dabei die Antigen-Drift. Man versteht darunter die Fähigkeit insbesondere beim Typ A, die Oberfläche und damit die antigenen Eigenschaften ständig zu verändern. Gerade gebildete Antikörper sind unter Umständen dann gegen Erreger mit jetzt veränderter Oberfläche nicht wirksam. Der verwendete Impfstoff muß dem Typ entsprechen, der die jeweilige Epidemie verursacht. Der Impfschutz hält 6–12 Monate an. Besonders wichtig ist die Schutzimpfung für ältere Personen sowie für chronisch Kranke.

Es besteht *Meldepflicht* für Influenza.

4. Mykosen (Pilzkrankheiten)

4.1 Candida-Mykosen

Erreger. Die Sproßpilzgattung Candida umfaßt viele Arten, von denen z. Z. C. albicans als fakultativ pathogene Art häufigster Erreger der Candida-Mykose ist (= Candidose, Soor-Mykose). Der Pilz besiedelt häufig als harmloser Saprophyt Haut und Schleimhäute. Bei zunehmender Abwehrschwäche kann es zu einer Haut- oder Schleimhautinfektion und schließlich über eine Pilzsepsis zum Befall weiterer Organe (= Organmykose, *systemische Mykose*) kommen.

Symptome. Das Krankheitsbild ist je nach Organbefall und Abwehrlage sehr vielgestaltig.

– **Lokale Mykose**: Besonders häufig sind Zehen- und Fingermykosen einschließlich Nagelbefall oder ein Befall der Mundhöhle *(Mundsoor)* in Form weißlicher, konfluierender, leicht abstreifbarer Beläge. Der Mundsoor kann sich auf Ösophagus, Kehlkopf, Trachea, Bronchien und Lunge ausdehnen. Klinische Symptome sind dann entsprechend Schluckstörungen bei einer *Soor-Ösophagitis* oder hohes Fieber und schlechter Allgemeinzustand bei einer *Soor-Pneumonie*. Ein Darmbefall verursacht Durchfall. Auch der Genitaltrakt ist häufig betroffen, bei Frauen als *Vulvovaginitis* besonders während der Schwangerschaft oder nach jahrelanger Einnahme von Ovulationshemmern, beim Mann als *Balanitis*. Hier finden sich ähnlich wie beim Mundsoor weißliche Beläge an der Glans penis und der Vorhaut. Bei der Vulvovaginitis sind eine stark entzündliche Rötung und meist ebenfalls rasenartige schmutzig-weißliche Beläge sichtbar. Sie ist unter der Geburt leicht auf Neugeborene übertragbar. Eine Übertragung kommt auch beim Geschlechtsverkehr vor.

Weitere bevorzugte Hautpartien, die dann rötlich glänzen, sind alle Körperfalten (Candida-Intertrigo, Abb. 3–16): inguinal, perianal, perigenital, axillär und submammär. Begünstigend wirken Übergewicht und ein Diabetes.

– **Systemische Mykose**: Bei Patienten mit Risikofaktoren können aus einer harmlosen Hautbesiedlung über eine Septikämie die bereits erwähnten Organmykosen wie *Candida-Endokarditis* oder *Candida-Meningitis* entstehen. Risikofaktoren sind u. a. neben der Neugeborenenperiode ein Diabetes, hämatologische Erkrankungen, angeborene und erworbene Immundefekte (besonders AIDS). Gefährdet sind auch Patienten nach langer Antibiotika- oder Kortikosteroidtherapie, immunsupprimierte Patienten und Patienten auf Intensivstation mit Verweilkathetern.

> Die systemischen Mykosen werden zu 90 % durch *Candida-Arten* verursacht. Klinisch sind sie schwer zu erkennen, da sie sich meist langsam entwickeln und oft nur unspezifische Symptome wie Frösteln, Appetitlosigkeit, auf Antibiotika nicht ansprechbares Fieber verursachen. Die *Candida-Septikämie* ähnelt der gramnegativen bakteriellen Sepsis mit Fieber, Schock und eventuell Nierenversagen. In Deutschland erkranken jährlich etwa 50 000 Menschen an systemischen Mykosen, etwa 8000 von ihnen sterben jährlich.

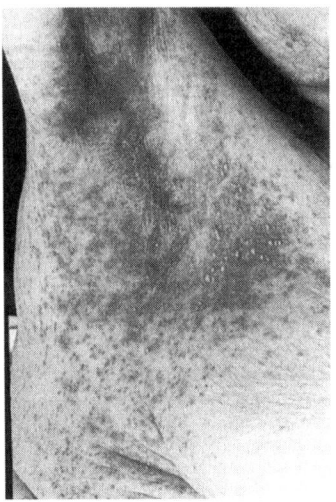

Abb. 3–16: Candida-Intertrigo mit satellitenartiger Aussaat von Pusteln bei zentraler Mazeration (Hauterweichung)

Für die **Diagnostik** wichtig sind der direkte Erregernachweis (mikroskopisch und kulturell) aus Abstrichen je nach Organbefall (Mundhöhle, anal-vaginal-Region, bronchoskopisch gewonnenes Bronchial-, Trachealsekret), aus Sputum und Urin sowie serologische Untersuchungen (Nachweis von Antikörpern).

Therapie. Es gibt mehrere gut gegen Candida wirkende *Antimykotika*, die teils lokal an der Haut oder Schleimhaut, teils systemisch wirken. Für die Lokalbehandlung steht *Nystatin* (Moronal®) zur Verfügung, systemisch wirken Ancotil, Diflucan, Nizoral, Amphotericin B, das allerdings sehr toxisch ist, und Itraconazol. Zur Therapie gehören auch eine Behandlung der Grundkrankheit (z. B. Diabetes, siehe Risikofaktoren) sowie Maßnahmen zur Beeinflussung der Immundefekte.

Die **Prognose** hängt vom Grundleiden ab. Tritt sie als AIDS-definierende Erkrankung auf (z. B. Soor-Ösophagitis), ist sie infaust.

Zur **Prophylaxe** gehört eine sorgfältige Überwachung, um bei gefährdeten Patienten rechtzeitig eine Therapie einzuleiten, bevor es möglicherweise zu Organmykosen kommt.

5. Wichtige parasitäre Infektionen

5.1 Toxoplasmose

Definition. Die durch das Protozoon *Toxoplasma gondii* hervorgerufene Infektion (Toxoplasmose) ist bei Säugetieren weltweit verbreitet und wird durch Haustiere wie z. B. Schwein, Schaf oder Katze auf den Menschen übertragen. Die Infektion führt bei Immunkompetenten aber nur selten zur Erkrankung.

Erreger. Eine geschlechtliche Fortpflanzung des Erregers ist nur aus dem Dünndarm der Katze bekannt (Endwirt). Die Vereinigung geschlechtlich differenzierter Formen führt hier zu *Oozysten*, die als einzig freilebendes Stadium mit dem Katzenkot ausgeschieden werden und im Boden länger als ein Jahr infektionsfähig bleiben.

Infektionsweg (Abb. 3–17). Durch *orale Aufnahme* der Oozysten aus dem Boden (= Schmutz- und Schmierinfektion) können sich auf direktem Weg Mensch und Haustier infizieren. Danach entwickeln sich im weiteren Verlauf der Infektion Dauerformen *(Zysten)*, die besonders im Gehirn und in der Muskulatur zu finden sind. Die meisten Infektionen des Menschen erfolgen nicht direkt durch Aufnahme der Oozysten, sondern durch Verzehr von nicht genügend erhitztem *Schweine- oder Schaffleisch* (Aufnahme der Zysten aus der Muskulatur des verzehrten Fleisches). Ein dritter Infektionsweg ist die *diaplazentare Übertragung* im Verlauf der Schwangerschaft, wenn die Erstinfektion der Mutter während der Schwangerschaft erfolgt. Wenn es nicht durch die Toxoplasmoseinfektion zu einem Abort kommt, kann beim Kind die gefürchtete angeborene *(konnatale) Toxoplasmose* entstehen. Im Gegensatz hierzu führen die beiden anderen Infektionswege zur erworbenen *(postnatalen)* Infektion, die im allgemeinen harmlos ist.

Die postnatale Infektion ist außerordentlich häufig und hängt von den Eßgewohnheiten ab. Für manche Länder wird eine Durchseuchung bis 90 % der Bevölkerung angegeben. Eine klinische Bedeutung hatte sie vor der AIDS-Ära kaum, da sie selten zur

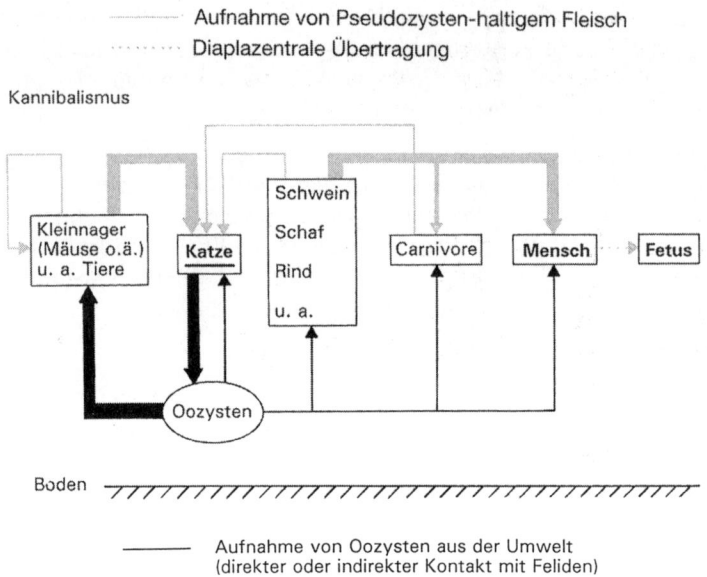

Aufnahme von Pseudozysten-haltigem Fleisch
Diaplazentrale Übertragung

Kannibalismus

Aufnahme von Oozysten aus der Umwelt
(direkter oder indirekter Kontakt mit Feliden)

Abb. 3–17: Übertragungsweg von Toxoplasma gondii

Krankheit führte. Wenn klinische Erscheinungen auftraten, handelte es sich um die *Lymphknotentoxoplasmose*. Dabei schwellen die Lymphknoten besonders im Hals- und Nackenbereich an, manchmal kombiniert mit einer Milz- und Lebervergrößerung. Grippale Erscheinungen wie Fieber, Kopf-, Gliederschmerzen, Abgeschlagenheit können auftreten, so daß differentialdiagnostisch an die infektiöse Mononukleose, an Grippe oder ein malignes Lymphom zu denken ist. Im Blutbild kommt es zu einer Lymphozytose.

Nur selten entstehen eine Myokarditis, Meningitis, Enzephalitis, Hepatitis oder Pneumonie.

Die **Diagnose** wird gesichert durch serologische Untersuchungen, wobei der Nachweis von IgM-Antikörpern für eine frische oder nicht lange zurückliegende Infektion spricht. IgG-Antikörper zeigen eine Infektion an, die Jahre oder Jahrzehnte zurückliegen kann. Daneben gibt es Möglichkeiten, den Parasiten oder Teile von ihm direkt im Lymphknotenpunktat oder bei ZNS-Befall im Liquor nachzuweisen, eventuell auch im Blut. Neuerdings spielt die PCR eine wichtige Rolle beim Nachweis des Erregers.

Therapie. Bei Immunkompetenten bildet sich auch die *Lymphknotentoxoplasmose* ohne Therapie zurück. Eine Behandlung ist ebensowenig erforderlich wie bei einer zufällig serologisch entdeckten frischen Infektion. Nur bei erheblicher Beeinträchtigung des Allgemeinzustandes (hohes Fieber, grippale Symptome), die nachweislich auf eine frische Infektion zurückzuführen ist, oder bei der seltenen Myokarditis, Meningitis, Enzephalitis ist eine *medikamentöse Behandlung* angezeigt: Kombination von Pyrimethamin (Daraprim®) und Sulfonamid.

Die **konnatale Toxoplasmose** (Abb. 3–18) dagegen hat große medizinische Bedeutung. Sie entsteht nur, wenn es während der Schwangerschaft zur Erstinfektion

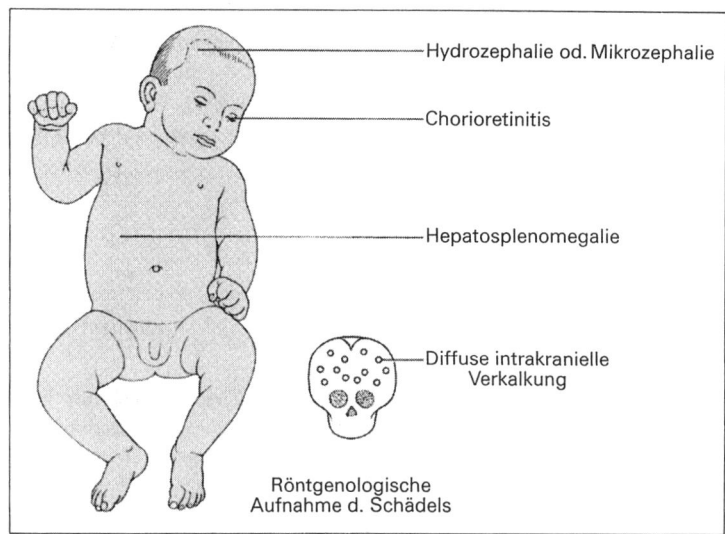

Abb. 3–18: Klinische Symptomatik der konnatalen Toxoplasmose

kommt. Bei schon bestehender Infektion vor Beginn der Schwangerschaft besteht keine Gefahr. Der Schweregrad der Fruchtschädigung hängt vom Zeitpunkt der mütterlichen Infektion ab. Erfolgt diese in der Frühschwangerschaft, kann es zum Abort, zur Tot- oder Frühgeburt kommen oder das Kind ist schwerkrank und kommt mit einer Enzephalitis, Chorioretinitis und einem Hydrozephalus oder Mikrozephalus zur Welt (= Frühform). Im Gehirn finden sich typische Verkalkungsherde. In anderen Fällen können die Säuglinge bei der Geburt noch asymptomatisch sein, ZNS-Symptome manifestieren sich später (1. Lebensjahr – verzögerter Beginn) oder sogar erst in der späteren Kindheit und im Jugendalter (Epilepsie, geistige Retardierung, Hydrozephalus, Chorioretinitis als Spätfolgen).

Die **Prognose** ist unsicher, eine Therapie unbedingt erforderlich. Wichtig wäre, die noch nicht infizierte Schwangere vor einer Infektion zu schützen (kein Umgang mit Katzen, kein Schabefleisch) oder im Bedarfsfalle nach Bekanntwerden der Erstinfektion sofort zu behandeln.

Im Rahmen der erworbenen Toxoplasmose kommen während der klinischen Latenz intrazellulär Toxoplasma-Zysten in fast allen Organen vor, besonders im Gehirn und in der Muskulatur. Durch eine Steuerung über die zelluläre Immunabwehr kommt es normalerweise nicht zu schweren Krankheiten. Die Schäden der Feten sind durch ein noch unreifes Abwehrsystem zu erklären.

Besonders schwere Krankheitsverläufe treten auf, wenn eine Schädigung der T-Helferzellen vorliegt. Da das HIV die T4-Lymphozyten zerstört, kommt es bei AIDS zu schweren Krankheitsbildern infolge einer Enzephalitis bei Toxoplasmose. Hier ist die Prognose schlecht, eine Therapie muß frühzeitig eingeleitet werden. Auch bei immunsupprimierten Patienten kann es zu schweren Krankheitsverläufen kommen.

Eine **Therapie** ist, wie bereits erwähnt, bei Immunkompetenten nur dann erforderlich, wenn ein schweres Krankheitsgefühl in Verbindung mit einer frischen Infektion oder eine Myokarditis bzw. Meningoenzephalitis vorliegen. Sie ist immer indiziert bei der konnatalen Form sowie bei abwehrgeschwächten Personen, besonders bei AIDS. Hier sollte bei einer Infektion schon prophylaktisch medikamentös (s.o.) behandelt werden (s. Kap. III/3.1).

5.2 Malaria

Epidemiologie. Die Malaria ist in allen warmen Ländern weit verbreitet. Mehr als 50% der Weltbevölkerung lebt in Malariagebieten und man rechnet mit jährlich 100–200 Mio. Neuinfektionen.

Erreger sind 4 zu den Protozoen gehörende *Plasmodienarten*, die durch den Stich einer infizierten *Anophelesmücke* auf den Menschen übertragen werden. Allen gemeinsam ist ein Generations- und Wirtswechsel, wobei die geschlechtliche Vermehrung in der Anophelesmücke, die ungeschlechtliche im Menschen erfolgt. Abb. 3–19 zeigt den Entwicklungszyklus. Eine infizierte weibliche Mücke überträgt beim Saugakt bestimmte Entwicklungsstadien der Plasmodien *(Sporozoiten)* auf den Menschen, die dann zunächst in Leberzellen gelangen und sich hier ungeschlechtlich vermehren.

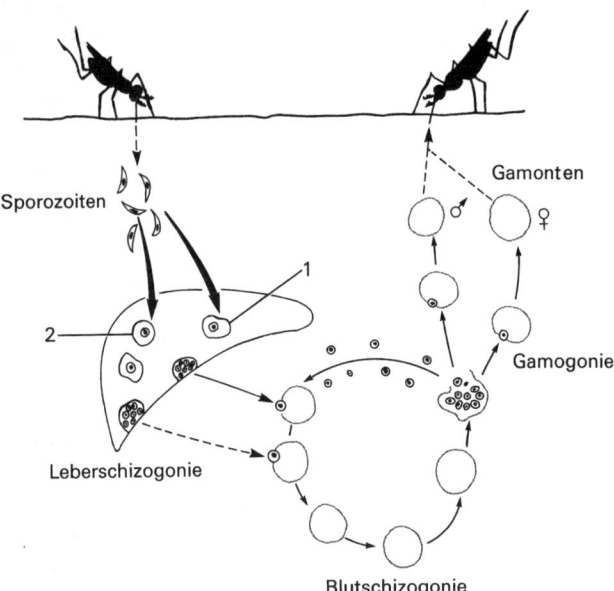

Abb. 3–19: Entwicklungszyklus von Malariaplasmodien. Während bei *Plasmodium falciparum* und *P. malariae* nur eine primäre, sofort nach der Infektion einsetzende Leberschizogonie stattfindet (**1**), verfallen bei Infektionen mit *P. vivax* und *P. voale* einige der in die Leberzellen eingedrungene Parasiten in einen „schlafähnlichen" Ruhezustand (Hypnozoiten). Nach Monaten bis Jahren können diese „erwachen", erneut in einen Teilungszyklus eintreten (**2**) und Spätrezidive verursachen

Die aus dieser ungeschlechtlichen Vermehrung entstehenden weiteren Entwicklungs-
formen werden *Merozoiten* genannt. Erst sie dringen in Erythrozyten ein, bilden zunächst deutliche *Ringe in den Erythrozyten* (Abb. 3–20), die für die Diagnose sehr
wichtig sind. Nach weiterem Heranwachsen entsteht aus den Ringen ein *Schizont*,
der dann durch Teilung in mehrere Merozoiten zerfällt. Durch Bersten der befallenen
Erythrozyten werden sie frei und befallen neue Erythrozyten. Da es zu einer Syn-
chronisation dieser Entwicklung kommt, bersten gleichzeitig viele Erythrozyten und
Fieberanfälle sind die Folge. Die Merozoiten befallen erneut Erythrozyten und dieser
Prozeß wiederholt sich mehrfach. Aus den Merozoiten können aber auch Ge-
schlechtsformen (männliche und weibliche Gameten) entstehen, die sich im Menschen nicht weiter entwickeln. Durch einen erneuten Saugakt müssen sie in eine Anophelesmücke gelangen (Wirtswechsel), wo am Ende der Entwicklung die bereits erwähnten Sporozoiten entstehen, die dann auf den Menschen übertragen werden.

Klinischer Verlauf: Bei allen Malariaformen können am Beginn uncharakteristische
„grippale Symptome" wie körperliche Schwäche, Kopf-, Glieder-, Muskelschmerzen,
Fieber, Übelkeit, Inappetenz auftreten. Erst im weiteren Verlauf kommt es, abhängig
vom unterschiedlichen Entwicklungsrhythmus der Plasmodienarten in den Erythrozyten, zu den regelmäßigen Fieberanfällen jeden dritten Tag *(Malaria tertiana)* oder jeden vierten Tag *(M. quartana)*. In Tab. 3–5 sind die verschiedenen Malariaerreger
mit den dazugehörigen Malariaformen sowie weitere Einzelheiten dargestellt. Auch
ohne Behandlung kommen die Fieberanfälle bei der Malaria tertiana nach Wochen
schließlich zur Ruhe, der Patient ist scheinbar geheilt. Da aus der Leber (s. Entwicklungszyklus) immer wieder für Parasitennachschub gesorgt wird, können nach Monaten oder Jahren *Spätrezidive* mit erneuten Fieberanfällen auftreten. Trotz des oft
schweren Krankheitsgefühls sind die Malaria tertiana und quartana selten lebensbedrohlich.

Eine Sonderstellung nimmt die *Malaria tropica* ein. Sie ist die schwerste Form, die
unbehandelt rasch zum Tode führen kann und viel schwerer zu erkennen ist, da
das *Fieber oft unregelmäßig* ist, manchmal als Kontinua vorkommt oder auch Fehlen kann.

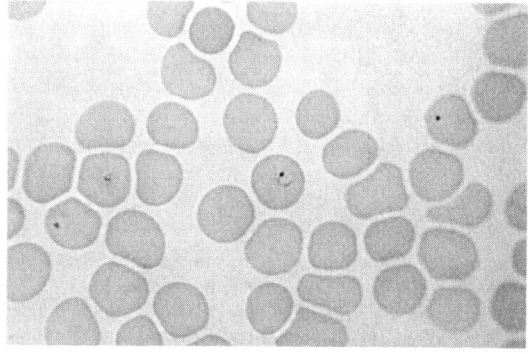

Abb. 3–20: Typische Ringform in befallenen Erythrozyten

Tab. 3–5: Plasmodienarten und die von ihnen verursachten Malariaformen

Parasitenart	Malariaform	Inkubations-zeit (Tage)	Schizogonie im Erythrozyten (Stunden)	durchschn. Anzahl der Merozoiten im Erythrozyten bei der Schizogonie
Plasmodium vivax	Malaria tertiana	8–20	48	16
P. ovale				8
P. malariae	Malaria quartana	20–40 (50)	72	8
P. falciparum	Malaria tropica	5–17	24–48	16

Mikrothromben in den Kapillaren unterschiedlicher Organe können erhebliche Organschäden verursachen (s. Abb. 6–5, S. 244). So gibt es eine *zerebrale Malaria*, bei der u. a. psychotische Wesensveränderungen auftreten können oder Zeichen einer Meningoenzephalitis, eine *kardiale Malaria* mit möglichem Herz-Kreislauf-Versagen, besonders gefürchtet ist ein Lungenödem, eine *gastrointestinale Malaria* mit Erbrechen und Durchfall. In anderen Fällen sind besonders die Leber oder Nieren betroffen mit der Gefahr eines Nieren- oder Leberversagens.

Eine *Milzschwellung* gehört zum Krankheitsbild aller Malariaformen, die *Leber* ist fast immer *druckschmerzhaft*. Auch eine *Anämie* ist fast immer nachweisbar.

In unsere Regionen wird Malaria stets eingeschleppt (Ausländer, Touristen, die in Malariagebiete fahren).

Die **Diagnose** kann aus der Anamnese und der klinischen Symptomatik lediglich vermutet werden. Gesichert wird sie durch mikroskopische Untersuchung eines Blutausstriches, bei der die Plasmodien in Ringform in den Erythrozyten sichtbar sind (s. Abb. 3–20). Auf diese Weise kann auch zwischen den *vier verschiedenen* Plasmodienarten unterschieden werden.

Die **Therapie** der *Malaria tertiana* und *quartana* wird mit Chlorochin eingeleitet, anschließend bei M. tertiana mit Primaquin fortgesetzt, um die in der Leber befindlichen Parasiten zu vernichten. Auf diese Weise werden die Rezidive vermieden. Bei *Plasmodium* falciparum hat sich in vielen Ländern eine Chlorochin-Resistenz entwikkelt, so daß bei der Malaria tropica dann andere Medikamente eingesetzt werden müssen: Chinin, Mefloquin (Lariam®), Halofanthrin (Halfan®). Echte Spätrezidive gibt es bei der Malaria tropica nicht.

Die **Prognose** der Malaria tertiana und quartana ist gut, bei der M. tropica hängt sie vom rechtzeitigen Therapiebeginn ab.

Malariaerkrankungen sind *meldepflichtig*.

Prophylaxe. Aufgabe der allgemeinen Malariaprophylaxe ist die Vernichtung der Überträgermücken und ihrer Brutplätze. Im Rahmen der Individualprophylaxe, die jeder Reisende in Malariagebiete betreiben sollte, sind die Expositionsprophylaxe und Chemoprophylaxe zu unterscheiden. Erstere wird häufig zu wenig beachtet. Folgende Punkte gehören dazu: Reisen in Hochrisikogebiete nicht während der Regenzeit; während der Dämmerung (Mücken sind dämmerungsaktive Tiere) Aufenthalt in mückengeschützten Räumen; im Freien körperbedeckende Kleidung, an unbedeckten Hautstellen insektenabwehrende Mittel (Repellents), Moskitonetze. Chemo-prophylaxe: Chlorochin (wenn keine Resistenz besteht), sonst entweder mit Meflo-quin oder mit einer Kombination Chlorochin + Proguanil.

5.3 Wurminfektionen (Helminthosen)

Würmer gehören zu den häufigsten Ursachen einer Parasitose. Sie spielen besonders in tropi-schen und subtropischen Ländern eine Rolle. Mehr als 100 Arten sind beim Menschen bekannt. Neben den hier zu besprechenden Bandwürmern (Cestoden) sind Saugwürmer (Trematoden) und Fadenwürmer (Nematoden) weitere wichtige Parasiten.

Bandwürmer weisen eine deutliche Gliederung in Kopf (Skolex), Hals (Proliferati-onszone) und Gliederkette (Strobila) auf (Abb. 3–21). Letztere kann z. B. beim Fisch-bandwurm bis 20 m erreichen.

Die bekanntesten Bandwürmer sind der Rinder- (Taeniarhynchus saginatus) und Schweinefinnenbandwurm (Taenia solium). Beide Arten befallen als erwachsene Würmer den Menschen und siedeln sich im Dünndarm an. Die Eier, die bereits eine voll entwickelte Larve enthalten, gelangen im allgemeinen mit *Proglottiden* über den

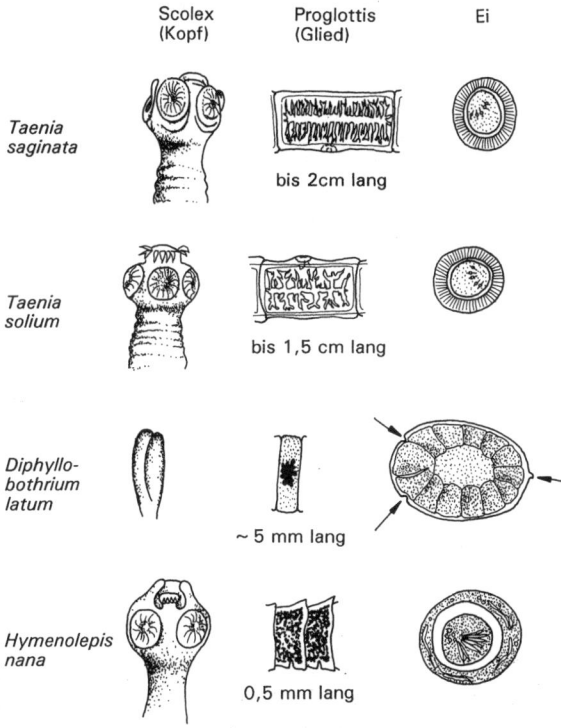

Abb. 3–21: Morphologie der Bandwürmer: Rinderfinnenbandwurm *(T. saginata)*, Schweinefinnen-bandwurm *(T. solium)*, Fischfinnenbandwurm *(Diphyllobothrium latum)* und Zwergband-wurm *(Hymenolepis nana)*

Stuhl nach außen und werden *dann* von den Zwischenwirten Rind oder Schaf oral aufgenommen. In ihnen setzt sich die weitere Entwicklung fort, wobei die im Ei enthaltene 6-Haken-Larve die Darmwand durchbohrt und mit dem venösen Blutstrom in Leber, Herz und Lunge schließlich in den großen Kreislauf kommt. Die Larven können über den Kreislauf in fast alle Organe gelangen, bevorzugter Sitz ist aber die *quergestreifte Muskulatur,* wo sie nach 2–4 Monaten zu infektionstüchtigen Finnen von 3–10 mm Größe heranwachsen. Dieses Stadium heißt beim Rind *Cysticercus bovis,* beim Schwein *Cysticercus cellulosae* und enthält als Finnenblase den ausgebildeten Kopf mit vier Saugnäpfen und beim Schweinebandwurm zusätzlich einen Hakenkranz (Abb. 3–21).

Infektion. Durch Genuß von rohem oder nicht genügend erhitztem finnenhaltigen Fleisch gelangen die Finnen in den Dünndarm des Endwirtes und entwickeln sich in 3–4 Monaten beim Schweinebandwurm zu einer Länge von 3–4 m, beim Rinderbandwurm werden Ketten von 10 m und mehr erreicht. Der Kopf ist dabei nur 1–2 mm groß. Unbehandelt können sie sich Jahrzehnte im Darm halten. Für beide Bandwürmer ist der Mensch der einzige Endwirt.

Symptome. Ernste Krankheitssymptome treten nach Befall mit Rinder- oder Schweinefinnenbandwürmern selten auf. Die klinischen Erscheinungen sind abhängig von der Befallsstärke. Uncharakteristische Oberbauchbeschwerden, Appetitlosigkeit, Gewichtsverlust oder Durchfälle können auftreten.

Eine gefährliche Situation kann beim Schweinebandwurm dann auftreten, wenn die Eier statt in das Schwein als Zwischenwirt direkt in den Menschen gelangen und dieser dann ebenfalls als Zwischenwirt dient. Es kommt dann zur Finnenbildung, d. h. zur Zystizerkose im Menschen, die Larven gelangen vorwiegend in die Muskulatur und in das ZNS. Der Muskelbefall ist meist symptomarm, kann aber bei starkem Finnenbefall zu „rheumatischen" Beschwerden führen. Gefährlich ist die Neurozystizerkose. Die unterschiedlichsten neurologischen und psychischen Symptome können dabei auftreten, die Augenzystizerkose kann zur Erblindung führen. Aus verschiedenen Gründen (gutes Erkennen der Schweinefinnen bei der Fleischbeschau, Schweinehaltung ohne Kontakt mit menschlichen Fäkalien usw.) ist der Befall mit dem Schweinefinnenbandwurm in Deutschland selten.

Die **Diagnose** ergibt sich aus dem Nachweis von Bandwurmeiern oder Proglottiden im menschlichen Stuhl. Beim Verdacht eines Befalls mit Finnen des Schweinebandwurms werden immunologische Methoden eingesetzt.

Die **Therapie** ist sehr erfolgreich mit Niclosamid (Yomesan®), Mebendazol (Vermox®) oder Praziquantel (Biltricide®). Letzteres hat auch eine Wirkung auf die Zystizerken.

5.4 Skabies (Krätze)

Erreger. Ursache der leicht übertragbaren Krätze können verschiedene Arten von Krätzmilben sein, die weltweit vorkommen und vor allem bei mangelnder Körperpflege unter unhygienischen Verhältnissen auftreten. Am häufigsten findet sich beim Menschen die Art Sarcoptes scabiei hominis, von der sich nur die Weibchen in die Epidermis eingraben. Dabei entstehen charakteristische unregelmäßig verlaufende Gänge von 3–15 mm Länge (Abb. 3–22). Während ihres Weges geben die Milben

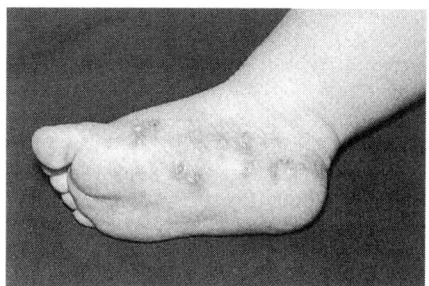

Abb. 3–22: Milbengang bei Skabies

Eier und Kot ab. Die Entwicklung vom Ei über Larve und Nymphe bis zur erwachsenen Milbe dauert etwa 2 Wochen, die erwachsenen Milben haben eine Lebensdauer von etwa 4 Wochen. Oft ist die Milbe als dunkler Punkt am Ende des Ganges sichtbar, der durch Schmutzeinlagerung schwärzlich erscheinen kann.

Symptome. Der Krankheitsname *„Krätze"* bezieht sich auf das Hauptsymptom, den Juckreiz. Er ist besonders nachts unter der Bettwärme oder auch nach einem heißen Bad sehr lästig. Kratzeffekte mit Läsionen sowie lokale bakterielle Sekundärinfektionen einschließlich sekundärer Lymphadenitis kommen als Komplikation vor. Bevorzugter Sitz sind Körperstellen mit weicher Haut (Finger, Interdigitalfalten, Beugeseiten der Handgelenke, Brustwarzenhof, Penis). Kopf, Gesicht und Rücken sind bei Erwachsenen meist frei. Die Hauterscheinungen sind sehr variabel. Sekundärerscheinungen sind häufig papulovesikuläre Läsionen evtl. mit ekzematöser Dermatitis. Maculae und Pustulae treten ebenso auf wie Pyodermien.

Die norwegische Skabies (benannt nach der Erstbeobachtung bei norwegischen Leprapatienten) zeichnet sich durch eine starke Krusten- oder Schuppenbildung aus (krustöse Form) sowie durch einen Befall der Handflächen und Fußsohlen, die sonst bei Erwachsenen weniger betroffen sind. Sie tritt bei älteren oder bei behinderten Patienten und bei immundefizienten Personen auf und kann Monate oder Jahre persistieren.

Die **Diagnose** ergibt sich aus dem klinischen Bild und dem Nachweis von Milben aus den Hautgängen. Differentialdiagnostisch kommen alle juckenden Dermatosen in Betracht, bei denen aber die Aussparung des Kopfes selten ist.

Die **Übertragung** erfolgt meist durch Kontakt von Mensch zu Mensch, seltener über infizierte Kleidung. Der Erstbefall ist zunächst während 4 bis 6 Wochen, in denen eine Sensibilisierung erfolgt, symptomlos. Bei späterem erneuten Befall treten sofort klinische Erscheinungen auf. Durch die entstandene Immunreaktion werden aber nur etwa 60 % der Reinfektionen klinisch manifest.

Therapie. *Unspezifisch:* Linderung des Juckreizes.

Spezifisch: Baden, Einpinselung der gesamten Haut außer Kopf mit Hexachlorzyklohexan-Salbe oder 10 %igem Crotamiton, nach einigen Tagen Seifenbad. Evtl. *Antibiotika* bei bakterieller Superinfektion. Rezidive sind häufig, wenn nicht alle Familienmitglieder oder Sexualpartner gleichzeitig behandelt werden. Daher müssen alle Kontaktpersonen mitbehandelt werden.

5.5 Zecken

Zecken können Überträger verschiedener Krankheitserreger wie z. B. *Rickettsien, Borrelien* und *Viren* sein.

5.5.1 Lyme-Borreliose

Ursache der erstmals 1975 in Lyme (USA) beobachteten Erkrankung ist ein zur Gattung Borrelia gehörendes Bakterium, das von Burgdorfer entdeckt und ihm zu Ehren *Borrelia burgdorferi* genannt wurde. Der Erreger kommt weltweit vor, Reservoir in Europa sind besonders wildlebende Nager. Hauptüberträger auf den Menschen ist bei uns der *Holzbock* (Ixodes ricinus), in Amerika sind es andere Zeckenarten. Sie infizieren sich beim Saugakt an Wildtieren und übertragen die Bakterien später beim Saugen am Menschen. Die Durchseuchung der Zecken ist regional unterschiedlich (5–60 %).

Symptome. Das Krankheitsbild ist vielgestaltig und kann in Stadien eingeteilt werden. Es handelt sich um eine Allgemeininfektion mit besonderer Manifestation an der Haut, den Gelenken, dem Nervensystem und dem Herzen.

Der Zeckenbiß bleibt oft unbemerkt.

Stadium I. Im Stadium I entsteht nach einer Inkubationszeit von einem Tag bis mehrere Wochen um die Bißstelle herum ein Erythem, dessen Ränder später betont werden und sich über Tage bis Monate zentrifugal ausbreitet (Erythema chronicum migrans). Es kann symptomlos oder schmerzhaft sein oder auch jucken. Das Zentrum blaßt allmählich ab. Die regionären Lymphknoten können anschwellen. Weitere Allgemeinsymptome wie Abgeschlagenheit, Kopf-, Muskel-, Glieder-, Gelenkschmerzen, Fieber, gastrointestinale Beschwerden sind möglich und Ausdruck einer hämatogen-lymphogenen Aussaat.

Das *Stadium II* ist je nach Organmanifestation sehr bunt. Leitsymptom kann eine Meningo-Radikulitis sein. Häufig sind Neuritiden bzw. Hirnnervenlähmungen, bei Kindern besonders Fazialisparesen. Häufig sind aber auch wechselnde Arthritiden. Rhythmusstörungen entstehen durch eine Herzbeteiligung (Karditis).

Stadium III. Jahre nach der Infektion entwickeln sich während der Spätphase eine chronische Arthritis/Tendinitis, chronische Enzephalomyelitis (evtl. mit Symptomen wie bei Multipler Sklerose), eine Acrodermatitis chronica atrophicans, ein Borrelien-Lymphozytom oder eine dilatative Kardiomyopathie.

Diagnose. Die Verdachtsdiagnose ergibt sich aus der Anamnese und den genannten multiplen klinischen Erscheinungen. Gesichert wird sie durch Nachweis entsprechender Antikörper, wobei dem Nachweis von *IgM-Antikörpern* in der Frühphase besondere Bedeutung zukommt (Blut, Liquor, Gelenkpunktat). Der direkte Erregernachweis mit der PCR kann ebenfalls versucht werden.

Viele Infektionen verlaufen klinisch stumm. Die Durchseuchung der Bevölkerung kann, regional unterschiedlich, recht hoch sein (7 bis 10 %, bei Waldarbeitern bis 30 %). Einerseits besteht eine hohe Spontanheilungsrate, andererseits gehen viele Verläufe in ein chronisches Stadium über, so daß die Behandlung früh einsetzen sollte. Dann ist die Prognose gut.

Therapie. Im Stadium I wird mit Doxycyclin oral über 2 bis 3 Wochen behandelt, im Stadium II und III sollte immer ein Antibiotikum i. v. gegeben werden (z. B. während 3 Wochen Rocephin). Eine Übertragung von Mensch zu Mensch kommt nicht vor. Eine Immunität nach durchgemachter Infektion wird nicht erworben.

Die beste **Prophylaxe** ist ein Schutz vor Zeckenbissen (Kleidung, Repellentien = chemische Schreckstoffe).

5.5.2 Frühsommer-Meningoenzephalitis (FSME)

Die FSME oder *Europäische Zeckenenzephalitis* ist eine durch infizierte Zecken übertragbare Viruserkrankung. Das Virusreservoir bilden freilebende Kleinsäuger, Wildvögel oder auch Haustiere. Die Übertragung erfolgt immer durch Zecken. Da die Viren bei infizierten Tieren auch in die Milch gelangen, kann sich der Mensch außer durch Zeckenstiche auch mit der Nahrung infizieren. Verbreitet ist das FSME-Virus besonders in Süddeutschland, Österreich, Schweiz, aber auch in Schweden, Finnland, Polen, Tschechien, Slovakei, Ungarn, Slovenien und Kroatien. Die Erkrankung verläuft in zwei Phasen. Nach einer Inkubationszeit von 3 Tagen bis 3 Wochen beginnt die erste Phase mit grippalen Symptomen wie Fieber, Kopf-, Rücken-, Gliederschmerzen. Es folgt nach einem beschwerdefreien Intervall von ein bis zwei Wochen die zweite Phase *(Organmanifestation)*, bei der meningitische, meningo-enzephalitische oder meningo-myelitische Krankheitsbilder im Vordergrund stehen.

Die **Diagnose** ergibt sich aus der Anamnese und dem Nachweis entsprechender Antikörper.

Die **Therapie** ist wie bei anderen Virusmeningitiden rein symptomatisch.

Prophylaxe. *Expositionsprophylaxe*, d. h. Schutz vor Zeckenbissen (Kleidung, Repellentien); *Impfprophylaxe*: Seit 1976 steht eine wirksame Impfung zur Verfügung, die aus 3 Injektionen besteht.

5.6 Pedikulose (Lausbefall)

Beim Menschen werden Kopf-, Kleider- und Filzlaus unterschieden. Infektionsquelle ist immer der verlauste Mensch.

Die Übertragung erfolgt direkt oder indirekt über Wäsche und Kämme. Unter schlechten hygienischen Bedingungen breitet sich besonders die Kleiderlaus aus, die nicht nur eine Bedeutung als Ektoparasit hat, sondern auch Überträger wichtiger Krankheiten sein kann (z. B. klassisches Fleckfieber, Läusefleckfieber, epidemisches Rückfallfieber, Wollhynisches Fieber). Weltweit nimmt aber auch der Kopflausbefall zu. Alle Läuse sind auf das Blut ihrer Wirte angewiesen.

Die *Kopflaus* lebt im Haar, besonders der Nacken- und Schläfenregion. Die Nissen (Eier) werden an Haaren befestigt. Sie ist selten Überträger von Krankheitserregern.

Die *Kleiderlaus* sucht den Körper zur Blutmahlzeit auf, hält sich sonst in der Kleidung auf. Sie ist in erster Linie Überträger oben genannter Erkrankungen.

Filzläuse finden sich vor allem in den Schamhaaren und werden meist beim Geschlechtsverkehr übertragen. Auch sie spielen als Krankheitsüberträger keine Rolle.

Symptome. Läusebisse verursachen einen Juckreiz und sind durch hämorrhagische Flecke mit zentralem dunklen Punkt charakterisiert. Sekundäre Pyodermien und ekzematöse Hautveränderungen können durch Kratzeffekte verursacht werden. Der Befall der einzelnen Menschen kann sehr unterschiedlich sein. Eine Immunität gibt es nicht.

Für die **Diagnose** reicht der Nachweis der Nissen oder Läuse aus.

Therapie. Für die Lokalbehandlung stehen verschiedene Haarwäschen oder auch Puder zur Verfügung, die wie die Präparate bei der Skabies Hexachlorzyklohexan enthalten. Eventuell muß die gesamte Wohngemeinschaft behandelt werden. Diese Mittel sind auch gegen Kleiderläuse wirksam. Die Kleider werden durch Kochen oder durch Heißmangeln und Bügeln desinfiziert.

IV. Neubildungen: benigne und maligne Tumoren

1. Klassifikation, Systematik von Tumoren

R. Böhland, J. Döhlinger, C. Radke

Definition. *Tumor* (lat.: tumor, -oris = Schwellung, Aufwallung) bedeutet eine örtliche, umschriebene Zunahme des Gewebevolumens, die durch *progressive* und *überschießende Proliferation* körpereigener Zellen entsteht. Das Gewebe gliedert sich weder morphologisch noch funktionell in die normale Organstruktur ein. Das Wachstum geschieht *autonom* und wird nicht mehr reguliert.

Die Autonomie ist der entscheidende Unterschied gegenüber regulierter Gewebezunahmen.

Beispiele regulierten Wachstums sind: *Entzündung* (Schwellung durch Ödem, Entzündungszellen, Blutstauung) oder *Hyperplasie* (= regulierte, zeitlich und räumlich begrenzte Zellzunahme).

Synonyma für den Begriff Tumor sind *Neoplasie* (Neubildung) und *Geschwulst*. Der Begriff Krebs gilt heute allgemein als Bezeichnung für einen bösartigen Tumor.

1.1 Wachstumsverhalten

Nach ihrem *Wachstum* unterscheidet man gut- und bösartige Tumoren (Tab. 4.1–1).

Zytologische Kriterien der **Malignität** sind:
– *Zell- und Kernpolymorphie*: Die Zellen besitzen unterschiedlich große, häufig auch bizarre Kerne. Mehrkernigkeit und Tumorriesenzellen können auftreten.
– *Kernpolychromasie*: unterschiedliche Anfärbbarkeit der Kerne aufgrund des differenten Chromosomensatzes
– *Verschiebung der Kern-Plasma-Relation* zugunsten des Kernes
– *Vergrößerung der Nukleolen* (Kernkörperchen)
– *atypische Mitosen*

Dignität bezeichnet das biologische Verhalten eines Tumors in Bezug auf den Gesamtorganismus und ist mitbestimmend für die *Prognose*. So kann eine gutartige Geschwulst durch ihre Lokalisation, Hormonbildung oder massive Blutungen potentiell bösartig sein.

Beispiele: *Hirntumoren* durch Verdrängungserscheinungen mit Lähmung des Atemzentrums, *NNR-Tumoren* durch Hormonkrisen oder *Hämangiome* mit massiven Blutungen.

Die Unterscheidung zwischen gut- und bösartigen Tumoren ist klinisch meist nicht möglich. Allein die *histologische Untersuchung* klassifiziert den malignen Tumor eindeutig.

Ist auch mit der Histologie nicht zu entscheiden, ob es sich um eine gut- oder bösartige Geschwulst handelt, spricht man von „*borderline cases*". Der Krankheitsverlauf ist hier nicht sicher vorhersehbar.

Tab. 4.1–1: Morphologische Unterschiede zwischen gut- und bösartigen Tumoren

	gutartiger (benigner) Tumor	bösartiger (maligner) Tumor
Wachstum	expansiv verdrängend, mit Pseudokapsel	infiltrativ, invasiv, destruierend, unscharf begrenzt
Gewebsbild	homolog, ausgereift, große Ähnlichkeit mit dem Muttergewebe	heterolog, wachsender Differenzierungsverlust
Rezidive	selten	häufig
Metastasen	keine	Metastasierung als wichtigstes Kriterium der Malignität
Zellgehalt	niedrig	hoch
Zell- u. Kerngröße	einheitlich, monomorph	uneinheitlich, polymorph
Zellatypien	fehlen	häufig
Mitosen	fehlen	häufig, atypisch
Kern-Plasma-Relation	regelrecht	verschoben, zugunsten des Kernes
Chromatin	regelmäßig	unregelmäßig verteilt
DNS-Gehalt	euploid	aneuploid
Nukleolen	regelrecht	vergrößert

1.2 Klassifikation

Das griechische Suffix „-om" kennzeichnet sprachlich einen Tumor.

Bösartige *epitheliale* Tumore heißen **Karzinome**. Das Ursprungsgewebe (Muttergewebe) ist hier das innere und äußere Oberflächenepithel sowie das Drüsenparenchym. Bösartige mesenchymale Geschwülste sind die **Sarkome** (s. u.).

Die Klassifikation erfolgt nach dem Aufbau und der Histogenese (Herkunftsgewebe).

1.2.1 Epitheliale Tumoren

1.2.1.1 Benigne epitheliale Tumoren

• **Papillome**, ausgehend von der äußeren Haut, den Schleimhäuten und dem Urothel (Abb. 4.1–1), exo-, endophytisch oder zystisch wachsend
• **Adenome**, ausgehend vom Drüsenparenchym und vom schleimbildenden Epithel (z. B. Bronchialschleimhaut), exo-, endophytisch oder zystisch wachsend.

Fibroadenom: gleichzeitige Proliferation des bindegewebigen Stromas.

Zystadenom: zystisches Wachstum, häufig mit Sekretretention.

1.2.1.2 Maligne epitheliale Tumoren

Bösartige epitheliale Geschwülste sind Karzinome, exo- (papillär, polypös) oder endophytisch (ulzeriert, diffus infiltrierend) wachsend:
• **Plattenepithelkarzinom**, ausgehend vom Plattenepithel mit 4 Differenzierungsgraden: G1–4
• **Adenokarzinom**, ausgehend vom Drüsengewebe.

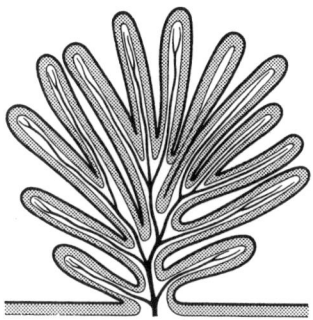

Abb. 4.1–1: Aufbau eines Papilloms: Fingerförmig nach außen gerichtete Proliferation des Epithels, dem das bindegewebige Stroma mit Blutgefäßen folgt

Je nach Differenzierungsgrad werden drüsenähnliche Strukturen nachgeahmt.

• **Übergangsepithelkarzinome**, ausgehend vom Urothel
• **undifferenzierte Karzinome**, keine Differenzierungserscheinungen, die auf das Muttergewebe hinweisen.

Nach dem Bindegewebegehalt unterscheidet man: *Carcinoma solidum simplex* (Tumorzellen entsprechen dem Stromagehalt), *Carcinoma solidum scirrhosum* (Tumorstroma überwiegt) und *Carcinoma solidum medullare* (Tumorzellen überwiegen).

1.2.2 Mesenchymale Tumoren

1.2.2.1 Benigne mesenchymale Tumoren

Deren Klassifikation erfolgt nach der Ursprungszelle mit dem Suffix „-om" (Abb. 4.1–2): Fibrome, Lipome, Myome, Hämangiome u. s. w.

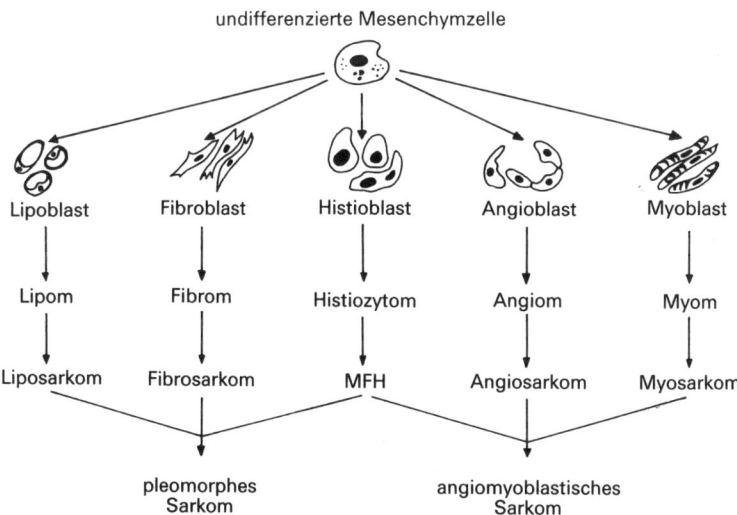

Abb. 4.1–2: Mesenchymale Tumoren, dargestellt nach der Histogenese

1.2.2.2 Maligne mesenchymale Tumoren

Bösartige Mesenchymtumoren nennt man *Sarkome*:

Fibro-, Lipo-, Myo-, Angiosarkom u. s. w. (Abb. 4.1–2). Ihre Differenzierungsbreite ist groß bis hin zu anaplastischen Zellbildern.

Tumorsonderformen:

- *Mischtumoren*: aufgebaut aus epithelialen und mesenchymalen Gewebskomponenten, z. B. Karzinosarkome
- *Teratome:* enthalten Anteile aus allen 3 Keimblättern
- *Blastome*: entdifferenzierte Geschwülste, die embryonale Organanlagen nachahmen

Der heute überholte Begriff „*semimaligne Geschwülste*" beschreibt Tumoren mit lokal invasivem und destruierendem Wachstum aber niedrigem metastatischem Potential (z. B. das Basaliom). Diese Tumoren werden heute als *G1-Karzinome*, d. h. Karzinome mit niedrigem Malignitätsgrad bezeichnet.

1.3 Staging, Grading, Metastasierung

Staging. Das Stadium einer Tumorerkrankung wird nach Übereinkunft mit der UICC (Union International Contre le Cancer) klassifiziert nach folgenden Kriterien: *Größe* des Tumors, Befall der regionären *Lymphknoten, Fernmetastasen.* Die 3 Kriterien werden in der TNM-Klassifikation erfaßt. *T* steht für Größe des Primärtumors, *N* für regionäre Lymphknotenmetastasen, *M* für Fernmetastasen. Den Buchstaben sind entsprechende Indexzahlen zugeordnet.

Grading. Ein undifferenzierter anaplastischer Tumor hat eine größere Wachstumsgeschwindigkeit und verhält sich bösartiger als eine Geschwulst, die noch große Ähnlichkeit mit dem Muttergewebe aufweist. Der Differenzierungsgrad ist prognostisch bedeutsam. Histologisch unterscheidet man 4 Grade *(G1–4).*

Metastasierung. Die Verschleppung von Tumorzellen an einen anderen Ort kann auf folgenden Wegen geschehen (Abb. 4.1–3):
- *hämatogen*: auf dem Blutweg (4 Metastasierungstypen, Abb. 4.1–4)
- *lymphogen*: entlang der Lymphgefäße

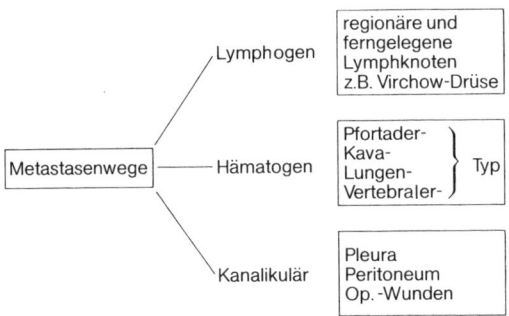

Abb. 4.1–3: Lymphogene, hämatogene und kanalikuläre Streuung (Metastasierung) von malignen Tumoren (der kavitäre Metastasenweg ist nicht dargestellt)

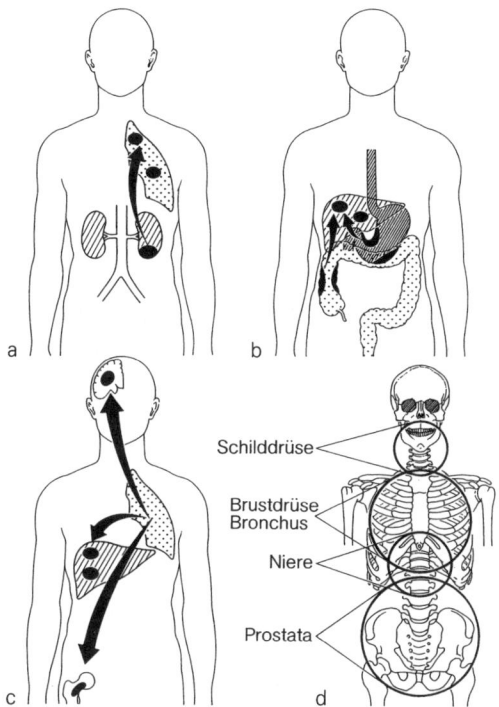

Schilddrüse
Brustdrüse
Bronchus
Niere
Prostata

Abb. 4.1–4: Hämatogene Metastasierung, **a**. Hohlvenen-Typ, **b**. Pfortader-Typ, **c**. Lungen-Typ, **d**. Vertebraler Typ

– *kavitär*: z.B auf liquorgenem Weg bei Hirntumoren (nicht dargestellt)
– *intrakanalikulär*: z.B über den Magen-Darm-Trakt oder innerhalb des Gallengangsystems
– *Abklatsch-* und *Impfmetastase*

Maligne Tumoren einzelner Organe weisen oft eine charaktristische Metastasierung auf: Karzinome von Schilddrüse, Mamma, Prostata und Bronchialbaum metastasieren häufig ins Knochengewebe; Bronchialkarzinome zusätzlich in Nebennieren und Gehirn.

Das metastatische Potential wächst mit steigender Dedifferenzierung und Erkrankungsdauer.

1.4 Entstehungsursachen von Tumoren

Zur Tumorentstehung (Kanzerogenese) tragen *exo-* und *endogene* Faktoren bei.

Exogene Faktoren: Exogen wirken chemische und physikalische Kanzerogene sowie onkogene Viren.

Chemische Kanzerogene sind: aromatische Amine (Harnblasenkarzinom), Ruß und Teer (Skrotalkrebs), Benzpyren (Bronchialkarzinom), Asbest (Bronchialkarzinom, Mesotheliom).

Physikalische Kanzerogene sind: ionisierende Strahlen (Schneeberger Lungenkrebs, Leukämien, Schilddrüsenkarzinome), ultraviolette Strahlen (Plattenepithelkarzinom der Haut, malignes Melanom).

Onkogene Viren: DNS-Tumorviren (humanes Papillomavirus = HPV bei Virusakanthomen, Zervixkarzinomen), RNS-Tumorviren (humanes T-Zell-Leukämie-Virus = HTLV I bei Non-Hodgkin-Lymphomen, T-Zell-Leukämie).

Endogene Faktoren: Darunter versteht man die Disposition (präkarzinöse Kondition) an einem Karzinom zu erkranken. Die Ursachen sind häufig im Genom zu suchen.

Beispiele: *Familiäre Adenomatosis coli*: Es handet sich um eine autosomal dominant vererbbare Erkrankung mit zahlreichen Adenomen im Dickdarm. Nach einem Zeitintervall von 20–35 Jahren entwickelt sich bei den betroffenen Patienten ein Adenokarzinom des Kolons.

Karzinogene sind Substanzen, die eine neoplastische Transformation verursachen. *Kokarzinogene* steigern die Wirkung von Karzinogenen. *Promotoren* beschleunigen die Tumorrealisation nach neoplastischer Transformation.

1.5 Diagnostik, Therapie, Rehabilitation

1.5.1 Symptome

Geschwülste bleiben oft lange Zeit symptomlos, da sie relativ langsam wachsen.

Die Symptomatik ist abhängig vom Sitz des Tumors, von der Wachstumsgeschwindigkeit und von der Reaktion des Organismus. Erste Anzeichen sind tumoröse Veränderungen (Anschwellung) gegenüber dem Umgebungsgebiet.

> Maligne Tumoren gehen oft mit *Gewichtsabnahme* bis zur Tumorkachexie einher, verursachen eine *Anämie* und setzen den *Hautturgor* herab.

Die **Tumorkachexie** kann durch behinderte *Nahrungsaufnahme* (z. B. Kardiakarzinom) oder *Krebstoxine* bedingt sein. Eine Adipositas spricht nicht gegen einen bösartigen Tumor (z. B. Cushing-Syndrom)!

Die **Anämie** entsteht *toxisch* durch Knochenmarksaplasie oder durch chronische *Blutungen*. Rasches Wachstum führt zu Versorgungsstörungen des Tumors mit Nekrosen und Ulzerationen, die ebenfalls bluten können (z. B. okkulte Blutung im Magen-Darm-Trakt oder Arrosionsblutungen bei Einbrechen in größere Gefäße).

Die Nekrosen der äußeren Haut sind Eintrittspforten für bakterielle Infektionen (Fieber!).

Hohlorgane können stenosiert werden mit folgenden Symptomen: Luftnot, Harnstau, Schluckbeschwerden, Völlegefühl, Erbrechen, Wechsel zwischen Obstipation und Diarrhoe, Ikterus u. a.

Tumoren im oberen Mediastinum führen zu Einflußstauungen mit stark hervortretenden Venen und Ödemen am Hals (*Adam-Stokes-Kragen*).

Durch das infiltrativ-destruierende Wachstum kann eine Geschwulst in die Nachbarorgane einbrechen = *Penetration*.

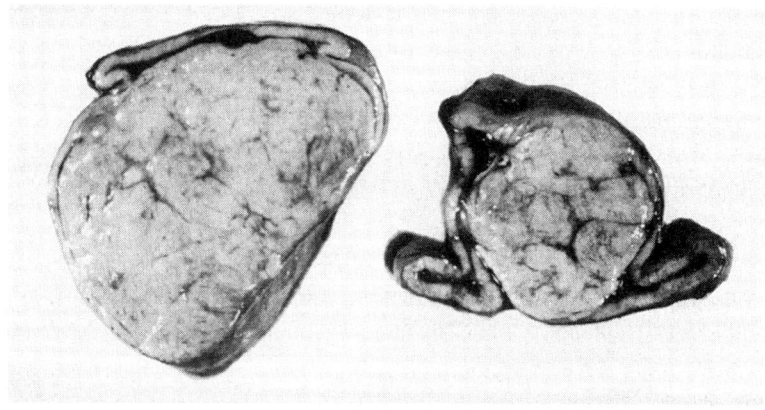

Abb. 4.1–5: 2 autonome Adenome der Nebennierenrinde bei primärem Aldosteronismus

Beispiele: *Ösophaguskarzinom* in die Trachea mit Fisteln und Aspirationspneumonie, *Bronchialkarzinom* in den Armplexus (Pancoast-Tumor), Karzinom im *kleinen Becken* mit Fisteln zwischen Harnblase und Scheide oder Harnblase und Darm.

Metastasen stellen oft das erste Symptom eines bösartigen Tumors dar. Hormonaktive Tumoren verursachen typische Krankheiten.

Beispiele: Adenome der Schilddrüse eine Hyperthyreose, Adenome der Nebennierenrinde ein Cushing-oder Conn-Syndrom (Abb. 4.1–5).

1.5.2 Anamnese und klinische Untersuchung

Eine sorgfältige **Anamnese** führt meist rasch zur Diagnose. Dabei sind besonders zu beachten

• *Berufsanamnese*, besteht z. B. eine Exposition gegenüber Stäuben, Chemikalien usw.?

• *Allgemeinanamnese*: Rauchen, Alkoholkonsum, Eßgewohnheiten?

Besondere Beachtung verdienen Symptome, die der Patient selbst schildert oder nach denen gefragt werden muß: schmerzlose Hämaturie, nicht heilende Geschwüre, lokale Anschwellungen, Wechsel im Stuhlverhalten, Gewichtsabnahme, Leistungsknick, Mattigkeit.

Die **klinische Untersuchung** betrifft die Kachexie, Anämie, den Verlust des Hautturgors, die rektale und gynäkologische Untersuchung. Lokale Lymphknotenschwellungen sollten für eine intensive Untersuchung des Einzugsgebietes Anlaß geben.

1.5.3 Technische Untersuchungen

1.5.3.1 Laboruntersuchungen

Die *Blutkörperchensenkungsgeschwindigkeit* (BKS, BSG, BSR) ist fast immer erhöht, eine normale BKS schließt eine maligne Erkrankung allerdings nicht aus.

Im *Blutbild* erkennt man eine sekundäre Anämie, das *Serumeisen* ist erniedrigt.

In der *Elektrophorese* zeigt sich eine Abnahme der Albumine bei relativer Zunahme der Globuline.

Eine weitere Rolle spielen *Tumormarker*, die eine Aussage über das Vorliegen, den Verlauf und die Prognose eines bösartigen Tumors ermöglichen können.

Einzelne *Enzymbestimmungen* weisen auf einen malignen Tumors hin, z. B. saure Phosphatase bei Prostatakarzinom.

1.5.3.2 Apparative Diagnostik

Die *Sonographie* (Ultraschalluntersuchung) kann beliebig oft wiederholt werden. Es besteht keine Strahlenbelastung. Besonders geeignet ist sie für den Abdominalbereich.

Die *Gastroskopie* vermittelt einen direkten Einblick in Ösophagus, Magen und Duodenum.

Die endoskopische retrograde Cholangio-pankreatographie *(ERCP)* dient der Erkennung von Tumoren: Papilla duodeni major (Vater-Papille), Gallenwege, Pankreas.

Die *Rektosigmoidoskopie* und *Koloskopie* machen Polypen, Tumoren und Entzündungen des Dickdarmes sichtbar. Polypen lassen sich abtragen und histologisch untersuchen.

Die *Urethro-* und *Zystoskopie* gibt einen Einblick in Harnröhre und -blase. Auch hier kann Gewebe zur mikroskopischen Untersuchung gewonnen werden.

Die *Rhino-, Laryngo-, Broncho-* und *Mediastinoskopie* ermöglicht eine visuelle Untersuchung der oberen Atemwege von innen und außen mit Gewebeentnahme.

Röntgenuntersuchungen mit Kontrastmittel sind bekannt als i. v. Urogramm, Cholangiogramm, Angiographie, Lymphographie, Phlebographie, ohne Kontrastmittel: Thorax-, Schädel-, Schichtaufnahmen.

Computertomographie *(CT)* und Kernspin- oder Magnetresonanztomographie *(MRT)* sind moderne bildgebende Verfahren mit hervorragenden Darstellungsmöglichkeiten, z. T. ohne Strahlenbelastung (MRT).

Szintigraphien erlauben durch die unterschiedlichen Anreicherungen von radioaktivem Material Rückschlüsse auf Tumoren und Metastasen in Schilddrüse, Lunge, Herz, vor allem im Skelett.

Mit endoskopischen Verfahren ist eine gleichzeitige Gewebeentnahme (Probeexzision) möglich, die einer histologischen oder zytologischen Untersuchung zugeführt wird.

Bei gutartigen Geschwülsten kann oft in gleicher Sitzung deren Abtragung (Schlinge, Elektrokoagulation) erfolgen.

1.6 Therapie

In der Klinik kennt man 3 Behandlungsarten der Geschwulsterkrankung: *Op., Bestrahlung, Chemotherapie.*

Operation. Die chirurgische Behandlung schließt unterschiedliche Eingriffe ein:

Die **Radikaloperation** hat die totale Entfernung des Tumors mit dem Organ und ableitenden Lymphknoten zum Ziel (En-bloc-Resektion). Hierbei wird der Tumor weit im Gesunden (bis 3 cm) abgesetzt (histologische Kontrollen der Geweberänder sind erforderlich). Voraussetzung für ein radikales Vorgehen ist, daß Metastasen makroskopisch nicht nachweisbar sind. Das Ziel ist die vollständige Heilung.

Bei der **palliativen Operation** besteht bereits eine Fernmetastasierung, wodurch eine definitive Heilung nicht mehr möglich ist. Das tumortragende Organ wird ganz oder teilweise entfernt, wodurch mögliche Komplikationen (Blutungen, Stenosen) umgangen werden. Nichtresezierende Palliativoperationen wie z.b. Gastroenterostomie bei Magenausgangsstenose, perkutane endoskopische Gastrostomie (PEG) bei hochsitzendem Magenkarzinom oder Anus praeternaturalis bei Dickdarmtumoren beschränken sich auf eine symptomatische Therapie. Ziel der palliativen Operation ist eine Verbesserung der Lebensqualität.

Grundsätzlich kann jede Geschwulst operiert werden, sofern Stadium und Lokalisation (Gehirn) dies zulassen.

Radiotherapie. Die Strahlensensibilität der Tumoren bestimmt dieses Behandlungsverfahren, das gemeinsam vom Chirurgen und Radiologen festgelegt wird.

Die Strahlentherapie kann sein
- *kurativ* z.b. bei Lymphomen, Vaginal-, Zungenkarzinom, maligne Lymphome
- *palliativ* zur Beseitigung von Symptomen und Verbesserung der Lebensqualität sowie zur Schmerzbekämpfung z.b. bei Pancoast-Tumor, Bronchialkarzinom mit Ummauerung der oberen Hohlvene
- *adjuvant* und zur Operationsvorbereitung durch Tumorverkleinerung und Vernichtung von Krebszellen im Lymphabflußgebiet

Mit erheblichen *Nebenwirkungen* ist allerdings zu rechnen: Dermatitis, Zystitis, Brechreiz, Durchfälle, Agranulozytose; *Spätkomplikationen* sind Stenosen, Perforationen, Pneumonitis.

Große Bedeutung hat die Strahlenbehandlung für inoperable Geschwulstleiden *(Palliativbestrahlung)*. Hierdurch können Beschwerden gelindert und das Leben verlängert werden.

Zytostatika, Hormone. Zytostatika vermindern die Zellteilung maligner aber auch gesunder Zellen und haben deshalb erhebliche *Nebenwirkungen*, u.a.: Anämie, Leuko- und Thrombopenie, Haarausfall, Magen-Darm-Beschwerden (Übelkeit, Erbrechen, Durchfall), Stomatitis, Pankreatitis.

Mit Hormonen behandelt man u.a. Mamma-, Prostata- und Hodentumoren.

1.7 Prävention, Nachsorge, Rehabilitation

Präventivmaßnahmen sind Aufklärungen über Risikofaktoren der Krebsentstehung sowie Früherkennung von Tumoren, wozu jährliche Untersuchungen angeboten werden.

Frauen wird ab dem 20. Lebensjahr eine *gynäkologische* Untersuchung, ab dem 30. Lebensjahr eine Untersuchung der *Brüste* und ab dem 45. Lebensjahr des Dickdarms empfohlen. **Männern** wird ab dem 45. Lebensjahr eine Untersuchung des *Dickdarms*, der *Prostata* und des äußeren *Genitale* nahegelegt.

Generell wird ab dem 30. Lebensjahr durch den Arzt nach Veränderungen der Haut gefragt. Bei stationärer Behandlung im Krankenhaus ist die digital-rektale Untersuchung ab o. g. Lebensalter obligater Bestandteil der klinischen Untersuchung (s. Abb. 4.7–13, S. 171).

Nach abgeschlossener Krebsbehandlung müssen in zeitlichen Abständen Nachuntersuchungen erfolgen. Nur hierdurch wird die Krebsbehandlung komplettiert.

Das **Nachsorgeprogramm** umfaßt
– die Erkennung von Lokalrezidiven, Metastasen und Zweittumoren
– die Abwendung bzw. Linderung von Behandlungsfolgen wie Keloide, Narbenkontrakturen, Abszesse, Fisteln oder Ödeme
– die Kontrolle laborchemischer Parameter wie Blutbild, Elektrolyte, Harnsäure, Eisen- und Kupferspiegel im Serum, Tumormarker
– Hilfestellung bei psychischen, physischen und sozialen Problemen

Eine *Invalidisierung* wegen eines Krebsleidens bringt für die Patienten oft große psychische und soziale Belastungen mit sich. Nach der stationären Therapie ist daher eine *Anschlußheilbehandlung* (AHB) vorzuziehen. Diese Kuren dienen der physischen und psychischen Stabilisierung mit dem Ziel der Wiedereingliederung in das tägliche Leben. Die *berufliche Integration* sollte zunächst über eine Halbtagsbeschäftigung mit Steigerung bis zur Vollbeschäftigung geschehen. Bei körperlich schwerer Arbeit sollten *Umschulungsmaßnahmen* angeboten werden.

2. Neubildungen von Lippe, Mundhöhle, Rachen

A. Schadel

Die bösartigen Erkrankungen im HNO-Fachgebiet werden überwiegend von *Plattenepithelkarzinomen*, selten von Adenokarzinomen gebildet.

Von den *3 Behandlungsmöglichkeiten* Chemotherapie, Bestrahlung und Operation bewirkt die Chemotherapie (cis-Platin, Carboplatin) statistisch keine nenneswerte Verlängerung der Überlebenszeit und sollte deshalb bei Beschwerden wie Schluckstörungen, Schmerzen usw. Verwendung finden.

Therapie der Wahl ist immmer eine Operation, die natürlich mit tumorfreien Resektionsrändern zu planen ist; gefolgt von einem Ausräumen der Lymphknoten des entsprechenden Abflußgebietes. Trotzdem können sich bereits Tumorzellen in die Peripherie abgesiedelt haben, die dem Blick des Operateurs und des Pathologen entgehen. Aufgabe der postoperativen *Strahlentherapie* ist es, diese okkulten Metastasen zu vernichten.

2.1 Bösartige Neubildungen der Lippe

Entstehung. *Basaliome* der Oberlippe und *Plattenepithelkarzinome* der Unterlippe stellen die bösartigen Tumore der Lippe dar. Eine Vielzahl von *Kokarzinogenen* ist heute bereits bekannt. Häufigstes Kokarzinogen ist das Rauchen, insbesondere Pfeifenraucher sind besonders gefährdet.

Symptome, Befunde. Charakteristisch ist ein Ulkus mit hohem Rand und Infiltration der Lippe.

Diagnose. Probeexzision und histologische Untersuchung.

Therapie. Häufig genügt eine Teilexzision der Lippe mit breitem Sicherheitsabstand. Der Defekt kann in der Regel primär verschlossen werden.

Großflächige Resektionen erfordern umfangreiche Rekonstruktionsverfahren mit Rotations- und Schwenklappen aus Wange und Hals mit Rekonstruktion des Lippenrotes durch Wangenschleimhaut. Gleichzeitig ist ein Ausräumen der submental liegenden Lymphknotenstation erforderlich.

2.2 Bösartige Neubildungen der Mundhöhle

Entstehung. Bei den malignen Tumoren der Mundhöhle handelt es sich fast ausschließlich um Plattenepithelkarzinome von *Zunge* und *Mundboden*. Alkohol- und Nikotinabusus führen neben mangelhafter Mundhygiene über eine *Leukoplakie* zur Karzinomentstehung.

Symptome, Befunde. Nikotin und Alkohol haben die Sensibilität in der Mundhöhle häufig reduziert, so daß die Tumoren meist relativ spät auffällig werden. Im Vordergrund stehen brennende, sich während des Schluckaktes verstärkende Schmerzen, häufig begleitet von einem ausgeprägten Foetor ex ore. Die Inspektion zeigt eine Ulzeration, und die Palpation läßt das Ausmaß der Infiltration erkennen.

Diagnose. Probeexzision und histologische Untersuchung.

Therapie. Erforderlich ist die Resektion im Gesunden. Kleinere Prozesse an Zungenspitze oder -rand können mit dem Skalpell oder dem CO_2-Laser entfernt werden. Funktionelle Einschränkungen (Schluckakt, Artikulation) sind nicht zu erwarten.

Umfangreiche Resektionen, wie die *Hemiglossektomie*, erfordern dagegen auch aufwendige Rekonstruktionen. Methode der Wahl ist das Einschlagen eines gefäßgestielten M. pectoralis-major-Lappen, M. latissimus-dorsi-Lappen oder eines freien, gefäßanastomosierten M. radialis-Lappen.

Parallel hierzu ist das Ausräumen der Lymphknotenstationen des Halses erforderlich (Neck dissection) sowie eine postoperative Strahlentherapie.

In Abhängigkeit vom Ausmaß der Resektion, der Rekonstruktion und der postoperativen Funktionseinschränkungen werden Sprech- und Schlucktraining (Logopädie) erforderlich und es empfiehlt sich eine temporäre Tracheotomie sowie PEG (perkutane endoskopische Gastrostomie: künstliche Ernährung durch einen Katheter im Magen, der durch die Bauchwand nach außen führt).

2.3 Bösartige Neubildungen des Rachens

Der Rachen wird in Nasen- *(Epipharynx)*, Mund- (Oro- oder *Mesopharynx*) sowie Kehlrachen *(Hypopharynx)* unterteilt. Über Topographie und Häufigkeit bösartiger Tumoren im Kopf-Hals-Bereich informiert Abb. 4.2–1.

Epipharynx. Klassischer bösartiger Tumor des Epipharynx ist das *lymphoepitheliale Karzinom* (Schmincke-Regaud), für den ursächlich eine Infektion mit dem Epstein-Barr-Virus angenommen wird.

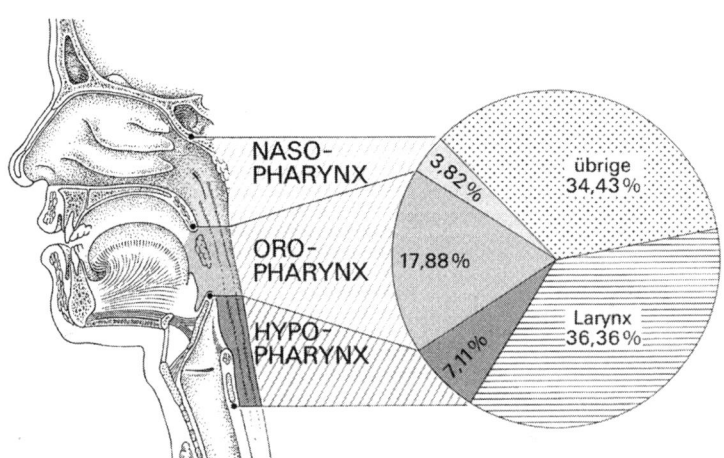

Abb. 4.2–1: Häufigkeit von malignen Kopf-Hals-Tumoren innerhalb des Pharynx (ca. 28 %), des Larynx (ca. 36 %) und der „übrigen" (Mundhöhle, innere Nase und Nasennebenhöhlen, Kopfspeicheldrüse). Innerhalb von Pharynx und Mundhöhle entstehen die meisten Tumoren

Symptome, Befunde. Zunehmende Behinderung der Nasenatmung durch Verlegung der Choane bzw. hinteren Nasenabschnitte und eine sich langsam entwickelnde Schwerhörigkeit durch Verlegung der Tuba auditiva.

Diagnose. Endoskopie des Nasenrachenraumes und Probeexzision mit histologischer Untersuchung bzw. Audiogramm sichern die Tumorerkrankung bzw. die Schalleitungsschwerhörigkeit. Ein CT bzw. MRT sind für die Ausdehnungsbestimmung erforderlich.

Therapie der Wahl ist die alleinige Strahlenbehandlung; allenfalls in Ergänzung einer Neck dissection, um bestehende Halslymphknotenmetastasen vorher zu entfernen.

Meso- und Hypopharynx. Ursächlich werden ebenfalls Genußmittel (Alkohol, Nikotin) und berufliche Noxen angeschuldigt. Histologisch handelt es sich ganz überwiegend um Plattenepithelkarzinome, gefolgt von Lymphomen.

Symptome, Befunde. Anfangs sehr uncharakteristisch: geringe Schluckbeschwerden, Verschlucken, Kloßgefühl, Fremdkörpergefühl. In 70 % der Fälle wird zuerst die Metastasierung mit Befall der Halslymphknoten auffällig. Die Inspektion des Mesopharynx bzw. Endoskopie läßt ein Ulkus bzw. ein exophytisches Tumorwachstum erkennen.

Diagnose. Probeexzision und histologische Untersuchung; insbesondere beim Hypopharynxkarzinom eine Bestimmung der Tumorausdehnung in Vollnarkose.

Therapie. Die Resektion der Tonsillenloge, Anteile des Zungengrundes und des Hypopharynx läßt je nach Tumorausdehung einen Defekt entstehen, der mit Hilfe eines gefäßgestielten M. pectoralis-major-Lappen oder M. latissimus-dorsi-Lappen versorgt werden kann. Insbesondere für die Meso- oder Hypopharynxwand eignet sich auch das freie Jejunum-Interponat. Begleitend ist eine beidseitige Neck dissection sowie eine temporäre Tracheotomie und PEG bzw. abschließend eine Strahlentherapie erforderlich.

3. Neubildungen der Verdauungsorgane

C. Benz

3.1 Speiseröhre, Ösophagus

3.1.1 Gutartige Neubildungen

Benigne Tumoren sind ausgesprochen selten. Überwiegend sind es Leiomyome, Lipome, Neurinome, Adenome oder Papillome (s. Abb. 4.1–1, 4.1–2, S. 97). Sie verursachen eine langsam zunehmende Dysphagie, selten Schmerzen. Die *Diagnose* erfolgt durch die Ösophagogastroduodenoskopie (ÖGD) mit Gewebeentnahme zur histologischen Untersuchung und radiologisch durch Breischluck. Die *Therapie* besteht bei symptomatischen Patienten in aller Regel in einer chirurgischen Entfernung des Tumors (Enukleation).

3.1.2 Bösartige Neubildungen

5–7 % aller gastrointestinalen Karzinome sind Ösophaguskarzinome, die vom Plattenepithel ausgehen.

Bösartige mesenchymale, d. h. von der Submukosa ausgehende Geschwülste sind sowohl in der Speiseröhre als auch im übrigen Gastrointestinaltrakt ausgesprochen selten. Sie werden im folgenden daher nicht besprochen.

Vom **Ösophaguskarzinom** sind Männer 5mal häufiger betroffen als Frauen. Der Altersgipfel der Erkrankung liegt zwischen dem 50. und 70. Lebensjahr.

Risikofaktoren sind konzentrierter Alkohol, Rauchen, Laugenverätzung, Achalasie, Barrett-Ösophagus und die Sklerodermie.

Prädilektionsstellen sind vorwiegend die 3 physiologischen Engen, wobei der Ösophaguseingang in etwa 20 %, das mittlere und untere Drittel zu jeweils 40 % betroffen sind. *Feingeweblich* handelt es sich in 90 % um Plattenepithelkarzinome, 10 % sind Adenokarzinome.

Ausbreitung. Durch die anatomischen Gegebenheiten infiltriert der Tumor frühzeitig in benachbarte Organe und neigt zu submukösem Wachstum und Lymphknotenmetastasen.

3.1.2.1 Symptome und Diagnose

Das **Leitsymptom** ist die Schluckstörung (Dysphagie), zunächst für feste, später auch für breiige und flüssige Speisen. Weitere Symptome sind Gewichtsverlust, retrosternale Schmerzen, selten Erbrechen. Meist treten die Symptome erst in einem fortgeschrittenen Stadium der Erkrankung auf.

Die **Diagnose** wird durch die ÖGD mit Probeexzision gestellt. Die Röntgenuntersuchung (Breischluck) kann zur Bestimmung der Längenausdehnung des Tumors herangezogen werden. Weitere Untersuchungen wie die Endosonographie, die CT, die Bronchoskopie, das Thoraxröntgen und die Oberbauchsonographie dienen der Bestimmung des Tumorwachstums (Abb. 4.3–1) und der -ausdehnung sowie der Erfassung von Fernmetastasen.

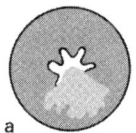 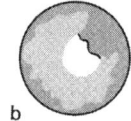 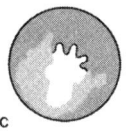

a b c

Abb. 4.3–1: Wichtige makroskopische Formen des Ösophaguskarzinoms: **a**. Polypöse Form, **b**. Diffus-infiltrative Form, **c**. Ulzeröse Form

3.1.2.2 Therapie

Nur bei etwa 30 % der Patienten ist zum Zeitpunkt der Diagnosestellung eine Operation durch **Ösophagusresektion** und damit eine potentielle Heilung möglich, wobei nur Karzinome im mittleren und distalen Drittel der Speiseröhre operativ angegangen werden können.

Palliative Behandlung. Bei Inoperabilität oder hochsitzenden Karzinomen wird die *Strahlentherapie* – meist in Verbindung mit einer Chemotherapie – eingesetzt. Sie dient in erster Linie der Wiederherstellung der Nahrungsmittelpassage und einer ausreichenden Kalorienzufuhr. Weitere palliative Therapiemaßnahmen sind die endoskopische Abtragung ins Speiseröhrenlumen ragender Tumoranteile mittels Lasertherapie (Verkochen des Tumors durch Hitzeeinwirkung) oder die endoskopische Einlage eines Kunststoff- oder neuerdings auch Metalltubus durch den Tumor (Abb. 4.3–2).

Ist der Tumor endoskopisch noch passierbar, wird die Ernährung durch PEG (perkutane endoskopische Gastrostomie) gewährleistet.

Spezielle Chirurgie. Nur die radikale Resektion des Tumors kann eine Heilung bewirken. Die Speiseröhre muß bei Tumoren im mittleren und distalen Drittel in ihrem thorakalen und abdominellen Anteil komplett entfernt werden, um ein Lokalrezidiv zu verhindern. Der Tumor breitet sich längs der Speiseröhrenwand aus. Entscheidend ist deshalb die Einhaltung eines großen Sicherheitsabstands während der Resektion. Alle Lymphknoten entlang der Speiseröhre werden ausgeräumt. Liegt ein Tumorbefall dieser paraösophagealen Lymphknoten vor, spricht dies für eine ungünstige Prognose.

Zur Wiederherstellung der Nahrungspassage vom oberen, zervikalen Speiseröhrendrittel in den Magen wird dieser nach Lösung seiner Aufhängebänder im Bauchraum mobilisiert (skelettiert)

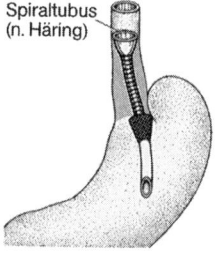

Spiraltubus
(n. Häring)

Abb. 4.3–2: Bei ausgeprägter Stenose und inoperablem Ösophaguskarzinom kann mit Hilfe eines Spiraltubus die Stenose überbrückt werden

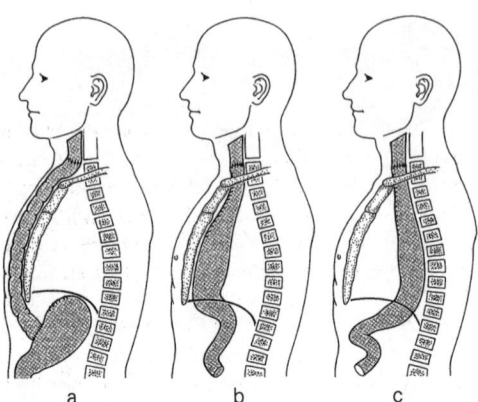

a   b   c

Abb. 4.3–3: Chirurgischer Ersatz des Ösophagus: **a.** antesternaler Weg, hier mit einem gestielten Kolontransplantat, **b.** retrosternaler Weg, hier mit dem mobilisierten Magen, **c.** mediastinaler Weg mit dem Magen

und durch den Zwerchfellschlitz (Hiatus) in den Thoraxraum hinauf verlagert (Abb. 4.3–3 b, c). Diese Magenhochzugsoperation erlaubt eine spannungsfreie intrathorakale Anastomose des Magens mit dem Speiseröhrenstumpf. Ist die Strecke zu groß oder wurden auch Anteile des zervikalen Ösophagus entfernt, müssen der Hochzug von Dickdarmabschnitten (meist Colon transversum) unter Erhaltung des versorgenden Blutgefäßstieles und die Anlage einer zervikalen Anastomose erfolgen.

Der Dickdarm kann hierbei im Speiseröhrenlager hochgeführt werden und hinter dem Brustbein oder nach Tunnelbildung subkutan vor dem Brustbein verlaufen (Abb. 4.3–3 a).

Speiseröhreneingriffe erfordern meist die gleichzeitige Eröffnung von Brust- und Bauchhöhle. Solche Zweihöhleneingriffe stellen für den Patienten eine große Belastung dar. Eine intensive Vorbereitung mit Physiotherapie und internistischer Optimierung vorbestehender Begleiterkrankungen ist dringlich.

Die wichtigsten postoperativen **Komplikationen** sind die Insuffizienz der intrathorakalen *Nahtverbindung* zwischen Speiseröhrenrest und Magen sowie *Pneumonien*. Bei einer Anastomoseninsuffizienz droht, soweit sie nicht ausreichend drainiert ist, eine schwere Mittelfellentzündung (Mediastinitis) mit Tod im septischen Multiorganversagen.

Bis zur Heilung der Anastomose und Sicherstellung ihrer Dichtigkeit durch einen Gastrografinbreischluck muß der Patient über ca. 8–10 Tage lang postoperativ parenteral ernährt werden. Die Drainagen verbleiben zur Sicherheit während des schrittweisen Nahrungsaufbaus.

Die **Prognose** ist insgesamt schlecht; selbst unter radikaler Op. überleben innerhalb der ersten 5 Jahre maximal 20 %, die 5-Jahres-Überlebensrate der übrigen Patienten ist < 5 %.

3.2 Magen

3.2.1 Gutartige Neubildungen

Benigne Magentumoren sind selten. Dabei sind epitheliale, d.h. von der Magenschleimhaut ausgehende häufiger als mesenchymale Tumoren. Da sie meist keine Symptome verursachen, werden sie zufällig bei einer *ÖGD* entdeckt. Dann sollte eine Probeexzision oder besser die totale endoskopische Entfernung erfolgen, da besonders epitheliale Tumoren (Adenome) maligne entarten können. Zur genauen Bestimmung der Tiefenausdehnung vor allem submukös gelegener Tumoren ist die *Endosonographie* geeignet. Eine Operation ist selten erforderlich.

3.2.2 Bösartige Neubildungen

Häufigkeit. 20 % aller Karzinome sind Magenkarzinome: Unter den Tumoren des Gastrointestinaltraktes ist das Magen- nach dem Kolonkarzinom der *zweithäufigste Tumor. Männer* sind doppelt so häufig betroffen wie Frauen. Der *Altersgipfel* liegt jenseits des 50. Lebensjahres. Die Anzahl der Neuerkrankungen nimmt in den letzten Jahren ab.

Risikofaktoren sind endogene Faktoren wie die Blutgruppe A und eine bestimmte nationale Herkunft (Japan, Finnland).

Erkrankungen, bei denen gehäuft ein Magenkarzinom auftritt, sind die chronisch-atrophische Gastritis (perniziöse Anämie), Magenpolypen (Adenome), Morbus Ménetriér. Die Billroth-Magenresektion (Anastomosenkarzinome) ist ebenfalls ein Risikofaktor.

Bevorzugte **Lokalisation** ist in 50 % das *Magenantrum,* seltener die kleine Kurvatur (20 %) und der Kardiabereich (10–20 %).

Das infiltrierend wachsende **Magenfrühkarzinom** (early cancer) nimmt eine (prognostisch günstige) Sonderstellung ein, da es nur auf die Mukosa bzw. Submukosa beschränkt bleibt.

Feingeweblich handelt es sich meist um Adenokarzinome, seltener um squamöse oder undifferenzierte Karzinome. Die *Ausbreitung* des Tumors erfolgt einerseits durch Infiltration in Nachbarorgane (Kolon, Pankreas), andererseits hämatogen (Leber, Lunge, Knochen, Gehirn) und lymphogen (Lymphknoten in der Umgebung und weiter entfernt; s. Abb. 4.1–3, S. 98).

3.2.2.1 Symptome und Diagnose

Symptome fehlen ganz oder sind uncharakteristisch. Die Patienten klagen über Schmerzen im Epigastrium, Druck- und Völlegefühl, Appetitlosigkeit, Widerwillen gegen Fleisch und über Gewichtsverlust. Bei Verlegung des Magenein- oder -ausganges kommt es zu Dysphagie oder anhaltendem Erbrechen. Selten sind akute Blutungen. Ein tastbarer Tumor im Oberbauch ist bereits ein Zeichen fortgeschrittener Tumorausdehnung.

Die **Diagnose** wird durch ÖGD mit Probeexzision gestellt. Makroskopisch werden die Karzinome nach Borrmann eingeteilt (Abb. 4.3–4). Endosonographie, CT, Thoraxröntgen und Oberbauchsonographie dienen der Stadieneinteilung und dem Nachweis von Metastasen.

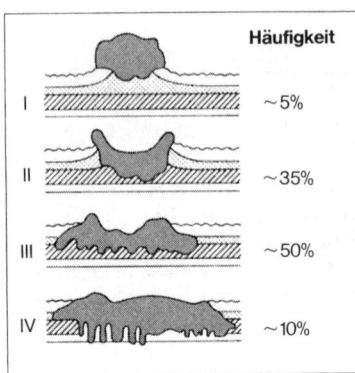

Abb. 4.3–4: Wachstumsformen des Magenkarzinoms nach Borrmann: **I** polypöser Typ, **II** schüssel-formiger, **III** ulzerierend infiltrierender, **IV** diffus infiltrierender Typ (szirrhös)

Bei Risikoerkrankungen (z.B. perniziöse Anämie) sollten regelmäßige endoskopische Kontrollen durchgeführt werden.

3.2.2.2 Therapie

In nicht fortgeschrittenen Tumorstadien ohne Fernmetastasen ist nur durch die Operation eine Heilung möglich (**Gastrektomie,** in seltenen Fällen Magenteilresektion).

Palliative Behandlung. Bei lokaler Inoperabilität und Stenose kann eine Umgehungsoperation die Ernährung gewährleisten *(Gastroenterostomose).*

Weitere palliative Maßnahmen sind die *Chemo-* sowie die endoskopische *Lasertherapie* zur Beseitigung einer Stenose oder Blutungsstillung. Auch die endoskopische Einlage eines Kunststoff- oder *Metalltubus* ist möglich. Eine *PEG* jenseits des stenosierten Abschnittes dient ebenfalls einer ausreichenden Ernährung.

Das Magenkarzinom ist nicht strahlensensibel.

Spezielle Chirurgie. Beim Magenkarzinom gibt es unter kurativem Aspekt zur chirurgischen Therapie keine Alternative. Gefordert ist die *radikale Entfernung* des gesamten Magens und seiner regionären Lymphabflußgebiete entlang der großen und kleinen Kurvatur, im kleinen Netz, am Pankreasoberrand und an der Milzpforte. Aus technischen Gründen wird zumeist die Milz mitentfernt (Splenektomie).

Der Duodenalstumpf wird blind verschlossen, und die Speisepassage duch eine hochgezogene Dünndarmschlinge mit Anastomose zum Ösophagus (Ösophagojejunostomie) wiederhergestellt. Zusätzlich erfolgt zumeist die Bildung eines Ersatzmagens (Dünndarm-Pouch), um die fehlende Reservoirfunktion zu kompensieren. Weitere Möglichkeiten zeigt Abb. 4.3–5.

Postoperative **Komplikationen** sind die Insuffizienz der Anastomose bzw. des Duodenalstumpfes mit Peritonitisfolge, das Vorfallen von Dünndarmschlingen in die freie Höhle im Oberbauch mit Abknickung und Ileus oder eitrige Pneumonien. Die Insuffizienz der Anastomose muß durch Breischluckuntersuchung vor Beginn des schrittweisen oralen Kostaufbaus nach ca. 7–10 Tagen dokumentiert werden.

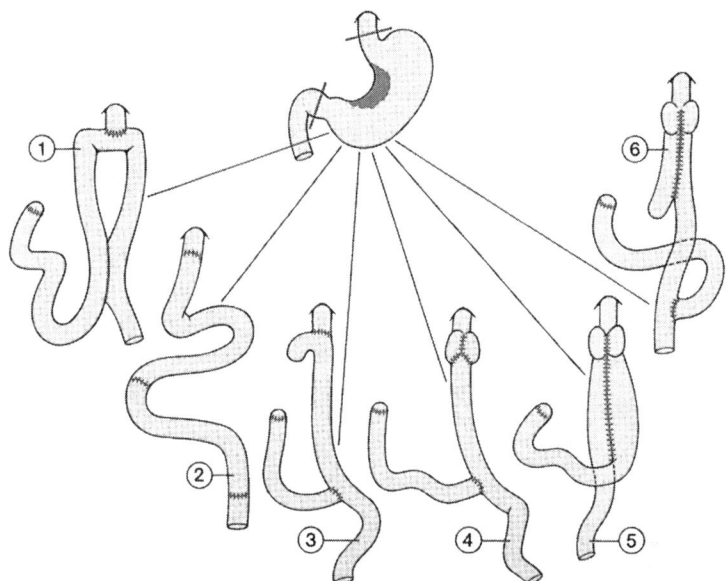

Abb. 4.3–5: Totale Magenentfernung und die am häufigsten angewandten Rekonstruktionsverfahren: **1** Jejunumhochzug mit breiter Braun-Anastomose nach Hoffmann, **2** Jejunuminterposition nach Longmire-Gütgemann, **3** Rekonstruktion des Digestionsweges mit ausgeschalteter Roux-Schlinge, termino-terminale Ösophagojejunostomie, **4** Rekonstruktion mit Roux-Schlinge und Jejunoplikatio (nach Schreiber u. Einchfuß), **5** Ersatzmagen und Jejunoplikatio (nach Siewert u. Peiper), **6** Jejunumersatzmagen mit Y-Roux-Schlinge und Jejunoplikatio (nach Rodino)

Folgezustände nach Magenresektion. Zumeist tritt ein rascheres *Völlegefühl* nach Nahrungsaufnahme auf. Durch diätetische Beratung und Verteilung der Nahrungsmenge auf mehrere kleine Mahlzeiten bei reichlicher Flüssigkeitszufuhr wird fast immer eine für den Patienten zufriedenstellende Situation erreicht.

Gelegentlich werden jedoch als *Spätfolgen* nach Nahrungsaufnahme auch Verdauungsstörungen oder Kreislaufbeschwerden beobachtet, die als *Dumping-Syndrom* (= Hindurchfallen) bezeichnet werden. Sie entstehen entweder durch die rasche Füllung des vergleichsweise kleinen Ersatzmagens, durch seine rasche Entleerung in nachgeschaltete Dünndarmabschnitte (Frühdumping mit Pulsbeschleunigung u.a.) oder durch das postalimentäre Spätsymptom mit Hyperglykämie (Anstieg des Blutzuckers wie beim Diabetiker).

Prallfüllungen des Ersatzmagens verursachen Erbrechen und Übelkeit, Kreislaufstörungen entstehen durch osmotische Flüssigkeitsverschiebungen in den Dünndarm nach Sturzentleerung des Magens oder durch überschießende Insulinfreisetzung. Meistens kann auch hier durch diätetische Beratung, häufige kleinere Mahlzeiten und Reduktion der Kohlenhydrate unter weitgehender Vermeidung von Mono- und Disacchariden eine Besserung geschaffen werden.

Nach Gastrektomie müssen alle Patienten in etwa 12-wöchigem Abstand Vitamin-B 12-Injektionen erhalten, da die Produktion des Intrinsic factors in der Magenschleimhaut nicht mehr zur Verfügung steht. Vitamin-B 12-Mangel führt regelmäßig zur perniziösen Anämie (s. Kap. VI).

Die **Prognose** des *Magenfrühkarzinoms* ist gut: Die 5-Jahres-Überlebensrate operierter Patienten liegt bei über 90 %. Beim *fortgeschrittenen Karzinom* ist sie sehr schlecht. Gerade deshalb ist die Frühdiagnose entscheidend: Magenbeschwerden, die länger als 4 Wochen bestehen, müssen endoskopisch abgeklärt werden!

3.2.2.3 Magenlymphom

In den letzten Jahren kommt es zu einer zunehmenden Häufigkeit von Magenlymphomen. Primäre Magenlymphome, die auf den Magen beschränkt sind, sind gut therapierbar und, abhängig vom Tumorstadium, auch durch eine Chemo- oder Strahlentherapie potentiell heilbar. Die Magenlymphome sind oft mit dem Keim Helicobacter pylori assoziiert, so daß hier zusätzlich auch eine antibiotische Behandlung sinnvoll ist. Besonderheit dieser Tumoren ist, daß in Abhängigkeit des histologischen Ergebnisses auch nach erfolgter Operation meist eine Chemo- oder Strahlentherapie durchgeführt wird.

3.3 Dickdarm

3.3.1 Gutartige Tumoren

Gutartige Tumoren im unteren Intestinaltrakt sind relativ häufig. Man bezeichnet sie als Polypen, d.h. umschriebene Vorwölbungen der Schleimhaut ins Darmlumen (Abb. 4.3–6). Feingeweblich handelt es sich meist um Adenome (epitheliale Neubildungen), die oft keine Symptome verursachen und zufällig im Rahmen einer Koloskopie (s. Kap. 3.3.2.1) entdeckt werden. Wegen ihrer Malignisierungstendenz sollten sie vollständig entfernt und histologisch untersucht werden.

3.3.2 Bösartige Neubildungen

Häufigkeit. Dickdarmkarzinome sind beim Mann (nach dem Lungenkarzinom) und bei der Frau (nach dem Mammakarzinom) die *zweithäufigsten* bösartigen Tumoren überhaupt. Der Häufigkeitsgipfel liegt jenseits des 50. Lebensjahres; die Frequenz nimmt im Gegensatz zum Magenkarzinom zu.

Risikofaktoren sind bestimmte Ernährungsgewohnheiten (faserarme, fettreiche Kost, langsame Stuhlpassage), familiäre (genetische) Faktoren und multiple Polypen (s. Abb. 4.3–6).

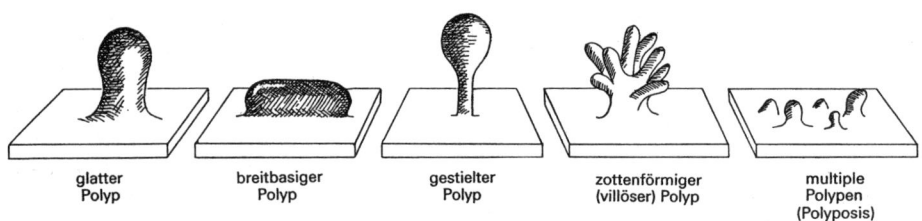

| glatter Polyp | breitbasiger Polyp | gestielter Polyp | zottenförmiger (villöser) Polyp | multiple Polypen (Polyposis) |

Abb. 4.3–6: Makroskopische Einteilung polypöser Veränderungen

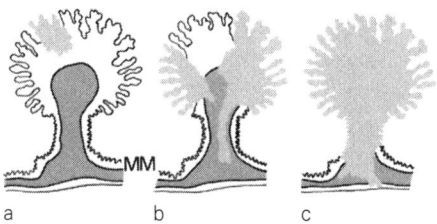

a   b   c

Abb. 4.3–7: Adenom-Karzinom-Sequenz, **a.** Tubuläres Adenom mit schwerer Atypie. Dieser Befund wurde früher als „fokales Karzinom in einem Adenom" bezeichnet, **b.** Tubuläres Adenom mit unterschiedlich tief infiltrierenden Karzinomen. Ob in diesen Fällen nach Polypektomie, bei karzinomfreiem Abtragungsbereich, eine weiterführende Therapie (chirurgische Nachresektion) indiziert ist, hängt wesentlich vom histologischen Grading ab, **c.** Polypoides Karzinom. Eine chirurgische Nachresektion ist immer erforderlich. **MM** Muscularis mucosae (nach Otto 1982)

Im Rahmen der Adenom-Karzinom-Sequenz entstehen mehr als 95 % der kolorektalen Karzinome aus adenomatösen Polypen (Abb. 4.3–7). Je größer und zahlreicher die Adenome sind, um so größer ist das Risiko einer malignen Entartung.

Bei der *Polyposis coli* (vererbte Erkrankung mit mehr als 100 Dünn- oder Dickdarmpolypen) ist das Entartungsrisiko 100 %, weshalb eine Proktokolektomie (totale Dickdarmentfernung) erfolgen muß.

Die Polypen sind oft asymptomatisch und ein Zufallsbefund bei der Koloskopie.

Therapie der Wahl ist die endoskopische Abtragung und die feingewebliche Untersuchung. Regelmäßige Nachuntersuchungen sind notwendig.

Die **Prädilektionsstellen** der Dickdarmtumoren weist Abb. 4.3–8 aus.

Feingeweblich handelt es sich um Adenokarzinome, die in bis 5 % auch multipel auftreten. Daher müssen stets weitere Tumoren im Dickdarm ausgeschlossen werden.

Die *Tumorausdehnung* erfolgt neben der lokalen Infiltration hämatogen (insbesondere Leber und Lunge) und lymphogen. Dabei ist aus anatomischen Gründen beim Rektumkarzinom die Gefahr einer Metastasierung um so größer, je tiefer das Karzinom gelegen ist.

3.3.2.1 Symptome und Diagnose

Auch hier fehlen **Frühsymptome** oder sind uncharakteristisch. Müdigkeit, Leistungsknick, gelegentlich Gewichtsverlust und Bauchschmerzen können bestehen. Ein tastbarer Tumor oder ein Darmverschluß sind meist fortgeschrittene Zeichen. 2 Alarmsymptome erfordern eine unverzügliche Abklärung (Abb. 4.3–9):

• *Blutbeimengung im Stuhl.* Hier sollte man sich nie mit der Diagnose „Hämorrhoiden" zufriedengeben, sondern eine endoskopische Untersuchung des Kolons sowie des Magens veranlassen (> 70 % der Polypen sind in Rektum und Sigma lokalisiert, s. Abb. 4.3–8). Dies gilt auch für okkultes Blut im Stuhl (mit bloßem Auge nicht erkennbar, feststellbar durch den Hämoccult-Test).

• *Änderung der Stuhlgangsgewohnheiten,* z. B. Diarrhoe und Obstipation im Wechsel.

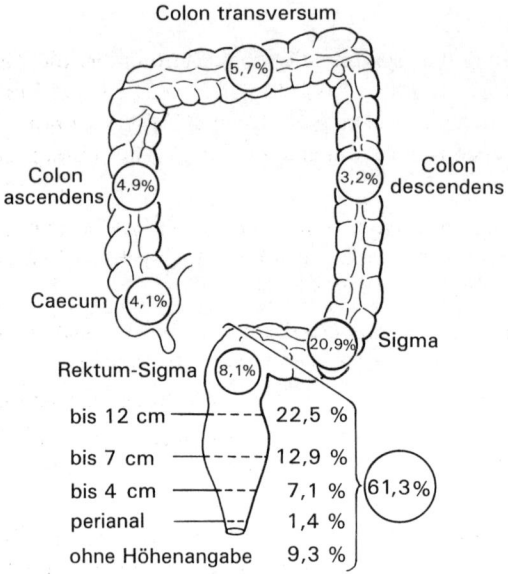

Abb. 4.3–8: Lokalisation von 2293 kolorektalen Karzinomen (nach Bokelmann 1972 und Otto 1976)

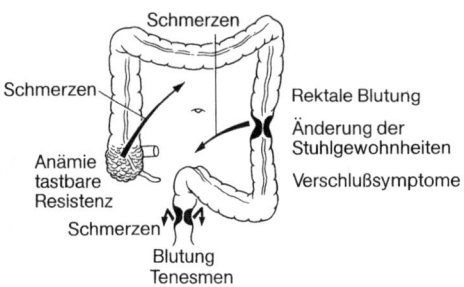

Abb. 4.3–9: Symptome bei kolorektalen Tumoren

Diagnose. Obligat sind die *rektal-digitale Untersuchung* sowie die Stuhluntersuchung auf *okkultes Blut. Rektoskopie* bzw. *Koloskopie* mit Probeexzision sichern die Diagnose. Dabei muß stets auch der übrige Dickdarm zum Ausschluß eines Zweittumors untersucht werden.

Die *Röntgendarstellung* (Kolonkontrasteinlauf) ist notwendig, wenn eine endoskopische Untersuchung nicht durchgeführt werden kann.

Zur Erfassung der *Tumorausdehnung* und von Fernmetastasen dienen die Endosonographie (nur im Rektum möglich), das CT, Thoraxröntgen und die Oberbauchsonographie sowie ggf. eine Urographie und bei Verdacht auf Skelettmetastasen ein Knochenszintigramm.

3.3.2.2 Therapie

Die Radikaloperation, die auch das Lymphabflußgebiet umfaßt, ist die Therapie der Wahl. Auch bei Metastasen ist die Operation als Palliativeingriff gerechtfertigt, um einem Darmverschluß vorzubeugen. Bei tiefsitzendem Rektumkarzinom ist die sog. abdomino-perineale Rektumexstirpation mit endständigem Anus praeternaturalis angezeigt.

Im Einzelfall ist die Entscheidung, ob der Tumor radikal entfernbar bzw. eine Kontinenzerhaltung möglich ist, erst intraoperativ zu stellen. Auch solitäre Leber- und Lungenmetastasen können dabei noch reseziert werden.

Palliative Behandlung. Bei Inoperabilität des *Rektumkarzinoms* geht man endoskopisch mittels Elektroschlinge oder Laser vor; Strahlen- und Chemotherapie sind möglich.

Die Entscheidung, welche Therapieform die sinnvollste ist, ist vom Einzelfall abhängig.

Beim nicht radikal operablen Kolonkarzinom sind außer dem Entlastungseingriff kaum zusätzliche Therapieformen sinnvoll. Nach neueren Untersuchungen scheint eine Chemotherapie erfolgversprechend zu sein.

Spezielle Chirurgie beim Kolonkarzinom. Wir unterscheiden die Hemikolektomie rechts (Abb. 4.3–10), Transversumresektion, Hemikolektomie links (Abb. 4.3–11) und die Sigmaresektion je nach Lokalisation (Abb. 4.3–12). Die Operationen können auch kombiniert werden.

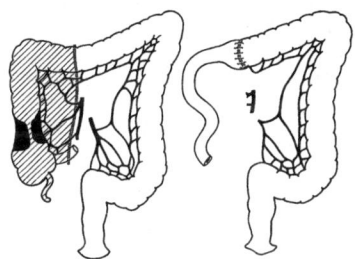

Abb. 4.3–10: Hemikolektomie rechts mit Ileotransversostomie (end-zu-end)

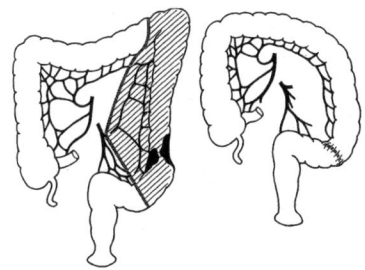

Abb. 4.3–11: Transversosigmoideostomie (end-zu-end)

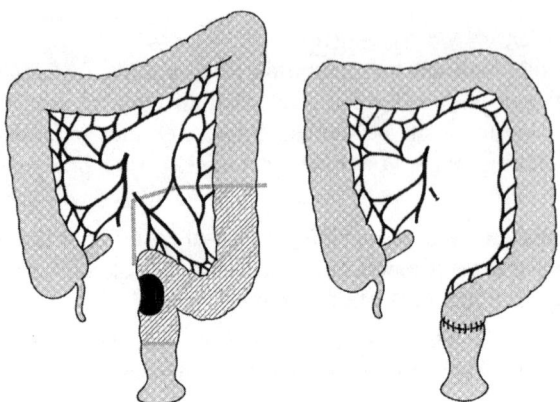

Abb. 4.3–12: Resektion von Rektum und Sigma mit End-zu-End-Anastomose

Nach Resektion des Darmabschnittes werden die Darmenden spannungsfrei anastomosiert. Falls Sorgen über die Heilung der Anastomose bestehen, wird für ca. 2–3 Monate ein doppelläufiges Stoma zur Entlastung der nachgeschalteten Darmabschnitte mit der Anastomose angelegt (Deviationsstoma).

Spezielle Chirurgie beim Rektumkarzinom. Der geringe Abstand des extraperitoneal gelegenen Rektums zur Beckenwand bedingt ein rasches Einwachsen des Tumors in die Faszie mit Lokalrezidiv. Zudem erfordern die tiefsitzenden Tumoren eine Schließmuskelresektion, die ein permanentes endständiges Sigmastoma notwendig macht (s. Abb. 4.3–12).

Unterschieden werden am Rektum operationstechnisch die anteriore Rektumresektion und abdominoperineale Rektumexstirpation (AP). Die kontinenzerhaltende *anteriore Rektumresektion* (anterior = von vorne, von transabdominal) wird bei Lokalisation des Tumors im oberen Rektum, bzw. am rektosigmoidalen Übergang durchgeführt. Der Schließmuskel bleibt erhalten, die Stuhlpassage wird durch eine tiefe Anastomose zwischen Colon descendens und Rektumstumpf wiederhergestellt.

Tumoren mit einem Abstand von weniger als 6–7 cm von der Anokutanlinie können nur durch eine AP-Rektumexstirpation radikal behandelt werden.

Kompromisse sind nur in ausgewählten Fällen möglich. Tritt nach inadäquater Therapie ein Lokalrezidiv auf, ist dem Patienten kaum geholfen, da erneute Eingriffe am Rektum nur äußerst selten noch Heilungschancen ermöglichen. Die Qualität des Primäreingriffs bestimmt also das Schicksal.

Bei der *AP-Exstirpation* wird das Rektum simultan durch zwei Op.-Teams von abdominal und vom Damm her (perineal) komplett entfernt. Damm und Beckenboden werden vernäht und der proximale Kolonstumpf als endständiges Sigmastoma ausgeleitet. Patienten mit größeren Tumoren werden nach der Operation zudem bestrahlt (adjuvante Radiatio), um das Risiko eines Lokalrezidivs weiter zu reduzieren. In wenigen Zentren ist auch eine intraoperative Bestrahlung des Rektumlagers (IORT) möglich.

Ist der Tumor so ausgedehnt, daß eine lokale Entfernung nicht möglich ist, wird nur ein *palliatives Sigmastoma* angelegt. Da die Beckentumoren jedoch zum Einbruch in Blase, Harnröhre oder Vagina neigen und dann verjauchen, ist immer zumindest

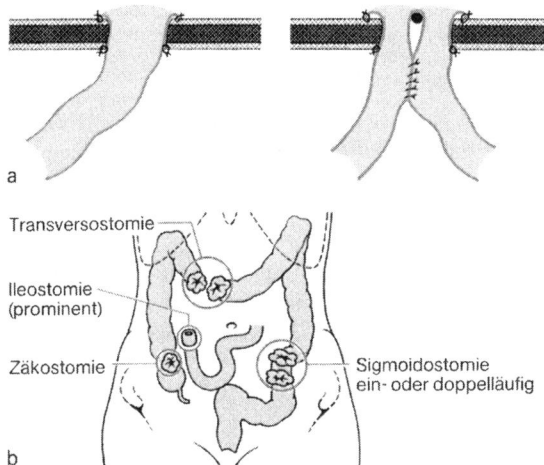

Abb. 4.3–13: Formen des Anus praeternaturalis: **a.** endständiger und doppelläufiger A. praeternaturalis, **b.** Lokalisationsmöglichkeiten des A. praeternaturalis

eine Resektion anzustreben. Die operationstechnischen Möglichkeiten gehen aus Abb. 4.3–13 hervor.

3.3.2.3 Nachsorge und Prognose

Zur frühzeitigen Erkennung und Behandlung von Lokalrezidiven, Zweittumoren und Metastasen sind engmaschige Nachsorgeuntersuchungen (Koloskopie, Oberbauchsonographie, Thoraxröntgen, evtl. CT und Verlaufsuntersuchungen des karzinoembryonalen Antigens, CEA, durch Blutuntersuchung) unumgänglich. Die Mehrzahl der Rezidive tritt hierbei innerhalb der ersten beiden postoperativen Jahre auf.

Die Prognose ist abhängig vom Tumorstadium. In fortgeschrittenen Stadien mit Lymphknoten- oder Fernmetastasen beträgt die 5-Jahres-Überlebensrate um 30 %, bei auf die Darmwand begrenzten Tumoren ohne Metastasen und radikal durchführbarer Operation zwischen 80 und 90 %.

Das **Analkarzinom** ist mit 1–2 % aller gastrointestinalen Tumoren *selten*. *Feingeweblich* handelt es sich fast ausschließlich um Plattenepithelkarzinome. *Symptome:* Schmerzen, Fremdkörpergefühl, Juckreiz und Blutung peranal. Die *Diagnostik* erfolgt durch Inspektion, rektal-digitale Untersuchung und Rektoskopie mit Probeexzision. *Therapie* ist die Resektion (Rektumamputation) oder kombinierte Radio-Chemotherapie, wobei die Heilungsraten ähnlich hoch sind. Der Vorteil der Radio-Chemotherapie ist die Kontinenzerhaltung. Die Prognose bei fehlenden Lymphknotenmetastasen ist mit einer 5-Jahres-Überlebensrate von ca. 50 % mäßig.

3.4 Bauchspeicheldrüse

3.4.1 Gutartige Neubildungen

Benigne epitheliale Tumoren der Bauchspeicheldrüse sind *selten*. *Feingeweblich* handelt es sich um Zystadenome, die gelegentlich die Symptome einer pankreatischen Raumforderung verursachen (Schmerzen, Übelkeit, Erbrechen, Gewichtsverlust). Die Abgrenzung gegenüber Pankreaszysten kann schwierig sein. Zystadenome sollten reseziert werden, da sie maligne entarten können.

Hormonproduzierende Pankreastumoren, wie das Insulinom, das Gastrinom, das Vipom und Glucagonom sind Raritäten. Eine maligne Entartung ist möglich. Die *Symptomatik* wird von der unkontrollierten Hormonproduktion bestimmt, die keiner Gegenregulation mehr unterliegt (z. B. beim Insulinom rezidivierende Unterzuckerungszustände).

Die *Therapie* besteht in der Resektion.

3.4.2 Bösartige Neubildungen

Häufigkeit. Das Pankreaskarzinom ist nach dem Kolon- und Magenkarzinom der *dritthäufigste* Tumor des Gastrointestinaltraktes; die Frequenz nimmt wie die des Kolonkarzinoms zu. Männer erkranken öfter als Frauen. Der *Altersgipfel* liegt im 6. Lebensjahrzehnt.

Risikofaktoren sind unbekannt.

Nikotinabusus und Kaffeekonsum sowie eine chronische Pankreatitis sollen das Risiko erhöhen.

Bevorzugte *Lokalisation* ist der Pankreaskopf.

Feingeweblich handelt es sich meist um Adenokarzinome. Das Pankreaskopfkarzinom metastasiert früh hämatogen und lymphogen in Leber, Lunge und regionäre Lymphknoten mit entsprechend schlechter *Prognose*.

3.4.2.1 Symptome und Diagnostik

Die **Symptome** treten meist erst in einem fortgeschrittenen Tumorstadium auf: Die Patienten klagen über zum Teil heftige, in den Rücken ausstrahlende Oberbauchschmerzen, Übelkeit, Erbrechen, Appetit- und Gewichtsverlust. Beim Pankreaskopfkarzinom tritt ein *schmerzloser Ikterus* durch Kompression oder Infiltration der Gallenwege auf.

Das *Courvoisier-Zeichen* (tastbare Gallenblase und Ikterus) ist Folge eines tumorbedingten Verschlusses des Ductus choledochus. Manchmal weisen auch *paraneoplastische Syndrome, wie Thrombosen* der unteren Extremitäten, auf ein Pankreaskarzinom hin.

Diagnose. Die wichtigsten diagnostischen Verfahren sind *Oberbauchsonographie, CT,* endoskopisch retrograde Cholangio-pankreatikographie (*ERCP,* Abb. 4.3–14), *Endosonographie.*

Ein neues Verfahren ist die *Pankreatikoskopie* mit Miniendoskopen, die einen direkten Einblick in den Pankreasgang gestatten.

Histologisch bzw. zytologisch sichern läßt sich das Pankreaskarzinom durch ultraschall-gezielte Feinnadelpunktion. Die ÖGD dient dem Nachweis einer Infiltration des Duodenums.

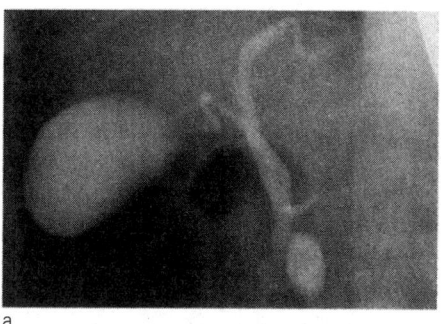
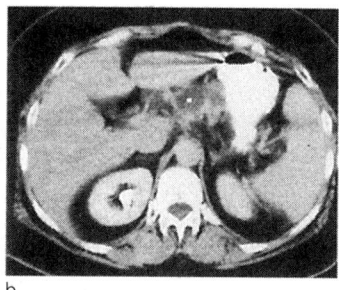

a   b

Abb. 4.3–14: Abbruch des Ductus pancreaticus major im Kopfbereich bei Pankreaskopfkarzinom bei der ERCP (**a**). Die Gallenwege sind nicht gestaut, **b**. Die CT stellt den Tumor im Kopfbereich dar (rechts oben)

Der *Tumormarker* CA 19-9 ist ein zusätzlicher Hinweis und kündigt postoperativ Rezidive an.

Die *Angiographie* (Zöliakographie und Splenoportographie, d. h. die radiologische Darstellung der den Oberbauch versorgenden Blutgefäße) kann als Zusatzuntersuchung zur Frage der Gefäßinfiltration und damit zur Klärung der Operabilität herangezogen werden.

Wenn durch die genannten Verfahren keine eindeutige Diagnose möglich ist, ist in Zweifelsfällen eine *Probelaparotomie* nötig.

3.4.2.2 Therapie

Nur bei frühzeitiger Diagnose ist eine kurative Therapie möglich. Diese besteht in der **Radikaloperation** mit Entfernung der umgebenden Lymphknoten, Lymphadenektomie und der benachbarten Organe (der Gesamteingriff wird als Whipple-Operation bezeichnet). Wegen des Fehlens von Frühsymptomen ist dies jedoch nur bei einem kleinen Teil der Patienten möglich (10–20 %), so daß für die meisten nur **palliative Therapieverfahren** in Frage kommen, insbesondere die endoskopisch retrograde oder perkutane Drainage der gestauten Gallenwege zur Beseitigung des quälenden Juckreizes bei Infiltration der Gallenwege. Bei Duodenalinfiltration und Magenausgangsstenose werden eine Umgehung angelegt (Gastroenterostomose) sowie eine bilio-digestive Anastomose, um den Ikterus zu beseitigen.

Bei Inoperabilität kann zusätzlich eine Chemotherapie die Überlebenszeit in Einzelfällen verlängern, was z. Z. noch nicht gesichert ist.

Spezielle Chirurgie. Erforderlich ist meist eine radikale Entfernung der Drüse (Pankreatektomie), des Pankreaskopfes oder nur des -schwanzes.

Das retroperitoneal gelegene Organ ist chirurgisch nur schwer zugänglich. Die Eingriffe am Pankreas erfordern viel Erfahrung.

Wegen der engen Beziehung des Pankreaskopfes zum Duodenum ist bei der Kopfresektion eine Mitnahme des Duodenums und die Durchtrennung des hier einmündenden Hauptgallenganges (Ductus choledochus) notwendig. Die Speisepassage vom Magen her, der Gallefluß in den Dünndarm und die Ableitung des aggressiven Pankreassekretes werden durch 2 hochgezogene Dünndarmschlingen (Roux-Y-Prinzip)

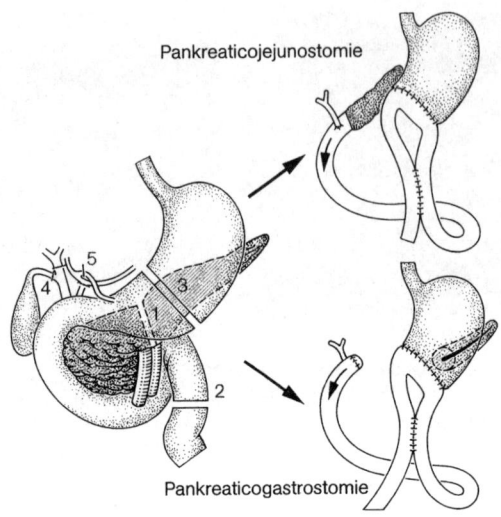

Abb. 4.3–15: Partielle Duodenopankreatektomie (Whipple-Op.) mit Verbindung von Pankreas und Jejunum (oben rechts) bzw. Magen und Pankreas (unten rechts)

und multiple Anastomosen wiederhergestellt (Kausch-Whipple-Op.). Aus technischen Gründen muß bei Korpus- und Schwanzresektionen oft die Milz exstirpiert werden (Abb. 4.3–15)

Eine gefürchtete postoperative **Komplikation** ist die *Anastomoseninsuffizienz* (besonders zum Pankreas), wobei durch die enge räumliche Beziehung der komplexen operativen Rekonstruktion rasch lebensgefährliche Situationen entstehen können. Je nach Ausmaß der Pankreasresektion kann eine *exokrine* oder *endokrine Pankreasinsuffizienz* als Spätfolge resultieren.

Liegt Inoperabilität durch Einwachsen des Tumors in die umgebenden großen Blutgefäße vor, so können nur palliative Drainageoperationen des Magens (Gastroenterostomie) oder der Gallenwege (Choledochojejunostomie) mittels Roux-Y-Jejunumschlingen durchgeführt werden.

Die **Prognose** des Pankreaskarzinoms ist extrem schlecht.

Papillenkarzinom. Das Adenokarzinom der Papilla Vateri ist *selten* und äußert sich klinisch durch die anatomischen Gegebenheiten frühzeitig durch einen *Verschlußikterus* (Papillenstenose). *Therapie:* Whipple-Op. (s. Abb. 4.3–15). Die *Prognose* ist besser als die des Pankreaskarzinomes.

3.5 Gallenblase und extrahepatische Gallenwege

3.5.1 Gutartige Neubildungen

Benigne Tumoren sind *selten* und meist Zufallsbefunde bei der Sonographie oder im Rahmen einer Cholezystektomie, da sie keine Symptome verursachen. Gelegentlich können sie, wenn sie die abführenden Gallenwege verlegen, zu einem Ikterus führen. Polypen der Gallenblase sollten regelmäßig sonographisch kontrolliert werden, da sie – sollte es sich um Adenome handeln – maligne entarten können. Im Zweifelsfall ist eine Cholezystektomie angezeigt.

3.5.2 Bösartige Neubildungen

Gallenblasen- und Gallengangskarzinome treten jenseits des 60. Lebensjahres auf. Frauen sind im Verhältnise 5:1 häufiger betroffen als Männer. Gallenblasenkarzinome sind etwa doppelt so häufig wie -gangskarzinome.

Risikofaktoren beim Gallenblasenkarzinom sind die Cholezystolithiasis und chronische Cholezystitis.

Feingeweblich handelt es sich meist um Adenokarzinome, die infiltrierend in die Umgebung, insbesondere in die Leber, einwachsen.

3.5.2.1 Symptome und Diagnose

Symptome des Gallenblasenkarzinoms können denen bei Cholezystolithiasis und Cholezystitis ähneln. Evtl. besteht ein tastbarer Tumor im Gallenblasenbett. Der Verschlußikterus ist ein Spätsymptom. Gewichtsabnahme, Appetitlosigkeit und Schwächegefühl weisen auf einen bösartigen Tumor hin. Das Gallengangskarzinom äußert sich häufig durch einen schmerzlosen Ikterus, der differentialdiagnostisch gegen das Pankreaskopfkarzinom abzugrenzen ist.

Die **Diagnostik** erfolgt durch die *Oberbauchsonographie, ERCP,* ggf. *PTC* (perkutane transhepatische Cholangiographie, Abb. 4.3–16, ggf. mit Cholangioskopie). Ort und Ausdehnung des malignen Prozesses können erfaßt werden. Die Cholangioskopie mit Miniendoskopen erlaubt zusätzlich die Entnahme von Gewebeproben. *Laboruntersuchungen* zeigen den Verschlußikterus an: Erhöhung von AP, Gamma-GT und Bilirubin, GOT, GPT.

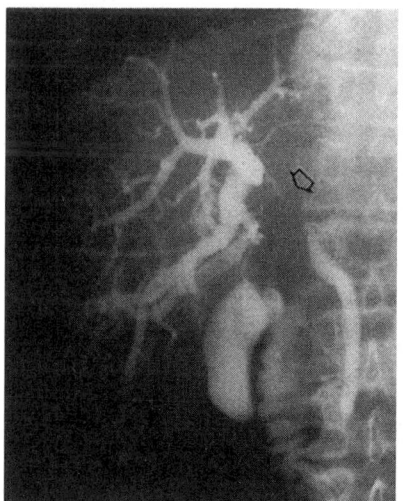

Abb. 4.3–16: PTC, liegende Drainage. Großes, total stenosierendes Cholangiokarzinom mit Ummauerung der Hepatikusgabel und des distalen D. choledochus (Pfeil).
Nebenbefund: Degenerative LWS-Veränderungen mit Osteochondrose und Spondylose

3.5.2.2 Therapie

Bei der – seltenen – Frühdiagnose eines *Gallenblasenkarzinoms* erfolgt die Operation und Entfernung des Tumors unter kurativer Zielsetzung.

Beim Gallengangskarzinom, welches bei Diagnosestellung meist schon inoperabel ist, bleibt die Therapie auf palliative Maßnahmen zur Beseitigung des Verschlußikterus beschränkt (s. Abb. 4.3–16), indem entweder auf endoskopisch retrogradem Weg Drainagen durch die Vater-Papille eingelegt werden (bilio-digestive Endoprothesen) oder perkutan transhepatisch ein Katheter zum Abfluß der Galle nach außen oder innen durch die Vater-Papille eingelegt wird.

Spezielle Chirurgie. Das *Gallenblasenkarzinom* wird durch Cholezystektomie und Mitresektion der angrenzenden Leberanteile behandelt. Tumoren der *extrahepatischen Gallenwege* werden reseziert und der Gallengangsdefekt durch hochgezogene Dünndarmschlingen überbrückt.

Palliative, die Gallenwege nur dekomprimierende Eingriffe, sind nach den Erfolgen der endoskopischen oder transhepatischen Drainageverfahren nur noch selten erforderlich.

Die **Prognose** der Gallenblasen- und -gangstumoren ist sehr schlecht, da zum Zeitpunkt der Diagnose meist Inoperabilität vorliegt.

3.6 Leber

3.6.1 Gutartige Neubildungen

Benigne Tumoren der Leber sind insgesamt *selten* und oft symptomlos. Es handelt sich meist um sonographische Zufallsbefunde. Feingeweblich unterschieden werden das *Hämangiom* (Gefäßmißbildung, Abb. 4.3–17), das *Leberzelladenom* (meist Frauen in gebärfähigem Alter mit Einnahme östrogenhaltiger Kontrazeptiva) und die *fokal noduläre Hyperplasie* (überwiegend bei Frauen). Die weiterführende Diagnostik besteht im CT, der Angiographie und bei soliden Tumoren ggf. in der sonographisch

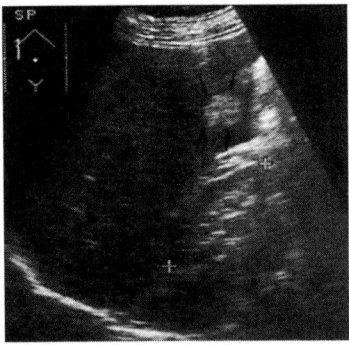

Abb. 4.3–17: Sonographie. Echoreiches, gut abgrenzbares Leberhämangiom (Pfeile), zusätzlich rechtsseitige Schrumpfniere

gesteuerten Feinnadelpunktion und histologischen Untersuchung, wenn Zweifel an der Dignität der Raumforderung bestehen.

Nicht zu den echten Neubildungen zählen *Leberzysten*. Man unterscheidet angeborene (Fehlbildung während der Embryonalentwicklung) von erworbenen (insbesondere Entzündungen). Auch die Leberzysten sind oft Zufallsbefunde in der Sonographie, da sie nur in seltenen Fällen Beschwerden verursachen. Weiterführende diagnostische Maßnahmen sind ggf. das CT, evtl. die Angiographie und die Zystenpunktion. Eine Therapie ist nur bei Beschwerden nötig, oder wenn es sich um komplizierte (Blutung, Ruptur) oder entzündlich bedingte Zysten handelt.

3.6.2 Bösartige Neubildungen

Das *primäre Leberzellkarzinom* ist in Europa selten und entsteht meist auf dem Boden einer Leberzirrhose. Männer sind im Verhältnis 3:1 häufiger betroffen als Frauen. In tropischen Ländern, insbesondere Afrika und Asien, dagegen ist es der häufigste maligne Tumor bei Männern.

Risikofaktoren sind die chronische Infektion mit dem Hepatitis B- und C-Virus, die Leberzirrhose, karzinogene Substanzen wie Aflatoxine des Pilzes Aspergillus flavus, der auf Getreide, Erdnüssen und anderen Nahrungsmitteln bei feuchtem Klima wächst sowie Thorotrast, ein früher verwendetes radioaktives Röntgenkontrastmittel.

Feingeweblich handelt es sich um Karzinome mit unterschiedlicher Differenzierung, die solitär, multizentrisch oder diffus infiltrierend wachsen, meist mit frühzeitiger Metastasierung.

3.6.2.1 Symptome und Diagnose

Die **Symptome** sind uncharakteristisch: Druckschmerz im rechten Oberbauch, Abgeschlagenheit, Gewichtsverlust. Gelegentlich kann ein tastbarer Tumor in der meist vergrößerten Leber vorliegen, eine vorbestehende Leberzirrhose kann mit Auftreten von Aszites dekompensieren. Manchmal entwickeln die Patienten Fieber.

Diagnose. Die *Oberbauchsonographie,* ggf. mit Feinnadelpunktion verdächtiger Leberherde zur feingeweblichen Untersuchung, ist das Verfahren der Wahl. Insbesondere Patienten mit bekannter Leberzirrhose sollten einer regelmäßigen sonographischen Kontrolle unterzogen werden.

Weitere Möglichkeiten der Diagnostik sind das *CT,* die *Angiographie* (zur Darstellung von Tumorgefäßen) und die *Laparoskopie* mit Gewebeentnahme.

Laborchemisch bedeutsam für die Diagnose ist die Erhöhung des Alpha-1-Fetoproteins, eines embryonalen Tumorantigens.

3.6.2.2 Therapie

Eine operative Therapie und damit potentielle Heilung ist nur bei nicht metastasiertem Tumor sinnvoll. Bei solitärem Wachstum wird eine Leberteilresektion, sonst evtl. eine -transplantation durchgeführt. Eine Resektion ist jedoch nur möglich, wenn die verbleibende Restleber nicht zirrhotisch verändert ist, was in Mitteleuropa nur selten der Fall ist. Meistens beschränkt sich die Therapie daher auf palliative

Maßnahmen, wobei der Tumor jedoch kaum auf Strahlen- oder Chemotherapie anspricht.

Spezielle Chirurgie bei Leberkarzinom und Metastasen. Das *primäre Karzinom* wird bei peripherer Lokalisation durch Resektion eines Leberlappens (Hemihepatektomie rechts oder Hemihepatektomie links) behandelt. Liegen mehrere Tumorherde (multilokulärer Typ) vor, sitzt der Tumor zentral in der Leber oder erlaubt die schwache Funktion der Restleber beim Leberzirrhotiker keine Parenchymentfernung, wird eine *Lebertransplantation* zu erwägen sein. Entscheidend für die therapeutische Strategie ist der sichere prä- und intraoperative Ausschluß von Fern- oder Lymphknotenmetastasen, welche die schwierigen und risikoreichen Lebereingriffe sinnlos werden lassen. Nicht alle kleinen Metastasen können jedoch erkannt werden.

Lebermetastasen extrahepatischer Tumoren werden nur im Ausnahmefall, so bei singulärem Befall, längerfristiger Größenpersistenz unter Beobachtung ohne Auftreten weiterer Herde und randständiger Lokalisation entfernt. Vorraussetzung ist die sichere Beherrschung des Primärtumors.

Die **Prognose** ist schlecht. Die mittlere Überlebenszeit nach Diagnosestellung beträgt nur etwa 6 Monate.

4. Bösartige Neubildungen der Atmungsorgane und Organe des Brustkorbes

4.1 Kehlkopf

A. Schadel

Etwa 50 % aller bösartigen Tumoren des HNO-Fachgebietes werden durch Kehlkopfkarzinome verursacht (s. Abb. 4.2–1, S. 106). *Histologisch* handelt es sich fast ausnahmslos um Plattenepithelkarzinome. *Ursächlich* wird in erster Linie das Tabakrauchen (enthält unter anderem das karzinogene Benzpyren) angeschuldigt.

4.1.1 Stimmbandkarzinom

4.1.1.1 Symptome und Diagnose

Symptome. Sehr früh tritt durch Bewegungseinschränkung der Stimmbänder eine *Heiserkeit* (Frühsymptom) auf. Wenn sie länger als 2–3 Wochen dauert, muß sie vom HNO-Arzt abgeklärt werden.

Diagnose. Mikrolaryngoskopie in Vollnarkose; d. h. unter Relaxation Einführen eines Rohres (Laryngoskop) über die Mundhöhle bis vor die Stimmbandebene und Inspektion mit Hilfe eines Mikroskops. Probeentnahme bzw. Ausdehnungsbestimmung und histologische Beurteilung.

4.1.1.2 Therapie und Prognose

Therapie. Tumoren, die sich auf ein Stimmband beschränken, werden endolaryngeal mit dem CO_2-Laser entfernt. Bei ausgedehnteren Prozessen ist nach dieser Behandlung allerdings mit Funktionseinschränkung zu rechnen: Heisere, kraftlose, fast gehauchte Stimme, die einer intensiven logopädischen Therapie bedarf. Sind dagegen bereits größere Abschnitte des Kehlkopfes befallen oder greift ein Hypopharynxkarzinom von außen auf den Kehlkopf über, muß das Organ vollständig entfernt *(Laryngektomie)* sowie eine beidseitige *Neck dissection* durchgeführt werden.

Der Hypopharynxschlauch wird für die Rekonstruktion der Speisewege vernäht (Mund-Pharynx-Speiseröhre) und die Luftröhre endständig in die Halshaut eingenäht. Luft- und Speisewege sind damit definitiv voneinander getrennt. Für die Zukunft entfällt damit die Nasenatmung und somit auch das Riechvermögen, und die Atemluft wird nicht mehr gereinigt, angefeuchtet und angewärmt. Deshalb sollte bereits unmittelbar postoperativ mit Hilfe eines *Luftbefeuchters* die Raumluft verbessert werden, um der sich schnell entwickelnden Bronchitis vorzubeugen. Das *Tracheostoma* (Öffnung der Luftröhre in die Halshaut) muß mit einer Silberkanüle offen gehalten werden (lediglich während der postoperativen Strahlentherapie wird diese durch eine Kunststoffkanüle ersetzt).

Die **Prognose** ist gut: In 90 % der Fälle tritt über einen Zeitraum von 5 Jahren kein Rezidiv auf, wenn die Tumorausdehnung zum Diagnosezeitpunkt nicht überdurchschnittlich war. Die weitere logopädische Behandlung verfolgt das Ziel, eine Ersatzsprache mit Hilfe des Ösophagus zu erlernen.

4.1.2 Taschenband- und Kehldeckelkarzinom

4.1.2.1 Symptome und Diagnose

Die **Symptome** sind unspezifisch: uncharakteristisches Druckgefühl, Kratzen im Hals, so daß manchmal erst die Halsmetastase auffällig wird. Die Karzinome befallen die Kehlkopfregionen oberhalb der Stimmbänder.

Diagnose. Mikrolaryngoskopie unter Vollnarkose und Probeexzision.

4.1.2.2 Therapie und Prognose

Therapie. In der Regel ist die Totalexstirpation *(Laryngektomie)* des Kehlkopfes angezeigt. Bei Frühstadien und Begrenzung auf Taschenband oder Epiglottis kann eine endolaryngeale *Teilresektion* mit dem CO_2-Laser versucht werden. Mit einer *Neck dissection* und *Strahlentherapie* wird die Behandlung abgeschlossen.

Die **Prognose** ist deutlich ungünstiger, weil die *Heiserkeit* – beim Larynxkarzinom ein Frühsymptom – entfällt und dies hier bereits eine größere Ausdehnung mit Übergreifen auf die Stimmbänder signalisiert.

4.2 Luftröhre, Bronchien und die Lunge

A. Forster

Die Tumoren des Tracheobronchialsystems, der Lunge und des Lungenfells sind meist bösartig.

4.2.1 Bronchialkarzinom

Definition. Das Bronchialkarzinom ist ein vom unterhalb des Kehlkopfes beginnenden Bronchialepithel ausgehender maligner Tumor. *Synonyme*: Lungenkarzinom, Bronchuskarzinom oder Lungenkrebs.

Häufigkeit. In der westlichen Welt ist das Bronchialkarzinom *beim Mann die häufigste Krebserkrankung*, seit einigen Jahren wird jedoch auch eine deutliche Zunahme beim weiblichen Geschlecht beobachtet (Abb. 4.4–1).

Risikofaktoren. Hauptrisikofaktor ist das Zigarettenrauchen (Abb. 4.4–2), auch bei „passivem Mitrauchen" besteht ein erhöhtes Risiko. Die Wahrscheinlichkeit an Lungenkrebs zu erkranken steigt proportional mit der Anzahl der gerauchten Zigaretten und den Raucherjahren. Darüber hinaus stellt wohl der Beginn des Rauchens vor dem 16. Lebensjahr einen zusätzlichen Risikofaktor dar.

Unabhängig vom Rauchen gibt es anscheinend eine gewisse *familiäre Belastung*. 8 % der Lungenkarzinome gelten als berufsbedingt. Hierbei tragen Schornsteinfeger, Isolierer, Straßenbauarbeiter und Heizer ein erhöhtes Risiko. Weiterhin sind allgemeine Umwelteinflüsse, *Luftverschmutzung*, für die Zunahme der Lungenkrebssterblichkeit mitverantwortlich, denn statistisch ist ein diesbezügliches Stadt-Land-Gefälle nachweisbar. Gemessen an der Bedeutung des Rauchens spielen jedoch Umwelteinflüsse eine wesentlich weniger bedeutende Rolle.

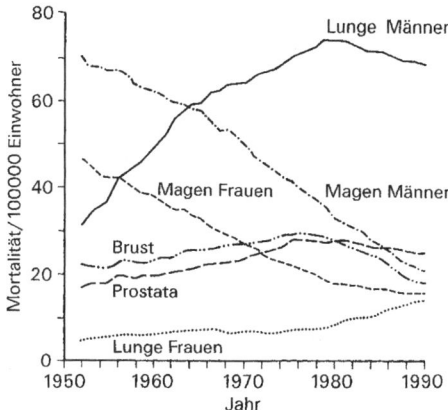

Abb. 4.4–1: Trendentwicklung wichtiger Organtumoren in Deutschland über einen Zeitraum von 40 Jahren (1950–90)

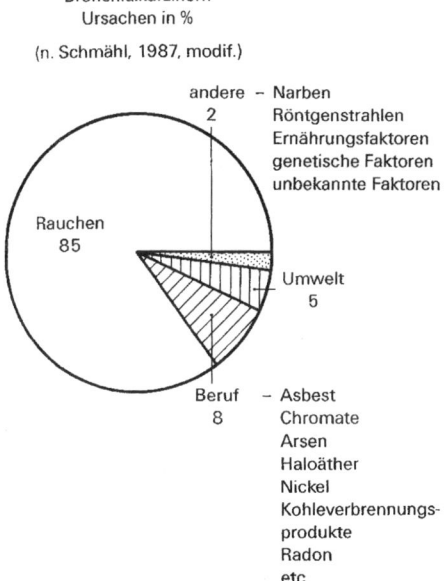

Abb. 4.4–2: Ursachen des Bronchialkarzinoms (n. Schmähl, 1987, modif.)

Pathologie (Abb. 4.4–3). Für die Klinik bedeutsam ist die Unterteilung in *2 Gruppen*:
a) *kleinzellige Bronchialkarzinome* stellen den zweithäufigsten Tumortyp (20–25 %)
b) *nichtkleinzellige Bronchialkarzinome* (75–80 %) umfassen: *Plattenepithelkarzinome*, die mit ca. 35 % am häufigsten vorkommen, hierin eingeschlossen sind die *bronchoalveolären* Karzinome; *Adenokarzinome* (12–23 %); *großzellige* (undifferenzierte) *Karzinome* (5–19 %).

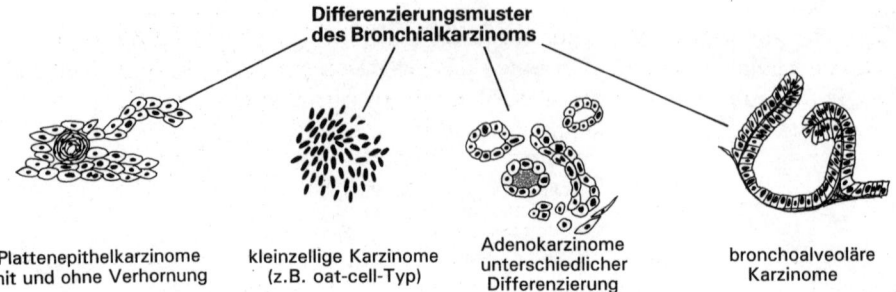

Differenzierungsmuster des Bronchialkarzinoms

| Plattenepithelkarzinome mit und ohne Verhornung | kleinzellige Karzinome (z.B. oat-cell-Typ) | Adenokarzinome unterschiedlicher Differenzierung | bronchoalveoläre Karzinome |

Abb. 4.4–3: Häufige Differenzierungsmuster des Bronchialkarzinoms

4.2.1.1 Symptome, Diagnose

Symptome. Für das Bronchialkarzinom gibt es kein krankheitsspezifisches Symptom, deshalb sind auch die Chancen der Früherkennung besonders schlecht. Am häufigsten tritt *Husten* auf, der bei Rauchern zumeist mit der gleichzeitig vorhandenen chronischen Bronchitis fehlgedeutet wird. Falls beim Husten Blut expektoriert wird *(Hämoptoe)*, werden häufiger diagnostische Maßnahmen eingeleitet.

Seltener sind: *Gewichtsverlust, Mattigkeit, Schmerzen* im Brustkorb oder schlecht abheilende *Lungenentzündungen* und *Pleuraergüsse* mit entsprechenden Begleiterscheinungen.

Diagnose. Grundlage ist die *körperliche Untersuchung*, hierbei ist neben der Festlegung der Operabilität insbesondere auf Anzeichen von Lymphknoten- und Fernmetastasen zu achten. Die *Sputumzytologie* ist besonders beim kleinzelligen Karzinom gelegentlich erfolgreich.

Die *Lungenfunktionsprüfung* ist präoperativ essentiell (s. Kap. 4.2.4). Die *Röntgenaufnahme* der Thoraxorgane stellt ein besonders wichtiges Instrument der Diagnostik dar, hierbei sind genaue Lokalisierung des Tumors (peripher, zentral) und Informationen über die Operabilität – insbesondere in Kombination mit einem Thorax-CT – möglich (Abb. 4.4–4).

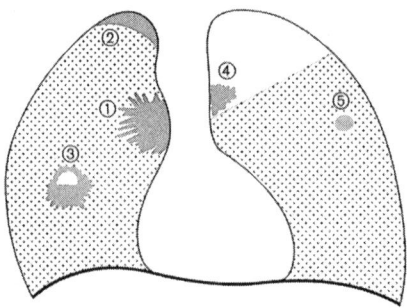

Abb. 4.4–4: Röntgenbefunde beim Bronchialkarzinom: **1** zentrales Karzinom, **2** Pancoast-Tumor, **3** zerfallendes Karzinom mit Abszedierung, **4** stenosierendes Karzinom mit Atelektase des zugehörigen Lungenabschnitts, **5** peripheres Karzinom (oft als Rundherd imponierend)

Zentrale Methode in der Tumordiagnostik ist die *Bronchoskopie* mit Zytologie und Gewebeentnahme und die Suche nach *Fernmetastasen* (s. Abb. 4.1–3, 4, S. 98, 99), die in folgenden Organen mit abnehmender Häufigkeit vorkommen: Leber > Nieren, Nebennieren > Knochenmark > Gehirn.

4.2.1.2 Prinzipien der Therapie, Prognose

Bei der Therapieplanung stellt die Unterscheidung zwischen kleinzelligen und nichtkleinzelligen Bronchialkarzinomen ein wesentliches Kriterium dar:

Nichtkleinzelliges Karzinom. Aufgrund ihres langsameren Wachstums wird die operative Sanierung angestrebt (s. Kap. 4.2.4), wobei je nach Tumorgröße darüber entschieden wird, ob nur ein Lungenteil oder ein gesamter Lungenflügel entfernt werden muß. Hierbei spielt die Art des Lymphknotenbefalls in der Tumorumgebung eine ebenso wichtige Rolle wie die Entscheidung darüber, ob postoperativ eine Bestrahlungstherapie erfolgt.

Kleinzelliges Karzinom. Bei diesem Tumor ist die Chemotherapie das übliche Verfahren. Die Ansprechraten sind je nach Tumorgröße und Lokal- bzw. Fernmetastasierung unterschiedlich.

Prognose und Prophylaxe. Trotz verbesserter Operationstechniken, Wirksamkeit und Verträglichkeit der Chemotherapie ist die Prognose der Bronchialkarzinompatienten schlecht.

Die 5-Jahres-Überlebenszeit aller nichtkleinzelligen Karzinome liegt unter 10 %, die der kleinzelligen Karzinome ist noch schlechter. Die Lebenserwartung der operierten Patienten ist in jedem Fall höher als die der nicht operierten, liegt jedoch auch nur bei einer 5-Jahres-Überlebenszeit von 25 %.

Primäre Prävention ist neben arbeitsschutzrechtlichen Maßnahmen, die zum Teil bereits verwirklicht wurden (Asbestverbot), die Bekämpfung des Rauchens.

Nach statistischen Berechnungen könnten dadurch 90 % der Lungenkrebstoten vermieden werden, dies entspricht einer jährlichen Zahl von 30 000 Todesfällen. Angesichts dieser Zahlen erscheint die auffällige Toleranz unserer Gesellschaft gegenüber dem Rauchen – ob in Schulen, Kliniken, Restaurants oder Flugzeugen – unverständlich!

4.2.2 Seltenere Lungentumoren

Pleuramesotheliom (Abb. 4.4–5). Darunter versteht man die bösartige tumoröse Entartung des Lungenfells, der Pleura. Diese Neoplasie wird, wie man heute weiß, durch Asbest hervorgerufen. Zwischen Asbestexposition und Erkrankungsbeginn können 30 Jahre liegen.

Allerdings ist bei einem geringen Teil der Erkrankten kein Asbestkontakt erkennbar, so daß wahrscheinlich auch andere unbekannte Auslösefaktoren existieren.

Führende *Symptome* sind Thoraxschmerzen und resistente Pleuraergüsse.

Diagnostisch sind Röntgenuntersuchung und histologischer Nachweis durch Pleurabiopsie wegweisend.

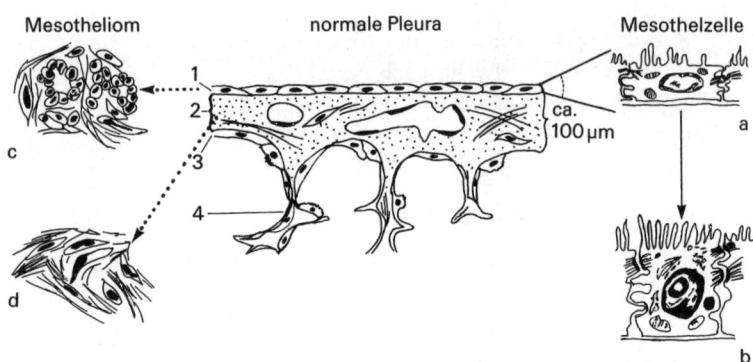

Abb.4.4–5: Aufbau der viszeralen Pleura aus Epithel und endopleuraler Gefäßbindegewebeschicht; **1** Pleuradeckepithel, **2** Endopleura, **3** Alveolarepithel, **4** Alveole. **a** Normale Pleuradeckzelle nach elektronenmikroskopischen Befunden mit Mikrovilli an der Oberfläche. **b** Pleomorphe Reizform der Mesothelzelle mit Kernvergrößerung sowie Vermehrung der Mikrovilli und Zellorganellen. **c** Malignes Mesotheliom, epithelialer Typ. **d** Malignes Mesotheliom, fibröser Typ

Die *therapeutischen Möglichkeiten* sind insgesamt sehr beschränkt, am erfolgversprechendsten sind resezierende chirurgische Maßnahmen.

Chemotherapie und Bestrahlung sind erfolglos, die mittlere Überlebenszeit der Patienten liegt bei 12 Monaten.

Weitere seltenere bösartige Lungentumoren sind **Sarkome**, die dem Lungenbindegewebe entspringen, und **Karzinoide**, die den Schleimdrüsen entstammen. Letztere haben eine gute Prognose (nach Operation), da sie kaum metastasieren.

4.2.3 Allgemeine Prinzipien der Thoraxchirurgie

T. Krauss

Thorakotomie. Als chirurgische Zugangswege in den Brustkorb kommen seitliche (vordere oder hintere) Schnittführungen in den Zwischenrippenräumen (laterale Thorakotomie) oder eine Längsspaltung des Brustbeines (mediane Sternotomie) in Frage (Abb. 4.4–6). Durch die mediane Thorakotomie wird eine vollständige Exposition beider Thoraxhöhlen und des Mediastinums möglich. Bei lateralen Thorakotomien kann die Resektion von einzelnen Rippen erforderlich sein. Der Rippenkäfig wird durch Einsatz eines mechanischen Retraktorsystems aufgespreizt.

In Sonderfällen läßt sich ein thorakaler Eingriff auch *minimal-invasiv* über in den Thoraxraum unter Videokontrolle (Kamera-Trokar) eingestochene Trokare durchführen (thorakoskopische Operationen). In der starren Brusthöhle ist dann nach dem Kollaps der Lungen auch ohne blähende Kohlendioxidinsufflation eine gute Übersicht zu erzielen. Die Thoraxhöhle wird durch schichtweise angelegte (anatomische) Nähte am Ende des Eingriffes dicht verschlossen. Mediane Sternotomien werden durch Draht-Cerclagen übungsstabil verschlossen.

Pneumothorax, Atelektase. Bei jedem Thoraxzugang wird die den knöchernen Rippenkäfig von innen auskleidende Pleura miteröffnet. Luft dringt zwischen die Pleura-

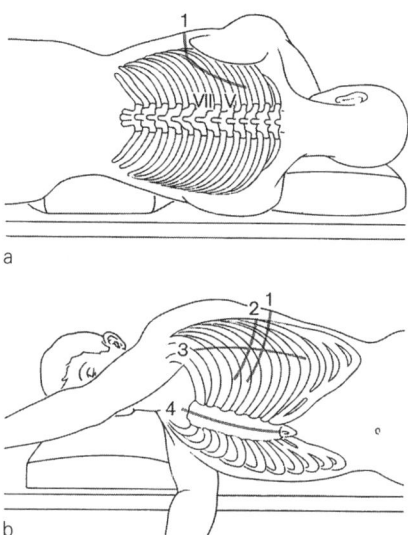

Abb. 4.4–6: Schnittführungen bei intrathorakalen Eingriffen (Thorakotomie): **a.** Seitenlagerung, Dorsalansicht mit posterolateraler Thorakotomie (**1**), **b.** Seitenlagerung, Ventralansicht mit posterolateraler (**1**) und anteriorer (**2**) Thorakotomie, axillärem Zugang (**3**) sowie medianer Sternotomie (**4**)

blätter (Pleura parietalis und visceralis) und erlaubt nach Verlust des hier normalerweise vorherrschenden Vakuums einen Kollaps (Atelektase) des elastischen Lungenparenchyms (Pneumothorax). Durch die zwingend erforderliche endotracheale Intubation und kontrollierte Überdruckbeatmung wird dem Lungenkollaps und der Atelektasenentwicklung entgegengewirkt.

Andererseits kann bei Anwendung eines sog. Doppellumentubus (getrennte Intubation der beiden Hauptbronchien im Bereich der Bifurkation) ein Lungenflügel auch isoliert geblockt und somit die Atelektase gezielt zugelassen werden, um die lokale Übersicht zu verbessern.

Am Ende des Thoraxeingriffes werden die Lungen transbronchial abgesaugt und kurzfristig überbläht, um intraoperativ aufgetretene Atelektasen zu beseitigen.

Drainage. Immer werden relativ starre Silikon-Drainagen unter geringem Sog (ca. 15–20 mm Wassersäule über ein Luftschloß) in die Thoraxhöhle eingelegt (Bülau-Drainagen, s. Abb. 20–8, S. 776), um postoperative Reizergüsse bzw. Blut abzuleiten und dem Pneumothorax entgegenzuwirken. Nach wenigen Tagen ist die Pleurahöhle zumeist verklebt und eine Extraktion der Drainagen möglich. Um die stattgehabte Verklebung zu testen, wird vor der Drainagenentfernung der Drainagensog über ca. 24 Stunden aufgehoben bzw. die Drainage abgeklemmt. Eine Thoraxröntgenaufnahme vor der Drainagenentfernung muß die vollständige Ausdehnung der Lunge ohne Erguß vor der geplanten Extraktion dokumentieren. Ist dies nicht oder nur unzureichend der Fall, muß weiter drainiert werden.

Postoperative Phase. Den *Schmerzen* nach Thoraxeingriffen liegen pleurale Reizerscheinungen zugrunde. Nach medianen Thorakotomien und thorakoskopischen

Eingriffen sind die Schmerzen im Vergleich zur lateralen Thorakotomie (noch bewegliche Brustwand, Rippenfrakturen etc.) i. a. deutlich geringer. Auch Drainagen
schmerzen oft durch mechanische Pleurareizung. Die Schmerzen verführen zur
Schonatmung und prädisponieren zu bronchialem Sekretverhalt, Pneumonie und
Atelektasenbildung. Hier werden an die physiotherapeutische *Atemgymnastik* hohe
Anforderungen gestellt. Die Patienten müssen über die Problematik aufgeklärt werden. Auf eine adäquate analgetische Medikation ist zu achten. Durch eine Injektion
von Lokalanästhetika im Bereich der Zwischenrippennerven (Interkostalnerven-
Blockade) ist zumeist eine hinreichende Analgesie zu erzielen. Die frühzeitige Mobilisation nach dem Eingriff ist entscheidend. Der *Kostaufbau* kann sofort erfolgen.
Drainagen werden so früh wie möglich gezogen, und der Drainagenkanal mit einem
abdichtenden Salbenverband oder Verknotung bei der Op. vorgelegter Fäden verschlossen.

4.2.4 Resektionsverfahren an der Lunge

Wir unterscheiden je nach der Ausdehnung der Lungenparenchymentfernung die
Lungenkeilresektion (hält sich nicht an anatomische Grenzen, sog. atypische Resektion), die Segmentresektion (Abb. 4.4–7), Mehrsegmentresektion, Lappenresektio-
nen (Lobektomie, Bilobektomie) und die Lungenflügelresektion (Pneumonektomie).

Die Lungenparenchymwundflächen, Gefäße und Bronchusstümpfe werden gezielt
übernäht (Abb. 4.4–8). Oftmals kommen auch automatische Klammer-Nahtapparate
zur Anwendung.

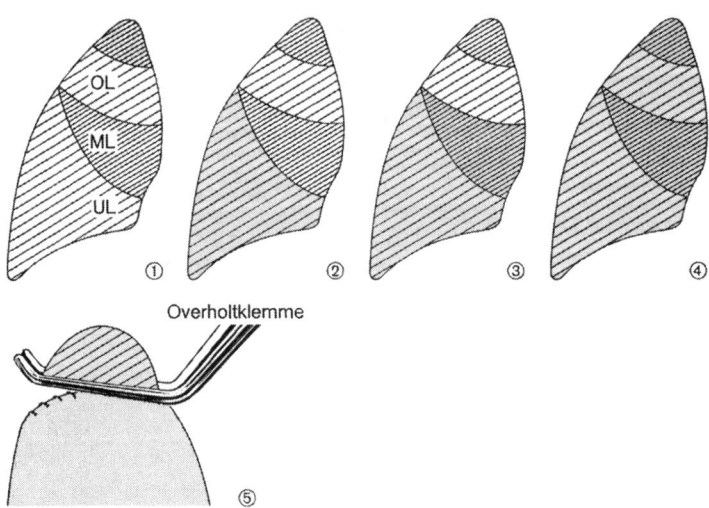

Abb. 4.4–7: Lungenverkleinernde Operationen: **1** Segmentresektion an der Lungenspitze, **2** Lobektomie (hier der Unterlappen, UL), **3** Bilobektomie von Mittel- und Unterlappen (ML, UL)
der rechten Lunge, **4** Pneumonektomie rechts (Entfernung der ganzen re. Lunge), **5** atypische oder Klemmresektion

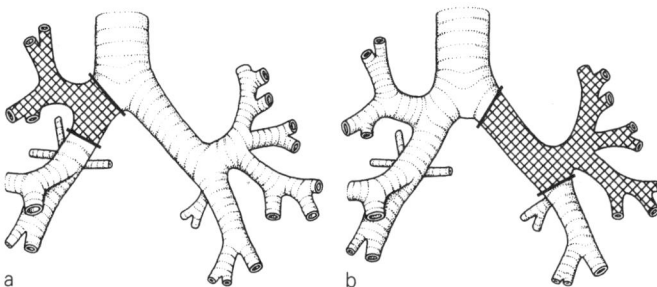

a   b

Abb. 4.4–8: Bronchoplastik als lungensparende Operation, **a.** Resektion des Oberlappen- und Inter-mediärbronchus bei begrenztem Tumor (z. B. Karzinoid), End-zu-End-Anastomose zwi-schen Haupt- und Intermediärbronchus, **b.** Entfernung des OL-Bronchus, ebenfalls mit End-zu-End-Anastomose zwischen Haupt- und UL-Bronchus (aus Nohl-Oser et al. 1985)

In Ausnahmen kommen bei malignen Tumoren *erweiterte Resektionen* unter Mitnahme von Zwerchfell-, Herzbeutel-, Mediastinal- und Brustwandanteilen in Frage. Größere Brustwandde-fekte können z. B. durch Einnaht von Kunststoffnetzen (wie bei Hernien) oder transplantierte bzw. geschwenkte Muskellappen verschlossen werden.

Ausdehnung und Zugang der Resektionen richten sich nach der Operationsindikati-on. Nach Möglichkeit werden anatomische Grenzen berücksichtigt (sog. typische Re-sektionen). Während bei Resektionen im Rahmen gutartiger Erkrankungen (z. B. Bronchiektasen, Zysten, benigne Tumoren) möglichst wenig Lungenparenchym ge-opfert werden soll (Abb. 4.4–8), richtet sich die chirurgische Therapie beim Bronchial-karzinom nach den allgemeinen onkologischen Radikalitätsprinzipien. Hier wird eine vollständige Tumorentfernung mit Sicherheitsabstand unter Miterfassung der regio-nalen Lymphknotenstationen angestrebt. Bei den zumeist fortgeschrittenen Tumoren ist die Lobektomie mit ausgiebiger mediastinaler Lymphknotendissektion der Stan-dardeingriff (s. Abb. 4.4–7/2).

Zur Gewebegewinnung und Diagnosesicherung dienen zuvor kleine atypische Keilresektionen (oftmals thorakoskopisch möglich), soweit die Diagnose nicht schon durch bronchoskopische (transbronchiale) Biopsie gesichert werden konnte (bei sehr peripheren Tumoren). Ein Befall der mediastinalen Lymphknoten oder eine Gewebegewinnung aus unklaren mediastinalen Tu-moren kann minimal-invasiv über eine Mediastinoskopie ausgehend vom Jugulum in Kurznar-kose gesichert werden.

Präoperative Diagnostik (Abb. 4.4–9). Vor jeder thoraxchirurgischen Resektion ist eine umfassende präoperative internistisch-pulmonologische Untersuchung (Blutgas-analysen, Lungenfunktionsprüfung u. a.) notwendig, um die Lungenfunktion und et-waige vorbestehende Einschränkungen des Gasaustauschs genau zu erfassen. Das Ausmaß einer vorbestehenden Lungenfunktonseinschränkung entscheidet unabhän-gig von allen weiteren therapeutischen Erwägungen über die maximale Ausdehnung des operativen Eingriffs, um den Patienten durch den Eingriff nicht inadäquat zu ge-fährden. Bei einer guten präoperativen Gesamtfunktion erlaubt eine Lungenflügelre-sektion mit postoperativer Reduktion der Lungenfunktion um ca. 50 % eine zufrie-denstellende Lebensqualität.

Ventilationsgrößen

Vitalkapazität (VK) _ _ _ _ _ _ _ _ _ _ _ _ > 50% des Sollwertes
Sekundenkapazität (Tiffeneau) _ _ _ _ > 55–60% der Ist-VK
Atemgrenzwert _ _ _ _ _ _ _ _ _ _ _ _ 45–75 l/min
Residualvolumen _ _ _ _ _ _ _ _ _ _ _ < 50% des Sollwertes

Blutgasanalysen

PO_2 > 65 mm Hg = 92% O_2-Sättigung
PCO_2 < 45 mm Hg

Globalinsuffizienz ⟶ absolute Kontraindikation

Pulmonalis – Blockadetest

Einseitige Blockade der A. pulmonalis!
Druckanstieg in der Pulmonalis nicht über 40 mm Hg in Ruhe

Abb. 4.4–9: Vor thoraxchirurgischen Eingriffen ist eine Risikobeurteilung obligat. Hier sind Minimalforderungen aufgelistet (s. Abb. 10–2, S. 419)

Residuen. Zurückbleibende Resektionshöhlen füllen sich mit Blut und Sekreten und werden im Laufe der Zeit bindegewebig ausgefüllt *(Fibrothorax)*. Durch den Narbenzug treten oftmals Mediastinal- und Zwerchfellverlagerungen (Hochstand), manchmal auch Wirbelsäulenfehlhaltungen (z. B. Skoliose) auf. Die Restlunge wird kompensatorisch überdehnt und kann im Spätverlauf ein *Narbenemphysem* ausbilden.

5. Neubildungen an Stütz- und Bewegungsorganen

B. Schüle

Die **primären Neubildungen** (Abb. 4.5–1) betreffen vorwiegend die Extremitäten, seltener die Wirbelsäule; sie sind meist gutartig.

> Primär bösartige Knochentumoren treten bevorzugt bei *Kindern* und *Jugendlichen* auf.

Metastasen extraossärer Tumoren (sekundär bösartige Knochentumoren) werden besonders bei Erwachsenen beobachtet; sie sind häufiger an der *Wirbelsäule* (s. Abb. 4.5–2 b) als an den *Extremitäten* (s. Abb. 4.5–2 a) lokalisiert.

Auf die Darstellung der insgesamt seltenen *Weichteiltumoren* (Muskulatur, Fettgewebe, fibröses Gewebe, Gefäße) wird hier verzichtet.

5.1 Symptome und Diagnose

Symptome. Gutartige und bösartige Tumoren machen oft lange Zeit keine klinischen Symptome. Die initialen *Lokalbefunde* sind meist uncharakteristisch: Schmerz, Schwellung, Rötung, Bewegungseinschränkung, Kompressionserscheinungen von Nerven und Gefäßen. Die Tumoren werden deshalb oft erst spät diagnostiziert. Un-

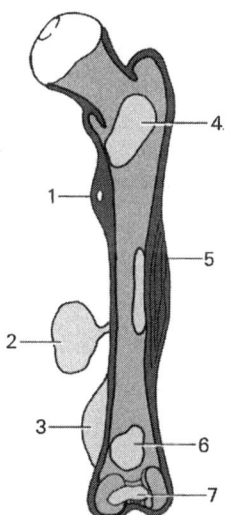

Abb. 4.5–1: Typische Lokalisation von Knochentumoren am Beispiel des *Femurs*: **1** kortikal (Osteoidosteom), **2** parostal-juxtakortikal (Osteosarkom), **3** periostal (Osteosarkom), **4** metaphysär-zentral (Chondrosarkom, Riesenzelltumor, Osteoblastom), **5** diaphysäres Zwiebelschalenphänomen (Ewing-Sarkom), **6** metaphysär-zentral (Osteosarkom, Enchondrom, Chondromyxom, nichtossifizierendes Fibrom), **7** epiphysär (Riesenzelltumor, Chondroblastom)

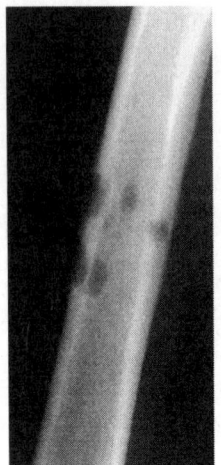 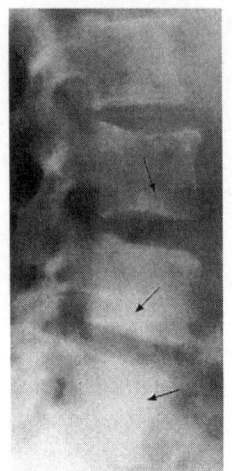

a   b

Abb. 4.5–2: Knochenmetastasen. **a.** Osteolytische Metastasen, im Femurschaft Strukturdefekte (Aufhellungen), zum Teil mit Destruktionen der Kortikalis. **b.** Gemischte, überwiegend osteoplastische Metastasierung. Neben osteolytischen Defekten fallen in den LWK osteoplastische Metastasen als unscharf begrenzte Verdichtungen (Pfeile) auf

charakteristische *Allgemeinerscheinungen* sind Appetitlosigkeit, Gewichtsreduktion, Antriebslosigkeit und Fieber. Die gutartigen Knochentumoren werden mangels typischer Frühsymptome nicht selten zufällig bei Röntgenuntersuchungen aus anderer Indikation erkannt. Manchmal tritt als erstes Symptom eines Knochentumors eine *pathologische Fraktur* auf, d. h. ein spontaner Knochenbruch ohne adäquates Trauma.

Diagnose. Im Vordergrund steht die *Röntgendiagnostik.* Informationen über die Art des Tumors und seine Ausdehnung erhält man durch *CT* und *MRT.* Die Suche nach weiteren Tumorlokalisationen (Metastasen) erfolgt mit dem *Knochenszintigramm.*

Laboruntersuchungen sind auch bei den bösartigen Tumoren in den Frühstadien meist unauffällig. Tumormarker sind bis jetzt nicht bekannt.

Die wichtigste Untersuchungsmethode zur Bestimmung der Dignität des Tumors ist die *Probeexzision*, bei der Tumorgewebe zur histologischen Untersuchung gewonnen wird.

5.2 Therapie

Entscheidend für die Therapie ist die *Dignität* des Tumors, seine *Lokalisation* und *Ausdehnung* sowie *funktionelle Störungen.*

Gutartige Tumoren erfordern eine operative Therapie, wenn die Gefahr einer „malignen Entartung" besteht, lokale Komplikationen drohen oder bereits aufgetreten sind: z. B. pathologische Frakturen, Funktionsstörungen von benachbarten Gelenken, Nerven- oder Gefäßkompression. Der Tumor wird operativ vollständig ausgeräumt, Knochenhöhlen werden u. U. mit autologem oder homologem Knochen aufgefüllt.

Bösartige Tumoren werden operativ, chemotherapeutisch oder radiologisch behandelt, häufig kombiniert.

Ziel der chirurgischen Therapie ist die *radikale Tumorentfernung*: Das umgebende Gewebe wird im Abstand von ca. 5 cm reseziert, um auch mikroskopisch kleine Tumorausläufer zu erfassen. Die entstandenen Defekte werden durch Endoprothesen oder aufwendige plastische Verfahren ersetzt. Bei Tumoren an den Extremitäten wird versucht, die Amputation zu umgehen. Bei Tumoren im Bereich des Beckens oder der Wirbelsäule ist oftmals keine radikale Entfernung möglich, weil funktions- oder lebenswichtige Teile entfernt werden müßten.

Pflege. Patienten mit Knochentumoren sind u. U. erheblich *frakturgefährdet.* Die Pflegeperson muß sich über Belastungsfähigkeit der Extremitäten beim Aufstehen, Gehen, manuellen Arbeiten usw. informieren.

Ein wichtiger Teil der Pflege ist die *psychologische Führung* des Patienten.

5.3 Osteosarkom

Das Osteosarkom ist der *häufigste bösartige Knochentumor,* an dem vorwiegend Jugendliche erkranken. Der Tumor ist hoch maligne, schnell wachsend und zeichnet sich durch eine frühzeitige Metastasierung (vorwiegend in die Lunge) aus. Betroffen sind vor allem die langen Röhrenknochen, besonders die Knieregion).

Therapie. Operation und Chemotherapie werden kombiniert. Die **Prognose** ist durch effektivere Behandlungsmöglichkeiten günstiger geworden. Die 5-Jahres-Überlebensrate beträgt > 50 %.

5.4 Ewing-Sarkom

Das Ewing-Sarkom ist ein schnell wachsender, bösartiger Tumor unklaren Ursprungs, der fast ausschließlich *Kinder* und *Jugendliche* befällt.

Symptome. Der Tumor ist sowohl in den langen Röhrenknochen als auch in den platten Knochen der *unteren Extremität* lokalisiert. Häufig finden sich typische *Entzündungzeichen*: lokale Schwellung, Überwärmung, Schmerzen, Fieber, Erhöhung der BKS und der Leukozyten. Aufgrund dieser Symptome wird gelegentlich die Fehldiagnose „*Osteomyelitis*" gestellt.

Therapie. Kombination von Operation, Radiatio und Chemotherapie. Die **Prognose** ist schlechter als beim Osteosarkom.

5.5 Knochenmetastasen

Absiedlungen von Tochtergeschwülsten eines extraossären Tumors (z. B. Mamma-, Prostata-, Bronchial-, Nieren- oder Schilddrüsenkarzinom) sind im Erwachsenenalter häufig. Sie sind oft sehr *schmerzhaft* und können zu *pathologischen Frakturen* führen. An der Wirbelsäule bewirken sie gelegentlich eine Rückenmarkskompression mit nachfolgender *Querschnittslähmung.*

Zur Metastasensuche ist die *Knochenszintigraphie* wegen ihrer hohen Treffsicherheit die Methode der Wahl. Auch *röntgenologisch* sind Metastasen darzustellen (Abb. 4.5–2).

Behandlungsziel ist die Verbesserung der Lebensqualität: Schmerzlinderung durch Strahlen-, Chemotherapie sowie operative Maßnahmen zur Stabilisierung bei drohender oder eingetretener Fraktur.

5.6 Tumorähnliche Knochenerkrankungen

In dieser Gruppe werden Erkrankungen zusammengefaßt, deren Veränderungen klinisch und radiologisch einem Knochentumor entsprechen, die jedoch nicht die Kriterien eines echten Geschwulstwachstums erfüllen.

Häufig ist die **juvenile Knochenzyste**, eine tumorähnliche Neubildung, die zwischen dem 8. und 15. Lebensjahr beobachtet wird. Der zystische Hohlraum liegt bevorzugt im proximalen *Femur* oder *Humerus*, ist gefüllt mit seröser Flüssigkeit und wird häufiger erst bei einer Spontanfraktur symptomatisch. Im *Röntgenbild* sind eine kolbige Auftreibung des Knochens sowie ein Defekt mit Verdünnung der Kortikalis zu sehen. Als *therapeutisches Verfahren* hat sich die wiederholte Punktion der Zyste mit anschließender Injektion von Kortikosteroiden bewährt. Eine Operation ist selten erforderlich.

6. Neubildungen von Brustdrüse und Haut

6.1 Bösartige Neubildungen der Brustdrüse
A. Blessing

6.1.1 Mammakarzinom

Die bösartige Neubildung geht vom *Drüsengewebe* oder von den *Milchgängen* der weiblichen Brustdrüse aus.

Häufigkeit. Das Mammakarzinom ist der *häufigste Krebs der Frau*. In Deutschland erkranken *7% (!) aller Frauen* an Brustkrebs. Die Erkrankungshäufigkeit nimmt mit dem Lebensalter zu.

6.1.1.1 Ätiologie

Die Ursache ist unbekannt, doch existieren **Risikofaktoren**: hoher Fettkonsum, Adipositas, familiäre Belastung (Brustkrebs bei Mutter oder Schwester), hormonale Faktoren (frühe Menarche, späte Menopause) u. a.

Hormone (v. a. die Östrogene auch in der Pille) induzieren wohl nicht die Entdifferenzierung von normalem Gewebe, d. h. die Entstehung eines Karzinoms. Östrogene können aber das Wachstum eines bestehenden Tumors fördern.

6.1.1.2 Pathologie

Histologie, Lokalisation. Der Brustkrebs geht von den Milchgängen (etwa 15 %) oder Drüsenläppchen (etwa 85 %) aus. Am häufigsten ist der Brustkrebs im oberen äußeren Quadrant zu finden (Abb. 4.6–1)

Metastasierung. Das Karzinom breitet sich zunächst *lokal* aus und metastasiert zuerst *lymphogen* in die regionären Lymphknoten, wobei der Sitz des Primärtumors für die Metastasierungsrichtung entscheidend ist.

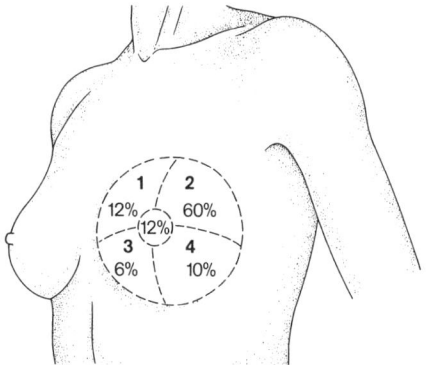

Abb. 4.6–1: Das Mammakarzinom tritt am häufigsten im oberen äußeren Quadranten auf

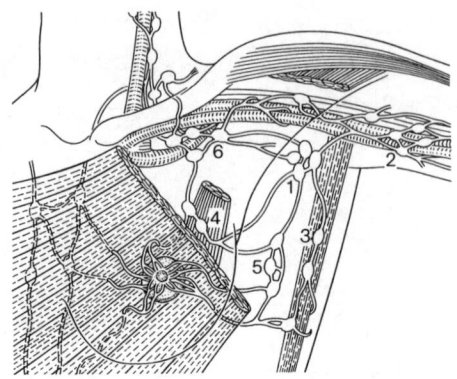

Abb. 4.6–2: Lymphabflußwege der Mamma (modif. nach Siewert): **1** zentrale Lymphknotengruppe, **2** Lymphknoten (Lnn.) um die V. axillaris, **3** subkapsuläre, **4** intrapektorale, **5** subpektorale Lymphknoten, **6** Lnn. der Apex axillae

Zum Zeitpunkt der Diagnosestellung ist der Brustkrebs häufig schon fortgeschritten, wobei die Metastasierungstendenz anscheinend von der Größe des Primärtumors abhängt: Bei Tumoren zwischen 1 und 2 cm findet man bei mehr als der Hälfte der Patientinnen Lymphknotenmetastasen in der gleichseitigen Achselhöhle.

Hämatogene Ausbreitung. Bei knapp 20 % der Patientinnen sind bereits Metastasen in anderen Organen vorhanden: Knochen ca. 70 %, Leber ca. 60 %, Lunge ca. 50 %.

6.1.1.3 Stadieneinteilung, Prognose

Stadien. Maßgebend ist das international vergleichbare TNM-System nach den Richtlinien der UICC (Union internationale contre le cancer). Das **TNM-System** klassifiziert nach *Tumorgröße (T), Lymphknotenbefall (N)* und *Metastasen (M)*. Man unterscheidet die prätherapeutische (TNM) und postoperative *(pTNM)* (histologisch fundierte) Einteilung:

T bzw. pT – Primärtumor:
T1: Tumor ist 2 cm oder kleiner
T1 a: Tumorgröße maximal 0,5 cm
T1 b: Tumorgröße zwischen 0,5 und 1 cm
T1 c: Tumorgröße zwischen 1 und 2 cm
T2: Tumor zwischen 2 und 5 cm in der groß
T3: Tumor ist größer als 5 cm
T4: Tumor jeder Größe aber mit direkter Infiltration der Brustwand (Rippen, Interkostal-, Serratusmuskel) oder Haut

N bzw. pN – regionäre Lymphknoten:
N0: keine regionären Lymphknotenmetastasen
N1: Metastasen in beweglichen axillären Lymphknoten der betroffenen Seite
N2: Metastasen in axillären Lymphknoten der betroffenen Seite, die fixiert sind (z. B. untereinander verbacken)
N3: Metastasen in Lymphknoten entlang der A. mammaria interna

M – Fernmetastasen:
M0: keine Fernmetastasen
M1: Fernmetastasen sind vorhanden

Prognose. Die Karzinome werden in gut (G 1), mäßig (G 2) und schlecht differenziert (G 3) eingeteilt *(Grading)*, was die Prognose mitbestimmt. Diese wird auch vom *Hormonrezeptorstatus* (Östrogen- und Progesteronrezeptoren im Karzinomgewebe) beeinflußt. Je differenzierter ein Karzinom ist, je kleiner der Primärtumor und je mehr hormonrezeptorpositives Gewebe vorliegt, desto besser ist die Prognose.

6.1.1.4 Symptome und Diagnose

Symptome. Die klinischen Zeichen eines Brustkrebses sind:
- Knoten in der Brust (sicht- und tastbar)
- Haut- und Einziehung der Brustwarze (Abb. 4.6–3)
- Orangenhaut und Geschwürbildung oder der Hautrötung
- Schmerzen; Flüssigkeitsabsonderung (oft blutig) aus der Brustwarze
- ekzemartige Hautveränderung der Brustwarze
- harter Knoten in der Achselhöhle.

Diagnose. Folgende Untersuchungen weisen den Brustkrebs nach:
- Inspektion, Palpation (s. Abb. 4.6–4), Ultraschall
- Mammographie (Röntgenuntersuchung der Brust) und Galaktographie (Röntgendarstellung der Milchgänge)
- Pneumozystographie (differenziert zystische von soliden Gebilden)
- Thermographie (Wärmeunterschiede in der Brust)
- zytologische Untersuchung (z. B. Mamillensekret)
- Gewebeentnahme und mikroskopische Untersuchung.

Die **Mammographie** hat eine durchschnittliche Treffsicherheit von 80–95 %. Die wichtigsten Hinweise sind sternförmige *Verschattungen* mit strahligen Ausläufern oder *Mikroverkalkungen*.

Die **Palpation** hat besondere Bedeutung für Früherkennung und Prophylaxe (s. Kap. 6.1.5). 5–10 % aller tastbaren Karzinome sind mammographisch nicht darstellbar. Erst die histologische Untersuchung weist ihren bösartigen Charakter nach.

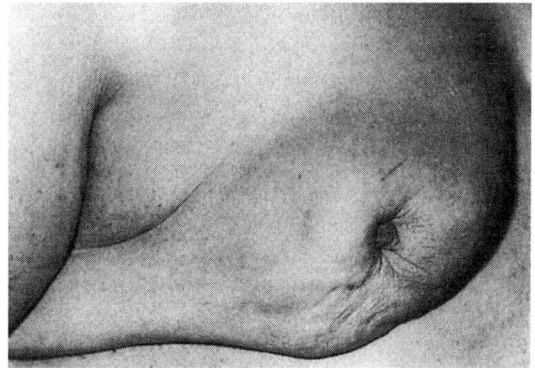

Abb. 4.6–3: Retraktionsphänomene als Hinweis auf ein Mammakarzinom: Einziehung von Mamille und Haut

Die **Ultraschalluntersuchung** erlaubt insbesondere eine Unterscheidung zwischen *soliden* und *zystischen* Tumoren, die Untersuchung von *Schwangeren* und die Kontrolle nach *Prothesenimplantaten*.

6.1.1.5 Histologie

Nur die histologische Untersuchung des Exzisionsmaterials erlaubt eine *endgültige Diagnose*: benigner, präinvasiver oder maligner Prozeß? Die *Schnellschnittdiagnostik* ermöglicht ein einzeitiges operatives Vorgehen, wobei *Narkoserisiko* und *psychische Belastung* nur einmal auftreten.

Ist ein Mammakarzinom histologisch gesichert, wird nach **Fernmetastasen** gesucht: Lebersonographie, evtl. CT und Thoraxröntgen in 2 Ebenen, Skelettszintigraphie und Röntgenuntersuchung metastasenverdächtiger Skelettbezirke (s. Abb. IV/5–2, S. 138), Mammographie der anderen Brust.

6.1.2 Vorstufen des Brustkrebses

Bei den 3 folgenden prämalignen Mammaläsionen (**Präkanzerosen**) liegt **keine Invasion** in das umgebende Bindegewebe vor:
(1) *Atypische Proliferation des Milchgangepithels* (z. B. bei der Mastopathie Grad III)
(2) Das *Carcinoma lobulare in situ (CLIS)* entsteht in den Drüsenläppchen und wird häufig nur zufällig bei einer Probeexzision entdeckt. Es entwickelt sich meist multizentrisch und kommt vorwiegend bei jüngeren Frauen vor. In 15–30 % geht es in ein invasives Karzinom über. Mammographisch ist es nicht sicher zu diagnostizieren. Wenn diese Veränderung frühzeitig entdeckt wird, ist die *Prognose* günstig.

Die *Therapieempfehlungen* sind unterschiedlich: Sie reichen von der einfachen Exzision und engmaschigen Kontrolle bis zur Mastektomie, sogar bis zur subkutanen Brustamputation der anderen Seite (wegen der Malignisierungstendenz der kontralateralen Seite).

(3) Das *Carcinoma ductale in situ (CDIS)* geht von den Milchgängen aus, kann ebenfalls multizentrisch auftreten und geht in etwa 50 % in ein invasives Karzinom über! Das CDIS kann mammographisch evtl. anhand von Mikroverkalkungen nachgewiesen werden, auch die Galaktographie kann Hinweise liefern. Handelt es sich tatsächlich um nicht-invasive Veränderungen, so ist die Prognose günstig. Es empfiehlt sich die *Mastektomie* (evtl. sogar die subkutane Mastektomie).

6.1.3 Therapie des Mammakarzinoms

6.1.3.1 Operation

> Standard ist die Exzision des karzinomverdächtigen Gewebes mit *Entfernung* der *Brustdrüse* und der *axillären Lymphknoten*.

In bestimmten Fällen kommt ein *brusterhaltendes Vorgehen* (mit obligater Nachbestrahlung der Restbrust) sowie die Entfernung der Achsellymphknoten in Frage. In zunehmendem Maße werden Möglichkeiten der *kosmetischen Rekonstruktion* erwogen.

Die operative Therapie verfolgt *2 Ziele*:
Lokalsanierung sowie Abschätzung von *Erkrankungsstadium* und *Prognose*.

Die **psychische Belastung** bei Brustamputation ist sehr groß und verhindert gelegentlich, daß Frauen mit einem selbst entdeckten Brustknoten rechtzeitig zum Arzt gehen. Die meisten Frauen fühlen sich nach einer Brustamputation verstümmelt, häufig kommt es zu Partnerkonflikten. Deshalb werden alternative operative Verfahren in steigendem Maße diskutiert wie die brusterhaltende Therapie (nur Teilentfernung der Brust mit Nachbestrahlung), aber auch Wiederaufbauoperationen (mit Silikonprothesen oder auch aus körpereigenen Geweben). Diese Ansätze sind im Interesse der betroffenen Frauen ernst zu nehmen, der Kosmetik sollte aber die Sicherheit der operativen Therapie nicht geopfert werden.

Vom Erkrankungsstadium (pTNM-Status), dem Tumorsitz, der histologischen Charakterisierung, dem Hormonrezeptorstatus, dem Alter der Patientin und dem operativen Vorgehen hängt es ab, ob Chemo-, Hormontherapie und Bestrahlung angeschlossen werden. Man kann dabei adjuvant (unterstützend) oder palliativ (lindernd) sein.

Eine *adjuvante Situation* liegt vor, wenn man von einer lokalen Sanierung ausgeht und eine zusätzliche Sicherheit erreichen möchte. Die *palliative Situation* ergibt sich, wenn der Brustkrebs lokal nicht zu sanieren war oder Fernmetastasen vorliegen.

6.1.3.2 Chemo- und Hormontherapie

Chemotherapie. Hier kommen Medikamente zum Einsatz, die die Vermehrung von sich schnell teilenden Zellen hemmen. Hierzu gehören Krebszellen, aber auch Zellen des Knochenmarks, der Keimdrüsen, des Darmes, der Haarwurzeln usw. Dies erklärt ihre *Nebenwirkungen.*

Eine Chemotherapie ist ein massiver Eingriff in das Leben der betroffenen Frau und deren Familie.

Die **hormonale** Therapie ist im Vergleich zur Chemotherapie wesentlich besser verträglich. Sie beruht auf der Erkenntnis, daß das Wachstum des Karzinoms von Hormonen, v. a. Östrogenen, abhängig sein kann. Bei positiven Hormonrezeptoren bedeutet Hemmung der Östrogenwirkung Hemmung des Krebswachstums.

Antiöstrogene (z. B. Tamoxifen) verdrängen Östrogen von den Rezeptoren. Wirksam werden sie nur, wenn das Karzinom derartige Rezeptoren enthält, vor allem bei Patientinnen in den Wechseljahren (> 50. Lebensjahr).

6.1.3.3 Bestrahlung

Eine Bestrahlung kommt z. B. in Frage, wenn *brusterhaltend operiert* wurde. Sie soll die evtl. verbliebenen malignen Zellen zerstören und ein Lokalrezidiv verhindern.

Bestrahlt wird auch, wenn die *Lokalsanierung* nur *eingeschränkt* möglich war (Thorax, Axilla, andere Lymphabflußgebiete).

Palliativ bekämpft sie Schmerzen bei Knochenmetastasen und Funktionseinschränkungen (z. B. instabile Wirbelsäulenmetastasen).

Lymphödem. Eine postoperative Bestrahlung der Achselhöhle kann zu einem Lymphödem des Armes führen (Lymphgefäße werden geschädigt) mit Schwellung, Schmerzen, Mißempfindungen und Hautveränderungen. Der *Lymphödemprophylaxe* kommt daher Bedeutung zu:

- Vermeidung von Verletzungen des Armes (Gartenarbeit mit Handschuhen, keine Blutentnahme oder Injektion)
- Vermeidung von Stauungen (keine enge Kleidung, keine Blutdruckkontrolle am betroffenen Arm)
- Hitze meiden (direkte Sonne, Sauna, heißes Spülen).

Lymphödemtherapie: Lymphdrainage, nach Entstauung Kompressionsstrumpf bzw. symptomatische Maßnahmen wie Antibiose bei Erysipel.

6.1.4 Metastasiertes Mammakarzinom

Fernmetastasen schließen eine Heilung aus. Daran hat sich auch durch die modernen Behandlungsverfahren nichts geändert.

In dieser Situation gilt es, möglichst individuell zu behandeln. Es können alle erwähnten Therapieformen zum Einsatz kommen.

6.1.5 Prophylaxe und Nachsorge

Prophylaxe. Häufigkeit und relativ schlechte Prognose beim meist zu spät erkannten Mammakarzinom oder dessen Vorstufen lassen eine Vorbeugung besonders dringlich erscheinen. Sie besteht aus der Selbst- und Vorsorgeuntersuchung:

- *Selbstuntersuchung*: Jede Frau über 30 Jahre sollte etwa zweimal im Jahr selbst beide Brüste durch Betrachten im Spiegel und Betasten untersuchen (Abb. 4.6–4).

Die Palpation – auch der Axilla – sollte im Stehen oder Sitzen und Liegen mit Anheben des Armes der untersuchten Seite erfolgen, damit sich ein Knoten gegen die harte Unterlage des angespannten M. pectoralis major besser tasten läßt (Abb. 4.6–4 d). Sie sollte die Häufigkeitsverteilung des Mammakarzinoms auf die 4 Quadranten der Brust berückichtigen (s. Abb. 4.6–1) und die klinischen Zeichen des Brustkrebses kennen (s. Kap. 6.1.1.4).

- *Vorsorgeuuntersuchung*. Jährlich sollten Frauen über 30 Jahre von einem Arzt die Brüste untersuchen lassen (Abb. 4.6–5).

> 80 % aller Mammakarzinome werden durch Tastuntersuchung entdeckt!

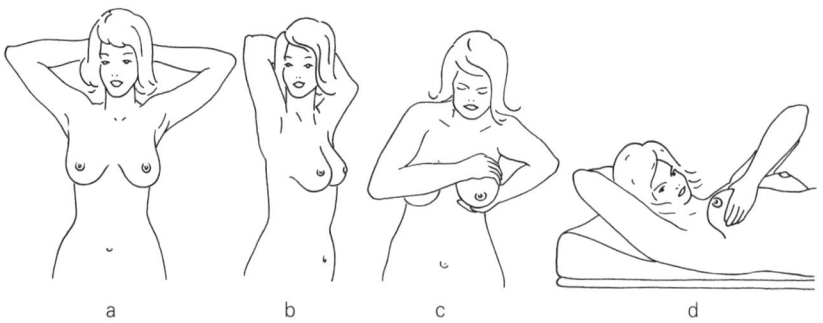

| a | b | c | d |

Abb. 4.6–4: Selbstuntersuchung der Brust. *Inspektion* vor dem Spiegel mit erhobenen Armen: **a.** Von vorne, **b.** Von schräg seitlich. *Tastuntersuchung:* **c.** Im Stehen, **d.** Im Liegen

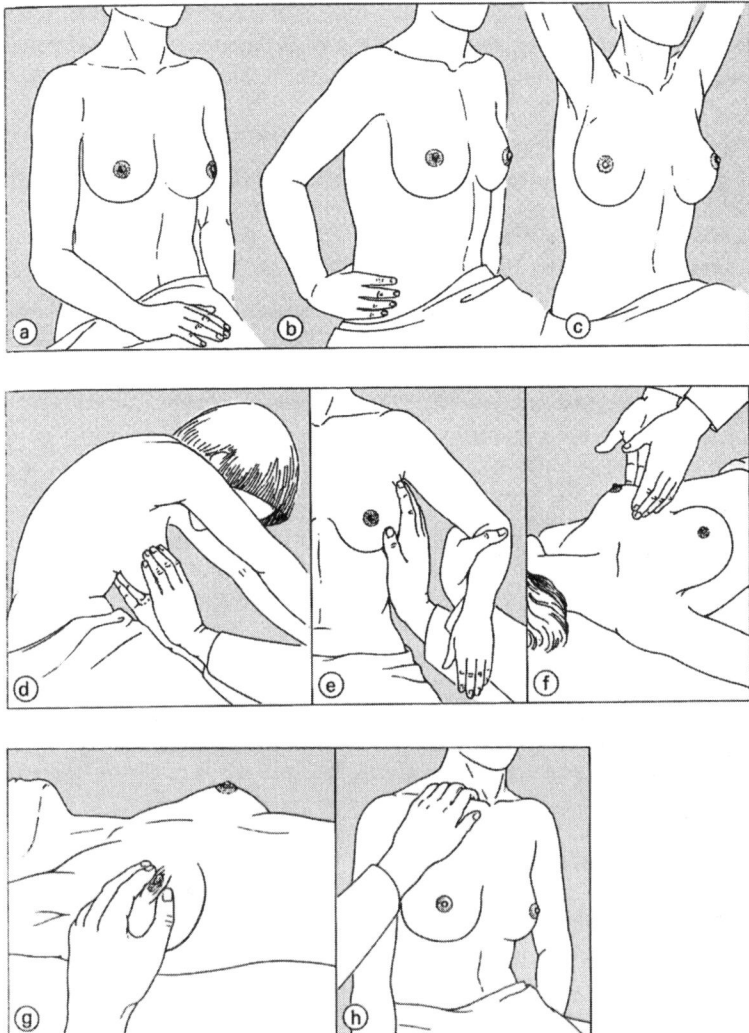

Abb. 4.6–5: Inspektion und Palpation der Mammae durch den Arzt (nach Long), **a** Patientin sitzend, Arme in Seithaltung, **b** Hände in die Hüften eingestemmt, M. pectoralis angespannt, **c** Arme über den Kopf erhoben, **d** Patientin nach vorn gebeugt, Palpation des Drüsenkörpers erleichtert, **e** Palpation der Axilla, **f** Palpation im Liegen, Arme entspannt, **g** Palpation von Brustwarze und Warzenhof, Expression von Flüssigkeit, **h** Palpation der Supraklavikular-Region

Außerdem empfiehlt sich eine regelmäßige mammographische Kontrolle (zur Entdeckung noch nicht tastbarer Veränderungen). Eine **Nachsorge** ist lebenslang notwendig. Ziel ist die möglichst frühzeitige Erkennung eines *Lokalrezidivs* oder auch einer *Metastasierung*. Weiterhin muß die psychosoziale Situation berücksichtigt werden. Hilfreich ist die Bestimmung von Tumormarkern wie z. B. CEA und CA 15–3, denn diese Serumanalysen ermöglichen eine Verlaufskontrolle bzw. Früherkennung von Rezidiven und Metastasen sowie Therapiekontrolle beim metastasierten Mammakarzinom.

6.2 Neubildungen der Haut
F. Nosbusch

Hautkrebse haben eher einen gutartigen Charakter. Allein das *Plattenepithelkarzinom* (Spinaliom) tendiert bei nicht rechtzeitiger Behandlung zu Metastasen.

Der *M. Bowen, basozelluläres Karzinom* und *Spinaliom* befällt v. a. Ältere.

Chronisch lokale Reize und geringfügige Traumen sollen auslösend sein; dabei kommt der Sonne eine sehr wichtige Wirkung zu. Daß der Hautkrebs viel häufiger auftritt und bei immer jüngeren Menschen vorkommt ist wesentlich auf die Sonnenbestrahlung zurückzuführen.

Damit läßt sich auch die explosionsartige Zunahme des gefürchteten malignen Melanoms begründen.

6.2.1 Malignes Melanom (MM)

Definition. Das MM ist ein äußerst bösartiger Tumor der Haut, seltener der Schleimhaut. Abgeleitet wird er von den Pigmentzellen (Melanozyten), die sich in der untersten Schicht der Oberhaut befinden oder aber von den Nävuszellnävi (Muttermalen) der Dermoepidermalgegend.

Häufigkeit: 10–12/100000 Einwohner/Jahr mit deutlich gestiegener Inzidenz (Sonnenbelastung!)

Früherkennung. Verletzung, Verbrennung, chronische Reibungen können zur Entartung führen.

Alarmzeichen hierfür sind:
- das Mal bleibt gerötet, entzündlich, gelegentlich tritt Juckreiz auf
- die Pigmentierung nimmt teilweise zu
- das Mal wird unregelmäßig, knotig
- die Oberfläche wird glatt, etwas glänzend, hier und da mit einer schuppigen und krustösen Auflagerung
- das kleinste Trauma kann eine Blutung auslösen

Klinisch unterscheidet man *3 Arten* (Abb. 4.6–6, 7, 8):
(1) *primär knotiges Melanom* (NM = „nodular melanoma"). *Häufigkeit:* 15–30 %.
    Die *Prognose* ist die schlechteste, weil der Knoten sofort in die Tiefe zu wachsen tendiert.
(2) *oberflächlich-spreitendes Melanom* (SSM = „superficial spreading melanoma").
    Häufigste Form: etwa 70 %.
    Der Tumor wächst erst horizontal, später bilden sich Knoten in der Tiefe.
(3) *Melanom auf Morbus Dubreuilh,* einer melanotischen Präkanzerose, bei älteren Menschen (LMM = „Lentigo-maligna-Melanom").
    Häufigkeit: 4–10 % der Melanome.
    Die *Prognose* ist weniger schlimm.

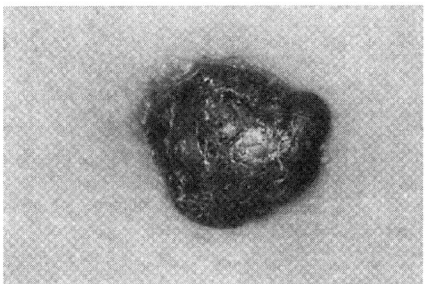

Abb. 4.6–6: Das knotige (noduläre) Melanom zeigt die ungünstigste Prognose. Typisch sind rötlich-blauschwarze bis graubraune halbkugelig vorragende Knoten mit und ohne Ulzerationen oder plaqueförmige Läsionen

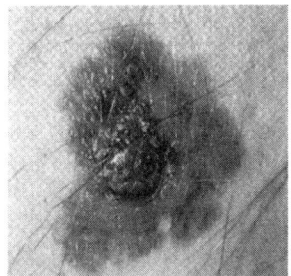

Abb. 4.6–7: Oberflächlich-spreitendes Melanom. In der frühen Wachstumsphase dominiert eine horizontale, später vertikale Ausbreitung mit knotiger Transformation. Je nach Krankheitsdauer treten flache Herde oder Knoten mit scharf oder unscharf begrenztem Rand auf. Diagnostisch bedeutungsvoll ist der Farbton mit Schattierungen von Braun, Grau, Blau, Schwarz und Weiß

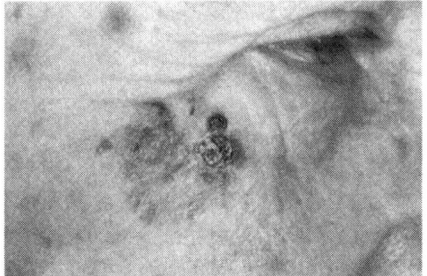

Abb. 4.6–8: Lentigo-maligna-Malanom. Betroffen werden vor allem Ältere an sonnenexponierter Haut des Gesichts. Klinisch steht eine flache, später auch knotige Läsion mit unscharfer Begrenzung und Brauntönen mit maschig-retikulärem Aspekt oder schwarzer Fleckung im Vordergrund

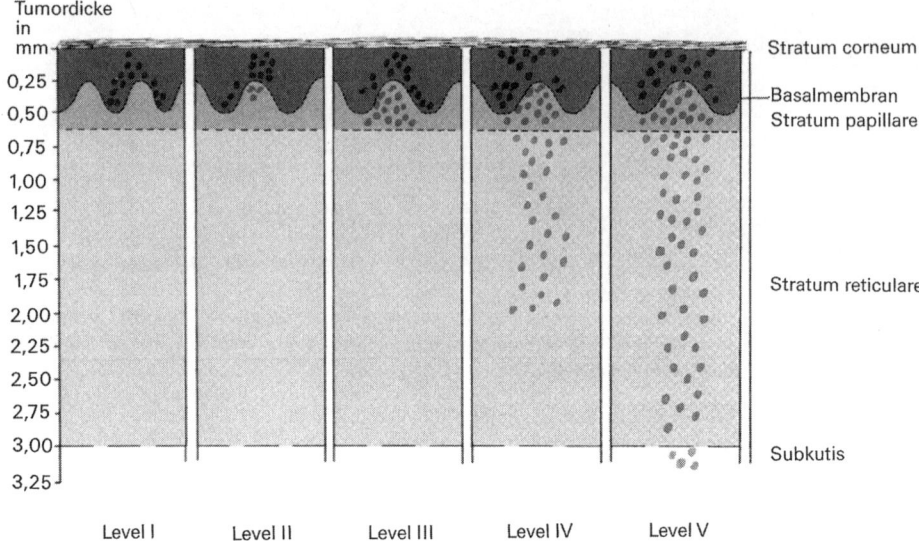

Abb. 4.6–9: Histopathologisches Staging nach *Clark* (Level I-V) und *Breslow* (mm)

Der Verlauf ist abhängig von der max. *Tumordicke* (Breslow), Invasionstiefe (Clark), Metastasierung u. a. Faktoren (z. B. Mitoserate) – Staging (Abb. 4.6–9).

Der Amerikaner Clark hat *5 Invasionstiefen* (Level I-V) beschrieben:

Tiefe I: sie entspricht histologisch einem alleinigen Befall der Epidermis.
Tiefe II: bösartige Zellen dringen zum Teil in die oberste Dermalschicht.
Bei *Tiefe III* ist die oberste Dermalschicht völlig befallen.
Tiefe IV: die unterste Dermalschicht ist betroffen.
Tiefe V: der Tumor infiltriert die Fettschicht.

Rezenter ist die *Methode nach Breslow* (Abb. 4.6–9, links):

Hier wird die Tiefe des Melanoms in mm gemessen; demnach richtet sich die Größe des chirurgischen Eingriffs:
– bei weniger als 0,75 mm ist die Prognose gut; eine Exzision mit 1 cm gesunder Haut genügt.
– zwischen 0,76 und 1,50 mm wird der Eingriff aufwendiger (gut 2 cm im Gesunden müssen entfernt werden)
– bei dickeren Tumoren sind etwa 4–5 cm gesundes Gewebe zu entfernen.

Man exzidiert bis zur Muskelschicht, sollte die Faszie allerdings belassen.

Erkrankungsstadium, Metastasierung. Das Melanom metastasiert sehr früh in lokale Lymphknoten, Leber, Lunge und Hirn (Fernmetastasen).

Fehlen Metastasen, sprechen wir vom
Stadium I: Primärtumor ohne Lymphknotenmetastasen
Stadium II: Primärtumor mit regionären Lymphknotenmetastasen befallen.
Stadium III: Fernmetastasen.

Behandlung: Im Stadium I genügen eine sachgemäße Exzision und spätere, regelmäßige klinische, biologische und röntgenologische Kontrollen über mehrere Jahre.

Im Stadium II u. III ist die Chirurgie des primären Tumors sowie der Metastasen unumgänglich. Manche nicht operablen Läsionen können bestrahlt werden; man muß allerdings wissen, daß eine äußerst hohe Dosis notwendig ist, da das Melanom eher schlecht auf Bestrahlungen reagiert.

Chemo- und Immuntherapie (u. a. Interferon) finden hier auch Anwendung.

Die **Prognose** ist bis heute bei fortgeschrittenen Tumoren schlecht. Bei jungen Leuten ist der Ausgang schneller fatal.

Prävention. Muttermale, die Reibungen ausgesetzt sind, sollten im Gesunden entfernt werden.

Exzessive *Sonnenbäder* sind auf alle Fälle zu meiden; v. a. der blauäugige, helle Hauttyp ebenso wie der Rothaarige dürfen sich nicht blindlings den UV-Strahlen aussetzen.

Sonnenstrahlen sind viel aggressiver als Solariumlampen.

7. Neubildungen der Geschlechtsorgane

7.1 Bösartige Neubildungen der weiblichen Geschlechtsorgane
A. Blessing

7.1.1 Zervixkarzinom

7.1.1.1 Präkanzerosen (**CIN**): Dysplasie, Carcinoma in situ

Vorstufen des Zervixkarzinoms (Präkanzerosen) sind die *Dysplasien* (= Fehlentwicklungen des Plattenepithels) und das *Carcinoma in situ* = **CIN** (zervikale intraepitheliale Neoplasie)

Die CIN ist eine *Präkanzerose*: Sie geht zwingend innerhalb einer bestimmten Zeit in ein invasives Zervixkarzinom über.

Die *Dysplasie* ist ein atypisches Epithel, das noch eine gewisse Regelmäßigkeit der Epithelschichtung aufweist. Je nach Ausprägungsgrad unterscheidet man leichte (CIN I), mäßige (CIN II) und schwere Dysplasie (CIN III). Läßt das atypische Epithel die normale Schichtung und Abgrenzung der Zellen völlig vermissen, so liegt ein Carcinoma in situ vor. Dysplasien können je nach Ausprägungsgrad der Atypie rückbildungsfähig sein oder auch direkt (ohne sich in ein Carcinoma in situ verwandelt zu haben) in invasives Wachstum übergehen. Das Carcinoma in situ ist nicht rückbildungsfähig (Abb. 4.7–1).

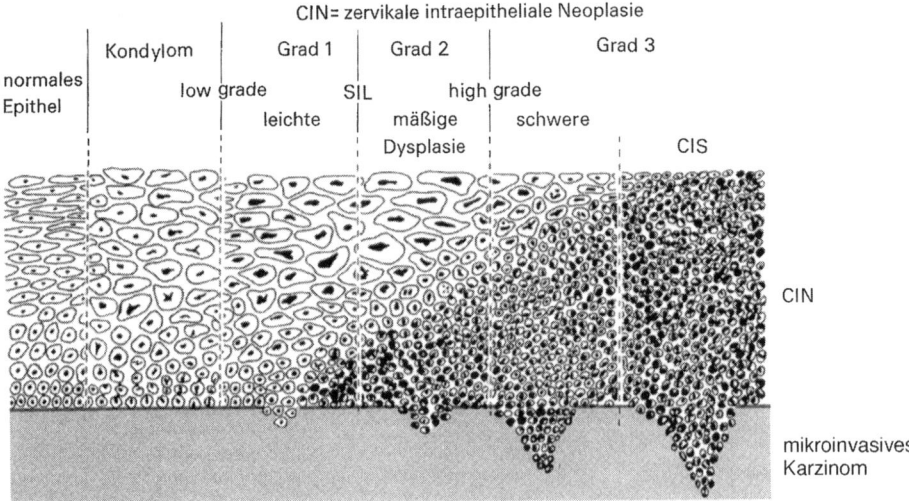

Abb. 4.7–1: Präkanzerosen und Mikrokarzinom der Cervix uteri mit gebräuchlichen Nomenklaturen des zunehmend entdifferenzierten atypischen Epithels, das in allen Phasen invasiv werden kann. (Bei der leichten Dysplasie – Grad 1 – ist die Basalmembran entgegen der schematischen Darstellung intakt!)

Die besondere Bedeutung der Dysplasie und des Carcinoma in situ, aus dem meist das Zervixkarzinom entsteht, liegt in der 100 %igen Heilungschance. Bei diesen Epithelveränderungen liegt noch *kein invasives* Wachstum vor und eine Metastasierung ist ausgeschlossen. Bei der Erkennung solcher Zervixveränderungen handelt es sich also um echte Vorsorge.

7.1.1.2 Zytodiagnostik (Papanicolaou)

Das ständig regenerierte Epithel wird abgestoßen und durch Abstrich gewonnen. Charakteristika für den Malignitätsgrad (CIN-Grad) der Zellen sind: *Epitheldifferenzierung, Kernatypien, Mitosezahl*, die der Pathologe beurteilt. Die Abstriche werden zur Beurteilung nach Papanicolaou angefärbt.

7.1.1.3 Invasives Zervixkarzinom, Gebärmutterhalskrebs

Häufigkeit, Ätiologie. Das Zervixkarzinom ist der häufigste weibliche Genitalkrebs. Ätiologisch spielen Reizfaktoren eine Rolle: Sexualhygiene (auch beim Geschlechtspartner), sexuelle Aktivität, ethnische Faktoren, Infektion mit HP-Viren und Rauchen. Etwa 95 % der Zervixkarzinome sind Plattenepithelkarzinome, 4 % etwa sind strahleninsensibel.

Die **Erstsymptome** sind keine Frühsymptome sondern erste klinische Zeichen eines bereits mehr oder weniger weit fortgeschrittenen Gebärmutterhalskrebses: blutig gefärbter Ausfluß, atypische Blutungen, Kontaktblutungen z.B. nach Geschlechtsverkehr, Schmierblutungen. Eine echte Früherkennung oder gar Vorsorgeerkennung ist nur mit entsprechenden Suchmethoden wie dem regelmäßigen Zellabstrich und der Kolposkopie möglich (Abb. 4.7–2).

Frühfälle des Zervixkarzinoms. Es handelt sich hier um maligne Veränderungen mit gerade beginnendem invasiven Wachstum (FIGO Ia1) oder nur wenig fortgeschrittener Invasion (Tumor höchstens 5 x 7 x 7 mm groß, FIGO Ia2). Bei diesen Frühfällen

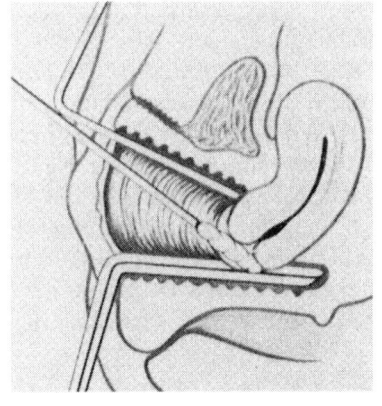 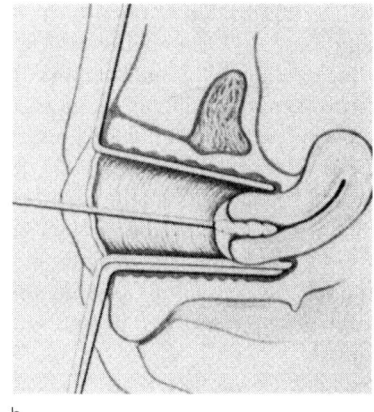

a   b

Abb. 4.7–2: Abstrichentnahme von der Portiooberfläche (**a**) und aus dem Zervikalkanal (**b**)

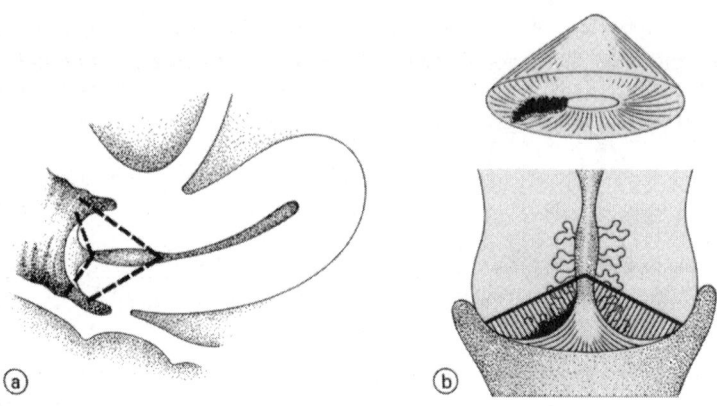

Abb. 4.7–3: Exzision (Herausschneiden) eines flachen (**a**) oder spitzen (**b**) Konus

fehlen die oben erwähnten Symptome, obwohl schon ein echtes Karzinom vorliegt. Eine Heilung ist aber noch möglich, und die Prognose ist gut.

Suchmethoden zur Erfassung von **Frühstadien** sind die *Zytodiagnostik* (Papanicolaou) und *Kolposkopie* (Untersuchung der Portio unter 6–40facher Lupenvergrößerung).

Der zweifelsfreie **Karzinomnachweis** wird geführt durch:
- *Konisation* (Abb. 4.7–3) mit Zervix- und Korpuskurettage (dient der endgültigen Klärung bei Auffälligkeiten der Suchmethoden)
- *histologische Untersuchung* von Gewebsbröckeln bei klinisch eindeutigem Karzinom (exophytisch wachsend).

7.1.1.4 Therapie

Frühfälle des Zervixkarzinoms. Hiermit sind Epithelveränderungen mit und ohne Invasion gemeint, die noch keine klinischen Symptome machen. Das Carcinoma in situ und die Dysplasien können nicht metastasiert haben und sind durch die Konisation, wenn diese im Gesunden erfolgt ist, vollständig therapiert. Anschließend sind regelmäßige zytologische und kolposkopische Kontrollen erforderlich. Bei Frauen mit abgeschlossener Familienplanung ist die einfache *Hysterektomie* (abdominal oder vaginal) schon aus psychologischen Gründen zu erwägen. Die Uterusexstirpation ist immer dann notwendig, wenn die Epithelveränderungen durch die Konisation nicht vollständig entfernt worden sind. Die einfache Hysterektomie ist die Therapie der Wahl für Zervixkarzinome mit gerade beginnender Stromainvasion (FIGO Ia1). Aber bereits beim Mikrokarzinom (FIGO Ia2) sollten neben der Entfernung des Uterus auch die *regionären Lymphknoten* mitentfernt werden, da es trotz des kleinen Tumorvolumens zu einer diskontinuierlichen lymphogenen Metastasierung kommen kann.

Therapie des klinischen Karzinoms. Das Zervixkarzinom ist bereits sicht- oder tastbar. Dennoch muß natürlich eine histologische Sicherung erfolgen: z.B. durch Bröckelentnahme oder Probeexzision. Das Zervixhöhlenkarzinom ist mit dem Auge nicht

immer erkennbar, aber bei der bimanuellen Palpation wirkt die Zervix aufgetrieben.
Die Therapie kann erfolgen durch: *Operation, Bestrahlung, Kombination* von Op.
und Radiatio.

Eine Chemotherapie ist wenig erfolgversprechend.

Welcher Therapie der Vorzug gegeben wird, hängt vom Stadium der Erkrankung ab.
Wenn der Tumor die Beckenwand bereits erreicht hat bzw. das untere Drittel der Va-
gina (FIGO III), dann besteht keine Operationsebene mehr, der Tumor kann nicht
mehr im Gesunden entfernt werden. Hier ist die Strahlentherapie dann Mittel der
Wahl. Bis zum Stadium FIGO II ist der Radikaloperation der Vorzug zu geben. Die
Radiatio kann zusätzlich prä- oder postoperativ erfolgen.

Die **chirurgische Therapie** bei lokal operablem Zervixkarzinom ist die abdominale
Exstirpation des Uterus, bei der möglichst weitgehend auch das parametrane Gewebe
(Beckenbindegewebe, das die Zervix seitlich umgibt, einschließlich Ligamenta cardi-
nalia, sacrouterina und vesicouterina) und eine Scheidenmanschette (etwa das obere
Drittel der Scheide) mitentfernt werden muß *(Wertheim-Radikaloperation)*. Die zusätzliche Entfernung der Beckenlymphknoten (Operation nach Wertheim/Meigs) ist
schon diagnostisch wichtig bei der Frage, ob evtl. postoperativ noch eine Nachbestrahlung stattfinden soll. Bei karzinomfreien Lymphknoten kann auf die Radiatio
verzichtet werden. Die Uterusexstirpation ist eine ausgedehnte Operation, die durch
eine relativ hohe Komplikationsrate gekennzeichnet ist. Die Patientinnen müssen in
der postoperativen Phase sorgfältigst betreut und überwacht werden.

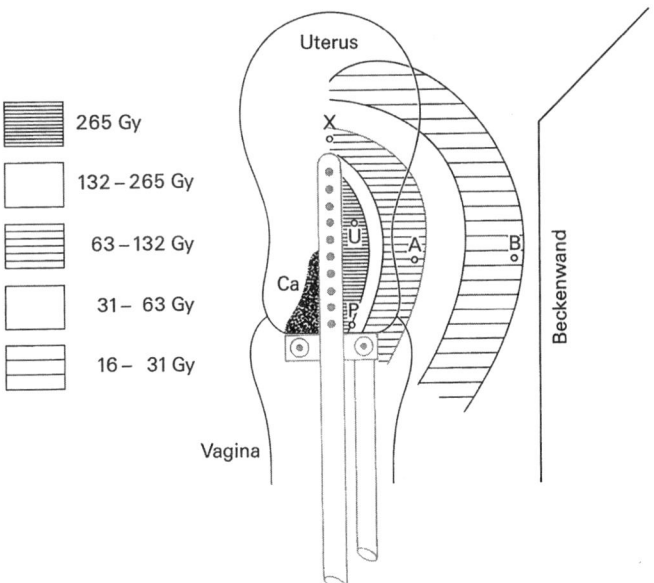

Abb. 4.7–4: Kontakttherapie mit intrauterinem Stift und Ringapplikator vor der Portio mit After-
loading-Technik. In Tumornähe (Zervixbereich) werden sehr hohe Dosen von über
100 Gy erreicht. LDR-Behandlung mit dem Isotop Cäsium-137

Die **Strahlentherapie** kann in einer lokalen Kontaktbestrahlung Abb. 4.7–4), in einer perkutanen Bestrahlung oder in einer Kombination der beiden Möglichkeiten bestehen. Bei lokal nicht operablen Fällen wird in der Mehrzahl die Kombination gewählt. Bei Voroperierten wird die einmalige Kontaktbestrahlung des Scheidenstumpfes zur Vermeidung von Lokalrezidiven empfohlen. Bei nachgewiesenen Lymphknotenmetastasen sollte eine perkutane Radiatio erfolgen.

Stadieneinteilung): Empfehlungen der Federation Internationale de Gynécologie et d'Obstétrique (FIGO) und TNM Klassifikation (T = Tumor, N = Nodulus, Lymphknotenmetastasen, M = Fernmetastasen, Tab. 4.7–1)

Tab. 4.7–1: TNM- und FIGO-Klassifikation des Zervixkarzinoms

TNM-Kategorien	FIGO-Stadien	
T x	–	Primär-TU kann nicht beurteilt werden
T 0	–	kein Anhalt für Primär-TU
Tis	0	Carcinoma in situ
T 1	I	begrenzt auf den Uterus
T 1 a	I A	präklinisches, mikroskopisches, invasives Karzinom
T 1 a$_1$	I A 1	minimale Stromainvasion
T 1 a$_2$	I A 2	Invasion $\leq$ 5 mm von der Basis des Epithels und $\leq$ 7 mm in horizontaler Ausbreitung
T 1 b	I B	TU größer als T 1 a$_2$
T 2	II	Ausdehnung jenseits des Uterus, aber nicht zur Beckenwand und nicht zum unteren Drittel der Vagina
T 2 a	II A	Parametrium frei
T 2 b	II B	Parametrium befallen
T 3	III	Ausdehnung bis zur Beckenwand oder unteres Drittel der Vagina oder Hydronephrose/stumme Niere
T 3 a	III A	Befall des unteren Drittels der Vagina
T 3 b	III B	Ausdehnung bis zur Beckenwand oder Hydronephrose/stumme Niere
T 4	IV A	Infiltration der Schleimhaut der Blase oder des Rektums oder Überschreitung der Grenzen des kleinen Beckens
M 1	IV B	Fernmetastasen

7.1.1.5 Nachsorge

Sie dient der frühzeitigen Entdeckung von Lokal- (im Scheidenstumpf), von Beckenwandrezidiven oder von Fernmetastasen (selten, entstehen relativ spät). Bei Fernmetastasen sind häufig Leber, Lunge, Gehirn und Knochen betroffen. Vor allem die Betreuung von inkurablen oder erfolglos behandelten Patientinnen ist sehr aufwendig. Durch die karzinomatöse Durchsetzung der Parametrien und damit Ummauerung der Ureteren verursachen Harnabflußstörungen ein- und beidseits Schmerzen, Oligurie bis Anurie, rezidivierende Pyelonephritiden und Urämie. Aus inoperablen Karzinomen kann es massiv bluten. Zervixkarzinome können in die Blase oder in das Rektum einbrechen und damit zu Schmerzen und zu Fisteln führen. Durch venöse oder lymphatische Stauung im kleinen Becken entstehen Thrombosen und Beinödeme.

Zur Verlaufsbeobachtung kann die Serumanalyse bestimmter Tumormarker hilfreich sein wie z. B. des CEA oder des SCC.

7.1.1.6 Zervixkarzinom und Schwangerschaft

Zervixkarzinome in der Schwangerschaft sind selten, die Schwangerschaft hat keinen Einfluß auf den Verlauf des Karzinoms. Jede Schwangere muß jedoch zytologisch und kolposkopisch kontrolliert werden. Zur Abklärung von Auffälligkeiten in der Vorsorge gelten die selben Regeln wie außerhalb der Schwangerschaft. Die Notwendigkeit der möglichst frühzeitigen Behandlung von höhergradigen CIN und invasiven Zervixkarzinomen besteht auch in der Schwangerschaft.

7.1.2 Endometriumkarzinom

Das Endometrium- oder Korpuskarzinom geht von der Schleimhaut der Gebärmutter aus. Es betrifft vor allem die ältere Frau (Altersgipfel 55.–60. Lebensjahr).

Risikofaktoren für das häufigere Vorkommen in Industrieländern sind: Alter, Adipositas, arterielle Hypertonie, Diabetes mellitus, lang anhaltender Östrogeneinfluß, adenomatöse Hyperplasie.

Eine **Präkanzerose** ist die adenomatöse Hyperplasie der Uterusschleimhaut , bei der es zur Proliferation der Endometriumdrüsen kommt; man unterscheidet leichte, mäßige und schwere Formen. Etwa 10 % der adenomatösen Hyperplasien gehen in ein invasives Endometriumkarzinom über. Deshalb sollte bei Nachweis einer adenomatösen Hyperplasie durch die fraktionierte (diagnostische) Abrasio die Hysterektomie erwogen werden. Möglich ist auch eine Gestagentherapie und die Durchführung einer Kontroll-Abrasio.

7.1.2.1 Symptome und Diagnose

Symptome:
• *Blutungsstörungen*: Postmenopauseblutung, Metrorrhagien, prä-/postmenstruelles Spotting, blutiger Urin
• eitriger, blutiger, dunkler oder fleischwasserfarbener *Fluor*
• *Schmerzen* im mittleren Unterbauch mit *Gewichtsverlust* und *Anämie*

Diagnose. Oft kann durch die *Spiegeleinstellung* die Blutungsquelle einer Postmenopausenblutung festgestellt werden (Blutung aus der Scheide, der Gebärmutter oder z. B. der Blase). Es gilt, daß bei jeder uterinen Blutung in der Postmenopause sofort abradiert werden muß, auch wenn die uterine Blutung zum Zeitpunkt der Untersuchung wieder aufgehört hat. Die *transvaginale Sonographie* erlaubt weiterhin die Beurteilung des Endometriums. Die Diagnose eines Endometriumkarzinoms wird aber durch die fraktionierte *Abrasio* gestellt. Weiterhin muß dann geklärt werden, ob Fernmetastasen vorliegen. Eine hämatogene Metastasierung ist selten, aber häufiger als beim Zervixkarzinom: Lunge, Knochen, Haut, Niere oder Leber können betroffen sein. Die lymphogene Ausbreitung kann in die Becken- oder in paraaortale Lymphknoten geschehen. Die Zysto- und Rektoskopie klären, ob das Endometriumkarzinom in die Nachbarorgane eingebrochen ist.

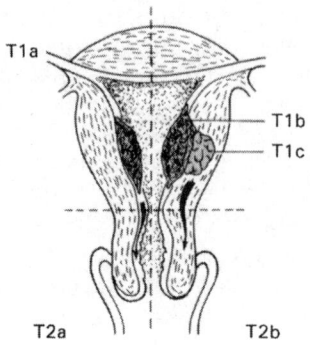 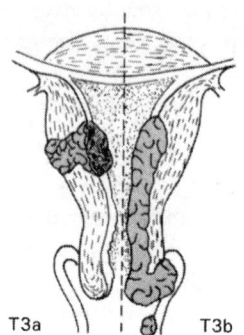

Abb. 4.7–5: Stadieneinteilung des Endometriumkarzinoms

Tab. 4.7–2: TNM- und FIGO-Klassifikation des Endometriumkarzinoms

TNM-Kategorien	FIGO-Stadien	
TX		Primärtumor nicht beurteilbar
T0		Kein Anhalt für Primärtumor
Tis	0	Carcinoma in situ
T1	I	Tumor begrenzt auf Corpus uteri
T1a	IA	Tumor begrenzt auf Endometrium
T1b	IB	Tumor infiltriert innere Hälfte des Myometriums
T1c	IC	Tumor infiltriert weiter als in die innere Hälfte des Myometriums
T2	II	Tumor infiltriert Zervix, keine Ausbreitung jenseits des Uterus
T2a	IIA	lediglich endozervikaler Drüsenbefall
T2b	IIC	Invasion des Stromas der Zervix
T3	III	lokale und/oder regionäre Ausbreitung wie in T3a, b, N1
T3a	IIIA	Tumor befällt Serosa und/oder Adnexe (direkte Ausbreitung oder Metastasen) oder Tumorzellen in Aszites oder Peritonealspülung
T3b	IIIB	Vaginalbefall (direkte Ausbreitung oder Metastasen)
N1	IIIC	Metastasen in Becken- oder paraaortalen Lymphknoten
T4	IVA	Tumor infiltriert Blasen- oder Darmschleimhaut
M1	IVB	Fernmetastasen (**ausgenommen** Metastasen in Vagina, Beckenserosa oder Adnexen)

Die **Stadieneinteilung** erfolgt entweder nach der TNM-Klassifikation (Abb. 4.7–5) oder gemäß Empfehlungen der Federation Internationale de Gynécology et d'Obstétrique (FIGO, Tab. 4.7–2)

7.1.2.3 Therapie

Die Operation erfolgt mit oder ohne Vor- oder Nachbestrahlung. Standardoperation im Stadium I ist die *abdominale Hysterektomie* unter Mitnahme beider Adnexe (wegen möglicher Ovarialmetastasen) sowie einer Scheidenmanschette (etwa oberes Drittel der Vagina). Je nach Eindringtiefe des Karzinoms ins Myometrium bzw. Histologie und Differenzierungsgrad (Schnellschnittdiagnostik) wird evtl. dann noch die Lymphknotenentfernung im kleinen Becken und sogar diejenige der paraaortalen Region angeschlossen. Ist ein Endometriumkarzinom in die Zervix eingewachsen (Stadium II), sollten die Parametrien ebenfalls entfernt werden.

Postoperativ sollte dann der Scheidenblindsack noch nachbestrahlt werden, um Vaginalrezidive zu vermeiden. Eine perkutane Radiatio kommt bei Lymphknotenmetastasen in Frage, um die therapeutische Sicherheit zu erhöhen.

Besteht keine allgemeine oder lokale Operabilität, so wird primär bestrahlt: Dabei werden in das Cavum uteri Strahlungsquellen eingelegt (Afterloading-Methode, s. Abb. 4.7–4, S. 155). Außerdem wird perkutan bestrahlt, um die Beckenwände mit einer ausreichenden Strahlendosis erreichen zu können.

7.1.2.4 Nachsorge und Therapie von Rezidiven und Metastasen

Die Nachsorge wird risikoadaptiert durchgeführt. Endometriumkarzinome rezidivieren meist lokal, was der sorgfältigen Anamnese und gynäkologischen Untersuchung großen diagnostischen Wert zukommen läßt. Nur nach alleiniger primärer Strahlentherapie wird bei einem Lokalrezidiv die operative Therapie erwogen. Vaginale Rezidive reagieren meist gut auf eine Bestrahlung. Eine Chemotherapie ist beim Endometriumkarzinom wenig erfolgversprechend. Gestagene in hoher Dosierung können bei vielen Patientinnen (30–40 %) eine gute Remission erzielen. Unter einer Gestagentherapie bessert sich auch das subjektive Wohlbefinden zusehends, die Gestagene werden in der Regel gut vertragen. Es kann aber zu Herz- und Gefäßkomplikationen kommen.

Ein Einsatz von hochdosierten Gestagenen bei arterieller Hypertonie oder Z. n. Thrombose ist problematisch.

7.1.3 Bösartige Geschwülste der Eierstöcke

Häufigkeit. Jeder 4. Ovarialtumor ist bösartig. 20 % aller malignen weiblichen Genitaltumoren sind Ovarialtumoren.

7.1.3.1 Klassifikation

Die Einteilung der Ovarialtumoren erfolgt angelehnt an die Empfehlungen der WHO von 1973:

Epitheliale Ovarialtumoren, ausgehend vom Oberflächenepithel. Die malignen Formen werden Ovarialkarzinome genannt: seröse, muzinöse, endometroide, klarzellige, Brenner-Tumoren; undifferenzierte, gemischte, unklassifizierbare epitheliale Tumoren.

    II. Tumoren des sexuell differenzierten *Ovarialstromas*, meist hormonproduzierend.
      – Granulosa- und Thekazelltumoren
      – Androblastome, Sertoli-Leydigzell-Tumoren
      – Gynandroblastome
    III. *Lipidzelltumoren*: Hypernephrom, Luteom.
    IV. *Keimzelltumoren* (ausgehend von der Eizelle).
      – Dysgerminom und Dottersacktumor
      – embryonales Karzinom, Chorionkarzinom und Polyembryom

– Teratom (unreifes, reifes oder monodermales). Das reife zystische Teratom wird Dermoidzyste genannt, es kann benigne und maligne sein. Ein monodermales Teratom ist z.B. die Struma ovarii.
 V. *Gonadoblastome* (sehr selten): Gehen von Keimzellen und Zellen der -leiste aus.
 VI. *Bindegewebige Tumoren*: ausgehend vom nicht sexuell differenzierten Stroma.
 VII. *Unklassifizierte Tumoren.*
 VIII. *Metastasen* in Ovarien (z.B. Krukenberg-Tumor beim Magenkarzinom).
 IX. *Tumorähnliche Bildungen* der Ovarien (z.B. Endometriosezysten, entzündliche Veränderungen, Follikelzysten).

Nach der histologischen Struktur (Abb.4.7–6, s. auch Abb.14–11, S.612) zeigen die Eierstocktumoren einen sehr heterogenen Aufbau. Mit 65–75 % stehen die epithelialen malignen Neubildungen des Ovars (Ovarialkarzinome) im Vordergrund.

7.1.3.2 Ovarialkarzinom

Das Ovarialkarzinom hat vor allem deshalb eine schlechte Prognose, weil über 70 % erst in den fortgeschrittenen FIGO-Stadien III und IV entdeckt werden. Sein Altersgipfel liegt im 6. Lebensjahrzehnt, kommt aber in allen Altersstufen vor. Relativ häufig ist das zystische Ovarialkarzinom vom serösen Typ, das in etwa 50 % doppelseitig auftritt. Es handelt sich um sehr bösartige Geschwülste, die rasch wachsen, die Umgebung schnell mitbefallen, oft zu einer Peritonealkarzinose mit Aszites führen. Ovarialkarzinome können paraaortale Lymphknoten metastatisch befallen, setzen aber auch Tochtergeschwulste in die Lymphknoten der Leiste und der Beckenwand. Außerhalb der Bauchhöhle metastasiert das Ovarialkarzinom meist relativ spät. Metastasen finden sich dann z.B. in der Pleura, der Lunge, in Knochen oder dem Gehirn.

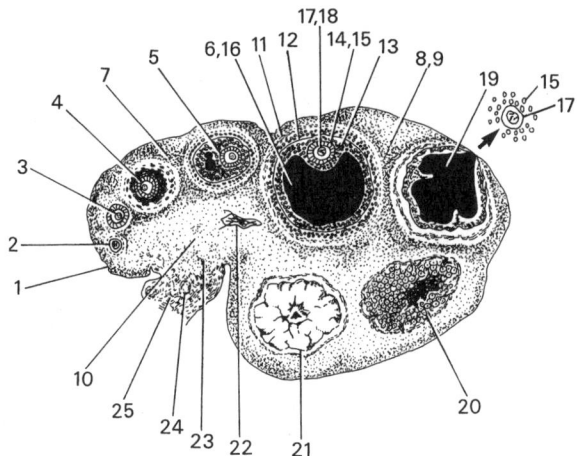

Abb.4.7–6: Histologische Strukturen des Ovars. **1** Keimepithel, **2** Primordialfollikel, **3** Primärfollikel, **4** Sekundärfollikel, **5** Tertiärfollikel, **6** Graaf-Follikel, **7** Tunica albuginea, **8** Rinde, **9** Stroma, **10** Mark, **11** Theca externa, **12** Theca interna, **13** Stratum granulosum, **14** Cumulus oophorus, **15** Corona radiata, **16** Antrum und Liquor, **17** Eizelle (Oozyt), **18** Zona pellucida, **19** Corpus rubrum mit Blut und Fibrin, **20** Corpus luteum, **21** Corpus candicans, **22** Corpus fibrosum, **23** Hilus, **24** Rete ovarii, **25** Mesovar

Risikofaktoren: hoher sozialer Status, unerfüllter Kinderwunsch. Multiparität und langjährige Ovulationshemmereinnahme scheinen protektiv zu wirken.

Symptome. Frühsymptome gibt es nicht. Die Patientinnen gehen oft erst wegen Zunahme des Leibesumfangs, Gewichtsveränderungen, Stuhl- oder Miktionsbeschwerden und schlechtem Allgemeinbefinden zum Arzt. Gelegentlich finden sich Unterleibs- oder Kreuzschmerzen, Völlegefühl, Druckgefühl auf Blase oder Darm. Die meisten (v. a. kleinen) Ovarialtumoren werden zufällig entdeckt.

Diagnose:
• *Inspektion* des Bauches (im Stehen, in Seitenlage): Ovarialtumoren können riesig werden.
• *Bimanuelle Untersuchung* und *Perkussion des Bauches*: Besonders bei Aszites auffällig und wenn die Perkussion nach Lagewechsel wiederholt wird.
• *Ultraschalluntersuchung*: Weist < 100 ml Aszites nach und läßt den Tumor erkennen (Abb. 4.7–7). Die Dignität ist nicht endgültig beurteilbar
• *CT*: gibt Auskunft über die Ausdehnung: z. B. ob Lebermetastasen vorliegen, ob Lymphknoten und Bauchfell (Peritoneum) mitbefallen sind.

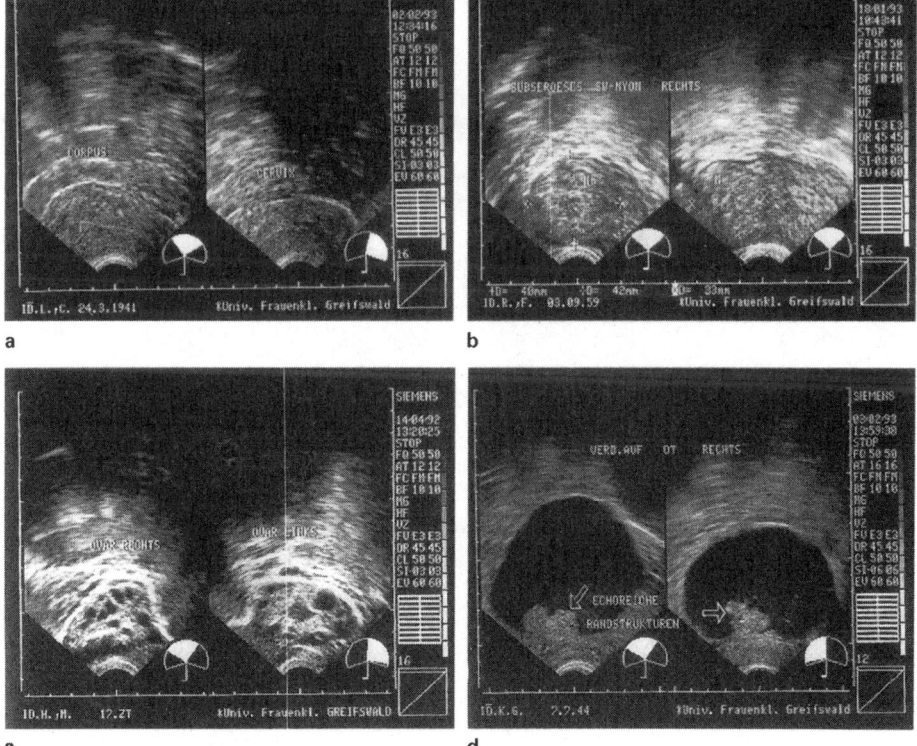

a   b

c   d

Abb. 4.7–7: Vaginalsonographischer Befund bei Zystadenokarzinom des rechten Ovars: Der Pfeil markiert echoreiche Randstrukturen

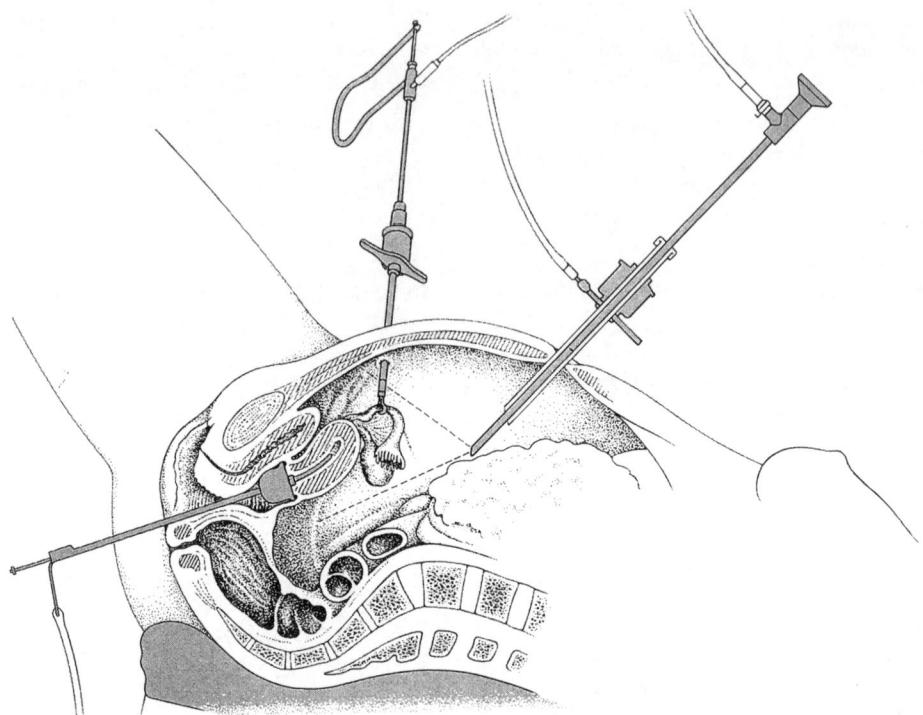

Abb. 4.7–8: Die diagnostische Laparoskopie des kleinen Beckens (= *Pelviskopie*) erlaubt eine direkte Betrachtung von Uterus (linkes Instrument), Tuben, Ovarien und des gesamten Abdomens. Durch *Chromopertubation* wird in gleicher Sitzung die Tubenpassage beurteilt

- *Laparoskopie, Pelviskopie* (Abb. 4.7–8).
- *Gastroskopie, Koloskopie, Magen-Darm-Passage*: Sollen einerseits differentialdiagnostisch klären, ob der Tumor vom Gastrointestinaltrakt ausgeht; andererseits ob er in die Hohlorgane eingebrochen ist.
- *Zystoskopie, Rektoskopie*: Hat der Tumor bereits die Nachbarorgane erfaßt?
- *Tumormarker* wie CA 125, CEA und CASA: Ihre Bestimmung im Serum hilft bei der Dignitätsbeurteilung und Verlaufskontrolle. Ihre Konzentration vermindert sich postoperativ und nach erfolgreicher Chemotherapie.

Die **Stadieneinteilung** stützt sich auf die TNM-Klassifikation, Abb. 4.7–9) bzw. auf diejenige der Federation Internationale de Gynécologie et d'Obstétrique (FIGO, Tab. 4.7–3).

Die **Therapie** umfaßt die *Operation* und zytostatische Behandlung *(Chemotherapie)*:

Operation. Grundsätzlich gilt, daß jeder Ovarialtumor operiert werden muß.

Ausnahme: funktionelle Zysten, die nach der nächsten Periodenblutung wieder verschwunden sind.

Zum einen ist jede 4. Ovarialgeschwulst eine bösartige Neubildung. Zum anderen können nicht selten lebensgefährliche Komplikationen auftreten wie Stieldrehung, Ruptur, Vereiterung oder Einklemmung.

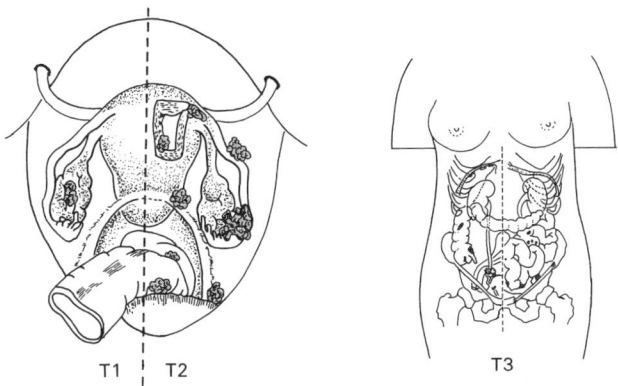

T1 ┊ T2   T3

Abb. 4.7–9: Stadieneinteilung des Ovarialkarzinoms

Tab. 4.7–3: TNM- und FIGO-Klassifikation des Ovarialkarzinoms

TNM-Kategorien	FIGO-Stadien	
T x	–	Primärtumor nicht beurteilbar
T 0	–	kein Anhalt für Primärtumor
T 1	I	begrenzt auf Ovarien
T 1 a	I A	auf ein Ovar begrenzt; Kapsel intakt, kein Tumor auf der Ovaroberfläche
T 1 b	I B	beide Ovarien befallen; Kapsel intakt, kein Tumor auf der Ovaroberfläche
T 1 c	I C	wie T 1 a oder T 1 b, zusätzlich: Kapseldurchbruch oder Tumor auf Ovaroberfläche oder maligne Zellen in Aszites/Peritonealspülung (Zytologie)
T 2	II	Befall eines oder beider Ovarien, Tumorausbreitung im Becken
T 2 a	II A	Ausbreitung auf Uterus oder Tube(n)
T 2 b	II B	Ausbreitung auf andere Beckengewebe
T 2 c	II C	wie T 2 a oder T 2 b und maligne Zellen im Aszites oder in der Peritonealspülung
T 3	III	Befall eines oder beider Ovarien, Peritonealmetastasen außerhalb des Beckens oder Metastasen an der Leberkapsel
T 3 a	III A	mikroskopische Peritonealmetastasen außerhalb des Beckens
T 3 b	III B	makroskopische Peritonealmetastasen (< 2 cm) außerhalb des Beckens
T 3 c/N 1	III C	Peritonealmetastasen > 2 cm außerhalb des Beckens oder befallene regionäre Lymphknoten
M 1	IV	Fernmetastasen: z. B. Leberparenchymmetastasen, Pleura (zytologisch nachgewiesen)

Gutartige Ovarialtumoren werden laparoskopisch (s. Abb. 4.7–8) oder operativ (Unterbauchquerschnitt) behandelt.

Bei *Bösartigkeit* sollte möglichst radikal operiert werden (Abb. 4.7–10): Entfernung beider Eierstöcke und Eileiter, des Uterus und des großen Netzes, ggf. der Becken- und paraaortalen Lymphknoten. Dieses radikale Vorgehen verbessert die Ansprechrate auf die postoperative Chemo- bzw. Bestrahlungstherapie.

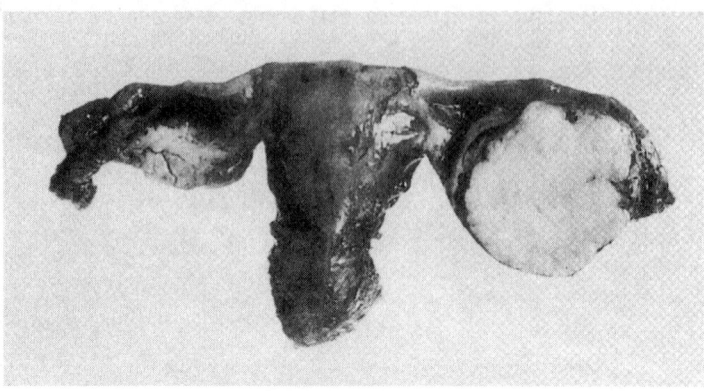

Abb. 4.7–10: Thekazelltumor makroskopisch

Wenn aufgrund von lokal oder allgemein eingeschränkter Operabilität das Vorgehen begrenzt sein muß, so sind wenigstens Probeentnahmen (PE) zur histologischen Sicherung notwendig.

Von der empfohlenen Radikalität kann nur in ganz seltenen Fällen abgewichen werden bei jungen Frauen mit Kinderwunsch und extrem günstigem Tumor und günstigen Tumorstadium.

Chemotherapie. Vor allem für Ovarialkarzinome, die sich bereits im gesamten Bauchraum ausgebreitet haben, steht die Chemotherapie im Vordergrund. Dabei sind Polychemo- den Monotherapien in ihren Erfolgsaussichten überlegen und besser verträglich, da die Dosis der einzelnen Komponenten niedriger gehalten werden können. Besonders platinhaltige Verbindungen haben die Remissionsraten verbessern können. Ihre Nebenwirkungen auf das Knochenmark, die Niere und das Nervensystem müssen kontrolliert werden. Hat die Chemotherapie Erfolge gezeigt, so kann eine Zweitoperation eine noch weitergehende Tumorreduktion oder sogar eine komplette -entfernung erzielen. Insgesamt hat das Ovarialkarzinom zumindest in den FIGO-Stadien III und IV eine schlechte Prognose, da eine Heilung sehr selten möglich ist. Oft können durch Operation und Chemotherapie nur Remissionen erzielt werden, d.h. die Krankheit wird wieder auftreten.

7.1.3.3 Tumoren der Eileiter

Tubenkarzinome sind selten. Die Patientinnen geben Schmerzen an und Ausfluß, selten auch Blutungen. Die *Stadieneinteilung* und auch die *Prognose* sind wie beim Ovarialkarzinom. Die Tubenkarzinome breiten sich über die Lymphbahnen aus (paraaortale und iliakale Lymphknoten), befallen aber auch rasch das Peritoneum. *Therapeutisch* wird wie beim Ovarialkarzinom bei der Operation die Entfernung beider Eileiter und Eierstöcke, des Uterus und des großen Netzes angestrebt. Die Entfernung von Lymphknoten kann noch hinzukommen. Auch in der Nachbehandlung der Tubenkarzinome steht die Chemotherapie mit platinhaltigen Verbindungen im Vordergrund.

7.1.4 Vulvakarzinom

Das Plattenepithelkarzinom ist der häufigste Krebs der Vulva (= äußeres weibliches Genitale). Andere bösartige Vulvatumoren sind selten: Melanome, Basaliome und Sarkome. Das Vulvakarzinom ist ein Tumor der älteren Frau (das Durchschnittsalter beträgt etwa 65 Jahre) und tritt häufig an den großen Labien auf, kann aber auch an der Klitoris, um die Harnröhrenmündung usw. vorkommen.

7.1.4.1 Symptome und Diagnose

Symptome: *Juckreiz*, der z.T. schon seit Jahren besteht, weil er schon bei den entsprechenden Präkanzerosen auftritt.

Rötliche *Flecken* und Ulzerationen ebenso wie *Blutungen*, derbe *Knoten*, blutig-seröser, übel riechender *Fluor, Leistenlymphome.*

Diagnose:
– *histologische* Sicherung aus einem Knoten oder Ulkus
– *Zystoskopie* und Rektoskopie (um eine Ausbreitung in diese Organe erkennen zu können)
– *Lymphographie* (röntgendiagnostische Methode, um einen Lymphknotenbefall festzustellen)

7.1.4.2 Ausbreitung und Stadieneinteilung

Ausbreitung. Kontinuierlich auf die Vagina, den Damm, das Rektum usw.

Am häufigsten aber kommt es zu einer lymphogenen Metastasierung, wobei zuerst die Leisten-, später die Lymphknoten entlang der Femoral- und Iliakalgefäße befallen werden.

Stadieneinteilung. Sie richtet sich nach der TNM-Klassifikation (Union internationale contre le Cancer, UICC) und FIGO (Tab. 4.7–4).

Tab. 4.7–4: TNM- und FIGO-Klassifikation des Vulvakarzinoms

TNM-Kategorien	FIGO-Stadien	
Tis	0	Carcinoma in situ (einschl. Sonderformen)
$T_1N_0M_0$	I	Tumor auf Vulva oder Perineum beschränkt, < 2 cm
$T_2N_0M_0$	II	Tumor auf Vulva oder Perineum beschränkt, > 2 cm
$T_3N_0M_0$ $T_{1-3}N_1M_0$	III	Tumor beliebiger Größe mit Befall der unteren Urethra oder Vagina oder Anus oder mit einseitigem Befall der regionären LK
$T_4N_{0-2}M_0$ $T_{1-3}N_2M_0$	IVA	Tumor beliebiger Größe mit Befall der oberen Urethra oder Blasenmukosa oder Rektummukosa oder Beckenwand oder mit beidseitigem Befall der regionären LK
$T_{1-4}N_{0-2}M_1$	IV B	Fernmetastasen vorhanden

7.1.4.3 Therapie und Nachsorge

Bei der **Radikaloperation** (radikale Vulvektomie) wird die Vulva, die Klitoris und der Mons pubis mit den Leisten-, den Lymphknoten entlang der Femoralgefäße und des Inguinalkanals entfernt. Diese Therapie hat die größten Erfolgs- und Heilungsaussichten.

Möglich ist auch die einfache Vulvektomie (ohne Entfernung der Lymphknoten) und die zusätzliche Nachbestrahlung der Lymphknoten.

Bei kleinen Tumoren kommt die *Hemivulvektomie* in Betracht oder die lokale Exzision mit wenigstens 3 cm Sicherheitssaum (bei Tumoren, die < 1 cm sind und max. 5 mm Invasionstiefe aufweisen).

Möglich ist auch eine primäre *Strahlentherapie*, die jedoch technisch schwierig ist und hohe Komplikationsraten aufweist (ernährungsbedingte Hautstörungen, Nekrosen und Fistelbildungen). Außerdem sind Plattenepithelkarzinome nicht sehr strahlenempfindlich.

Nachsorge: regelmäßige Anamnese (Allgemeinbefinden, Schmerzen usw.), Befunderhebung (z. B. neuer Tumor oder Lymphödem der Beine, gynäkologische Untersuchung), Röntgen-Thorax und Nierenultraschall (Metastasensuche) und Laborkontrollen.

7.1.4.4 Präkanzerosen

Ähnlich wie beim Zervixkarzinom gehen *vulväre intraepitheliale Neoplasien, VIN* (3 Grade) präinvasiven Vorstufen voraus. Also lohnt es sich auch hier, Vorsorgeuntersuchungen zu propagieren.

Dystrophien der Vulva wie z.B. die Craurosis vulvae (= trockene, pergamentartige Haut mit starker Schrumpfung und Schuppung, Einrisse und Ulzerationen als Kratzeffekte bei erheblichem, quälendem Juckreiz) stellen noch keine Präkanzerose dar. Sie können aber Präkanzerosen begünstigen, denn in ihnen können Dysplasien mit Zelltypien entstehen.

Echte Präkanzerosen sind **VIN**:

Dysplasien der Vulva zeigen sich als erhabene, weißliche oder rötliche Flecken, die nässen können. *Histologisch* findet sich in ihnen Zelltypien leichten, mittleren oder schweren Grades (VIN I-III).

Beim **Carcinoma in situ** der Vulva (VIN III) findet sich ein Verlust der normalen Zellschichtung mit Zell- und Kernatypien, wobei die Basalmembran noch erhalten ist, also keine Invasion vorliegt. Die entsprechenden Herde treten oft an vielen Stellen der Vulva gleichzeitig auf. Man findet vulväre Hautveränderungen wie weißliche oder rötliche Auflagerungen, teils mit Ulkus und Pigmentveränderungen. In vielen Fällen wird ein quälender Juckreiz angegeben.

Die Diagnose der VIN, die in ein Vulvakarzinom übergehen kann, wird zytologisch und histologisch gestellt. Therapie der Wahl ist die Operation, da ein invasives Wachstum droht. Einzelne Herde können exzidiert werden, sind viele Herde vorhanden, muß evtl. eine (partielle) Vulvektomie durchgeführt werden.

7.2 Bösartige Neubildungen der männlichen Geschlechtsorgane
T. Kälble

7.2.1 Hodentumoren

Epidemiologie. Hodentumoren sind die häufigsten bösartigen Tumoren des Mannes im Alter zwischen 20 und 34 Jahren vor Leukämien und dem M. Hodgkin (Tab. 4.7–5). 70 % aller Tumoren betreffen 20–40jährige; sie sind zu 97 % einseitig.

Tab. 4.7–5: Häufigkeit verschiedener Hodentumoren (Pugh, 1976)

Typ	Anteil	Alter	Prognose
Keimzelltumor	86 %		
Seminom	39 %	30–40	nach Strahlentherapie gut (Heilung bis 80 %)
embryonales Karzinom	12 %	20–35	
Teratom	19 %	15–35	
Chorionkarzinom	1 %	25–35	
Mischtumor	13 %	20–45	
Dottersacktumor	2 %	0–5	nach Op. Heilung 60 %
Stromatumoren	3 %		überwiegend benigne Tumoren
malignes Lymphom	7 %	50–80	
Metastasen	1 %	abhängig vom Primärtumor	abhängig vom Primärtumor
andere	3 %		

Ein gesicherter Risikofaktor ist der Hodenhochstand (Kryptorchismus) mit einem 40–50fach erhöhten Risiko gegenüber dem regelrecht gelegenen Hoden.

Einteilung. Mehr als 90 % der Hodentumoren sind *Keimzelltumoren*, die in Seminome und Nichtseminome unterteilt werden. Zu den *Nichtseminomen* zählen Embryonal-, Terato-, Chorion- und Dottersackkarzinome sowie das benigne reife Teratom.

Seltener sind Tumoren des Gonadenstromas, d. h. des Gewebes zwischen den Keimzellen, wie der *Leydigzell*-Tumor und der *Sertolizell*-Tumor. Metastasen im Bereich des Hodens sind meist *Lymphome*. Auf Grund einer Blut-Hoden-Schranke (ähnlich der Blut-Hirn-Schranke) gelangen Chemotherapeutika nur zögernd in den Hoden, wodurch hier Rezidive von Lymphomen bzw. Leukosen auftreten.

Die **Metastasierung** des Hodentumors erfolgt primär *lymphogen* entlang der Testikularvene.

Prädilektionsstelle für Metastasen sind linker und rechter Nierenstiel (Abb. 4.7–11).

Linksseitige Hodentumoren metastasieren dabei zunächst nur in die Lymphknoten der linken Seite, rechtsseitige Hodentumoren metastasieren sowohl rechts als auch links.

Hämatogener Metastasierungsweg: Leber, Lunge, Skelett.

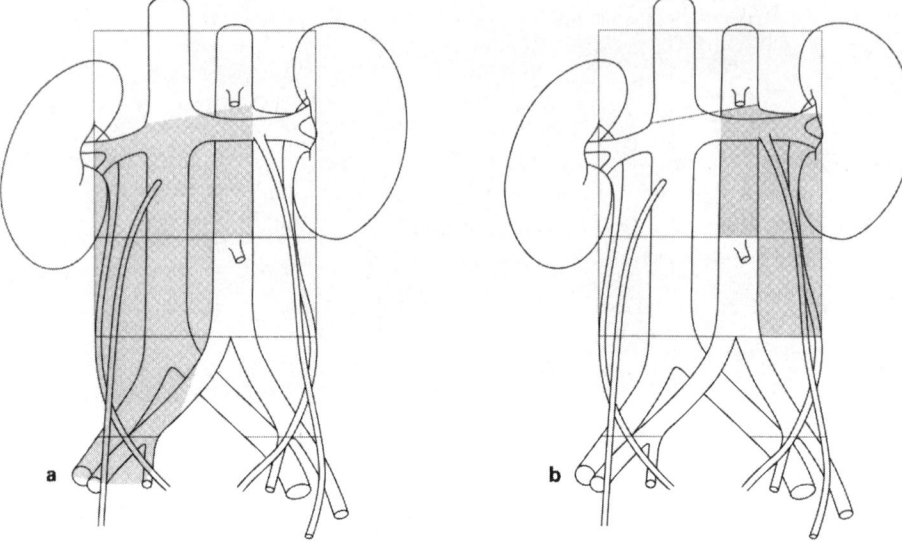

Abb.4.7–11: Primäre Lymphknotenmetastasierung, **a.** Rechtsseitiger Hodentumor, **b.** Linksseitiger Hodentumor. Die jeweiligen Grenzen der modifizierten retroperitonealen Lymphadenektomie sind grau gerastert

7.2.1.1 Symptome und Diagnose

Erstsymptom ist die *schmerzlose Vergrößerung* des Hodens mit einer tastbaren derben Resistenz. Seltenere Symptome sind eine akute Schmerzsymptomatik bei Einblutung infolge Gefäßarrosion oder durch retroperitoneale Lymphome mit oder ohne Harnstau.

Nichtseminomatöse Hodentumoren können eine Gynäkomastie hervorrufen, die jedoch besonders typisch für Tumoren des Gonadenstromas ist.

Diagnose. Die *Hodensonographie* weist umschriebene oder diffuse inhomogene Areale nach (Abb.4.7–12). Gleichzeitig können Frühstadien erkannt werden, die der Palpation noch nicht zugänglich sind und ggf. Lebermetastasen.

Tumormarker. Die Laktatdehydrogenase *(LDH)* hat eine gewisse Bedeutung als Tumormarker beim fortgeschrittenen Seminom. ß-HCG (humanes Choriongonadotropin) ist bei den meisten nicht seminomatösen Hodentumoren und bei 10–30 % der Seminome erhöht. Alpha-Fetoprotein *(AFP)* ist ausschließlich bei nicht seminomatösen Hodentumoren erhöht, wobei auch markernegative Tumoren vorkommen können.

Ein relativ neuer, in der klinischen Routinediagnostik noch nicht verbreiteter Tumormarker ist die plazentare alkalische Phosphatase *(PLAP)* bei Seminomen.

Tumormarker sind Verlaufsparameter während und nach der Therapie sowie zum frühzeitigen Erkennen von Rezidiven oder Metastasen.

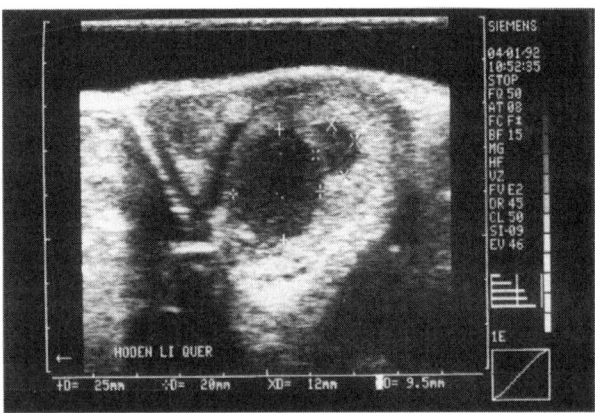

Abb.4.7–12: Sonographischer Befund eines intraparenchymal gelegenen linksseitigen Hodentumors (**x**)

7.2.1.2 Therapie

Behandlungsgrundsatz ist die Hodenfreilegung durch Leistenschnitt. Nach vorübergehendem Abklemmen des Samenstranges zur Verhinderung einer Tumorzellaussaat wird aus dem suspekten Areal eine Gewebsprobe entnommen und zum Schnellschnitt eingesandt. Liegt ein maligner Keimzelltumor vor, so wird der Samenstrang im Leistenkanal abgesetzt (hohe inguinale Semikastration).

7.2.2 Seminom

Beim Seminom ohne oder mit Lymphknotenmetastasen < 5 cm im Durchmesser erfolgt die Strahlentherapie des Retroperitoneums. Bei Fern- oder Lymphknotenmetastasen > 5 cm (sog. Bulky Tumor) ist die Polychemotherapie mit Cisplatin, Etoposid und Ifosfamid (PEI-Schema) Therapie der Wahl.

7.2.3 Nichtseminomatöse Tumoren

Die alleinige modifizierte Lymphadenektomie ist Standardtherapie des Nichtseminoms, wenn keine Lymphknotenmetastasen vorliegen (Schnellschnitt). Sind die retroperitonealen Lymphknoten befallen, so wird der Eingriff zu einer radikalen retroperitonealen Lymphadenektomie (RLA) ausgedehnt.

Postoperative Komplikation ist hierbei häufig die retrograde Ejakulation in die Blase, die mit Zeugungsunfähigkeit (junge Männer!) einhergeht.

Der RLA folgt bei metastatisch befallenen Lymphknoten postoperativ eine Chemotherapie nach dem PEB-Schema (Cisplatin, Etoposid, Bleomycin).

Eine Alternative bei bestimmten Formen des nicht metastasierenden Tumors (Stadium 1) ist die *Surveillance Strategie*, d.h. eine engmaschige Nachsorge der Patienten in zunächst monatlichen Abständen ohne primäre RLA oder Chemotherapie. Der große Nachteil hiervon ist die große psychische Belastung für den Patienten, von der Strahlenbelastung durch die engmaschigen CT-Untersuchungen abgesehen. Gleichzeitig ist eine 100 %ige Mitarbeit des Patienten erforderlich. Als weiterer Nachteil gilt die Tatsache, daß eine Metastasierung erst in einem fortge-schritteneren Stadium diagnostiziert wird und meist mehrere Zyklen einer Chemotherapie not-wendig sind. Insofern ist die „wait and see" Strategie nur bei einem hochselektionierten Patien-tenklientel durchführbar.

Bei **vergrößerten Lymphknotenmetastasen** > 2 cm im CT kann entweder die Kombination aus RLA und Chemotherapie oder die primäre Chemotherapie angeboten werden, wobei die Durchführung der RLA im letzteren Falle lediglich bei Residualtumoren nach der Chemothera-pie notwendig wird. Bei Lymphknotenmetastasen > 5 cm, d. h. Bulky disease, oder bei Fernme-tastasen wird die primäre Polychemotherapie nach dem PEI-Schema, wie bei den fortgeschrit-tenen Seminomen, durchgeführt. Bei Hochrisikopatienten kommen Hochdosischemotherapie-protokolle mit Stammzellsupport zum Einsatz. Nach der Chemotherapie verbliebene Tumorre-ste werden dann operativ entfernt.

7.2.3.1 Prognose

Bei Seminomen und Nichteminomen ohne oder mit Lymphknotenmetastasen < 5 cm im Durchmesser beträgt die 5-Jahres-Überlebensrate zwischen 90 und 100 %. Beim fortgeschrittenen metastasierenden Seminom liegt die Heilungschance zwischen 60 und 100 %. Bei fortgeschrittenen metastasierenden Nichtseminomen sind in Abhän-gigkeit vom Metastasierungsmuster 5-Jahres-Überlebensraten zwischen 40 und 80 % zu erzielen.

7.2.4 Prostatakarzinom

Epidemiologie. Das Prostatakarzinom ist der häufigste maligne Tumor des Mannes über 50 Jahre mit einem Häufigkeitsgipfel nach der 7. Lebensdekade.

7.2.4.1 Symptome und Diagnose

Die **Symptome** entsprechen in aller Regel denen des Prostataadenoms mit den Zei-chen der *Blasenentleerungsstörung*. Selten ist die Primärmanifestation ein unilateraler Harnstau bei Einbruch in die Harnleitermündung. Skelettmetastasen verursachen *Knochenschmerzen* sowie Spontanfrakturen, teilweise mit neurologischer Symptoma-tik.

Klinisch unterscheidet man zwischen manifesten, d. h. durch Palpation oder Symptomatik auf-gefallenen und *inzidentellen Prostatakarzinomen*, die im Rahmen der Operation wegen Prosta-tahyperplasie als Zufallsbefund gefunden werden. Darüber hinaus werden bei Autopsien in mehr als der Hälfte der Fälle bei Patienten mit einem Lebensalter über 80 Jahre *latente Prosta-takarzinome* diagnostiziert. Prostatakarzinome, die primär durch Metastasen bei unauffälligem Rektalbefund manifest werden, sind *okkulte Karzinome*.

Diagnose. Die *rektale digitale Untersuchung* ist der wichtigste Suchtest, mit der zwei Drittel der Karzinome diagnostiziert werden (Abb. 4.7–13). Das *prostataspezifische Antigen* (PSA) ist der entscheidende Tumormarker beim Prostatakarzinom. Bei suspektem Tastbefund und einem PSA > 10 ng/ml (normal < 3 ng/ml) liegt mit ca. 80 %iger Wahrscheinlichkeit ein Prostatakarzinom vor: Die anschließende *Prostata-stanzbiopsie* mit *histologischer Untersuchung* ergibt die endgültige Diagnose (Abb. 4.7–14).

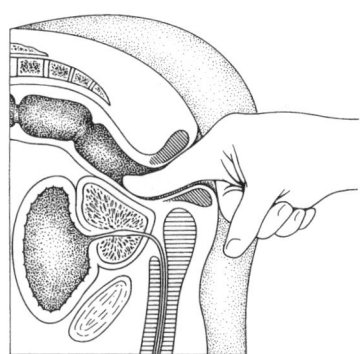

Abb. 4.7–13: Digitale Palpation des Rektums am liegenden, stehenden oder in Knie-Ellenbogen-Lage befindlichen Patienten. Einführen des Fingers unter Verwendung von Gleitmittel. Man beurteilt palpatorisch Sphinktertonus, Wandbeschaffenheit und Lumen des Rektums sowie bei der Frau den Douglas-Raum und (als bimanuelle Palpation) Ovarien und Uterus, beim Mann Größe, Form und Konsistenz der Prostata

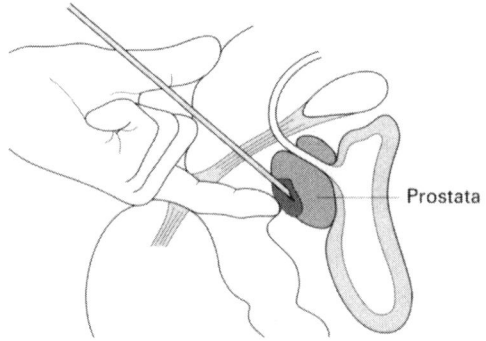

Prostata

Abb. 4.7–14: Technik der transperinealen Stanzbiopsie

Auch sehr große Prostataadenome können zu einem – wenn auch nicht so ausgeprägten – PSA-Anstieg führen.

Sonographie. Neben dem Nachweis einer Harnstauung, von Restharn, von retroperitonealen Lymphomen sowie Lebermetastasen mit der *Abdominal-* ist die *transrektale Sonographie* (Schallsonde im Rektum) ein entscheidendes Untersuchungsverfahren: Bestimmung der Prostatagröße, Entdeckung palpatorisch nicht zugänglicher Karzinome, Beurteilung der Tumorinfiltration über das Organ hinaus vor geplanter radikaler Prostatektomie (Abb. 4.7–15).

Prostatabiopsie. Prinzipiell sollte bei palpatorischem, laborchemischem (PSA) oder sonographischem Verdacht auf ein Prostatakarzinom eine Prostatabiopsie (s. Abb. 4.7–14) erfolgen, die meist transrektal ultraschallgesteuert mit der Trucatnadel durchgeführt wird.

Die *Skelettszintigraphie* schließt Knochenmetastasen aus.

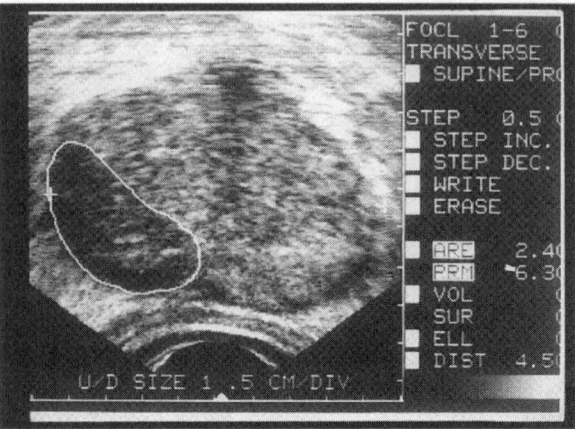

Abb. 4.7–15: Transrektale Sonographie (TRUS). Im rechten Prostatalappen sieht man eine hypodense Zone (eingekreist), die einem T3-Karzinom entspricht

7.2.4.2 Therapie

Lokal begrenztes Prostatakarzinom. Therapie der Wahl ist die radikale Prostatovesikulektomie mit regionaler Lymphadenektomie, d. h. die Entfernung von Prostata mit Samenblasen einschließlich bestimmter Beckenlymphknotengruppen, womit eine Heilung der Erkrankung möglich ist (Abb. 4.7–16).

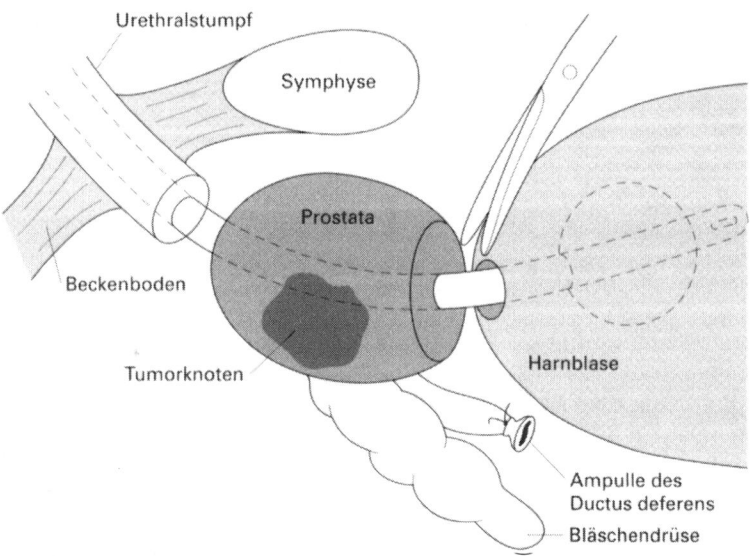

Urethralstumpf

Symphyse

Prostata

Beckenboden

Tumorknoten

Harnblase

Ampulle des
Ductus deferens

Bläschendrüse

Abb. 4.7–16: Technik der radikalen Prostatektomie. Mit der eigentlichen Drüse werden gleichzeitig die Samenblasen und Samenleiter exzidiert

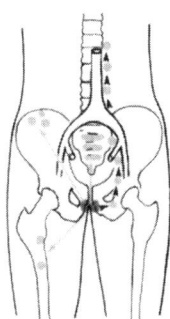

Abb. 4.7–17: Hauptmetastasierungswege des Prostatakarzinoms: *Lymphogene* Metastasierung in die regionären Becken- und paraaortalen Lymphknoten (Pfeilspitzen). *Hämatogene* Metastasierung hauptsächlich in das Skelett (Pfeile)

Lokal fortgeschrittenes Prostatakarzinom. Bei präoperativ bekannter Kapselüberschreitung des Tumors ist eine Heilung durch radikale Prostatektomie meist nicht mehr möglich, so daß in solchen Fällen die kontrasexuelle Therapie wie beim metastasierten Prostatakarzinom durchgeführt wird: Entzug des männlichen Sexualhormons auf operativem oder medikamentösem Wege (s. u.).

Lymphknoten- oder Fernmetastasierung (Abb. 4.7–17). Das Protatakarzinom ist ein langsam wachsender Tumor, der primär *lymphogen* metastasiert. *Hämatogene* Metastasen betreffen das Skelett, vorwiegend Wirbelsäule, Becken und Femur.

Leber- und Lungenmetastasen sind selten und erst bei fortgeschrittenen Prostatakarzinomen zu beobachten.

Mit Ausnahme einer solitären Lymphknotenmetastasierung gilt ein metastasiertes Prostatakarzinom als nicht mehr heilbar. Insofern wird beim Nachweis von mehreren Lymphknotenfiliae oder Fernmetastasen keine radikale Prostatektomie vorgenommen.

Standardbehandlung ist die *hormonablative* Therapie, wobei nach wie vor die Orchiektomie, d. h. Kastration das (kostengünstigste) Verfahren mit der besten Compliance der meist alten Patienten darstellt.

Alternativ können einmal pro Woche Depotspritzen von *LH-RH-Analoga* erfolgen, wobei es zu einem Abfall der Testosteronspiegel auf Kastrationsniveau kommt. Zur Blockierung von Vorstufen des männlichen Sexualhormons aus der Nebenniere können zusätzlich Antiandrogene gegeben werden *(komplette Androgenblockade)*. Chemotherapeutika haben keinen Einfluß auf die Überlebenszeit. Knochenschmerzen können durch Bestrahlung behandelt werden.

Nebenwirkungen der Therapie. Die Hauptkomplikationen der radikalen Prostatektomie sind die *Inkontinenz* in 5–29 % der Fälle, wobei meist nur eine Streßinkontinenz bei Husten und Pressen (Grad 1) vorliegt, sowie die *Impotenz* bei 50–100 % der Patienten.

Nach Hormonentzug auf operativem oder medikamentösem Wege treten neben der Impotenz „klimakterische" Beschwerden wie Hitzewallungen auf. Antiandrogene verursachen eine Gynäkomastie (Brustvergrößerung beim Mann).

7.2.4.3 Prognose

Das lokal begrenzte Prostatakarzinom hat nach radikaler Prostatektomie eine 10-Jahres-Überlebensrate von 60–80 %, nach externer Radiotherapie von 45–60 %. Bei einem lokal fortgeschrittenen Prostatakarzinom liegt die 10-Jahres-Überlebensrate zwischen 30 und 60 %. Nach hormonablativer Therapie überleben die Patienten mit metastasiertem Karzinom je nach Ausmaß der Metastasierung, dem Allgemeinzustand sowie dem Grading zwischen 0 und 60 Monate.

7.2.5 Peniskarzinom

Das Peniskarzinom ist eine seltene Erkrankung mit einem Häufigkeitsgipfel zwischen dem 50. und 70. Lebensjahr (Abb. 4.7–18).

Dabei ist der Einfluß der Genitalhygiene auf die Karzinominzidenz eindrucksvoll, nachdem bei Juden aufgrund der rituellen Beschneidung so gut wie keine Peniskarzinome beobachtet werden. Smegmaretention mit chronisch-rezidivierenden Balanoposthitiden (Vorhautentzündungen) bei Phimose, jedoch auch Papillomaviren sind prädisponierende Faktoren.

Histologie, Metastasierung. Die Peniskarzinome sind *Plattenepithelkarzinome*, die meist von der Eichel, seltener vom inneren Vorhautblatt ausgehen. Präkanzerosen (Karzinomvorstufen) sind u. a.: Morbus Bowen, Erythroplasia Queyrat, Carcinoma in situ. Das Peniskarzinom *metastasiert* primär in die oberflächlichen Leistenlymphknoten, hämatogene Fernmetastasen sind sehr selten: Lunge, Leber und Skelett.

Symptome und **Diagnose.** Das Peniskarzinom ist ein langsam wachsender, meist asymptomatischer Tumor, der wegen bakterieller Superinfektion häufig durch eine unangenehme Geruchsbildung auffällt. Wichtig ist die Palpation der Leistenlymphknoten als erste Metastasierungsstation.

Therapie. Präkanzerosen oder oberflächlich umschriebene Tumoren im Bereich der Vorhaut können durch *Zirkumzision* therapiert werden. Umschriebene Präkanzero-

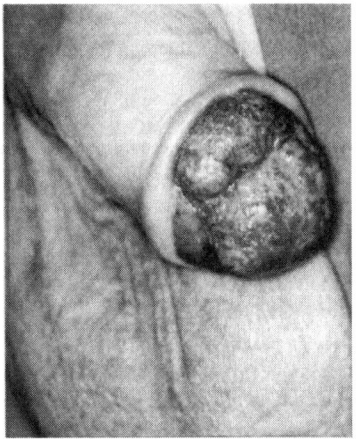

Abb. 4.7–18: Plattenepithelkarzinom des Penis mit Infiltration des Corpus cavernosum (Stadium T 2)

sen im Bereich der Glans behandelt man mit *5-Fluorouracil-Creme* oder *Laser.* Bei allen anderen Formen des Peniskarzinoms erfolgt die *Penisteilamputation* mit einem Sicherheitsabstand von mindestens 2–3 cm, so daß bei fortgeschrittenen Formen die totale Amputation mit perinealer Ausleitung der Urethra bis hin zur vollständigen Emaskulinisation (Entfernung von Penis, Hoden und Hodensack) notwendig wird.

Prognose. Bei lokal begrenzten distalen Peniskarzinomen liegt die 5-Jahres-Überlebensrate bei über 90 %. Bei Infiltration der Tumoren in die Penisschwellkörper sinkt sie auf ca. 60 %, bei operablen Lymphknotenmetastasen auf 30 %. Bei ausgedehnten Lymphknoten- oder Fernmetastasierung bzw. bei Tumorinfiltration in Nachbarorgane überlebt kein Patient 5 Jahre.

8. Neubildungen der Harnorgane

T. Kälble

8.1 Blasenkarzinom

Epidemiologie. Das Blasenkarzinom ist der häufigste urologische Tumor bei beiden Geschlechtern und das sechsthäufigste Karzinom beim Mann, wobei Männer 2–3mal häufiger erkranken als Frauen.

Ätiologie. Das Blasenkarzinom gilt als Modell zum Verständnis der durch jahrelange Einwirkung chemischer Substanzen bedingten Tumorentstehung, so daß es bei Arbeitern bestimmter chemischer Industriebetriebe als Berufskrankheit anerkannt wird. Zigarettenrauchen beinhaltet ebenso wie das Chemotherapeutikum Zyklophosphamid (Endoxan®) und die chronische Einnahme von phenacetinhaltigen Schmerzmitteln ein erhöhtes Risiko für Blasentumoren. Weitere Risikofaktoren sind Dauerkatheter sowie chronische Harnwegsinfekte, die vor allem zu Plattenepithelkarzinomen prädisponieren.

Histologie, Metastasierung. Ca. 95 % der Blasenkarzinome sind Urothel-, nur ca. 5 % Plattenepithel- und 1–2 % Adenokarzinome. Primär siedeln sich die Metastasen in den regionären Lymphknoten ab. Hämatogene Metastasen finden sich in Leber, Lunge und Skelett und treten erst im fortgeschrittenem Stadium auf.

8.1.1 Symptome und Diagnose

Symptome. Das klassische Symptom des Blasenkarzinoms ist die *schmerzlose Makrohämaturie.*

Bei Tumoren im Blasenhals mit konsekutiver Obstruktion und Harnweginfektion ist dagegen die *schmerzhafte Makrohämaturie* häufig, bei Tumorwachstum im Bereich einer Harnleitermündung tritt eine *Harnstauung* auf. Weitere Symptome sind: Pollakisurie, Dysurie oder Algurie. Knochenschmerzen bei Skelettmetastasierung werden erst in Spätstadien beobachtet.

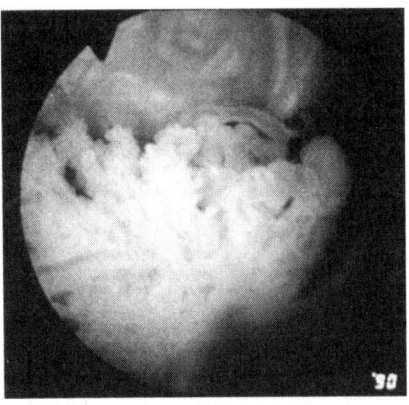

Abb. 4.8–1: Endoskopisches Bild eines papillären Blasentumors

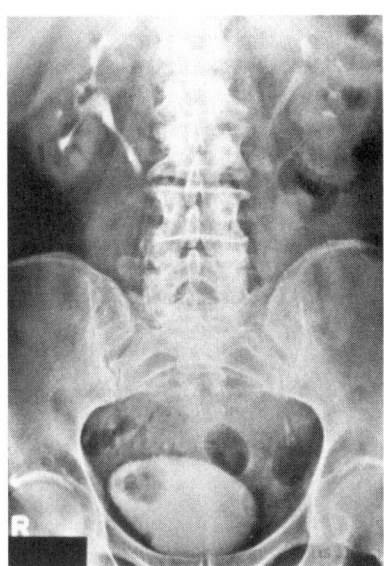

Abb. 4.8–2: Ausscheidungsurographie: Füllungsdefekt durch einen papillären Blasentumor der rechten Seitenwand

Diagnose. *Zystoskopie*: Bei jeder schmerzlosen Makrohämaturie ist die sofortige Blasenspiegelung indiziert, um einen oft nur intermittierend blutenden Tumor des oberen Harntrakts zu erfassen (s. Kap. 8.2) und exophytische oder solide Geschwülste darzustellen (Abb. 4.8–1). *Zytologie*: Nach der Zystoskopie wird eine Blasenspülung vorgenommen und das Material zytologisch untersucht (Spülzytologie).

Das *Ausscheidungsurogramm* ist ebenfalls obligat, da damit multilokuläre Urotheltumoren und eine Harnstauung erfaßt werden (Abb. 4.8–2).

Die *CT* gibt Auskunft über die Infiltration in Nachbarorgane und stellt pelvine Lymphknotenmetastasen dar. Bei fortgeschrittenem Blasenkarzinom sollte eine *Skelettszintigraphie* zum Ausschluß von Knochenmetastasen durchgeführt werden.

8.1.2 Therapie und Prognose

8.1.2.1 Oberflächliches Blasenkarzinom

Therapie der Wahl ist die transurethrale Elektroresektion (**TUR**), die neben der Histologie auch die Infiltrationstiefe bestimmt. Bei oberflächlichen Tumoren (z. B. Tis, Ta in Abb. 4.8–3) ist die TUR gleichzeitig definitive Behandlung.

Lasertherapie. Als Alternative oder in Ergänzung zur TUR kann bei bekannter histologischer Diagnose auch die Laser-Koagulation durchgeführt werden. **Intravesikale Instillationstherapie.** Zur Rezidivprophylaxe der oberflächlichen Blasenkarzinome werden bei bestimmten Tumorstadien Chemotherapeutika wie Mitomycin oder Adriamycin oder der Tuberkelimpfstoff Bacillus-Calmuette-Guérin (BCG) in regelmäßigen Abständen über Einmalkatheter für jeweils 2 Stunden in die Blase instilliert.

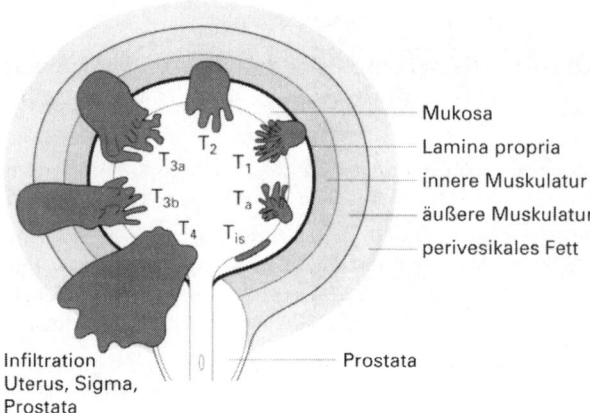

Mukosa
Lamina propria
innere Muskulatur
äußere Muskulatur
perivesikales Fett

Infiltration
Uterus, Sigma,
Prostata

Prostata

Abb. 4.8–3: Tumorausdehnung und Stadieneinteilung beim Harnblasenkarzinom

8.1.2.2 Infiltrierendes Blasenkarzinom

Sobald das Blasenkarzinom in die Muskulatur eingebrochen ist (s. Abb. 4.8–3), ist die **radikale Zystektomie** mit regionaler Lymphadenektomie erforderlich. Dabei werden außerdem entfernt: Prostata, Samenblasen bzw. weibliche Adnexen, Uterus, vordere Vaginalwand, Harnröhre.

Die *Blasenwandteilresektion* ist angesichts der zunehmend ausgereifteren Formen der Harnableitung sowie der Gefahr von Lokalrezidiven nur noch in Einzelfällen indiziert. Die bimanuelle Palpation in Narkose läßt die Operabilität abschätzen.

Radiotherapie. Die Strahlentherapie als Alternative zur Zystektomie oder in Kombination mit derselben hat sich nicht durchgesetzt. Bei Patienten in schlechtem Allgemeinzustand wird die Radiochemotherapie als Kombination von Radiatio mit systemischer Chemotherapie durchgeführt. Ein gewisser Stellenwert besitzt die palliative Radiatio bei inoperablen Patienten mit starker Blutung.

Systemische Chemotherapie. Die Polychemotherapie nach dem MVAC- oder MVEC-Schema (**M**ethotrexat, **V**inblastin, **A**driamycin oder **E**pirubicin, **C**isplatin) ist wirksam und scheint die Heilungschancen zu erhöhen, wenn nur wenige Lymphknoten befallen sind.

8.1.2.3 Prognose

Das **oberflächliche Blasenkarzinom** neigt zu Rezidiven und stellt damit ein wesentliches Problem für die Patienten dar. Zystoskopische Kontrollen, anfangs vierteljährlich, ab 3. postoperativem Jahr halb- bis jährlich, stellen hohe Anforderungen an die Mitarbeit der Betroffenen dar. Die 5-Jahres-Überlebensrate variiert je nach Infiltrationstiefe und Differenzierungsgrad zwischen 53 und 94 %.

Bei **muskelinvasiven Karzinomen** liegt die 5-Jahres-Überlebensrate zwischen 40 und 85 %. Bei solitärer Lymphknotenmetastasierung sinkt sie ohne Chemotherapie nach der Zystektomie (adjuvante Chemotherapie) auf 10–15 % ab, bei multipler Lymphknotenmetastasierung ist die Prognose infaust.

8.2 Nierenbecken- und Harnleitertumoren

90 % der Nierenbecken- und Harnleitertumoren sind wie die Blasentumoren Urothel-karzinome. Ähnlich dem Blasenkarzinom zeigt sich ein Häufigkeitsgipfel in der 6. und 7. Lebensdekade.

Ca. 7 % der renalen Raumforderungen sind Nierenbeckentumoren. Uretertumoren stellen < 1 % aller Urogenitalkrebse dar (Abb. 4.8–4). Männer sind doppelt so häufig befallen als Frauen.

Prädisponierende Faktoren sind der Phenacetinabusus sowie sämtliche für das Blasenkarzinom diskutierten Karzinogene wie Rauchen, aromatische Amine etc. Bei chronischer Entzündung des Nierenbeckens kann es zu Plattenepithelmetaplasien bis hin zu -karzinomen kommen.

Metastasierung. Die *lymphogene* Absiedelung der Nierenbeckentumoren erfolgt in die paraaortalen und parakavalen Stationen; die der Uretertumoren je nach Lage in die paraaortalen, -kavalen, iliakalen und obturatorischen Lymphknoten. Bezüglich der *Fernmetastasierung* sind v. a. betroffen: Leber, Lunge, Skelett. Ein weiterer Metastasierungsweg besteht in der *Implantation* von malignen Zellen im Sinne von Abklatschmetastasen entlang des Ureters bis hin zur Harnblase, die zu Rezidiven führen (Abb. 4.8–4).

8.2.1 Symptome und Diagnose

Symptome. Das Kardinalsymptom der Hohlraumtumoren ist die *schmerzlose Makro-hämaturie* in 70–80 %. Bei Obstruktion des Ureters durch Blutkoagel können kolikartige Flankenschmerzen auftreten.

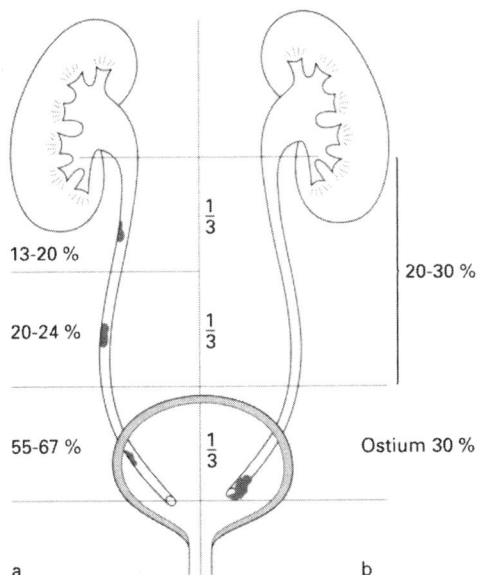

Abb. 4.8–4: Relative Häufigkeit der Lokalisation eines Harnleitertumors, **a.** Nach Nephroureterektomie bei der Erstdiagnose, **b.** Beim Lokalrezidiv

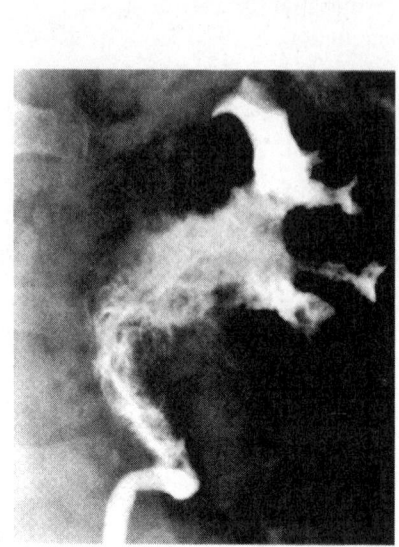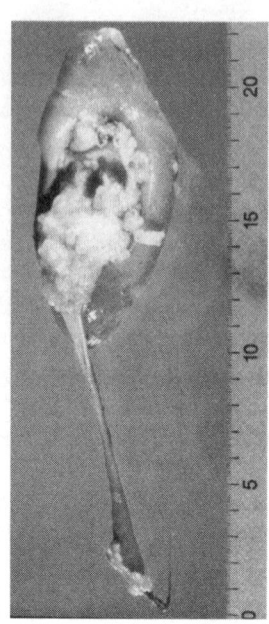

a   b

Abb. 4.8–5: Papilläres Nierenbeckenkarzinom, **a.** Die retrograde Ureteropyelographie zeigt einen großen Füllungsdefekt des gesamten Nierenbeckens, der mittleren und unteren Kelchgruppe sowie des proximalen Ureters, **b.** Operationspräparat mit eröffnetem Nierenhohlsystem beim selben Patienten

Diagnose. Die *Ausscheidungsurographie* ist die wichtigste Untersuchung, womit wandständige, lageunabhängige, meist unregelmäßig geformte *Aussparungen* des Hohlraumsystems ebenso wie eine *Harnstauung* zu diagnostizieren sind.

Bei der *retrograden Ureteropyelographie* werden randständige lageunabhängige Tumoren und Füllungsdefekte besonders deutlich dargestellt (Abb. 4.8–5).

Die *Zystoskopie* weist die Makrohämaturie aus einem Ostium nach und schließt simultane Blasentumoren aus (s. Kap. 8.1.3).

Bei Füllungsdefekten oder Makrohämaturie aus einem Ostium wird mit starren oder flexiblen Ureterorenoskopen der Harntrakt bis zum Nierenbecken endoskopiert und eine Spülzytologie oder Knipsbiopsien vorgenommen (s. Abb. 12–1, S. 500).

8.2.2 Therapie und Prognose

Standardtherapie bei gesunder kontralateraler Niere ist die *Nephroureterektomie* (Abb. 4.8–4 b, 5 b) mit ipsilateraler Blasenmanschette und regionaler Lymphadenektomie. Bei (funktioneller) Einzelniere kann der Organerhalt mit Resektion der befallenen Nierenbecken- bzw. Ureterabschnitte und Autototransplantation der Niere in das Becken mit Vesikopyelostomie (= Verbindung von Nierenbecken und Harnblase) versucht werden.

Bei *kleinen* oberflächlichen und *hochdifferenzierten Karzinomen* kann auch bei normaler kontralateraler Niere der primäre Organerhalt durch lokale Tumorexzision oder Elektroresektion bzw. Lasertherapie angestrebt werden. Bei Tumoren im distalen Harnleiter kann eine distale Ureterektomie unter Mitnahme des periureteralen Gewebes inclusive Blasenmanschette und regionalen Lymphknoten mit anschließender Harnleiterneueinpflanzung erfolgen.

Bei fortgeschrittenen oder lymphogen metastasierten Urothelkarzinomen bietet sich die *systemische Chemotherapie* wie beim Urothelkarzinom der Harnblase an.

Prognose. Die 5-Jahres-Überlebensrate nach radikal-chirurgischem Vorgehen variiert je nach Staging zwischen 0 und 100 %, wobei die Infiltrationstiefe der wichtigste prognostische Faktor zu sein scheint. Essentiell für die Prognose (Rezidive s. Abb. 4.8–4b) ist die Tumornachsorge mit zunächst vierteljährlichen zystoskopischen Kontrollen wie bei Blasentumoren mit regelmäßigen sonographischen sowie röntgenologischen Kontrollen der Restniere.

8.3 Nierentumoren

Epidemiologie. 85 % der Nierentumoren sind Nierenzellkarzinome. Männer erkranken doppelt so häufig bei einem Altersgipfel zwischen dem 50. und 70. Lebensjahr.

Familiäre Häufungen von Nierenzellkarzinomen sowie nachweisbare chromosomale Veränderungen sprechen für genetische Aspekte zumindest eines Teils der Nierenzellkarzinome.

Die meisten Nierentumoren gehen vom Epithel der Nierentubuli aus. Die wichtigsten *Differentialdiagnosen* des Nierenzellkarzinoms sind das benigne *Onkozytom, Adenom* sowie das *Angiomyolipom*. Die sehr häufigen *Nierenzysten* können meist sonographisch von soliden Nierentumoren unterschieden werden.

Vom Bindegewebe ausgehende Nierentumoren wie Sarkome oder benigne Fibrome, Myome oder Lipome sind sehr selten.

Die **Metastasierung** erfolgt meist zunächst *lymphogen* und *hämatogen* der Häufigkeit nach in: Lunge, Leber, Knochen, Nebenniere, Gegenniere.

8.3.1 Symptome und Diagnose

Symptome. Ca. 70 % der Nierentumoren werden zufällig im Rahmen einer Abdomensonographie oder CT in relativ frühen Stadien entdeckt.

Die klassische Symptomentrias – *Makrohämaturie, Flankenschmerz, tastbarer Tumor* – zeigt bereits die fortgeschrittene Geschwulst an.

Über die *Stadieneinteilung* gibt Abb. 4.8–6 Auskunft.

Diagnose. *Sonographie*: Das wichtigste Untersuchungsverfahren ist die Sonographie, womit auch kleine Tumoren sicher diagnostiziert und in ca. 90 % der Fälle von einer Zyste als häufigste Differentialdiagnose unterschieden werden können. Im Gegensatz zu den Nierentumoren sind Nierenzysten in den meisten Fällen echoleer. Im Zweifel ist die Niere operativ freizulegen

Ausscheidungsurogramm: Das AUG erlaubt die Funktionsbeurteilung beider Nieren und entscheidet somit darüber, ob die tumortragende Niere komplett entfernt werden kann.

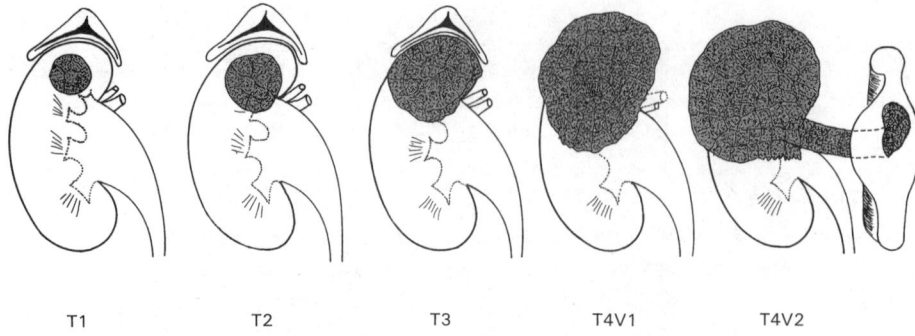

T1   T2   T3   T4V1   T4V2

Abb. 4.8–6: TNM-Klassifikation des Nierenzellkarzinoms. Bei T4V2 Geschwulstthrombose der V. renalis und V. cava inferior

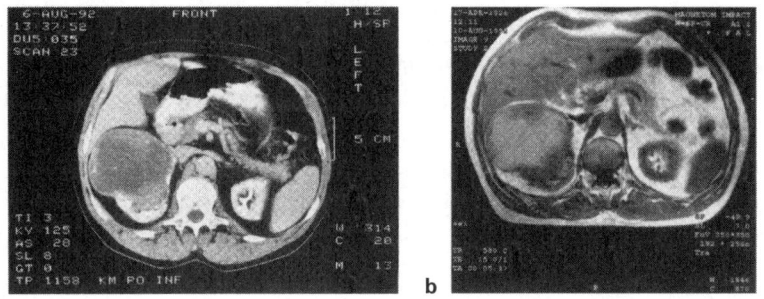

a   b

Abb. 4.8–7: Ein sehr großer Tumor der rechten Niere stellt sich in ähnlicher Schnittebene sowohl im CT (**a**) als auch in der MRT (**b**) gut dar

CT. Die CT ist das entscheidende Verfahren zur Beurteilung der Lage und Größe des Tumors bzw. der Infiltration in Nachbarorgane (Abb. 4.8–7). Ein Cavathrombus oder ein begleitendes Aortenaneurysma können ebenso diagnostiziert werden wie vergrößerte perihiläre Lymphknoten.

Magnetresonanztomographie: Die MRT kann von der Aussagekraft prinzipiell dem CT gleichgestellt werden.

Angiographie: Darstellung „maligner" Gefäße und wichtiger präoperativer Befunde (Abb. 4.8–8): Gefäßversorgung bzw. Lagebeziehung des Nierentumors zu den Nierengefäßen bei geplanten nierenerhaltenden Tumorresektionen oder Tumornephrektomie bei sehr großen Geschwülsten.

8.3.2 Therapie und Prognose

Die **Therapie** der Wahl des Nierenzellkarzinoms ist die sogenannte *Tumornephrektomie*, d. h. die radikale Entfernung der tumortragenden Niere mit Nebenniere und regionalen Lymphknoten.

Als Zugangswege eignen sich der Flankenschnitt am Oberrand der 12. Rippe, der Pararektal- und der Oberbauchquerschnitt.

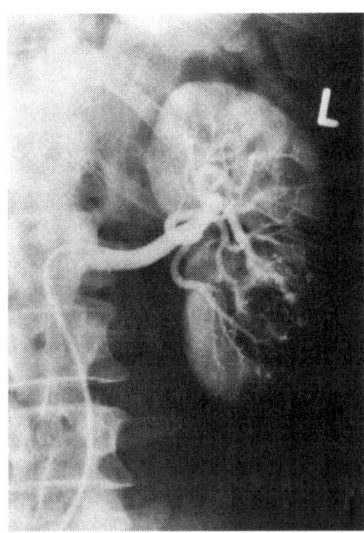

Abb. 4.8–8: Die selektive Arteriographie *(Renovasographie)* deckt einen Tumor des unteren Pols der linken Niere auf

Nierentumorresektion. Bei Tumoren in Solitärnieren oder funktionellen Solitärnieren (nur eine ausreichend funktionierende Niere vorhanden), bei deren Entfernung der Patient dialysepflichtig werden würde, muß versucht werden, den Nierentumor organerhaltend zu resezieren.

Angesichts der guten Prognose dieses Vorgehens bei kleinen, hochdifferenzierten Tumoren kann es in Einzelfällen auch bei gesunder kontralateralen Niere angewandt werden, wobei dieses Vorgehen umstritten ist.

Bei Nierentumoren unklarer Dignität wird in zunächst diagnostischer Indikation die Nierentumorresektion unter Erhalt der Niere durchgeführt.

Nierentumorembolisation. Bei sehr großen Tumoren, insbesondere bei Venen- oder Kavazapfen, empfiehlt sich die präoperative Embolisation der Nierenarterie.

Hierbei werden wie bei der Angiographie über einen transfemoralen Katheter entweder spezielle Spiralen oder Ethibloc® in die Nierenarterie mit ihren Ästen eingebracht, wonach die Niere nicht mehr durchblutet ist. Durch die Embolisation wird der Blutverlust bei sehr großen Nierentumoren minimiert. Bei inoperablen Nierentumoren mit starker Blutung oder Schmerzen, bzw. bei wegen schlechtem Allgemeinzustand inoperablen Patienten, kann als Palliativmaßnahme die Embolisation der tumortragenden Niere durchgeführt werden, wobei wegen der anschließend oft ausgeprägten Schmerzsymptomatik die vorübergehende Einlage eines Periduralkatheters sinnvoll ist. Die ebenfalls regelmäßig zu beobachtenden Temperaturerhöhungen werden durch fiebersenkende Maßnahmen behandelt.

Prognose. Die 5-Jahres-Überlebensrate der radikalen Tumornephrektomie bei organbegrenzten Tumoren ohne Lymphknoten- oder Fernmetastasen beträgt ca. 80 %; Lymphknotenmetastasen senkt sie auf 10–20 %, Fernmetastasen auf 0–10 %.

Spätmetastasen können auch noch nach 10 Jahren beobachtet werden, so daß im Gegensatz zu anderen Tumoren die Nachsorgeuntersuchungen zumindest solange durchgeführt werden sollten.

9. Neubildungen des Gehirns und seiner Hüllen

A. Schwartz

Definition. Intrakranielle Tumoren als Sammelbegriff für alle gut- und bösartigen Neubildungen im Kopf können u. a. unterteilt werden in
- *primäre Hirntumoren*, die im Gehirn selbst entstehen und meist von der Neuroglia bzw. dem Neuroepithel ausgehen
- *sekundäre Hirntumoren*, intrakranielle Metastasen extrakranieller Tumoren.

Diese stellen etwa 25 % aller „Hirntumoren" und nehmen ihren Ausgang am häufigsten vom Bronchial-, Mamma-, Nierenkarzinom und malignen Melanom (s. Kap. 9.5).

9.1 Epidemiologie, Einteilung, Besonderheiten

Häufigkeit. Die primären ZNS-Tumoren im Erwachsenenalter sind eher selten (ca. 7 Neuerkrankungen auf 100 000 Erwachsene/Jahr), im Kindesalter nehmen sie nach den Leukämien allerdings die *zweite Stelle* ein.

Einteilung. Die wichtigsten Tumoren in Bezug zum Lebensalter listet Tab. 4.9–1 auf; die *Klassifizierung* hat die *WHO* vorgeschlagen (Tab. 4.9–2).

Hirntumoren können von folgendem Gewebe ausgehen: Neuroepithel, Nervenscheiden, Hirnhäuten, Gefäßen, dysontogenetische Tumoren, maligne Lymphome.

Sekundäre Hirntumoren sind Metastasen, leukämische Infiltrate und extrakranielle Geschwülste aus der Nachbarschaft.

Grundsätzlich sind weitere Einteilungen nach dem *Wachstumsverhalten* (Mitoserate, Kapselbildung), der *Lokalisation* (bei Erwachsenen vorwiegend supra-, bei Kinder infratentoriell) und der *Histologie* (Zelltyp) möglich.

Das **Grading** erfolgt in 4 Stufen und berücksichtigt die *Histologie*, den *Differenzierungsgrad* und die durchschnittliche *Überlebenszeit* (Tab. 4.9–2).

Tab. 4.9–1: Vorkommen der wichtigsten Hirntumoren in Abhängigkeit vom Lebensalter

0–20 Jahre	21–50 Jahre	> 50 Jahre
pilozytisches Astrozytom	Astrozytom	Metastase
Medulloblastom	Oligodendrogliom	Glioblastom
Ependymom	Neurinom	Meningeom
Kraniopharyngeom	Meningeom	Neurinom

Tab. 4.9–2: Klassifizierung der Hirntumoren

Malignitätsgrad		Prognose nach „totaler" Entfernung
Grad I	gutartig	Heilung oder zumindest Überlebenszeit von 5 Jahren und mehr
Grad II	semibenigne	postoperative Überlebenszeit 3–5 Jahre
Grad III	semimaligne	postoperative Überlebenszeit 2–3 Jahre
Grad IV	maligne	postoperative Überlebenszeit 6–15 Monate

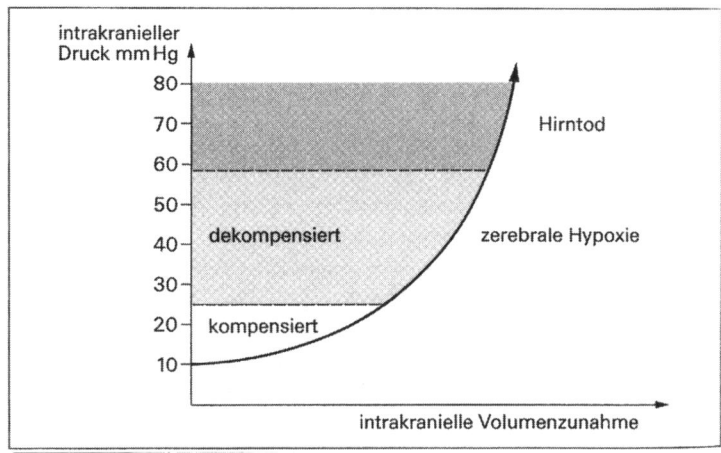

Abb.4.9–1: Nach Erschöpfen der Reserveräume, die ca. 10 % der Schädelhöhle ausmachen, steigt der intrakranielle Druck exponentiell an

Besonderheiten. Maligne Hirntumoren *metastasieren nicht* in andere Organsysteme! Allgemeine *Tumorzeichen* (Gewichtsabnahme, Aämie u. a.) finden sich nicht. Hingegen ist jeder noch so benigne und langsam wachsende Tumor lebensbedrohend, da er zur intrakraniellen *Drucksteigerung* führt (Abb.4.9–1), in wichtige Hirnregionen einbrechen und sich als nicht entfernbar erweisen kann.

Benigne Tumoren können durch ihre *Lokalisation* oder *hormonelle Aktivität* fatale Folgen haben:

– Meningeome des N. opticus (II) führen zur *Erblindung*
– Neurinome des N. vestibulocochlearis (VIII) bedeuten *Schwindelanfälle, Hörverlust*
– Hamartome im Temporallappen sind mit *Epilepsie* verbunden
– hormonell aktive Hypophysentumoren führen zur *Akromegalie*, Germinome zur vorzeitigen *Geschlechtsreife* (Pubertas praecox)

9.2 Symptome und Diagnose

Allgemeine Symptome ergeben sich aus der Zunahme des Hirndrucks: Kopfschmerzen (diese treten erst dann auf, wenn Hirnhäute oder große Gefäße mit betroffen sind, da das Gehirn selbst keine Schmerzrezeptoren aufweist), Übelkeit, Erbrechen, neurologische (motorische, z.B. Gangstörungen, Sprachstörungen), vestibuläre (Schwindelerscheinungen), psychiatrische (z.B. Schizophrenie), ophthalmologische (Sehstörungen, z.B. führen Hypophysentumoren an der Sehnervenkreuzung zu einem Ausfall dieser Fasern, wodurch der Patient den Eindruck erhält, als „wenn er Scheuklappen trüge") und endokrinologische Krankheiten (s. o.), Konzentrationsschwäche, Wesensveränderungen, Anfallsleiden (jeweils in Abhängigkeit von der Tumorlokalisation).

Spezielle Symptome sind:
• *Hirndruckzeichen* durch Raumforderung (der Schädel gestaltet sich durch den Schädelknochen als ein nahezu abgeschlossener Hohlraum, so daß eine Volumenzunahme gleichzeitig immer eine Drucksteigerung bedeutet verbunden mit einer Kom-

pression des Hirngewebes; nur bei langsam wachsenden Tumoren ist durch eine Drosselung der Liquorproduktion eine kurzfristige Kompensation der Drucksteigerung
möglich), Begleitödem, Hydrozephalus oder Tumorblutungen. Der Patient ist durch
die druckbedingte Einklemmung (Herniation, Abb. 4.9–2) vital bedroht (durch die tumorbedingte Verlagerung wird entweder der Schläfenlappen im medialen Schlitz des
Hirnhautzeltes (Tentorium) oder das verlängerte Mark (Medulla oblongata) mit
dem Herz-Kreislauf- und Atemzentrum durch die von oben in das Hinterhauptsloch
gepressten Kleinhirntonsillen komprimiert).
- *Hirnödem* besonders bei Metastasen und Glioblastomen.
- *Hydrozephalus* durch Kompression der Hirnventrikel, Wachstum in den Ventrikeln
  (Abb. 4.9–3), Liquorhypersekretion.
- *Epilepsien* werden gelegentlich beobachtet.

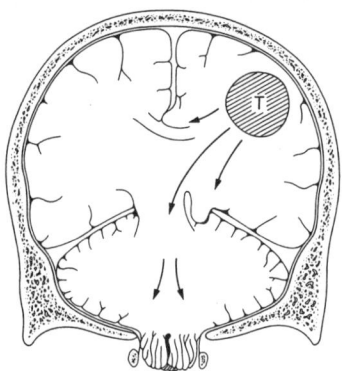

Abb. 4.9–2: Halbschematisches Modell von Massenverschiebungen durch einen parietalen raumfordernden Prozeß (T). **Oben:** Der Gyrus cinguli wird unter der Falx zur Gegenseite verlagert. **Mitte:** Einklemmung der medialen Anteile des Schläfenlappens im Tentoriumschlitz mit Mittelhirnkompression. **Unten:** Einklemmung des Hirnstamms durch Herniation der Kleinhirntonsillen ins Foramen magnum (aus Kautzky und Zülch 1955)

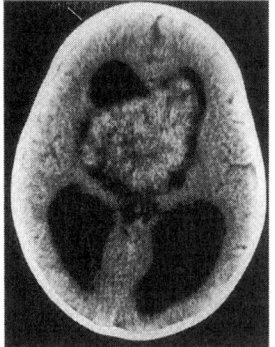

Abb. 4.9–3: Kraniales CT eines 15 Monate alten Jungen mit einem großen intraventrikulär gelegenen
Tumor, der die Vorderhörner der Seitenventrikel fast ganz ausfüllt und dadurch zur Blok-
kade der Liquorwege mit der Folge eines ausgeprägten Hydrocephalus internus führt

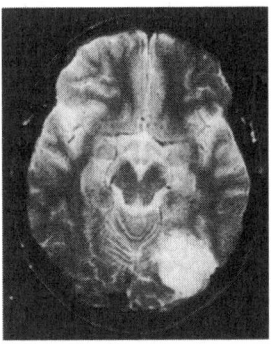

Abb.4.9–4: Kraniales MRT (Horizontalschnitt) eines 17jährigen Jungen mit einem Tumor der li. hinteren Großhirnhemisphäre: Der Tumor liegt supratentoriell in der Okzipitalregion

Diagnose. Neben Anamnese und klinischer Untersuchung weisen der ophthalmologische Befund (*Stauungspapille* durch Druckanstieg im Kopf und eine Verschlechterung des venösen Abflusses entlang des Sehnerven) und Spezialuntersuchungen den Weg:
- *Liquoruntersuchung* auf Tumorzellen.
- *Elektroenzephalogramm* (EEG): seitenbetonte Veränderungen, Herdbefunde und Krampfpotentiale.
- *CT* (s. Abb.4.9–3): Methode der Wahl für Hirntumoren mit vaskulären Anteilen (Kontrastmittelinjektion), die gewisse Hinweise auf die Gewebeart geben.
- *Magnetresonanztomographie* (MRT, Abb.4.9–4): Darstellung des Tumors ohne Strahlenbelastung, Abgrenzung zur Umgebung gelingt besser als bei der CT.

Im folgenden sollen die häufigsten und klinisch wichtigsten Tumoren besprochen werden.

9.3 Neuroepitheliale Tumoren (Gliome)

Hierzu gehören ca. 25 % aller ZNS-Tumoren: Glioblastome, Astrozytome, Oligodendrogliome, Ependymome, Medulloblastome.

Glioblastome (Grad IV, s. Tab.4.9–1): unreifer, infiltrierend wachsender Gliatumor, häufige Einblutungen und Nekrosen – *bösartigster Hirntumor im Erwachsenenalter* mit meist kurzer Anamnese (Wochen bis wenige Monate). *Häufigkeit:* ca. 20 % aller Hirntumoren. *Lokalisation*: Großhirn, bes. Stirn- u. Schläfenlappen.

Astrozytome. Von den Astrozyten abgeleitete Tumoren mit diffusem Wachstum, die in jedem Lebensalter vorkommen und sich häufig durch ein Anfallsleiden oder Wesensveränderungen (frontale oder temporale Lokalisation) bzw. Ataxien, Gleichgewichtsstörungen (Kleinhirn) manifestieren. Die Anamnese verläuft Monate bis viele Jahre (Grad I-IV, s. Tab.4.9–1).

Lokalisation: ubiquitär. *Häufigkeit*: ca. 10 % aller Hirntumoren

Astrozytome des Kleinhirns zählen zu den häufigsten Tumoren im Kindes- und Jugendalter: 25 %.

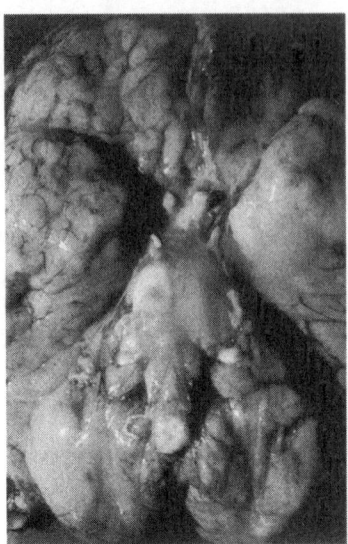

Abb. 4.9–5: Medulloblastom mit glasurartiger Metastasierung über dem Liquorraum. Typisch ist der Ausgang von Kleinhirn und Brücke, besonders vom Kleinhirnwurm

Oligodendrogliome. Abgeleitet von der Oligodendroglia, sind seltener als Astrozytome und gehen häufig mit einem Anfallsleiden und Verkalkungen einher (ähnliches Verhalten wie Astrozytome).

Ependymome. Gehen von den Ependymzellen der Ventrikel aus, wachsen infiltrierend, behindern den Liquorabfluß und sind in 30 % mit Krampfanfällen vergesellschaftet. *Häufigkeit:* 5 %, bei Kindern bis 15 % aller Tumoren.

Medulloblastome (Abb. 4.9–5): Rasch infiltrativ in der hinteren Schädelgrube wachsend mit frühzeitiger Metastasierung in den Liquorraum und entsprechenden Lokalsymptomen und kurzer Anamnese (1–5 Monate): Rumpfataxie, Kaudasyndrom, Hirndruckzeichen.

Häufigkeit: 5 % aller Gliome, 20 % aller Hirntumoren bei Kindern zwischen 4. und 8. Lebensjahr.

9.4 Hypophysenadenom, Kraniopharyngeom

Hypophysenadenome. Hierzu gehören chromophobe, basophile Adenome, eosinophiles Granulom, Prolaktinome.

Häufigkeit: ca. 8. % der Hirntumoren, bes zwischen dem 30. und 50. Lebensjahr.

Häufiges gemeinsames Symptom: *Visusverschlechterung.*

Prolaktinome. Der prolaktinproduzierende Tumor ist der häufigste hormonproduzierende Tumor der Hypophyse mit: *Amenorrhoe*, Galaktorrhoe (beim Mann: *Libido- und Potenzverlust*).

Eosinophile Granulome führen durch STH-Produktion zur *Akromegalie* (Riesenwuchs), Cushing-Syndrom, Diabetes mellitus u. a.

Basophile Adenome produzieren *exzessiv ACTH*, das u. a. ein Cushing-Syndrom verursacht.

Chromophobe Adenome verursachen durch Raumforderung eine *Visusverschlechterung* (bitemporale Hemianopsie), *Hypophysenvorderlappeninsuffizienz* (Amenorrhoe, Schilddrüsen- und Nebennierenunterfunktion).

Kraniopharyngeome sitzen intrasellär und sind technisch schwer zu operieren. Sie gehen mit endokrinen Störungen (Diabetes insipidus), Sehstörungen und Hirndruckzeichen einher.

9.5 Hirnmetastasen

Am häufigsten metastasieren die folgenden 3 Tumoren *hämatogen* in das Gehirn:
- *Bronchialkarzinom* in 50 %, vorwiegend bei Männern
- *Mammakarzinom* in 20 % und *Nierenkarzinom* in 15 %

Metastasen aus Tumoren des *Gastrointestinaltraktes* erreichen das Gehirn in 7 %, die des *malignen Melanoms* in 5 %.

Bis zu 25 % der intrakraniellen Raumforderungen gehen von o. g. Fernmetastasen aus, besonders in der Altersgruppe von 40–60 Jahren.

Lokalisation. Selten handelt es sich um solitäre, häufiger um multiple Absiedelungen ohne Prädilektionsstellen, die mit ausgeprägtem Ödem einhergehen. Eine *Meningeosis carcinomatosa* (flächige Aussaat in der Hirnhaut) tritt besonders beim Mamma- und Bronchialkarzinom auf.

Metastasen verursachen eine Hirndrucksymptomatik, die besonders beim Bronchialkarzinom erster Hinweis auf den Primärtumor sein kann.

Therapie. Solitäre Metastasen behandelt man u. U. durch Operation, wenn der Verlauf der Grundkrankheit dies sinnvoll erscheinen läßt.

Ob eine adjuvante Chemo- oder Radiotherapie erfolgt, hängt vom Einzelfall ab.

9.6 Therapie

Die Behandlung von Hirntumoren besteht aus der *Operation, Strahlen-* und *Chemotherapie* sowie einer symptomatischen Behandlung von *Begleiterscheinungen*: Entlastung bei Hirndruck, -ödem.

Allgemeinmaßnahmen sind eine Lagerung bei leicht erhöhtem Oberkörper, die den venösen Rückstrom aus dem Kopf-Hals-Bereich fördert und damit der Hindrucksteigerung entgegenwirkt. Bewußtseins- und Wesensveränderungen sollten sich durch mangelhafte Flüssigkeitsbilanzierung oder Dehydratation nicht verschlimmern. Mit Krampfanfällen ist zu rechen.

Operation. Die alleinige Operation ist bei gutartigen Tumoren des Klein- und Großhirns sowie der Mittellinie ausreichend.

Inoperabel sind meist folgende Hirntumoren: Lokalisation am oberen und unteren Hirnstamm, im ventralen Zwischenhirn, in der Brücke, in Thalamus und Hypothalamus, in den Stammganglien, im Sprachzentrum.

Bestrahlung. Die Radiotherapie ist bei fast allen Hirntumoren (Ausnahme: s. o.) postoperativ erforderlich.

Chemotherapie. Die zytostatische Behandlung ist durch die Blut-Hirn-Schranke kompliziert. Beim Medulloblastom des Kindes wird sie mit Erfolg durchgeführt.

10. Neubildungen der Schilddrüse

T. Kraus

Umschriebene Knoten, Verhärtungen der Schilddrüse sind *tumorverdächtig*: In 50 % der Fälle handelt es sich um eine *Knotenstruma* (multinodulär). Liegen nur einzelne Knoten vor, so muß zwischen der *Struma maligna* (Schilddrüsenkarzinome, ca. 10 %), gutartigen Adenomen (ca. 90 %) sowie Zysten, Narben oder Einblutungen differenziert werden.

Alle Karzinome und die meisten Adenome stellen sich im Schilddrüsenszintigramm als *kalte Knoten* (Aussparungen) dar, da sie kein Radiojod aufnehmen (s. Abb. 5–5 b, S. 213).

Adenome sind follikuläre Knoten, die im Gegensatz zu Karzinomen von einer Kapsel umgeben sind und durch Drucksymptome auffallen. Sie werden selten größer als 3 cm; onkozytäre Adenome sind Präkanzerosen (Abb. 4.10–1).

Ein kleiner Teil der Adenome geht mit einer autonomen, also ungeregelten Hormonproduktion einher. Man nennt diese Adenome, die eine Hyperthyreose verursachen, *heiße Knoten*.

Bei den **Schilddrüsenkarzinomen** (Neuerkrankungen: 3:100000 Einw. pro Jahr) unterscheidet man *histologisch*

* die prognostisch günstigen, gut differenzierten *papillären* (ca. 50 %) und *follikulären* (ca. 25 %) Geschwülste. Das papilläre Karzinom ist das typische Schilddrüsenkarzinom junger Leute und metastasiert meist lymphogen (Halslymphknoten), selten hämatogen (Lunge, Skelett)
* das von den C-Zellen abgeleitete *medulläre Karzinom* (ca. 10 %), das Calcitonin sezerniert, geht klinisch meist mit der auffälligen Laborkonstellation einer Hypokalzämie und Hyperphosphatämie einher, die durch hohe Calcitoninspiegel hervorgerufen werden. Die Prognose ist nicht ganz so günstig wie bei den o. g. Tumoren
* das äußerst aggressiv wachsende *anaplastische Karzinom* (10 %), tritt bevorzugt im hohem Alter auf und führt trotz Behandlung fast immer zum Tode.

Symptome: derbe, höckrige Konsistenz von Struma oder Knoten, kaum abgrenzbar und verschieblich, Heiserkeit (Rekurrensparese), Halslymphome, Einflußstauung (Kompression der Gefäße), Stridor (Tracheakompression), Hämoptoe bei Trachealeinbruch.

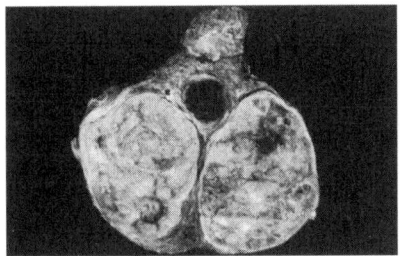

Abb. 4.10–1: Onkozytäres Schilddrüsenadenom, das durch eine Kapsel begrenzt wird

Diagnose. Der *palpatorisch* erfaßte Knoten wird zunächst *sonographiert* (Lage, Größe, Struktur). Aus der *Schilddrüsenszintigraphie* wird klar, ob es sich um einen heißen (kein Karzinom) oder kalten Knoten handelt. Die *Feinnadelaspirationsbiopsie* differenziert den kalten Knoten näher (degeneratives Gewebe einer Knotenstruma, papilläres, follikuläres oder anaplastisches Karzinom, Thyreoiditis).

Bei Malignitätsverdacht ist eine *histologische* Schnellschnittuntersuchung von intraoperativ entnommenem Schilddrüsengewebe erforderlich.

TNM-Klassifikation. T1 < 1 cm, T2 > 1–4 cm, T3 > 4 cm, T4: Ausbreitung jenseits der Drüse. N1: regionäre Lymphknoten befallen. M: Fernmetastasen nachweisbar (M1), nicht nachweisbar (M0).

Therapie. Schilddrüsenkarzinome und onkozytäres Adenom (s. Abb. 4.10–1) werden *operativ* behandelt. Art und Ausdehnung der Operation richtet sich nach der Histologie und Tumorausbreitung (TNM-Klassifikation) sowie dem Alter des Patienten:

* *Thyreoidektomie* (Totalentfernung der Drüse) bei allen histologisch gesicherten Karzinomen und bei Patienten, die älter als 40 Jahre sind.
* *Hemithyreoidektomie* mit teilweiser Resektion der Gegenseite: differenzierte Karzinome im Stadium T0-T2.
* *Palliative* Tumorresektion (u.a. bei Drucksymptomen wie Tracheakompression).

Adjuvante Behandlung. *Hormonsubstitution* (lebenslang). Die *Strahlentherapie* wird postoperativ und bei Metastasierung angewandt, sofern das Gewebe Radiojod speichert. Die Chemotherapie spielt keine Rolle.

Postoperative **Komplikationen** sind insbesondere die ein- oder beidseitige *Rekurrensparese* mit Heiserkeit oder gar Sprechunvermögen und der *Hypoparathyreoidismus* mit Tetanie, Hypokalzämie, Hyperphosphatämie, weil die Nebenschilddrüsen mitentfernt wurden.

Prognose (s. o.). Beim differenzierten Schilddrüsenkarzinom beträgt die 5-Jahres-Überlebensrate ca. 90 %, beim medullären Karzinom ca. 50 % und beim undifferenzierten Karzinom nur etwa 10 %.

11. Bösartige Neubildungen des lymphatischen und hämatopoetischen Systems

A. Karcher

11.1 Maligne Lymphome

11.1.1 Morbus Hodgkin

Der M. Hodgkin *(Lymphogranulomatose)* ist eine Systemerkrankung, die von einem Lymphknoten ausgeht; sie kann generalisieren und extralymphatisches Gewebe erfassen.

Häufigkeit. Pro Jahr erkranken ca. 4 von 100000 Einwohner. Der Altersgipfel liegt um das 30. Lebensjahr. Die Ursache ist unbekannt.

11.1.1.1 Symptome und Diagnose

Symptome. Zunächst wird eine Lymphknotenschwellung (Lymphome) beobachtet. Die Lymphome sind meist gummiartig, schmerzlos und verbacken und manifestieren sich häufig zuerst am Hals (Abb. 4.11–1) und im Mediastinum, wo sie zu Reizhusten und (durch Druck auf dort befindliche Gefäße) zu einer oberen Einflußstauung führen können.

B-Symptome (Tab. 4.11–1), Müdigkeit, Abgeschlagenheit oder Juckreiz, komplizieren die Erkrankung.

Der in vielen Lehrbüchern beschriebene Lymphknotenschmerz nach Alkoholgenuß ist selten.

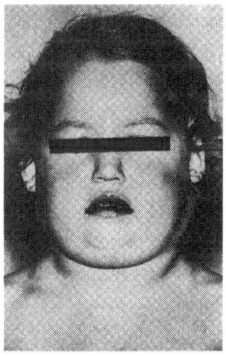

Abb. 4.11–1: Bereits inspektorisch wahrnehmbare Schwellung von Hals- und Supraklavikularlymphknoten bei M. Hodgkin

Tab. 4.11–1: B-Symptome

– Fieber und/oder
– Gewichtsabnahme > 10 % des Gesamtgewichts in 6 Monaten und/oder
– Nachtschweiß

Weitere Organe wie die Milz, die Leber, das Knochenmark und die Lunge können
befallen sein.

Die **Diagnostik** hat 2 Aufgaben:
* Lymphknotenbiopsie und histologischer Nachweis von *Sternberg-Reed-* und *Hodg-kin-Zellen*
* Festlegung des *Erkrankungsstadiums*: Staging.

Beim **Staging** wird durch Röntgenuntersuchungen, Sonographie, CT, Knochenmarkhistologie und -szintigraphie das Ausmaß und das Erkrankungsstadium festgelegt
(Tab. 4.11–2). Dies ist für die Therapie und Prognose bedeutungsvoll.

Tab. 4.11–2: Stadieneinteilung nach Ann-Arbor

Stadium I:	Befall **einer** Lymphknotenregion oder Vorliegen eines einzelnen lokalisierten extrano-dalen Herdes
Stadium II:	Befall von zwei oder mehr Lymphknotenregionen **auf einer Seite des Zwerchfells** oder vorliegen lokalisierter extranodaler Herde mit Befall einer oder mehrerer Lymph-knotenregionen **auf einer Seite des Zwerchfells**
Stadium III:	Befall von Lymphknotenregionen oder extranodalen Herden auf **beiden Seiten des Zwerchfells**
Stadium IV:	**Disseminierter Befall** eines oder mehrerer extralymphatischer Organe mit oder ohne Lymphknotenbefall

Ein *prognostisches Merkmal* ergibt sich daraus, ob eine A- oder B-Symptomatik vorliegt, wobei A bedeutet, daß keine B-Symptome vorhanden sind (s. Tab. 4.11–1). Darüber hinaus gibt es noch weitere „Risikofaktoren", wie z. B. große mediastinale Lymphome, erhöhte BSG, die sich ungünstig auf den Krankheitsverlauf auswirken.

11.1.1.2 Therapie und Prognose

Die **Therapie** folgt dem Krankheitsstadium (s. Tab. 4.11–2). Patienten mit *günstiger*
Prognose (Stadium I, II A oder B ohne weitere Risikofaktoren) werden bevorzugt *bestrahlt.*

Patienten mit *mittlerer* Prognose (Stadium I, II, A oder B *mit* Risikofaktoren oder
Stadium III A) werden mit Zytostatika und Radiatio behandelt.

Patienten mit *ungünstiger* Prognose (Stadium III B, oder IV) erhalten mehrere Zyklen Polychemotherapie, und Tumorreste werden bestrahlt.

Behandlungsziel ist eine komplette Remission.

Von kompletter Remission spricht man, wenn in der klinischen Untersuchung und in den bildgebenden Verfahren kein Tumorbefall mehr nachweisbar ist.

Rezidiv. Rezidiviert die Erkrankung, werden bislang Bestrahlte zytostatisch behandelt.

Rezidive bei mittlerer oder ungünstiger Prognose oder Patienten, bei denen die primäre Therapie keinen Erfolg zeigt, werden hochdosiert zytostatisch oder durch Kno-
chenmark- oder Blutstammzelltransplantation behandelt (s. Kap. 11–4).

Prognose. Die Heilungschance ist insgesamt gut. Patienten aus der Gruppe mit günstiger Prognose können in 80 %, Patienten mit mittlerer Prognose in 75 % und solchen mit ungünstiger Prognose noch in ca. 50 % der Fälle definitiv geheilt werden.

11.1.2 Non-Hodgkin-Lymphome (NHL)

Man unterscheidet B-Zell und T-Zell-NHL.

B-Zell-NHL entstehen aus maligne entarteten B-Lymphozyten, *T-Zell-NHL* aus T-Lymphozyten. Die B-Zell-NHL machen 80 % der NHL aus.

Neben der Abstammung der NHL (B- oder T-Lymphozyt) ist vor allem deren klinischer Verlauf ausschlaggebend: Man unterscheidet zwischen *hoch malignen* (schnell wachsenden) und *niedrig malignen* (langsam wachsenden) NHL. Das Wachstumsverhalten beeinflußt wesentlich die Heilungsaussichten.

Klassifikation. In der *Kiel-Klassifikation* werden die NHL nach klinischem Verlauf (2 Malignitätsgrade) und nach Abstammung geordnet (Tab. 4.11–3).

Tab. 4.11–3: Non-Hodgkin-Lymphome (Kiel Klassifikation)

B-Zell Non-Hodgkin-Lymphome

Niedrig maligne B-NHL	Hoch maligne B-NHL
B-Zell Chronisch lymphatische Leukämie (B CLL) anaplastisches NHL	Zentroblastisches NHL großzellig
B-Zell Prolymphozytenleukämie (B PLL)	Burkitt Lymphom
Haarzellenleukämie	Immunoblastisches NHL
Immunozytom/Morbus Waldenström	Lymphoblastisches NHL
Plasmozytom	
Zentroblastisch-zentrozytisches (CB/CC NHL)	
Zentrozytisches (CC NHL)	

T-Zell Non-Hodgkin-Lymphome

Niedrig maligne T-NHL	Hoch maligne T-NHL
T-Zell Chronisch lymphatische NHL Leukämie (T CLL)	Pleomorph großzelliges Immunoblastisches NHL großzellig
T-Zell Prolymphozytenleukämie anaplastisches NHL (T PLL)	Lymphoblastisches NHL
Mykosis fungoides Sezary-Syndrom	
Angioimmunoblastisches NHL (AILD)	

Die malignen Lymphozyten finden sich entweder in Lymphknoten (= *nodaler* Befall) oder in anderen Organen (= *extranodaler* Befall).

R. E. A. L.-Klassifikation. In den USA werden die NHL nach der „*Working Formulation*" (WF) eingeteilt, die mit der in Deutschland üblichen Kiel-Klassifikation nicht vergleichbar ist. Dem neuesten Erkenntnisstand gemäß haben internationale Experten jetzt eine neue Lymphom-Klassifikation vorgeschlagen, die *Revised European American Lymphoma Classification* (R. E. A. L.). Sie verfolgt das Ziel, *Krankheitsidentitäten* unter den malignen Lymphomen zu unterscheiden und schließt dabei die Hodgkin-Lymphome mit ein, da die Grenze zwischen diesen und den NHL nicht so scharf verläuft, wie man früher dachte.

Häufigkeit. Pro Jahr erkranken ca. 10 von 100000 Einwohner. Die Anzahl der Neuerkrankungen steigt mit dem Lebensalter.

Die *Ursachen* sind ungeklärt. Bei den meisten NHL lassen sich genetische Veränderungen in den Lymphomzellen nachweisen. Lediglich bei einem Teil der NHL scheinen Virusinfektionen eine Bedeutung zu haben. Beim afrikanischen *Burkitt-NHL* kann man eine Assoziation zu einer *Epstein-Barr-Virus-Infektion* finden.

11.1.2.1 Symptome und Diagnose

Leitsymptome sind *schmerzlose, geschwollene Lymphknoten. Das gesamte lymphatische Gewebe* kann betroffen sein (Abb. 4.11–2).

Weitere häufige Beschwerden sind *B-Symptome* (s. Tab. 4.11–1). Eine Infektneigung ist durch die Beeinträchtigung des lymphatischen Systems bedingt. Selten finden sich auch Hautausschläge.

Eine kleine Gruppe der NHL manifestiert sich primär an der Haut. Es sind überwiegend T-Zell NHL *(Mycosis fungoides und Sézary- Syndrom)*. Sie führen zu einem umschriebenen oder flächenhaften Hauterythem, welches nicht selten bakteriell infiziert ist.

Diagnose. Ebenso wie beim M. Hodgkin wird die Diagnose histologisch gestellt und das Krankheitsstadium ermittelt.

Staging: Röntgenuntersuchungen, Sonographie, CT, Knochenmarkhistologie und -szintigraphie bestimmen das Stadium der Erkrankung (s. Tab. 4.11–2).

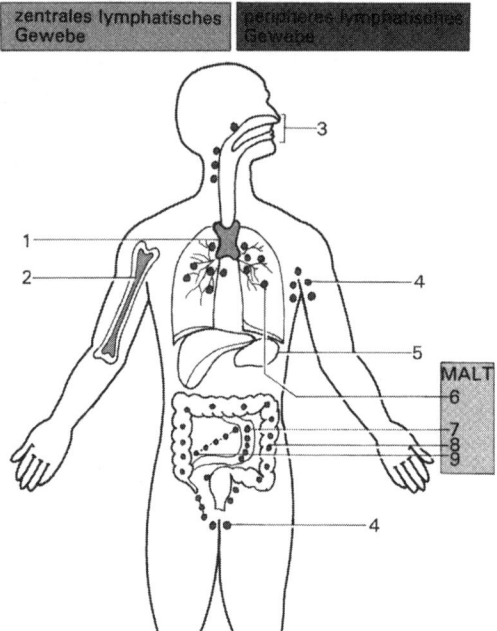

Abb. 4.11–2: Topographie lymphatischer Organe und Gewebe. Zentrales lymphatisches Gewebe: **1** Thymus, **2** Knochenmark. Peripheres lymphatisches Gewebe: **3** Waldeyer-Rachenring, **4** oberflächliche axilläre und inguinale Lymphknoten, **5** Milz. Mukosaassoziiertes lymphatisches Gewebe (MALT): **6** bronchopulmonale Lymphknoten, **7** Peyer-Plaques, **8** lymphatisches Gewebe in der Lamina propria, **9** mesenteriale Lymphknoten

Auch bei den NHL hat das Stadium für die Therapie und den Krankheitsverlauf große Bedeutung. Klagt der Patient über *B-Symptome*, so wird auch bei den NHL dem Krankheitsstadium der Buchstabe B hinzugefügt, andernfalls der Buchstabe A.

11.1.2.2 Therapie und Prognose

Therapie. Bestrahlung und Zytostatika wirken vorwiegend auf Zellen, die schnell wachsen. Zellen im Ruhezustand sind relativ unempfindlich. Schnell wachsende (hoch maligne) NHL sprechen daher besser an als langsam wachsende (niedrig maligne).

Niedrig maligne NHL. Die Stadien I und II können durch Bestrahlung geheilt werden.

Ab Stadium III richtet sich die Behandlung nach dem Alter und Allgemeinzustand:
• Patienten, die *älter als 55 Jahre* sind, sollten sehr zurückhaltend behandelt werden, da eine Heilung nicht möglich ist. Behandlungsindikationen sind hier Anämie, Leuko- und Thrombopenie, eine ausgeprägte B-Symptomatik (s. Tab 4.11–1.) oder große Lymphknoten, die zu Komplikationen führen, z.B. Harnstau durch Harnleiterkompression.
• Bei *jüngeren Patienten* der Stadien III und IV gibt es keine einheitliche Therapieempfehlung.

Zur Zeit bestehen 2 Alternativen:
– *Zytostatikatherapie.* Sie kann eine u.U. langfristige, über Jahre anhaltende, komplette oder teilweise Remission (= Krankheitsfreiheit) erzielen. Krankheitsfreiheit ist dabei nicht mit Heilung gleichzusetzen, da zumindest im Stadium IV alle Patienten nach unterschiedlichen Zeitintervallen ein Rezidiv erleiden.
– *Hochdosis-Chemotherapie* mit Knochenmark- oder Blutstammzelltransplantation (s. Kap. 4.11.4).

Hoch maligne NHL. Hier ist in allen Stadien eine Heilung entweder mit Chemotherapie allein oder kombiniert mit Strahlentherapie möglich. Seit Jahren hat sich die Zytostatikatherapie nach dem CHOP-Schema bewährt.

Allerdings gibt es nicht ansprechende NHL: Dies sind Patienten mit *Risikofaktoren*: hohe LDH, großer mediastinaler Tumor, Knochenmarkbefall. Für sie ist nur die Hochdosis-Chemotherapie mit Transplantation möglich (s. Kap. 4.11.4). Die Heilungschance ist schlecht.

Prognose. Patienten mit *niedrig malignem NHL* im Stadium I oder II können in ca. 40 % der Fälle geheilt werden. Der Verlauf von Erkrankungen in höheren Stadien, die nur mit Chemotherapie behandelt werden, kann sich über 2–10 Jahre erstrecken.

Eine endgültige Bewertung der Heilungschancen einer Hochdosis-Zytostatikatherapie mit Knochenmark- oder peripherer Blutstammzelltransplantation ist derzeit noch nicht möglich.

Bei *hoch malignen NHL* im Stadium I beträgt die Heilungschance 90 %. In den Stadien II, III aber auch IV ohne Risikofaktoren werden Heilungsraten > 50 % erreicht.

11.1.3 Chronisch-lymphatische Leukämie (CLL)

Die CLL gehört zu den *niedrig malignen NHL*. In 97 % der Fälle geht die Erkrankung auf B-Lymphozyten (s. Abb. 4.11–3) zurück (B-CLL) mit Vermehrung maligner Lymphozyten in Blut, Lymphknoten, Milz und Knochenmark. Die malignen B-Lymphozyten sind nicht funktionstüchtig. Ein Mangel an Immunglobulinen ist häufig.

Häufigkeit. Die CLL ist die häufigste Form der Leukämie im Erwachsenenalter. Jährlich erkranken ca. 5 von 100 000 Einwohner. Ihre *Ursache* ist unbekannt.

11.1.3.1 Symptome und Diagnose

Symptome. Schmerzlose Lymphome, Leistungsminderung, B-Symptome (s. Tab. 4.11–1) und Neigung zu Infektionen sind typisch. Bei der Untersuchung fallen häufig eine Leber- und Milzvergrößerung auf.

Diagnose. Das *Blutbild* liefert meist die Diagnose: Vermehrung der *Lymphozyten* und sog. Gumprecht-Schatten, die durch Reste von zerstörten Lymphozytenzellkernen entstehen. Die Anämie ist durch Autoantikörper gegen Erythrozyten oder Verdrängung der normalen Blutbildung im Knochenmark bedingt.

Bildgebende Verfahren (Röntgenuntersuchung, Sonographie u. a.) werden regelmäßig eingesetzt, um intraabdominelle oder mediastinale Lymphome zu erfassen und deren Größe zu kontrollieren.

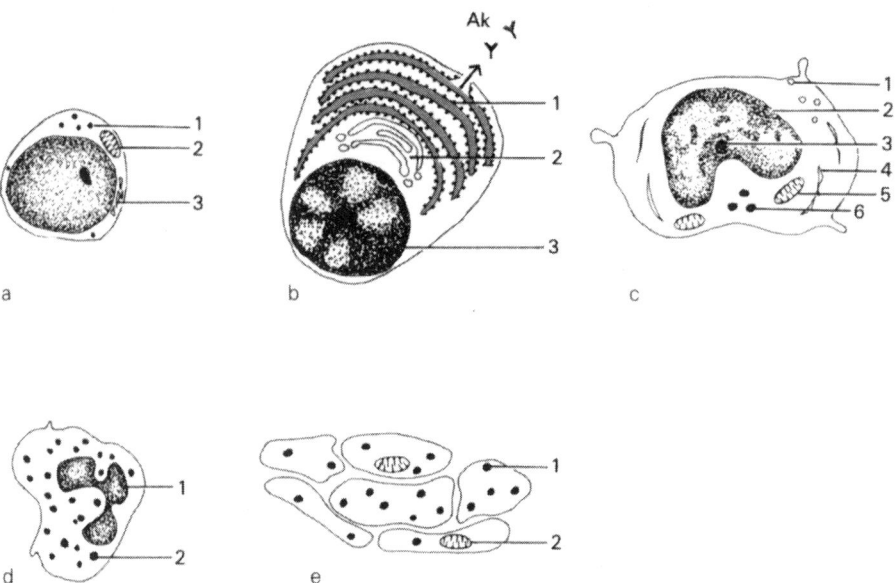

Abb. 4.11–3: a. *Lymphozyt;* **1** Granula, **2** Mitochondrien, **3** Golgi-Apparat. **b.** *Plasmazelle;* **1** parallel angeordnetes rauhes ER (= endoplasmatisches Retikulum), **2** Golgi-Apparat, **3** Zellkern mit Radspeichenstruktur. **c.** *Monozyt;* **1** Pinozytosevesikel, **2** Zellkern, **3** Nucleolus, **4** ER, **5** Mitochondrien, **6** Lysosomen. **d.** *Granulozyt;* **1** gelappter segmentierter Kern, **2** Granula. **e.** *Thrombozyt;* **1** Granula, **2** Mitochondrien

11.1.3.2 Therapie und Prognose

Therapie. Zytostatika werden zurückhaltend und erst bei Patienten mit einer starken B-Symptomatik (s. Tab. 4.11–1), einer Anämie oder Thrombozytopenie, einer ausgeprägten Größenzunahme der Lymphome oder einer Lymphozytose von > 100000/µl eingesetzt.

In den letzten Jahren werden zunehmend *Purinanaloga* (z. B. Fludarabin®) verwandt. Diese Substanzen zeigen eine gute Wirksamkeit und haben relativ wenig Nebenwirkungen.

Prognose. Die Erkrankung ist nicht heilbar. Die Überlebenszeit ist aber extrem variabel und kann > 20 Jahre betragen.

11.1.4 Multiples Myelom (Plasmozytom)

Das Plasmozytom *(M. Kahler)* zählt zu den niedrig malignen Non-Hodgkin-Lymphome und entsteht aus einer entarteten Plasmazelle. Plasmazellen (Abb. 4.11–3) gehören der B-Lymphozytenreihe an und haben die Aufgabe, die Immunglobuline der Klassen IgG, IgM, IgD, IgE und IgA zu produzieren. Immunglobuline sind aus schweren und leichten Eiweißketten aufgebaut und übernehmen wichtige Aufgaben der humoralen Abwehr.

Maligne entartete Plasmazelle (Plasmozytomzellen)
* produzieren ein funktionsuntüchtiges monoklonales Immunglobulin (= *Paraprotein*), meist aus der IgG-Klasse (IgG-Plasmozytom) oder ein Bruchstück des Immunglobulins. Sind die Bruchstücke Eiweißleichtketten, werden sie *Bence-Jones-Proteine* genannt
* haben eine *osteolytische* (knochenauflösende) Aktivität
* verdrängen die blutbildenden Zellen im Knochenmark: *Panzytopenie* (s.u.)

Häufigkeit. Pro Jahr erkranken ca. 3 von 100000 Einwohner. Die Patienten sind meist 60 Jahre und älter.

Die *Ursache* der Erkrankung ist weitgehend unbekannt. Ionisierende Strahlung soll einen Einfluß haben: So stellte man nach dem Atombombenabwurf über Nagasaki eine erhöhte Rate an Plasmozytomfällen fest.

11.1.4.1 Symptome

Das klinische Bild läßt sich aufgrund der oben beschriebenen Störungen ableiten.

Das Paraprotein kann die Viskosität (Fließeigenschaft) des Blutes verändern und damit *Durchblutungstörungen* hervorrufen, wenn es in großen Mengen produziert wird, besonders in ZNS, Augen, Nieren.

Plasmozytomzellen unterdrücken die Bildung der normalen Immunglobuline. Daher sind die Patienten meist infektanfällig.

Die *osteolytische Aktivität* der Plasmozytomzellen führt zu Knochendefekten, vorwiegend am Schädelknochen (Schrotschußschädel), an der Wirbelsäule (Abb. 4.11–4) am Becken, an den Rippen und an den Oberarm- und Oberschenkelknochen oder zu einer generalisierten Osteoporose (Abb. 4.11–4).

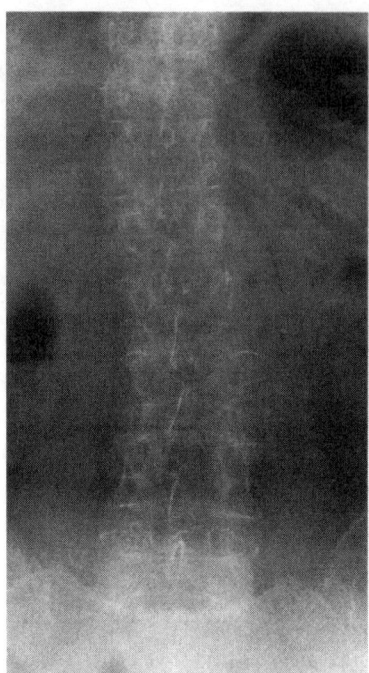

Abb. 4.11–4: Plasmozytom. Osteoporose mit erhöhter Strahlentransparenz des Knochens und betonter Rahmenstruktur der Wirbelkörper sowie multiple kleine Osteolysen der Wirbelkörper und Höhenminderungen

Komplikationen der Knochenveränderungen sind Spontanfrakturen, Querschnittslähmungen, unerträgliche Schmerzen. Die Osteolyse (Abb. 4.11–4) setzt Calcium aus den Knochen frei, wodurch ein Hypercalcämiesyndrom (Koma, Muskelschwäche, Niereninsuffizienz) entstehen kann.

Die Verdrängung der blutbildenden Zellen im Knochenmark führt zur Anämie, Leuko- und Thrombozytopenie *(Panzytopenie)*.

11.1.4.2 Diagnostik

Labordiagnostik. Die BSG ist extrem beschleunigt (> 100 mm n. W.). Das Gesamteiweiß ist vermehrt, in der Elektrophorese findet man einen sog. M-Gradienten, und in der Eiweißfixationselektrophorese weist man das Paraprotein nach. Ferner finden sich im Urin zum Teil Bence-Jones-Eiweiße (= leichte Eiweißkette der Immunglobuline).

In der **Röntgenuntersuchung** des Skeletts (Schädel, Wirbelsäule, Becken, Rippen, Oberarm- und Oberschenkelknochen) lassen sich multiple Osteolysen oder eine generalisierte Osteoporose nachweisen (s. Abb. 4.11–4).

Im **Knochenmark** zeigt sich eine diffuse oder lokalisierte Vermehrung von Plasmazellen (s. Abb. 4.11–3).

Salmon und Durie haben die Erkrankung in *3 Stadien* eingeteilt.

11.1.4.3 Therapie und Prognose

Das Plasmozytom ist nicht heilbar. Durch die Chemotherapie soll eine Remission, daß heißt eine möglichst lange Zeit der „Krankheitsfreiheit", erreicht werden. Das Zurückdrängen der Erkrankung führt zur Schmerzlinderung und Verminderung des Knochenabbaus. Die Behandlung sollte ab dem Stadium II (nach Salmon und Durie) erfolgen.

Darüber hinaus erfordert das Plasmozytom u. U. eine Reihe symptomatischer Maßnahmen wie die Bestrahlung und Gabe von Biphosphonaten, z. b. Ostac® bei Osteolysen, stabilisierende Operationen bei Frakturgefahr oder Spontanfrakturen, adäquate Schmerzbehandlung und evtl. Gabe von Immunglobulinen bei Infektanfälligkeit.

Prognose. Die Überlebensdauer richtet sich nach dem Stadium und dem Erfolg der Zytostatika. Sie kann im Stadium I > 10 Jahre betragen, im Stadium III 1–2 Jahre.

11.1.5 Haarzell-Leukämie

Die Erkrankung zählt ebenfalls zu den *niedrig malignen B-Zell-NHL.* Die *Symptomatik* ist gekennzeichnet durch eine Splenomegalie (Vergrößerung der Milz) und eine Panzytopenie (Verminderung aller Blutzellen). Die *Diagnose* wird durch den Nachweis der typischen Haarzellen im Blutbild und charakteristischen Veränderungen in der Knochenmarkhistologie gestellt.

Therapeutisch werden Substanzen wie Interferon oder Purinanaloga (Pentostatin®) eingesetzt.

Die *Prognose* ist günstig, Krankheitsverläufe von mehreren Jahrzehnten sind häufig.

11.1.6 HIV-assoziierte Non-Hodgkin-Lymphome

Bei HIV-Infizierten oder an AIDS Erkrankten werden häufiger NHL beobachtet.

Die *Ursache* dieser Häufung ist unbekannt. Sie muß mit der veränderten Funktion der Lymphozyten bei HIV bzw. AIDS-Patienten zusammenhängen.

Besonders häufig finden sich hoch maligne NHL und eine Lymphommanifestation im ZNS. Die therapeutischen Möglichkeiten sind sehr eingeschränkt, da die Zytostatikabehandlung ein erhöhtes Infektionsrisiko in sich birgt, das bei diesen Patienten ohnehin gesteigert ist. Die Prognose der Erkrankung ist daher sehr schlecht.

11.2 Akute Leukämien

Die akute Leukämie *(Leukose)* ist eine maligne Erkrankung der weißen Blutkörperchen mit Vermehrung unreifer, nicht funktionsfähiger Zellen (= Blasten). Unbehandelt führt sie in kurzer Zeit (wenige Wochen) zum Tode.

Man unterscheidet akute lymphatische Leukämien (ALL) und akute myeloische Leukämien (AML). Die ALL leitet sich von einer entarteten Zelle der lymphatischen, die AML von einer Zelle der myeloischen (u.a. Granulozyten, Monozyten) Entwicklungsreihe ab (Abb. 4.11–5).

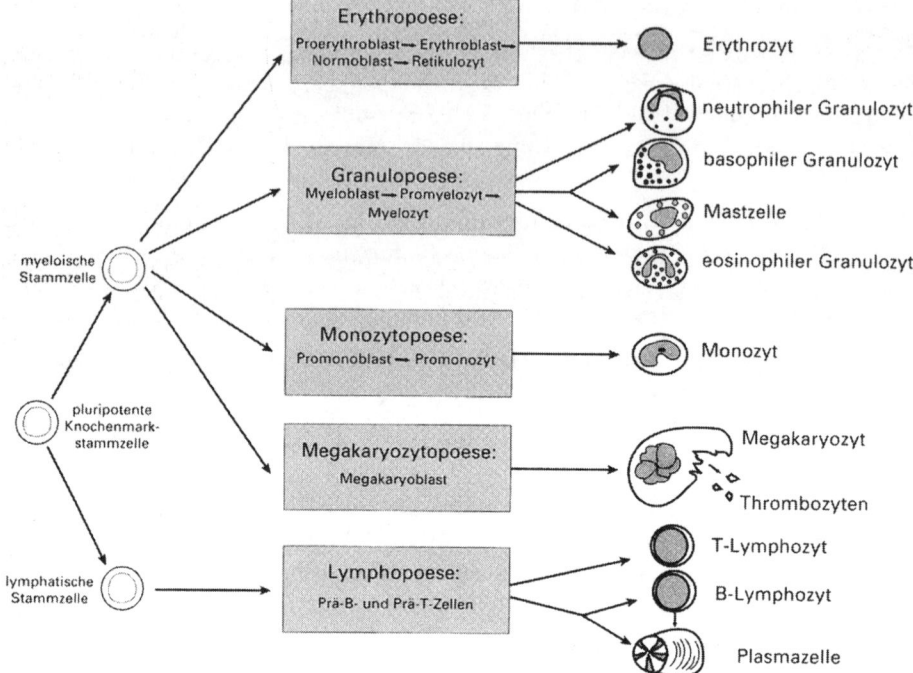

Abb. 4.11–5: Entwicklung der Hämopoese aus einer pluripotenten *Knochenmarkstammzelle* (s. Abb. 6–2, S. 227)

Ursprungsort der akuten Leukämien ist das Knochenmark, aus dem Blasten ins periphere Blut ausgeschwemmt werden. Es können aber auch andere Organe (z.B. Lymphknoten, Milz, Leber, Hirnhäute) durch leukämische Blasten infiltriert werden.

Häufigkeit. Pro Jahr erkranken ca. 4 von 100000 Einwohner. Im Kindesalter dominiert die ALL.

Die *Ursachen* der Leukämie sind weitgehend unbekannt. Man weiß, daß sowohl chemische Substanzen wie Benzol und Zytostatika als auch radioaktive Strahlung Leukämien verursachen können. Vor allem beim älteren Menschen gehen einige der AML aus Präleukämien, sog. myelodysplastischen Syndromen, hervor.

11.2.1 Symptome und Diagnose

Symptome. Meist treten innerhalb von Tagen oder Wochen B-Symptome auf (s. Tab. 4.11–1): Müdigkeit, Abgeschlagenheit. Durch Vermehrung der leukämischen Blasten im Knochenmark kann die Erythro- und Megakaryozytopoese (s. Abb. 4.11–5) verdrängt werden. Folge: Anämie und Thrombozytopenie mit Blutungen. Die fehlenden funktionstüchtigen Granulozyten (s. Abb. 4.11–3) führen zu häufigen Infektionen.

Die *Infiltration* anderer Organe durch leukämische Blasten erklärt eine Vielzahl weiterer Symptome: Spleno-, Hepatomegalie mit Leberfunktionsstörungen, Lymphknotenschwellungen und

Zahnfleischwucherungen (meist bei AML). Kopfschmerzen sowie neurologische Ausfälle sind meist Folge eines Befalls der Hirnhäute durch leukämische Blasten (Meningeosis leucaemica).

Die **Diagnose** wird aus dem *Blutbild* und *Knochenmarkausstrich* gestellt. Das Knochenmark ist durch leukämische Blasten infiltriert.

Die unterschiedliche Anfärbbarkeit der Blasten mit Farbstoffen (Zytochemie) macht meist eine Differenzierung in lymphatische (ALL) oder myeloische Leukämie (AML) möglich. Durch immunologische Verfahren (Immunzytologie) können weitere Unterformen der ALL (C-ALL, B-ALL, T-ALL usw.) und AML (myelozytäre, myelomonozytäre) unterschieden werden. Neuere Laborverfahren decken genetische Veränderungen (z. B. Philadelphia-Chromosom) in Leukämiezellen auf. Alle diese Untersuchungen haben für die Behandlung und die Prognose Bedeutung.

11.2.2 Therapie und Prognose

Therapie. Aggressive Zytostatikakombinationen vermögen die Erkrankung zu heilen.

Man unterscheidet *2 Phasen*:
– In der *Induktionstherapiephase* wird versucht, eine komplette Remission der Erkrankung zu erreichen, die sich im Knochenmarkausstrich nachweisen läßt (< 5 % Blasten).
– In der *Konsolidierungsphase* sollen die komplette Remission stabilisiert und Rezidive unter Fortführung der Chemotherapie verhindert werden.

Rezidive. Man kann heute mittels genetischer und immunologischer Untersuchungen Patientengruppen identifizieren, die besonders gefährdet sind, ein Rezidiv zu erleiden. Sie erhalten eine besonders aggressive Therapie, die aus einer Kombinationsbehandlung mit hochdosierten Zytostatika, Ganzkörperbestrahlung und allogener oder autologer Knochenmarktransplantation bzw. peripherer Blutstammzelltransplantation besteht (s. Kap. 11.4).

Grundsätzlich richtet sich die Behandlung aber nach der *Art der Leukämie* (ALL oder AML) und nach dem *Alter* bzw. dem *Allgemeinzustand*.

So werden alte Patienten und Patienten mit Vorerkrankungen mit „palliativen" Zytostatika behandelt, deren Ziel eine Krankheitsverzögerung ist.

Da Patienten mit akuter Leukämie nicht nur durch die Krankheit an sich, sondern auch durch die Behandlung *abwehrgeschwächt* sind, spielen *hygienische Maßnahmen* bei der *Pflege und Betreuung* eine wichtige Rolle.

Besonders hervorzuheben ist hierbei eine gründliche *Händedesinfektion* vor dem Betreten des Krankenzimmers. Eine strenge Isolation ist nicht nötig, doch sollte der Kontakt mit Personen, die an einer ansteckenden Infektionskrankheit leiden, vermieden werden.

Mundhygiene mit desinfizierenden Spüllösungen und eine selektive *Darmdekontamination* (mit Antibiotika, Antimykotika) gehören ebenfalls zur Behandlung, da viele Infektionen endogen durch den Übertritt von pathogenen Bakterien und Pilzen aus dem Gastrointestinaltrakt in die Blutbahn entstehen.

Besondere hygienische Vorkehrungen beim *Essen* sind nicht notwendig. Leicht verderbliche Nahrungsmittel sollten gemieden werden.

Prognose. Wenn Patienten mit aggressiver Chemotherapie oder Kombinationstherapie behandelt werden können, ist eine dauerhafte Heilung der akuten Leukämie bei ca. 40 % der *Erwachsenen* erreichbar. Bei *Kindern* mit ALL liegt die Heilungsrate bei ca. 75 %. Durch eine palliative Therapie kann der Krankheitsverlauf um Wochen bis Monate verzögert werden.

11.3 Chronisch-myeloische Leukämie (CML)

Die CML gehört zu den myeloproliferativen Erkrankungen. Sie entsteht durch die maligne Entartung der frühen hämatopoetischen Stammzelle (s. Abb. 4.11–5), was zu einer vermehrten Produktion von Granulozyten führt.

Im Gegensatz zur akuten Leukämie sind die Granulozyten in der Anfangsphase der Erkrankung funktionstüchtig.

Häufigkeit. Pro Jahr erkrankt ca. einer von 100000 Einwohner. Den Altersschwerpunkt bilden Patienten im mittleren Lebensalter.

Ursache. Meist ist keine zu eruieren. Hohe Belastungen mit Benzol oder mit radioaktiver Strahlung können die CML begünstigen. Typisch für die CML ist ferner die Assoziation mit einem chromosomalen Defekt, dem Philadelphia-Chromosom.

11.3.1 Symptome und Diagnose

Symptome. Man unterscheidet *3 Phase*n der Erkrankung: chronische und akzelerierte Phase sowie den Blastenschub.

Die *chronische Phas*e hält zwischen 3 und 5 Jahren an, bevor sie in die akzelerierte Phase übergeht und im Blastenschub endet. Der Beginn der Erkrankung ist meist schleichend (Splenomegalie, Gewichtsabnahme, Müdigkeit, Abgeschlagenheit), und nicht selten fallen die Patienten erstmals bei Routineuntersuchungen durch sehr hohe Leukozytenwerte auf (> 100.000/ μl).

In der *akzelerierten Phase* steigen die Leukozyten weiter an und die Milz wird noch größer.

Der *Blastenschub* ist von den Symptomen vergleichbar einer akuten Leukämie und kann u. U. nicht von ihr unterschieden werden. Die vormals noch funktionsfähigen Leukozyten sind in diesem Stadium funktionslosen, unreifen Leukozytenvorstufen gewichen (s. Abb. 4.11–5). Die leukämischen Blasten verdrängen die Erythrozyten- und Thrombozytenbildung. Auch andere Organe können durch die Blasten infiltriert werden und zu einer Vielzahl von weiteren Symptomen führen. Die Milz kann enorm groß werden, und aufgrund mangelhafter Durchblutung können Milzinfarkte entstehen.

Diagnose. Im Blutbild fallen Leukozytenzahlen von 100000/μl und mehr auf. Im Differentialblutbild zeigt sich in der chronischen Phase eine Linksverschiebung, d. h. unreifere, funktionsuntüchtige Granulozyten sind vermehrt. Der Nachweis des Philadelphia-Chromosoms ist pathognomonisch, d. h. beweisend für die Diagnose.

Im Blastenschub finden sich fast nur noch früheste Vorstufen der Granulozyten im Knochenmark (s. Abb. 4.11–5).

11.3.2 Therapie und Prognose

Die Heilung ist nur durch allogene *Knochenmarktransplantation* möglich. Für diese Behandlung kommen aber nur Patienten in Betracht, die nicht älter als 50 Jahre sind und keine schwerwiegenden Begleiterkrankungen haben. Ein großes Problem ist allerdings die Suche nach einem passenden Spender.

Mit *Interferon* oder *Zytostatika* versucht man, die Patienten so lange wie möglich in der chronischen Phase der Erkrankung zu halten und die Leukozytenzahlen zu normalisieren. In manchen Fällen ist sogar das Philadelphia-Chromosom nicht mehr nachweisbar.

Prognose. Nach Stellung der Diagnose leben die Patienten durchschnittlich 4 Jahre. Ist eine allogene Knochenmarktransplantation möglich, so können in der chronischen Phase ca. 50 % der Patienten geheilt werden, in der akzelerierten Phase oder im Blastenschub sind es deutlich weniger.

11.4 Knochenmark- und periphere Blutstammzelltransplantation

Man verabfolgt intravenös eigenes (autolog) oder fremdes (allogen) Knochenmark bzw. autologe oder allogene periphere Blutstammzellen.

Pluripotente Blutstammzellen (s. Abb. 4.11–5) sind die Ur- oder Mutterzellen der Blutbildung. Aus ihnen entwickeln sich Erythro-, Leuko- und Thrombozyten. Die Heimat der Blutstammzelle ist das Knochenmark. Nur ganz wenige dieser Zellen kann man auch im peripheren Blut nachweisen. Die verabfolgten Blutstammzellen wandern ins Knochenmark ein und beginnen mit der „Blutproduktion".

Grund für eine Transplantation ist eine toxische Schädigung des Knochenmarks durch eine sog. myeloablative Therapie, die entweder aus einer hoch dosierten Chemotherapie oder einer Kombination aus Strahlen- und Chemotherapie besteht.

Erkrankungen, bei denen dieses Verfahren durchgeführt oder erprobt wird, sind: aplastische Anämie, akute Leukämie, chronisch-myeloische Leukämie, maligne Lymphome (M. Hodgkin, NHL), Plasmozytom, solide Tumore (u.a. Mamma-, Ovarial-, Bronchialkarzinom, Hodentumoren).

Die **Gewinnung des Knochenmarks** ist bei allogener und autologer Transplantation gleich. Unter Vollnarkose wird ca. 1 l Knochenmark aus dem Beckenknochen aspiriert.

In jüngster Zeit werden zunehmend Transplantationen mit peripheren *Blutstammzellen* durchgeführt. Da nur ganz wenige Blutstammzellen im peripheren Blut vorhanden sind, versucht man, deren Anzahl durch die Gabe von hämatologischen Wachstumsfaktoren wie z.B. G-CSF (= Granulozytenkolonie stimulierender Faktor) zu erhöhen. Dies gelingt besonders gut im Anschluß an eine Zytostatikatherapie. Mittels Blutzellseparatoren gewinnt man dann die Blutstammzellen.

Bei der **allogenen Transplantation** stammen Knochenmark bzw. periphere Blutstammzellen meist von Geschwistern oder von nicht verwandten Spendern.

Vor einer Transplantation muß das Transplantat auf seine Gewebeverträglichkeit mit dem Empfänger getestet werden. Nur bei einer weitgehenden Übereinstimmung im HLA-Typ kann eine allogene Transplantation erfolgen. Trotz Übereinstimmung ist die *Graft versus host reaction (GVH, Transplantat-gegen-Wirt-Reaktion)* eine der häufigsten Komplikationen. Hierbei schädigen fremden Lymphozyten, die sich aus dem gespendeten Knochenmark oder peripheren Blutstammzellen entwickelt haben, Organe (Haut, Leber, Darm) des Empfängers. Die GVH kann durch immunsuppressive Medikamente wie Cyclosporin unterdrückt werden.

11.4.1 Akute und chronisch-myeloische Leukämie

Akute Leukämie. Rezidivgefährdete Patienten werden ganzkörperbestrahlt, hochdosiert mit Zytostatika behandelt und erhalten dann eine Knochenmark- bzw. Blutstammzelltransplantation.

Bei der *autologen* Knochenmarktransplantation wird dem Leukämiepatienten zum Zeitpunkt der kompletten Remission (= Krankheitsfreiheit) erst Knochenmark entnommen. Dieses wird in einigen Kliniken zusätzlich mit Zytostatika vorbehandelt (Purging) und nach Chemotherapie reinfundiert. Die GVH tritt nicht auf, da es sich um eigenes Knochenmark handelt.

Allerdings ist es nicht auszuschließen, daß auch eigene Leukämiezellen mittransplantiert werden. So ist verständlicherweise das Risiko eines Rezidives bei der autologen Knochenmarktransplantation generell höher als bei der allogenen Transplantation. Da aber die GVH nicht auftreten kann, sind die Langzeitüberlebensraten der allogenen und autologen Knochenmarktransplantation vergleichbar.

Chronisch-myeloische Leukämie. Die allogene Knochenmarktransplantation erreicht Heilungsraten von rund 50 %; sie ist die einzige Heilungschance.

11.4.2 M. Hodgkin und Non-Hodgkin-Lymphome

Man versucht, fortgeschrittene Stadien der malignen Lymphome auch durch Transplantation zu heilen. Die Patienten erhalten extrem hohe Zytostatikadosen, zum Teil in Kombination mit Ganzkörperbestrahlung. Diese Behandlung ist aber so toxisch, daß sie das Knochenmark und damit die normale Blutbildung über längere Zeit oder gar irreversibel schädigt. Hier setzt die Blutstammzell- bzw. Knochenmarktransplantation ein und ermöglicht eine normale Blutbildung.

Der *Hauptunterschied* zwischen Blutstammzell- und *Knochenmarktransplantation* besteht in der Dauer der Rekonstitution der Blutbildung. Sie ist bei der Blutstammzelltransplantation erheblich kürzer als bei der Knochenmarktransplantation und vermindert daher die Komplikationsrate. Deshalb wird die Blutstammzelltransplantation immer häufiger eingesetzt.

11.4.3 Komplikationen

Die hoch dosierte Zytostatikatherapie oder die Kombination aus Strahlen- und Zytostatikatherapie schädigt nicht nur selektiv die Tumorzellen, sondern auch eine Reihe anderer Organsysteme:

Infektanfälligkeit. Durch Schädigung der zellulären und humoralen Abwehr sind Infektionen durch Bakterien, Viren und Pilze begünstigt. Präventivmaßnahmen wie Händedesinfektion und Mundschutz bei stark abwehrgeschwächten Patienten (Leukozyten < 1 000/µl) können die Infektionsgefahr vermindern. Fieber löst eine sofortige antimikrobielle Therapie aus.

Gastrointestinale Komplikationen. Strahlentherapie und viele Zytostatika führen häufig zu *Übelkeit und Erbrechen*, welche durch Antiemetika wirkungsvoll gelindert werden können.

Ferner kommt es zu *Schleimhautdefekten* im gesamten Gastrointestinaltrakt. Diese haben schmerzhafte Entzündungen in Mund und Speiseröhre sowie Durchfälle zur Folge, die in der Regel mit Morphinen oder deren Abkömmlingen behandelt werden müssen.

Psychische Belastung. Aggressive Therapieformen bringen auch eine besondere seelische Belastung für den Tumorpatienten mit sich. Ängste, depressive Reaktionen u. a. stellen während dieser Phase der Behandlung hohe Anforderungen an das betreuende Personal.

V. Endokrine Erkrankungen

O. Schaffner

1. Hypophyse

Die Hypophyse, Hirnanhangsdrüse, ist ein 12 mm großes Organ, das mit einem Stiel mit der Hirnbasis verbunden ist. Anatomisch wird zwischen Hypophysenvorderlappen (HVL), -mittellappen (HML) und -hinterlappen (HHL) unterschieden. In der Hirnanhangsdrüse werden zahlreiche Hormone gebildet (Abb. 5–1).

1.1 Akromegalie, Gigantismus

Ursache. Vermehrte Produktion von Wachstumshormon (STH) durch einen Tumor des HVL.

Symptome. Vor Abschluß des physiologischen Wachstums kommt es zu einem exzessiv beschleunigten Längenwachstum, wobei die Körperproportionen normal sind (Gigantismus). Nach Abschluß des Längenwachstums sind beim Vollbild der Erkrankung

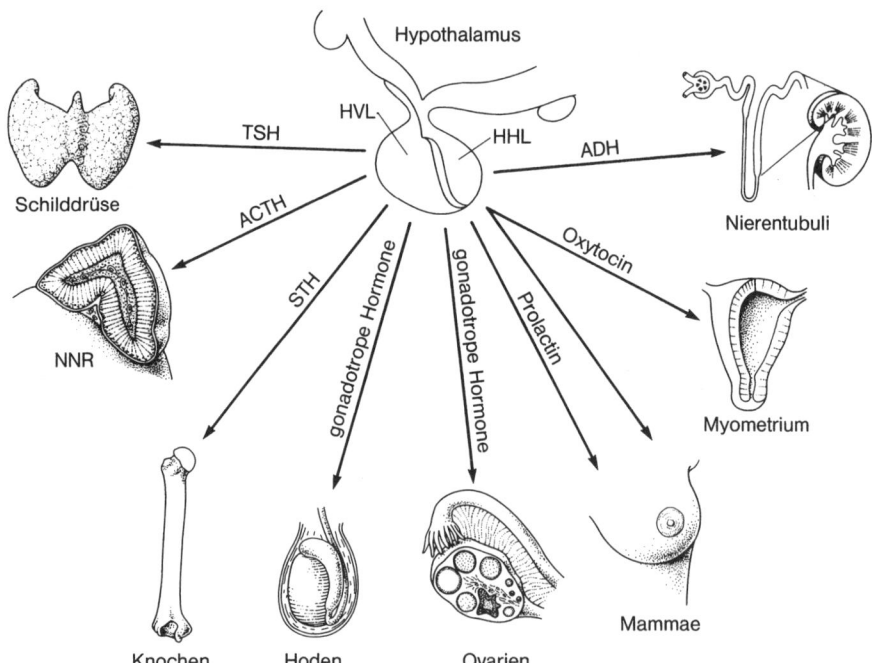

Abb. 5–1: Hypophysenhormone und ihre Wirkungen

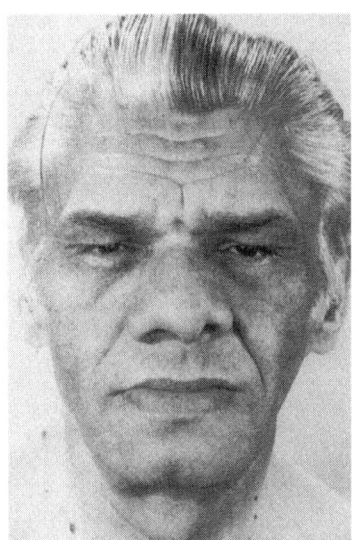

Abb. 5–2: Akromegalie. Die Gesichtszüge sind vergröbert durch verstärktes Wachstum von Gesichtsweichteilen und -skelett: Nase, Ohren, Jochbein, Supraorbitalränder, Ober- und insbesondere Unterkiefer, Lippen und Zunge

die äußeren Veränderungen so typisch, daß eine Blickdiagnose möglich ist. Neben einem Wachstum der Hände und Füße sind die besonders auffallenden Änderungen im Gesicht zu beobachten: Wulstbildung der Augenbrauenpartien, Vergrößerung und Vergröberung der Nase, Vergrößerung des Kiefers mit deutlichen Zahnlücken, Lippenwulstung (Abb. 5–2).

Diagnose. Laborchemische Funktionsteste der Hypophyse. Die Größe des Tumors wird röntgenologisch (Schädelübersichtsaufnahme mit Schichtaufnahme, CT, MRT) festgestellt.

Therapie. Die mikrochirurgische Adenomexstirpation steht an erster Stelle. *Strahlentherapie* und hormonelle Gegenregulationsmaßnahmen spielen nur bei Rezidiven oder nicht ausreichender Operation bei ausgedehntem Tumor eine Rolle.

In der **Nachsorge** ist besonderes Augenmerk auf die nicht seltenen Begleiterkrankungen wie Diabetes mellitus, Schilddrüsenstörung und allgemeine körperliche und geistige Leistungsminderung zu richten (s. Abb. 5–1). Die Patienten leiden häufig sehr unter ihrem Aussehen und bedürfen somit einer besonderen psychischen Unterstützung.

1.2 Diabetes insipidus

Definition, Symptome. Im HHV wird ADH (antidiuretisches Hormon), auch Vasopressin genannt, bereitgehalten (s. Abb. 5–1). Fehlt ADH, ist die Wasserrückresorption in den Nieren gestört mit vermehrtem Flüssigkeitsverlust *(Polyurie)*, der bis zu einer Harnmenge von 20 l pro Tag gehen kann.

Durch diesen Flüssigkeitsverlust erhöht sich die Konzentration aller im Körper gelösten Stoffe. Dadurch wird das Durstzentrum angeregt mit zwanghaftem Durstempfinden *(Polydipsie)*.

Diagnose. Die Seltenheit und Ungewöhnlichkeit dieses Krankheitsbildes erschwert die Diagnose. Gewöhnlich haben die Patienten einen sehr langen Leidensweg hinter sich, bis an die wenigen diagnostischen Maßnahmen gedacht wird.

Neben der Polydipsie läßt sich eine deutlich vermehrte verdünnte 24-Stunden-Harnmenge mit einem erniedrigten spezifischen Gewicht nachweisen. Sichern läßt sich die Diagnose durch Durstversuch oder Gabe eines ADH-ähnlichen Medikamentes.

Therapie. ADH-ähnliches Medikament intranasal in kleinen Einzeldosen verabreichen.

2. Schilddrüse

Die Schilddrüse ist ein gut tastbares Organ im Hals (Abb. 5–3), in der die Hormone Thyroxin (T 4) und Trijodthyronin (T 3) gebildet werden. Diese Hormone haben eine Vielzahl von Wirkungen auf den Stoffwechsel, den Kreislauf und das Nervensystem. In Deutschland, einem *Jodmangelland*, spielen Schilddrüsenerkrankungen eine besondere Rolle.

2.1 Struma (Kropf)

Als Struma wird jede sicht- oder tastbare Vergrößerung der Schilddrüse bezeichnet, unabhängig von ihrer Funktion. Ist die Schilddrüse gleichmäßig vergrößert, handelt es sich um eine *Struma diffusa* (Abb. 5–4). Sind knotige Veränderungen nachweisbar, spricht man von einer *Struma nodosa*.

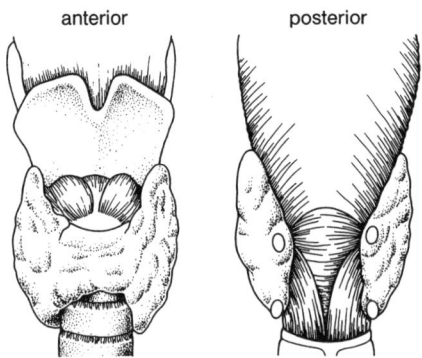

anterior   posterior

Abb. 5–3: Die *Schilddrüse* liegt unterhalb des Kehlkopfes und umfaßt die Luftröhre von ventral halbkreisförmig, sie ist schmetterlingsförmig und besteht aus rechtem und linkem Lappen, die durch den Isthmus in Höhe des 2.–4. Trachealringes verbunden werden. Ein dritter Lappen, Lobus pyramidalis, ist unregelmäßig ausgebildet. Die 4 *Epithelkörperchen* (= Neben- oder Beischilddrüsen) liegen der Schilddrüse von hinten an und sind bei Schilddrüsenoperationen gefährdet

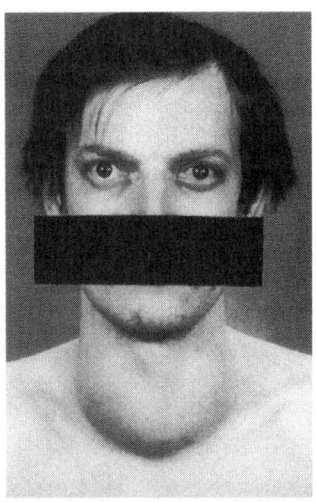

Abb. 5–4: Patient mit Hyperthyreose und Struma diffusa (basedowificata) mit endokriner Orbitopathie (Protrusio bulbi, Exophthalmus, s. Abb. 5–6)

Symptome, Diagnose. Neben einer Vergrößerung der Schilddrüse klagen die Patienten über ein Druckgefühl im Hals, besonders im Liegen und beim Bücken.

Große Strumen, insbesondere solche, die sich bis hinter das Brustbein ausdehnen (retrosternal), können erhebliche Beschwerden verursachen. Durch Einengung der Luftröhre (Trachea) kann es zu Atemnot bis zu asthmaähnlichen Anfällen (Stridor) kommen. Durch die Nähe der Speiseröhre wird insbesondere bei Tumoren über Schluckbeschwerden geklagt.

Über Größe und Art der knotigen Veränderungen geben Schilddrüsensonographie und -szintigraphie Auskuft. Knoten werden unter Ultraschallkontrolle punktiert, zytologisch untersucht und so die Dignität (benigne oder maligne) geklärt.

Patienten, die Angst vor einer derartigen Punktion haben, können beruhigt werden: Der Stich ist nicht schmerzhafter als der einer intravenösen Blutentnahme.

Therapie. Die Behandlung ist abhängig von Größe, Funktion und Gewebeart der Knoten. Diffuse Strumen ohne Beschwerden sind meist Jodmangelstrumen und können gut mit Schilddrüsenhormonen oder Jod behandelt werden. Sehr große Kröpfe, die sich retrosternal ausdehnen und die umliegenden Organe (Trachea, Ösophagus) beeinträchtigen, müssen ebenso operiert werden wie Knoten unklarer Dignität.

> Die **Strumaprophylaxe** besteht in der regelmäßigen Zufuhr von Jod (*Jodsalz, jodierte Speisen*), besonders in Endemiegebieten (z. B. Süddeutschland), weil dort ein ausgeprägter Jodmangel herrscht.

2.2 Hyperthyreose

Definition. **Ursache** der Schilddrüsenüberfunktion (Hyperthyreose) ist eine vermehrte Produktion von Schilddrüsenhormonen (T 3 oder T 4).

Symptome. Die in der Tabelle aufgeführten klinischen Erscheinungen sind nicht immer nachweisbar (Tab. 5–1). Man kennt auch monosymptomatische Krankheitsformen.

Tab. 5–1: Klinische Symptomatik von Hypo- und Hyperthyreose

Hypothyreose	Klinik Hyperthyreose
• trockene rauhe Haut, rauhes Haar • Obstipation, Gewichtszunahme • frieren • Bradykardie • Leistungsminderung, Antriebsmangel, Müdigkeit • Hypercholesterinämie • Fertilitätsstörungen • Depressionen	• Struma, Tachykardie, Exophthalmus (Merseburger Trias), Cave: nicht immer nachweisbar! • innere Unruhe, Schlaflosigkeit • Wärmeintoleranz, Schweißausbrüche, feuchtwarme Haut • Gewichtsabnahme, Neigung zu Durchfällen • feinschlägiger Tremor der ausgestreckten Finger • Haarausfall

Diagnose. Gesichert wird die Erkrankung durch den laborchemischen Nachweis erhöhter T 3- und T 4-Werte bei gleichzeitig erniedrigtem TSH (schilddrüsenstimulierendes Hormon, s. Abb. 5–1). Größenbestimmung und Nachweis knotiger Veränderungen gewährleisten *Ultraschalluntersuchung* und *Szintigraphie* (Abb. 5–5).

Therapie. Grundsätzlich stehen Medikamete (Thyreostatika), Radiojod und Op. zur Verfügung. Ursache, Ausmaß und Schwere der Überfunktion entscheiden über die Art der Behandlung.

2.3 Thyreotoxische Krise

Ursache. Plötzliche Freisetzung großer Mengen an Schilddrüsenhormonen. Sie ist die *am meisten gefürchtete Komplikation* der Hyperthyreose.

Symptome. Sehr schweres Krankheitsbild: Neben körperlicher Schwäche, starker innerer und motorischer Unruhe, trockener Haut, imponieren delirante Zustände, Tachykardie, Herzinsuffizienz, Temperaturen über 38 °C bis hin zu Koma und Schock.

Bei geringstem Hinweis auf eine Krise ist eine intensivmedizinische Betreuung erforderlich.

Diagnose. Bestimmung der Schilddrüsenhormone.

Therapie. Parenterale Ernährung und Flüssigkeitszufuhr über einen zentralen Venenkatheter. Bei hohen Temperaturen: Kühlung mit Eisbeuteln und nassen Tüchern. Sauerstoffzufuhr über eine Nasensonde von 2 l pro Minute. Medikamentöse Behandlung: Thyreostatika; meist sind Kortison, Antibiotika, Digoxin, Betablocker und Beruhigungsmittel erforderlich.

Die **Prognose** ist ungünstig. Nach einer thyreotoxischen Krise sollte in jedem Fall die Hyperthyreose behandelt werden.

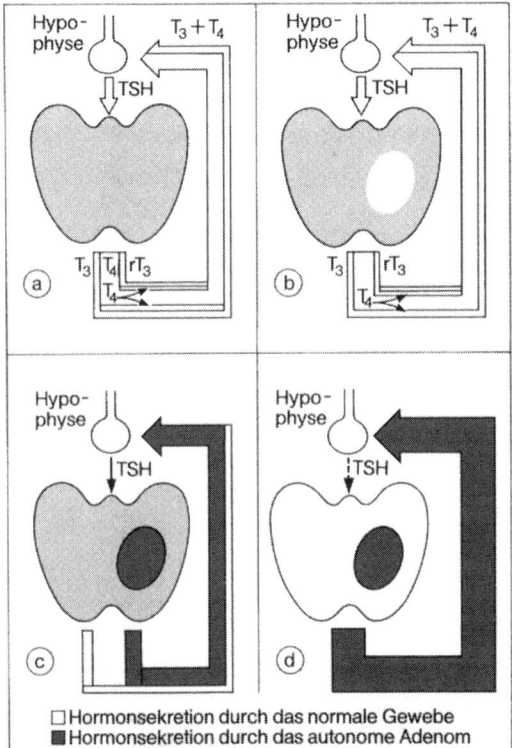

Abb. 5–5: Szintigraphische Befunde bei wichtigen Schilddrüsenfunktionsstörungen: **a.** *Physiologischer* Status, **b.** *Kalte Knoten* ohne Funktion stellen sich als „Aussparung" im Szintigramm dar, **c.** und **d.** *Autonomes Adenom*, das die Schilddrüse partiell (c) oder total supprimiert (d) (bei erhöhten T 3- und T 4-Hormonspiegeln wird die TSH-Produktion des Hypophysenlappens unterdrückt).

2.4 Endokrine Orbitopathie

Definition. Es wird zwischen einer *nicht infiltrativen* und einer *infiltrativen* Orbitopathie unterschieden. Durch jeden Schilddrüsenhormonüberschuß kann es zu einer Retraktion des Augenoberlides kommen mit typischem starren Blick. Im Gegensatz hierzu findet man beim M. Basedow (Autoimmunerkrankung) der Schilddrüse in 40–60 % der Fälle die infiltrative Ophthalmopathie. Hier kommt es zu einer Verdickung der augenumgebenden Muskeln und einer Volumenzunahme des Fettgewebes hinter dem Auge. Diese Form der Ophthalmopathie ist nicht hormonabhängig und kann somit im Gegensatz zur nicht infiltrativen Ophthalmopathie nach der Therapie der Hyperthyreose bestehen bleiben.

Diagnose. Eindeutige *Blickdiagnose* (Abb. 5–4, 6) und *Hormonwerte*. Eine Autoimmunerkrankung sollte aus-, eine augenärztliche Untersuchung angeschlossen werden.

Neben Hornhautaffektionen (Trübung und Ulzerationen) verursachen Augenmuskelblockierungen unscharfe Bilder und Doppelbilder. Auch der Sehnerv kann beteiligt sein mit Sehverlust

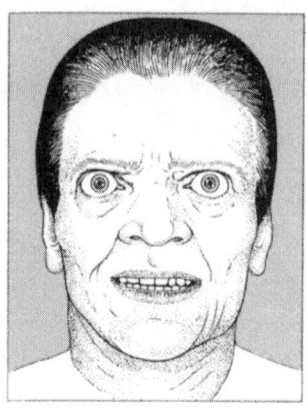

Abb. 5–6: Hyperthyreose mit Basedow-Orbitopathie im Schema: starke Vermehrung des Augen-muskelvolumes mit Lidschwellung, Exophthalmus, Doppelbildern, Sehverlust in schweren Fällen

bzw. -ausfällen. Das Ausmaß des retrobulbären (hinter dem Auge) Fettgewebes ist mit der *CT* nachzuweisen.

Therapie. Augentropfen, Bepanthen-Augensalbe, Tragen von Sonnengläsern. Normalisierung der Schilddrüsenfunktion. Glukokortikoide. Bestrahlung des retrobulbären Fettkörpers oder chirurgisches Vorgehen.

2.5 Hypothyreose

Definition, Ursache. Die Unterfunktion wird durch einen Mangel an Schilddrüsen-hormonen hervorgerufen. Auslösende Faktoren sind eine chronische Schilddrüsenent-zündung mit Vernichtung des Schilddrüsengewebes, eine operative Entfernung der Schilddrüse, Medikamente und eine vorausgegangene Radiojodtherapie (Abb. 5–7).

Symptome. Trotz typischer klinischer Erscheinungen (s. Tab. 5–1) wird die Diagnose häufig sehr spät gestellt, so daß zunächst die Veränderungen der Haut, des kardiovas-kulären Systems, die Muskelschwäche, die Veränderung des Nervensystems, des Blut-bildes oder der Verdauungsorgane zu einem stationären Aufenthalt führen.

Diagnose. Erniedrigung der Schilddrüsenhormone und reaktive TSH-Erhöhung (s. Abb. 5–5 a).

Therapie. Ist die Diagnose gestellt, so kann die Krankheit durch Schilddrüsenhormo-ne leicht behandelt werden.

Bis zu diesem Zeitpunkt ist bei einer fortgeschrittenen Erkrankung wegen der vielfältigen klini-schen Symptome ein erhöhter *pflegerischer Aufwand* nötig. Die adynamen, verlangsamten, de-pressiven Patienten müssen häufig bei den alltäglichen körperlichen Belastungen unterstützt werden (z. B. waschen, Gang zur Toilette). Die extrem trockene, häufig durch einen sekundären Pilzbefall veränderte Haut verlangt eine intensive Körperpflege mit fettenden Substanzen.

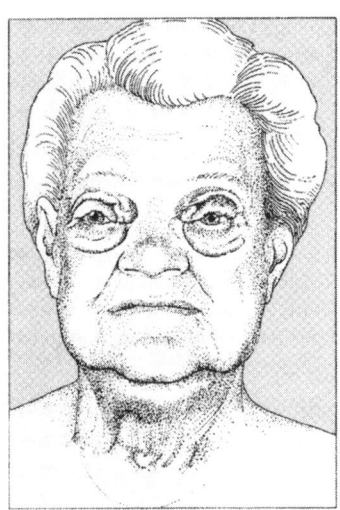

Abb. 5–7: (Sekundäre) Hypothyreose bei einer Patientin mit Basedow-Krankheit, nach Strumaresektion und Radiojodbehandlung: verquollenes, aufgedunsenes Gesicht, trockene, teigige, schuppende Haut

2.6 Schilddrüsenoperation

Folgenden *Operationsmethoden* werden angewandt:
- **Großer Kropf mit mechanischer Kompression**: Eine relevante Verkleinerung einer schon sehr großen Struma durch medikamentöse oder Radiojodtherapie ist nicht möglich.

Große Strumen sitzen in der oberen knöchernen Thoraxöffnung des Rippenkäfigs wie ein Korken in der Flasche und führen zur Kompression aller in die Thoraxhöhle ein- und austretenden Strukturen. *Rezidivstrumen* sind möglich, nach korrekter Operation und Nachbehandlung mit Schilddrüsenhormonen jedoch selten.

- **Malignität oder Verdacht auf Malignität** (Abb. 5–5 c, d): s. Kap. IV/10.
- **Autonomes Schilddrüsenadenom**: s. Kap. IV/10.
- **Diffuse Autonomie und M. Basodow:** Bei beiden Erkrankungen ist mindestens eine subtotale Schilddrüsenresektion zu erwägen. Alternativ kommt die Radiojodtherapie und beim M. Basedow zuvor ein Therapieversuch mit Thyreostatika in Frage.

2.6.1 Operationsverfahren

Schilddrüsenoperationen werden bevorzugt in einer euthyreoten Stoffwechsellage durchgeführt. Bei Hyperthyreose ist eine thyreostatische Vorbehandlung notwendig. Durch Manipulationen an der Drüse können thyreotoxische Krisen ausgelöst werden. Als operativer Zugang wird immer der kosmetisch günstige Kragenschnitt nach Kocher gewählt. Wir unterscheiden folgende Operation:

Subtotale Schilddrüsenresektion. Die Strumaresektion ist die häufigste Operation an der Schilddrüse und das Verfahren der Wahl bei der großen, mechanisch störenden Struma.

Einseitig oder auch beidseitig werden etwa 90 % des Schilddrüsenparenchyms entfernt. Nur im Bereich der hinteren Kapsel wird das Gewebe belassen. Resektionen in dieser Region gefährden den N. recurrens und die Nebenschilddrüsen (s. Abb. 5–3) und sind nur in speziellen Situationen indiziert (z. B. Malignom oder M. Basedow). Der belassene kleine Drüsenrest erlaubt zumeist eine ausreichende Hormonproduktion.

Enukleation. Hierunter versteht man eine Schilddrüsengewebeausschälung in einer bestimmten Drüsenregion.

Gutartige Adenome, Zysten oder einzelne Schilddrüsenknoten können enukleiert werden. Meist wird jedoch die subtotale Resektion wegen oft gleichzeitig bestehender krankhafter Veränderungen in der Restdrüse bevorzugt, um zu verhindern, daß später Zweitoperationen erforderlich sind. Zweiteingriffe sind immer viel schwieriger und haben höhere Komplikationsraten.

Near-Total-Resektion. Bei der diffusen Autonomie oder der Basedow-Struma wird eine nahezu totale Resektion der Drüse bis an die hintere Kapsel heran durchgeführt. Die starke Hormonproduktion des Drüsenparenchyms wird somit maximal reduziert.

Hemi- und Thyreoidektomie. Es handelt sich um eine radikale, also komplette Entfernung eines oder beider Schilddrüsenlappens inklusive der hinteren Kapsel. Diese aggressive Operation wird nur bei Malignomen durchgeführt. Das Risiko einer N. recurrens-Läsion ist höher als bei der subtotalen oder Near-Total-Resektion. Die Operation wird mit einer Entfernung der Halslymphbahnen und Lymphknoten kombiniert (Neck dissection, Halsausräumung, s. Kap. IV/2). Postoperativ besteht immer eine Hypothyreose.

2.6.2 Postoperative Komplikationen

Rekurrensparese. Die häufigste Komplikation ist die Verletzung des Stimmbandnerven N. recurrens).

Intraoperativ kann der kleine, der Drüse im Bereich der hinteren Kapsel eng benachbarte Nerv versehentlich durchtrennt oder durch Dehnung geschädigt werden. Es resultiert eine Erschlaffung des Stimmbandes auf der betroffenen Seite. Dies wird als Heiserkeit und Stimmveränderung klinisch erkennbar. Bei der Kehlkopfspiegelung (Laryngoskopie) kann das schlaffe Band eingesehen werden. Liegt nur eine Dehnung vor, ist mit einer Wiederherstellung der normalen Stimmbandfunktion innerhalb von Monaten zu rechnen.

Eine *beidseitige Stimmbandlähmung* führt zu einer Verlegung der Luftröhre im Kehlkopfbereich. Zumeist sind ein Luftröhrenschnitt (Tracheostomaanlage), in Notfallsituationen eine Intubation notwendig.

Langfristig kann durch operative Stimmbandraffung eine Verbesserung erreicht werden. Rekurrensparesen treten bei 1–3 % aller Schilddrüsenoperationen auf. Das Risiko der beidseitigen Parese liegt weit unter 1 %. Nach jeder Operation wird sofort durch Ansprache die Stimmbandfunktion geprüft.

Die *Verletzung der Nebenschilddrüsen* stellt eine weitere Komplikation dar. Die Entfernung aller 4 Drüsen ist jedoch sehr selten.

Zumeist wird durch die Operation nur eine vorübergehende Durchblutungsstörung der Drüsen ausgelöst. Tritt eine Hypokalzämie auf (Lippenparästhesien, Muskelkrämpfe, Tetanie), wird Calcium substituiert. Meist ist die Problematik nach wenigen Tagen rückläufig.

Hypothyreose. Je nach Radikalität ist die postoperative Hypothyreose ein gewolltes oder ungewolltes Phänomen. Nach der subtotalen Resektion tritt sie selten und nur vorübergehend auf, immer jedoch nach der Thyreoidektomie, die mit oraler Hormonsubstitution gut zu beherrschen ist. Die postoperative Hormonsubstitution ist zudem die beste Prophylaxe einer Rezidivstruma.

3. Nebenschilddrüsen

Die meist 4, etwa linsengroßen Nebenschilddrüsen (s. Abb. 5–3) produzieren *Parathormon*. Seine Synthese wird durch Calcium stimuliert.

3.1 Hyperparathyreoidismus

Definition. Ursache ist eine vermehrte Produktion von Parathormon. Neben der *sekundären* und *tertiären* Form, die auf eine Störung des Calciumhaushaltes (Hyperkalzämie) zurückzuführen ist, beruht der *primäre Hyperparathyreoidismus* auf Adenome der Nebenschilddrüse.

Symptome. *Allgemeinsymptome* sind: Schwäche, rasche Ermüdbarkeit, Appetitlosigkeit, Obstipation, Übelkeit, Erbrechen und häufige Zwölffingerdarmgeschwüre. *Typische Symptome* sind: Nierensteine, kalzifizierende Bauchspeicheldrüsenentzündung, Knochenschmerzen mit charakteristischen Skelettdeformierungen.

Diagnose. *Labor:* hohe Calcium-, erniedrigte Phosphatwerte, alkalische Phophatase und Parathormon sind erhöht. Das Adenom genau zu *lokalisieren* ist schwierig und erfordert oft den Einsatz aller bildgebenden Verfahren.

Therapie. Op.

3.2 Hypoparathyreoidismus

Ursache. Verminderte Produktion von Parathormon, meist im Anschluß an eine Schilddrüsenoperation, bei der die Nebenschilddrüsen versehentlich entfernt wurden.

Symptome. Tetanische Anfälle mit tonischen Krämpfen der Muskulatur, Pfötchenstellung der Hände, Spitzfuß- und Supinationsstellung und die Fischmaulstellung der Lippen sind besonders beeindruckend. Durch Angst und Hyperventilation (hochfrequente Atmung) wird das tetanische Syndrom verstärkt.

Diagnose. Serumcalcium erniedrigt.

Therapie. Der akute tetanische Anfall kann durch eine langsame i.v. Gabe von Calcium sicher beherrscht werden. Für die Langzeittherapie sind AT 10- und Vit.-D 3- Gaben gleichermaßen wirksam.

3.3 Operationen

Eingriffe bei *primärem Hyperparathyreoidismus* sind aus *2 Gründen* erforderlich:
• **Nebenschilddrüsenadenom.** Das Adenom muß hinter der Schilddrüse identifiziert und extirpiert werden.

Immer werden jedoch auch die anderen Drüsen aufgesucht und im Hinblick auf ein Zweitadenom kontrolliert.

Nebenschilddrüsenhyperplasie. Man exstirpiert 3 Epithelkörperchen. Das vierte wird nur partiell reseziert, ggf. in die Unterarmmuskulatur transplantiert. Hierdurch wird die Überproduktion von Parathormon beseitigt.

Die chirurgische Problematik besteht im sicheren Auffinden der sehr kleinen Drüsen. Es ist besondere Erfahrung vonnöten. Verwechslungen mit Fett- oder Schilddrüsengewebe sind möglich. Selten liegen die Epithelkörperchen als anatomische Varianten auch an andereren Stellen (z. B. im Thymus intrathorakal). Nicht immer gelingt dann die Lokalisation aller Drüsen. Das Komplikationsspektrum entspricht der der Schilddrüsenchirurgie.

4. Nebennieren

Am oberen Pol jeder Niere liegt je eine Nebenniere (Abb. 5–8), an der man anatomisch und funktionell Nebennierenrinde (NNR) und -mark (NNM) unterscheidet.

4.1 Überfunktion der NNR (Cushing-Syndrom)

Definition. Ursache ist eine Vergrößerung der NNR, ein- oder beidseitig. Sie geht mit einer hohen Cortisonproduktion einher. Diese kann auf die vermehrte Produktion des *HVL-Hormons ACTH* (s. Abb. 5–1) oder auf ein *Adenom der NNR* zurückgehen.

Symptome. Typische Veränderungen sind eine zentrale Fettverteilung mit Stammfettsucht, Vollmondgesicht (Abb. 5–9), Büffelnacken und proportional dünnen Extremitäten. An Bauch, Hüften und Achseln bilden sich livide Striae.

Patienten mit ausgeprägter Cushing-Symptomatik leiden häufig noch an folgenden Komplikationen: Hypertonie, Diabetes mellitus, allgemeine Arteriosklerose mit koronarer Herzkrankheit und schweren Depressionen.

Diagnose. Die Bestimmung des Cortisol-Tagesprofils ist der wichtigste Screening-Test.

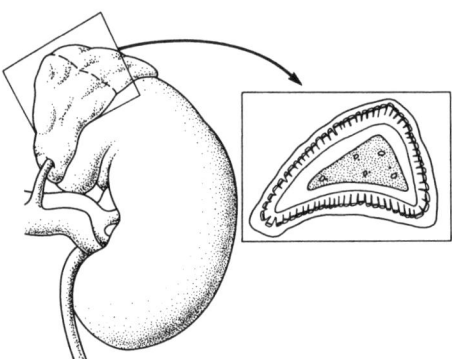

Abb. 5–8: Nebennieren und Niere

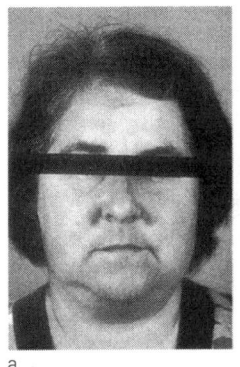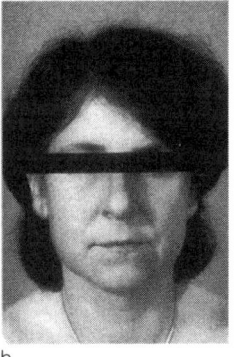

a   b

Abb. 5–9: Patientin mit Cushing-Syndrom, **a.** Beachte das „Vollmondgesicht", die Gesichtsbehaa-
rung, den „Büffelnacken" und die fettige, zu Akne neigende Haut, **b.** Postoperativer
Aspekt mit normalen Gesichtszügen

Zur Sicherung der Diagnose und der Fragestellung, ob es sich um einen *NNR-Tumor* oder um
einen *zentralen M. Cushing mit ACTH-Vermehrung* handelt, sind weitere Funktionsteste und
bildgebende Verfahren erforderlich.

Therapie. Operation des NNR-Adenoms oder -Karzinoms bzw. ACTH-produzieren-
den Tumors des HVL.

In *Sonderfällen* beidseitige *Adrenalektomie*

Im weiteren Verlauf ist die hormonelle Funktion zu überwachen. Nach Entfernung des HVL
oder einer beidseitigen Adrenalektomie ist eine hormonelle Substitution mit Cortison erforderlich.

4.2 Unterfunktion der NNR (Addison-Syndrom)

Definition. Ursache ist eine verminderte Cortisonproduktion entweder durch eine Erkrankung der NNR oder als Folge einer ungenügenden Stimulation durch das HVL-
Hormon ACTH (s. Abb. 5–1).

Symptome. Bei der meist chronischen Verlaufsform ist das relativ gute Aussehen
durch eine bräunliche Pigmentierung der Haut bei reduziertem Allgemein- und Ernährungszustand auffällig. *Beschwerden*: orthostatische Kollapsneigung, abdominelle
Schmerzen, Schwäche.

Eine zusätzliche akute schwere Belastung, wie ein Infekt, führt bei einer nichterkannten oder
unzureichend behandelten chronischen Form zu einer krisenhaften Verlaufsform, *Addison-Kri-
se*. Sie ist lebensbedrohlich. Leitsymptome sind: Erbrechen, Durchfall, Muskelschwäche, Hypotonie, Bewußtseinstrübung, hohes Fieber, Meningismus, Blutungen und Schock.

Diagnose. Typische *Laborkonstellationen*: niedriges Natrium und evtl. erhöhtes Kalium. Beweisend sind erniedrigte Cortisolwerte.

Therapie. Die Substitution mit Corticosteroiden ist ausreichend. Die Dosierung kann
laborchemisch festgelegt werden und ist bei Streßsituationen zu erhöhen. Eine Addi-
son-Krise muß intensivmedizinisch behandelt werden.

4.3 Phäochromozytom

Definition, Ursache. Im NNM werden die Hormone *Adrenalin* und *Noradrenalin* gebildet. Eine vermehrte Hormonausschüttung ist in über 90 % der Fälle auf einen Tumor des NNM zurückzuführen.

Symptome. Leitsymptome sind: erhöhter Blutdruck, häufig anfallsartig und krisenhaft ansteigend mit Kopfschmerzen, Herzklopfen und Angstgefühl.

Die *Hochdruckkrisen* können zu kardialen Komplikationen wie Linksherzinsuffizienz, Arrhythmie bei Vorhofflimmern, pektanginösen Beschwerden bis hin zum Lungenödem führen. Apoplektische Insulte als Folge des exzessiven Blutdruckanstieges sind keine Seltenheit.

Diagnose. Bestimmung der *Gesamtkatecholamine*, des Adrenalins und Noradrenalins im 24-Stunden-Sammelurin.

Vorsicht, der Urin muß mit Salzsäure angesäuert werden. Bei einer Hochdruckkrise wird anschließend sofort über die Dauer von 2 Stunden der Urin gesammelt.

Lokalisationsdiagnostik mit *bildgebenden Verfahren* (Abb. 5–10).

Therapie. Operative Entfernung des Tumors nach einer 1–2wöchigen medikamentösen Vorbehandlung des Blutdrucks. Während einer hypertonen Krise ist eine intravenöse Blutdrucksenkung mit einer intensiven Überwachung erforderlich.

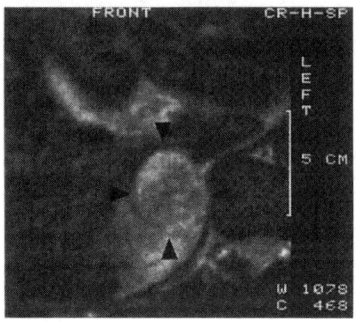

Abb. 5–10: Phäochromozytom der rechten Nebenniere bei einem 45jährigen Mann (MRT, Pfeile markieren den Tumor)

4.4 Operationen

Operationsmethoden sind: komplette Entfernung des Organs *(Adrenalektomie)*, Teilentfernungen *(Resektion)* oder die Ausschälung eines Adenoms *(Enukleation)*.

Indikationen sind gutartige hormonbildende Tumoren (z. B. Phäochromozytom), seltener Nebennierenkarzinome.

Die Nebennieren liegen chirurgisch schwer zugänglich im oberen Retroperitoneum. Als operative Zugangswege können entweder Schnittführungen *transperitoneal* durch die Bauchhöhle von vorne oder *retroperitoneal* von der Flanke her gewählt werden. Nach retroperitonealem Eingriff (ohne Eröffnung der Bauchhöhle) erholen sich die Patienten rascher.

Komplikationen sind durch die Nähe der rechten Nebenniere zur *V. cava inferior* bedingt. Verletzungen der großen Gefäße haben gefährliche Blutungen oder Nachblutungen zur Folge.

5. Bauchspeicheldrüse: Diabetes mellitus

Ca. 97 % des Drüsenvolumens erfüllen *exokrine* Funktionen (Verdauung). Die im Organ diffus verteilten Langerhans-Inseln stellen die *inkretorische* Drüse dar. Sie enthalten die *insulinproduzierenden B-Zellen* und die *A-Zellen*, in denen *Glukagon* gebildet wird. Beide Hormone sind Gegenspieler: Insulin senkt, Glukagon steigert den Blutzucker.

In den Langerhans-Inseln werden weitere Hormone produziert: *Somatostatin*, von den *D-Zellen*, *pankreatisches Polypeptid*, von den *PP-Zellen*. Beide Zellarten und die A-Zellen liegen an der Peripherie der Inseln, die B-Zellen im Zentrum.

Auch Somatostatin und PP beeinflussen den Kohlenhydratstoffwechsel.

Ursache des Diabetes. Der Kohlenhydratstoffwechsel ist gestört. Auslösend ist entweder eine unzureichende Insulinproduktion oder -wirkung.

Mit einer *Häufigkeit* von 4–5 % gehört der Diabetes mellitus zu den wichtigsten chronischen Erkrankungen, er ist eine Volkskrankheit.

Einteilung nach WHO:
• *Insulinabhängiger Diabetes mellitus*, IDDM, oder *Typ I-Diabetes*. *Ätiologie*: Durch einen Autoimmunprozeß kommt es zu einer histologisch nachweisbaren Entzündung der B-Zellen (Insulinitis) und deren Zerstörung. Die Folge ist ein Ausfall der Insulinproduktion.
• *Insulinunabhängiger Diabetes mellitus*, NIDDM, *Typ II-Diabetes*, Typ II a ohne, Typ II b mit Adipositas. *Ätiologie*: unklar.

Eine *Sonderform* des Typ II-Diabetes stellt die Erkrankung im Kindes-, Jugend- und frühen Erwachsenenalter dar, die als MODY bezeichnet wird.

Symptome des Typ I-Diabetes. Rascher Erkrankungsbeginn innerhalb von Tagen bis Wochen mit den klassischen Erscheinungen: Durst, Polyurie, Schwäche, Gewichtsabnahme, Leistungsminderung und Sehstörungen. Bei nicht rechtzeitiger Diagnosestellung kommt es zu einem Koma.

Symptome des Typ II-Diabetes. Der Erkrankungsbeginn ist schleichend. Bei ca. 80 % der Patienten besteht eine Adipositas. Das gemeinsame Vorkommen von Typ II-Diabetes, Adipositas, Hypertonie und Hyperlipidämie wird als *metabolisches Syndrom* bezeichnet. Die Diagnosestellung erfolgt meist zufällig, wenn nicht ein vermehrtes Durstempfinden mit Polyurie, Sehverschlechterung und schlecht heilende Wunden den Patienten zum Arzt führen.

Diagnose. Wiederholte Nüchternhyperglykämie > 120 mg/dl, Blutzuckerwerte > 180 mg/dl unter nicht standardisierten Bedingungen; ein 2-Stunden-Wert > 200 mg/dl nach oralem Glukosetoleranztest (oGTT).

Therapie. Der Diabetes ist ein chronisches Leiden, das einer lebenslangen Therapie und engmaschigen Überwachung bedarf. Für die Patienten ist deshalb ein ausreichendes Krankheitsverständnis von größter Wichtigkeit.

Dieses Wissen können die Patienten nur durch eine *umfassende Schulung* erwerben. Das ist der Grund für die Forderung, Diabetiker nur noch in Abteilungen zu behandeln, die ein entsprechend ausgebildetes Team aufweisen (Diabetesberater bzw. Schulungsschwester, Diätassistent, Ernährungsberater und Arzt). Ziel der Schulung ist es, die Unabhängigkeit und Selbständigkeit der Patienten zu fördern und damit eine bessere gesellschaftliche Integration zu erreichen.

Behandlungsziel ist die weitgehende Normalisierung des Blutzuckers *(Normoglykämie)*:

- *HbA 1c*-Wert: möglichst Normwert
- *Aglykosurie* (kein Zucker im Harn)
- *Nüchternblutzucker* 120, *postprandialer* Blutzucker 160 mg/dl
- keine *Azetonurie* (azetonfreier Harn).

Behandlung des Typ II-Diabetes. Grundlage der Therapie ist immer die *Diät* mit *Gewichtsreduktion*. Unzureichender Therapieerfolg erfordert den Einsatz einer oralen Medikation (Acarbose, Metformin, Sulfonylharnstoffe). Bleibt die Blutzuckereinstellung weiterhin unzureichend, muß mit Insulin behandelt werden.

Behandlung des Typ I-Diabetes. Der sog. jugendliche Diabetes darf nicht mit Tabletten behandelt werden. Hier ist nur die sofortige Insulingabe zulässig. Zur Injektion werden vorwiegend hochgereinigte Human- oder Schweineinsuline verwendet. Alle Diabetiker und das sie betreuende medizinische Personal müssen die unterschiedlichen Insulinpräparate kennen.

In Deutschland werden 2 Insulinkonzentrationen angeboten:
U-40-Insulin = 40 IE in 1 ml Flüssigkeit und
U-100 Insulin = 100 IE in 1 ml Flüssigkeit.

Bei Fertigspritzen ist darauf zu achten, für welches Insulin die Graduierung gilt. Ebenso sind die Injektionshilfen entweder für ein U-100 oder für ein U-40 Insulin ausgelegt.

Neben diesen Konzentrationsunterschieden sind gleichermaßen die **Wirkungsunterschiede** zu beachten.
- *Kurzwirkendes Insulin* = Normal- oder Altinsulin. Wirkbeginn: ca. 30 Minuten nach einer s.c. Injektion. Wirkmaximum: 1–5 Stunden. Wirkdauer: ca. 5–8 Stunden.
- *Intermediärinsulin* = Verzögerungsinsulin. Wirkbeginn: ca. 0,5–1,5 Stunden nach s.c. Injektion. Wirkmaximun: 4–12 Stunden. Wirkdauer: 11–24 Stunden.
- *Mischinsuline* = Kombination von Normal- und Verzögerungsinsulin. Hier gibt es Mischungsverhältnisse von 10–50 % Normalinsulin und 90–50 % Verzögerungsinsulin.
- *Langwirkendes Insulin* Wirkbeginn: 3–4 Stunden nach einer s.c. Injektion. Wirkmaximum: 8–24 Stunden. Wirkdauer: 24–28 Stunden.

Erschwert wird die Kenntnis der differenten Insuline durch die unterschiedliche Namensgebung vieler Hersteller.

Insulintherapie. Seit 1980 hat sich in der Behandlung des Diabetes mellitus Typ I, IDDM, ein grundlegender Wandel vollzogen. Früher wurde meist mit Kombinations- und Verzögerungsinsulinen gearbeitet. Diese wurden in festgelegter Menge zu bestimmten Tageszeiten ein- oder mehrmals täglich injiziert. Entsprechend mußte die Nahrungsmenge der verabreichten Insulindosis angepaßt werden. Trotz eines pedantischen Tagesablaufs waren die erzielten Ergebnisse wenig befriedigend.

Moderne Insulintherapie. Man ahmt die physiologische Insulinsekretion nach. Diese als *Basis-Bolus-Konzept* (Abb. 5–11) bezeichnete Behandlungsform stützt sich auf folgende physiologische Grundlagen: Das Insulin, welches unser Körper *ohne Nahrungszufuhr* benötigt, ist der *basale Insulinbedarf*. Ein- oder zweimalige Gabe eines Langzeit- oder Verzögerungsinsulins deckt ihn ab.

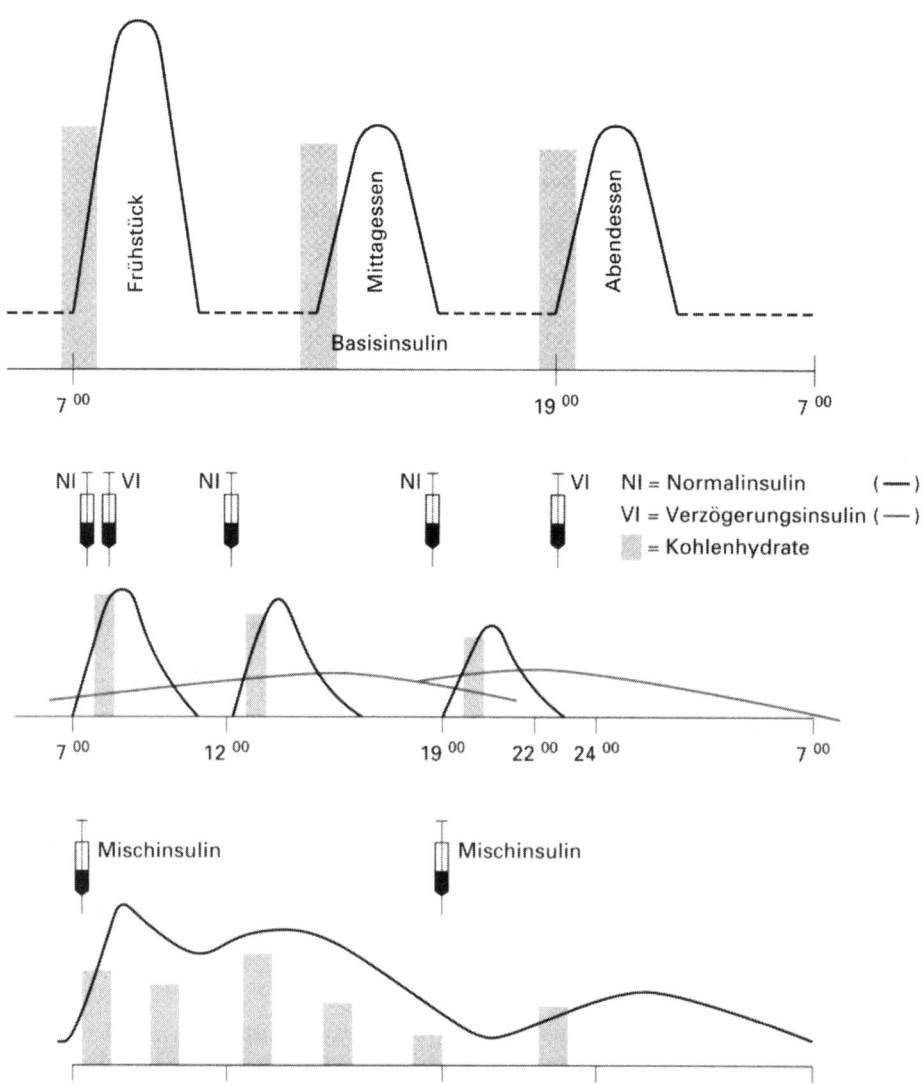

Abb. 5–11: a. *Insulinproduktion* bei einem Gesunden, **b.** *Basis-Bolus-Konzept*. Zu den Mahlzeiten wird schnell- und kurzwirkendes Normalinsulin verabreicht. Der basale Insulinbedarf wird mit 2 Injektionen Verzögerungsinsulin abgedeckt, **c.** *Insulinverteilung* nach der Injektion von 2 Spritzen Mischinsulin vor dem Frühstück und dem Abendessen. Die Mahlzeiten müssen der verabreichten Insulindosis angepaßt werden

Normal- oder *Altinsulin*, also schnell wirkendes Insulin, wird gegen den *nahrungsbedingten* Blutzuckeranstieg eingesetzt.

Diese Therapieform erfordert mindestens 4 Insulininjektionen pro Tag und regelmäßige Blutzuckerkontrollen mittels Teststreifen oder -gerät. Der Gewinn: Mehr Freiheit, bessere Stoffwechsellage, weniger Akut- und Spätkomplikationen.

Akutkomplikationen sind:
- *Hypoglykämie* (hypoglykämischer Schock = Coma hypoclycaemicum): Blutzuckerabfall < 40 mg/dl. Symptome werden durch Blutzuckerabfall im Gehirn ausgelöst: Schweißausbruch, Kopfschmerzen, Tremor, Unruhe, Verwirrtheit, Sprach-, Seh-, Koordinationsstörungen bis hin zu Krampfanfällen und Bewußtlosigkeit.
- *Ketoazidotisches Koma*: Auslösender Faktor ist Insulinmangel mit ketoazidotischer Stoffwechselentgleisung: Schwäche, Sehstörungen, abdominelle Schmerzen, Übelkeit, Erbrechen, Verwirrung, Koma mit Kussmaul-Atmung (s. Abb. 2–2, S. 17), „Blutzucker > 300 mg/dl", Azeton im Urin: 3 fach positiv.
- *Hyperosmolares Koma:* schleichendes Auftreten, Hypotonie, Tachykardie mit ausgeprägter Exsikkose, Krampfanfälle, Blutzuckerwerte bis 1000 mg/dl. Keine Ketonkörper.

Spätkomplikationen sind:
- *Mikroangiopathie*. Retinopathie: Hierbei handelt es sich um Gefäßveränderungen der Netzhaut, die bis zur Erblindung führen können; Wundheilungsstörungen, Dermatosen.
- *Nephropathie*. Ein Fortschreiten der Erkrankung führt zur dialysepflichtigen Niereninsuffizienz.
- *Makroangiopathie*. Diese führt zur koronaren Herzkrankheit, zur arteriellen Verschlußkrankheit und zu Hirngefäßverkalkungen bis zum Schlaganfall.
- *Polyneuropathie*. Parästhesien, Hypo- bzw. Areflexie, Blasenstörungen.

Schulung. Die Zuckerkrankheit ist ein chronisches Leiden, das einer lebenslangen Therapie bedarf. Mit der Diagnosestellung beginnt bereits die medizinische und nicht selten auch die berufliche Rehabilitation.

Ein ausreichendes Krankheitsverständnis, die Möglichkeit diagnostische Maßnahmen wie Blut-, Harnzucker- und Harnazetonmessungen selbständig vorzunehmen und therapeutische Entscheidungen wie Insulinänderungen, Veränderungen des Spritz-Eß-Abstandes, sind grundlegende Momente der Therapie. Diese Erkenntnis hat dazu geführt, daß Diabetiker zunehmend in speziellen Einrichtungen behandelt werden, die neben einer optimalen spezifischen Diagnostik und Therapie eine strukturierte Schulung anbieten.

In den **Patientenseminaren** sind die folgenden Themenschwerpunkte zu behandeln:
- *Erkrankungsursache* und Grundlagen krankhaft ablaufender Stoffwechselvorgänge (Pathophysiologie)
- Ernährungsgrundlagen mit Kalorien-, BE-Berechnung (1 BE = 1 Broteinheit = 12 g Kohlenhydrate). Zur Theorie gehören praktische Übungen in der Lehrküche und Spiele, um die Broteinheiten (BE) bei den gängigen Nahrungsmitteln abzuschätzen.
- Blut- und Urinzuckerselbstkontrollen mit Erklärung der gängigen Blutzuckermeßgeräten, Harnazetonmessung.

- *Akutkomplikationen*: Vermeidung, Erkennen und Notfallmaßnahmen.
- *Spätkomplikationen* des Diabetes: Vermeidungsstrategie, regelmäßige Kontrolluntersuchungen, mögliche therapeutische Maßnahmen. Hierzu gehört auch die *Fußpflege.*
- Bewältigung von *Alltagsproblemen.*
- *Medikamentöse Therapie:* Tabletten. Insulin, wobei verschiedene Therapieschemata möglich sind: *konventionell*: 1- oder 2-Spritzenschema; *Basis-Bolus-Konzept*: ICT = intensivierte konventionelle Therapie; *Pumpenbehandlung; Injektionstechnik, -stellen, -hilfen;*

Therapie und Schulungsbeispiele müssen einen geschlossenen Lehrplan bilden. Die Schulung obliegt dem Team: Diabetesberater, Schulungsschwester, Diätassistentin, Ernährungsberaterin u. a.

6. Gicht

Die Gicht ist häufig: etwa 2,8 % der Männer und 0,4 % der Frauen erkranken.

Definition. Ursache ist eine Harnsäurevermehrung, *angeboren* oder *alimentär* (ernährungsbedingt).

Symptome. *Akuter Gichtanfall:* plötzlicher Beginn, Beschränkung auf ein Gelenk (80 % Großzehengrundgelenke: Podagra) und intensive entzündliche Reaktion (Rötung, heftige Schmerzen).

Diagnose. Bestimmung der Harnsäure im Serum.

Therapie. *Ernährungsumstellung*: purinarme Kost, insbesondere keine Innereien, Reduzierung des Fleischverzehrs. Einschränkung des Alkoholkonsums, Normalisierung des Körpergewichts.

Medikamentös. Hier muß zwischen der Behandlung eines akuten Gichtanfalls und einer langwierigen Harnsäuresenkung unterschieden werden. Für beide Behandlungsformen stehen wirksame Medikamente zur Verfügung.

Einer *chronischen Gicht* mit Kristallablagerungen in Gelenken (Arthritis urica), Niere (Gichtniere), Uratsteine sollte unter allen Umständen durch rechtzeitige Behandlung vorgebeugt werden.

VI. Erkrankungen der roten Blutzellen, hämorrhagische Diathesen

R. Musch

1. Klinische Physiologie und Diagnostik

Das flüssige Gewebe **Blut** zirkuliert in den Blutgefäßen durch sämtliche Körperregionen und transportiert unter anderem gebundene Gase (O_2, CO_2), Wasser, Nährstoffe, Vitamine und Hormone vom Aufnahmeort zu den entsprechenden Zielorganen sowie Abbauprodukte (Stoffwechselschlacken) zu den Ausscheidungsorganen und den Orten des Umbaus bzw. der Verwertung. Blut ist durch phagozytierende (fressende) und antikörperbildende Blutzellen an allen Abwehrvorgängen des Körpers beteiligt (s. Kap. IV/11).

Zusammensetzung. Blut ist eine rote, undurchsichtige Flüssigkeit, die sich nach längerem Stehen in 2 Phasen trennt (Abb. 6–1):
– *flüssige Phase* (ca. 55 Vol.-%): gelbliches Plasma (= Serum plus Fibrinogen)
– *feste Phase* (ca. 45 Vol.-%): rote Blutkörperchen (Erythrozyten), weiße Blutkörperchen (Leukozyten), Blutplättchen (Thrombozyten).

Der Schutz vor Blutverlust erfolgt mit dem Verschluß kleiner verletzter Gefäße durch das plasmatische Gerinnungssystem und die Thrombozyten (Kap. VI/4).

Das **Blutvolumen** beträgt beim Erwachsenen ca. 70 ml/kg Körpergewicht, insgesamt ca. 5–6 l. Die **Blutbildung** (Hämatopoese) beginnt im Bindegewebe des Embryos (Mesoderm), wird ca. ab dem 3. Schwangerschaftsmonat in der fetalen Leber und Milz fortgesetzt. Ab dem 5. Schwangerschaftsmonat beginnt sie im Knochenmark. Aus einer *pluripotenten Stammzelle* (s. Abb. 4.11–5, S. 202), bei der unter verschiedenen Bedingungen mehrere Arten der Differenzierungen möglich sind, entwickeln sich hämatopoetische und lymphatische Stammzellen. Aus der hämatopoetischen Stammzelle entstehen über unreife – im Knochenmark beheimatete Zellarten – die reifen Blutzellen: *Erythrozyten, neutrophile, eosinophile, basophile Granulozyten, Monozyten, Thrombozyten* (s. Abb. 6–2).

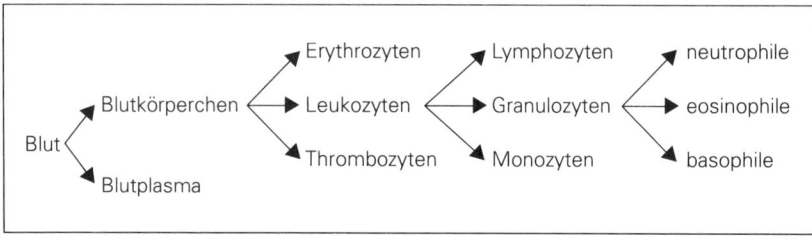

Abb. 6–1: Zusammensetzung des Blutes

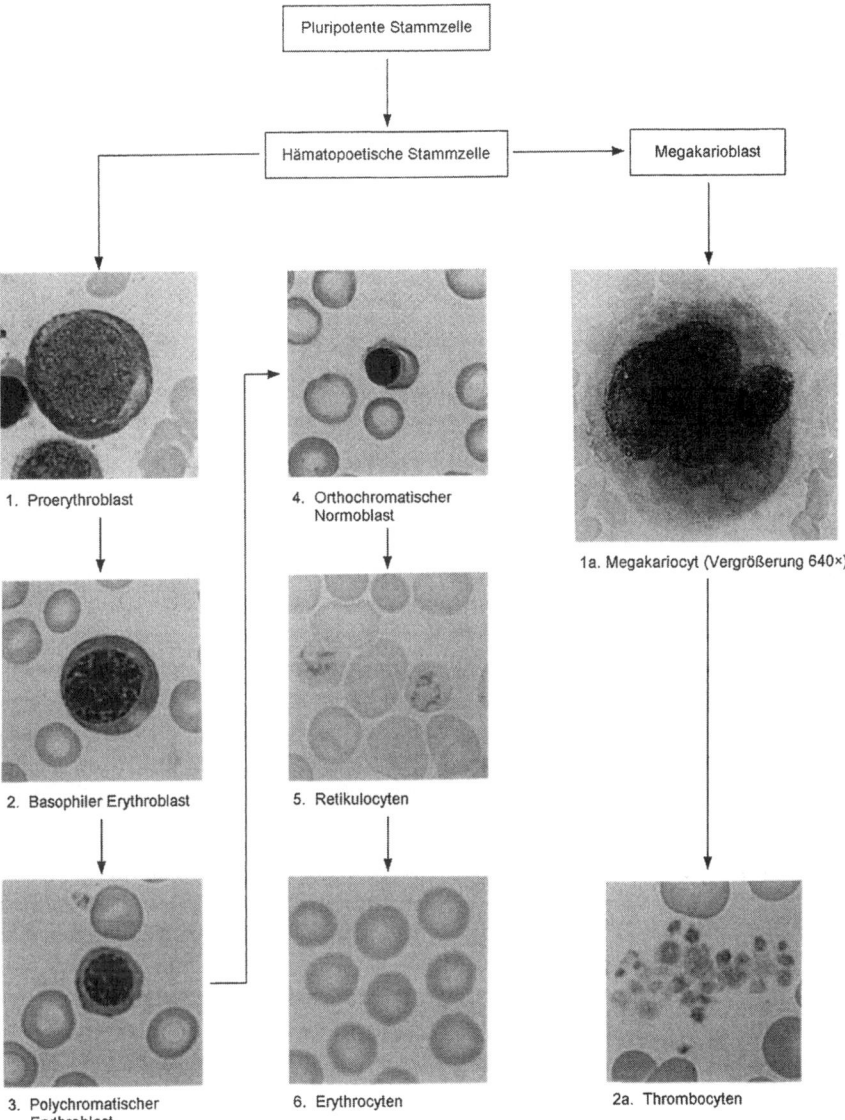

Abb. 6–2: Erythro- und Thrombopoese aus einer pluripotenten Stammzelle (May-Grünwald-Giemsa-Färbung, 1000 x)

Es existieren also *4 Zellpopulationen* mit jeweils unterschiedlichen Aufgaben.

Aus der lymphatischen Stammzelle entwickeln sich zwei Arten von Lymphozyten im Knochenmark und Thymus (B-und T-Lymphozyten). Diese unterscheiden sich durch unterschiedliche Reifung und Funktion (s. Abb. 4.11–3, S. 198).

Physiologie und Erkrankungen der Leukozyten werden im Kap. IV/11 dargestellt.

Knochenmark. Der Erwachsene besitzt ca. 1,5–4 kg Knochenmark, davon ca. die Hälfte blutbildendes, rotes Knochenmark. Dieses ist besonders in den Beckenknochen, Wirbelkörpcrn, Rippen, Schädelknochen und im Sternum lokalisiert und sehr gut mit Blutgefäßen versorgt.

Speicherareale. Innerhalb des *roten Knochenmarkes* können verschiedene Speicherareale abgegrenzt werden:
– *Stammzellspeicher:* Proliferation (Gewebevermehrung) und Differenzierung von morphologisch schwer erkennbaren Ausgangszellen (Stammzellen).
– *Produktionsspeicher:* Proliferation und Differenzierung von verschiedenen unreifen Zellen.
– *Reifungsspeicher:* endgültige Ausreifung ohne weitere mitotische Teilungsvorgänge.
– *Reservespeicher:* Durch unterschiedliche Stimulationen in das strömende Blut freizusetzende Blutzellen.

Das **rote Knochenmark** beinhaltet ca. 14–18×10^9 kernhaltige Zellen/kg Körpergewicht, davon gehören ca. 25 % der Erythropoese (Erythrozytenneubildung) an:

Aus der hämatopoetischen Stammzelle entsteht der *Proerythroblast.* Dieser teilt sich im Produktionsspeicher in zwei *basophile Erythroblasten,* diese wiederum teilen sich in vier *polychromatische Erythroblasten.* Im Reifungsspeicher entstehen daraus vier *orthochromatische Normoblasten.* Mit dem Verlust ihres Zellkernes werden sie zu *Retikulozyten* im Reservespeicher, von denen sich einige durch ihre anfärbbaren intrazellulären RNA-Reststrukturen auch im peripheren Blut nachweisen lassen. Aus den Retikulozyten entsteht der reife, kernlose und von intrazellulären Strukturen freie Erythrozyt. Ihm fehlt jede Stoffwechselaktivität, Proteinsynthese und die Fähigkeit zur Regeneration. Erythrozyten sind runde, bikonkave Scheiben mit einem Durchmesser von ca. 7,5 µm und einer Randhöhe von ca. 2 µm (Abb. 6–2, Abb. 6–3/1, Tab. 6–1).

Erythrozytengröße. Größenabweichungen der Erythrozyten sind diagnostisch bedeutsam: *Mikrozyten* < 7 µm, *Makrozyten* > 9 µm, *Megalozyten* > 12 µm. Stark wechselnde Zellgrößen werden als *Anisozytose,* unregelmäßige Formen als *Poikilozytose* bezeichnet (Abb. 6–3/2).

Die **Erythrozytenoberfläche** optimiert den *Gasaustausch* (Gesamterythrozyten-Oberfläche ca. 3000 m²) und erleichtert die Verformbarkeit in den Kapillargefäßen. Die Energiegewinnung geschieht hier durch Glukoseabbau ohne Sauerstoff (anaerobe Glykolyse).

Nach ca. *120 Tagen* Lebenszeit hat der Erythrozyt ca. 500 km Wegstrecke zurückgelegt und der Erythrozytenabbau erfolgt durch Phagozytose in Knochenmark, Leber und Milz. Rund 0,8 % der 25×10^{12} Erythrozyten eines Erwachsenen werden in 24 Std. ersetzt, nach Blutverlusten oder bei Krankheiten mit verkürzter Lebensdauer der Erythrozyten (s. Kap. VI/2) kann die Rate der Erythropoese um das Mehrfache ansteigen.

Erythropoetin. Wirksamer Reiz für die Erythropoese ist das Absinken des O_2-Gehaltes im atmenden Gewebe. Unter diesen Umständen läßt sich im Plasma ein Stoff vermehrt nachweisen, Erythropoetin genannt, der zu einer Steigerung der Erythropoese führt. Bei der Bildung des Erythropoetins haben die Nieren eine Schlüsselstellung. *Hauptaufgabe* der Erythrozyten ist der O_2-Transport in das Gewebe und der Transport von CO_2 in die Lunge. Für diesen Gasaustausch enthalten die Erythrozyten ca. 640 Mio. Moleküle Hämoglobin (Hb).

Hb-Synthese. Mit dem Proerythroblasten beginnt die Hb-Synthese und endet beim Retikulozyten. Das Globin als Eiweißkomponente besteht aus 4 Polypeptidketten, und an jeder dieser

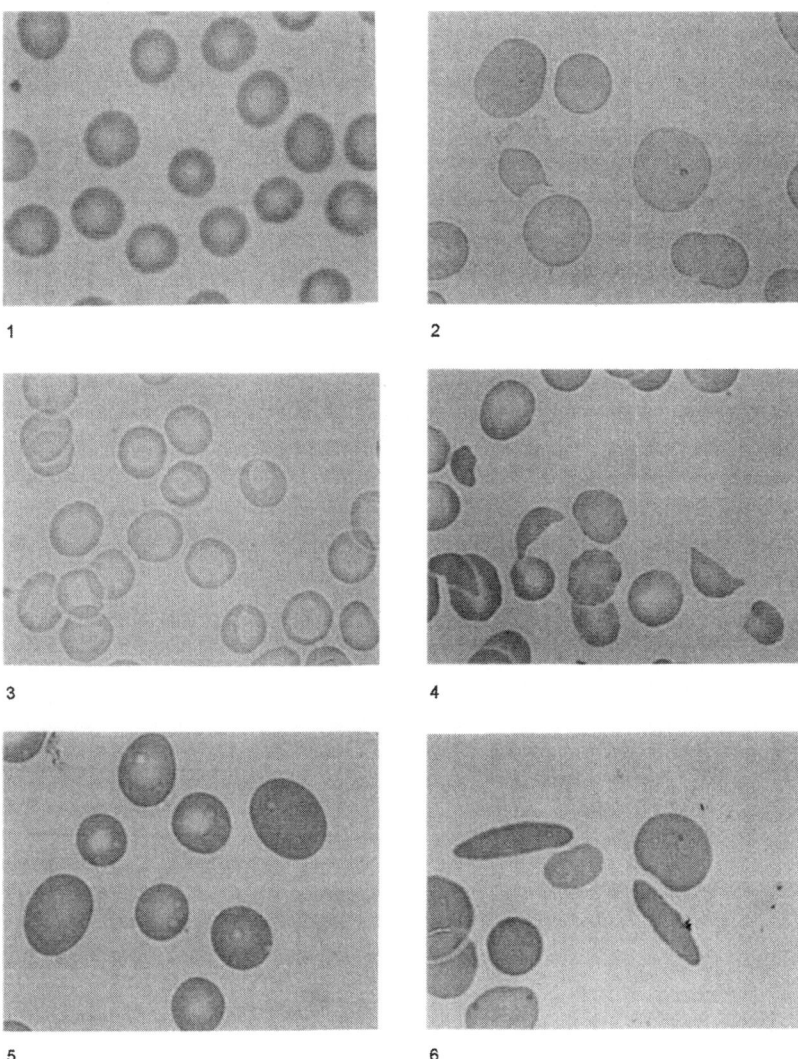

Abb. 6–3: Charakteristische Veränderungen der *Erythrozyten* im Blutausstrich: **1** normale Erythrozyten, **2** Anisozytose und Poikilozytose am Beispiel der Thalassämie, **3** hypochrome Erythrozyten mit zentraler Abblassung (Eisenmangelanämie), **4** Fragmentozyten, z. B. nach künstlichem Herzklappenersatz, **5** Megalozytäre, ovale Erythrozyten bei perniziöser Anämie, **6** Sichelzellanämie mit sichelförmigen Erythrozyten

Ketten ist der eisenhaltige, O_2 bindende rote Farbstoff, das Häm, gebunden. Von den als „Alpha-, Beta-, Gamma- und Delta- Ketten" bezeichneten Polypeptidketten enthält das Hb des Erwachsenen zwei Alpha- und zwei Beta-Ketten (Hb A = Alpha 2 Beta 2). Nur ca. 2,5 % liegen als sog. Hb A 2 (Alpha 2 Delta 2) und ca. 0,7 % als Hb F (fetales Hb = Alpha 2 Delta 2) vor. In der Fetalperiode herrscht Hb F vor, der Austausch von Hb F gegen Hb A beginnt bereits vor der Geburt, ab dem 3. Lebensjahr liegt die Hb F-Konzentration unter 1 %. Jedes Hb-Molekül transportiert 4 Moleküle O_2, in 24 Std. werden so ca. 7000 l O_2 befördert, unter körperlicher Belastung kann dieser Wert auf über das 10-fache ansteigen. Das beim Erythrozytenabbau freiwerdende Hb wird an das Plasmaprotein Haptoglobin (freies Hb-bindendes Protein) gebunden. Eisen und Globin werden im Knochenmark für die Hb-Synthese in den Zellen der Erythropoese wiederverwertet. Das Häm wird zum Gallefarbstoff Bilirubin abgebaut. Dieses wird im Plasma an Transportproteine gebunden *(indirektes Bilirubin)*. In der Leber entsteht daraus wasserlösliches *(direktes) Bilirubin*, das im von der Leber produzierten Sekret (Galle) ausgeschieden wird.

Eisenstoffwechsel. Ca. 65 % des im Körper enthaltenen Eisens (1,7–2,5 g) ist an Hb gebunden. Mit Hilfe von *Transferrin* (Transportprotein im Plasma) wird das Eisen zu den Zellen der Erythropoese transportiert. Das an Transferrin gebundene Eisen stammt überwiegend aus den Abbaustätten von Erythrozyten, das dort u. a. als Ferritin gespeichert wird. Nur ein geringer Anteil stammt aus dem im Duodenum und Jejunum resorbierten Eisen. Die Zellen der Erythropoese verfügen über spezifische Transferrinrezeptoren (Bindungsstellen), über die sich das Transportprotein anlagert und sie mit Eisen versorgt.

Für die normale Hämatopoese, insbesondere die Erythropoese im roten Knochenmark, sind Vitamin B 12 und Folsäure (Substanz mit Vitamincharakter) unentbehrlich. Beide Verbindungen werden z. T. durch Darmbakterien synthetisiert und sind essentiell für den Aufbau der Nukleinsäuren in den Vorläuferzellen des Stammzell-, Produktions- und Reifungsspeichers.

Thrombopoese. Die Entwicklung der Thrombozyten (Thrombopoese) beginnt mit der hämatopoetischen Stammzelle. Aus dieser entwickelt sich der *Megakarioblast* und aus diesem der große, vielkernige Megakariozyt. Dieser zerfällt in ca. 4000 einzelne Thrombozyten, die in das Blut gelangen (Abb. 6–2). Es sind kernlose, scheibenförmige Zellfragmente (Durchmesser 2–5 μm). Die Lebenszeit beträgt ca. 10 Tage, dann werden sie in Leber und Milz phagozytiert. Thrombozyten dienen der Blutstillung und Blutgerinnung. Bei Defekten an der inneren Zellschicht (Endothel) der Blutgefäße lagern sie sich an die Gefäßwand (Adhäsion) und setzen Faktoren frei, die eine lokale Gefäßverengung bewirken und weitere Thrombozyten zur Anlagerung (Aggregation) veranlassen. Schließlich bildet sich der Plättchenthrombus – sog. weißer Thrombus (s. Kap. VI/4.1).

Diagnostische Grundlagen. Die hämatologischen Laboruntersuchungen sind weitgehend Routineuntersuchungen (Tab. 6–1).

Blutbild = Hämogramm. Wichtige Informationen lassen sich nur durch die *mikroskopische Beurteilung* der Blutzellen im gefärbten Blutausstrich gewinnen (Abb. 6–3). Hierbei werden die Zellen auf Grund ihrer Morphologie und ihres Verhaltens gegenüber Farbstoffen nach Herkunft und Reifestadium unterschieden *(Differentialblutbild)*:

Man differenziert *100 Leukozyten* und beurteilt im gleichen Arbeitsgang die *Erythrozyten* bezüglich Größe, Form, Hb-Gehalt und Einlagerungen. Bei Anämieverdacht (s. Kap. VI/2) ist in jedem Fall ein Blutausstrich anzufertigen.

Knochenmarkbiopsie oder **-aspiration** (Entnahme von Knochenmark zur histologischen Untersuchung) ermöglichen eine direkte Beobachtung der Zellen im Knochenmark. Zellreifung und Zellabnormitäten sowie Eisengehalt und -verteilung können beurteilt werden. Die Aspiration von Knochenmark (Gewinnung durch Punktion) sollte bei hämatologischen Erkrankungen, insbesondere bei unklarer Verminderung *(Zytopenie)* oder Vermehrung *(Zythämie, Zytose)* der Blutzellen sowie bei *Leukämieverdacht*, durchgeführt werden.

Tab. 6–1: Wichtige Referenzwerte für die hämatologische Diagnostik

	Referenzbereich		Einheit	Bemerkungen
	m	w		
Hämoglobin (Hb)	13,5–18,0	11,5–16,0	g/dl, g/%	Quantitative photometrische Hämo-globin-Bestimmung
Hämatokrit (Hk)	40–54	36–48	Vol.-%	Relativer Volumenanteil der Erythro-zyten am Gesamtblut
Blutsenkung (BSG) nach 1 Stunde nach 2 Stunden	2–8 5–20	6–12 6–20	mm mm	Blutkörperchensenkungsgeschwin-digkeit ist abhängig von den Plas-maeiweißen und von der Erythro-zytenzahl und -form.
Erythrozyten	4,5–6,0	4,0–5,5	$\times 10^6/\mu l$	$\downarrow$: Erythrozytopenie $\uparrow$: Erythrozytose, Erythrozythämie
Retikulozyten	7–15		‰	Zellzahl bezogen auf 1000 Erythro-zyten im Blutausstrich.
Thrombozyten	1,5–3,5		$\times 10^5/\mu l$	$\downarrow$: Thrombozytopenie $\uparrow$: Thrombozytose, Thrombozythämie
Leukozyten	4–11		$\times 10^3/\mu l$	$\downarrow$: Leukozytopenie $\uparrow$: Leukozytose

$\downarrow$: erniedrigt; $\uparrow$: erhöht.

Technik. Nach örtlicher Betäubung der Haut und der darunterliegenden Knochenhaut punk-tiert der Arzt mit einer kräftigen Nadel (z. B. „Yamshidi-Nadel") an leicht zugänglichen Stellen (Beckenkamm, Sternum) das rote Knochenmark. Die aspirierten Zellen werden auf einem Glasobjektträger ausgestrichen, gefärbt und analysiert. Bei Verdacht auf Polycythaemia rubra vera (Kap. VI/2) und herdförmige, bösartige Knochenmarkveränderungen (Kap. IV/11) sollte eine Gewebeprobe aus dem Beckenkamm entnommen werden. Die Komplikationsrate (Infek-tion, Blutung) ist bei den genannten Verfahren gering.

2. Anämien

Die Anämie **(Blutarmut)** bedeutet eine Verminderung der Erythrozytenzahl oder des Hämoglobins (Hb) durch *Blutverlust, verminderte Produktion* oder *verstärkten Abbau* der Erythrozyten. Anämie umschreibt eine der häufigsten Krankheitser-scheinungen und ist weniger eine Diagnose als ein Symptom, das viele Krankheiten begleitet (sekundäre Anämie).

Die **allgemeinen Symptome** leiten sich vom Sauerstoffmangel der Gewebe und Organe ab und sind vielfältig: Blässe von Haut und Schleimhäuten, Müdigkeit, Erschöpfung, Kopfschmerz, Schwindel, Ohrensausen, Herzklopfen, Kurzatmigkeit, Verwirrtheit.

Die Symptomatik ist abhängig vom Alter des Patienten, vom Ausmaß der Anämie und von der Geschwindigkeit ihres Einsetzens. Gerade bei kardiopulmonalen Grunderkrankungen können sich Herzinsuffizienz, Angina pectoris und Herzinfarkt schnell entwickeln.

Der *akute Blutverlust* (akute Anämie) geht einher mit Durst, Schweißausbruch, schnellem Puls, Unruhe, frequenter Atmung, ggf. Ohnmacht und Herz- Kreislaufversagen (s. Kap. IX/6).

Ursachen der Anämie sind
– Erbkrankheiten, z. B. Gefäßmißbildungen, Hämophilie
– gehäuft auftretende Erkrankungen in der Familie, z. B. Nieren- und Leberkrankheiten
– Menstruationsunregelmäßigkeiten, Schwangerschaft
– chronische Blutverluste, z. B. im Magen-Darm-Trakt durch Hämorrhoiden oder Ulzera
– erhöhte Blutungsneigung, z. B. bei kleineren Verletzungen (Gerinnungsstörungen)
– Magen- oder Darmteilresektionen, z. B. perniziöse Anämie
– Fehl- oder Mangelernährung, z. B. Eiweißmangelanämie, Anämie bei Vit.-C-Mangel
– Medikamenteneinnahme, z. B. Zytostatika
– Vergiftungen, z. B. durch berufliche Exposition (Blei, Arsen) oder Alkoholmißbrauch
– Infektionen, Tropenkrankheiten
– bösartige Tumoren

Für die **Einteilung und Diagnostik** der Anämien sind Erythrozytenzahl, Hb und Hk (s. Tab. 6–1), die daraus errechneten Erythrozytenindices, ausschlaggebend (s. Tab. 6–2). Man unterscheidet Anämien durch *Blutverlust, Hb-Synthesestörung, Zellbildungs-, -reifungsstörung* im Knochenmark, *Hämolyse.*

Im folgenden werden die klinisch wichtigsten Anämien besprochen.

Tab. 6–2: Erythrozytäre Indices

	Quotient	Normalwert	Einheit	Bemerkungen
MCH Hämoglobin-Gehalt des Erythrozyten	$\dfrac{\text{Hämoglobin}}{\text{Erythrozytenzahl}}$ =	27–34	pg	↓: hypochrom n: normochrom ↑: hyperchrom
MCV Mittleres Erythrozytenvolumen	$\dfrac{\text{Hämatokrit}}{\text{Erythrozytenzahl}}$ =	80–95	fl	↓: mikrozytär n: normozytär ↑: makrozytär
MCHC Mittlere Hämoglobin-Konzentration in 100 ml Erythrozyten	$\dfrac{\text{Hämoglobin}}{\text{Hämatokrit}}$ =	30–35	g/dl	n: bei den meisten Anämien ↑: Kugelzellanämie

↓: erniedrigt; n: normal; ↑: erhöht.

2.1 Anämien durch Blutverlust

Akute Blutung. Schneller und u. U. hoher Blutverlust z. B. durch Verletzung großer Gefäße und Organe (Ösophagusvarizen, Milzruptur).

Krankheitszeichen entsprechen denen des *hämorrhagischen Schocks*: Bewußtseinseintrübungen, Krampfanfälle und Sehstörungen sind nicht selten. Erythrozytenzahl,

Hb und Hk sinken erst mit Auffüllung des Blutvolumens durch einströmende Gewebeflüssigkeit, also einer gewissen Latenz. Die Anämie ist normozytär, Leukozyten und Thrombozyten können ansteigen. Ca. 1–2 Tage nach Blutstillung steigen die Retikulozyten im Blut an.

Therapie: Blutstillung, -volumenersatz (Bluttransfusionen) und Schockbehandlung.

Chronische Blutung bedeutet einen Verlust geringer Blutmengen über einen längeren Zeitraum, z. B. durch Läsionen im Magen-Darm-Trakt oder im Urogenitalbereich.

Es finden sich die allgemeinen Anämiesymptome, evtl. Entzündungen der Zungenschleimhaut (Glossitis), Rötung und Schwellung der Lippen (Cheilosis) sowie Kraftlosigkeit. Die Anämie ist hypochrom und mikrozytär, die Eisenreserven werden aufgebraucht (niedriges Serumferritin), und eine Steigerung der Erythropoese ist nicht möglich.

Therapie: Blutungsquelle beseitigen, orale Eisensubstitution über Monate.

Bluttransfusionen sind im Gegesatz zur akuten Anämie kaum indiziert.

2.2 Anämien durch Hb-Synthesestörungen

Die **Eisenmangelanämie** ist die häufigste Anämie. *Ursache* ist meist der Eisenverlust durch eine chronische Blutung.

Weniger häufig sind: ungenügende Eisenzufuhr (Fleisch- und Gemüsemangel, insbesondere bei alleinstehenden Greisen), Resorptionsstörungen (Magenschleimhaut-, Dünndarmerkrankungen) und Transportstörungen (Atransferrinämie). Der Eisenmangel in der *Schwangerschaft* und beim *Neugeborenen* während der ersten 2 Lebensjahre ist auf einen erhöhten Bedarf zurückzuführen.

Die *Symptomatik* entspricht der der chronischen Blutung. Durch die gestörte Zellfunktion entstehen brüchige Nägel, spröde Haut, Mundwinkelrhagaden, Zungenbrennen und Schluckstörungen.

Diagnose. Die Erythrozyten sind hypochrom und mikrozytär (s. Abb. 6–3/3), Anisozyten, Poikilozyten sind schweren Fällen vorbehalten. Eisen, Transferrinsättigung und Ferritin sind erniedrigt. Die Eisenspeicher in den Retikulumzellen (Bindegewebszellen) des Knochenmarkes sind leer.

Therapie: orale oder parenterale Eisensubstitution über ca. 6 Monate (die Eisenspeicher müssen aufgefüllt werden).

Ein maximaler *Retikulozytenanstieg* (= Retikulozytenkrise) ist nach ca. 10 Behandlungstagen zu beobachten.

Der sideroachrestischen Anämie, erblich oder erworben, liegt eine Hämsynthesestörung zugrunde, die chronisch verläuft und durch eine *Eisenverwertungsstörung* im roten Knochenmark gekennzeichnet ist.

Bei der seltenen *erblichen Form* (Enzymdefekt in der Häm-Synthese), die oft nur Männer betrifft, ist das MCV erniedrigt.

Bei den *erworbenen Formen* (z. B. durch Mutationen in den erythropoetischen Vorläuferzellen, chronischen Alkoholkonsum, Tbc-Therapie) ist das MCV erhöht. Häufig sind Übergänge in eine akute myeloische Leukämie (s. Kap. IV/11) zu finden.

Diagnose. Erythropoetische Hyperplasie (Gewebevermehrung durch vermehrte Zellteilung) im Knochenmark mit eisenhaltigen Erythroblasten (s. Abb. 4.11–5, S. 202) sowie erhöhtem Eisengehalt in den Retikulumzellen. Serumeisen und Ferritin erhöht, Transferrinkonzentration normal. MCH und MCHC erniedrigt.

Thalassämie (Thalassa = Meer): vererbbare, gehäuft in den Mittelmeerländern auftretende Hb-Synthesestörung.

Hierbei ist meist die Bildung einer Polypeptidkette des Globins vermindert. Es kommt zu einer Schädigung der Erythrozytenmembran und einem vorzeitigem Abbau der Erythrozyten. Die Thalassämieform wird nach der betroffenen Kette bezeichnet: *Beta-Thalassämie, Alpha-Thalassämie, Delta-Thalassämie* etc.

Die homozygote *Beta-Thalassämie* (Thalassämia major, Cooley-Anämie) ist eine schwere, oft im Kindesalter tödlich verlaufende Krankheit. Es werden keine oder nur sehr wenige Beta-Ketten synthetisiert. Die Erythrozyten sind mikrozytär- und hypochrom. Retikulozyten, Eisen und Ferritin, Hb F und A 2 sind erhöht. Blutausstrich: Erythroblasten, Aniso-, Poikilozytose, Targetzellen (s. Abb. 6–3/2). Häufig sind Leber und Milz vergrößert (Hepatosplenomegalie) und im Röntgenbild kann man Skelettdeformitäten (z. B. sog. Bürstenschädel) erkennen.

Die *Therapie* ist rein symptomatisch: Regelmäßige Bluttransfusionen sind lebensverlängernd, aber häufig mit Eisenablagerungen in den Geweben (Hämosiderose) verbunden. Eine Knochenmarktransplantation sollte frühzeitig erwogen werden.

Die *heterozygote Beta-Thalassämie* (Thalassämia minor) zeigt nur geringfügige Symptome. Die Erythrozyten sind hypochrom, das Hb A 2 ist vermehrt. Eine Therapie ist nicht notwendig.

2.3 Anämien durch Zellbildungsstörung

Aplastische Anämie (Panmyelopathie). Die *Panmyelopathie* fällt durch Kombination von Anämie, Leuko- und Thrombozytopenie *(Panzytopenie)* auf. Ihr liegt eine Schädigung der pluripotenten Stammzellen im Knochenmark zugrunde.

Man unterscheidet angeborene und erworbene Panzytopenien:

Die *häufigste angeborene Form* ist die *Fanconi-Anämie*, die rezessiv vererbt wird und mit Fehlbildungen in Skelett, Haut und Nieren einhergeht.

Die *erworbenen Formen* werden verursacht u. a. durch ionisierende Strahlen, Zytostatika, Chemotherapeutika, Benzol, andere organische Lösungsmittel und unbekannte Noxen.

Symptome. Die Anämie beginnt häufig schleichend. Sie ist normochrom und normo- bis makrozytär. Die Retikulozyten sind sehr niedrig, Leukozyten < 1500/µl, Thrombozyten < 25 000/µl. Das rote Knochenmark ist zellarm (hypoplastisch) mit einem hohen Fettgewebeanteil (gelbes Knochenmark).

Symptome: kleinfleckige Blutungen in Haut und Schleimhäuten, verbunden mit Zahnfleisch- und Nasenbluten. Die Leukozytopenie führt zu Mund- und Racheninfektionen, gelegentlich zum septischen Syndrom.

Therapie: Symptomatisch werden Erythrozytenkonzentrate und ggf. Thrombozyten transfundiert. Eine Heilung wird nur durch allogene (artgleiche) Knochenmarktransplantation möglich (s. Kap. IV/11.4, S. 205).

Aregeneratorische Anämie (pure red cell aplasia). Bei dieser seltenen Anämie fehlt nur die Erythropoese im Knochenmark, Leuko- und Thrombozyten entwickeln sich normal. Man unterscheidet angeborene und erworbene Formen. Therapie wie bei aplastischer Anämie.

2.4 Sekundäre Anämien

Bei Anämien, die im Rahmen chronischer Krankheiten auftreten, *sekundäre*, sog. *Begleitanämien*, ist die Erythrozytenüberlebenszeit verkürzt, der Eisenstoffwechsel gestört, die Transferrinkonzentration erniedrigt und die Erythrozytenbildung beeinträchtigt:

Anämie bei Nierenkrankheiten (s. Kap. XII): Fast regelmäßig geht die dialysepflichtige chronische Niereninsuffizienz mit einer *(renalen)* Anämie einher, da das in der Niere gebildete Erythropoetin, welches die Erythrozytenneubildung im Knochenmark anregt, vermindert ist.

Anämie bei Leberkrankheiten (s. Kap. XI): Bei schweren Leberparenchymschäden (chronische Hepatitis, Leberzirrhose) können akute oder chronische Blutungsanämien auftreten, z. B. durch *Ösophagusvarizenblutung*. Auch bei vergrößerter Milz kann der Erythrozytenabbau erhöht sein *(Hypersplenismus)*. Meist ist auch der Vit.-B 12- und Folsäurehaushalt gestört.

Anämie bei Infektionen (s. Kap. III): Bei akuten oder chronischen Infektionen kann eine *Infektanämie* durch Störung des Eisenstoffwechsels, Folsäuremangel oder Besiedelung des Knochenmarkes mit Infektionserregern (z. B. Tbc) entstehen.

Anämien bei bösartigen Tumoren (s. Kap. IV): Die Anämie kann durch Eisenstoffwechselstörung, chronische Blutungen sowie Verdrängung der Erythropoese im Knochenmark entstehen. Zytostatika- und Strahlenbehandlung reduzieren ebenfalls die Erythropoese.

2.5 Anämien durch Zellreifungsstörungen

Definition. **Ursache** dieser Anämie ist eine gestörte DNS-Synthese infolge Vit.-B 12- oder Folsäuremangels. Es kommt zum Untergang der reifenden Erythroblasten im roten Knochenmark. Neben der Erythropoese kann auch die Entwicklung der Thrombo-, Leukozyten, Epithel- und Nervenzellen betroffen sein.

Weitere Ursachen für eine Zellreifungsstörung sind Medikamente (Zytostatika, Schmerzmittel), Alkohol und bösartige hämatologische Systemerkrankungen (s. Kap. IV/11).

Diagnose. Im Blutbild sind die Erythrozyten makro- oder megalozytär (MCV > 105 fl), hyperchrom (MCH > 36 pg, s. Tab. 6–2). Im Blutausstrich erkennt man eine deutliche Aniso- und Poikilozytose mit großen, ovalen Erythrozyten (s. Abb. 6–3/5). Die Leuko-, Thrombo- und Retikulozyten sind vermindert. Die Überlebenszeit der Erythrozyten ist verkürzt. Im Knochenmark ist eine Vermehrung unreifer Megaloblasten (vergrößerte, unreife Zellen jeder Reifungsstufe) zu erkennen, deshalb erscheint es zellreich. Wir unterscheiden *2 Formen der megaloblastären Anämie*, die perniziöse und Folsäuremangelanämie:

Die **perniziöse Anämie** ist die häufigste Folge des Vit.-B 12-Mangels, *Ursache* ist dessen verminderte Vit.-Resorption. Für die Resorption im Ileum ist der *Intrinsic-Faktor* (IF) erforderlich. Dieser wird von den salzsäureproduzierenden Zellen der Magenschleimhaut (Belegzellen) abgegeben. Bei der chronisch-atrophischen Gastritis (s. Kap. XI), nach Magenresektion oder in Gegenwart von Autoantikörpern gegen Belegzellen, resultiert ein IF-Mangel, der den Vit.-B 12-Mangel und damit die Anämie induziert.

Symptome. Die Anämie beginnt schleichend, da die Vit.-B 12-Reserven in der Leber einige Jahre ausreichen. Die Patienten zeigen eine strohgelbe Hautfarbe und beklagen Abgeschlagenheit, Antriebsarmut, Appetitlosigkeit und Zungenbrennen, gelegentlich Durchfälle. Ca. 15 % haben neurologische Symptome: Mißempfindungen an den Extremitäten, Lähmungen und Störungen der Bewegungskoordination (funikuläre Spinalerkrankung, s. Kap. VIII). Psychische Veränderungen (Gedächtnisstörungen, Depressionen) sind nicht selten. Die allgemeinen Anämiesymptome kommen hinzu.

Diagnostik. Neben der makrozytären Anämie und dem Nachweis der atrophischen Gastritis (Magenschleimhautbiopsie) wird der *Schilling-Test* durchgeführt:

Dem Patienten wird eine definierte Menge radioaktiv markiertes Vit. B 12 peroral verabreicht. Anschließend bestimmt man das ausgeschiedene (markierte) Vitamin im Harn. (bei perniziöse A. < 2 %, normal: > 10 %). Normalisiert sich die enterale Resorption unter IF-Zugabe, so ist die Erkrankung diagnostiziert.

Andere *Ursachen* für eine Vit.-B 12-Mangelanämie können sein: ungenügende Vitaminzufuhr, chirurgische Ausschaltung des Ileums, Verbrauch von Vit. B 12 im Darm durch Fischbandwurminfektion, s. Kap. III/5.3, S. 89).

Ca. 10 % der Patienten mit perniziöser Anämie entwickeln ein *Magenkarzinom.*

Folsäuremangelanämie. Ungenügende Zufuhr (Alkohol, Ziegenmilch), Resorptionsstörungen (tropische und einheimische Sprue, Dünndarmresektion), regelmäßiger Alkoholkonsum und Medikamente (Zytostatika, Schlafmittel) können zu einem Folsäuremangel führen. Nach ca. 3 Wochen sinkt der Folsäurespiegel im Serum, nach ca. 4–5 Monaten entwickelt sich die Anämie. Die Vit.-B 12-Konzentration im Serum ist normal. Die Symptome entsprechen denen der perniziösen Anämie.

2.6 Anämien durch Hämolyse

Die hämolytische Anämie ist durch eine *Verkürzung der Erythrozytenüberlebenszeit* charakterisiert. Entweder werden die Erythrozyten in Milz, Leber und Knochenmark beschleunigt abgebaut oder zerfallen vermehrt in den Blutgefäßen.

Ursachen. Bei den *angeborenen* Formen (korpuskuläre hämolytische Anämie) haben die Erythrozyten einen Defekt: Zellmembranschäden, Enzymdefekte und Veränderungen des Hb. Die *erworbenen* (extrakorpuskulären) hämolytischen Anämien können durch Antikörper, Medikamente, Gifte und mechanische Einflüsse hervorgerufen werden.

Symptome. Das klinische Bild wird neben der *Anämie* von der *Hämolyse* bestimmt: Anstieg des indirekten Bilirubins im Serum (Ikterus), Anstieg des direkten Bilirubins in der Galle u. U. mit Gallensteinbildung, Abfall des Haptoglobins im Serum, verkürzte Erythrozytenüberlebenszeit. Ggf. ist das freie Hb im Serum erhöht (Hämoglobinämie) und wird vermehrt im Urin ausgeschieden (Hämoglobinurie). Im Knochenmark ist die Erythropoese gesteigert, die Retikulozyten im Blut vermehrt.

2.6.1 Korpuskuläre hämolytische Anämien

Angeborene **Kugelzellanämie** (Sphärozytose): Durch einen Defekt der Zellmembran haben die Erythrozyten eine kugelförmige Gestalt und können sich nicht mehr durch Formveränderungen anpassen. Deshalb werden sie vermehrt in der Milz abgebaut, und es kommt zu einer Milzvergrößerung (Splenomegalie).

Glucose-6-Phosphatase-Mangel: Die anaerobe Glykolyse im Erythrozyten kann nicht erfolgen. Der Enzymmangel geht mit einem verstärkten Abbau der roten Blutzellen in der Milz einher. Diese Erkrankung tritt besonders in Gebieten mit tropischer Malaria auf. Formveränderungen der Erythrozyten fehlen. Schmerzmittel, Antibiotika und Bohnen (Vicia faba) können die Hämolyse auslösen

Sichelzellanämie. *Ursache* ist ein Austausch von Aminosäuren in den Polypeptidketten des Globins. Sie tritt fast ausschließlich bei der negroiden Rasse auf.

Das Hb besteht zu 80–100 % aus sog. Hb-S, bei dem die Beta-Globinketten verändert sind. Dieses präzipitiert im Erythrozyten und bildet nadelartige Kristalle, die zu der Sichelzellbildung der Erythrozyten führen.

Symptome. Die Formveränderungen rufen eine erhöhte Verletzbarkeit der roten Blutkörperchen hervor, multiple Thrombosen mit Organinfarkten, verbunden mit sehr starken Schmerzen. Häufig zeigen die Patienten eine verzögerte Entwicklung (Retardierung) und Unterschenkelgeschwüre. Im Blutbild sind Sichelzellen zu diagnostizieren (s. Abb. 6–3/6).

2.6.2 Erworbene hämolytische Anämien

Antikörper. Die immunhämolytische Anämie tritt z. B. bei Übertragung von blutgruppenungleichem Blut auf.

Jeder Mensch hat Antikörper gegen die Blutgruppen, die er selbst nicht besitzt (z. B. bei Blutgruppe 0 findet man Antikörper gegen die Blutgruppen A und B, die Blutgruppe AB hat keine Antikörper). Neben dem AB 0-System spielt auch der Rhesus-Faktor eine Rolle, den ca. 85 % besitzen (Rh-positiv).

Werden versehentlich blutgruppenfremde Erythrozyten transfundiert, entwickeln sich Antikörper gegen Erythrozyten mit folgenden *Symptomen*: schwere Hämolyse, Hämoglobinurie mit akutem Nierenversagen (s. Kap. XII), Fieber, Schüttelfrost und Schock. Die Sterberate ist hoch. Die Diagnose erfolgt durch den Antikörpernachweis im Coombs-Test.

Therapie: sofortiger Transfusionsstop, Schockbekämpfung, evtl. Dialyse.

Medikamente: *Ursache* ist eine Antikörperbildung besonders durch Antibiotika, Schmerzmittel, Chinin, Beruhigungs- und Schlafmittel gegen die eigenen Erythrozyten. Nach Einnahme sind die *hämolytischen Symptome* meist schnell präsent.

Die *Diagnose* erfolgt durch den Antikörpernachweis im Coombs-Test.

Gifte. Blei, Arsen, Schlangen- und Spinnengift, Knollenblätterpilz, Malariaerreger und einige Bakterien können direkt die Erythrozyten schädigen und zu einer lebensbedrohlichen Hämolyse führen.

Mechanische Einflüsse. Hierbei entsteht die eher geringe Hämolyse durch Fragmentation der Erythrozyten, z. B. durch prothetischen Herzklappenersatz oder sehr lange Fußmärsche. Neben den Hämolysezeichen erkennt man im Blutausstrich fragmentierte Erythrozyten (*Fragmentozyten*, s. Abb. 6–3/4).

3. Polyzythämie

Die **Polycythaemia rubra vera** ist eine bösartige Erkrankung des roten Knochenmarkes und entsteht durch unkontrollierte Proliferation der Hämatopoese mit Vermehrung von Erythro-, Leuko- und Thrombozyten.

Die **Ursache** liegt wahrscheinlich in einem Defekt oder in einer Regulationsstörung der pluripotenten Stammzelle (s. Abb. IV/11–5, S. 202).

Die Vergrößerung der Erythrozytenmasse ist am stärksten ausgeprägt und führt zu einer Viskositätserhöhung des Blutes. *Folgen*: Strömungsverlangsamung (s. Abb. 6–5, 6), venöse und arterielle Gefäßverschlüsse und Infarkte (s. Kap. IX).

Symptome: schleichender Beginn, oft ein Zufallsbefund, Schwindel, Verwirrtheit, Kopfschmerzen, Müdigkeit, Atemnot, Hautjucken, Hepatosplenomegalie und stark gerötete Bindehäute. Nasen- und Darmbluten verschafft wegen der Viskositätsabnahme Erleichterung.

Labor: Hk, Hb und MCV sind deutlich erhöht, Leuko- und Thrombozytose sind obligat. Vit. B 12 und Harnsäure sind erhöht. In der Knochenmarkbiopsie erkennt man ein zellreiches Mark mit Vermehrung von Bindegewebsfasern.

Therapie: Aderlässe, Zytostatika, ggf. Senkung des Bluthochdruckes. Ohne zytostatische Therapie sterben ca. 50 % der Patienten innerhalb von 3 Jahren, ca. 10 % entwickeln eine Leukämie.

Differentialdiagnose. Gegenüber der Polyzythämie muß die **Polyglobulie** abgegrenzt werden. Sie entsteht durch Sauerstoffmangel in den Geweben (z. B. Erniedrigung des Luftdruckes, chronische Lungenerkrankungen, Kohlenmonoxidvergiftung). Der Sauerstoffmangel ist Reiz für eine vermehrte Erythropoetinfreisetzung aus der Niere mit absoluter Erythrozytenvermehrung. Der Patient ist meist zyanotisch, die Venen und Kapillaren sind erweitert.

Die *Therapie* besteht in der Behandlung der Grundkrankheit (z. B. Herz-, Lungen- oder Nierenerkrankungen).

4. Hämorrhagische Diathesen

Definition. Unter hämorrhagischen Diathesen versteht man Blutungsneigungen, die ohne adäquate äußere Ursache auftreten können oder beliebig verursachte Blutungen, die verstärkt oder verlängert sind. Die *generalisierte Blutungsneigung* manifestiert sich besonders in den Kapillaren und beruht auf einer Störung der Thrombozytenzahl, des plasmatischen Gerinnungssystems oder einer erhöhten Durchlässigkeit der Gefäßwände.

4.1 Klinische Physiologie

Bagatellblutungen kommen nach 1–3 Minuten zum Stillstand. Diese **primäre Blutstillung** *(Hämostase)* kommt überwiegend durch die Zusammenziehung der Gefäßwand *(Vasokonstriktion)* und den mechanischen Verschluß durch den *weißen Thrombus* zustande. Bei der anschließenden **sekundären Hämostase** kommt es zur irreversiblen Thrombozytenaggregation durch das Thrombin. Jetzt sind die verletzten Gefäße endgültig durch Blutgerinnsel verschlossen.

Blutgerinnung. Thrombokinase (Thromboplastin) bezeichnet die vorübergehende, Prothrombin umwandelnde (enzymatische) Aktivität des Blutes als Folge einer Reihe komplexer Reaktionen. Nach der Herkunft eines Lipoidfaktors, der zusammen mit Blutplasmafaktoren Thrombokinase bildet, unterscheidet man Gewebe- von Plasmathrombokinase. Bei der Gewebethrombokinase stammt der Lipoidfaktor aus verletzten Gefäßzellen (Extrinsic-System), bei der Plasmathrombokinase wird der aktivierende Lipoidfaktor (Plättchenfaktor 3) aus beschädigten Blutzellen, vornehmlich Thrombozyten, freigesetzt (Intrinsic-System). Thrombokinase wandelt den gelösten Plasmaeiweißkörper Prothrombin in Gegenwart von ionisiertem Calcium (Ca^{++}) in Thrombin um. Thrombin wandelt Fibrinogen in Fibrin um, das damit seine endgültigen physikochemischen Eigenschaften besitzt. Es kommt zur Fibrinretraktion und damit zu einer Verfestigung des Gerinnsels.

Aus dem *Blutgerinnungsschema* (Abb. 6–4) geht hervor, daß neben den bereits genannten Faktoren die Anwesenheit einer ganzen Reihe weiterer Faktoren erforderlich ist. Die Faktoren des Gerinnungssystems werden der Einfachheit halber mit Nummern bezeichnet. Mit Ausnahme des Ca^{++} handelt es sich um Proteine, die zum Teil Enzymcharakter besitzen, zum anderen Teil als Reaktionsbeschleuniger wirken. Die Faktoren II, VII, IX und X werden Vit. K-abhängig in der Leber synthetisiert.

Der Vorgang der plasmatischen Gerinnung läßt sich als ein kaskadenförmig ablaufender, vernetzter Prozeß verstehen, in welchem nacheinander jeweils für den nächsten Schritt benötigten Faktoren aktiviert bzw. gebildet werden.

Fibrinolyse. Dem komplexen Prozeß der Blutgerinnung steht ein ähnlich ablaufender Vorgang gegenüber, der zu einer Auflösung von Fibringerinnseln (Fibrinolyse) führt (Abb. 6–4).

Im Gefäßsystem wird ständig eine bestimmte Menge Fibrinogen in Fibrin umgewandelt, aber im funktionellen Gleichgewicht kommt es spiegelbildlich wieder zur Fibrinolyse. Erst nach zusätzlicher Aktivierung des plasmatischen Gerinnungssystems durch Verletzungen mit Freisetzung der Thrombokinase überwiegt vor Ort die Fibrinbildung. Das Plasminogen (Bestandteil der Plasmaglobuline) kann, ähnlich wie das Prothrombin, durch Gewebe- oder durch Blutfaktoren analog dem Intrinsic- und Extrinsic-System bei der Blutgerinnung in seine aktive Form zu Plasmin umgewandelt werden. Plasmin löst das Fibrin des Blutgerinnsels auf. Plasmin wirkt auch hemmend auf die Faktoren V, VIII, XII und Fibrinogen. Es bewirkt daher eine Verminderung der Blutgerinnungsfähigkeit. Die aus dem Gewebe stammenden Plasminogenaktivatoren (hohe Konzentrationen finden sich im Muskelgewebe des Uterus) können Plasminogen direkt in Plasmin umwandeln. Die Blutaktivatoren benötigen zu ihrer Wirksamkeit sog. Proaktivato-

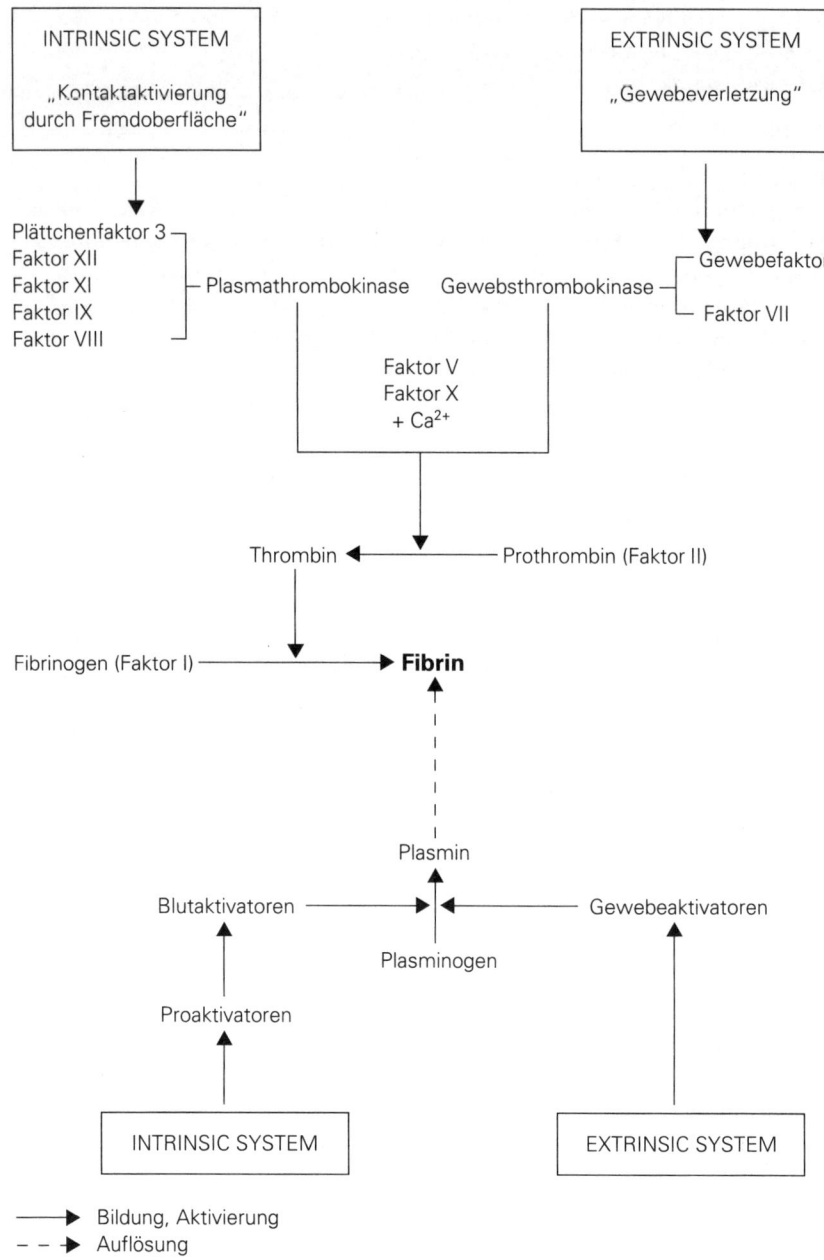

Abb. 6–4: Schema des plasmatischen Gerinnungs- und des fibrinolytischen Systems

ren (Urokinase, Streptokinase). Proaktivatoren benutzt man z. B. zur Therapie von Thrombosen und arteriellen Gefäßverschlüssen (s. Kap. IX/14).

Zur Aufrechterhaltung der Funktion des hämostatischen Systems ist das ausgewogene Zusammenwirken von Blutgerinnung, Fibrinolyse, Thrombozyten und Gefäßwandsystem erforderlich. Man unterscheidet:

(1) Koagulopathien: Fehlen, Verminderung oder intravasale Zerstörung der Gerinnungsfaktoren,

(2) verstärkte Fibrinolyse: verstärkte enzymatische Auflösung oder Zerstörung des Fibrins im Thrombus.

(3) Thrombozytopenie oder *-pathie*: fehlende, verminderte oder funktionell veränderte Thrombozyten, die nicht für eine Thrombusbildung zur Verfügung stehen.

(4) Vasopathien: morphologisch veränderte Gefäßwand, abnorm gesteigerte Durchlässigkeit oder sehr verletzliche Gefäßwände.

Nach dem **Blutungstyp** differenziert man (zunehmende Größe):

Petechien: kleinste punktförmige Blutungen in der Haut

Purpura: kleinfleckige, konfluierende Blutungen in der Haut, Schleimhaut, inneren Organen

Sugillationen: kleinere flächenhafte Blutungen

Ekchymosen: kleine punktförmige Blutungen (Durchmesser > 3 mm), speziell in der Schleimhaut (i. w. S. Purpura)

Suffusionen: größere flächenhafte Blutungen

Hämatome: Bluterguß mit (tumorartiger) Auftreibung des Gewebes.

4.2 Diagnose

Anamnese:
– Gibt es Hinweise auf familiäre Erkrankungen (häufig bei Koagulopathien)?
– Auftreten von Spontanblutungen (z. B. Nasenbluten) oder von starken Blutungen nach Operationen?
– Lokalisation und Blutungstyp (Gelenkeinblutungen sind häufig bei Koagulopathien)?
– Tritt die Blutung sofort (Hinweis auf thrombozytäre oder vaskuläre Ursache) oder verlängert (Hinweis auf Koagulopathie) auf?
– Einnahme von Medikamenten, die eine Blutungsneigung fördern (Cumarine, Schmerzmittel, Chinin)?
– Besteht eine Grundkrankheit, die eine hämorrhagische Diathese auslösen kann (z. B. Lebererkrankung, Leukämie, Sepsis)?

Körperliche Untersuchung: Man achtet auf die o. g. *Blutungstypen*, woraus sich die Differentialdiagnose (DD) ergibt.

DD: *Koagulopathien* sind durch Eckchymosen, Suffusionen und Hämatome charakterisiert. Bei *Vasopathien* entstehen Petechien, die symmetrisch auftreten und kleinfleckig konfluieren können (Purpura). *Thrombozytopenien* oder *-pathien* gehen mit allen genannten Blutungstypen einher.

Der *Rumpel-Leede-Test* entdeckt thrombozytäre oder vaskuläre Störungen:

Mit Hilfe einer Blutdruckmanschette wird am Oberarm für 5 min eine Stauung angelegt. Bei positiver Reaktion sind in der Ellenbeuge und am Unterarm Petechien zu erkennen.

Die Verlängerung der *Blutungszeit* über 8 Minuten spricht am ehesten für eine Verminderung oder Funktionsstörung der Thrombozyten, kann aber auch durch einen vaskulären Prozeß verursacht sein. Nach Setzen einer Stichinzision am Unterarm wird die Zeit bis zur Blutstillung gemessen.

Laboruntersuchungen:

Für die meisten Gerinnungsuntersuchungen müssen 9 Teile Patientenblut mit 1 Teil 3,8%igem Natriumzitrat verdünnt werden. Natriumzitrat bindet das für die Blutgerinnung wichtige Ca++ und somit ist die Blutprobe ungerinnbar (antikoaguliert).

– *Partielle Thromboplastinzeit (PTT)*: Eine Verlängerung des Tests ist durch einen Mangel an einem oder mehreren Faktoren bedingt: XII, XI, IX, VIII, X, V, II, I. Faktor VII wird nicht erfaßt.

Nach Zusatz von Ca++ und Plättchenfaktor 3 zum antikoagulierten Plasma wird die Zeit bis zur Gerinnselbildung gemessen. Die PTT hängt von der Konzentration aller Gerinnungsfaktoren des Intrinsic-Systems außer Plättchenfaktor 3 ab. Daher ist die PTT als Suchtest geeignet. Normalwert: 30–40 Sekunden.

– *Thromboplastinzeit (TPZ, Quick)*: Der Test ist zur Kontrolle der Antikoagulanzientherapie mit Cumarinen (z.B. Marcumar) und der Fibrinolysetherapie geeignet. Leberfunktionsstörungen werden erfaßt.

Nach Zugabe von Ca++ und Gewebefaktor 3 zum antikoagulierten Plasma wird die Zeit bis zur Gerinnselbildung gemessen. Es ist ein Test für das Extrinsic-System. Der Mangel an Faktor II, V, VII, X sowie Fibrinogen verlängert den Eintritt der Gerinnung. Die gemessene Zeit kann in Sekunden oder in % der Norm angegeben werden. Normalwert: Ca. 10–15 Sekunden oder 70–100%.

– *Thrombinzeit (TZ)*: Der Test ist zur Kontrolle der Heparin- und Fibrinolysetherapie geeignet.

Nach Zugabe von Thrombin zum Plasma wird die Zeit bis zur Gerinnselbildung gemessen. Normalwert: 10–12 Sekunden. Antithrombine, wie z.B. Heparin und Fibrinogenspaltprodukte (werden bei der Fibrinolyse gebildet) bewirken eine Verlängerung der TZ.

Einzelfaktorenbestimmung: Die Aktivität jedes plasmatischen Gerinnungsfaktors wird bestimmt.

Prinzipiell geht man dabei so vor, daß festgestellt wird, ob und in welchem Maße das Plasma des Patienten die verminderte Gerinnungsaktivität eines Testplasmas mit bekanntem Mangel des betreffenden Faktors korrigieren kann.

4.3 Koagulopathien

Definition. Die Koagulopathie ist eine durch Störung der *plasmatischen Gerinnungsfaktoren* bedingte hämorrhagische Diathese. Man unterscheidet angeborene und erworbene Koagulopathien; angeborene sind häufiger.

4.3.1 Angeborene Koagulopathien

Hämophilie (Bluterkrankheit): Sie wird X-chromosomal rezessiv vererbt, d. h. die Hälfte der Söhne einer Trägerin (Konduktorin) sind krank, die Hälfte der Töchter sind wiederum Konduktorinnen.

Häufigkeit: 7 Erkrankungen/100000/Jahr.

Ca. 85 % der Betroffenen leiden an der **Hämophilie A** (Faktor VIII-Mangel) und ca. 15 % leiden an der **Hämophilie B** (Faktor IX-Mangel). In Abhängigkeit der jeweiligen Faktorrestaktivität unterscheidet man verschiedene Schweregrade.

Labor: PTT verlängert, Blutungszeit normal, Faktor VIII- oder IX-Mangel.

Symptome: Hämatome, Gelenk- (besonders Kniegelenk: Hämarthros) und Muskeleinblutungen, Nasenbluten, Blutungen im Gehirn, Urogenital- und Magen-Darm-Trakt.

Therapie: Faktorensubstitution (Faktoren VIII- oder IX-Konzentrate) i. v.

Die Faktorenkonzentrate werden aus menschlichen Plasmen gepoolt, so daß die Gefahr an einer Virus-Hepatitis- und HIV- Infektion zu erkranken nicht ausgeschlossen werden kann.

Frühzeitige und regelmäßige krankengymnastische Übungsbehandlungen wirken Muskelatrophien, Kontrakturen und Gelenkversteifungen entgegen.

– **Willebrand-Jürgens-Syndrom:** *Ursache* dieses *häufigsten* erblichen Blutungsübels ist ein Mangel oder Defekt des Faktor-VIII-Trägerproteins; er wird autosomal-dominant vererbt.

Labor: Blutungszeit und PTT sind verlängert, die Aktivität des Faktors VIII ist meist vermindert.

Symptome: Nasen-, Schleimhautblutungen, (verstärkte Menstruationsblutungen) und Hämatome.

Therapie: frisch gefrorenes Plasma (FFP), Antifibrinolytika, Faktor VIII-Konzentrate, evtl. Eisen.

4.3.2 Erworbene Koagulopathien

Die **Leber** spielt bei erworbenen Koagulopathien eine zentrale Rolle: Bis auf Faktor VIII werden alle plasmatischen Gerinnungsfaktoren in diesem Organ synthetisiert. Leberfunktionsstörungen beeinträchtigen die Produktion von Gerinnungsfaktoren.

– **Vit.-K- Mangel**: *Ursache* ist eine verminderte Resorption des fettlöslichen Vitamins: Gallensäuremangel, verminderte Resorption im Dünndarm, Antibiotika, die die Vit. K-Produktion durch Zerstörung von Darmbakterien vermindern, *Cumarin-Therapie* nach Thrombosen oder Herzinfarkt (s.u), schwere Leberparenchymschäden (z. B. Leberzirrhose).

Folge ist eine verminderte Synthese der Faktoren II, VII, IX und X in der Leber.

Labor: Quick-Wert < 70 %.

– **Antikoagulanzientherapie**: Gerinnungsmindernde Medikamente (z. B. Heparin und Cumarine) sind häufig Ursache von Hämaturie, Haut- und Nasenbluten sowie Hämatomen, die z.B. nach Bagatellverletzungen oder i.m.-Injektion auftreten. Gelegentlich wird ein Grundleiden mit Blutungstendenz (z.B. Geschwür, Polyp) unter der Therapie erstmals klinisch sichtbar.

Heparin wirkt zusammen mit Antithrombin III als Thrombininhibitor. Die Faktoren IX und X werden auch gehemmt. Zur Kontrolle der Heparintherapie ist die PTT und TZ geeignet.

Die *Cumarine* sind Vit.-K- Antagonisten und blockieren die Synthese der Gerinnungsfaktoren II, VII, IX und X. Zur Therapiekontrolle eignet sich die TPZ (Quick-Wert, < 70 %).

– **Verbrauchskoagulopathie (DIC).** Die disseminierte intravasale Gerinnung (DIC) oder Verbrauchskoagulopathie ist eine Blutgerinnungsstörung, bei der der „Verbrauch" von Thrombozyten und Gerinnungsfaktoren größer als die „Produktion" ist und die von Blutungen in Organe (Gehirn, Niere, Darm u.a.) und Gewebe (Muskulatur) gekennzeichnet ist.

Seit Einführung der Heparintherapie tritt dieses gefürchtete Krankheitsbild nicht mehr so häufig auf.

Bei Aktivierung der Blutgerinnung (Ursache s.u.) entsteht eine gesteigerte Gerinnbarkeit *(Hyperkoagulabilität)* mit Bildung von multiplen *Mikrothromben* in den Gefäßen, z.B. in der Niere (Abb.6–5). Diese bestehen aus Fibrin, Thrombozyten und anderen Bluteiweißkörpern. Wenn in kurzer Zeit viele Mikrothromben entstehen, ist der „Verbrauch" größer als die Neubildung mit Defizit von Thrombozyten und plasmatischen Gerinnungsfaktoren. Die Gerinnbarkeit nimmt ab *(Hypokoagulabilität)* und äußert sich in latenter oder manifester hämorrhagischer Diathese.

Ursache: Infektionen mit gramnegativen Bakterien, Schlangengift, Hämolyse, Fettembolie, vor allem der Schock.

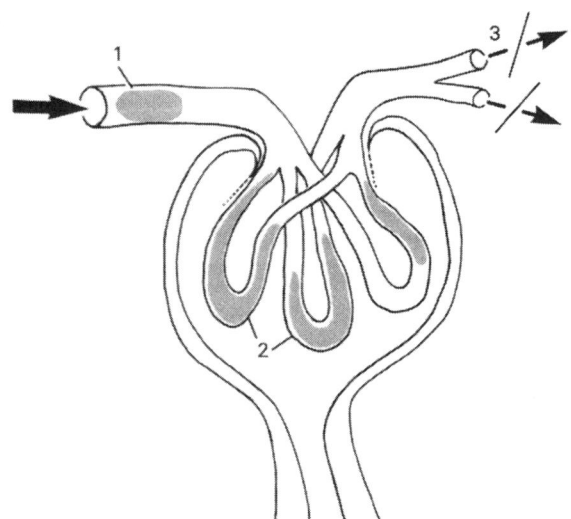

Abb. 6–5: Glomerulum der Niere mit Mikrothromben in: **1** Vas afferens, **2** Kapillarschlingen, **3** Blutstillstand im Vas efferens

Diagnose: Thrombozytopenie (empfindlichster Indikator der DIC), Fibrinogen vermindert, PTT, TPZ verlängert, Fibrinspaltprodukte erhöht.

Therapie: Behandlung der auslösenden Grundkrankheit, Heparin, frischgefrorenes Plasma (FFP), Antithrombin III-Substitution, intensivmedizinische Maßnahmen.

DIC und Schock. Eine Verbrauchskoagulopathie kann sowohl dem Schock vorausgehen (Blutstillstand in den Gefäßen mit Volumenmangel und Hyperkoagulabilität) als auch Folge eines Schocks sein (Abb.6–6). So kommt es einerseits bei schweren Formen der DIC regelmäßig zum Kreislaufschock, andererseits führen vor allem durch gramnegative Erreger (E.coli, Meningokokken) verursachte Schockzustände zu besonders schweren Verbrauchskoagulopathien mit Blutungen. Es entsteht ein Circulus vitiosus.

Das bestehende Gleichgewicht zwischen ständiger Gerinnung und entsprechender Fibrinolyse kann bei einigen Erkrankungen gestört sein. Durch das Auftreten von freiem Thromboplastin in der Blutbahn oder bei lokaler Aktivierung durch starke Blutflußverminderung (z.B. beim Schock) kann es zu einer vermehrten Gerinnung in den Kapillargefäßen kommen. Es resultiert ein massiver Verbrauch von Gerinnungsfaktoren und Thrombozyten mit Blutungen in Haut, Schleimhäuten und inneren Organen. Gleichzeitig können kleine Embolien und Thrombosen auftreten, die zu Organnekrosen führen. Eine Verbrauchskoagulopathie wird durch intravasales Material mit hoher Gewebefaktoraktivität ausgelöst z.B. aus dem Uterus, aus Monozyten bei Infektionen mit gramnegativen Bakterien, aus Zellen bösartiger Tumoren.

Fibrinolyse: Ungezügelte Plasminogenaktivierung führt zu einer direkten Aktivierung des fibrinolytischen Systems, z.B. durch Gabe von Urokinase oder Streptokinase zur Behandlung von arteriellen Gefäßverschlüssen. Bösartige Tumoren, Leukämien, Verbrennungen und intraoperative Manipulationen bei geburtshilflichen Operationen (z.B. vorzeitige Plazentalösung, Fruchtwasserembolie, Kaiserschnitt) können zu primären Fibrinolysen führen.

Im Labor ist die Thrombozytenzahl normal. Die *PTT* und *TPZ* sind verlängert, *Fibrinogen* und Aktivität der *Gerinnungsfaktoren V und VIII* sind erniedrigt.

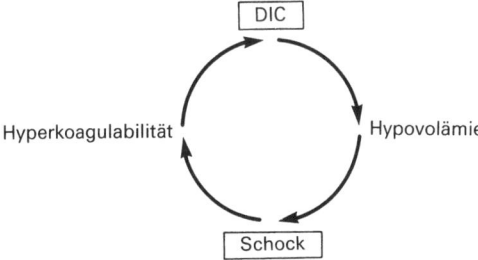

Abb.6–6: Verbrauchskoagulopathie (DIC) und Kreislaufschock

4.3.3 Störungen der Thrombozyten

Man unterscheidet 3 thrombozytäre Defekte:
Thrombozytopenien: Verminderung der Thrombozytenzahl (< 100 000/µl)
Thrombozytosen: Erhöhung der Thrombozytenzahl (> 350 000/µl)
Thrombozythopathien: qualitative funktionelle Defekte der Thrombozyten.

> Thrombozyten sind an allen Phasen der Blutgerinnung beteiligt. Für die plasmatische Gerinnung liefern sie den Plättchenfaktor 3 und „verstopfen" Endotheldefekte. Die Thrombozytenaggregation ist fibrinogenabhängig, sie kann durch Acetylsalicylsäure (ASS) vermindert werden. Störungen der Thrombozyten stellen die häufigste Ursache der hämorrhagischen Diathesen dar, wobei Thrombozytopenien die größte klinische Bedeutung haben. Die resultierende Blutung ist durch Petechien in Haut und Schleimhäuten oder ausgedehnte Hämatome charakterisiert.

Bei normaler Plättchenfunktion treten schwere Blutungen meist erst bei Thrombozytopenien unter 25 000/µl auf. Hautkneifen führt zu Hautblutungen, der Rumpel-Leede-Test ist positiv, die Blutungszeit verlängert.

4.3.3.1 Thrombozytopenien

Idiopathische thrombozytopenische Purpura (ITP, M.Werlhof): Autoantikörper gegen Thrombozyten führen zu einem schnelleren Abbau der Blutplättchen in der Milz mit Thrombozytopenie. Die Erkrankung beginnt in der Jugend, Frauen sind häufiger als Männer betroffen, oft schleichend mit Nasenbluten. Ca. 7 % der Erkrankten sterben an Hirnblutungen.

Labor: Thrombozytopenie (< 100000/µl), Anämie; Vermehrung der Megakariozyten im Knochenmark (s. Abb. IV/11–5, S.202). Die Thrombozytenüberlebenszeit ist deutlich verkürzt.

Akute Thrombozytopenie, allergisch bedingt: In ca. 60 % treten diese Allergien postinfektiös auf, z.B. nach einer Virusinfektion, gefolgt von Arzneimittelallergien, z.B. gegen Sulfonamide und Schmerzmittel.

Weitere Ursachen sind toxische Knochenmarkschädigungen durch Zytostatika, Strahlentherapie, bösartige Tumoren im Knochenmark und ein erhöhter Thrombozytenverbrauch, z. B. bei der DIC.

Überwiegend sind Kinder betroffen mit Purpura und verkürzter Blutplättchenüberlebenszeit. Ca. 10 % der Erkrankungen gehen in eine chronische Form über.

Thrombozytosen liegen bei Werten > 350000/µl vor. Die *Ursache* der *essentiellen hämorrhagischen Thrombozythämie* ist ungeklärt. Die Thrombozytenzahlen übersteigen häufig Werte von 5000000/µl, trotzdem treten neben *Thrombosen Blutungen* auf.

Thrombzytosen müssen von *Thrombozythämien* mit Thrombozytenzahlen > 1 Mio./µl abgegrenzt werden.

Thrombozythopathien sind selten; für die Praxis sind vor allem die erworbenen von Bedeutung, die durch Medikamente, Urämie oder Alkohol verursacht werden und bei Leberparenchymschäden und Verbrauchskoagulopathie auftreten.

Symptomatik: wie bei Thrombozytopenie, Thrombozytenzahl normal, Blutungszeit verlängert.

4.3.4 Vasopathien

Vaskuläre Blutungsübel können oft nur durch Ausschluß von Koagulo- und Thrombozytopenien/-pathien diagnostiziert werden und sind meist weniger massiv (s. Kap. 3.1).

Der **M. Osler** ist eine *angeborene Gefäßveränderung*, bei der es aus Gefäßerweiterungen (Teleangiektasien) und arteriovenösen Aneurysmen in Haut, Schleimhäuten und Organen schubweise blutet, besonders aus der Nase, dem Magen-Darm-Kanal und der Lunge. Die Blutungsneigung tritt familiär gehäuft auf und kann zu einer Eisenmangelanämie führen.

Erworbene Gefäßveränderungen:
M. Moschcowitz: Charakteristisch sind petechiale Blutung, Thrombozytopenie, hämolytische Anämie, Fieber und neurologische Symptome (z. B. Bewußtseinsstörungen, Lähmungen).

M. Schoenlein-Henoch: Akute allergische Vaskulitis (Gefäßentzündung) durch Medikamente, Nahrungsmittel und Infektionserreger.

Symptome: hämorrhagisches Exanthem von Haut und Schleimhäuten, Fieber, Gelenkschmerzen, kolikartige Bauchschmerzen, Petechien. Die Hautveränderungen betreffen überwiegend die Streckseiten der Extremitäten und das Gesäß.

Labor: BSG erhöht, Thrombozytenzahl erniedrigt.

Therapie: Allergen ausschalten, Kortikosteroide.

Purpura senilis: Altersleiden, nach dem 60. Lebensjahr auftretend, mit unregelmäßig begrenzten dunkelroten Blutflecken (Ekchymosen, Sugillationen). Überwiegend sind Handrücken und Streckseiten der Unterarme betroffen. Ursache scheint eine Elastizitätsabnahme des Gewebes zu sein.

VII. Psychische Erkrankungen

M. Hambrecht

Bei psychischen Störungen sind Erleben oder Verhalten eines Menschen verändert. Es können Denken, Erinnern, Orientieren, Wahrnehmen, Fühlen, Mimik, Gestik oder auch körperliche Funktionen betroffen sein.

Zur Vereinheitlichung der Krankheitskonzepte wurden in den letzten Jahren Klassifikationen psychiatrischer Krankheitsbilder entwickelt, in denen die einzelnen Störungen jeweils möglichst präzise anhand diagnostischer Kriterien definiert werden. Im deutschen Sprachraum gewinnt dafür die „International Classification of Diseases", zur Zeit in der 10. Auflage, (ICD-10) zunehmend an Bedeutung. Mit den Ziffern der ICD-10 werden auch für Verwaltungs- und Abrechnungszwecke Diagnosen verschlüsselt.

Die **Ursachen** psychischer Auffälligkeiten und Erkrankungen sind vielfältig: Sie können Folge einer körperlichen Erkrankung oder der Einnahme einer „psychotropen" (d. h. auf die Psyche wirkenden) Substanz sein, das Ergebnis früherer Erfahrungen und Lernprozesse oder der Ausdruck eines eigenständigen („endogenen") Krankheitsgeschehens, beispielsweise durch Veränderungen an Nervenzellen aufgrund von erblicher Veranlagung. Psychiatrie und Psychosomatik/Psychotherapie verfolgen in Diagnostik, Therapie und Rehabilitation psychischer Störungen einen mehrdimensionalen Ansatz (Tab. 7–1).

Tab. 7–1: Mehrdimensionaler Ansatz bei psychischen Störungen

Dimension	Ursache (Beispiele)	Therapie (Beispiele)	Rehabilitation (Beispiele)
biologisch (organisch, körperlich, stofflich)	Neurotransmitterstörung, Alkoholentzug	Medikamente	Medikamentöse/psychosoziale Rückfallverhütung
psychologisch (biographisch, lerngeschichtlich, interaktionell)	frühkindliche Kränkungen, falsche Lernmodelle	Psychotherapie	Beratung zur Streßbewältigung
sozial (kulturell, familiär, sozioökonomisch)	sozialer Streß, Partnerkonflikt	Sozialarbeit, Sozialtraining	Berufliche Wiedereingliederung

1. Grundlagen der Prävention, Diagnostik, Therapie und Rehabilitation

1.1 Prävention

Auf viele psychische Störungen läßt sich ein *Streß-Vulnerabilitätskonzept* anwenden. Ganz allgemein besagt es, daß beim zunächst noch Gesunden bereits eine Disposition (Bereitschaft, Empfänglichkeit, „Vulnerabilität") für eine bestimmte Erkrankung besteht, die aber erst dann zum Ausbruch kommt, wenn belastende Lebensereignisse oder andere Formen von „Streß" auf ihn einwirken. Im Grunde bedeutet Vorbeugen demnach, es möglichst nicht zu einer Vulnerabilität kommen zu lassen (z.B. Erziehungsdefizite ausgleichen) oder Vulnerabilität frühzeitig zu erkennen sowie „Streß" zu meiden oder zu bewältigen lehren.

Primärprävention. Hierzu gehören allgemeine Maßnahmen: verantwortlicher Umgang mit Genußmitteln, Vorbeugung vor Risikofaktoren für Gehirnerkrankungen (z.B. Blutdruckeinstellung als Prophylaxe von Hirninfarkten) oder Berücksichtigung möglicher psychischer Nebenwirkungen von Medikamenten bei körperlichen Erkrankungen.

Bei der **Sekundärprävention** geht es darum, die Erkrankung frühzeitig zu erkennen, Erkrankte rasch einer adäquaten Behandlung zuzuführen, die Dauer der Erkrankung möglichst kurz zu halten und Rückfälle zu verhindern. Bei psychischen Störungen kann dies beispielsweise den Verzicht auf Schicht- und Nachtarbeit oder ähnliche Überforderungssituationen bedeuten.

Tertiärprävention soll die negativen psychischen, sozialen und körperlichen Folgen einer Erkrankung eindämmen, indem die verbliebenen Restfähigkeiten des Kranken ausgenutzt werden, um eine möglichst befriedigende Lebensführung zu ermöglichen (s. hierzu auch Rehabilitation, S. 254).

Dazu gehören beispielsweise Verständnis und Akzeptanz des „Anders-seins" psychisch kranker Menschen und die Bereitstellung adäquater Beschäftigungs- und Wohnmöglichkeiten.

1.2 Diagnostik

Psychische Störungen werden im zwischenmenschlichen Kontakt deutlich. Deshalb kann gerade auch die Pflege viele Informationen zum Krankheitsbild beitragen, wenn Verhaltensauffälligkeiten bei den Patienten sorgfältig wahrgenommen und beschrieben werden. Dies sollte unvoreingenommen und ohne vorschnelles (Weg-)Erklären geschehen.

Im Mittelpunkt psychiatrischer Diagnostik steht das Gespräch mit dem Patienten und mit Angehörigen. Es dient dem Aufbau einer diagnostisch-therapeutischen Beziehung, der Anamneseerhebung und der Erfassung des „psychopathologischen Befundes" (Tab. 7–2).

Bei manchen Krankheiten (z.B. Demenz, akute Psychose) sind aus dem Gespräch mit dem Patienten oft keine ausreichenden Informationen zu gewinnen, so daß Angehörige in die Anamneseerhebung einbezogen werden müssen.

Psychologische Tests ergänzen die im Gespräch gewonnenen Eindrücke hinsichtlich der Persönlichkeit und des Leistungsvermögens des Patienten.

Persönlichkeitsfragebogen (z.B. das Freiburger Persönlichkeits-Inventar FPI oder der Gießen-Test) und spezielle Einschätzungs-Skalen (etwa zur Depressivität: Hamilton-Depression-Rating-Scale) können auf unterschätzte Persönlichkeitsmerkmale aufmerksam machen und das Ausmaß psychischer Beeinträchtigung quantifizieren. Tests von Konzentration, Gedächtnis und Intelligenz sind zur Beurteilung von Hirnabbau-Prozessen oder der persönlichen Begabung und Eignung eines Patienten notwendig.

Tab. 7–2: Psychopathologischer Befund

Psychische Funktion/Bereich	Beispiele für Symptome	Vorkommen z. B. bei
Bewußtseinslage	Somnolenz	Alkoholvergiftung
Orientierung	zeitliche, örtliche Desorientierung	Demenz
Gedächtnis	Amnesie	Demenz
Formaler Denkablauf	Hemmung, Zerfahrenheit	Schizophrenie
Denkinhalte	Wahn, Zwangsgedanken	Schizophrenie, Depression
Wahrnehmung	Illusion, Halluzination	Schizophrenie, Delir
Gefühle	Euphorie, Depression	Manie, Depression
Psychomotorik	Unruhe, Hemmung	Manie, Depression
Gefährdung	Suizidalität, Aggressivität	Depression, Verfolgungswahn
Intelligenz	Minderbegabung	Frühkindliche Hirnschädigung
Grundpersönlichkeit	pedantisch	zwanghafte Züge

Neurologische Untersuchung. Viele psychische Symptome kommen auch bei körperlichen Erkrankungen vor, z. B. Bewußtseinsstörungen bei entgleistem Diabetes mellitus, Antriebsstörungen bei Schilddrüsenerkrankungen und Halluzinationen im Rahmen epileptischer Anfälle. Auch bei „typisch psychiatrisch" anmutenden Krankheitsbildern darf deshalb nie auf eine körperliche und insbesondere neurologische Untersuchung verzichtet werden.

Apparative Untersuchung. Wegen der geringen Belastung für den Patienten und der leichten Verfügbarkeit wird in der Regel immer ein Elektroenzephalogramm (EEG) abgeleitet, in dem sich z. B. Vergiftungen, Epilepsie oder Hirnabbau häufig abzeichnen. Ein Schädel-CT gehört heute vielerorts bereits zur Standarddiagnostik insbesondere bei psychiatrischen Ersterkrankungen.

Eine MRT wird dagegen nur bei gezielten Fragestellungen (z. B. Ausschluß einer multiplen Sklerose) veranlaßt.

Labor. Neben dem Routinelabor haben in der Psychiatrie vor allem endokrinologische Laboruntersuchungen Bedeutung und bei Verdacht ein Drogenscreening bzw. eine breite Toxikologie hinsichtlich psychotroper Substanzen.

Traditionell wird selten auf eine *Lues-Serologie* verzichtet und neuerdings im Zweifelsfall (mit Einwilligung des Patienten) auch ein *HIV-Test* durchgeführt, da sich sowohl Syphilis als auch AIDS in bestimmten Stadien ausschließlich im Nervensystem und mitunter überwiegend in psychischen Symptomen zeigen können. Eine Untersuchung des Liquors (Liquor cerebrospinalis) erfolgt heute an den meisten Kliniken nur bei gezielten Fragestellungen.

1.3 Therapie

Die Behandlung psychischer Erkrankungen stützt sich auf drei Säulen: *psychotherapeutische, medikamentöse und soziotherapeutische Maßnahmen.*

Als **Psychotherapie** gelten zunächst einmal alle Interventionen, mit denen gezielt im Gespräch mit dem Patienten Einfluß auf sein Erleben und Verhalten genommen wird. Das „ärztliche Gespräch", das natürlich auch viele andere aus medizinisch-psychosozialen Berufen führen können, ist die einfachste Form einer „Psychotherapie".

Aufmerksamkeit, geduldiges Zuhören, Anteilnahme und Authentizität sind Voraussetzungen dafür, daß der Patient sich angenommen fühlt, sich von Leidensdruck entlasten und aufgestaute Gefühle im Gespräch loswerden kann. Sodann werden gemeinsam mögliche Lösungswege beraten.

Die *„stützende Psychotherapie"* vertieft diesen Gesprächsansatz, bietet regelmäßige Termine an, bespricht Problembereiche gezielter, will eine realistische Problemsicht fördern und dem Patienten im Umgang mit seiner Erkrankung helfen. Häufig handelt es sich also um eine Langzeitbegleitung chronisch kranker Menschen, die für eine *"aufdeckende"* Psychotherapie (d. h. Suche nach persönlichen und biographischen Ursachen der Störung) oder die aktivere Verhaltenstherapie nicht in Frage kommen.

Die Methoden der **Psychoanalyse** können hier nur skizziert werden. Bedeutung hat diese Richtung vor allem für das Verständnis und die Behandlung neurotischer, psychosomatischer und Persönlichkeitsstörungen (s. dort). Die Psychoanalyse versteht die Symptome historisch. Versuchungs- oder Versagungssituationen der Gegenwart beleben wieder die Konflikte und Kränkungen der Vergangenheit. Die Bearbeitung dieser meist frühkindlichen Konflikte und unangemessenen Bewältigungsmuster wird dadurch möglich, daß sie in der Therapie mit dem Erleben zugehöriger Emotionen wieder gegenwärtig werden und zwar in der Beziehung zum Therapeuten, auf den frühere Wünsche, Gefühle usw. „übertragen" werden. Hier wiederholen sich also Muster aus frühen wichtigen Beziehungen, diese werden aber durchgearbeitet, und eine neue Beziehungsqualität stellt sich ein. Die klassische analytische Behandlung dauert (mit 2–5 Sitzungen pro Woche) mehrere hundert Stunden. Der Patient liegt dabei auf der Couch und soll frei „assoziieren", d. h. seinen Gedanken und Gefühlen freien Lauf lassen und sie dem Therapeuten mitteilen, der sie dann vor dem Hintergrund der Biographie und vor allem der aktuellen therapeutischen Beziehung deutet.

Während diese klassische Form nur noch selten angewandt wird, sind Methoden der „psychoanalytisch orientierten" bzw. **„tiefenpsychologisch fundierten" Psychotherapie** weiter verbreitet. Diese Verfahren haben sich in der psychoanalytischen Tradition entwickelt und deren Grundkonzepte wie die Lehre vom Unbewußten, von Abwehr und Übertragung übernommen. Sie wandeln aber das klassische Vorgehen durch äußere (Behandlung im Gegenübersitzen, kürzere Dauer etc.) oder inhaltliche Veränderungen ab (gezielte Bearbeitung eines Themas, kaum Arbeit an der Übertragung, evtl. auch direktere Beratung). Auch analytische Gruppentherapie arbeitet mit den tiefenpsychologischen Konzepten, paßt das praktische Vorgehen aber auf die Interaktionen zwischen Gruppenmitgliedern an.

Die **Verhaltenstherapie** wendet lernpsychologische Erkenntnisse auf die Behandlung psychischer Störungen an. Anfangs behandelte man nur auffälliges Verhalten und ging nicht auf Denkprozesse, Bewertungen oder Gefühle ein. Inzwischen werden jedoch auch diese inneren Vorgänge mitbearbeitet, wenn sie abweichendes Verhalten aufrechterhalten oder Patienten unter ihnen selbst leiden. Mehr Aufmerksamkeit wird auch der therapeutischen Beziehung zuteil, die in Diagnostik und Therapie beispielhaft für andere Beziehungen steht (hier Annäherung an tiefenpsychologische Konzepte). Aktive Mitarbeit des Patienten, Einüben ungewohnter Verhaltensweisen, schrittweise Annäherung an das vereinbarte Ziel prägen aber weiterhin den Charakter der Verhaltenstherapie. Nach einer möglichst detaillierten Analyse von Problemverhalten bzw. -gedanken werden Ziele und konkrete Therapieschritte geplant. Dazu kann dann das Training alternativer Verhaltensweisen (z. B. Kontaktaufnahme

VII. Psychische Erkrankungen

zum anderen Geschlecht zunächst in einem Rollenspiel) gehören oder das Erlernen von Entspannungsmethoden zur Angstbewältigung. Häufig geht es darum, verstärkende Konsequenzen von Problemverhalten abzubauen (z.B. Zuwendung durch die Mutter, wenn Kind nicht zur Schule will) oder Verstärker für erwünschtes Verhalten zu finden und einzusetzen (z.B. Belohnung für ein Lernpensum bei Arbeitsstörungen).

Die **Gesprächspsychotherapie** wurde von Carl Rogers in der psychologischen Beratung entwickelt. Sie verzichtet bewußt auf eine vertiefte Diagnostik, möchte den Betroffenen nicht klassifizieren, sondern als selbständiges Subjekt akzeptieren, das alle Entfaltungs- und Heilungsmöglichkeiten bereits in sich trägt. Wegen seiner aktiven, selbständigen Rolle spricht die Gesprächspsychotherapie nicht vom „Patienten" sondern vom „Klienten", der durch Selbsterforschung selbst zum Verständnis seiner Probleme gelangt und Lösungen dafür findet. Der Therapeut ermöglicht dies, indem er ein Klima der Offenheit und emotionalen Wärme, des Verständnisses und vorurteilslosen Akzeptanz schafft. Üblicherweise dauert eine Gesprächspsychotherapie etwa 20–50 Sitzungen.

Gesprächspsychotherapie hat sich vor allem bei psychischen Krisen, Anpassungsstörungen, Selbstwertproblemen und anderen seelischen Beeinträchtigungen bewährt, bei denen der „Klient" über ausreichende persönliche Kompetenz und relativ stabile soziale Verhältnisse verfügt.

Wie bei den anderen Ansätzen der sogenannten „Humanistischen Psychologie" (z.B. Gestalttherapie) geht es hier eher um Persönlichkeitsentfaltung, Selbsterkenntnis und Selbstverwirklichung als um die Behandlung ernster psychischer Erkrankungen wie etwa Psychosen.

Psychopharmaka sind Medikamente, die in erster Linie psychische Funktionen beeinflussen. Allerdings haben auch nicht-psychiatrische Medikamente (Neben-)Wirkungen im psychischen Bereich, z.B. können Betablocker angstlösend wirken. Psychopharmaka sollten nur gezielt und für bestimmte Indikationen eingesetzt werden. Die drei wichtigsten Substanzgruppen sind nach ihrer Wirkung: *antipsychotische, antidepressive und sedierend-schlafanstoßende* Medikamente.

Antipsychotisch wirksam sind Neuroleptika. „Hochpotente" Neuroleptika (z.B. Haldol) wirken vor allem auf *Wahngedanken* und *Halluzinationen*, beeinflussen psychomotorische Erregung aber kaum. Dies leisten „niederpotente" Neuroleptika (z.B. Atosil, Truxal), die bei *Erregungszuständen* aller Art beruhigend wirken, aber Wahn und Halluzinationen als wichtigste Symptome einer Psychose kaum beeinflussen.

Häufigste **Nebenwirkungen** der Neuroleptika sind motorischer Art: eine parkinsonähnliche Steifigkeit und Bewegungsarmut, unangenehme, aber ungefährliche Muskelverkrampfungen v.a. im Zungen-/Schlundbereich und Bewegungsunruhe (Lippen, Beine), die auch erst nach Jahren auftreten kann *(„Spätdyskinesien")*. Krämpfe und parkinsonartige Bewegungsarmut können meist wirkungsvoll mit Akineton beseitigt werden.

Antidepressiva sollen in erster Linie *stimmungshebend* sein und auch den *Antrieb* günstig beeinflussen. Einige dieser Medikamente wirken antriebssteigernd (erwünscht bei gehemmter Depression), andere dämpfen den Antrieb (günstig bei Unruhe, Schlafstörungen). Da sich der Antrieb meist vor der Stimmung bessert, besteht in der Zwischenphase mitunter besondere *Suizidgefahr*.

Typische **Nebenwirkungen** der meisten Antidepressiva sind anticholinerger Art (fast immer Mundtrockenheit), so daß sie bei gleichzeitigen Herz-Kreislauf-Erkrankungen, Glaukom oder Prostatahypertrophie nur unter strenger Indikationsstellung gegeben werden dürfen. Dann weicht man auf neuentwickelte Antidepressiva mit geringerem Risiko aus.

Tranquilizer sind Beruhigungsmittel (meist Benzodiazepine, d. h. Verwandte des Diazepams), die tagsüber zur *Dämpfung von Unruhe* oder zur *Unterdrückung von Ängsten* und zur Nacht als *Schlafmittel* eingenommen werden. Die Ursachen dieser Beschwerden (z. B. chronische Überforderung oder neurotische Konflikte) werden durch Beruhigungsmittel aber nie beseitigt. Im Gegensatz zu den antipsychotischen und antidepressiven Medikamenten besteht bei Tranquilizern auch ein hohes Risiko für *Mißbrauch* und *Abhängigkeit* (s. dort). Dennoch können sie in bestimmten Situationen unverzichtbar sein, z. B. bei schweren akuten psychischen Belastungen (Todesfall des Partners o. ä.) oder als Begleitmedikation bei schweren Psychosen mit Angst und Antriebssteigerung. Die Verordnung sollte jedoch auf wenige Wochen oder Monate beschränkt werden.

Soziotherapeutische Maßnahmen reichen von der akuten Krisenintervention etwa bei familiären Konflikten über sozialarbeiterische Unterstützung gegenüber Behörden bis hin zum sozialen Training für Patienten, die aufgrund ihrer psychischen Erkrankung sozial isoliert und hilflos geworden sind.

Je nach Krankheitsbild, sozialer Situation und persönlichen Voraussetzungen können Partner- und Familiengespräche, Rollenspiele zur Verbesserung der sozialen Kompetenz, Übung lebenspraktischer Fertigkeiten, Bürotraining, Beschäftigungs- und Arbeitstherapie usw. sinnvoll sein.

1.4 Rechtsfragen

Bei schweren psychischen Erkrankungen können Patienten sich selbst oder andere an Leib und Leben gefährden, z. B. durch Suizidversuche bei Depression oder Angriffe auf Nachbarn bei Verfolgungswahn. Wenn Krankheitseinsicht und Behandlungsbereitschaft fehlen, gibt das Gesetz die Möglichkeit, den Patienten auch gegen seinen Willen in einem psychiatrischen Krankenhaus unterzubringen und zu behandeln. Solche Zwangseinweisungen sind zu befristen und je nach Bundesland 12 Stunden bis 3 Tage nach der Aufnahme richterlich zu prüfen (Unterbringungsgesetze der Länder).

Kommt es im Rahmen einer psychischen Störung zu einer Straftat, untersucht ein Psychiater als Gutachter, ob durch die psychische Störung Einsichts- und Steuerungsfähigkeit des Betreffenden in sein Handeln vermindert oder aufgehoben waren. Das Gericht kann dann wegen Schuldunfähigkeit von einer Verurteilung absehen (Strafgesetz §§ 20, 21), ggf. aber auch die Unterbringung in einer geschlossenen Abteilung zur Behandlung anordnen.

Psychisch Kranke können durch das Vormundschaftsgericht auch einen „Betreuer" zur Seite gestellt bekommen, wenn sie auf längere Sicht nicht in der Lage sind, ihre Angelegenheiten (Finanzen, Wohnung, Behandlung etc.) selbst zu regeln (Betreuungsgesetz). In Deutschland stehen einige hunderttausend meist alte, demente Menschen unter Betreuung (früher: Pflegschaft). Der Betreuer entscheidet mit oder auch für den Patienten, muß aber bei grundlegenden Fragen (z. B. Durchführung eines riskanten Eingriffs) die Zustimmung des Gerichts einholen. Anlaß für die Einrichtung einer Betreuung sind im Allgemeinkrankenhaus häufig operative oder diagnostische Eingriffe bei verwirrten, bewußtseinsgetrübten, dementen oder anderweilig nicht einwilligungsfähigen Patienten. Liegt dem Vormundschaftsgericht ein entsprechendes Attest eines psychiatrisch erfahrenen Arztes vor, dann wird in der Regel sehr rasch ein Betreuer (meist ein Angehöriger) ernannt, der an Stelle des Erkrankten über die Behandlung entscheidet. Ist Gefahr im Verzuge, kann und muß der Eingriff ohne Rücksprache mit dem Gericht erfolgen.

1.5 Rehabilitation

Die **soziale Reintegration** von psychisch Kranken zu erleichtern, ja es nicht erst zu dem Verlust sozialer Bezüge kommen zu lassen, ist zentrales Anliegen der *„gemeindenahen Psychiatrie"*. Statt die Patienten in wohnortfernen Landeskrankenhäusern von ihrem gewohnten Umfeld zu entfremden, organisierte man in den letzten Jahren die stationäre Versorgung möglichst dezentral (z. B. in psychiatrischen Abteilungen an Kreiskrankenhäusern).

Sozialpsychiatrische Dienste und andere „komplementäre", d. h. ergänzende Einrichtungen unterstützen die Patienten, nach ihrer Entlassung möglichst rasch wieder zu Hause Fuß zu fassen (Beratung in allen sozialen und finanziellen Fragen, Patientenclubs, betreutes Wohnen etc.). Arbeitsämter finanzieren und vermitteln durch ihre Reha-Berater Umschulungs- und Rehabilitationsmaßnahmen. An vielen Orten gibt es Selbsthilfe-Firmen und betreute Arbeitsangebote. Arbeitstherapeutische Werkstätten vermitteln jenen Patienten, die dem freien Arbeitsmarkt nicht gewachsen sind, Tagesstruktur und bieten durch die sinnvolle Beschäftigung und Integration in eine Gruppe Selbstwert- und Zugehörigkeitsgefühl.

2. Seelische Reaktionen auf körperliche Krankheiten

Krankheit bedeutet Streß. Als „Streß" werden Ereignisse bezeichnet, die durch äußere oder innere Anforderungen die Anpassungsfähigkeit eines Menschen beanspruchen oder übersteigen. Unfälle oder akute, aber auch chronische Erkrankungen sind Beispiele für belastende Lebensereignisse, die je nach Schweregrad, Dauer und resultierender Behinderung Anpassungsleistungen erfordern, die Anpassungsfähigkeit eines Patienten (seiner Familie, seiner Kollegen etc.) aber auch übersteigen können. Belastende Konsequenzen einer Krankheit sind beispielsweise Angst um Leben und körperliche Unversehrtheit, Angst vor Schmerzen, Bedrohung des Selbstkonzepts, Rollenverlust, Trennung vom vertrauten Umfeld, Störung von Zukunftsplänen oder finanzielle Folgen.

Wesentlich für das Ausmaß an Streß sind nicht die objektiven Belastungen, sondern wie ein Mensch die Belastungen subjektiv verarbeitet, wie er sie wahrnimmt und bewertet. Lebensereignisse können als Bedrohung, als Schaden/Verlust oder auch als Herausforderung interpretiert werden. Ungewisse, sehr bedrohlich wahrgenommene und wenig beeinflußbare Ereignisse sind dabei schwerer zu bewältigen als vorhersehbare oder besser beeinflußbare.

„Krankheitsbewältigung" (Coping) wird definiert als das Bemühen, bereits bestehende oder erwartete Belastungen durch die Krankheit innerpsychisch (emotional bzw.

gedanklich) oder durch zielgerichtetes Handeln aufzufangen, auszugleichen, zu meistern und psychisch zu verarbeiten. Meist geht es sowohl um die Lösung praktischer Probleme (z. B. den Umgang mit einem Ileostoma) als auch um die gefühlsmäßige Bewältigung. Manche Patienten konzentrieren sich auf die Lösung praktischer Probleme, andere flüchten sich in Wunschdenken, suchen Hilfe vor allem von außen oder interpretieren die Krankheit als Bereicherung. Andere verhalten sich scheinbar unbeirrt oder flüchten sich in Vorwürfe gegen sich selbst und andere.

Die psychische Verarbeitung einer chronischen Erkrankung oder Behinderung verläuft über mehrere Phasen, die Monate dauern können. Zunächst wird die Realität oft verleugnet, der Patient will es nicht wahrhaben. Die Anerkennung der Wahrheit stellt eine schwere Kränkung des Selbstbewußtseins dar und führt zu intensivem psychischem Schmerz. Aus Angst entwickeln sich Wut und Auflehnung gegen die Krankheit. Auch Verwöhnungsansprüche (z. B. durch Pflegepersonal oder die Familie) kommen als Abwehrstrategien gegen die Trauer vor. Resignation und Euphorie wechseln einander ab, bis schließlich ein realistischer Umgang mit der Krankheit möglich wird.

Elisabeth Kübler-Ross hat ein ähnliches Stadienmodell in ihren „Interviews mit Sterbenden" dargestellt. Es kommt in vergleichbarer Form aber nicht nur bei Sterbenden, sondern auch bei schwer Erkrankten und mit dauernder Behinderung konfrontierten Patienten vor.

Patienten können beim Trauerprozeß in einer der Phasen stehenbleiben. Bei entsprechender Disposition (Persönlichkeit, ähnlichen frühkindlichen Erfahrungen etc.) können normale Trauerreaktionen auch in schwerwiegende Depressionen bis hin zu Suizidversuchen übergehen.

Krankheitsverarbeitung hat immer auch eine unbewußte Seite, auf die sich das psychoanalytische Konzept der „Abwehr" anwenden läßt. Abwehrmechanismen sind unbewußte, manchmal krankhafte psychische Prozesse, die Konflikte zwischen Triebansprüchen, verinnerlichten Geboten und Verboten und der Realität lösen sollen. Verdrängung und Verleugnung, aber auch Projektion auf andere („mein Mann ist doch viel kränker als ich") oder Intellektualisieren (selbst mehr über die Krankheit wissen als die behandelnden Ärzte) sind Beispiele für solche Abwehrvorgänge, die häufig sehr schematisch ablaufen (s. Kap. 4.1).

In der Krankheitsverarbeitung kommt auch ein allgemein-menschliches Kausalitätsbedürfnis zum Tragen: Den Grund für etwas zu wissen, ermöglicht Entspannung, Sicherheit und oft Entschuldigung. Für die Art der Ursachenüberzeugung spielt das Selbstbild des Patienten eine wichtige Rolle in der Krankheitsbewältigung. Der eine fühlt sich hilflos und sieht sich als passives Opfer – der andere glaubt, den Krankheitsprozeß aktiv mitgestalten zu können. Menschen sehen die Kontrolle über wichtige Lebensereignisse entweder bei sich selbst, bei mächtigen anderen (etwa auch Ärzten) oder beim Zufall. Dem Selbstbewußtsein als „kompetentes Selbst" stehen negative Selbstbilder mit geringen Erwartungen an sich und die eigenen Kontrollmöglichkeiten gegenüber. Durch Fatalismus und Inflexibilität (als weitere Persönlichkeitsmerkmale) wird das Repertoire für Krankheitsbewältigung zusätzlich eingeschränkt.

Eine Krankheit können die Beteiligten (der Patient und sein Umfeld) als Herausforderung, als Feind, als Strafe, als Schwäche, als Entlastung, als Strategie, als Wert oder als unwiederherstellbaren Schaden erleben. Patient, Arzt und Umfeld (Familie) haben häufig unterschiedliche Auffassungen über die Ursachen, Behandlungsmethoden und Bewältigungsziele. Diese unterschiedlichen Krankheitskonzepte können ebenso zu Konflikten führen wie verschiedene Ziele: Wünscht sich der Patient vor allem persönliche Entlastung, so liegt Ärzten und Pflegekräften viel an optimaler Kooperation und dem familiären und beruflichen Umfeld viel am Erhalt der sozialen Anpassung.

Andere Anpassungsstörungen: Psychische Reaktionen auf körperliche Erkrankungen bilden einen Sonderfall der „**Erlebnisreaktionen**", bei denen es unter akutem seelischem Streß zu emotionalen oder Verhaltensauffälligkeiten kommt. Ängste können sich zur Panik, Unruhe kann sich bis zu Erregungszuständen, Niedergeschlagenheit kann sich bis zur Apathie steigern. Je verständlicher diese Reaktionen aus der Situation des Betroffenen erscheinen, umso eher wird man von einer „akuten Belastungsreaktion" sprechen. Je weniger die psychische Reaktion nachvollziehbar ist (etwa weil das Ereignis relativ unbedeutend und alltäglich war), umso eher wird man von einer „abnormen Erlebnisreaktion" sprechen.

Akute Belastungsreaktionen können als psychomotorische Erregungszustände auftreten, bei denen innere Anspannung, Bewegungsunruhe und vegetative Symptome (Tachykardie, Zittern, Schwitzen etc.) im Vordergrund stehen. Daneben kommen in Abhängigkeit vom auslösenden Ereignis und der Disposition des Betroffen auch akute depressive, ängstliche und andere emotionale Reaktionen vor, selten auch rein körperliche Symptome, z.B. plötzlicher Sprachverlust, Lähmung, Sensibilitätsstörung („Konversionssymptomatik" s. Kap. 4.1). Häufig bilden sich diese akuten Reaktionen auch ohne spezifische Therapie innerhalb weniger Stunden oder Tage zurück.

Therapie. Kontaktaufnahme und verständnisvolle Zuwendung bilden die Grundlage der Behandlung von Belastungsreaktionen. Körperliche Symptome sind zu überwachen und ggf. weiter diagnostisch abzuklären. Medikamentöse Hilfe ist durch Tranquilizer (Diazepam u. ä.) oder niederpotente sedierende Neuroleptika, bei Erregungszuständen evtl. auch intramuskulär, möglich. Die akut entlastende Krisenintervention muß ggf. in eine systematische Psychotherapie münden, wenn der Zustand chronifiziert und der persönliche, biographische Anteil des Betroffenen daran groß ist. Bei depressiver Symptomatik werden dann auch antidepressive Medikamente (s. u.) gegeben.

3. Psychosomatische Störungen

„Psychosomatische Medizin ist die Lehre von den körperlich-seelischen Wechselwirkungen in der Entstehung, im Verlauf und in der Behandlung von menschlichen Krankheiten. Sie muß ihrem Wesen nach als personenzentrierte Medizin verstanden werden" (Hoffmann und Hochapfel). Personenzentriertheit sollte im Prinzip Zielanspruch der gesamten Medizin und ebenso der Krankenpflege sein. Insofern bildet ein psychosomatisches Verständnis den Hintergrund der gesamten Krankheitslehre und Therapie.

Unter den psychischen Vorgängen haben die Gefühle den engsten Bezug zu körperlichen Vorgängen. Das schlägt sich auch in sprachlichen Wendungen nieder: „Ein Kloß im Hals" steht für Angst. „Das Herz bricht mir" meint Schmerz. „Etwas läuft mir über die Leber" meint Unmut oder Ärger. „Rot anlaufen" steht für Scham oder Wut. Die Bedeutung dieser körperlichen Vorgänge muß dem Betreffenden nicht einmal bewußt sein, er muß die Körpererfahrungen erst mit einem bestimmten Gedanken etikettieren („Meine Magenschmerzen signalisieren mir Aggression"), um sie verstehen und einordnen zu können.

Psychosomatische Störungen können nach ihren Entstehungsbedingungen zwei großen Gruppen zugeordnet werden: Bei den *„Bereitstellungserkrankungen"* kommt es zu pathologischen Bereitstellungsreaktionen (für Kampf, Flucht etc.), die zu Störungen bestimmter Organsysteme führen. Dagegen werden bei den *„Ausdruckskrankheiten"* innerseelische Konflikte symbolisch durch die Symptome ausgedrückt. Die Bereitstellungskrankheiten sind psychosomatische Störungen im engeren Sinne und werden in diesem Abschnitt besprochen.

Die Ausdruckskrankheiten gehören eigentlich zu den Neurosen und werden als „Konversionsneurosen und funktionelle Störungen" im Kapitel 4 abgehandelt.

Bevor man sich auf die psychosomatische Genese einer körperlichen Störung konzentrieren darf, ist eine sorgfältige organische Abklärung erforderlich. Daneben sollte immer auch an eine Substanzabhängigkeit als mögliche Ursache der körperlichen Beschwerden gedacht werden (z.B. Alkoholmißbrauch, Abführmittelmißbrauch). Schließlich kommen auch psychotische Erkrankungen mit Leibgefühlsstörungen (s. u.) in Frage oder Zweckreaktionen (Tendenzreaktionen), mit denen ein bestimmtes finanzielles oder soziales Ziel (Rente, Prüfungsverschiebung u. ä.) erreicht werden soll.

3.1 Körperliche Störungen mit charakteristischer psychischer Beteiligung

Im folgenden werden einige Krankheitsbilder skizziert, bei deren Entstehung oder Verlauf psychosomatische Faktoren eine besondere Rolle spielen:

Verdauungstrakt: Das *Ulcus duodeni* ist ein benigner Gewebedefekt im Zwölffingerdarm, der zu Oberbauchbeschwerden, Nüchternschmerz und Übelkeit führt. Das Ulkusleiden verläuft chronisch-rezidivierend, wobei Rezidive meist eng mit akuten psychosozialen Belastungen verbunden sind (z.B. berufliche oder private Überforderung, Partnerkonflikte). Es besteht bereits eine Disposition zu erhöhter Sekretion und Motilität im oberen Gastrointestinaltrakt sowie erhöhte Empfindlichkeit für bakterielle Ulkuserreger (Helicobacter pylori). Eine typische „Ulkus-Persönlichkeit" wurde zwar nicht nachgewiesen, die Betroffenen scheinen aber häufig deshalb mit Streß schlecht umgehen zu können, weil es sie gleichzeitig zu Autonomie und zu Abhängigkeit drängt. Diesen Ambivalenzkonflikt lösen sie durch „Pseudounabhängigkeit". Aufdeckende, aber auch beratend-übende Therapieverfahren kommen (neben internistischen und ggf. chirurgischen Maßnahmen) zur Anwendung.

Bei der *Colitis ulcerosa* entzündet sich immer wieder die Schleimhaut des Dickdarms. Die Folge sind u.a. schleimig-blutige Durchfälle und krampfartige Bauchbeschwerden. Wahrscheinlich besteht eine genetische Veranlagung zu pathologischen Immunreaktionen. Wie bei allen immunologisch vermittelten Erkrankungen spielen psychosoziale Belastungen vor allem als Auslöser eine Rolle. Die psychosomatische Hypothese einer Verursachung dieser Krankheit durch Ich-Schwäche und Abhängigkeitsbedürfnis vor dem Hintergrund einer strengen Erziehung ist dagegen umstritten. Dennoch kann die Behandlung psychotherapeutisch unterstützt werden: durch Einüben besserer Streßbewältigung, vor allem auch durch Entspannungs- und kreative Therapieformen.

Neben diesen Erkrankungen, die zu strukturellen Organveränderungen führen, gibt es im Magen-Darm-Trakt eine Vielzahl funktioneller Störungen mit psychosomatischer Beteiligung, z. B. *Schluckstörungen, Reizmagen* oder *Reizkolon.* Hier ist der Verlauf weniger gravierend als bei den beschriebenen Störungen. Der psychotherapeutische Zugang ist ähnlich.

Respirationstrakt: Psychische Faktoren gehen auch in die Entstehung des *Asthma bronchiale* ein. Neben den gut belegten organischen und oft anlagebedingten Ursachen scheinen Störungen der frühen Mutter-Kind-Beziehung eine Rolle zu spielen. „Urvertrauen" konnte nicht entwickelt werden, so daß die Betroffenen auch später oft zu Mißtrauen und Kontaktscheu neigen. Pathologische Familienstrukturen können zur Aufrechterhaltung der Störung beitragen, so daß hier familientherapeutische Ansätze in Frage kommen. Außer der meist unentbehrlichen medikamentösen Therapie können Entspannungsverfahren (autogenes Training, Atemtherapie etc.) aber auch andere psychotherapeutische Methoden den in der Mehrzahl günstigen Heilungsverlauf unterstützen.

Herz-Kreislauf-System: Verschiedene Ursachen können zu einer *arteriellen Hypertonie* führen. Psychische Einflüsse wirken dabei über das vegetative Nervensystem (erhöhter Sympathikotonus) im Sinne der oben beschriebenen Bereitstellungsreaktion. Die Persönlichkeit der Betroffenen ist häufig durch Perfektionsstreben, Ehrgeiz und zugleich Empfindsamkeit geprägt. Sie können die unter Belastung entstehende Anspannung nur unzureichend ableiten, so daß es zu ständiger sympathischer Aktivierung kommt. Neben der medikamentösen Therapie sind hier Entspannungsverfahren, kreative Behandlungsformen, Lebensberatung und ggf. auch aufdeckende Psychotherapie indiziert. Der langfristige Behandlungserfolg wird aber vor allem durch das Ansprechen auf die internistische Therapie bestimmt.

Haut: Genetisch-allergische, immunologische und auch psychische Faktoren wirken bei Entstehung und Verlauf der *Neurodermitis* zusammen, einer rezidivierenden pruriginös-juckenden Hauterkrankung. Aus tiefenpsychologischer Sicht wird vor allem ein Mangel an emotionaler Wärme in der Kindheit beschrieben, der aber von äußerlicher Überfürsorge begleitet wurde. So komme es zu einer aggressiv getönten Ambivalenz gegenüber den Bezugspersonen. In ihrer Persönlichkeit wirken viele Betroffene eher empfindsam, sensitiv und kontaktscheu. Der Verlauf ist stark von der jeweiligen psychischen Befindlichkeit abhängig. Neben der dermatologisch-allergologischen Behandlung muß man sich psychotherapeutisch auf eine längerfristige stützende und beratende Begleitung der Patienten einrichten. Ggf. sind aufdeckende, aber auch entspannende und kreative Therapieverfahren geeignet.

Bewegungsapparat: Fehlgesteuerte körpereigene Abwehrvorgänge führen zur *rheumatoiden Arthritis*. Wie bei allen Autoimmunerkrankungen werden Rezidive und Verschlimmerungen auch durch psychosozialen Streß ausgelöst. Teilweise scheint es Rheumatikern psychisch besser zu gehen, wenn sie mehr körperliche Schmerzen haben. Wenn körperliche Krankheit psychisches Leiden vermindert, wählt der Patient unbewußt den Weg der Krankheitsverschlimmerung. Als Charakterzüge scheinen bei Rheumatikern gehäuft Zwanghaftigkeit, Aggressionshemmung und masochistisch-depressive Selbstaufopferung vorzukommen. Eigentlich möchte der Betroffene gar nicht viel Aufhebens wegen seiner Krankheit machen. Psychotherapeutisch ist deshalb zunächst die vorsichtige Anbahnung eines stabilen Arzt-Patient-Bündnisses erforderlich. Erst dann kann die eigentliche, evtl. konfrontative Bearbeitung der krankmachenden Einstellungen beginnen.

Fortpflanzungsorgane: Psychische Faktoren sind an vielen gynäkologischen Störungen beteiligt. Beispielhaft sei hier die *Adnexitis* genannt, eine Entzündung der Eileiter und angrenzenden Strukturen. Aus psychosomatischer Sicht äußern sich darin häufig Identitätskonflikte in der Auseinandersetzung mit der weiblichen Rolle. Beim Mann ist den psychosomatischen Störungen die chronische *Prostatitis* (ohne organische Ursache) zuzurechnen. Die Patienten scheinen eher zwanghaft und aggressionsgehemmt und tendieren zu Depressivität, Hypochondrie und negativer Selbsteinschätzung. Wenn keine eindeutige organische Ursache vorliegt, sollten invasive urologische Behandlungsmethoden unterbleiben, weil sonst das Beschwerdebild umso leichter chronifiziert. In Adnexitis, Prostatitis und anderen Erkrankungen in diesem Bereich können sich immer auch Probleme der Partnerschaft und der Partnerbindung spiegeln.

3.2 Psychosomatische Schmerzsyndrome

Schmerzpatienten benötigen und fordern besondere Zuwendung. Der Schmerz nimmt eine Zwischenstellung zwischen körperlichen und psychischen Vorgängen ein. Beide Seiten haben Einfluß auf das Schmerzerleben. Emotionale Gestimmtheit, Erwartungen und motivationaler Hintergrund bestimmen mit, wie intensiv ein Schmerz erlebt wird. Ängste, Ungewißheit, Anspannung, negative Vorerfahrungen und andere situative Faktoren verstärken das Schmerzerleben. Im Extremfall braucht so gut wie keine körperliche Schädigung vorzuliegen, um dennoch als intensiver Schmerz erfahren zu werden. Dies wäre dann ein **psychogenes Schmerzsyndrom**: Psychische Einflüsse bestimmen maßgeblich die Intensität und Ausgestaltung des Schmerzerlebens. Die Patienten schildern ihre Beschwerden bildhaft und plastisch, weitschweifend und zugleich vage, kehren im Gespräch immer wieder auf diese Thematik zurück und weisen irgendwelche problematischen Lebensumstände, die sich nicht direkt als Folge der Schmerzen ergeben, heftig zurück. Sie sind von der organischen Ursache felsenfest überzeugt und lehnen das Gespräch über andere Themen als den Schmerz im Grunde ab.

Zu den häufigsten Schmerzlokalisationen gehören die Regionen, die ohnehin durch orthopädische und neurologische Krankheitsbilder häufiger betroffen sind: Kopf, Gesicht, Nacken und Rücken. Hier kann eine organische Komponente (etwa Migränedisposition oder Bandscheibenschäden) eine Rolle spielen, die aber von der psychi-

schen Ausgestaltung weit übertroffen wird. Grundsätzlich können psychogene
Schmerzen in allen Regionen vorkommen.

Natürlich müssen organische Ursachen der Erkrankung, aber auch andere psychische
Störungen (primäre Depression, „Zweckreaktion" für bestimmte Ziele) ausgeschlossen werden. Sobald dann organische Ursachen vom Arzt verneint werden, brechen
die Patienten die Behandlung ab.

Typisch ist eine Odyssee von Arzt zu Arzt, von Krankenhaus zu Krankenhaus. Auf den geringsten Verdacht hin drängen viele zu somatischer Therapie. Bevorzugt werden in auffallender
Weise harte, eingreifende Therapiemaßnahmen. Viele lassen sich beispielsweise trotz zweifel-
hafter Erfolge immer wieder operieren.

Auslöser psychogener Schmerzsyndrome sind oft massive psychische Kränkungen.
Nach tiefenpsychologischem Verständnis werden seelische Probleme dann in Form
körperlicher Schmerzen erlebt: „Wenn die Seele schweigt, schreit der Körper."
Schmerzsyndrome können bei vielen Patienten als Umsetzung von Affekten in vegetative Spannungen verstanden werden, bei anderen handelt es sich eher um die kör-
persprachliche Symbolisierung eines psychischen Konflikts im Sinne eines Konversi-
onssyndroms (s. Kap. 4.1). Hier kann sich der symbolische Gehalt z. B. in der Wahl eines bestimmten Organs ausdrücken. Auch Bedürfnisse nach Selbstbestrafung oder
nach Ablenkung von seelischem Schmerz werden durch körperlichen Schmerz befrie-
digt. Schließlich kann die Erkrankung auch dazu dienen, sich die Wichtigkeit der eigenen Person zu bestätigen (Selbstwertstabilisierung). Wesentlich ist dabei dann der
sekundäre Krankheitsgewinn in Form von Zuwendung sowie Entlastung von üblichen
Verpflichtungen.

Sorgfältig ist bei allen Schmerzpatienten nach *Analgetikamißbrauch* bzw. *-abhängig-
keit* zu fragen. Eine Behandlung muß am Anfang immer den Entzug von diesen
Substanzen einschließen. Falls unbedingt medikamentöse Therapie erforderlich ist,
können Antidepressiva bzw. Neuroleptika (unter Abwägung der jeweiligen Risiken) eingesetzt werden. Im Grunde sollte die Behandlung aber vor allem psycholo-
gisch-psychotherapeutisch sein: Beratung, Entspannungsübungen, Verhaltenstraining
(Schmerzprotokoll etc.).

Die **Prognose** psychogener Schmerzsyndrome ist ungünstig, wenn sie in einer auffälligen Persönlichkeit verankert sind, von organischen Schäden begleitet werden oder in
einer rigiden psychosozialen Konstellation bestehen. Prognostisch günstig sind ein
deutlicher Bezug zu einem auslösenden Konflikt und die frühzeitige Diagnose der
Psychogenese.

Patienten mit psychogenen Schmerzen sind auch in Umgang und Pflege „schwierig". Sie wollen etwas bekommen, sind ungeduldig. Ständige Fehlschläge entmuti-
gen den Helfer. Die ewige Wiederholung derselben Sachverhalte (z. B. „dies und
jenes war doch o. B.!") ermüdet, schließlich gibt man dem Drängen nach (noch
eine Tablette, noch eine Untersuchung). Hier hilft die Stützung im Team. Enge
Rücksprache zwischen den Beteiligten ist unbedingt erforderlich, um an einem
Strang zu ziehen.

3.3 Eßstörungen

Hervorstechendes Merkmal der **Magersucht (Anorexia nervosa)** ist eine absichtliche Gewichtsabnahme deutlich unter das Normalgewicht. Die Störung entwickelt sich meist zwischen Pubertät und jungem Erwachsenenalter und tritt nur sehr selten beim männlichen Geschlecht auf.

Als **Ursache** werden eine neurotische Persönlichkeitsentwicklung (z. B. vom Borderline-Typ, s. Kap. 4.2) im Zusammenspiel mit soziokulturellen und biologischen Faktoren angenommen. Die charakteristischen Veränderungen in Stoffwechsel und hormonellem System (v. a. Amenorrhoe) sind Folgen und nicht Ursache der Unterernährung und der begleitenden Verhaltensweisen wie einseitiger Ernährung, exzessiver sportlicher Betätigung, absichtlichem Erbrechen oder Abführmittelmißbrauch. Auch Diuretika und Appetitzügler werden zur Gewichtsreduktion benutzt.

Die Betroffenen legen für sich selbst eine viel zu niedrige Gewichtsschwelle fest. Ausdruck einer gestörten Selbstwahrnehmung (Körperschema-Störung) ist die überwertige („fixe") Idee, auf keinen Fall zuzunehmen, und die panische Angst, dick zu werden. Deshalb werden körperliche Symptome der Störung (z. B. Erschöpfung) häufig verleugnet. Tritt die Magersucht schon vor der Pubertät auf, bleibt die körperliche Reifung gehemmt, wird aber bei Besserung der Anorexie nachgeholt.

Somatische Ursachen von Gewichtsverlust sind z. B. konsumierende Erkrankungen, Morbus Crohn oder ein Malabsorptionssyndrom, die internistisch ausgeschlossen werden müssen. Dagegen können sich Auffälligkeiten bei den Sexual-, Schilddrüsen-, Wachstums- und Nebennierenrindenhormonen als Folge der Anorexie einstellen.

Magersüchtige sind meist ehrgeizig und leistungsorientiert. Sie verleugnen eigene Bedürfnisse, neigen zu Askese. Die Erwachsenenrolle (speziell die eigene Fraulichkeit) wird unbewußt abgelehnt, u. a. weil die Betroffenen in einem Ablösungskonflikt vom Elternhaus stehen und zwischen Bindungsbedürfnis und Autonomiestreben hin- und hergerissen sind. Die Familien anorektischer Patienten sind häufig auffällig, was die Prognose der Störung ungünstig beeinflußt.

Therapie. Familientherapie wird als ein Element in die Behandlung einbezogen. Bei starkem Untergewicht ist eine stationär überwachte Ernährung nötig, die verhaltenstherapeutische Strategien wie Behandlungsvertrag mit dem Patienten und Belohnung von Gewichtszunahme benutzt. Bei bedrohlichen Zuständen ist eine Ernährung über Magensonde oder parenteral erforderlich. Nur bei körperlich stabilem Zustand ist eine (in der Regel langfristige) aufdeckende Psychotherapie möglich. Trotz erheblicher therapeutischer Bemühungen ist die Prognose der Anorexie eher ungünstig: Etwa 50 % der Betroffenen behalten zeitlebens Eßstörungen, und bis zu 10 % sterben im Verlauf der Erkrankung.

Anorektische Patienten lösen im *Behandlungsteam* oft sehr gegensätzliche Reaktionen aus, beim einen z. B. Mitleid, beim anderen Strenge und Ablehnung. In Umgang und Pflege dieser Patienten ist deshalb wichtig, sich der eigenen Emotionen und Einstellungen bewußt zu werden und diese in Beziehung zu den Problemen des Patienten zu sehen. Wie bei anderen Störungen mit einem pathologischen Familienumfeld besteht immer die Gefahr, daß man von einer der Konfliktparteien vereinnahmt wird. Das behindert dann die Beziehung zum Rest der Familie. Eine eindeutige und feste Haltung muß das Team hinsichtlich des Gewichts vertreten. Bei der Gewichtskontrolle müssen die vielen Tricks einkalkuliert werden, mit denen Patienten ihr Gewicht nach oben manipulieren (Wasser trinken, Gewichte oder schwere Kleidung tragen etc.).

Charakteristisch für die **Eßsucht (Bulimia nervosa)** sind Eßattacken und die ständige Beschäftigung mit Essen und mit der Kontrolle des Körpergewichts. Wird dazu auch absichtliches Erbrechen eingesetzt, besteht eine „Eß-Brech-Sucht". Bei den Freßanfällen werden große Mengen Nahrung in sehr kurzer Zeit konsumiert. Dem obligat auftretenden schlechten Gewissen wird durch Erbrechen, Hungerperioden, Mißbrauch von Abführmitteln, Appetitzüglern oder Diuretika entgegengewirkt. So kommt es oft zu großen Schwankungen im Körpergewicht. Selbstinduziertes Erbrechen kann zu schweren körperlichen Komplikationen führen (Elektrolytstörungen, Tetanie, epileptische Anfälle, Herzrhythmusstörungen etc.). Als psychische Folgen der (oft verheimlichten) Sucht kommt es zu Schuld- und Schamgefühl, Selbstverachtung und Depressionen bis hin zum Suizidversuch. Auch Alkoholmißbrauch kann sich begleitend entwickeln.

Anorexie und Bulimie können ineinander übergehen. Bei beiden Störungen besteht eine übermäßige Beschäftigung mit Nahrungsaufnahme und Essen. Der bulimische Mensch gibt diesem Drang aber häufiger nach und hungert weniger konsequent als der anorektische. Beide haben falsche Maßstäbe für ihr Körpergewicht; der bulimische Mensch ist aber normal- oder übergewichtig, der anorektische dagegen untergewichtig. Bulimie beginnt meist nach der Pubertät oder im frühen Erwachsenenalter und tritt wesentlich häufiger bei Frauen als bei Männern auf.

Als **Ursachen** werden große Selbstunsicherheit, geringe Frustrationstoleranz, Verleugnung eigener Wünsche bzw. Unfähigkeit, diese durchzusetzen, und die Befriedigung emotionaler Bedürfnisse durch Essen gefunden. Auffällig ist, daß viele dieser Patientinnen im Kindes- und Jugendalter sexuell mißbraucht wurden.

Therapie. In der Behandlung werden verhaltenstherapeutische Interventionen (Kontrolle des Eßverhaltens, Verstärkereinsatz, Arbeit am Selbstkonzept usw.) und aufdeckende tiefenpsychologische Methoden verwendet. Zur Veränderung des Körperbildes und des objektiven körperlichen Zustandes dient ausgewogene sportliche Betätigung. Fasten, Diäten etc. sind dagegen nicht indiziert, weil sie einem natürlichen und unbefangenen Umgang mit dem Essen entgegenstehen.

Bulimische Patienten fressen Ärger in sich hinein. Vordringlich für den Umgang mit ihnen ist deshalb die Ermutigung, diese und andere Gefühle zuzulassen, und die Versicherung, sie dann immer noch anzunehmen. Pflege gerade dieser überangepaßten Patienten muß statt auf „Bemuttern" auf Verselbständigung angelegt sein. Essen und die Gier danach ist immer ein Signal, dem nachgegangen werden muß.

Prognose. Wie alle Eßstörungen neigt auch die Bulimie zu Rückfällen und zur Chronifizierung. Der Verlauf ist meist weniger dramatisch, und Todesfälle sind seltener als bei der Anorexie.

4. Neurosen und Persönlichkeitsstörungen

Gemeinsam ist diesen Störungen, daß sie auf biographische bzw. lerngeschichtliche Ursachen zurückzuführen sind, daß greifbare körperliche Symptome nur am Rande eine Rolle spielen (im Gegensatz zu den psychosomatischen Störungen), daß die Realitätswahrnehmung gewahrt bleibt (im Gegensatz zu den Psychosen) und daß die Behandlung in der Regel in Psycho- bzw. Soziotherapie besteht.

4.1 Neurosen

Definition. „Neurosen sind psychogene, überwiegend umweltbedingte Erkrankungen, die eine Störung im psychischen und/oder körperlichen und/oder charakterlichen Bereich bedingen" (Hoffmann und Hochapfel). Neurotische Störungen in der Gegenwart hängen ursächlich mit gestörten Lern- und Entwicklungsprozessen in der bisherigen Lebensgeschichte zusammen. Zwei wesentliche Modelle zum Verständnis der Neurosen wurden dabei erarbeitet: Die *Psychoanalyse* betrachtet die Störungen als unzureichende symbolische Verarbeitungsversuche unbewußter, in ihrer Entstehung kindlicher Konflikte oder Traumen. Die *Lerntheorie* betont die Bedeutung von Konditionierungen in der Folge verfehlter, zu starker oder zu schwacher Lernvorgänge.

Die soziale Integration bleibt bei einer Neurose meist erhalten, und der Verlauf ist weniger zerstörend als bei den Psychosen oder Persönlichkeitsstörungen.

Neurosen weichen von der Norm eher quantitativ (z. B. **mehr** Angst als der Gesunde) als qualitativ ab. Qualitativ abweichend wäre eine **andere Art** von Angst wie etwa in einer Psychose.

Abwehrmechanismen. Abwehr unangenehmer Gefühle und Erfahrungen ist ein allgemein-menschliches Phänomen, wie Freud mit vielen Beispielen in seiner „Psychopathologie des Alltagslebens" aufzeigte. Jeder hat schon einmal etwas Belastendes (z. B. die Erinnerung an einen unangenehmen Konflikt) „verdrängt", also unbewußt werden lassen. Auch „Verleugnung" (Nicht-wahrhaben-wollen von außen kommender Reize), „Projektion" (dem anderen die eigenen Gefühle unterstellen) oder „Rationalisierung" (im nachhinein eine andere Begründung für eigenes, durch abgelehnte Motive verursachtes Handeln anführen) sind verbreitete Abwehrmechanismen. Solange sie variieren, nur gelegentlich vorkommen und eingesehen werden können, haftet ihnen nichts Krankhaftes an. In der Neurose müssen Angst, Scham, Kränkung und andere unlustvolle Erfahrungen aber um jeden Preis vermieden werden, so daß Abwehrmechanismen übermäßig, voreilig und unangemessen in Aktion treten. Bei den einzelnen neurotischen Störungen finden sich jeweils ganz typische Abwehrmechanismen: Phobische Störungen sind durch Verschieben und Vermeiden gekennzeichnet, hysterische durch Verleugnen, zwanghafte durch Rationalisieren, Ungeschehenmachen und Reaktionsbildung (dies beispielsweise durch Überengagement für jemanden, den man eigentlich ablehnt).

Als **Neurosen im engeren Sinne** gelten Zwangsneurose, hysterische Neurose, Angstneurose und neurotische Depression. Letztere wird wegen ihrer Grenzstellung zu den affektiven Psychosen im folgenden Abschnitt (s. Kap. 5.) behandelt. Psychosomatischen Störungen haben ebenfalls eine neurotische Grundlage, wurden aber bereits im Kap. 3. besprochen. Neurotische Störungen, die tief in der Persönlichkeitsentwicklung verwurzelt sind (sog. „Charakterneurosen"), werden unter den „Persönlichkeitsstörungen" weiter unten dargestellt (s. Kap. 4.2).

Neurotische Störungen sind die klassische Domäne der Psychotherapie. Medikamente sollten nur vorübergehend bei akuten Krisen oder in sehr schweren, chronischen Krankheitsfällen gegeben werden. Insbesondere die Psychoanalyse hat viel zum Verständnis der Neurosen beigetragen und besitzt die längste Erfahrung in ihrer Behandlung. Für Eignung zur Psychotherapie und für ein günstiges Ergebnis sprechen z. B. ein akuter, intensiv erlebter Beginn mit klarer Auslösesituation, ein hoher Leidensdruck und gute allgemeine soziale und familiäre Integration. Ungünstig sind dagegen in der Persönlichkeit verwurzelte anhaltende Schwierigkeiten und Auffälligkeiten wie Delinquenz, sexuelle Perversionen, Sucht oder Leistungsversagen. Hier sind dann stützende oder verhaltenstherapeutische Verfahren angezeigt.

4.1.1 Zwangsneurose

Definition, Symptome. Die Zwangsneurose ist durch wiederkehrende Zwangsgedanken (ständiges Grübeln über die gleichen Inhalte), Zwangsimpulse (Drang zu bestimmten Verhaltensweisen) oder Zwangshandlungen gekennzeichnet, deren Unsinnigkeit vom Betroffenen klar erkannt wird, wogegen er sich jedoch nicht wehren kann. Waschzwang, Zählzwang, Kontrollzwänge und andere Zwangshandlungen sind meist monotone Rituale, deren Unterdrückung zu starker Angst führt. Obwohl der Patient sie als eigene Handlungen oder Gedanken erlebt, empfindet er sie als sehr quälend. Zwänge tendieren zur Ausweitung und führen allein schon durch die beanspruchte Zeit (stundenlanges Händewaschen, Duschen u. ä.) oft zu einer erheblichen Einschränkung der persönlichen Lebensmöglichkeiten. Zwangspatienten wollen immer alles „richtig" machen, können aber den letzten Rest Unsicherheit nicht aushalten und wiederholen das bereits vielfach Wiederholte deshalb nochmals und nochmals. Die Diagnose einer Zwangsstörung ist bei entsprechender Exploration leicht. Die Patienten scheuen sich allerdings häufig, spontan über ihre Symptome zu berichten.

Da Zwangssymptome auch bei Depressionen, Schizophrenie und bestimmten hirnorganischen Erkrankungen vorkommen können, sind diese Krankheitsbilder differentialdiagnostisch auszuschließen.

Ursache. Konstitutionelle, vor allem aber lerngeschichtliche Faktoren spielen bei der Entstehung der Zwangsneurose eine Rolle: Aus psychoanalytischer Sicht führen die Unterdrückung von Autonomie- und Expansionsstreben, insbesondere von aggressiven und sexuellen Impulsen in der Kindheit zur Verdrängung. Zwangssymptome dienen dann der Abwehr dieser verdrängten Triebregungen. Betroffen sind vor allem „anankastische" Persönlichkeiten, d. h. Menschen mit Hang zu Perfektionismus und Pedanterie.

Therapie. Die Verhaltenstherapie setzt systematische *Desensibilisierung* und *kognitive Techniken* ein, damit der Patient sich schrittweise in entspanntem Zustand mit angstbesetzten, zwangsauslösenden Situationen auseinandersetzt und lernt, die Unsicherheit auszuhalten, die unvermeidbar nach einer Unterdrückung des üblichen Zwangsverhaltens auftritt, z. B. wenn er es vor dem Zubettgehen unterläßt, die Wohnungstür fünfzehnmal auf Verschluß zu prüfen. In der Behandlung der Zwangsstörungen werden inzwischen auch bestimmte *Antidepressiva* erfolgreich eingesetzt (v. a. Clomipramin, Fluoxetin), sollten aber mit Verhaltenstherapie kombiniert werden.

Prognose. Zwangsstörungen sind oft bereits in der Primärpersönlichkeit verankert und chronifizieren häufig. Die Patienten leiden in der Regel bereits mehrere Jahre an ihren Symptomen, bis sie in Behandlung kommen. Außerdem ist in bestimmtem Berufen zwanghaft-ordentliches Verhalten bis zu einem bestimmten Ausmaß durchaus erwünscht (z. B. Buchhaltung). Schwere Zwangskrankheiten können zu Depressionen bis hin zu Suizidversuchen führen. Bei adäquater Behandlung ist aber eine Verbesserung der Lebensqualität möglich.

4.1.2 Hysterische Neurose

Die Begriffe „hysterische Neurose" bzw. (bei vorherrschenden körperlichen Symptomen) *„Konversionsneurose"* umschreiben ein facettenreiches Krankheitsbild, bei dem aufgrund unbewußter Motive einerseits bestimmte Körpersymptome (häufig Lähmungen, Blindheit etc.) andererseits auch Bewußtseinsstörungen (Dämmerzustände, „dissoziative Symptome" mit scheinbar unbeabsichtigten Handlungen) vorkommen.

Symptome. „Quasineurologische" Symptome wie Anfälle, Blindheit, Lähmungen oder Sensibilitätsstörungen führen oft sehr dramatisch zur Aufnahme in Allgemeinkrankenhäuser bzw. neurologische Kliniken. Betroffen sind häufig bereits Jugendliche, aber auch ältere Menschen können derartige Symptome zeigen. Menschen aus weniger entwickelten Ländern und Menschen mit unterdurchschnittlicher Intelligenz sind häufiger betroffen.

Beispiel: Eine Mutter kann plötzlich nicht mehr sprechen, weil Mann und Kinder ohnehin nicht auf sie hören. Das Symptom entlastet die Patientin vom eigenen inneren Druck, etwas unternehmen zu müssen („primärer Krankheitsgewinn"). Außerdem erhält sie Zuwendung und Entlastung durch Familie und Ärzte („sekundärer Krankheitsgewinn"). Nehmen konversionsneurotische Störungen einen chronischen Verlauf, dann ist dieser sekundäre Krankheitsgewinn in der Regel hoch (z. B. Rente und ständige Anwesenheit der Ehefrau aufgrund von „Anfällen").

Differentialdiagnose. Schlecht von den Konversionssymptomen abzugrenzen ist das sog. „funktionelle Syndrom" (oft noch „psychovegetative Störung" oder „vegetative Dystonie" genannt). Hier kommt es zu rasch wechselnden, in Intensität, Zusammensetzung und Dauer sehr variablen körperlichen Beschwerden ohne organische Grundlage, die von genau lokalisierbaren Symptomen wie Kopf-, Herz- oder Oberbauchschmerzen bis hin zu diffusen Mißempfindungen reichen. Die Übergänge zu rein seelisch empfundenen Spannungszuständen (Angst, Depression, Unruhe) sind fließend. Funktionelle Syndrome sind sehr häufig. Schätzungsweise jeder 2. Patient sowohl beim niedergelassenen Arzt als auch im Krankenhaus leidet an derartigen Symptomen. Besonders betroffen scheinen jüngere Frauen.

Ursache. Aus *tiefenpsychologischer Sicht* sind konversionsneurotische und funktionelle Syndrome Ausdruck einer Scheinlösung innerseelischer Konflikte. Diese verdrängten und verleugneten Konflikte werden in Körperstörungen umgewandelt („konvertiert"). Diese Konflikte gehen zum Teil von frühkindlichen Abhängigkeits- und gleichzeitigen Distanzwünschen aus. Bei anderen Patienten spielt eine Störung in der Entwicklung der Geschlechtsidentität (Fixierung an den gegengeschlechtlichen Elternteil in der ödipalen Phase) eine größere Rolle. *Lerntheoretisch* spielen Störungen der Selbstwahrnehmung und die Verstärkung von Symptomen durch Entlastung und Zuwendung („Krankheitsgewinn") eine Rolle.

Auch wenn eine neurotische Grundlage vermutet wird, sind sowohl funktionelle als auch Konversionssymptome körpermedizinisch sorgfältig abzuklären.

Therapie. Die Patienten selbst sind meist von einer organischen Ursache ihrer Symptome absolut überzeugt und deshalb nur mühsam für eine psychologische Sichtweise zu gewinnen. Dies wird durch teilnehmendes Verständnis für ihre subjektiven Beschwerden erleichtert, unter denen sie ja tatsächlich leiden. Der psychotherapeutische Zugang wird in der Regel eher stützend und suggestiv, eventuell mit verhaltenstherapeutischen Elementen und Entspannungsverfahren sein. Auch Bewegungstherapie, Sport und andere körperliche Anstrengungen sind sinnvoll. Klassische analytische Therapie ist dagegen selten wirksam.

Umgang und Pflege von Patienten mit Konversions- oder funktionellen Syndromen sollte einerseits durch Verständnis für ihr subjektives Leiden und andererseits durch realistische Anforderungen an ihre Leistungsfähigkeit geprägt sein. Es handelt sich um „echte Patienten", die aber trotzdem nicht in Watte gepackt werden dürfen.

4.1.3 Angsterkrankung

Definition. Bei der *Angstneurose* leidet der Patient unter diffusen Angstzuständen wechselnder Intensität, die sich anfallsartig steigern können. Stehen diese plötzlichen, massiven Angstattacken ganz im Vordergrund, spricht man vom *Paniksyndrom* (starke vegetative Symptome, Todesängste). Handelt es sich um Furcht angesichts bestimmter Situationen, Tiere, Personen oder anderer konkreter Objekte, besteht eine *Phobie*. Diese drei Formen der Angsterkrankung können bei einem Patienten nebeneinander bestehen oder ineinander übergehen. Nach einigen Panikattacken können Ängste diffus und dauerhaft werden, wobei sich oft auch eine Agoraphobie (Furcht, das Haus zu verlassen) entwickelt.

Häufigkeit. Angststörungen sind relativ häufig und kommen bei 4 % der Bevölkerung vor. Frauen sind stärker betroffen.

Ursache. Angststörungen beginnen meist im Jugend- oder jungen Erwachsenenalter. Auslösend sind häufig bestimmte Lebenssituationen, etwa Belastungen, die mit Trennung verbunden sind: Umzug, Scheidung, Tod eines Elternteils, Selbständigkeit der Kinder. In diesen Situationen werden frühkindliche Trennungsängste wieder aktualisiert. Viele dieser Patienten konnten als Kinder entweder kein „Urvertrauen" bilden, weil stabile Fürsorge und Angststeuerung durch zuverlässige Bezugspersonen fehlte, oder sie blieben aufgrund übertriebener Fürsorge unselbständig und mußten die eigene Lebensunsicherheit durch Anlehnung an jemand starken ausgleichen.

Lernpsychologisch werden Phobie und Angst durch Verstärkung und Generalisierung ehemals geringer Ängste und durch die Entwicklung von Vermeidungsverhalten erklärt. Aufgrund von Vermeidung kann gar nicht mehr geprüft werden, ob das befürchtete Ereignis eintritt, weil es nicht abgewartet wird.

Differentialdiagnose. Mögliche organische Ursachen sind immer auszuschließen, bevor eine Angsterkrankung diagnostiziert wird. Vor allem endokrinologische Störungen (Hyperthyreose, Phäochromozytom etc.) können ähnliche Körper- und begleitende psychische Symptome auslösen. Kardiale Erkrankungen wie Mitralklappenprolaps, koronare Herzerkrankung oder Rhythmusstörungen sind auszuschließen, bevor man eine Herzneurose diagnostiziert. Sind diese Untersuchungen aber sorgfältig durchgeführt, kontrolliert und ohne krankhaften Befund abgeschlossen, sollte man sich vom Patienten nicht immer wieder zu neuen Untersuchungen drängen lassen.

Ihn in seinen Ängsten wahrzunehmen und zu verstehen, bedeutet nicht, auf seine (organische) Sichtweise einzuschwenken. Vielmehr muß an den psychischen Ursachen der Angstsymptome und an ihrer psychologischen Bewältigung gearbeitet werden. Diese Einsicht kann sich beim Patienten allerdings nicht entwickeln, wenn Ängste durch (anfänglich meist recht wirkungsvolle) Medikamente unterdrückt werden. Vor allem Tranquilizer (Lorazepam u. a.) kommen der Vermeidungsstrategie des Angstpatienten entgegen, der statt neue Selbstsicherheit aufzubauen, auf das Medikament baut. Er wird psychisch abhängig und aufgrund der Toleranzentwicklung mit dem Zwang zur Dosissteigerung auch physisch abhängig. So entwickelt sich aus einer Angsterkrankung eine (ärztlich verordnete) Medikamentenabhängigkeit (s. Kap. 8.3).

Therapie. Die geeignete Behandlungsform bei Angsterkrankungen ist bei Phobie und situativen Ängsten die *Verhaltenstherapie* (mit Desensibilisierung, Reizüberflutung, kognitiver Bewältigung etc.) und bei eher diffusen, chronischen Angstentwicklungen die aufdeckende (tiefenpsychologische) *Psychotherapie*. Alle Angstpatienten sollten zudem ein *Entspannungsverfahren* erlernen, z. B. autogenes Training, bei stark körperbezogenen Ängsten allerdings besser die *progressive Muskelentspannung*, um die *Selbstwahrnehmung* nicht noch weiter zu schärfen. In der Akutsituation können niederpotente *Neuroleptika* oder sedierende *Antidepressiva* (z. B. Doxepin) günstig wirken und überhaupt erst eine Psychotherapie ermöglichen. Stehen Tachykardie oder andere kardiovaskuläre Symptome im Vordergrund, sind auch Betablocker zu erwägen.

4.2 Persönlichkeitsstörungen

Definition. Persönlichkeitsstörungen sind so zu verstehen, daß bei jeder dieser Störungen eine bestimmte Erlebens- oder Verhaltensmöglichkeit des Menschen (z. B. Mißtrauen) ins Extreme übersteigert und chronisch geworden ist. Bei vielen „Problempatienten" besteht eine Persönlichkeitsstörung. Diese Menschen werden häufig von Dritten in eine Behandlung gebracht und von einer Stelle zur anderen überwiesen. Sie kooperieren schlecht in der Therapie und brechen diese scheinbar unmotiviert ab. Während Patienten mit Neurosen an ihren Symptomen selbst leiden, ist von den Symptomen einer Persönlichkeitsstörung eher die Umwelt betroffen.

Die früheren Konzepte der „Psychopathie" bzw. „Charakterneurose" sind im Konzept der Persönlichkeitsstörung aufgegangen.

Gemeinsam ist diesen Störungen, daß (1) auf Lebensaufgaben und Belastungen unangemessen und unflexibel reagiert wird, (2) die Betreffenden zu stabilen Arbeits- und Beziehungsverhältnissen oft nicht fähig sind, (3) eher die anderen als die Betreffenden selbst an der Störung leiden und (4) die Problematik in der Interaktion mit dem sozialen Umfeld deutlich wird.

Die Störung ist in der Persönlichkeit selbst tief verwurzelt und besteht in starren, schlecht angepaßten Beziehungs-, Wahrnehmungs- und Vorstellungsmustern von der Umwelt und der eigenen Person gegenüber, die so stark ausgeprägt sind, daß sie zu schweren Beeinträchtigungen beim Betroffenen führen. Persönlichkeitsstörungen sind meist schon im Jugendalter oder früher erkennbar und setzen sich während des gesamten Erwachsenenlebens fort.

Ursache. So heterogen diese Störungen sind, so uneinheitlich sind die Ergebnisse zu ihren Ursachen. Vererbung, aber auch leichte frühkindliche Hirnschäden könnten z.B. für Introversion (schizoider Rückzug vor der Umwelt) bzw. impulsives Ausagieren von Gefühlen eine Rolle spielen. Familiäre Einflüsse sind sicher sehr wesentlich. Nur durch stabile, verläßliche frühe Beziehungen lernt ein Kind, selbst beziehungsfähig zu werden. Dagegen bewirken inkonsequente, verwöhnende, überfürsorgliche oder ablehnende Erziehungsstile Bindungsschwäche und pathologische Abwehrmechanismen, z.B. werden eigene aggressive Impulse anderen unterstellt (Projektion).

Hier sollen **11 Formen der Persönlichkeitsstörungen** kurz skizziert werden:
• Die *paranoide* Persönlichkeit hegt ständig Mißtrauen und Verdächtigungen gegen andere Menschen. Verantwortung für eigene Gefühle wird abgelehnt und anderen zugeschoben. Streitsucht und querulatorisches Verhalten sind die Folgen.
• *Schizoide* Persönlichkeiten bleiben ihr Leben lang von anderen zurückgezogen, sind auffallend introvertiert und kontaktscheu. Häufig suchen sie sich dazu den passenden Beruf oder identifizieren sich in extremer Weise mit einem Hobby, das ihnen Distanz zu Mitmenschen erlaubt.
• Die *schizotypische* Persönlichkeit ist verschroben, verhält sich merkwürdig und wirklichkeitsfremd, denkt magisch und entwickelt mitunter Wahnvorstellungen.
• Die *histrionische* (früher „hysterische") Persönlichkeitsstörung äußert sich in dramatischem, extrovertiertem Verhalten. Die Betroffenen sind emotional und leicht erregbar, jedoch unfähig, dauerhafte Beziehungen einzugehen.
• Die *narzißtische* Persönlichkeit ist durch Eitelkeit, Selbstbezogenheit und Unreife gekennzeichnet und ebenfalls unfähig, tiefe Bindungen einzugehen. Andere Menschen werden als Mittel gesehen, den eigenen Wert zu steigern.
• Bei der *antisozialen* Persönlichkeitsstörung bestehen Anpassungsschwierigkeiten und Verhaltensauffälligkeiten mit Neigung zu Delinquenz meist schon seit der Schulzeit (Schuleschwänzen, Lügen, Weglaufen, Diebstähle etc.). Diese Menschen stehen fortdauernd mit sozialen, familiären und beruflichen Rollenerwartungen und häufig auch mit dem Gesetz in Konflikt.
• Die Bezeichnung *„Borderline-Störung"* leitet sich von der Grenzlinie zwischen Neurose und Psychose ab, auf die viele Autoren diese in der frühen Kindheit entstandene Persönlichkeitsstörung ansiedeln. Labilität von Gefühlen, Selbstbild und zwischenmenschlichen Beziehungen ist hervorstechendes Merkmal der Störung. Aggres-

sionen werden schlecht kontrolliert und als Selbstbeschädigung oder Suizidalität gegen sich selbst gekehrt. Suchtverhalten und sexuelle Identitätsprobleme sind häufig.
• *Hypersensitive* Persönlichkeiten sind übermäßig empfindlich gegen mögliche Ablehnung, Kritik oder Zurückweisung. Sie leben deshalb meist zurückgezogen, sehnen sich aber nach Gesellschaft, brauchen jedoch größte Sicherheit, bevor sie Kontakt aufnehmen.
• Die *dependente* Persönlichkeit hat wenig Selbstvertrauen, weist anderen die Verantwortung für ihr Leben zu und stellt eigene Bedürfnisse ständig zurück.
• Bei der *zwanghaften* Persönlichkeitsstörung sind die Symptome der Zwangsneurose als Wesenszüge bereits in die Persönlichkeit integriert. Der Betroffene leidet nicht an ihnen selbst, sondern an den Folgen der Zwangssymptome, die er auch gar nicht kritisch in Frage stellt. Ordnungsliebe, Sturheit, Entscheidungsschwäche und emotionale Gehemmtheit prägen das Bild. Probleme mit der Umwelt entstehen, wenn andere sich auch nach den rigiden Regeln der Zwangspersönlichkeit verhalten sollen. Dennoch ist diese von allen Persönlichkeitsstörungen noch am ehesten beruflich angepaßt.
• Die *passiv-aggressive* Persönlichkeit drückt Konflikte aus, indem sie Aggressionen gegen die eigene Person richtet. Wut und Ärger äußern sich oft in verdeckter Form, z.B. durch Zaudern, Saumseligkeit, Schlamperei. Durch Aufschieben, absichtliche Untüchtigkeit, „Vergeßlichkeit" und andere indirekte Mittel wird Widerstand gegen die Forderung nach angemessenen sozialen und beruflichen Leistungen ausgedrückt, was ständig entsprechende Schwierigkeiten nach sich zieht.

Therapie. Die Behandlung von Persönlichkeitsstörungen kann – vor allem bei Patienten jenseits der Lebensmitte – in der Regel nur symptomatisch sein. Meist kann man kaum an die Ursachen herankommen. Den Patienten fehlt häufig eine echte Therapiemotivation; sie erleben „Leidensdruck" nur als Druck von außen und erkennen nicht, daß dieser Druck nur eine Konsequenz aus dem eigenen Fehlverhalten ist. Der grundlegenden Beziehungsstörung dieser Patienten kann oft nur das Angebot einer zuverlässigen, wohlwollenden Beziehungsbereitschaft entgegengesetzt werden. Häufig ist Beratung zur selbständigen Lösung von sozialen, finanziellen oder beruflichen Problemen nötig, die sich aus den Verhaltensstörungen ergeben haben. Angehörige suchen oft Rat für den Umgang mit dem schwierigen Familienmitglied. Medikamentös nützen bei Erregungszuständen niederpotente Neuroleptika, bei depressiven Verstimmungen Antidepressiva. Insgesamt benötigt man bei diesen Patienten einen langen Atem für mitunter langwierige, aber oft nur sporadische und unstete Therapiekontakte.

Für **Umgang und Pflege** ist gerade bei Persönlichkeitsstörungen wichtig, einerseits ein stabiles, verläßliches, natürlich auf die Behandlung beschränktes Beziehungsangebot zu machen, aber andererseits nicht auf die Manipulationen („Spielchen") des Patienten einzugehen. Klare Grenzen und feste Abmachungen („Verträge") sind bei diesen Patienten besonders wichtig. Sie lösen häufig Hilflosigkeit und Ärger bei ihren Betreuern aus, die ihre Gefühle und Impulse deshalb aufmerksam reflektieren und untereinander besprechen sollten.

5. Affektive Störungen

Definition. Bei den affektiven Störungen handelt es sich um *krankhafte Verstimmungen*, die meist in abgesetzten Phasen verlaufen und sich in der Regel vollständig zurückbilden. Kommen nur depressive Phasen mit gedrückter Stimmung vor, spricht man von einer *unipolaren affektiven Störung*, kommen auch manische Phasen mit krankhaft gehobener Stimmung vor, handelt es sich um eine *bipolare affektive Störung* (Synonym: *manisch-depressive Erkrankung*, Zyklothymie).

5.1 Depression

Definition. Typisch sind *gedrückte Stimmung, Interessenverlust, Freudlosigkeit und Verminderung des Antriebs.* Die Symptome müssen für mindestens 2 Wochen bestehen, um die Diagnose einer depressiven Episode zu rechtfertigen.

Das **Risiko**, mindestens einmal im Leben an einer depressiven Episode zu erkranken, wird in der Literatur sehr unterschiedlich angegeben und dürfte zwischen 5 % und 10 % liegen, wobei Frauen ein doppelt so hohes Erkrankungsrisiko tragen wie Männer.

Symptome. Die Depression ist nicht mit Traurigkeit vergleichbar. Der depressive Mensch ist eher versteinert, fühlt sich leer und gefühllos. Er kann gefühlsmäßig nicht mit anderen mitschwingen und empfindet häufig eine unbestimmte Angst. Neben den genannten Kardinalsymptomen können bei depressiven Störungen eine Vielzahl weiterer Symptome auftreten: abnorme Ermüdbarkeit, verminderte Konzentration und Aufmerksamkeit, Selbstzweifel, Schuldgefühle und gestörtes Selbstwertgefühl, negative und pessimistische Zukunftsperspektiven, Selbstverletzung, lebensmüde Gedanken oder Suizidhandlungen.

Therapie. Als *„Vitalsymptome"* werden frühmorgendliches Erwachen (zwei und mehr Stunden vor der üblichen Zeit), morgendliches Stimmungstief, Verlust von sexuellem Interesse, Appetitlosigkeit und Gewichtsverlust bezeichnet. Dazu besteht oft entweder starke psychomotorische Hemmung oder deren Gegenteil, nämlich eine gesteigerte Psychomotorik *(„agitierte Depression„)*. Die Bewegungsabläufe, Gestik und Mimik sind dann entweder verlangsamt (bis hin zum depressiven Stupor) oder stark beschleunigt und hektisch.

Bei einer *larvierten Depression* stehen vegetative und andere körperliche Symptome (z. B. Schmerzen, Verdauungsstörungen) ganz im Vordergrund, während die depressive Verstimmung eher gering ausgeprägt ist und sich hinter den Körpersymptomen zu verstecken scheint.

Die Denkabläufe des depressiven Menschen sind gehemmt. Er kann sich oft schlecht erinnern oder konzentrieren (in schweren Fällen: depressive Pseudodemenz). Seine Gedanken kreisen um dieselben Themen (Grübelzwang). Solange diese ständig wiederkehrenden Gedanken vom Patienten selbst als unsinnig erlebt werden, handelt es sich um *Zwangsgedanken* (bei unsinnigen Handlungen: Zwangshandlungen). Wenn der Patient jedoch unkorrigierbar an objektiv falschen Überzeugungen festhält, handelt es sich um Wahn.

Bei einer *wahnhaften Depression* ist der Patient subjektiv fest davon überzeugt, z. B. völlig verarmt, unheilbar krank oder der schrecklichsten Verbrechen schuldig zu sein. Wahnhafte Depressionen sind eher „endogener Natur" (s. u.), im Verlauf meist schwerer und besonders häufig von Suizidgefährdung begleitet.

Die **Ursachen** depressiver Störungen sind vielfältig und greifen oft ineinander: Familiäre Häufung und hohe Übereinstimmung von Zwillingen im Erkrankungsrisiko sprechen für einen starken erblichen Faktor, der möglicherweise über die Störanfälligkeit bestimmter Nervenzellverbände im Gehirn wirksam wird. Daneben spielen akute Lebensereignisse und chronische Belastungen (z. B. Partnerkonflikt) und dadurch erlebte eigene Hilflosigkeit eine Rolle. Dies betrifft vor allem Menschen, die seit ihrer Kindheit schwer mit Verlustängsten umgehen konnten und ihren eigenen Konflikt zwischen Autonomiestreben und Abhängigkeitswünschen nicht gelöst haben.

Die **biologischen Ursachen** der Depression werden in einem gestörten Gleichgewicht zwischen verschiedenen Neurotransmittern gesehen. In bestimmten Hirnregionen ist dabei die Übertragung von einer zur anderen Nervenzelle gestört. Vor allem scheint ein Mangel an den Überträgerstoffen Noradrenalin, Serotonin und evtl. Dopamin zu bestehen.

Therapie. Alle *Antidepressiva* führen zu einer kompensatorischen Erhöhung der Konzentration von Überträgerstoffen im synaptischen Spalt, dem Zwischenraum zwischen „sendender" und „empfangender" Nervenzelle.

Beispielsweise hemmt das Medikament die Wiederaufnahme des Transmitters in die „sendende" Nervenzelle oder blockiert seinen Abbau, so daß der Transmitter ausreichend lange und intensiv auf die „empfangende" Nervenzelle einwirken kann.

Schlafentzug hat sich ebenfalls als wirksame Behandlungsmethode erwiesen, was auf die Rolle des gestörten biologischen Tag-Nacht-Rhythmus in der Depression hinweist. Wirksam ist sowohl der völlige Schlafentzug für eine Nacht, als auch das Aufstehen und Wachbleiben in der 2. Nachthälfte.

In der *Psychotherapie* der Depression werden verschiedene Ansätze genutzt: Kognitive Verhaltenstherapie arbeitet an den negativen Selbstbewertungen und anderen depressiven Gedanken; interpersonale Therapie konzentriert sich auf die aktuellen zwischenmenschlichen Probleme; psychoanalytische Therapie bearbeitet diese vor dem Hintergrund der ungelösten frühkindlichen Konflikte.

Elektrokrampfbehandlung. Bei schweren und oft wahnhaften Depressionen bleiben alle psychologischen und medikamentösen Therapieversuche manchmal erfolglos. Diesen durch die Depression extrem gequälten und z. B. durch wahnhafte Nahrungsverweigerung auch vital bedrohten Patienten kann durch eine Elektrokrampfbehandlung oft wirksam geholfen werden. Unter Narkose und Muskelrelaxation durchgeführt, ist diese Therapie heute risikoarm. Meist wird alle 2–3 Tage ingesamt 6–10 mal behandelt. Als Folge der Behandlung können Gedächtnisstörungen auftreten, die aber leicht und meist nur vorübergehend und angesichts der oft bedrohlichen Symptomatik tolerabel sind.

Zur **Rückfallverhütung** werden Antidepressiva auch im symptomfreien Intervall weiter gegeben oder der Patient wird auf Lithium oder Carbamazepin (z. B. Tegretal) eingestellt. Die Dosierung erfolgt über den Blutspiegel. Bei Carbamazepin sind vor allem Veränderungen der Leberwerte und (wie bei Lithium) EEG-Veränderungen zu erwarten. Lithium wird wegen seiner nachgewiesen guten Wirksamkeit in der Rezidivprophylaxe trotz seiner möglichen Nebenwirkungen eingesetzt. Der Blutspiegel muß in relativ engen Grenzen gehalten werden (geringe therapeutische Breite). Nieren- und Schilddrüsenwerte sind bereits vor der Einstellung zu kontrollieren. Patientinnen unter Lithium dürfen nicht schwanger werden und nicht stillen.

Die **Prognose** depressiver Störungen ist insofern günstig, als fast alle Depressionen schlußendlich remittieren und in aller Regel alte Lebensqualität und früheres Leistungsniveau wiedererlangt werden. In der Depression besteht aber immer ein erhöhtes Suizidrisiko (s. u.).

Im **Umgang** mit dem depressiven Menschen ist es grundsätzlich falsch, ihn aufzufordern, „sich zusammenzureißen". Der Depressive will wohl, aber er kann nicht. Druck von außen und plumpe Aufmunterungsversuche verstärken nur seine Verzweiflung. Wichtig ist, ihn geduldig zu begleiten und immer wieder die eigene feste Überzeugung zu vermitteln, daß er gesund werden wird.

Suizidalität: Es gibt keinen Depressiven, dem lebensverneinende Tendenzen fremd wären. Die Rate vollendeter Suizide liegt während einer Depression bei 10 %. Die kritischste Zeit für Suizidversuche ist meist der auf- und der absteigende Schenkel der Depression, wenn die Stimmung noch gedrückt, der Antrieb aber normal oder gesteigert ist.

Todesphantasien, lebensmüde Gedanken und Suizidversuche treten allerdings nicht nur bei Depressionen auf, sondern z. B. auch bei Patienten mit Schizophrenie, nach schweren Schicksalsschlägen, bei Partner- oder massiven Suchtproblemen, wenn zum Beispiel eine Bilanz über das Leben gezogen wird.

Verschiedene Krankheiten und Krisen können in ein „präsuizidales Syndrom" münden, bei dem der Gefährdete sich auf verschiedenen Gebieten zunehmend als eingeengt erlebt: Einengung in seinen Interessen und Wünschen, seinen sozialen Kontakten, seinen Gefühlen und Wertvorstellungen. Aggressivität ist ebenfalls ein Zeichen für Suizidgefährdung – mit der Einengung wird sie schließlich gegen sich selbst gewandt. Die Ankündigung eines Suizids ist immer ernst zu nehmen, und auch Suizidversuche in der Vorgeschichte und in der Verwandtschaft sprechen für ein erhöhtes Risiko.

Wichtig in **Umgang und Pflege** ist, die Suizidgefährdung überhaupt zu erkennen (Rückzug, Ankündigungen, Kontaktabbruch etc.). Man sollte versuchen, eine stabile persönliche Beziehung aufzubauen und Suizidgedanken, -absichten und -vorbereitungen direkt anzusprechen. Evtl. muß auch gegen den Willen des Betreffenden für sein Leben gehandelt werden (Arzt rufen, zur Klinik begleiten, geschlossene Aufnahme). Nach einem Suizidversuch sind von allen Gesprächsbereitschaft, Kontaktaufnahme und nicht-wertendes, akzeptierendes Zuhören gefordert. Eine Kriseninterventaion über das Zuhören hinaus muß die Betroffenen zum Gespräch zusammenführen, um „die Krise offen zu halten", d. h. zu verhindern, daß die ursächlichen Konflikte verleugnet werden.

5.2 Manie

Definition. Die Manie stellt in gewisser Weise das Gegenstück zur Depression dar. Die Symptomatik wird von grundlos gehobener Stimmung, gesteigertem Antrieb, beschleunigtem Denkablauf und dem Eindruck besonderer körperlicher und psychischer Leistungsfähigkeit bestimmt.

Häufigkeit. Echte Manien sind wesentlich seltener als Depressionen. Sie dürften etwa bei 1–3 % der Bevölkerung mindestens einmal im Leben vorkommen. Das Geschlechterverhältnis ist ausgeglichen, und erste manische Phasen treten meist schon im 3. Lebensjahrzehnt auf. Nur sehr wenige Maniker haben niemals eine Depression.

Symptome, Diagnose. Fast immer handelt es sich bei einer Manie um eine Phase innerhalb einer Zyklothymie (*„bipolare affektive Störung"*).

Der Mensch in der Manie ist nicht wirklich glücklich. Seine Heiterkeit ist meist flach, kann dennoch oft ansteckend sein. Angenehme Ausgelassenheit schlägt leicht in Reizbarkeit, Streitsucht und Rücksichtslosigkeit (z. B. im Straßenverkehr) um. Der Maniker ist gehetzt, innerlich unruhig und rastlos. Er ist sich selbst und anderen gegenüber kritiklos, tätigt z. B. unüberlegte Einkäufe oder schließt uneinlösbare Verträge (daraus Verschuldung). Selbstüberschätzung kann in Größenwahn münden. Ideenflucht besteht, wenn ständig neue Einfälle kommen. Typische vegetative Symptome sind geringes Schlafbedürfnis, Gewichtsabnahme und ein Gefühl besonderer Vitalität mit großer sexueller Aktivität.

In der Manie *fehlt* fast immer die *Krankheitseinsicht*. Behandlungsbereitschaft entsteht oft nur auf Drängen der Familie und unter dem Druck der Realitäten (Schulden, Kündigung, Strafsachen). Liegen genügend Anhaltspunkte für eine Selbst- oder Fremdgefährdung vor (z. B. im Straßenverkehr), ist eine geschlossene Unterbringung erforderlich.

Manische und depressive Phasen können sich ohne erkennbaren äußeren Anlaß abwechseln. Die Dauer der Phasen ist sehr variabel (in der Regel einige Monate). Für manische und für (vor allem endogen geprägte) depressive Phasen ist die Wiederholungsgefahr sehr groß. Bei bipolarer affektiver Störung kommt es durchschnittlich nach rund 3 Jahren wieder zu einer manischen oder depressiven Phase. Im Intervall zwischen zwei Phasen sind Patienten mit affektiven Psychosen meist symptomfrei und wegen ihrer Einsatzbereitschaft beliebt.

Therapie. Zur Behandlung der *akuten* Manie werden hoch- und niederpotente Neuroleptika häufig kombiniert, eventuell auch Medikamente gegeben, die zur Rezidivprophylaxe eingesetzt werden (Carbamazepin, Lithium).

In **Umgang und in der Pflege** des manischen Patienten sind ruhiges, geduldiges und bestimmtes Auftreten notwendig. Man sollte versuchen, auf sie strukturierend und auf gereizte Patienten beruhigend einzuwirken. Nie darf die eigene Sicherheit übersehen werden – aggressiven Patienten sollte man immer in deutlicher Überzahl begegnen.

---

6. Schizophrene Störungen

Häufigkeit. Schizophrene Psychosen sind mit einem Lebenszeitrisiko von ca. 0,5 % relativ häufige psychische Erkrankungen, die wegen ihres oft chronischen Verlaufs (Verlust der Erwerbsfähigkeit u. U. schon vor dem 30. Lebensjahr) große sozialmedizinische Bedeutung haben. Das Erkrankungsrisiko ist für beide Geschlechter gleich hoch, allerdings erkranken Männern in der Regel früher als Frauen.

Die **Akutphase** dieses meist schwerwiegenden Krankheitsbildes ist durch *Wahngedanken* (häufig Verfolgungswahn) und *Halluzinationen* (Stimmenhören) geprägt, der **chronische Verlauf** dagegen durch *Antriebsverlust, sozialen Rückzug* und andere Defizite. Schizophrenie kann sich schleichend über Jahre entwickeln. Die schrittweise Ausformung von Symptomen kann, muß aber nicht zu einer akuten Episode oder Krise führen.

„Positivsymptome" werden alle Krankheitsanzeichen genannt, bei denen etwas Neues im Denken, Wahrnehmen und Erleben hinzukommt (Halluzinationen, Wahnideen etc.). Von *„Negativsymptomen"* spricht man, wenn Fähigkeiten durch die Krankheit verloren gehen (z. B. Antriebs- oder Motivationsverlust, mangelnde Genußfähigkeit, eintönige Sprechweise, soziale Kontaktarmut). Negativsymptome treten meist als erste Krankheitsanzeichen noch vor Wahn und Halluzinationen auf, können aber auch durch antipsychotische Medikamente oder lange Unterbringung in anregungsarmen Einrichtungen mitverursacht werden.

Symptome. Charaktistisch sind: Störungen des Gedankengangs (zerfahrenes Denken mit unlogischen Sprüngen, Gedankenabbrechen etc.); wahnhafte Überzeugungen, an denen unerschütterlich festgehalten wird (Beziehungsideen, andere beobachten, überwachen, verfolgen den Patienten, können seine Gedanken hören, senden durch Fernseher oder Radio Botschaften an ihn); Halluzinationen (Stimmen, die nicht als eingebildet, sondern als real erlebt werden, sprechen über oder mit dem Patienten; er sieht, riecht oder schmeckt Dinge, die nicht existieren; bizarre Leibempfindungsstörungen); veränderte Selbstwahrnehmung (Körperlosigkeit); verändertes Ich-Erleben (Empfindung der Nichtexistenz, Steuerung von außen usw.); Veränderungen in den Gefühlen (gedämpfte, flache oder auch übersteigerte Emotionen; Reduktion von Mimik und Gestik, Teilnahmslosigkeit für Umweltereignisse; unpassender „parathymer" Gefühlsausdruck); Kontaktscheu und sozialer Rückzug; Verlust der Entschlußkraft (Energie-, Antriebs- und Ratlosigkeit, Ambivalenz, Selbstvernachlässigung); Depressivität (Schuldgefühle, Hilf- und Hoffnungslosigkeit auch als Reaktion auf die Krankheit, Suizidgefährdung). Vor allem in der Akutphase fehlt häufig die Krankheitseinsicht.

Einteilung. Nach der dominierenden Symptomtik werden mehrere Unterformen der Schizophrenie unterschieden: Bei der (häufigsten) *paranoid-halluzinatorischen* Form sind dies vor allem Wahn und Halluzinationen. Bei der *hebephrenen* Form dominiert die affektive Verflachung, bei der *katatonen* Form vegetative und motorische Symptome.

Die *frühen Warnsignale* für eine Psychose (oder ein drohendes Rezidiv) sind unspezifisch. Dazu zählen Schlafstörungen und Umkehrung des Tag/Nachtrhythmus, sozialer Rückzug, Mißtrauen, Konzentrationsstörungen, Selbstvernachlässigung, exzentrische Kleidung, zielloses Herumlaufen, ungewöhnliche Lärm- oder Lichtempfindlichkeit, starke Ablenkbarkeit, ungewöhnliche Beschäftigung mit religiösen Themen, bizarres Verhalten sowie sinnlose, unlogische Äußerungen.

Die **Diagnose** einer Schizophrenie stützt sich auf das beschriebene klinische Bild, vor allem auf die „Erstrangsymptome" (Gedankenentzug, kommentierende Stimmen u. a.). Andere psychische und vor allem organische Erkrankungen müssen jedoch ausgeschlossen werden, weil sie schizophrenieähnliche Symptome haben können (z. B. Multiple Sklerose, Epilepsie, Hirntumoren, Vergiftungen und Entzug).

Prognose. Bei weniger als einem Drittel der Patienten bleibt es bei einer einzigen Episode, häufiger sind Rezidive. Zwischen den Episoden können Rest- oder Residualsymptome fortbestehen. Gravierend sind dann die sozialen und beruflichen Folgen der Erkrankung: Geringe Leistungsfähigkeit aufgrund von Denk- und Konzentrationsstörungen aber auch wegen Antriebslosigkeit und Ideenarmut. Häufig wird die Umwelt als verwirrend und beängstigend erlebt. Für eine günstige Prognose sprechen gute Kontaktfähigkeit vor Erkrankungsbeginn und sehr rascher Beginn, Auslösung durch ein extremes Ereignis und starke Gefühlsstörung der Psychose.

Die **Ursachen** schizophrener Psychosen sind bisher nur zum Teil erforscht.

Genetische Untersuchungen (z. B. Zwillingsstudien) sprechen dafür, daß die Anfälligkeit für Schizophrenie teilweise vererbt wird, denn die Erkrankung kommt bei Menschen mit einem schizophrenen Verwandten ersten Grades häufiger als in der Allgemeinbevölkerung und mit größerer Übereinstimmung bei eineiigen als bei zweieiigen Zwillingen vor.

Eine *Störung der Neurotransmitter* bei Schizophrenie gilt als gesichert. Betroffen ist offenbar die neuronale Übertragung durch den Transmitter Dopamin und eventuell auch Serotonin. Man vermutet eine Überproduktion von Dopamin durch die „sendende" oder eine Überempfindlichkeit für Dopamin bei der „empfangenden" Nervenzelle, die zu Halluzinationen, Wahn oder Denkstörungen führen. Dabei bricht möglicherweise eine Filterfunktion des Gehirns zusammen, so daß zu viele Informationen oder Reize weitergeleitet werden.

Auch *Veränderungen der Hirnstruktur* etwa durch Störungen der embryonalen Reifung oder frühe Infektionen werden als Ursachen schizophrener Erkrankungen diskutiert.

Die Annahme, Schizophrenie sei Folge falscher Erziehung, familiärer Konflikte, belastender Lebensereignisse oder allgemein von Streß, konnte nicht bewiesen werden. Allerdings können diese Faktoren bei einem entsprechend gefährdeten („vulnerablen") Menschen die Psychose offenbar werden lassen. Diese Faktoren bestimmen auch den Verlauf mit: Eine hohe Rückfallgefahr besteht, wenn in der Familie Feindseligkeit, Kritik oder emotionales Überengagement (ein hohes Maß an „expressed emotion") herrschen.

Die **Akutbehandlung** der Schizophrenie ist oft nur stationär möglich (bei Selbst- oder Fremdgefährdung geschlossene Unterbringung). Hochpotente *Neuroleptika* werden gegen Wahn und Halluzinationen, niederpotente gegen psychomotorische Unruhe, *Benzodiazepine* evtl. ergänzend gegen Angst eingesetzt. Medikamente können die Krankheit nicht für immer heilen, bringen die schizophrene Akutsymptomatik aber im allgemeinen recht schnell unter Kontrolle. Durch diese Medikamente können Patienten mit einer chronischen Schizophrenie auch vor einem Rückfall in die Akutsymptomatik bewahrt werden. Ohne medikamentösen Schutz ist die Rückfallgefahr sehr hoch. Nach *erstmaliger Psychose* sollten Neuroleptika zur Rezidivprophylaxe für 1–2 Jahre, nach wiederholter Psychose für mindestens 5 Jahre gegeben werden.

Bei mangelnder Mitarbeit des Patienten hat sich die intramuskuläre Injektion eines Depot-Neuroleptikums alle 2–4 Wochen bewährt.

Einige Symptome der Schizophrenie können bisher allerdings durch Medikamente kaum beeinflußt werden, vor allem Negativsymptome wie Teilnahmslosigkeit, Apathie, Gedankenarmut oder Affektverflachung. Treten die akuten Positivsymptome zurück, beginnen deshalb *psychologische Therapien* und psychosoziale Rehabilitation. Konzentrationsfähigkeit und andere kognitive Leistungen werden dabei ebenso trainiert wie soziale Fertigkeiten. Für die Krankheitsbewältigung muß an alle Ebenen gedacht werden: Familie, Beruf, Haushaltsführung, Freizeitgestaltung usw. Psycho- und Soziotherapie müssen dabei sowohl eine Über- als auch eine Unterstimulation vermeiden: Überstimulation überfordert und kann erneut Akutsymptome auslösen; Unterstimulation verstärkt und chronifiziert die Minussymptomatik.

In den letzten Jahrzehnten wurde die Bedeutung einer *gemeindenahen Versorgung* psychisch Kranker für deren soziale Integration deutlich erkannt. Viele Patienten mit chronisch verlaufender Schizophrenie, die früher viele Jahre ihres Lebens in Anstalten zubrachten, können aufgrund besseren medikamentösen Schutzes und mit Unterstützung ergänzender Hilfsdienste viele soziale Rollen in ihrer Wohngemeinde wieder übernehmen. Dabei beraten sozialpsychiatrische Dienste in allen Fragen des täglichen Lebens, der sozialen, beruflichen und finanziellen Situation. Wohnformen mit unterschiedlichem Grad der Betreuung sind Wohnheime und Wohngemeinschaften. Patienten, die den allgemeinen Arbeitsmarkt nicht bewältigen könnten, finden in arbeitstherapeutischen Werkstätten Betreuung und regelmäßige Betätigung. Andere können über Arbeitsversuche oder Rehabilitations-Arbeitsplätze wieder schrittweise ins Erwerbsleben zurückkehren. Wichtig ist auch die Beratung der *Angehörigen*, die häufig mit Unverständnis, Vorwürfen oder Schuldgefühlen auf die Krankheit reagieren: Können nämlich emotionale Spannungen im Umfeld schizophrener Patienten abgebaut werden und kommen sie und ihre Familien besser mit fortbestehenden Symptomen zurecht, dann sinken die Wiederaufnahmeraten in die Klinik.

Umgang und Pflege schizophrener Patienten müssen auf eine übersichtliche Umgebung ohne emotionale Überforderung achten, in der klare Strukturen gegeben sind. Eindeutige, ruhige und klare Sprache gehören dazu ebenso wie die Vermeidung von Gefühlsausbrüchen oder Vorwürfen. Freundliche Zuwendung ohne emotionales Überengagement ist nötig.

Normalerweise hat es wenig Sinn, den Kranken von seinem Wahn abbringen zu wollen; dies könnte den psychischen Druck auf ihn erhöhen. Kein Wahn läßt sich durch Argumente ausreden – aber mitspielen sollte man dabei auch nicht, denn das würde das Wahnsystem nur stärken und letztlich auch zu Enttäuschung beim Patienten führen.

Verwirrende Ablenkungen (Fernseher, Radio) sollen vermieden werden.

Zwangsmaßnahmen. In einer akuten Psychose können Patienten gegen sich oder andere gewalttätig werden. Bei letzterem muß unbedingt an den eigenen Schutz gedacht und Hilfe geholt werden. Selbst zierliche Menschen entwickeln in der Psychose enorme Kräfte, deshalb sollte man immer in deutlicher Überzahl sein und gegebenenfalls auch nicht zögern, die Polizei zu rufen. Gespräche reichen bei psychotischen Erregungszuständen nicht aus. Verweigert der Patient die orale Medikamenteneinnahme, ist bei akuter Selbst- oder Fremdgefährdung eine Zwangsmedikation (in der Regel intramuskulär) indiziert. Unter Umständen muß der Patient auch zum Schutz von Mitpatienten, Personal und vor sich selbst fixiert, d. h. für eine bestimmte Zeit mit geeigneten Gurten ans Bett gebunden werden. All diese Maßnahmen müssen sorgfältig dokumentiert werden. Eine Fortsetzung dieser Zwangsmaßnahmen über wenige Tage hinaus bedarf der richterlichen Genehmigung.

Differentialdiagnose. Zum *„schizophrenen Formenkreis"* zählen außer der Schizophrenie auch noch verwandte Störungen: Bei der *Paranoia* steht der Verfolgungswahn ganz im Vordergrund. Die *Paraphrenie* ist durch chronischen Wahn gekennzeichnet, während andere schizophrene Symptome fehlen. Das *Altersparanoid* ist eine relativ häufige Erkrankung, bei der neben der Hirnalterung vor allem auch eine zunehmende Seh- und Hörminderung und soziale Vereinsamung eine ursächliche Rolle spielen. Diese Patienten wähnen sich beobachtet, abgehört, verfolgt und riechen z. B. tödliche Gase (olfaktorische Halluzinationen). Den Übergangsbereich der Schizophrenie zu den affektiven Störungen bilden die *schizoaffektiven Psychosen*, bei denen schizophrene Symptome (Gedankenentzug, Stimmenhören etc.) gleichzeitig mit depressiver oder manischer Symptomatik auftreten.

Bestimmte **Persönlichkeitsvarianten**, also überdauernde Charakterzüge, kommen in Familien schizophrener Patienten gehäuft vor oder können Vorläufer einer Schizophrenie sein: Die *schizoide* Persönlichkeit ist kontaktunfähig (autistisch), die *paranoide* Persönlichkeit ist mißtrauisch und fühlt sich ständig angegriffen, die *schizotypische* Persönlichkeit verhält sich absonderlich und versteigt sich z. B. in Aberglauben (s. Kap. 4.2).

7. Symptomatische Psychosen und andere hirnorganische psychische Störungen

Ursache dieser Erkrankungen (auch wenn sie in der Symptomatik z. B. einer Schizophrenie entsprechen) sind organische Schäden und Funktionsstörungen des Gehirns, die z. B. auf neurologische Erkrankungen (Hirntumoren), auf Substanzen und ihren Entzug (Alkohol) oder auf Hirnabbauprozesse zurückgehen.

7.1 Delir

Das Delir ist eine organische Psychose, die am häufigsten durch den Entzug von *Alkohol* (s. Kap. 8.1) oder zentralnervös sedierenden Medikamenten (Benzodiazepine!) verursacht wird, aber auch bei Drogen- und Medikamentenintoxikation und bei schweren, meist fieberhaften körperlichen Erkrankungen oder auch Hirntumoren vorkommt.

Alkoholentzugsdelire sind am häufigsten und beginnen in der Regel 2–5 Tage nach dem Absetzen des Alkohols. Typisch ist der Beginn nach einer Klinikaufnahme etwa nach einem Trauma in die (Unfall-)Chirurgie. Da eine Alkoholabhängigkeit meist nicht angegeben wird, überrascht nun, daß der Patient zunehmend psychomotorisch unruhig, schlaflos, schweißig und tachykard wird („Prädelir").

Symptome. Charakteristisch sind: Bewußtseinstrübung, fehlende Orientierung zu Zeit, Ort oder sogar Person sowie Halluzinationen (typischerweise optischer Art: nicht nur „weiße Mäuse" sondern ganze Szenen). Der Patient ist sehr suggestibel, liest z. B. von einem weißen Blatt oder hält einen ihm gereichten, nicht vorhandenen Faden. Fast immer ist er psychomotorisch unruhig und oft affektlabil (teilweise starke Angst, aber auch Euphorie oder Reizbarkeit). Die beim Alkoholentzugsdelir häufigen vegetativen Symptome (Tremor, Tachykardie, Schwitzen, Blutdruckschwankungen) können beim *Medikamentendelir* fehlen („trockenes Delir").

Therapie. Bis zur Einführung adäquater Therapieformen endeten Delire nicht selten tödlich. Für Alkoholdelire ist heute Clometiazol (Distraneurin) das Mittel der Wahl, sofern keine kardiopulmonalen Vor- oder Begleiterkrankungen bestehen, da es unter Clometiazol zu (bronchialer) Hypersekretion oder gar Atemdepressionen kommen kann. In allen anderen Fällen ist Clometiazol sehr effektiv und entsprechend dem klinischen Zustand des Patienten gut zu steuern (Anfangsdosis in der Regel zweistündlich zwei Kapseln, außer der Patient schläft; später ausschleichend über 4–10 Tage). Wegen der eigenen hohen Suchtpotenz darf Clometiazol keinesfalls ambulant gegeben werden. Ist Clometiazol kontraindiziert oder (zum Beispiel bei Benzodiazepinentzug) nicht ausreichend wirksam, empfiehlt sich eine Kombinationsbehandlung mit Neuroleptika (Haldol) und Benzodiazepinen (Diazepam) im Wechsel und ebenfalls ausschleichend.

Neuere Behandlungsansätze zum Beispiel mit Clonidin oder Carbamazepin haben sich bisher nicht allgemein durchgesetzt.

Prognose. *Alkoholentzugsdelire* bilden sich unter adäquater Therapie in der Regel in 7–14 Tagen vollständig zurück, Medikamentendelire können mitunter mehrere Wochen dauern. Sobald Kommunikation mit dem Patienten möglich ist, muß die Suchtproblematik angesprochen werden. In der Pflege sind die Prophylaxen (bei schweren Deliren auch Thromboseprophylaxe) durchzuführen und alle Vitalwerte dieses mitunter lebensbedrohlichen Krankheitsbildes ggf. engmaschig zu kontrollieren.

7.2 Durchgangssyndrome

Definition. Diese organischen Psychosen sind (wie der Name bereits aussagt) vorübergehender Natur und treten nicht nur, aber am häufigsten nach Schädel-Hirn-Traumata auf, ferner nach Herzversagen mit zerebralem Zirkulationsstillstand oder auch postoperativ nach Narkose. Hier kann eine konstitutionell bedingte Empfänglichkeit vorliegen, so daß diese Patienten bei einer späteren Operation ebenfalls wieder ein Durchgangssyndrom entwickeln.

Symptome. Das klinische Bild entspricht mit Bewußtseinstrübung, Desorientierung, psychomotorischer Unruhe und affektiven Auffälligkeiten teilweise einem Delir, Halluzinationen und vegetative Symptome sind allerdings weit seltener. Mitunter stehen paranoide Symptome im Vordergrund.

Therapie. Neben der Behandlung der Grunderkrankung (falls überhaupt möglich) sollte vor allem an eine ausreichende, aber nicht zu starke Sedierung der Patienten gedacht werden (nieder- und evtl. hochpotente Neuroleptika). Leichte Beschäftigungs- und Bewegungstherapie können den Heilungsverlauf ebenfalls unterstützen. Umgang und Pflege bewußtseinsgetrübter und verwirrter Patienten erfordern viel Geduld und Empathie. Die Patienten können schlecht kooperieren. Von ihnen selbst kommt auch trotz großer Zuwendung nur wenig Resonanz.

Andere Verwirrtheitszustände treten bei fieberhaften Infekten, Durchblutungsstörungen, Hirntumoren, thyreotoxischen und anderen endokrinen Krisen, bei Demenzerkrankungen und vielen weiteren organischen Störungen auf, auf die hier nicht näher eingegangen werden kann. Die Symptomatik ist aber immer sehr ähnlich; das Gehirn reagiert auf die unterschiedlichsten Noxen relativ gleichförmig.

7.3 Demenzerkrankungen

Definition. Bei einer Demenz sind immer *Gedächtnis und Denkvermögen*, meist aber auch andere höhere geistige Funktionen wie Orientierung, Auffassung, Rechnen, Lernfähigkeit, Sprache und Urteilsvermögen betroffen. Die Patienten sind aber wach, d.h. die Bewußtseinslage ist nicht getrübt.

Der **Verlauf** ist gewöhnlich chronisch oder fortschreitend. Meist verschlechtern sich zunehmend auch die emotionale Selbstkontrolle (z.B. grundlose extreme Stimmungsschwankungen), das Sozialverhalten (z.B. Distanzlosigkeit) sowie die Interessen und der Antrieb. Gewöhnlich sind dann auch Alltagsverrichtungen wie Waschen, Anziehen, Toilette etc. zunehmend beeinträchtigt und schließlich unmöglich. Durch *Leistungstests* (z.B. mini mental state) oder Einschätzungsskalen für die Bezugspersonen läßt sich der Grad der Demenz bestimmen. So werden z.B. leichte von mittelschweren und schweren Formen unterschieden. Schwere Demenz bedeutet immer *Pflegebedürftigkeit*. Demenz stellt heute die häufigste Einzelursache für Pflegebedürftigkeit dar.

Häufigkeit. Das Risiko, an einer Demenz zu erkranken, steigt mit dem Lebensalter steil an. Sogenannte „präsenile" Demenzen, die vor dem 65. Lebensjahr beginnen, sind selten (unter 1 % eines Jahrgangs). Bei den 80jährigen leidet etwa jeder 4., bei den über 90jährigen schon ca. 40 % an einer Demenz. Aufgrund der längeren Lebenserwartung werden deshalb immer mehr demente Menschen in unserer Gesellschaft leben und betreut werden müssen.

Ursachen. Nach den Ursachen wird eine **primäre Demenz**, bei der die Gehirnzellen direkt selbst erkranken und absterben, von den **symptomatischen Demenzen** unterschieden, die Folge anderer Erkrankungen sind. Auch Mischformen beider Typen kommen vor. Die primäre Demenz (**Alzheimer-Typ**) liegt bei 40–50 % der Demenzkranken vor.

Bei ihnen ist die *Anzahl der Nervenzellen* in bestimmten Gehirnregionen stark vermindert (v.a. Stirn- und Schläfenlappen). Unter dem Mikroskop zeigen sich später bei einer Gehirnsektion Amyloidablagerungen (Plaques) und neurofibrilläre Verklumpungen, die aber auch nur Begleiterscheinung oder Folge der ursächlich noch nicht aufgeklärten Erkrankung sein könnten. Auch gehen diese mikroskopischen Veränderungen nicht mit dem klinischen Schweregrad parallel – ebensowenig wie die CT, die meist eine frontale und temporoparietale Atrophie zeigt. Für eine *erbliche Komponente* bei der Alzheimer-Demenz sprach bereits die Beobachtung, daß Patienten mit Down-Syndrom (Trisomie 21) früh an einer Demenz erkranken. Die genetische Erklärung fand durch die Entdeckung des Apolipoprotein E 4 weitere Bestätigung: Diese

Untergruppe eines Eiweißbausteins kommt bei Alzheimer-Patienten gehäuft vor und steht unter Kontrolle durch ein Chromosom.

Symptome. Typisch für die Alzheimer-Demenz ist ein schleichender Beginn über zwei und mehr Jahre. Oft verläuft die Verschlechterung so langsam, daß Dritte erst spät und dann plötzlich die Defizite feststellen. Bisher gibt es keine kausale Therapie und keine Möglichkeit, den Krankheitsprozeß umzukehren.

Die **vaskuläre Demenz** als Folge von Gefäßerkrankungen ist mit einem Anteil von ca. 40 % unter den Demenzen ebenfalls häufig. Durch Verschluß kleiner und kleinster Gefäße kommt es zu meist kleinen, sich in ihrer Wirkung aber kumulierenden Infarkten des Hirngewebes. Hauptrisikofaktor ist die arterielle Hypertonie, daneben erhöhen auch Diabetes, Nikotinabusus und Cholesterinstoffwechselstörungen das Risiko. Die Patienten leiden oft zugleich an anderen Gefäßerkrankungen (KHK, AVK).

In der Vorgeschichte der vaskulären Demenz finden sich oft andere neurologische Symptome der Gefäßerkrankungen, beispielsweise flüchtige Lähmungen, Schwindel, Seh- oder Bewußtseinsstörungen. Während die Alzheimer-Demenz kontinuierlich-progredient verläuft, ist für die vaskuläre Demenz eher eine in abrupten Schritten verlaufende Verschlechterung charakteristisch, die den einzelnen vaskulären Ereignissen entspricht. Demnach ist auch die kognitive Beeinträchtigung gewöhnlich ungleichmäßig. Gedächtnis, Denkvermögen und Orientierung können betroffen sein, während Einsicht und Urteilskraft noch erhalten sind. Auch neurologische Herdzeichen (z. B. Gesichtsfeldausfälle, Paresen) sprechen für eine vaskuläre Genese einer Demenz, die im CT dann fast immer nachgewiesen werden kann. Zusätzliche Merkmale vaskulärer Demenzen können Zwangsweinen oder Zwangslachen sein, ferner Affektlabilität und depressive Verstimmung bei insgesamt relativ lange erhaltener Persönlichkeit. Je nach betroffenem Hirnareal können sich aber auch paranoide Symptome, Reizbarkeit oder Antriebsstörungen (z. B. Apathie) in den Vordergrund schieben.

Eine Untergruppe der vaskulären Demenzen bildet die **subkortikale arteriosklerotische Enzephalopathie**, bei der die kleinen Infarkte sich in tieferen Schichten nahe den Ventrikeln konzentrieren. Typische Symptome sind neben der Demenz Gangstörungen und Inkontinenz.

Weitere **sekundäre Demenzerkrankungen** gehen auf langjährigen Alkoholmißbrauch zurück (Alkoholdemenz) oder auf seltene Ursachen wie Liquorabflußstörungen, Hirntumoren, Hirnverletzungen, Vergiftungen, endokrinologische Erkrankungen, Morbus Wilson (gestörter Kupfer-Stoffwechsel), HIV, Syphilis oder andere Gehirninfektionen wie die Creutzfeld-Jakob-Krankheit. Auch Chorea Huntington, eine erbliche Systemerkrankung des Gehirns, geht mit Demenz einher.

Therapie. Wo immer möglich, ist bei diesen sekundären Demenzen die Grunderkrankung zu behandeln. Bei vaskulärer Genese steht die Blutdruckeinstellung und die engmaschige Kontrolle der anderen Risikofaktoren im Vordergrund. Spezifisches Training (z. B. Krankengymnastik, Logopädie, Beschäftigungstherapie) kann einige der Defizite mildern helfen, viele Symptome dieser Hirnabbauprozesse sind jedoch irreversibel. Wie bei der Alzheimer-Demenz kann der kognitive Abbau durch „Gehirnjogging" und andere Übungsverfahren bei manchen Patienten verlangsamt oder aufgehalten werden.

Die Wirkung hirnleistungssteigernder Medikamente („Nootropika") ist umstritten. Einige fördern die Durchblutung lediglich in den nicht betroffenen Hirnregionen, andere (z. B. Piracetam) haben unerwünschte stimulierende Nebenwirkungen.

Bei motorischer Unruhe, Aggressivität, massiven Schlafstörungen usw. kommt man um eine sedierende Medikation bei diesen Patienten nicht herum. Bevorzugt werden niederpotente *Neuroleptika* eingesetzt, bei paranoiden Symptomen auch hochpotente. Diese Substanzen (etwa Pipamperon) haben vergleichsweise geringe Nebenwirkungen und werden auch von herzkranken Patienten gut vertragen. Benzodiazepine haben dagegen oft eine paradoxe, d. h. stimulierende Wirkung bei hirnorganisch Erkrankten. Unruhezustände können auch von Blutdruckschwankungen herrühren (z. B. von einer abendlichen Kreislaufhypotonie), die dann entsprechend internistisch einzustellen sind.

Im **Umgang und Umfeld** sind Übersichtlichkeit, Klarheit, Hilfen durch Schilder, Merkzettel usw. für den dementen Patienten wichtig. Auch die ständige Aufforderung zum Mithelfen und Selbermachen, was noch klappt, wirkt sich günstig auf den Krankheitsverlauf und auf die zwischenmenschliche Beziehung aus, wenn es auch manchmal schneller ginge, wenn der Betreuer es selbst täte. Die Pflege dementer Patienten zählt zu den menschlich wichtigsten, aber zugleich zu den schwersten Aufgaben in unserer Gesellschaft. In der Hauptsache wird sie von den Angehörigen und von den Mitarbeitern der Sozialstationen, der Alten- und Pflegeheime geleistet. Sie tragen den Hauptteil der psychischen und körperlichen Belastungen dieser Arbeit mit wenig kommunikativen, häufig inkontinenten, kaum einsichtigen, unkooperativen Patienten. Ins Akutkrankenhaus kommen diese Patienten vor allem zur Abklärung, bei plötzlichen Verschlechterungen oder Komplikationen. Dort sind sie häufig „Sand im Getriebe". Gegenseitige Unterstützung im Team, Einbeziehen der Angehörigen und nicht zuletzt das Wissen, daß jedem einmal dieses Schicksal drohen kann, sollten allerdings die Bewältigung dieser Situation erleichtern.

8. Suchterkrankungen

Definition. Sucht stellt eine krankhafte, zwanghafte Abhängigkeit von Stoffen dar mit dem Verlangen nach ständig erneuter Einnahme dieser Substanzen, um ein bestimmtes Lustgefühl zu erreichen oder Unlustgefühle zu vermeiden. Nicht eine Substanz macht süchtig, sondern die Sucht entsteht aufgrund der süchtigen Fehlhaltung des Konsumenten. Aus unerträglich erscheinenden Lebenssituationen flüchtet er in eine Scheinwelt.

Prinzipiell kann jedes menschliche Verhalten süchtig entgleisen. Zunächst kommt es zu einer psychischen Gewöhnung mit schematischen, ritualisierten Verhaltensweisen (Zigarette als Belohnung, zum Streßabbau). Dann kommt es zu einer körperlichen Gewöhnung: Das Zielorgan der mißbrauchten Substanz wird mit der Zeit unempfindlicher. Diese Toleranzentwicklung führt zur Dosissteigerung. *Psychische Abhängigkeit* besteht, wenn der Betroffene nicht mehr aufhören kann, es zu einem unausweichlichen Verlangen kommt, zu dranghaft erlebten Vorstellungen vom Suchtmittel, zu einem Kontrollverlust über den Konsum. *Physische Abhängigkeit* zeigt sich in Toleranzentwicklung und Entzugserscheinungen.

Schädlicher Substanzgebrauch, der nicht zu Kontrollverlust, Entzugsymptomen usw. führt, wird als „Mißbrauch" bezeichnet. Mißbrauch kann dieselben körperlichen Folgeschäden haben wie eine Sucht und stellt oft eine Vorstufe zur Abhängigkeit dar.

Die stoffgebundenen Süchte können in drei Gruppen gegliedert werden: Abhängigkeit von *Alkohol*, von *illegalen Drogen*, von *Medikamenten* (zu Eß- und Magersucht s. Kap. 3).

8.1 Alkoholabhängigkeit

Definition. Alkoholismus bzw. Alkoholabhängigkeit besteht, wenn die psychische oder physische Abhängigkeit vom Alkohol einen solchen Grad erreicht hat, daß sich deutliche Störungen der körperlichen, seelischen oder sozialen Funktionen zeigen.

Häufigkeit. Mindestens 2,5 Mill. Menschen sind in Deutschland alkoholkrank, 40.000 sterben jährlich an den Folgen.

Das Suchtverhalten entwickelt sich vom Erleichterungstrinken über ein Stadium der Toleranzsteigerung (heimliches Trinken, Räusche mit Erinnerungslücken) bis zum Stadium des Zwangstrinkens (Kontrollverlust, zunehmende soziale Isolation, berufliche Probleme) schließlich in ein Stadium der Toleranzminderung und Sensibilisierung (Rausch schon nach geringen Mengen Alkohol) mit körperlicher, sozialer und ethischer Verelendung (Deprivationssyndrom) und evtl. Alkoholpsychosen.

Ursachen. Mehrere Ursachen wirken bei der Entstehung des Alkoholismus ineinander: Genetisch bedingt ist Alkoholmetabolismus und Ansprechbarkeit des Gehirns auf Alkohol individuell verschieden. Psychosoziale Einflüsse aus Familie, Gruppe und Kultur werden über das Lernen am Modell, Anpassungsdruck („Dazugehören-wollen") usw. wirksam. Selbstunsichere, anlehnungsbedürftige, wenig gefestigte und von äußerer Bestätigung abhängige Menschen scheinen gefährdeter. Sie haben den Umgang mit Gefühlen wie Angst, Wut oder Scham nicht gelernt, betäuben diese mit Alkohol. Tiefenpsychologisch wird eine Fixierung auf der oralen Stufe mit übermäßigem Anspruch und geringer Frustationstoleranz als Ursache einer neurotischen Entwicklung gesehen. Als charakteristische Typen des Alkoholismus wurden beschrieben: Konflikttrinken, Gelegenheitheitstrinken, Trinken mit körperlicher und psychischer Abhängigkeit (Kontrollverlust etc.), Spiegeltrinken (kein Kontrollverlust, aber tägliches Trinken), Quartalstrinken (Alpha- bis Epsilontypus nach Jellinek).

Alkoholkrankheit
Einteilung des Trinkverhaltens nach Jellinek

Alphatrinker	Alkoholkonsum ohne Kontrollverlust zur Bewältigung psychischer oder körperlicher Probleme
Betatrinker	Alkoholkonsum aus Anpassung und Gewohnheit, evtl. körperliche Folgen
Gammatrinker	Alkoholkonsum mit Kontrollverlust, Abhängigkeit und körperlichen und sozialen Problemen
Deltatrinker	Alkoholkrankheit mit Abhängigkeit und Abstinenzunfähigkeit
Epsilontrinker	exzessiver Alkoholkonsum mit Kontrollverlust, evtl. wochen- oder monatelanger Alkoholkonsum

Folgen der Alkoholabhängigkeit sind körperlicher, psychischer und sozialer Natur. *Körperliche* Folgeschäden treten am Verdauungstrakt auf (Ösophagitis, Gastritis, Pankreatitis, Leberzirrhose), am Herzen (Kardiomyopathie) und vor allem am Nervensystem (Hirnatrophie, zerebrale Krampfanfälle, Polyneuropathie etc.). Typische *soziale* Folgen der Sucht sind Scheidung, Verschuldung, Wohnungsverlust, Führerscheinentzug und strafbare Handlungen.

Psychiatrische Folgen des Alkoholismus sind als akute Zustände der Rausch (akute Intoxikation) und das Delir (s. oben) sowie die teilweise chronisch werdenden Alkoholpsychosen:

- Bei der **Alkoholhalluzinose** hört der Patient akustische Halluzinationen (beschimpfende, drohende Stimmen), die ihn sehr ängstigen, aber meist einige Tage nach Absetzen des Alkohols verschwinden.
- Der alkoholische **Eifersuchtswahn** hat neben dem Hirnabbau auch psychologische Ursachen: Die ehelichen Konflikte und die Impotenz aufgrund des Alkohols bewirken Schuldgefühle, die aber abgewehrt und auf die Ehefrau projiziert werden. Der Alkoholiker unterstellt ihr fremdzugehen.
- Bei der alkoholischen **Wesensänderung** ist die Persönlichkeit betroffen (allgemeiner Persönlichkeitsabbau, Nivellierung der Interessen, Kontrollverlust über Affekte etc.)
- Bei der **Alkoholdemenz** entwickeln sich Kritikschwäche, Gedächtnis- und Orientierungsstörungen. Beide Erkrankungen sind Zeichen fortgeschrittenen lokalen Hirnabbaus.
- Spezifische neurologisch-psychiatrische Folgeerkrankungen des Alkoholismus sind ferner das **Korsakow-Syndrom** (Merkschwäche, Desorientierung, Konfabulationen) und die **Wernicke-Enzephalopathie** (aufgrund von Vit. B 1- d. h. Thiamin-Mangel Augenmuskellähmungen, Koordinationsstörungen und Korsakow-Syndrom).

Therapie. Die Behandlung aller Abhängigkeitserkrankungen gliedert sich im Grunde in drei Stadien, die ineinander übergehen: körperliche Entgiftung *(Entzug)*, *Motivationsaufbau*, psychosoziale *Entwöhnung*. Die Entgiftung bearbeitet die körperliche Abhängigkeit, die Entwöhnung die psychische.

Viele Abhängige entziehen zu Hause ohne medizinische Überwachung. Erst Komplikationen (z. B. Entzugsdelir, Krampfanfälle) führen sie zum Arzt. Stationäre Überwachung des Entzugs ist vor allem bei diesen Komplikationen, bei kombiniertem Mißbrauch mehrerer Substanzen, bei schlechtem Allgemeinzustand oder geringem sozialem Rückhalt geboten. Häufig kommt man dabei auch ohne spezifische Entzugsmedikation aus, ggf. unterstützen Kreislaufmittel oder Doxepin, erst bei beginnendem Delir sollte Clomethiazol gegeben werden. Parallel dazu beginnt die Motivationsarbeit, bei der der Betroffene mit all den körperlichen und sozialen Konsequenzen seiner Sucht konfrontiert werden muß. Erst diese schonungslose Offenlegung der Realität kann die notwendige radikale Einstellungsänderung bewirken.

Hier können auch die Selbsthilfegruppen (z. B. die Anonymen Alkoholiker AA) als Experten aus eigener Erfahrung bereits einsteigen. Über Suchtberatungsstellen kann dann eine Langzeitbehandlung in einer Fachklinik eingeleitet werden. In jeden Behandlungsschritt müssen die Angehörigen einbezogen werden, die am meisten unter der Sucht leiden, als „Co-Alkoholiker" häufig aber auch zu ihrer Aufrechterhaltung (durch Entschuldigen, Wegschauen etc.) beitragen. Auch für sie gibt es Selbsthilfegruppen (Al-Anon).

In **Umgang und Pflege** abhängiger Patienten geht es häufig darum, manipulative Wünsche und Verhaltensweisen auszuhalten. Die Patienten legen es (bewußt oder unbewußt) darauf an, ihr Umfeld auch im Krankenhaus in ihr Netz der Abhängigkeit hineinzuziehen, z.B. indem sie den Betreuern ein schlechtes Gewissen machen. Statt gutgläubig zu sein, sollte man im Umgang mit Suchtpatienten (bei allem Engagement) immer auf eine nüchterne, kritische Distanz achten.

8.2 Drogenabhängigkeit

Häufigkeit. Etwa 100.000 Menschen gelten in Deutschland als abhängig von illegalen Drogen.

Die **Ursachen** der Drogenabhängigkeit sind noch stärker als beim Alkohol in einer Fehlentwicklung der Persönlichkeit zu suchen (früherer Beginn, schlechte soziale Integration bereits in der Pubertät). Auch die stärkere Einbindung in eine spezifische Subkultur („Scene"), Kriminalität und Prostitution zur Beschaffung der Substanzen, Beginn des Mißbrauchs vor Abschluß von Schule oder Berufsausbildung und andere soziale Belastungen erschweren den therapeutischen Zugang zu diesen Patienten.

Opiate (Heroin, Morphium, Codein) wirken schmerzstillend, einschläfernd und euphorisierend. Die Wirkung tritt bei i.v. Injektion besonders rasch ein. Gefährlich ist die Unterdrückung des Atemantriebs (Todesursache beim „Goldenen Schuß"). Charakteristisch ist die rasche Entwicklung von körperlicher und psychischer Abhängigkeit aufgrund der unangenehmen (aber meist ungefährlichen) Entzugserscheinungen wie Glieder- und Bauchschmerzen, Unruhe. Soziale und körperliche Folgen (AIDS-Infektion, Hepatitis, Abszesse etc.) sind besonders gravierend.

Cannabis (Haschisch, Marijuana) entspannt, dämpft und euphorisiert. Körperliche Abhängigkeit entsteht zwar nicht, jedoch psychische Abhängigkeit und langfristig „Persönlichkeitsentkernung" (Antriebslosigkeit, affektive Verflachung). Cannabis kann Halluzinationen und Wahnsymptome auslösen und eine schizophrene Psychose zu Tage treten lassen.

Halluzinogene (LSD u.a.) lösen schizophrenieähnliche Zustände mit optischen Halluzinationen, Derealisationserleben, Auflösen der Ich-Grenzen, anderen Wahrnehmungsstörungen und affektiven Verstimmungen aus. Auch längere Zeit nach Absetzen der Droge können sich diese Psychosen wiederholen („Flash back"). Halluzinogene führen zur psychischen Abhängigkeit.

Cocain wirkt (ebenso wie Amphetamine, die in „Ecstasy" und in Appetitzüglern enthalten sind) euphorisierend, anfänglich leistungssteigernd und reduziert Schlafbedürfnis und Appetit. Starke psychische Abhängigkeit und Dosissteigerung sind typisch. Es kann zu deliranten Zuständen und exogenen Psychosen mit Halluzinationen und Wahnsymptomen kommen. Eine schizophrene Psychose kann ausgelöst werden.

Für **Behandlung und Pflege** Drogenabhängiger gilt zunächst einmal dasselbe wie
beim Alkoholiker, nur in wesentlich zugespitzter Form. Um Manipulationen vorzubeugen, sind klare Absprachen hier noch mehr nötig. Werden sie nicht eingehalten,
ist die Behandlung abzubrechen. Auch die Motivation ist brüchiger, die soziale Situation meist noch desolater, die Persönlichkeitsentwicklung auf einer noch früheren Stufe gestört. Der körperliche Entzug ist bei *Opiatabhängigen* subjektiv zwar
sehr unangenehm, medizinisch aber fast immer ungefährlich und in der Regel mit
einer schweren Grippe vergleichbar. Körperlich ist auch der *Cannabis-Entzug*
ohne Probleme. Psychotische Symptome können bei *Halluzinogenen* und *Cocain*
auftreten. Dann helfen Neuroleptika.

8.3 Medikamentenabhängigkeit

Häufigkeit. Die Zahl der Medikamentenabhängigen wird in Deutschland auf 800.000
geschätzt. Die Dunkelziffer ist jedoch hoch.

Benzodiazepine (Diazepam und seine Abkömmlinge) sind vor allem wegen ihrer be-
ruhigenden, angstlösenden und schlafanstoßenden Wirkung bei entsprechender Persönlichkeitsstruktur für Mißbrauch und Abhängigkeit geeignet. Bei akuten Krisen
(Partnerverlust etc.) oder schweren psychischen Erkrankungen (z. B. als Begleitmedikation bei akuter Psychose) ist ihre vorübergehende Verordnung gerechtfertigt. Auch
ältere Patienten, die seit Jahren an ihre Schlaftablette gewöhnt sind und die Dosis
nicht steigern, können diese Medikamente weiter erhalten. Die Benzodiazepin-Be-
handlung von Unruhezuständen, Ängsten oder Schlafstörungen aufgrund chronischer
Belastungen, neurotischer Konflikte oder unbefriedigender Beziehungen ist ein Zeichen therapeutischer Hilflosigkeit. Zeichen der Intoxikation sind Müdigkeit, Benommenheit, Verlangsamung und Koordinationsstörungen. Die Wirkung von Alkohol
wird verstärkt. Längerfristig kann es zu intellektuellem und Persönlichkeitsabbau
kommen. Bei Entzug können zerebrale Krampfanfälle und Delirien (vor allem mit
optischen Halluzinationen) auftreten, bei Benzodiazepinen mit langsamem Abbau
u. U. noch nach Wochen.

Barbiturate gehören ebenfalls wie Benzodiazepine zu den „Tranquilizern" (Beruhi-
gungsmitteln). Sie wirken ähnlich wie Alkohol, führen zu psychischer und körperlicher Abhängigkeit und tragen ein höheres Risiko für tödliche Überdosierung als Benzodiazepine.

Abhängigkeit von **Schmerzmitteln** wie Phenacetin, die keine Opiate sind, entwickelt
sich meist aufgrund chronischer Schmerzzustände, die organisch oder auch psychoso-
matisch verursacht sein können. Die psychische Abhängigkeit entsteht aufgrund stimulierender und euphorisierender Wirkungen (Mischpräparate oft mit Coffein), die
körperliche Abhängigkeit wegen der raschen Toleranzentwicklung mit Dosissteigerung. Später treten Gleichgültigkeit und je nach Substanz Apathie, Tremor, Kopfschmerzen, Nieren- und Blutbildschäden auf. Nach der stationären Entgiftung (dabei
oft Schlafstörungen, Unruhe, Verstimmung, evtl. Delir) muß bei der psychischen Entwöhnung vor allem auf das Erlernen alternativer Schmerzbewältigungsmethoden
(Entspannungsübungen, antidepressive Medikamente) Wert gelegt werden. Im End-

stadium schwerer körperlicher Erkrankungen sollten Schmerzmittel jedoch nicht entzogen, sondern ausreichend wirksam verordnet werden.

Therapie. Die Behandlung von Medikamentenabhängigkeit besteht ebenfalls in den drei Grundschritten körperliche Entgiftung, Motivation, psychische Entwöhnung (ggf. auch Langzeittherapie in Fachklinik). Vor allem wegen der gefährlichen Delire und der Krampfanfälle sollte der körperliche Entzug von Benzodiazepinen und Barbituraten durch Dosisreduktion entweder extrem langsam oder unter stationären Bedingungen durchgeführt werden. Die Patienten sind sozial meist besser integriert als andere Süchtige. Problematisch ist jedoch, daß ihre Sucht häufig auf falsche ärztliche Verschreibungspraxis zurückgeht und (zum Teil deshalb) nur geringe Krankheitseinsicht besteht.

8.4 Nichtstoffgebundene Süchte

Im Prinzip kann jedes Verhalten süchtig entgleisen, wenn es wieder und wieder eingesetzt wird, um zu fliehen und Unlustgefühle zu vermeiden. Behandlungsbedürftig ist dieses Suchtverhalten, wenn der Betroffene mit diesem unwiderstehlichen Drang sich und anderen schadet. Psychiatrisch/psychotherapeutisch relevant sind etwa die Spiel-, die Arbeits- und die Stehlsucht (Kleptomanie). Häufig bilden Persönlichkeitsstörungen (s. Kap. 4.2) den Hintergrund, auf dem sich diese Abhängigkeiten entwikkeln. In Deutschland sollen beispielsweise ca. 30.000 Menschen spielsüchtig sein.

Nichtstoffgebundene Süchte wie *Spiel*- oder *Arbeitssucht* führen nach dem Absetzen zu psychischen Entzugserscheinungen (wie Unruhe, Gereiztheit, Dysphorie), und auch vegetative Symptome treten auf (Tachykardie, Schlafstörungen etc.). Da diese Symptome aber nicht mit den körperlichen Entzugserscheinungen bei Substanzmißbrauch zu vergleichen sind, ist der Krankheitswert dieser süchtigen Verhaltensweisen umstritten. Zweifellos führt aber beispielsweise die Spielsucht zu ähnlich gravierenden psychosozialen Folgen wie Alkoholismus und erfordert oft eine ähnlich konsequente und langwierige Therapie.

VIII. Krankheiten des Nervensystems und der Sinnesorgane

1. Krankheiten des Nervensystems

A. Schwartz

1.1 Kopf- und Gesichtsschmerzen

Zusammen stellen Kopf- und Gesichtsschmerzen mit das häufigste Beschwerdebild bei einem Arztbesuch dar. Fast jeder Dritte klagt zumindest gelegentlich über Kopfschmerzen. Viele Schmerzmittel sind rezeptfrei, so daß sich der Patient vielfach selbst behandelt, z. B. mit Acetylsalicylsäure, die ihrerseits zu Kopfschmerzen führen kann.

Das Hirnparenchym selbst enthält keine Schmerzfasern, so daß wir den „Kopfschmerz" über die schmerzempfindlichen Fasern der basalen Hirngefäße und -häute und einen Teil der Hirnnerven, z. B. den N. trigeminus, wahrnehmen.

Arten des Kopfschmerzes. Die Internationale Headache Society unterscheidet:
– Spannungskopfschmerzen
– Migräne
– Clusterkopfschmerzen und chronisch paroxysmale Hemikranie
– Kopfschmerzen nach Hirntrauma
– Kopfschmerzen bei vaskulären Erkrankungen
– Kopfschmerzen bei nichtvaskulären Erkrankungen
– Kopfschmerzen bei Substanzabusus und -entzug
– Kopfschmerzen bei Infektionen der Meningen
– Kopfschmerzen bei metabolischen Störungen
– Hirnnervenneuralgien
– Kopf- oder Gesichtsschmerzen bei Erkrankungen des Gesichtsschädels, des Nakkens, der Augen, Nase, Ohren, Nasennebenhöhlen, Zähne und des Mundes.

Wegen ihrer großen klinischen Bedeutung sollen hier der Spannungskopfschmerz, die Migräne und die Trigeminusneuralgie besprochen werden.

1.1.1 Spannungskopfschmerzen

Definition. Der Spannungskopfschmerz zieht beidseits vom Hinterkopf zur Stirn und hat einen dumpf-drückenden Charakter. Im Laufe des Tages nimmt er langsam zu und im Laufe der Jahre tritt häufig eine Chronifizierung ein. Frauen sind häufiger als Männer betroffen. Viele sehen einen Zusammenhang mit Streß und Wetterwechsel.

Ursächlich wird ein erhöhter Muskeltonus mit Streßsituationen und psychischer Anspannung angeschuldet. Andere sehen im Spannungskopfschmerz nur eine Variante der Migräne. Auch psychische Faktoren wurden als Ursache diskutiert, da häufig Angst oder Depressionen begleitend beobachtet werden.

Symptome, Diagnose. Die Patienten berichten neben den Kopfschmerzen über ein Druckgefühl hinter den Augen, Schweregefühl des Kopfes und Begleitsymptome wie Übelkeit und Erbrechen. Neurologische Ausfälle gehören nicht zum klinischen Bild. Auch Zusatzuntersuchungen wie Elektroenzephalogramm (EEG) sind unauffällig.

Therapeutisch empfiehlt sich eine *pyschotherapeutische Führung* des Patienten, um dem Teufelskreis Kopfschmerz-Medikamente zu entrinnen. Sonst kann ein Therapieversuch mit dem analgetisch wirkenden Antidepressivum *Amitryptilin* unternommen werden. Daneben sind *Verhaltenstherapie* oder ein Entspannungstraining empfehlenswert.

1.1.2 Migräne

Definition. Anders als der Spannungskopfschmerz ist die Migräne ein mehr anfallsartig auftretender, meist halbseitiger, pulsierender oder stechender Kopfschmerz, der mit vegetativen Begleitsymptomen wie Übelkeit und Erbrechen sowie Licht- und Lärmüberempfindlichkeit einhergeht. Eine familiäre Häufung und ein Überwiegen weiblicher Personen wird beobachtet. Meist tritt eine erste Migräneattacke zwischen der Pubertät und dem 3. Lebensjahrzehnt auf. Eine Reihe von *Auslösern* sind u. a.: Wetterwechsel, Menstruation, Nahrungsmittel wie Alkohol, Eis, Schokolade oder Käse, und Schlafmangel.

Wir unterscheiden heute zwischen einer Migräne ohne Aura *(einfache Migräne)*, einer Migräne mit Aura *(komplizierte Migräne*, Migraine accompagnée).

Ursache: ungeklärt.

Theorien zur Entstehung: Einerseits gibt es Hinweise auf eine Störung im Bereich der vegetativen Zentren des Hirnstamms und des Hypothalamus, andererseits, daß eine „primäre neuronale Dysfunktion" oder eine Minderung der Hirndurchblutung für die Schmerzauslösung verantwortlich ist. Eine Freisetzung biogener Amine aus den Gefäßwänden mit Schmerzauslösung durch eine Rückkopplung über den N. trigeminus ist eine andere Theorie.

Symptome. Der Kopfschmerz beginnt in aller Regel bereits am frühen Morgen oder nachts und kann bis zu 3 Tage anhalten, wobei er gegen Abend meist leicht abklingt. Gehen die Begleiterscheinungen über Übelkeit und Erbrechen oder Lichtscheu hinaus, und werden Sehstörungen mit Schleier- oder Flimmersehen oder Kribbelparästhesien, Benommenheit und Schwindel manifest, liegt eine *komplizierte Migräne* vor. Bei Migräne mit Aura treten die flüchtigen neurologischen Ausfälle bereits 30–60 Minuten vor dem Kopfschmerz auf (deswegen die Bezeichnung Aura).

Am häufigsten handelt es sich um Flimmerskotome, i. e. S. weißliche oder bunte flakkernde Lichter, die langsam, innerhalb von Minuten, von der Peripherie des Gesichtsfeldes zum Fixationspunkt verlaufen und auf ihrem Weg eine Sehstörung hinterlassen.

Andere flüchtige neurologische Herdzeichen können sensible oder motorische *Halbseitensymptome* oder *Sprachstörungen* sein, die über einen Zeitraum von 20 min wieder verschwinden oder sich verändern.

Herdbefunde gehören nicht zur Migräne und müssen weiter untersucht werden, z. B. können Gefäßmißbildungen des Gehirns vorliegen.

Diagnose. Eine vollständige neurologische und internistische Untersuchung sollte vor der Erstdiagnose einer Migräne immer erfolgen. Fokale Auffälligkeiten im Intervall sollten Zweifel an der Diagnose aufkommen lassen.

Im *EEG* kann während der Attacke eine herdförmige Verlangsamung und Abflachung der Hirnstromkurve beobachtet werden.

Therapeutisch hilft im akuten Anfall eine Kombination eines Analgetikums mit einem Antiemetikum (z. B. Acetylsalicylsäure plus Metoclopramid). Alternativ kann Ergotamintartrat rektal oder über einen Inhalator eingesetzt werden. Die neueste Substanz in der Migränetherapie ist Sumatriptan, ein Serotonin-Agonist, der vorwiegend subkutan angewendet wird.

Betarezeptorenblocker, Kalziumantagonisten oder psychotherapeutische Maßnahmen sollten Migräneattacken vorbehalten bleiben, die länger als 48 Stunden anhalten oder 2–3 mal im Monat auftreten.

1.1.3 Trigeminusneuralgie

Definition, Symptome: blitzartig mit extremer Intensität einschießender, brennender Gesichtsschmerz im Versorgungsgebiet eines Trigeminusastes, der Bruchteile von Sekunden anhält und reaktiv die Gesichtsmuskulatur zucken läßt, was man als *Tic do-*

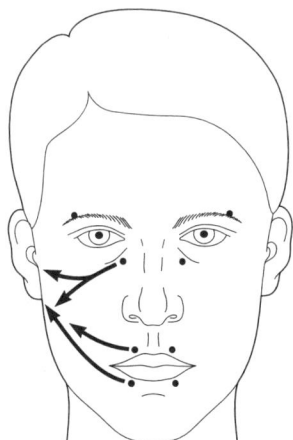

Abb. 8–1: Häufigste Schmerzausstrahlung bei Trigeminusneuralgie (**rechts**). **Links**: Auslösung der Neuralgie durch Berührung von Triggerpunkten (Nervenaustrittspunkte des N.V: oben *N. supraorbitalis* aus N.V/1, unten *N. mentalis* aus N.V/3, in der Mitte *N. infraorbitalis* aus N.V/2)

loureux bezeichnet. Frauen in der zweiten Lebenshälfte werden häufiger als Männer betroffen. Der Schmerz kann episodisch mit einem beschwerdefreien Intervall von Jahren immer wieder auftreten.

Diagnostik. Man unterscheidet 2 Formen:

Idiopathische Trigeminusneuralgie. Ursache ist nicht selten eine Kompression des Nerven durch ein arterielles Gefäß beim Austritt aus dem Hirnstamm. Die pulsierende Kompression löst eine „falsche" Leitung im Nerven aus, die Schmerzen hervorruft. Oft wird eine Veränderung der Berührungsempfindung im betroffenen Trigeminusast festgestellt werden, ohne daß dieser Krankheitswert zukommt.

Symptomatische Trigeminusschmerzen. Insbesondere Schmerzen im Stirnast bedürfen einer weiteren Abklärung.

Eine *MRT* kann ggf. den Nachweis dilatierter Gefäßschlingen und des Gefäß-Nerv-Kontaktes erbringen.

Therapie. Die Schmerzen sprechen individuell sehr unterschiedlich auf *Antiepileptika* wie Carbamazepin an. Nicht selten tritt nach Jahren ein Wirkverlust ein.

Alternativ kann bei Therapieresistenz eine neurochirurgische *Operation* mit Dekompression des druckgeschädigten N. trigeminus eine Besserung bringen. Ein anderes Verfahren stellt die perkutane *Thermokoagulation* des Ganglions des Nervus trigeminus dar.

1.2 Entzündliche Krankheiten des ZNS

Eine Entzündung kann viral, bakteriell, immunologisch bzw. allergisch hervorgerufen werden und die Hirnhäute *(Meningitis)* oder das Hirn- bzw. Rückenmarksparenchym *(Enzephalitis, Myelitis)* allein oder gemeinsam *(Meningoenzephalitis)* betreffen.

1.2.1 Meningitis

Definition. Ist nur die harte Hirnhaut (Dura mater) entzündet, spricht man von einer *Pachymeningitis*. Es handelt sich dabei meist um eine eitrige Entzündung, die durch eine offene Schädel-Hirn-Verletzung oder fortgeleitet bei Nasennebenhöhlenentzündungen hervorgerufen wird. Bei der *Leptomeningitis* sind die weichen Hirnhäute (Arachnoidea und Pia mater) betroffen. Gerade in diesen Fällen greift die Entzündung auf das Hirnparenchym über.

Symptome. *Leitsymptome* sind Kopfschmerzen und Fieber. Übelkeit, Erbrechen sowie Licht- und Lärmempfindlichkeit sind häufig.

Diagnose. Bei der klinischen Untersuchung findet man *Nackensteifigkeit* (Meningismus, Abb. 8–2): Bei dem Versuch, den Kopf des liegenden Patienten anzuheben, trifft man auf einen bretthartten Widerstand.

Ursache ist ein reaktiver Hartspann der Nackenmuskeln, um zu verhindern, daß die Hirnhäute durch die Beugung der Halswirbelsäule gedehnt werden. Weitere typische Dehnungszeichen sind positiv: *Lasègue*-Versuch (Heben des gestreckten Beins bis zur Senkrechten), *Kernig*-Ver-

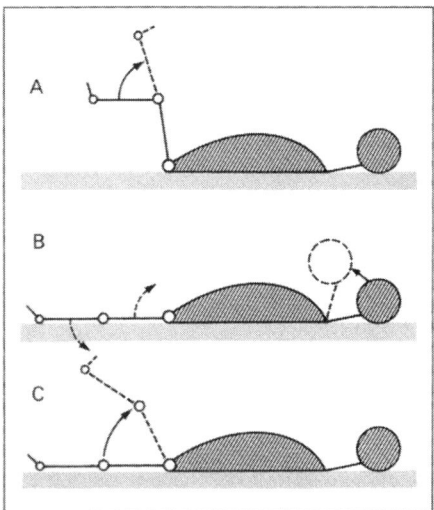

Abb. 8–2: Klinische Zeichen bei Meningitis (Meningismuszeichen): **a.** *Kernig*: Die im Hüftgelenk um 90° gebeugten Beine sind im Kniegelenk nicht streckbar, **b.** *Brundzinski*: Rasches passives Beugen des Kopfes bei liegenden Patienten bewirkt eine Beugung in Hüft- und Kniegelenk, **c.** *Lasègue*: Auslösung von Schmerzen im Bereich von Gesäß und Oberschenkel bei passsiver Beugung in der Hüfte der im Kniegelenk gestreckten Beine

such (Streckung des Knies bei 90° gebeugtem Hüftgelenk), bei denen Schmerzen an der Hinterseite des Oberschenkels oder zwischen den Schulterblättern auftreten. Bei Kindern wird häufig das *Brudzinski*-Zeichen geprüft. Hierbei wird beim Anheben des Kopfes von der Unterlage eine schmerzbedingte Ausgleichsbeugung im Hüftgelenk beobachtet.

Die Meningitis ist durch Untersuchung des Nervenwassers (Liquor) zu beweisen. Der Liquor wird durch Lumbal- (Abb. 8–3) oder Subokzipitalpunktion gewonnen.

Technik. Die Punktion kann im Patientenzimmer unter Einhaltung der Hygienevorschriften durchgeführt werden. Die Punktion wird nach sorgfältiger Hautdesinfektion und Lokalanästhesie im Sitzen oder im Liegen in Höhe des Zwischenwirbelraumes LWK 3/4 oder 4/5 (ca. in Höhe der Verbindungslinie der beiden Beckenkämme) streng in der Mittelinie am schonendsten mit einer atraumatischen Nadel durchgeführt. Man entnimmt ca. 10 ml. Vor dem Ablaufenlassen des Liquors sollte im Liegen der Liquordruck mittels eines Barometers oder eines Steigrohrs gemessen werden (Normalwert 75–180 mm Wassersäule). Daran schließt sich die Prüfung des *Queckenstedt-Versuchs* an, bei dem durch Prüfung des Anstiegs des lumbalen Liquordrucks bei Kompression der Halsvenen die Durchgängigkeit des Spinalkanals belegt wird. Steigt dagegen der Druck nur bei der Bauchpresse an, liegt der Verdacht auf eine Liquorpassagebehinderung im Hals- oder Brustwirbelsäulenbereich vor.

Die Liquoruntersuchung berücksichtigt: Zellzahl (normal bis 5/μl), Zellbild (lymphozytär), Gesamteiweißgehalt (normal: 0,25–0,5 g/l) und Gehalt auf Albumin und Immunglobuline (IgG, IgM, IgA) bzw. deren Verhältnis zum Serumgehalt (normaler IgG-Quotient bis 0,8 g/l, methodenabhängig).

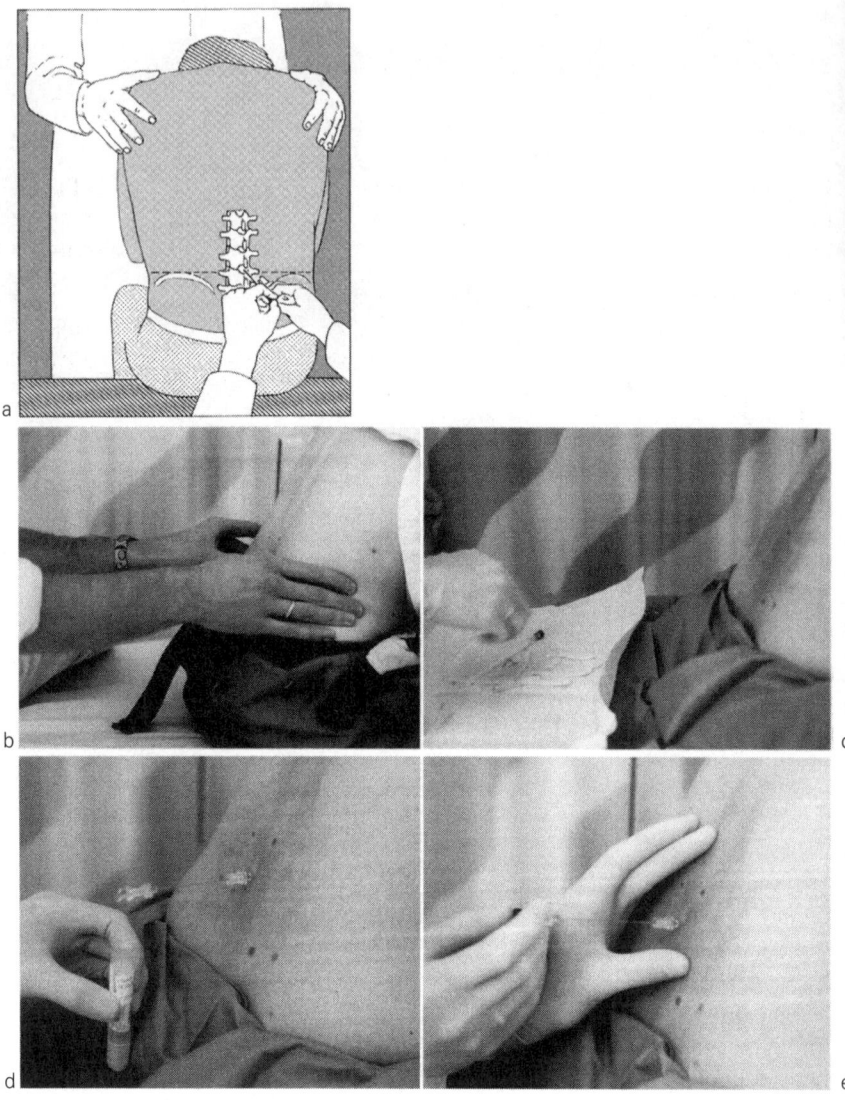

Abb. 8–3: Lumbalpunktion im Sitzen: Die Punktion erfolgt in Höhe der Verbindungslinie beider Darm-
beinkämme (Zwischenwirbelraum L 3/4 oder 4/5; **a, b**) in Lokalanästhesie unter sterilen
Bedingungen (**c, d**). Der Patient wird von der Hilfsperson gehalten und soll mit vor dem
Leib verschränkten Armen die Lendenwirbelsäule maximal krümmen, **d.** zeigt die typische Nadelposition, **e.** Abtropfen des Liquors. Die Entnahme von 10–20 ml Liquor ist un-
bedenklich (Liquorproduktionsraten: 500 ml/d; s. Abb. 22–10, S. 857)

1.2.1.1 Virale Meningitis

Synonyme: lymphozytäre, aseptische, abakterielle oder seröse Meningitis.

Häufigkeit. Die Virusmeningitis ist die häufigste ZNS-Entzündung.

Ursache. Die Infektion wird entweder durch eine Streuung über den Blutweg (hämatogen) im Rahmen eines allgemeinen Virusinfektes oder seltener durch direkte Ausbreitung entlang eines Nerven, z.B. den N.trigeminus, auf das Gehirn übertragen.

Erreger der infektiösen Form sind RNS- und DNS-Viren.

Zu den *RNS-Viren* gehören Picorna-Viren (z.B. Coxsackie A/B, ECHO), Arbo-Viren (z.B. FSME = Frühsommer-Meningoenzephalitis), Myxo-Viren (z.B. Influenza), Paramyxo-Viren (z.B. Masern, Mumps), Rubella-Viren (Röteln), Rhabdo-Viren (Tollwut) und Arena-Viren (z.B. LCM = lymphozytäre Choriomeningitis).

Zu den *DNS-Viren* zählt man Adeno-, Herpes-, Varizella-Zoster-, Zytomegalie- und Epstein-Barr-Viren.

Die *parainfektiöse* Meningitis ist eine entzündliche Mitreaktion der Hirnhäute bei einer extrakraniellen Entzündung. Eine atypische aseptische Meningitis gilt als seltene frühe Manifestation von AIDS.

Symptome. Der klinische Verlauf einer viralen Meningitis beginnt mit einem Prodromalstadium mit Abgeschlagenheit, Müdigkeit und Inappetenz, danach setzen Kopfschmerzen und Fieber ein. Nur bei Kindern übersteigt die Temperatur 39 °C. In der überwiegenden Zahl der Fälle (ca. 90 %) klingen die Beschwerden nach einer Woche bis zu 14 Tagen ab.

Diagnose. Der Virusnachweis, der nur selten gelingt, erfolgt durch die Beobachtung der Titerbewegung in Serum und Liquor.

Ein erhöhter Titer allein reicht nicht aus, da nicht selten unspezifische Mitbewegungen z.B. des Herpes simplex-IgG-Titers vorkommen.

Bei der viralen Meningitis ist der Liquor klar. Die Zellzahl ist auf 300–400/µl lympho-monozytären Zellen erhöht. Das Gesamteiweiß ist nur leicht angehoben (ca. 0,8 g/l).

Therapeutisch wird allein Bettruhe verordnet, das Fieber physikalisch oder durch Antipyretika, z.B. Paracetamol, gesenkt. Die Kopfschmerzen werden ebenso z.B. durch Paracetamol symptomatisch behandelt. Selten müssen Hirnödem oder ein Anfall behandelt werden.

Bei einer *Frühsommer-Meningoenzephalitis* (s. Kap. III/5.5.2) kann nach Zeckenbissen in Endemiegebieten noch innerhalb der ersten 3 Tage eine passive Immunisierung mit Immunglobulinen (FSME-Bulin®) vorgenommen werden.

1.2.1.2 Bakterielle Meningitis

Definition. Die bakterielle Meningitis wird auch als eitrige, purulente oder septische Meningitis bezeichnet. Sie ist eine schwerere Erkrankung als die virale Verlaufsform. Meist handelt es sich um eine eitrige Leptomeningitis.

Häufigkeit: ca. 5–10 Neuerkrankungen pro 100000 Einwohner/Jahr.

Ursache. Bei der *primären* bakteriellen Meningitis ist die Herkunft der Erreger unbekannt. Die *sekundäre* bakterielle Meningitis ist Folge einer hämatogenen Streuung des Erregers oder Übergreifen einer Entzündung aus der Nachbarschaft. In beiden Fällen breitet sich die eitrige Entzündung ohne Behandlung entlang des Liquorraumes auf die gesamte Hirnoberfläche unter Einbeziehung der Ventrikel aus, was durch die Eiterbildung zu Liquorabflußstörungen mit einem Hydrocephalus occlusus führen kann. Greift die Entzündung auf das Hirnparenchym über, resultieren Hirnödem, Hirndrucksteigerung (s. Abb. IV/9–1, S. 185) und neurologische Ausfälle. *Erreger* (Abb. 8–4) sind bei Erwachsenen am häufigsten Pneumokokken (ca. 50 %) und Meningokokken (ca. 30 %).

Dagegen werden bei Säuglingen und Kleinkindern eher gramnegative Enterobakterien und Haemophilus influenzae gefunden, bzw. bei älteren Kindern und Jugendlichen vorwiegend Meningokokken.

Eine Sonderform ist die *tuberkulöse Meningitis* (Erreger: Mycobacterium tuberculosis hominis), die heute als Sekundärerkrankung bei HIV-Infizierten wieder häufiger beobachtet wird. Eine weitere Sonderform ist die Lyme-Borreliose (Erreger: Spirochäte der Gattung Borrelia burgdorferi), durch Zeckenbiß hervorgerufen.

Diese Erkrankung läuft in drei Stadien ab. Nach dem Zeckenbiß kommt es zunächst zu einer typischen Hautrötung (Erythema migrans) und zu einer hämatogenen Streuung. Danach tritt eine Meningoenzephalitis (Stadium II) mit Beteiligung der Rückenmarkwurzeln (Bannwarth-Syndrom) ein. Daneben treten auch Entzündungen der Herzinnenhaut und der Gelenke auf. Im chronischen Stadium überwiegen Hauterscheinungen und eine sensomotorische Polyneuropathie.

Symptome. Insgesamt verlaufen die bakteriellen Meningitiden schwerer als die viralen, ja selbst unter antibiotischer Therapie werden noch tödliche Verläufe und Defektheilungen gesehen. Allgemein ist das Prodromalstadium mit Müdigkeit, Abgeschlagenheit und Lichtscheu nur kurz, und frühzeitig treten heftige Kopfschmerzen begleitet von hohem Fieber (um 40°C) auf. Unbehandelt tritt rasch eine Verschlechterung mit zunehmender Bewußtseinstrübung, fokalen neurologischen Ausfällen und Krampfanfällen auf.

Diagnose. Bei der klinischen Untersuchung fällt eine brettharte Nackensteifigkeit auf. Kinder zeigen eine besonders auffällige Haltung mit Beugung im Hüftgelenk in bevorzugter Seitenlage, um die Dehnung der Hirnhäute zu minimieren. Unter zuneh-

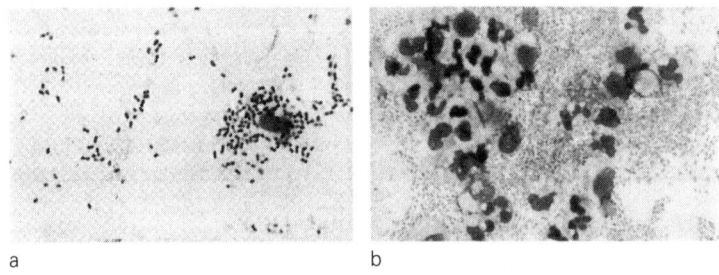

a   b

Abb. 8–4: Haupterreger bakterieller Hirnhautentzündungen: **a.** *Pneumokokken,* grampositive Diplokokken, **b.** *Meningokokken,* gramnegative Diplokokken (bei Pfeil intrazelluläre Lage)

mendem Hirndruck trüben die Patienten ein, und nicht selten treten Krampfanfälle auf. Zu beachten ist, daß bei einer Meningokokken-Infektion die Gefahr der Verbrauchskoagulopathie mit flächenhaften Hautblutungen und Blutungen in inneren Organen, z. B. Niere (s. Abb. VI/3–1, S. 229) besteht.

Die BSG ist stark erhöht, die Leukozyten stark vermehrt. Der Liquor ist trüb bis eitrig bei einer Zellzahlerhöhung > 400–4 000/µl, wobei neutrophile granulozytäre Zellen das Bild bestimmen. Das Gesamteiweiß ist auf mehr als 1 g/l erhöht. Der Liquorzucker ist dagegen im Vergleich zum Blutzucker erniedrigt.

Therapeutisch ist der erste Schritt die mikrobiologische Bestimmung des Erregers aus Liquor und/oder Serum *(Blutkulturen)*, gefolgt von einer gezielten *antibiotischen Therapie* mit einem möglichst gut liquorgängigen Präparat. Kann zunächst der Erreger nicht bestimmt werden, wird die Therapie mit einer Dreierkombination aus einem Cephalosporin der 3. Generation (z. B. Cefotaxim oder Ceftriaxon), einem Aminoglycosid (z. B. Gentamycin oder Tobramycin) und einem Breitspektrum-Penicillin (z. B. Ampicillin) begonnen, später nach Antibiogramm fortgeführt. Grundsätzlich ist auch bei bakterieller Meningitis die physikalische Fiebersenkung, die Kopfschmerz- und Hirnödemtherapie zu betreiben. Gerade in diesen Fällen ist eine Prophylaxe gegen epileptische Anfälle vorzunehmen.

Beachte: Werden bei einer Meningitis *Meningokokken* (s. Abb. 8–4) oder *Haemophilus influenzae* nachgewiesen, sollten Angehörige im gleichen Haushalt und Personen, die mit Sekreten des Respirationstraktes in Kontakt gekommen sind (Pflegepersonal), vorbeugend über 2–4 Tage mit 600 mg Rifampicin/Tag behandelt werden.

1.2.1.3 Meningitis durch Parasiten und Pilze

Seltener werden Hirnhautentzündungen oder Meningoenzephalitiden durch Infektionen mit Protozoen oder Würmern (Parasiten) hervorgerufen. Im Falle einer **Pilzinfektion** verläuft die Meningitis noch schwerer, u. U. wird sie chronisch. Solche ungewöhnlichen Erreger werden bei offenen Schädelverletzungen oder bei AIDS bzw. einer Langzeitbehandlung mit Antibiotika, Kortikosteroiden oder Chemotherapeutika gesehen.

Bei **parasitären Erkrankungen** spielt der Mensch nur die Rolle eines Zwischenwirts. Hauptinfektionsweg ist der Magen-Darm-Trakt durch infizierte bzw. kontaminierte Speisen. Von dort durchlaufen die Parasiten einen ihnen typischen Entwicklungszyklus, in dessen Rahmen es über eine hämatogene Aussaat zu einer Beteiligung des ZNS kommt.

Eine Ausnahme macht die *konnatale Toxoplasmose*, bei der der Infektionsweg über den intrauterinen Plazentarkreislauf erfolgt. Neben dieser typischen Protozoenerkrankung finden sich auch Wurmerkrankungen durch die Finnen des Schweine-, Rinder-, Hunde- und Fuchsbandwurms.

Die *Haupteintrittspforte* für Pilzinfektionen (z. B. durch Vernebler) ist die Lunge durch die Aufnahme von Schwebeteilchen in der Luft. Die Meningitis ist hier Folgeerscheinung einer sekundären hämatogenen Streuung.

Die häufigsten Erreger sind der Cryptococcus neoformans, Aspergillus fumigatus und Candida albicans. Neben der meningitischen Reaktion kommt es häufig zu einer zerebralen Beteiligung mit Neigung zu einer Abszedierung.

Im Verlauf dieser schweren Enzündung, die durch eine granulomatöse Gewebsreaktion gekennzeichnet ist und unter Abszedierung auch in Zysten übergehen kann, greift die Infektion auf das Hirngewebe selbst über. Die Abheilung läßt durch zystische Abkapselung einen Verkalkungsherd zurück.

Symptome. Neben den bereits bekannten typischen Zeichen einer Hirnhautentzündung sind die parasitären und pilzbedingten Meningitiden durch einen schleichenden, langsamen Beginn, später aber durch einen schweren und schlecht beherrschbaren Verlauf gekennzeichnet. Manche Fälle gehen in ein chronisches Stadium über.

Auffallend ist, daß BSG und Leukozyten kaum ansteigen. Manchmal fällt eine Eosinophilie im Differentialblutbild auf.

Der *Erregernachweis* erfolgt aus dem Liquor, seltener aus dem Blut. Der *Liquor* zeigt eine unspezifische lymphomonozytäre Zellvermehrung auf 30–300 Zellen/µl.

Nur in wenigen Fällen gelingt durch Tuschefärbung die Darstellung der Pilze unter dem Mikroskop.

Die **Therapie** dieser Erreger gestaltet sich schwierig, da die notwendigen Chemotherapeutika, insbesondere wenn sie intravenös verabreicht werden müssen, ausgeprägte Nebenwirkungen entfalten.

1.2.2 Enzephalitis

Eine Entzündung, die sich nur im Hirngewebe (Enzephalitis) ausbreitet, ist viel seltener anzutreffen als eine, die von den Hirnhäuten auf die Hirnrinde übergreift (Meningoenzephalitis). Ähnlich wie bei einer Hirnhautentzündung muß zwischen einer Form, die durch Erreger bedingt ist, und einer solchen, die allergisch bzw. immunologisch, z. B. als eine Impfreaktion, ausgelöst wird, unterschieden werden.

Viren. Eine besonders schwere Form wird durch Herpes-simplex-Virus (HSV) Typ 1 (HSV 1) hervorgerufen.

Neben der hämatogenen Streuung als Infektionsweg wird auch die Ausbreitung nach intrakraniell über Hirnnerven (N. olfactorius, N. trigeminus) entlang der Schädelbasis diskutiert, die mit den Nasennebenhöhlen Kontakt haben. Allerdings muß ein zusätzlicher Pathomechanismus vorliegen, der dem Virus den Übertritt ins Hirnparenchym ermöglicht, um die Diskrepanz zwischen der Häufigkeit von Virusinfektionen und dem Auftreten einer Enzephalitis erklären zu können.

Bakterien. Die bakterielle Enzephalitis läuft entweder als multifokale Herdenzephalitis ab, die metastatisch durch Keimverschleppung im Rahmen einer Sepsis oder Bakteriämie (z. B. bei Endocarditis lenta) hervorgerufen wird, oder als Marklagerphlegmone, bei der sich die Infektion lokal mit einer entzündlichen Einschmelzung des Hirnparenchyms ausbreitet. Gerade die Marklagerphlegmone (z. B. bei offener Schädelverletzungen) ist ein hochakutes Krankheitsbild mit Bewußtseinstrübung, hohem Fieber und schweren neurologischen Ausfällen.

Symptome. *Virusenzephalitis*: Prodromalstadium mit Müdigkeit, Abgeschlagenheit, Kopf-, Gliederschmerzen und subfrebrilen Temperaturen, Übelkeit und Erbrechen. Diesem folgt nach ca. 7–14 Tagen die enzephalitische Phase, die durch eine zunehmende Bewußtseinstrübung gekennzeichnet ist. Daneben können epileptische Anfälle und neurologische Ausfälle auftreten. Wie schwer die Erkrankung abläuft ist nicht vom Erreger abhängig, sondern von der immunologischen Abwehrlage des Patienten. Die HSV-1-Enzephalitis ist klinisch besonders auffällig durch den raschen Verlauf bei jungen Patienten mit Sprachstörungen und epileptischen Anfällen als Zeichen der frühzeitigen Beteiligung des Schläfenlappens und nachfolgend rascher Eintrübung.

Die *bakterielle Herdenzephalitis* ist durch ein schlaganfallähnliches Bild geprägt: Kopfschmerzen, Fieber als Zeichen einer Infektion und Meningismus.

Diagnose. Die Untersuchung bei Enzephalitiden findet neben subfebrilen Temperaturen auch bereits neurologische Ausfälle, z. B. Lähmungen, Sensibilitätsstörungen oder Hirnstammsymptome. Die Ausfälle treten langsamer und fortschreitend und nicht akut wie beim Schlaganfall auf. Die enzephalitisch bedingten Bewußtseinsveränderung können als hirnorganisches Psychosyndrom oder als exogene Psychose verlaufen.

Differentialdiagnose. Die Psychose unterscheidet sich durch das Vorliegen von Konfabulationen oder Halluzinationen von den hirnorganischen Veränderungen mit Störung der Orientierung (zur Zeit, zum Ort, zur Person), des Antriebs (z. B. adynam oder unruhig), des Affekts (z. B. emotionell verflacht oder aggressiv) und der Aufmerksamkeit bzw. der Konzentration.

Der *Liquor* zeigt nur eine leichte Zellvermehrung auf ca. 100 Zellen/μl neben einer leichten Gesamteiweißerhöhung. Ein Nachweis spezifischer Antikörper gelingt (auch im Serum) nicht vor dem 10. Tag. Erst nach diesem Intervall sind spezifische IgM- und IgG-Titerbewegungen zu erwarten. Der frühzeitige HSV-Nachweis gelingt heute mit der Polymerase-Kettenreaktion (PCR). Bei einer Marklagerphlegmone kann der Liquor eitrig sein, während bei der bakteriellen multifokalen Herdenzephalitis kaum Liquorveränderungen vorliegen, da die Herde tief im Parenchym liegen und die Hirn-Liquor-Schranke nicht gestört wird.

CT, MRT. Nach ca. 3 Tagen läßt sich bei der HSV-Ezephalitis ein bilaterales Ödem in beiden Temporal-, im Frontallappen und im Gyrus cinguli nachweisen. Auch unter Behandlung können pseudozystische Gewebedefekte nach Resorption der Nekrosen zurückbleiben.

Therapie. Wird eine HSV-Enzephalitis vermutet, muß unmittelbar ein Virustatikum, in diesem Fall Aciclovir (Zovirax), verabreicht werden.

Aciclovir wirkt nur in Abwesenheit von Thymidinkinase, so daß nur HSV 1, 2 sowie Varizella-Zoster-Viren ansprechen, Zytomegalie- und Epstein-Barr-Virus sind dagegen nicht zu beeinflussen. Hier steht alternativ Ganciclovir (Cymeven) zur Verfügung.

Das begleitende Hirnödem wird mit Glycerin- oder Mannit-Lösungen behandelt. Eine Anfallsprophylaxe muß stattfinden.

Sorgfalt sollte auf eine adäquate Ruhigstellung der Patienten mit niedrigpotenten Neuroleptika verwendet werden. Kopfschmerzen und Fieber werden symptomatisch behandelt.

Die Therapieempfehlungen entsprechen denen der bakteriellen Meningitis.

1.2.3 Enzephalitis, HIV-Infektion, AIDS

Parasitäre oder Pilzinfektionen des Gehirns waren wie bereits erwähnt, abgesehen von der angeborenen Toxoplasmose, bisher eine Rarität. Daß sie heute wieder häufiger anzutreffen sind und in die differentialdiagnostischen Überlegungen einbezogen werden müssen, liegt an der zunehmenden Zahl immuninkompetenter Patienten, vorwiegend der HIV-Infizierten, weniger an einer Zunahme von Patienten unter Chemotherapie.

Meningoenzephalitiden bei HIV-Infizierten sind meist opportunistische Infektionen und markieren das AIDS-Vollbild (s. Kap. III/3.1, S. 65).

Das HIV zerstört T 4-Helfer-Lymphozyten und Makrophagen, wodurch ein zellulärer Immundefekt (< 400 T 4-Zellen/µl) entsteht *AIDS-Klassifikationen* (s. Kap. III/3.1, S. 65)

Symptome. Bei den opportunistischen Infektionen stehen nicht Bewußtseinstrübung, Anfälle, Fieber oder Kopfschmerzen im Vordergrund, sondern die neurologischen Herdsymptome. Die Herde treten meist ventrikelnah oder in den Stammganglien auf, weshalb klinisch häufig rasch fortschreitende sensomotorische Halbseitensymptome beobachtet werden. Bei Herden in der hinteren Schädelgrube überwiegen Kleinhirnsymptome mit Schwindel und Gang- und Standunsicherheit.

Diagnostik. Zunächst wird mit mikrobiologischen Methoden, z. B. KBR und ELISA-Tests, und Kulturen auf Pilzwachstum im Serum und Liquor die Erregersuche betrieben. Daneben ist die HIV-Antikörperbestimmung mittels Such-Test (ELISA) oder sekundär mit Western-Blot- oder Immunfluoreszenz-Test wesentlich. Im Liquor wird nach HIV-spezifischen IgG-Antikörpern gesucht.

Die **Therapie** der parasitenbedingten oder Pilzenzephalitis wird in üblicher Weise durch intravenöse Gabe von Chemotherapeutika durchgeführt. Bei gleichzeitiger HIV-Infektion sollte mit Azidothymidin AZT (Retrovir), einem Inhibitor der reversen Transkriptase des HIV, kontinuierlich begleitend behandelt werden (600 mg/ Tag).

1.2.4 Chronische Enzephalitis

Definition. Bei dieser Erkrankung tritt die Symptomatik langsam progredient über Wochen und Monate auf. Hauptvertreter sind die subakute sklerosierende Panenzephalitis *(SSPE)*, die Creutzfeld-Jakob-Erkrankung *(CJD)* und die progressive multifokale Leukenzephalopathie *(PML)*.

Ursache. Gemeinsam scheint diesen Erkrankungen eine „slow virus"-Ätiologie zu sein, bei der das Virus oder infektiöse Agens nach der Infektion der Zelle über Jahre oder Jahrzehnte „ruht", ähnlich den Erkrankungen beim „Schaf- oder Rindwahnsinn". Die SSPE-Erkrankung wird mit einer ruhenden Maserninfektion in Verbindung gebracht, die CJD wird heute unter die sog. Prion-Erkrankungen eingeordnet. Bei der PML, die als eine paraneoplastische Leukenzephalitis beschrieben wird, lassen sich in Hirnbiopsaten Papova-Viren nachweisen.

Die **SSPE** ist eine Erkrankung des Kindesalters und beginnt schleichend mit Nachlassen der Merk- und Konzentrationsfähigkeit sowie Antriebsverarmung und affektiver Verflachung.

Im Verlauf von Monaten tritt eine Steifigkeit in der Muskulatur auf und später choreatiforme Bewegungsstürmen, bis die Kinder nach Monaten in der Dezerebrationsstarre versterben.

Die **CJD** tritt im mittleren Lebensalter durch eine zunehmende Demenz in Erscheinung. Später folgen Gangstörungen mit zentralen Lähmungen begleitet von extrapyramidalmotorischen Symptomen wie Rigor und Hyperkinesen. Die Erkrankung schreitet rasch fort, so daß die Patienten rapide geistig verfallen und nach Monaten bis zu einem Jahr in der Dezerebration oder an interkurrenten Infekten versterben.

Therapie. Für keine der Erkrankungen ist derzeit eine wirksame Therapie bekannt.

Prävention. *Ärzte und Pflegepersonal* sollten bei der Behandlung von Patienten mit Creutzfeld-Jakob-Erkrankung einige hygienische Vorsichtsregeln berücksichtigen. Kommt man mit Blut, Liquor oder Ausscheidungen des Patienten in Berührung, sind Einmalhandschuhe zu verwenden. Kontaminierte Wäsche sollte getrennt wie auf einer Infektionsstation behandelt werden. Bei Instrumenten sollte Einwegmaterial vorgezogen werden.

1.2.5 Hirnabszeß

Definition. Ein Hirnabszeß entsteht durch eitriges Einschmelzen von bakteriellen oder parasitären enzephalitischen Herden. Das angrenzende Hirnparenchym entwickelt eine zelluläre Abwehrreaktion, die sich zu einer Abszeßmembran organisiert. Die häufigste Abszeßform ist der *fortgeleitete Abszeß* (ca. 30–50 %), der meist solitär vorkommt: rhinogene Abszesse nach Stirnhöhlenvereiterung, otogene nach Mastoiditis. *Hämatogene* oder *metastatische* Abzesse (30 %) treten multipel auf. Sie sind Folge einer Bakteriämie bei Primärherden im kardialen (meist Kinder), pulmonalen (meist Erwachsene, z.B. bei Bronchiektasien) oder Nierenbereich. Findet man bei einem Hirnabszeß keinen solchen Zusammenhang, spricht man von einem *kryptogenen Abszeß*.

Symptome. Klinisch unterscheidet man zwischen *akuten* Bildern mit plötzlich einsetzenden Kopfschmerzen, fokalen neurologischen Ausfällen (z.B. Halbseitenlähmung) und epileptischen Anfällen und solchen, bei denen sich die Erkrankung *chronisch* entwickelt.

Trotz der entzündlichen Genese überrascht die Tatsache, daß selten das Fieber im Vordergrund steht. Eine Hirndrucksteigerung (s. Abb. IV/9–2, S.186) kann die Erkrankung komplizieren.

Diagnose. *Liquor:* Nur wenn der Abszeß Anschluß an die Hirnoberfläche gefunden hat, ist der Liquor eitrig, sonst ist er nur unspezifisch verändert. In *CT, MRT* kommen die Abszesse nativ (ohne Kontrastmittel, KM) oder mit KM als regelmäßig konturierte ringförmige Herde zur Darstellung (Abb. 8–5).

Therapie. Abszesse mit einer Kapsel werden neurochirurgisch entfernt. Erst wird der Abszeß nur punktiert und ein Antibiotikum instilliert, um Keimfreiheit zu erreichen. Dann wird systemisch antibiotisch behandelt und später nach Wochen ggf. die Abszeßmembran entfernt. Tiefsitzende oder multiple Abszesse werden hochdosiert über 6–8 Wochen antibiotisch behandelt.

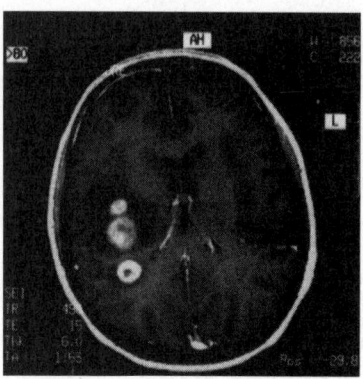

Abb. 8–5: MRT mit Kontrastmittel: multiple *Hirnabszesse* in der re. Hemisphäre

1.2.6 Zerebrale Vaskulitis

Definition. Auch die Entzündungen der hirnversorgenden Gefäße (Vaskulitis) können entweder erregerbedingt oder immunologisch vermittelt sein. Sind die entzündlichen Veränderungen an den großen Arterien der Schädelbasis zu finden, spricht man von einer *Arteriitis.* Sie können bei Viruserkrankungen (z.B. Zoster) aber auch bei Tbc- oder Syphilisinfektionen bzw. jeder anderen bakteriellen Entzündung auftreten.

Bei den *Immunvaskulitiden* muß pathophysiologisch zwischen Erkrankungen mit Immunkomplexablagerung und solchen mit einer zellvermittelten Immunreaktion unterschieden werden, da erstere zu einer nekrotisierenden Angiitis und letztere zu einer granulomatösen Angiitis führen.

Symptome. Klinisch resultiert ein Schlaganfall als Folge der Gefäß- bzw. Wandveränderung, dem eine Kopfschmerzepisode vorausgeht. Besonders bei der *Arteriitis temporalis* ist der Kopfschmerz Kardinalsymptom. Er ist über der Schläfenregion betont, wobei die A. temporalis superficialis geschwollen, verhärtet und druckdolent ist. Nicht nur intrakraniell kommen Durchblutungsstörungen vor, auch an Kopfhaut, Zunge und Rachen können Nekrosen auftreten. Die temporale Kopfhaut kann so schmerzhaft werden, daß das Kauen häufig unterbrochen werden muß (Claudicatio masticatoria).

Zerebrale Vakulitiden sind auch für Kollagenosen typisch, wie bei systemischem Lupus erythematodes und der Panarteriitis nodosa.

Die **Diagnose** wird durch eine Gefäßdarstellung (Angiographie) gesichert.

Die **Therapie** richtet sich nach der Grunderkrankung.

1.3 Multiple Sklerose (MS)

Die MS wird auch als Encephalomyelitis disseminata bezeichnet, weil sie an vielen Stellen des ZNS gleichzeitig, dabei schubförmig oder langsam progredient ablaufen kann. Es handelt sich um eine entzündliche Markscheidenzerstörung der Neurone

(Entmarkungskrankheit) des Hirns und des Rückenmarks, deren Ursache nicht bekannt ist.

Häufigkeit: 40 Neuerkrankungen/100.000 Einwohner/Jahr.

Die Erkrankung zeigt so viele klinische Facetten, daß sie nicht als ein einheitliches Krankheitsbild dargestellt werden kann.

Von der Demyelinisierung, also der „Abisolierung" der neuronalen Leitungen, können alle Bahnsysteme betroffen sein. Daher sind gerade Symptome, die auf mehrere zerebrale Herde hindeuten und die im Verlauf wiederkehren oder zwischenzeitlich mit vollständiger Rückbildung auftreten oder langsam fortschreiten, besonders verdächtig auf das Vorliegen einer Multiplen Sklerose.

Die Erstdiagnose gestaltet sich schwierig, wenn nur sehr geringfügige Befunde nachweisbar sind.

Symptome. Die Krankheitszeichen sind sehr *vielfältig: chamäleonartig* imitieren sie Zeichen anderer zerebraler Erkrankungen.

Wegweisend kann am Anfang der Erkrankung eine *Retrobulbärneuritis* sein. Dabei kommt es am N. opticus (also hinter dem Augapfel, daher retro) zu einer entzündlichen Markscheidenstörung mit Sehverschlechterung bis zur Erblindung.

Da man diese Veränderung beim Augenspiegeln nicht erkennen kann, heißt es salop: *„der Patient sieht nichts und der Arzt auch nichts"*, was als charakteristisch für diese Diagnose gilt.

Daneben kommen alle Formen von zentralen (spastischen) Lähmungen, Sensibilitäts- und Blasen-Mastdarm-Störungen vor (s. Kap. 6.1.4). Kleinhirnsymptome imponieren als *Charcot-Trias*: Nystagmus (Augenzittern), Intentionstremor (Zittern bei gezielten Bewegung, z.B. Tasse greifen) und skandierende (abgehackte) Sprache.

Je weniger die Symptome auf eine Läsion an einem Ort zurückgeführt werden können, um so wahrscheinlicher ist die Erkrankung.

Die klinische Verdachtsdiagnose kann demgemäß sein: *„möglich, wahrscheinlich oder sicher".*

Diagnose. *Liquoruntersuchung*: isolierte Immunglobulin-G-Vermehrung (die sich auch als oligoklonale Banden in der isoelektrischen Fokussierung nachweisen läßt), *EEG* evozierte Potentiale mit Latenzverzögerung der Reizantwort, *MRT*: Typisch sind multiple, zum Teil isolierte, zum Teil zusammenfließende Herde, die nur auf das Marklager begrenzt sind, sich aber sowohl über als auch unter dem Tentorium, also auch im Kleinhirn und Hirnstamm finden lassen.

Therapie. Kausal nicht möglich. Um die Entzündung zu stoppen, wird Kortison in einer intravenösen Stoßtherapie eingesetzt. Ziehen sich die Schübe hin oder treten mehrere pro Jahr auf und bleiben jeweils deutliche Restsymptome zurück, muß eine Langzeit-Immunsuppression mit Azathioprin erwogen werden.

Kürzlich gab es auch erfreuliche klinische Studienergebnisse, die zeigten, daß Patienten mit der intermittierend-remittierenden Form von der Gabe von Beta-Interferon-16 profitieren.

Wichtiger noch als die medikamentöse Therapie ist die begleitende psychosoziale Betreuung der Patienten, die meist bei Diagnosestellung den Weg in den Rollstuhl vor Augen haben, wenn auch nur ein kleiner Teil der Erkrankungen einen solch schweren Verlauf nimmt. Auf eine intensive krankengymnastische Betreuung ist zu achten.

1.4 Zirkulationsstörungen im ZNS

Definition. Zerebrale Durchblutungsstörungen treten in *70–80*% als Drosselung des Blutflusses *(Ischämie)* in Erscheinung und in *20–30*% als Blutung *(Hämorrhagie)*.

Hinter dem Begriff **Schlaganfall = apoplektischer Insult** verbirgt sich eine akut auftretende, vaskuläre Funktionsstörung des Gehirns durch *Hirninfarkte* (62%), *Hirnblutungen* (16%), *Subarachnoidalblutungen* (12%) und andere *Hirngefäßstörungen* (10%).

Schlaganfall berücksichtigt also lediglich die Phänomenologie, nicht jedoch Ätiologie und Pathogenese (arterielle, venöse, intrazerebrale oder Subarachnoidalblutung).

Ursache. Eine zerebrale **Ischämie** wird etwa zur Hälfte (50%) durch eine arteriosklerotische Verengung *(Stenose)* in den das Gehirn versorgenden Halsgefäßen, meist der A. carotis verursacht. Dabei kann es auch zu *Embolien* in die Hirngefäße selbst kommen, wenn Material aus der Stenose ins Gehirn verschleppt wird. In 30% der Fälle kommen solche Embolien aber aus dem Herzen. Bei den restlichen 20% der Patienten mit einem Schlaganfall liegt die Ursache in den kleinsten Hirngefäßen, deren Verschluß durch Gefäßalterung zu kleinsten „flohstichartigen" Hirngewebsuntergängen, den *„lakunären Hirninfarkten"*, führt.

Hämorrhagie. Meist führt eine lange bestehende *arterielle Hypertonie* mit kritischen Blutdruckspitzen zu einer Blutung. Seltener liegt eine Blutung aus einer *Gefäßmißbildung* oder Gefäßaussackung *(Aneurysma)* vor.

1.4.1 Zerebrale Ischämie

Häufigkeit. Die zerebrale Ischämie ist eine Volkskrankheit mit 150–250 Neuerkrankungen auf 100000 Einwohner pro Jahr. Männer werden etwas häufiger als Frauen betroffen (1,3:1). Mit 100 Todesfällen auf 100000 Einwohner ist der Schlaganfall die dritthäufigste Todesursache in Deutschland (s. Kap. XXI/2.2.1, S. 814).

Das **Risiko eines Schlaganfalls** ist erhöht: bei gleichzeitiger *koronarer Herzerkrankung* 5 fach, arterieller *Hypertonie* 4 fach, bei gleichzeitigem *Diabetes mellitus* ca. 3 fach und bei simultanem *Nikotinabusus* 1,5 fach.

Pathophysiologie. Die Nervenzellen können keine Energie speichern und reagieren daher am empfindlichsten auf Sauerstoff- und Glukosemangel. Der Zelluntergang hängt einerseits von der *Ischämiedauer* und andererseits von Umgehungskreisläufen *(Kollateralisation)* ab.

Eine vollständige Ischämie des ganzen Gehirns, z. B. bei einem Herz-Kreislauf-Stillstand, führt innerhalb von 3–4 Minuten zu einer unwiederbringlichen Schädigung der Gehirnzellen.

Bei einem Hirninfarkt ist die Minderversorgung dagegen auf nur einen Bezirk begrenzt, so daß noch bis zu 3–6 Stunden mit einer gewissen Erholung der Hirnzellen im Randbereich gerechnet werden kann, sofern der Blutfluß wieder hergestellt wird. Hierzu kann auch der Umgehungskreislauf benutzt werden, der mehr oder weniger schnell über den Gefäßkranz an der Schädelbasis, den Circulus arteriosus cerebri (Willisii), oder Kurzschlüsse zwischen den intrakraniellen Gefäßen hergestellt wird.

Stadien der Ischämie. Die Einteilung richtet sich nach dem *zeitlichen Verlauf:*

Stadium I: Noch keine Ischämie, aber bereits extra- oder intrakranielle Stenose.

Stadium II: Transitorische ischämische Attacke (**TIA**), die sich aber innerhalb von 24 Stunden wieder zurückbildet.

Stadium III: Fortschreitende neurologische Ausfälle, die erst nach 24–48 Stunden ihr Maximum erreicht haben (progredienter Schlaganfall). Bilden sie sich innerhalb dieser Zeit auch wieder zurück, liegt ein reversibles ischämisches neurologisches Defizit (**RIND**) vor.

Stadium IV: Kompletter Schlaganfall mit fehlender oder nur unvollständiger Rückbildung.

Infarkttypen. Neben der Einteilung, die zeitlichen Abläufen folgt, gibt es auch eine ätiologische, nach der man *3 Infarkttypen* differenziert: *Wasserscheiden-* oder *Grenzzonen-,Territorial-* und *lakunärer* Infarkt

Einem **Wasserscheideninfarkt** liegt eine proximal liegende Gefäßverengung zugrunde, die zu einem kritischen Druckabfall in dem abhängigen Stromgebiet führt. Dort, wo sich die Endverzweigungen der Gefäße treffen, liegt dann das Gebiet, das zwischen den Verzweigungen durch den Druckabfall weder von dem einen noch von dem anderen Gefäß versorgt werden kann: *hämodynamisch* bedingter Infarkt.

Ein **Territorialinfarkt** ist der Prototyp eines *embolisch* bedingten Infarktes. Ein Blutgerinsel wird in die hirnversorgenden Gefäße fortgetragen und verschließt den nachfolgenden, nächst kleineren Gefäßast vollständig. Folge ist ein Hirninfarkt, der ein typisches Areal der Hirnoberfläche und einen Teil des darunterliegenden Marklagers umfaßt.

Im Fall eines **lakunären Infarktes** wird in einer *Endarterie*, also einem Gefäß, das keine Kollateralen mehr hat, in den kleinsten Endabschnitten, der Gefäßinnenraum vorwiegend durch Fette verschlossen, und es kommt zu kleinen (< 1,5 cm) tief im Hirn liegenden Infarkten.

1.4.1.1 Hirninfarkte im Karotisstromgebiet

Die Hirninfarkte im Karotisstromgebiet sind häufiger als die im Stromgebiet der Vertebralarterien und der A. basilaris (hinterer Hirnkreislauf).

Syptome. Als *Leitsymptom* wird eine auf der dem Hirninfarkt gegenüberliegenden Körperseite auftretende, am Arm und am Mund (brachiofazial) betonte spastische *Lähmung* und Halbseitensensibilitätsstörung (sensomotorische Hemiparese) mit Pyramidenbahnzeichen gesehen, was mehr oder weniger typisch für einen Infarkt im Versorgungsgebiet der nachgeschalteten A. cerebri media ist (s. Abb. 21–2, S. 815). Ist dagegen der Infarkt im Stromgebiet der ebenfalls von der A. carotis interna versorgten A. cerebri anterior zu finden, überwiegt eine sensomotorische spastische Lähmung der gegenseitigen Körperhälfte mit Betonung des Beines. Da die vordere Hirnarterie vorwiegend den Stirnlappen versorgt, treten Antriebslosigkeit und Affektlabilität auf. Ist die Sehstrahlung in der Tiefe des hinteren Marklagers mitbetroffen, resultiert eine auf beiden Augen gleichsinnig zur Gegenseite gerichtete Halbseitensehminderung (homonyme Hemianopsie). Manche Patienten haben dabei eine Blicklähmung ebenfalls zur Gegenseite, so daß sie spontan zur Seite des Hirninfarktes blicken *("der Patient schaut seinen Infarkt an")*.

Bezüglich der *Sprachstörung* wird unterschieden (s. Kap. XXI/2.2.1.3, S. 817):
– *Dysarthrie*: Störung der Sprechwerkzeuge, also der Steuerung z. B. der Zunge, des Luftholens oder des Kehlkopfes. Die Sprachorgane mit den Steuereinheiten (Hirnnerven und deren Kerngebiete im Hirnstamm) sind betroffen.
– *Aphasie*: Störung von Sprachentwurf (motorische Aphasie), -verständnis (sensorische Aphasie) und -gedächtnis (amnestische Aphasie). Das Sprachzentrum liegt beim Rechtshänder immer in der linken, beim Linkshänder in der Hälfte der Fälle in der rechten Hemisphäre.

Die *Ursache* einer motorischen Aphasie wird im Stirnlappen *(Broca-Region)*, die der sensorischen und amnestischen Aphasie im Schläfenlappen *(Wernicke-Region* und Gyrus angularis) gesucht (s. Abb. 21–2, S. 815).

Sind alle Leistungen gleich eingeschränkt, spricht man von einer *globalen Aphasie*.

Die neuropsychologischen Leistungen wie Lesen, Schreiben, Rechnen oder ein komplexer Bewegungsentwurf werden im linken Parietallappen generiert, der auch über die A. cerebri media, also das Karotisstromgebiet, versorgt wird (s. Kap. XXI/2.2.1.2, S. 816).

Da aus der A. carotis interna auch die augen- bzw. netzhautversorgende Arterie entspringt, können Gefäßverschlüsse oder Embolie in diesem Stromgebiet zur Erblindung des Auges führen. Eine Embolie in die zentrale Netzhautarterie ist als erstes Warnzeichen eines drohenden Gefäßverschlusses und eines nachfolgenden Hirninfarktes zu werten.

Da die Sehstörung mit Verdunklung dabei nur passager ist, spricht man von einer *„Amaurosis fugax"* (flüchtige Erblindung).

1.4.1.2 Hirninfarkte im vertebrobasilären Stromgebiet

Symptome. Die klinischen Bilder sind vielfältig und müssen nach dem *betroffenen Stromgebiet* getrennt betrachtet werden:

(1) Infarkte im Stromgebiet der **Vertebralarterien.** Betroffen sind Teile des Kleinhirns und die dorsolaterale Medulla-oblongata (Wallenberg-Syndrom).

Kardinalsymptome: plötzlich auftretender Drehschwindel, Übelkeit, Erbrechen, Dysarthrie, Schluckstörung und „Schluckauf" (Singultus), Fallneigung zur gleichen Seite, Horner-Syndrom und eine dissoziierte Empfindungsstörung:

Eine Störung des Schmerz- und Temperaturempfindens auf der gegenüberliegenden Körperhälfte, da die Fasern dieser Sensibilitätsqualitäten erst unterhalb dieses Rückenmarkabschnittes jeweils auf Segmenthöhe kreuzen!.

(2) Infarkte im Stromgebiet der **A. basilaris**.

Betroffen sind Hirnstamm- und Kleinhirn:
Hirnstammsyndrome: Doppelbilder, Nystagmus (schnelle koordinierte ruckartige Augenbewegungen), horizontale oder vertikale Blicklähmungen, kontralaterale Hemiparese und Sensibilitätsstörung, Dysarthrie, Gang- und Standunsicherheit.

Kleinhirninfarkt: Gang- und Standunsicherheit, Zielschwäche bei Bewegungen der Arme und Beine (Zeigeataxie), Fallneigung zur Infarktseite, Dysarthrie mit abgehackter Sprache (skandierend), Zittern der Hände bei Zielbewegungen (Intentionstremor).

Wird die **A. basilaris** akut durch einen Embolus oder durch eine arteriosklerotisch induzierte Thrombose (Basilaristhrombose) verschlossen, kommt es zu einem dramatischen klinischen Verlauf, in dessen Folge der Patient rasch tief komatös wird, die Pupillen weit und lichtstarr werden und eine Lähmung aller Extremitäten (Tetraparese) mit Streckspasmen auftreten. Da auch das Herz-Kreislauf- und das Atemzentrum des unteren Hirnstamms betroffen sein können, wird auch ein akutes Herz-Kreislauf-Versagen und ein zentraler Atemstillstand beobachtet.

Die Basilaristhrombose erfordert einen sofortigen *Notfalleingriff* mit Thrombolyse: Injektion von Thrombolytika über einen Katheter, der in dieses Gefäß intraarteriell eingeführt wird.

(3) Infarkte im Stromgebiet der **A. cerebri posterior:** Das Gefäß (aus der A. basilaris gespeist) versorgt den Hinterhauptslappen (Okzipitallappen) und den medialen Teil des Schläfenlappens. Durch eine Infarzierung im Okzipitallappen wird die Sehstrahlung und die primäre Sehrinde geschädigt, sodaß eine homonyme Hemianopsie (s. o.) auftritt. Durch eine Beteiligung des benachbarten Parietallappens können komplexe neuropsychologische Ausfälle (s. o.) und z. B. das Gedächtnis für die Seh-Inhalte („der Mann, der seine Frau mit einem Hut verwechselte" nach Oliver Sacks, amerik. Neurologe) verlorengehen.

1.4.1.3 Diagnostik bei Hirninfarkten

Hinweise auf Risikokonstellationen aus *Anamnese* und *klinischer Untersuchung* geben Herzerkrankungen (Rhythmusstörungem, Hypertonie) oder Affektionen von Hirngefäßen (Entzündungen, Aneurysmen) in der Familie.

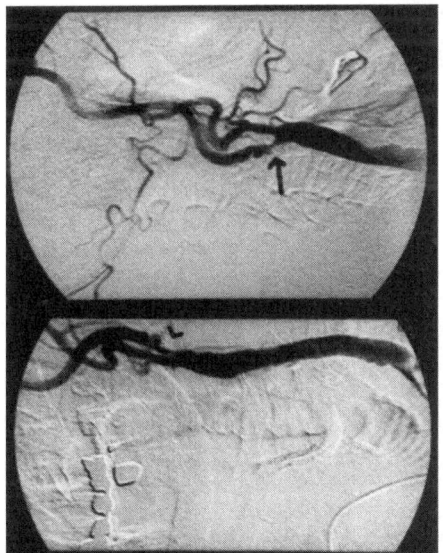

Abb. 8–6: Stenosierung (Pfeile) der *A. carotis interna sinistra* in der digitalen Subtraktionsangiographie (oben a. p., unten laterale Projektion)

Warnsymptome wie *TIA* oder *Amaurosis fugax* müssen unter Einsatz **bildgebender Verfahren** geklärt werden:

– *Doppler- oder Duplexsonographie.* Anhand der Stromkurven, der systolischen Spitzenfrequenz und der Kollateralkreisläufe kann z. B. das Ausmaß einer Karotisstenose ermittelt und eine arteriosklerotische Plaque zweidimensional abgebildet werden. Mittels der transkraniellen Doppler-Sonographie können auch durch die Schädelkalotte hindurch Gefäßveränderungen untersucht werden.

– *Angiographie* (Abb. 8–6). Früher obligat, heute weitgehend durch die Sonographie verdrängt. Allerdings müssen intrakranielle Gefäßveränderungen angiographisch dargestellt werden, da sie CT und MRT entgehen können.

– *CT, MRT* (ohne – nativ – oder mit Kontrastmittel) werden initial zum Ausschluß zerebraler Blutungen des Hirninfarkts eingesetzt, ferner informieren sie über Ausdehnung, Alter und Lokalisation (Abb. 8–7, 8).

Auch *differentialdiagnostische* Hinweise werden geliefert: So können multiple Infarkte in allen Stromgebieten auf eine (mehrzeitige) Embolie hinweisen und schließen eine Karotisstenose als Ursache aus.

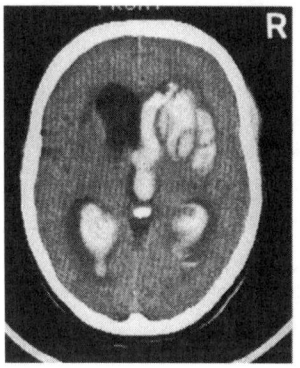

Abb. 8–7: Massenblutung re. temporal im CT: stark hyperdense Raumforderung mit kleinem (hypodensem) Ödemsaum, hyperdenses Blut im Ventrikelsystem als Zeichen des Einbruchs der Blutung in den re. Seitenventrikel

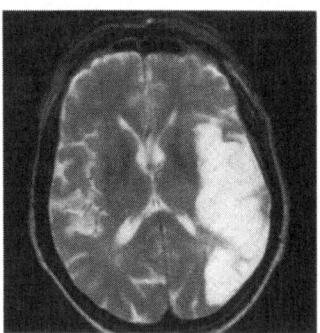

Abb. 8–8: Raumfordernder linksseitiger Infarkt der *A. cerebri media* in der MRT

1.4.1.4 Therapie bei Hirninfarkten

Man unterscheidet die *Akuttherapie*, *Sekundärprophylaxe* (Verhinderung eines weiteren Schlaganfalls) und *Rehabilitation*.

1.4.1.5 Akuttherapie

Allgemeinmaßnahmen sind:
– Verbesserung der *Sauerstoffsättigung* und der kardialen Auswurfleistung, insbesondere bei Älteren
– *Flüssigkeitsbilanzierung*: Ein- und Ausfuhr
– *Blutdruckeinstellung*: Werte um 160–170 mmHg systolisch sollten erreicht werden.
– *Thromboseprophylaxe*: 3 × 5 000 I. E. Heparin s. c.
– frühzeitig *krankengymnastische* und *logopädische* Behandlung
– Prophylaxe von *Dekubitalulzera*: wechselnde Lagerung, die auf die Lähmungen und die sich langsam steigernde Erhöhung des Muskeltonus Rücksicht nimmt.

Die paretischen Extremitäten sind nicht grundsätzlich zu schonen. Zum Beispiel sollte immer versucht werden, die gelähmte Hand zur Begrüßung auch zu benutzen.

– Im Falle einer homonymen *Sehstörung* sollte der Patient nicht so plaziert werden, daß er mit seiner noch sehtüchtigen Seite zum Zimmer und zur Tür blickt, sondern zur Wand, sonst würde jeder Anreiz wegfallen, die Blicklähmung zu überwinden, um denjenigen erblicken zu können, der gerade das Zimmer betritt. Nur durch Training kann die verlorengegangene Leistung wiedererlangt werden.

Spezielle Maßnahmen: Die *Antikoagulation* vermindert die Thrombosierungsbereitschaft in stenosierten Gefäßabschnitten. Bei deutlich erhöhtem Hämatokrit (> 50 %) erfolgt eine *Hämodilution*.

Im Bereich der A. basilaris muß ein frischer Verschluß (innerhalb der ersten 6 Stunden) durch eine Thrombolyse behandelt werden, während dies im vorderen Stromgebiet noch zu einer experimentellen Behandlungsmethode zählt.

Hirnödem: Oberkörperhochlagerung (wie bei Schädel-Hirn-Trauma, Abb. 8–9) und osmotisch wirksame Substanzen, wie Glyzerin oder Mannit i. v. In schweren Fällen: Intubation, kontrollierte Beatmung.

1.4.1.6 Sekundärprophylaxe

Zunächst sollen die *Risikofaktoren* behandelt werden: arterielle Hypertonie, Diabetes mellitus, Fettstoffwechselstörung, Nikotinabusus und Übergewicht.

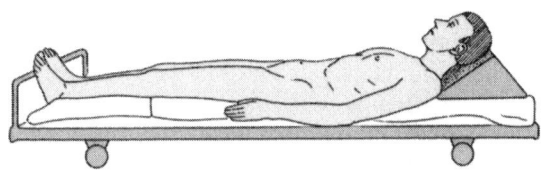

Abb. 8–9: Lagerung bei Schädel-Hirn-Trauma

Thrombozytenaggregationshemmer, wie z. B. Acetylsalicylsäure (100–300 mg) werden nach zerebralem Infarkt oder TIA (unter doppler-sonographischen Kontrollen) als Dauerprophylaxe eingesetzt.

Sehr viel seltener kommen Antikoagulanzien wie Marcumar zum Einsatz, wie z. B. bei kardial induzierten Hirninfarkten.

Thrombendarteriektomie. Bei hochgradiger symptomatischer Stenose der A. carotis mit Lumeneinengung > 80 % wird eine Ausschälung arteriosklerotischer Plaques unter Mitnahme der Intima durchgeführt.

1.4.1.7 Subkortikale arteriosklerotische Enzephalopathie (M. Binswanger)

Definition, Symptome. Diese multiplen Infarzierungen führen zu einem charkteristischen klinischen Bild, das häufig mit einem Parkinson-Syndrom verwechselt wird: Im Vordergrund steht eine schlurfende, zum Teil trippelnde Gangstörung (Gangapraxie) zusammen mit einem chronisch fortschreitendem dementiellen Abbau, der sich am Anfang mit Merk- und Konzentrationsstörungen bemerkbar macht, später kommen Orientierungsstörungen und Blaseninkontinenz sowie schubartige neurologische Herdsymptome (Paresen, Sprachstörungen) hinzu.

Diagnose. CT, MRT: periventrikuläre und subkortikale Marklagerdegenerationen, bedingt durch multiple, zum Teil konfluierende ischämische Untergänge, die durch Hyalinablagerung in den kleinen subkortikalen Gefäßen verursacht werden.

Die **Therapie** der Gangstörung besteht in einer intensiven krankengymnastischen Schulung und Amantadin (PK-Merz) i. v.

1.4.2 Intrazerebrale Blutung

Hirnblutungen lassen sich auf eine Vielzahl von Ursachen zurückführen und bieten kein einheitliches klinisches Bild. Die wichtigsten Typen sind im folgenden dargestellt (s. auch Kap. XIX/7.3).

1.4.2.1 Parenchymatöse Massenblutung

Definition. Akute Blutungen in das Gehirnparenchym werden am häufigsten verursacht durch: Gefäßruptur bei arterieller Hypertonie, zerebrale Mikroangiopathie mit Mikroaneurysmen oder Gerinnungsstörungen (Marcumar), seltener durch Einblutungen in einen Tumor.

Symptome. Frühzeitig sind Kopfschmerzen mit Übelkeit und Erbrechen sowie Hirndruckzeichen mit Stauungspapille (s. Abb. 8–16, S. 333) und Bewußtseinstrübung neben einem Meningismus zu beobachten. Die fokalen neurologischen Ausfälle, Lähmungen, können am Anfang noch gering ausgeprägt sein, wenn die Blutung zum Beispiel im Stirn- oder Schläfenlappen stattgefunden hat. Erst durch die Resorption der Blutung wird ein reaktives Ödem hervorgerufen, das die Volumenvermehrung im Kopf und damit den Hirndruck steigert, worunter es nicht selten zu Verschlechterungen mit vegetativen Störungen wie Bradykardie und Hyperthermie kommt.

Diagnose. CT oder MRT beweisen eine Blutung (s. Abb. 8–7, 8).

Therapie. Leichte Blutungen mit geringer neurologischer Symptomatik werden konservativ behandelt: Hochlagerung des Oberkörpers (ca. 30–40°, s. Abb. 8–9), Regulierung des Blutdrucks und Verbesserung von Atmung und Sauerstoffsättigung sind anzustreben. Bei kritischer Steigerung des Hirndrucks mit Herniation (s. Abb. IV/9–2, S. 186) werden osmotisch wirksame Substanzen wie Glyzerin oder Mannit infundiert. Auf eine Thromboseprophylaxe mit Heparin (z. B. 3 × 5 000 I. E.) ist zu achten.

Operation. Vorrangig werden große, raumfordernde, oberflächennah gelegene Blutungen chirurgisch entfernt. Eine zusätzliche Ventrikeldrainage wird erforderlich, wenn die Blutung in die Hirnventrikel eingebrochen ist.

Die **Prognose** hängt im wesentlichen von der Größe und der Lokalisation der Blutung ab. Sie ist heute durch die erwähnten Behandlungsmaßen günstiger als allgemein angenommen. Auch stellt eine Ventrikeleinbruchblutung keine infauste Prognose mehr dar. Nach der Resorption kommt es vielfach zu einer deutlicheren Besserung der Ausfälle als bei einem gleich großen Hirninfarkt, da die Blutung eher durch die Raumforderung als durch eine direkte Gewebedestruktion wirksam ist.

1.4.2.2 Subarachnoidalblutung

Definition. Quelle der Blutung sind Gefäße im Subarachnoidalraum, meist an der Schädelbasis. Das Blut verteilt sich zunächst nur im Liquorraum. Begleitende Einblutungen in das Hirngewebe werden (bis zu 20 %) beobachtet.

Hauptursache (75 % der Fälle) sind Aneurysmen, angeborene oder arteriosklerotisch bedingte Aussackungen von Gefäßen (Abb. 8–10).

Seltener (5 %) wird die Blutung durch eine arteriovenöse Gefäßmißbildung ausgelöst.

Lokalisation. Am häufigsten sind solche Aneurysmen an der Verbindungstelle der beiden vorderen Hirnarterien, dem Ramus communicans anterior (in 34 % der Fälle), seltener an der A. carotis interna selbst (26 %) und an der mittleren Hirnarterie A. cerebri media in 17 % der Fälle) zu finden.

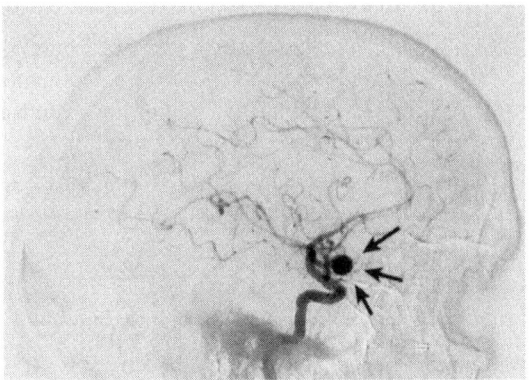

Abb. 8–10: Karotisangiogramm: intrakranielles *Aneurysma der A. carotis interna* re. Am Abgang der A. cerebri media re. rundliche, mit Kontrastmittel gefüllte Gefäßaussackung (Pfeile)

Symptome. Die Ruptur tritt plötzlich ein mit heftigem Kopfschmerz, sog. *Vernichtungskopfschmerz*, wird von Übelkeit und Erbrechen begleitet und kann variantenreich verlaufen (Tab. 8–1).

Tab. 8–1: Einteilung der Subarachnoidalblutungen nach der Schwere des klinischen Bildes (nach Hunt und Hess 1968)

Grad I	keine neurologischen Ausfälle, allenfalls leichte Kopfschmerzen, gering ausgeprägter Meningismus
Grad II	starke Kopfschmerzen, deutlicher Meningismus, Hirnnervenausfälle
Grad III	leichte Bewußtseinstrübung (Somnolenz), psychomotorische Verlangsamung, leichte neurologische Herdsymptome
Grad IV	starke Bewußtseinstrübung (Sopor), Halbseitensymptome, vegetative Störungen
Grad V	tiefes Koma, fehlende Schmerzreaktion

Diagnose. *Klinisch* fällt eine Nackensteifigkeit auf (s. Abb. 8–2). Das *CT* weist frisches Blut in den basalen Zisternen in mehr als 90 % der Fälle nach.

Liquor. Nur in zweifelhaften Fällen wird heute noch eine *Lumbalpunktion* durchgeführt, um frisches Blut im Liquor nachzuweisen. Bei negativem CT kann die Liquoruntersuchung allerdings auch noch länger (bis zu Wochen) zurückliegende Blutungen detektieren: Nachweis von Erythrozyten oder Hämosiderinreste.

Angiographie. Die Sicherung der Blutungsquelle wird durch eine selektive Kontrastmitteldarstellung (Angiographie) der Hirngefäße noch innerhalb der ersten 48 Stunden nach Blutungseintritt angestrebt.

Hierzu müssen die 4 hirnversorgenden Gefäße (2 Aa. carotides, 2 Aa. vertebrales) mit einem über die Leiste eingeführten Katheter sondiert werden, da bei dem Nachweis eines Aneurysmas durchaus auch noch mehrere weitere Aneurysmen vorliegen können.

Später als 48 Stunden sind eine Angiographie und Operation kritisch zu bewerten, da mit Gefäßspasmen (s. o.) zu rechnen ist, die durch jede der Manipulationen nur verschlechtert werden können und umso eher einen Hirninfarkt herbeiführen.

Komplikationen können dadurch eintreten, daß die Blutung auch das Hirngewebe erfaßt (s. o.), was im Bereich des Hirnstamms zum Beispiel eine akute Bewußtlosigkeit zur Folge hat.

Therapie. Bettruhe (*Lagerung*, s. Abb. 8–9), Stuhlgangsregulierung (Bauchpresse vermeiden), Schmerz- und sedierende Maßnahmen sollen eine intrakranielle *Drucksteigerung* vermeiden (s. Abb. IV/9–1, S. 185).

Trotz der Blutung muß bei den immobilisierten Patienten eine *Thromboseprophylaxe* betrieben werden (2–3 × 5 000 Heparin I. E. s. c.).

Operation. Die neurochirurgische Ausschaltung des Aneurysmas durch einen Metallclip muß in den ersten 48 Stunden (Frühoperation) erfolgen, um eine häufiger tödlich verlaufende Nachblutung zu verhindern.

War anfangs die Blutungsquelle nicht nachweisbar oder ließ der neurologische Status einen operativen Eingriff nicht zu (Stadium IV°-V°, s. Tab. 8–1), wird eine erneute Angiographie und Op. erst wieder nach 12–14 Tagen (Spätoperation) vorgenommen.

1.4.3 Sinus-, Sinusvenenthrombosen

Definition. Thrombosen in den großen venösen Blutleitern des Gehirns, den Sinus, oder den oberflächlichen Hirnvenen verursachen Abflußstörung mit Hirnblutungen, -ödem und erhöhen dadurch den Hirndruck, was eine zunehmende Bewußtseinstrübung nach sich zieht.

Ursachen: Thromboseneigung aufgrund einer Gerinnungsstörung, z.B. im Zusammenhang mit einer Ovulationshemmereinnahme, oder einer Autoimmunerkrankung; Viskositätszunahme des Blutes, z.B. bei Tumorkachexien oder Polyzythämie; Stirnhöhlenvereiterungen oder Oberlippenfurunkel mit Übergreifen auf die Sinus (septische Sinusthrombose).

Kardinalsymptome neben der Bewußtseinstrübung sind Kopfschmerzen mit Übelkeit und Erbrechen, erhöhte Temperaturen, epileptische Anfälle und beidseitige neurologische Ausfälle.

Diagnose. *Angiographisch* oder mittels *MRT* läßt sich der Verschluß beweisen.

Therapie. Neben Beherrschung des Hirnödems und frühzeitiger antiepileptischer Prophylaxe muß trotz zerebraler Blutuung mit Heparin behandelt werden, um das kollaterale venöse Drainagesystem vor einer fortschreitenden Thrombose zu bewahren.

1.5 Degenerative Hirnerkrankungen

Definition. Hierunter werden meist die „Alterskrankheiten" des Gehirns verstanden, bei denen die Ursache für den Zellschaden und den nachfolgenden Verlust an Ganglienzellen und Neuronen nicht bekannt ist. Fast immer handelt es sich um Systemerkrankungen wie zum Beispiel bei der Chorea Huntington.

Ob es sich bei allen degenerativen Erkrankungen um genetisch determinierte handelt, wie bei dieser Form, ist aufgrund beobachteter familiärer Häufung wahrscheinlich, bisher aber nicht belegt.

Stammganglienerkrankungen. Parkinson-Syndrom, choreatische Syndrome, Athetosen, Hemiballismus u.a. zählt man auch zu den Stammganglienerkrankungen (s. Kap.1.5.3., Abb.8–11).

1.5.1 Parkinson-Syndrom, IPS

1.5.1.1 M. Parkinson

Unter Morbus Parkinson (idiopathisches Parkinson-Syndrom, IPS) versteht man eine Degeneration und Verarmung an Neuronen in den Stammganglien (Substantia nigra), deren Überträgerstoff das Dopamin ist. Die Ursache ist nicht bekannt, daher idiopathisches Parkinson-Syndrom.

Häufigkeit. Im Jahr treten etwa 200 Neuerkrankungen pro 100000 Einwohner auf. Bei allen neurologischen Erkrankungen im höheren Alter steht das Parkinson-Syndrom mit ca. 16 % an zweiter Stelle. Männer werden häufiger als Frauen betroffen. Das Ersterkrankungsalter liegt meist zwischen dem 40. und 60. Lebensjahr. Die meisten Erkrankten werden ohne medikamentöse Beeinflussung im Verlauf von im Mittel 8 Jahren arbeitsunfähig.

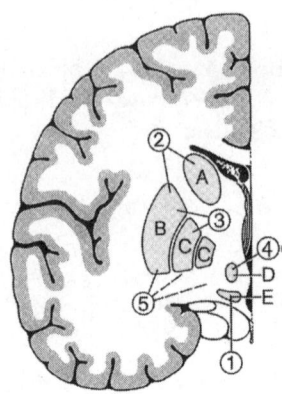

A = Nucl. caudatus
B = Putamen
C = Pallidum
D = Nucl. subthalamicus
E = Substantia nigra

1 = Parkinsonsyndrom
2 = Choreatisches Syndrom
3 = Athetose
4 = Hemiballismus
5 = Torsionsdystonien

Abb. 8–11: Wichtige extrapyramidale Erkrankungen (Stammganglienerkrankungen, **1–5**) und ihre Läsionsorte (**A–E**)

Symptome. Trias aus:
- Verlangsamung der Bewegungsabläufe (*Hypo-* bis *Akinese*)
- Erhöhung des Muskeltonus *(Rigor)*
- Ruhezitten der Extremitäten und des Kopfes *(Ruhetremor)*.

Hypokinese bzw. Akinese setzen mit einem verminderten Mienenspiel *(Hypomimie)* ein, die Stimme wird leiser *(Hypophonie)*. Besonders feinmotorische Abstimmungen werden schlechter, so auch das Schreiben. Danach wird der Gangablauf langsamer und schematischer, fast automatenhaft mit herabhängenden und gebeugt gehaltenen Armen und schlürfend. Das Gangbild wird kleinschrittig. Durch eine Starthemmung scheinen sie zunächst auf der Stelle festgebunden zu sein, bevor sie plötzlich „lostrippeln". In späten Stadien können die Patienten nicht mehr gehen und sitzen oft stundenlang ohne jede Regung mit offenem Mund (aufgrund der Amimie) und vornübergebeugtem Oberkörper (aufgrund der rigiden Tonuserhöhung) bewegungsverharrend auf der Stelle.

Der **Rigor** ist eine Tonuserhöhung der Muskeln, bei dem ein nur ruck- bzw. schrittweise nachlassender Widerstand gegen eine passive Bewegung fetzustellen ist, die man als „Zahnradphänomen" beschreibt.

Der **Tremor** tritt in Ruhe auf, wobei das Zittern durch alternierende Innervation antagonister Muskeln generiert wird. An den Armen bzw. Händen fällt eine rhythmische Bewegung von Zeige- und Mittelfinger auf, die an Bewegungsabläufe wie beim „Pillendrehen" oder „Geldzählen" erinnert. Die Frequenz liegt zwischen 4 und 6/sec. Bei Durchführung einer Bewegung hört der Tremor auf, sodaß Parkinson-Patienten durchaus ihre Suppe mit einem Löffel zu sich nehmen können, was denjenigen mit einem im Alter verstärkten „essentiellen Tremor", der bei einer Aktion oder Zielbewegung verstärkt wird (Intentionstremor), nicht möglich ist.

Daneben werden als Begleiterscheinungen auch vegetative Störungen der Schweiß- und Talgdrüsenproduktion beobachtet, die als *„Salbengesicht"* auffallen. Kritischer ist dagegen die Neigung zu deutlichen *Blutdruckabfällen* bei Lagewechsel im Sinne einer Blutdruckdysregulation.

Bei Parkinson-Erkrankten fällt oft eine Aspontanität, eine Verlangsamung des Gedankenflusses, eine „Bradyphrenie", auf. Man sollte aber nicht den Fehler machen, die Ausdruckslosigkeit des Gesichts mit einer Demenz zu verwechseln. Der überwiegende Teil der Patienten erlebt die Einschränkung der motorischen Leistungen bei unverändert geistiger Wendigkeit. Daraus kann sich eine reaktive Depression (bis zu 50 % der Patienten) mit reizbarer Verstimmung entwickeln.

Sonderformen. Werden Demenz, Blicklähmungen oder Halbseitensymptome nachgewiesen, handelt es sich um eine Kombination mit Störung darüber hinausgehender Systeme, die unter dem Oberbegriff *„Parkinson-Plus-Syndrom"* zusammengefaßt werden.

Diagnose. Die Diagnose wird weitgehend klinisch gestellt. Je nach Ausmaß von Akinese, Rigor oder Tremor spricht man von *Minus-* (Akinese) oder *Plus-* (Tremor) *symptomatik.*

Komplikationen. Im *Verlauf* einer Parkinson-Erkrankung treten immer häufiger sehr unangenehme Phänomene der Bewegungsstörung auf, nähmlich ein sog. „Einfrieren" der Patienten und „On-Off-Phänome". Bei letzterem wechseln Phasen mit nur geringer Bewegungseinschränkung mit solchen ab, in denen der Patient für Minuten bis zu Stunden bewegungsunfähig ans Bett oder den Stuhl gebunden ist. Diese Zustände können sich bis zur „akinetische Krise" steigern, bei der solche Zustände der Bewegungsunfähigkeit andauern. Meist war zuvor die Dosis der Dopa-Präparate abrupt reduziert oder abgesetzt worden.

Die medikamentöse **Therapie** muß dem klinischen Bild mit Minus- oder Plus-Symptomatik angepaßt werden: L-Dopa, Dopa-Agonisten, Anticholinergika, MAO-B-Hemmer und Amantadin.

Die *Minussymptomatik* verlangt L-Dopa, das von den dopaminergen Neuronen zu Dopamin verstoffwechselt wird.

Um die gleichzeitige periphere Verstoffwechslung von L-Dopa zu Dopamin und gastrointestinale und hypotone Nebenwirkungen zu vermeiden, ist heute den L-Dopa-Präparaten ein Decarboxylasehemmer beigefügt, der die Blut-Hirn-Schranke nicht passieren kann und somit nur peripher die Verstoffwechslung hemmt.

Die MAO-B-Hemmer blockieren den Abbau und hemmen die Wiederaufnahme von Dopamin. Anticholinergika beeinflussen vor allem den Tremor, der von den übrigen Antiparkinsonmitteln nur ungenügend beeinflußt wird. Amantadin hat den Vorteil, daß es i. v. gegeben werden kann. Daher wird es bevorzugt bei akinetischer Krise eingesetzt.

1.5.1.2 Symptomatisches Parkinson-Syndrom

Von den 3 Kardinalsymptomen der Parkinson-Erkrankung stehen bei den sekundären bzw. symptomatischen Parkinson-Syndromen meist Akinese, weniger Rigor und nur selten der Tremor im Vordergrund. Die Störung der dopaminergen Übertragung kann durch eine Fülle von Erkrankungen ausgelöst werden, darunter sind entzündliche (z.B. Meningoenzephalitis), toxische Ursachen (Mangan-, oder Kohlenmonoxidvergiftungen) oder Medikamente (besonders Neuroleptika).

Die **Therapie** entspricht der beim IPS.

1.5.2 Chorea

Definition. Die Chorea ist eine Erkrankung der Stammganglien (s. Abb. 8–11), allerdings mit einer umgekehrten, einer hyperkinetisch-hypotonen Bewegungsstörung. Am häufigsten ist die rheumatisch verursachte *Chorea minor Sydenham* bei Kindern, seltener die autosomal-dominant erbliche *Chorea Huntington*, früher auch *„Veitstanz"* genannt.

Ursachen. Der exakte Gendefekt der Chorea Huntington ist noch unbekannt, allerdings lassen sich gentechnisch Personen oder Familienangehörige mit hohem oder niedrigem Erkrankungsrisiko unterscheiden.

Symptome. Am Beginn der Chorea Huntington tritt eine schleichende Wesensänderung mit verminderter Kritikfähigkeit und einer psychosozialen Enthemmung auf, gefolgt von einer progressiven Demenz. Im Verlauf von Jahren treten typische motorische Entäußerungen mit unwillkürlich einschießenden Bewegungsausbrüchen *(Hyperkinesen)* bei gleichzeitiger Muskelhypotonie hinzu. Zu Beginn der Erkrankung versucht der Patient, solche Bewegungsstürme noch in Verlegenheitsgesten einzubauen. Mit Fortschreiten stört nicht nur das ständige Grimassieren, sondern die Beteiligung der Zungen- und Schlundmuskulatur zunehmend das Sprechen und das Schlukken. Die zunehmenden Hyperkinesen an Armen und Beinen führen dazu, daß der Patient gefüttert werden muß und schließlich an den Rollstuhl gebunden ist. Der durchschnittliche Erkrankungsverlauf dauert ca. 15–25 Jahre, selten erreichen die Patienten ein Alter über 60 Jahre.

> Die **Diagnose** wird klinisch gestellt durch die Trias aus *Hyperkinesen, Muskelhypotonie* und *Psychosyndrom* bzw. Demenz.

CT: Substanzverluste der Stammganglien (s. Abb. 8–11) mit parietookzipital betonter Hirnrindenatrophie.

Eine kausale **Therapie** ist nicht bekannt. Die Hyperkinesen können medikamentös behandelt werden. Ziel ist, den Patienten solange wie möglich im Arbeitsprozeß zu halten, um auch reaktive depressive Veränderungen zu verhindern.

1.5.3 Andere extrapyramidalmotorische Erkrankungen

Die seltenen Erkrankungen der Stammganglien führen durch Störung des extrapyramidalmotorischen Systems (EPMS), einem absteigenden Bahnsystem zur feinmotorischen Koordination, entweder zu *hyperton-hypokinetischen* oder *hypoton-hyperkinetischen* motorischen Veränderungen.

Typisch sind die folgenden *3 extrapyramidalen Erkrankungen:* (s. Abb. 8–11)
– *Athetose:* Bewegungsstörung mit unwillkürlich, an den Extremitäten meist distal betont, ablaufenden langsamen, wurmartigen Bewegungen.

– *Ballismus*: seltene hyperkinetisch-hypotone Bewegungsstörung mit einer charakteristischen Schleuderbewegung der Extremität, meist einseitig auftretend.

– *Dystonie*: unwillkürliche, länger andauernde Kontraktionen der quergestreiften Muskulatur, die sich wiederholen und ungewöhnliche, bizarre Körperhaltungen zur Folge haben. Die bekannteste Form ist der Schiefhals, Torticollis spasmodicus, als Form einer Torsionsdystonie.

1.6 Spinale Erkrankungen

Das Rückenmark ist das zentrale Leitungssystem zwischen Gehirn und peripheren Erfolgsorganen. Es enthält absteigende motorische und sympathische Fasersysteme und aufsteigende sensible Bahnen. Eine feste Anordnung dieser Bahnsysteme hat zur Folge, daß Prozesse, egal von wo sie auf den Querschnitt einwirken, immer wieder gleiche, klinische Bilder bedingen.

Nach der somatotopischen Gliederung des Rückenmarks und der Segmenthöhe, in der die Schädigung auftritt, unterscheidet man:

Hinterstrang-, zentrales Rückenmark-, spinales Halbseiten- (Brown-Séquard-Syndrom) und *Querschnittssyndrom.*

1.6.1 Spinale Syndrome

1.6.1.1 Hinterstrangerkrankungen

Ein Hinterstrangsyndrom tritt bei einer Reihe spinaler Erkrankungen auf, wie bei der Vit.-B 12-Mangelerkrankung *funikuläre Myelose,* bei der angeborenen *Friedreich-Ataxie* und der syphilitischen Spätstörung, *Tabes dorsalis.* Jede von hinten auf das Rückenmark einwirkende Erkrankung kann allerdings zu den gleichen Ausfällen führen. Beim Hinterstrangsyndrom sind der Goll- und Burdach-Strang betroffen, woraus eine Herabsetzung der Berührungs- (Hypästhesie) und des Vibrationsempfindens (Pallhypästhesie) resultiert. Bei einer Reizung des Hinterstrangsystems treten im zugehörigen Hautareal (Dermatom) Mißempfindungen (Parästhesien) auf.

1.6.1.2 Zentrales Rückenmarksyndrom

Das zentrale Rückenmarksyndrom ist typisch für Tumoren, angeborene Höhlenbildung, Syringomyelie: spastische Lähmung der Muskeln unterhalb der Schädigung und dissoziierte Sensibilitätsstörung.

Der Läsion des Vorderseitenstrangs (Schmerz- und Temperaturempfinden) folgt deswegen eine „dissoziierte" Empfindungsstörung, weil die Vorderseitenstrangfasern bereits beim Eintritt ins Rückenmark gekreuzt haben, während die Hinterstränge erst im Hirnstamm kreuzen.

1.6.2.3 Brown-Séquard-Syndrom

Ein Brown-Séquard-Syndrom wird meist nach einem spinalen Trauma (Autounfälle), bei einem hohen seitlichen Bandscheibenvorfall auf Hals- oder Brustwirbelsäulenniveau oder nach einer spinalen Durchblutungsstörung (Ischämie) gefunden. Die Läsion ist auf jeweils eine Rückenmarkhälfte begrenzt. Aufgrund der einseitigen Pyramidenbahn- und der Hinterstrangläsion folgt auf der gleichen Seite (unterhalb der Läsion) eine spastische Lähmung und eine Störung der Berührung, aber auch des Vibrations -und Lagesinns (Tiefensensibilität). Durch die Beteiligung des Vorderseitenstrangs ist auf der gegenüberliegenden Körperseite eine dissoziierte Sensibilitätsstörung vorhanden.

1.6.1.4 Querschnittslähmung

Zahlenmäßig ist eine Querschnittslähmung das häufigste Rückenmarkssyndrom. Es ist meist Folge eines Unfalls mit Wirbelbruch oder hohem Bandscheibenmassenvorfall, der das Rückenmark komprimiert (Prinzip: Abb. 8–12, s. Abb. 16–12, S. 669); kann aber auch durch einen Tumor entstehen, z. B. bei einem Meningeom oder bei einer knöchernen Metastase (bei Mamma- oder Prostatakarzinom, s. Abb. IV/5–2 b, S. 138). Es sind alle auf- und absteigenden Fasersysteme unterbrochen. Folglich wird eine beidseitige zentrale Lähmung unterhalb der Läsion (anfangs schlaff, später spastisch) begleitet von einer Aufhebung der Oberflächen- und Tiefensensibilität der unteren Körperhälfte (ab Schädigungsniveau). Auch die zentralen vegetativen Bahnen sind einbezogen, so daß eine Blasen- und Mastdarmstörung mit anfänglichem Harn- und Stuhlverhalt auftritt.

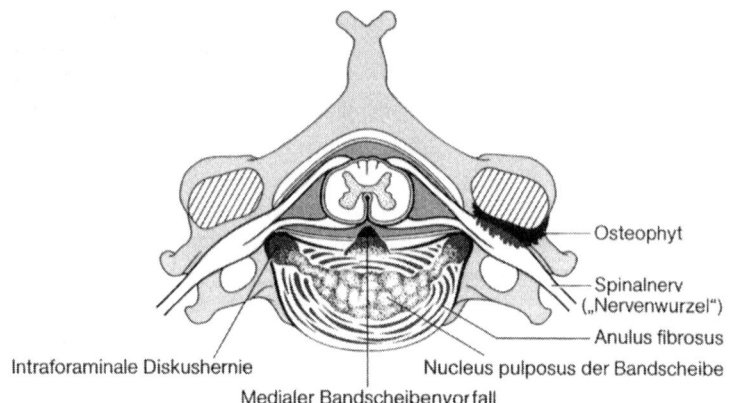

Intraforaminale Diskushernie
Medialer Bandscheibenvorfall

Osteophyt
Spinalnerv ("Nervwurzel")
Anulus fibrosus
Nucleus pulposus der Bandscheibe

Abb. 8–12: Topographische Beziehung zwischen Wirbelsäule, Rückenmark und Nervenwurzel. Der *mediane Bandscheibenvorfall* verursacht eine gefährliche Kompression des Rückenmarkes, der *laterale* alteriert die durch das Foramen intervertebrale austretenden Nervenwurzeln (s. Abb. 16–12, S. 669)

Die *akute* Querschnittslähmung (spinaler Schock) geht mit einem totalen Sensibilitätsverlust und schlaffer Paraplegie einher, die auch Blase und Mastdarm betreffen. Die Blasenentleerung ist in dieser Phase nur bei maximaler Wandspannung (z. B. Überlaufblase, atone Blase), möglich. Erst später entwickelt sich eine spastische Blase *(Reflexblase)*, bedingt durch die rein reflektorische Eigensteuerung der Blasenfunktion auf dem unteren spinalen Reflexbogenniveau unter Einbeziehung der intramuralen Nerven der Blase, die sich durch einen unwiderstehlichen (imperativen) Harndrang äußert, obwohl nur kleine Harnmengen gefördert werden.

1.6.1.5 Vorderhornsyndrom

Ein Vorderhornsyndrom wird z. B. durch die akute *Poliomyelitis* (Kinderlähmung) verursacht, einer durch eine Schmutz- und Schmierinfektion (Nasen-Rachen-Sekrete oder Stuhl) übertragenen Virusinfektion.

Durch die Schluckimpfung ist diese Erkrankung heute selten geworden. Sporadische Infektionen werden nur noch bei unvollständigem Impfschutz gesehen.

In Höhe des betroffenen Rückenmarkssegments kommt es aufgrund der Vorderhornzellausfälle zu asymmetrisch verteilten, proximal betonten schlaffen Lähmungen, die auch die Atemhilfsmuskeln betreffen können (Intubationspflicht). Die paretischen Muskeln werden rasch atrophisch. Tritt die Erkrankung im Kindesalter auf, resultiert eine Wachstumsstörung der betroffenen Gliedmaße mit Verschmächtigung und Beinverkürzung.

1.6.1.6 Lumbale Wurzelsyndrome: Lumbago, Ischialgie

Definition. Da das Rückenmark in Höhe des Übergangs von der Brust- zur Lendenwirbelsäule (LWK 1) endet, müssen die lumbalen Wurzeln noch über mehrere Segmente hinweg im Wirbelkanal absteigen. Hier können sie durch Bandscheibenvorfälle (s. Abb. 8–12) und Tumoren alteriert werden. Es folgt ein für die Wurzel recht typisches Schmerzsyndrom, wie zum Beispiel ein *„Hexenschuß"* (Lumbago) oder ein *„Ischias"* (Lumboischialgie). Von dieser „Volkskrankheit" sind Männer und Frauen fast gleich häufig betroffen. Der Erkrankungsgipfel liegt in der 4. Lebensdekade und nimmt zum höheren Alter hin ab. Vielmehr muß dann mehr an Wirbeldestruktionen gedacht werden.

Ursache ist meist ein Verhebetrauma, vor allem, wenn schwere Lasten aus einer ungewöhnlichen Haltung heraus angehoben werden.

> **Symptome.** Das Leitsymptom ist der entlang von Wurzel und peripherem Nervensegment ausstrahlende Schmerz. Auf die *Wurzeln L 4, L 5 und S 1* beziehen sich nahezu *90 %* aller lumbalen Schmerzsyndrome. Aufgrund der heftigen Schmerzen nimmt der Patient eine ausgeprägte Schonhaltung ein.

Beim **L 4-Syndrom** strahlt der Schmerz von der Oberschenkelaußenseite zur Unterschenkelinnenseite über das Knie hinweg, und der M. quadriceps femoris (Kniestrecker) zeigt Lähmungserscheinungen. Der Patellarsehnenreflex ist erloschen.

Beim **L 5-Syndrom** strahlt der Schmerz vom Gesäß über die Oberschenkelaußenrückseite, Unterschenkelaußenseite zum Fußrücken entlang des sogenannten „Generalstreifens" aus. Lähmungen findet man bei der Großzehenhebung.

Beim **S 1-Syndrom** finden sich Schmerzen vom Gesäß abwärts ausstrahlend an der Außen- und Hinterseite von Ober- und Unterschenkel zur Kleinzehe hin. Der Zehenstand ist durch Lähmung des M. triceps surae nicht mehr möglich.

Therapie. Sind keine Lähmungen aufgetreten, wird konservativ mit einer Stufenbettlagerung und medikamentös (Analgetika und Muskelrelaxanzien) behandelt. Bei Lähmungen muß der Bandscheibenvorfall operiert werden.

1.7 Epilepsien

Definition, Häufigkeit. Die Epilepsie ist eine anfallsweise auftretende Hirnfunktionsstörung durch abnorme, synchrone Entladungen der Neuronenverbände, die sich aufgrund des hohen Energieverbrauchs der Zellen von selbst beendet.

Man unterscheidet *Epilepsie* und *epileptischer Anfall*.

Ein **epileptischer Anfall** ist nur ein Symptom einer reversiblen Hirnfunktionsstörung, die mit einer abnormen neuronalen Entladung einhergeht. Einen einzelnen Anfall beschreibt man als *Gelegenheitsanfall* oder *akute epileptische Reaktion*. In der Bevölkerung erleidet ca. jeder 20. im Laufe seines Lebens einen solchen einzelnen Krampfanfall und bei jedem 10. sind Zeichen einer erhöhten zerebralen Krampfbereitschaft nachweisbar, ohne daß sich daraus eine Epilepsie entwickeln muß.

Eine **Epilepsie** ist dagegen eine Erkrankung, bei der *epileptische Anfälle* mehrfach auftreten. In der Bevölkerung leiden ca. 2–4 % an dieser Erkrankung, und die Zahl der Neuerkrankungen pro Jahr beträgt 0,01–0,04 % der Einwohner. Meist liegt der Beginn der Erkrankung innerhalb der ersten 2 Lebensjahre oder während der späten Jugendjahre in der Schul- oder Ausbildungszeit.

Nahezu 80 % derjenigen, die später eine Epilepsie entwickeln, hatten ihren ersten Anfall vor ihrem 20. Lebensjahr (s. Kap. XIX/10.2, S. 758).

1.7.1 Pathophysiologie epileptischer Anfälle

Ein epileptischer Anfall kommt dadurch zustande, daß sich entlang des Netzwerkes aus Nervenzellen und Nervenzellverbindungen (Neuriten und Dendriten) abnorme, exzessive elektrische Erregungen ausbreiten, ohne daß Membranstrukturen diese Erregungsausbreitung hemmen. Eine differenzierte Hirnleistung ist nur dadurch möglich, daß die Nervenzellen der Hirnrinde gegenseitig gut isoliert sind. Bricht diese Schrankenfunktion zusammen, können alle Zellen „elektrisch gleichgeschaltet" werden und ein epileptisches Anfallsgeschehen läuft ab.

Die pathologische Erregung nimmt von einer Störung des Zellstoffwechsels ihren Ausgang, wobei eine Depolarisation der Zellmembran durch den schnellen Einstrom von Natrium- und Calciumionen ausgelöst wird. Eine Senkung dieser Depolarisationsschwelle kann z.B. durch eine Reihe von Medikamenten und toxischen Substanzen herbeigeführt werden, die die hemmende (inhibitorische) Wirkung des Überträgerstoffs (Neurotransmitters) Gammaaminobuttersäure (GABA) verringern oder den steigernden (exzitatorischen) Effekt der Transmittersysteme wie Acetylcholin, Aspartat und Glutaminsäure herabsetzen.

Die Krampfbereitschaft des Gehirns kann auch durch Schlafentzug, Fieber, Menstruation und psychische Belastungen erhöht sein.

Wegen der Unreife des Gehirns (keine Markscheiden, Synapsen erst in der Entwicklung begriffen), treten bestimmte Anfallsformen nur im Säuglings- und Kleinkindalter auf; andere Anfälle sind in dieser Zeit häufiger.

1.7.2 Einteilung, Ursachen, Klassifikation

1.7.2.1 Einteilung der Epilepsien

Man unterteilt die Epilepsie nach
- dem **Ursprung**: idiopathische bzw. genuine und symptomatische Epilepsien. Von einer *idiopathischen* Epilepsie spricht man, wenn keine Ursache erkennbar ist oder eine genetische Störung vermutet wird. Eine *symptomatische* Epilepsie liegt vor, wenn man den zugrundeliegenden Auslöser nachweisen kann (hier ist die Grunderkrankung zu behandeln).
- dem **Anfallscharakter** (entscheidet, welches Medikament eingesetzt wird).

1.7.2.2 Ursachen der Epilepsien

Genetische Ursachen. Ein fester, geregelter Erbgang läßt sich bei Epilepsien nicht belegen, obwohl familiäre Häufungen zeigen, daß solche erblichen Faktoren vorliegen.

Eine Zwischenform zwischen genetisch und symptomatisch bedingten Anfällen kann in den sogenannten **Fieberkrämpfen** bei Kindern gesehen werden. Im Rahmen eines fieberhaften Infektes wird bei Kindern zwischen dem 6. Lebensmonat und dem 5. Lebensjahr in 3 % der Fälle, – also symptomatisch ausgelöst –, ein Grand mal beobachtet.

Ursachen bei symptomatischen Epilepsien. Grundsätzlich kann jede Form einer Funktionsstörung am Gehirn epileptische Anfälle auslösen (Tab. 8–2).

Tab. 8–2: Ursachen von symptomatischen epileptischen Anfällen

Prä- und perinatale	– Röteln-, Toxoplasmose- oder Zytomegalie-Infektion der Mutter. – Medikamenten- oder Drogenmißbrauch der Mutter. – Asphyxie, intrazerebrale Blutung, geburtstraumatische Schäden.
Metabolische und toxische Störungen	– Elektrolytstörungen, Hypoglykämien, Vitamin B 6 Mangel. – Porphyrie, Urämie, Eklampsie. – Angeborene Stoffwechselstörungen, z. B. Phenylketonurie oder Homozystinurie. – Intoxikationen mit Alkohol, Kohlenmonoxid, Blei, Quecksilber, Arsen und Thallium.
Phakomatosen	– tuberöse Hirnsklerose, Sturge-Weber-Syndrom
Medikamente und Drogen	– Analgetika, Antipyretika wie Phenylbutazon, Metamizol, Pethidin oder Opioide. – Antibiotika wie Penicillin (in hohen Dosen), Piperazine oder Gyrasehemmer – Neuro- und Thymoleptika. – Hormone wie Antikonzeptiva, ACTH und Cortison
Schädel-Hirn-Trauma	– Offene und gedeckte Schädel-Hirn-Traumen
Infektionen	– Bakterielle und virale Meningitiden und Meningoenzephalitiden, insbesondere Herpes-simplex-Enzephalitis – Hirnabszesse, subdurale Abszesse, Protozoen- und Pilzerkrankungen.
Tumoren	– hirneigene Tumoren (siehe auch IV.8.ff), Metastasen und Non-Hodgkin-Lymphome

1.7.2.3 Epilepsie-Klassifikation

Die heute gebräuchlichste Einteilung der Epilepsien anhand ihres Anfallsablaufs (Phänomenologie) ist die der Internationalen Liga gegen Epilepsie aus dem Jahr 1989.

Grundsätzlich wird zwischen *generalisierten* und *fokalen* (partiellen) Epilepsien unterschieden:
- **Generalisierte Anfälle**
  a) Generalisierte tonisch-klonische Anfälle (Grand mal) des Erwachsen, Grand-
     mal-Varianten: alternierende Hemi-Grand-mal-Anfälle, tonische Anfälle, kloni-
     sche Anfälle und abortiv-Grand-mal
  b) Primär generalisierte epileptische Anfälle im Kindesalter: Blitz-Nick-Salaam-
     Anfälle (BNS-Anfälle, West-Syndrom), myoklonisch-astatische Anfälle, Absen-
     cen (Petit mal), myoklonisch-impulsive Anfälle (Impulsiv-Petit-mal)
  c) Status epilepticus: Grand-mal-Status, Absencen-Status (Petit-mal-status)
     Seltene Formen des Status epilepticus: Status komplexpartieller Anfälle, Status
     einfach partieller Anfälle
- **Fokale (partielle) Anfälle**
  a) Einfache fokale Anfälle: benigne kindliche Epilepsie mit zentrotemporalen
     Spikes (Rolandi-Epilepsie), Adversivanfälle (versive Anfälle), komplex-fokale-
     Anfälle. Beispielhaft kann hier nur auf den Grand-mal-Anfall eingegangen wer-
     den.

1.7.2.4 Generalisierter tonisch-klonischer Anfall (Grand mal)

> Der **Grand mal** läuft nach einem uniformen Muster in strenger Abfolge ab: *toni-*
> *sche* Phase (Dauer 10–20 sec.), *klonische* Phase (Dauer 30–120 sec.) und *postkon-*
> *vulsive* Phase (Dauer 10–15 min).

Prodromi, Aura. Manche Patienten bemerken, z.T. Stunden ja auch Tage im voraus, daß ein
Anfall bevorsteht (Prodromi). Neben unspezifischen Zeichen wird häufig über ein aus der Ma-
gengrube aufsteigendes Übelkeitsgefühl oder auch über Geruchs- oder Geschmackssensationen
als unmittelbare Vorboten (Aura) des Anfalls geklagt.

Die **tonische Phase** beginnt mit einer abrupt einsetzenden Muskelkontraktur, der Patient stürzt steif wie ein Brett zu Boden, gelegentlich unter Ausstoßen eines Stöhnlau-
tes oder Schreies (Initialschrei). Es setzt eine Streckstellung der Extremitäten mit ge-
ballten Fäusten und einer Überstreckungshaltung (Opisthotonus) von Rumpf und
Nacken ein. Das Gesicht grimassiert, die Augenbulbi sind nach oben oder zur Seite
verdreht und die Pupillen sind weit und lichtstarr!

Mit Einsetzen der **tonischen Phase** wird der Patient bewußtlos.

Aufgrund eines zentral ausgelösten Atemstillstands tritt eine Zyanose ein, der Patient
läuft bläulich an. Mit einem Muskelbeben geht der Anfall in die klonische Phase über.

Die **klonische Phase** ist durch langsam zunehmende Muskeleinzelkontraktionen
(Myoklonien) charakterisiert, die sich zu heftigen rhythmisch und synchron ablaufenden Muskelkontraktionen (am deutlichsten an den Extremitäten) steigern, so daß
schließlich der gesamte Körper bebt. Durch den enormen Energieverbrauch beendet

sich die klonische Phase nach 30–120 sec. selbst. Die Muskeln erschlaffen zusehends, und der Patient beginnt stoßend und schnappend nach Luft zu ringen.

In der **postkonvulsiven Phase** ist meist ein kurz dauernder komatöser Zustand mit erloschenen Eigenreflexen festzustellen, bevor im weiteren Verlauf ein unterschiedlich langer Zustand auftritt, bei dem der Patient verwirrt, zum Teil auch aggressiv ist *(postiktualer Dämmerzustand)*, er sich langsam wieder reorientiert. Danach schläft ein Teil der Patienten bis zum nächsten Tag *(Terminalschlaf)*.

Begleiterscheinungen des Grand mal sind: vegetative Symptome wie Tachykardie, hypertone Blutdruckwerte, erhöhter Harnblasentonus mit Einnässen, reduzierter Sphinktertonus des Mastdarms mit Einstuhlen, vermehrter Speichelfluß und Bronchialsekretion.

Durch die Gewalt der Muskelkontraktionen können *Bißwunden der Zunge* (Abb. 8–13) und der Mundschleimhaut, sowie Schürf- und Platzwunden an den Extremitäten und vor allem am Kopf auftreten. *Schädelverletzungen* mit sub- und epiduralen Hämatomen können ebenfalls vorkommen. Bei Rückenschmerzen sollten Wirbelkörperfrakturen ausgeschlossen werden.

Mancher Grand mal tritt nur zu bestimmten Tageszeiten auf. Man spricht von tageszeitlich gebundenen Anfällen, z.B. von *Aufwach-Grand-mal*, der sich nach dem Erwachen noch im Bett ereignet und durch Schlafmangel oder Alkoholkonsum provoziert wird und häufig genetisch bedingt ist; oder von *Schlaf-Grand-mal*, der aus dem Schlaf heraus abläuft und meist mit hirnorganischen Veränderungen korreliert ist.

Nach einem Anfall kann das Hirnareal, das Zentrum des Anfallgeschehens war, seine Funktion zwischenzeitlich einstellen, so daß zum Beispiel nach einem Anfall für Stunden oder Tage eine Lähmung zurückbleibt (Todt-Parese).

Diagnostik. Jeder erste epileptische Anfall erfordert eine gründliche Ursachenklärung mit neurologischer Untersuchung, EEG, Labordiagnostik und ggf. bildgebende Verfahren: CT, MRT und ggf. SPECT (Single-Photon-Emissionscomputertomographie).

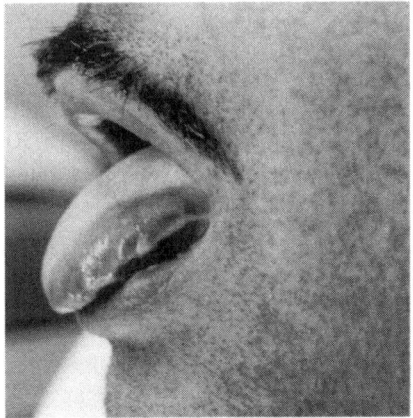

Abb. 8–13: Charakteristischer lateraler Zugenbiß nach einem Grand-mal-Anfall

> **Therapie**. Die wichtigste Behandlungsmaßnahme besteht darin, den Patienten vor Verletzungen (s. Abb. 8–13) oder überschießenden Reaktionen Helfender zu schützen.

Scharfe und kantige Gegenstände sollten außer Reichweite gebracht und der Kopf unterpolstert werden.

Ein Gummikeil oder die Verwendung der z. B. gerade greifbaren Geldbörse zur Verhinderung von *Zungenverletzungen* sollten nicht mehr verwendet werden, da eher zusätzliche Verletzungen gesetzt werden.

Die sorgsame Anfallsbeschreibung erfaßt die Anfallsart und hat damit therapeutische Konsequenzen.

Eine *medikamentöse Behandlung* sollte begonnen werden, wenn 2 tonisch-klonische Anfälle innerhalb von 6 Monaten auftreten. Dabei sind Mittel der 1. Wahl Valproat und Carbamazepin und Mittel der 2. Wahl Phenobarbital, Primidon und Phenytoin.

Beachte: Ein typischer Grand mal dauert nur wenige Minuten und hört spontan auf. Daher wird von der generellen, weit verbreiteten Verabreichung eines Benzodiazepins abgeraten. Erst bei prolongierten Anfällen > 2 min sollte Diazepam rektal (bei Erwachsenen 20–30 mg) oder i. v. (10 mg in 10 min) verabreicht werden.

Insgesamt gehört die Behandlung der Epilepsie, besonders Status epilepticus, Grand-mal-Status, Absence-Status u. a. in die Hand des Spezialisten. Weitergehende Ausführungen würden den Rahmen dieses Beitrages sprengen.

1.7.3 Epilepsie und soziale Faktoren

Trotz permanenter Aufklärung über die Natur der Epilepsieerkrankung führt die Diagnose auch heute noch zu einer Stigmatisierung und nicht selten zu einer Ausgrenzung des Patienten, weil sich auch unter medikamentöser Einstellung Einschränkungen ergeben.
– Epilepsie-Patienten sollten keiner *beruflichen* Tätigkeit mit Schichtarbeit, mit Arbeiten an offenen Maschinen oder in großen Höhen, z. B. auf Dächern oder auf Gerüsten, nachgehen. In der Freizeit ist das Schwimmen ohne Begleitung, vor allem in offenen Gewässern, gefährlich und sollte unterbleiben.
– Bezüglich der *Kraftfahrzeugtauglichkeit* ist darauf hinzuweisen, daß die Unfallhäufigkeit von Epilepsiepatienten statistisch zwar nicht höher als in der Normalbevölkerung liegt. Als Berufskraftfahrer sind die Patienten nicht geeignet. Bedingung für die Kraftfahrzeugtauglichkeit (z. B. Privat-PKW) ist 2 Jahre Anfallsfreiheit.

1.8 Erkrankungen des peripheren Nervensystems (PNS)

1.8.1 Polyneuropathie

Polyneuropathien sind Erkrankungen peripherer Nerven mit Sensibilitätsminderungen und Parästhesien, Lähmungen, Muskelatrophien und trophischen Störrungen der Haut. Sie werden am häufigsten durch den *Diabetes mellitus* und *Alkoholkonsum* verursacht.

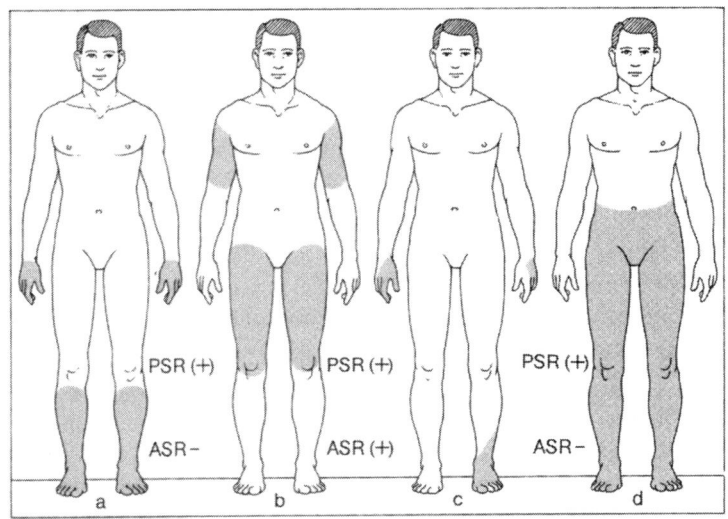

Abb. 8–14: Sensibilitätsstörungen bei Polyneuropathie: **a.** Socken- und handschuhförmige Verteilung wie bei der distalen symmetrischen, sensibel-motorischen Form der diabetischen
Neuropathie, **b.** Proximal lokalisierter Typ (seltener) wie bei Porphyrie **c.** Mononeuropa-
thia multiplex (Neuropathie mit Neigung zu Druckparesen) wie bei Kollagenosen, Lepra,
Sarkoidose, **d.** Myeloneuropathie wie bei Clioquinolintoxikation

Polyneuropathien können entzündlich, toxisch, stoffwechsel-, paraneoplastisch, malabsorptiv,
hereditär oder idiopathisch (Guillain-Barré) bedingt sein.

Die Polyneuropathie ist eine sehr häufige neurologische Erkrankung mit zumeist di-
staler Sensibilitätsstörung (Abb. 8–14), wobei Berührungs- und Vibrationsempfinden,
Lagesinn (markhaltige Nerven) oft eher und stärker betroffen sind als Temperatur-
und Schmerzempfindung (werden von marklosen Nerven geleitet). Die Muskeleigenreflexe sind vielfach abgeschwächt (PSR – Patellarsehnenreflex, ASR – Achillesseh-
nenreflex, Abb. 8–14).

1.8.1.1 Diabetische Polyneuropathie

Formen. Fast ein Drittel aller Polyneuropathien haben einen Diabetes mellitus zur
Ursache.

Die einfache *distale sensible Form* mit Reflexabschwächung und Vibrationssinnmin-
derung wird bei ca. 80 % aller Diabetiker jenseits des 50. Lebensjahres gefunden.

Für die Nervenzell- und Markscheidenstörung werden eine diabetische Mikroangiopathie und
andere metabolische Faktoren verantwortlich gemacht.

Symptome. Am häufigsten tritt eine socken- oder strumpfförmige Sensibilitätsmin-
derung und Herabsetzung des Vibrations- und Lagesinns an den Füßen (Abb. 8–14)
auf zusammen mit einer Lähmung der Fuß- und Zehenheber und später Atrophie
an den kleinen Fußmuskeln.

Bei der *symmetrischen* sensiblen oder *sensomotorischen* Polyneuropathie stellen die Patienten ein unangenehmes Kribbeln fest, das auf die Unterschenkel übergeht. Die Fußsohlen „brennen" („burning feet"), so daß die Patienten nachts aufstehen und herumlaufen.

Bei der *proximalen asymmetrischen motorischen* Neuropathie (diabetische Amyotrophie) treten Schmerzen auf, die einen plötzlich einschießenden (lanzinierenden) Charakter haben. Daneben entwickeln sie nur geringe sensible Ausfälle, aber Lähmungen und Atrophien der Muskeln des Becken- oder Schultergürtels.

Eine besondere Form ist die *autonome Neuropathie*: orthostatische Dysregulation mit Kollapsneigung, erektile Impotenz, trophische Störungen (Hautulzerationen).

Therapeutisch steht die optimale Einstellung des Diabetes mellitus im Vordergrund, ggf. muß von Tabletten auf Insulin umgestellt werden. Gegen die Dys- oder Parästhesien werden Thioct- oder Alpha-Liponsäure, ggf. auch Carbamazepin eingesetzt, um die Membranfunktion zu verbessern. Der orthostatischen Dysregulation begegnet man mit einer Kompressionsstrumpfhose. Trophische Störungen der Haut und Ulzerationen müssen vor Sekundärinfektionen geschützt, ggf. chirurgisch versorgt werden.

1.8.1.2 Alkoholische Polyneuropathie

Ca. 30–50 % der Alkoholkranken leiden an einer Polyneuropathie.

Ursache: Die Störung des Nerven beruht einerseits auf einer toxischen Wirkung des Alkohols und andererseits auf den Folgen der Mangelernährung, insbesondere eines Vitaminmangels.

Symptome. Schmerzhafte, symmetrische Berührungsempfindlichkeit an den Unterschenkeln, nächtliche Wadenkrämpfe, vermehrtes Schwitzen der Füße (sind ständig naß und pilzinfiziert). Störung der Tiefensensibilität (Vibration und Lagesinn) mit (sensibler) Gangstörung, später Lähmungen.

Therapie. Alkoholkarenz kann die Polyneuropathie in frühen Stadien bessern. Daneben ist die intramuskuläre Gabe von Vitaminen wichtig.

1.8.1.3 Akute idiopathische Polyneuritis

Definition, Symptome. Die idiopathische Polyneuritis (GBS, Guillain-Barré-Syndrom) ist durch die Kardinalsymptome definiert:
– aufsteigende symmetrische schlaffe Lähmungen
– Abschwächung der Muskeleigenreflexe
– weitgehendes Fehlen sensibler Ausfälle.

Die **Ursache** ist nicht bekannt.

Bevor Lähmungen auftreten, klagen die meisten Patienten über unangenehme aufsteigende Parästhesien an beiden Füßen. Es folgen relativ symmetrisch verteilte schlaffe Lähmungen, die mehr oder weniger rasch bis zum Rumpf aufsteigen und den ganzen Körper erfassen können. In 10–20 % der Fälle tritt durch Lähmung der Atemmuskulatur Beatmungspflichtigkeit ein.

Es gibt Verläufe, bei denen sich die Lähmungen innerhalb von 1–4 Wochen entwickeln. Todesursache ist in 5 % eine Ateminsuffizienz.

Diagnose. Neurologisch finden sich anfangs schlaffe Lähmungen an den Fußhebern beidseits, die rasch aufsteigen zu den Hüftbeugern bis zum Vollbild einer schlaffen Paraplegie (Lähmung beider Beine) oder Tetraplegie (Lähmung aller Extremitäten). Die Muskeleigenreflexe erlöschen. Die Vitalkapazität (Spirometer) muß zum Ausschluß einer Ateminsuffizienz und einer Intubationspflicht (< 500 ml VK) kontrolliert werden. Daneben können lästiges Schwitzen und Herzrhythmus-, Blasen- und Mastdarmstörungen auftreten.

Die **Prognose** ist überwiegend günstig, besonders bei den Patienten, deren Ausfälle rasch entstanden sind. Ungünstige Zeichen sind dagegen ein hohes Lebensalter und eine frühe Beatmungspflichtigkeit.

Therapie. *Symptomatisch*: Applikationen von Kortikoiden und 7-S-Immunglobulin. Bei weiterer Progredienz wird zur Reduktion der zirkulierenden Antikörper eine Plasmaaustauschbehandlung (Plasmapherese oder Immunadsorption) vorgenommen.

Allgemeinmaßnahmen sind: Dekubitus-, Thrombose-, Infektionsprophylaxe, Flüssigkeitsbilanzierung (Ödemprophylaxe), Maßnahmen zur Vermeidung von Streßulzera.

1.8.2 Muskelerkrankungen

Beispielhaft sollen hier nur die beiden wichtigsten behandelbaren Muskelerkrankungen, die Myositis und die Myasthenia gravis besprochen werden. Insgesamt sind Muskelerkrankungen selten.

1.8.2.1 Myositis

Definition. Die Myositis ist eine Muskelentzündung.

Symptome. Muskelschwäche in Verbindung mit Muskelschmerzen, -schwellung und -druckempfindlichkeit. Fieber und Gelenkschmerzen können auftreten.

Ursache. Die überwiegende Zahl der Muskelentzündungen ist autoimmun vermittelt, wie die Poly- und Dermatomyositis.

Polymyositis, Dermatomyositis. Beide Formen können zwar bereits im Kindes- oder Jugendalter auftreten, vorwiegend handelt es sich aber um eine Erkrankung im fortgeschrittenen Erwachsenenalter (> 50. Lebensjahr). Frauen werden fast doppelt so häufig betroffen.

Symptome. Neben langsam progredienten, meist symmetrischen Paresen, gibt es drastischere Verläufe mit Beteiligung der Schluck- und Atemmuskulatur.

Diagnostisch wegweisend sind neben der Klinik eine Erhöhung der BSG, vor allem der Creatinkinase (CK). Eine Muskelbiopsie sollte zur Sicherung angeschlossen werden.

Die *Therapie* besteht in der Gabe von Kortikoiden über Wochen, ggf. wird eine Langzeit-Immunsuppression mit Azathioprin vorgenommen.

1.8.2.2 Myasthenia gravis pseudoparalytica

Definition. Die Myasthenie ist eine Autoimmunerkrankung und durch pathologische Ermüdbarkeit von Muskelgruppen gekennzeichnet. Charakteristisch sind „Lähmungserscheinungen", die von Dauer und Schwere der Muskelarbeit abhängen. Die Lähmungen sind morgens weniger schlimm als am Abend.

Häufigkeit. Ca. 1 Neuerkrankung auf 300.000 Einwohner/Jahr. Die Erkrankung tritt vorwiegend im mittleren Lebensalter (20.–40.Lebensjahr) auf, betrifft aber auch Kinder und Jugendliche sowie ältere Menschen und ist bei Frauen etwa doppelt so häufig.

Ursache. Unbekannt. Auslösend ist eine Störung der Kopplung von Nerv und Muskel an der motorischen Endplatte. Der Rezeptor der Überträgersubstanz Acetylcholin wird durch einen zirkulierenden Autoantikörper zerstört.

Symptome. Typisch sind: einseitig beginnendes, selten doppelseitiges Hängen des Oberlides (Ptosis), in ihrer Ausprägung und Richtung wechselnde Doppelbilder, eine durch den inkompletten Gaumensegelschluß meist näselnde Sprech- und Schluckstörung, Kopfheber- und Schwäche der proximalen Muskelgruppen, so daß Treppensteigen und Überkopfarbeiten unmöglich werden. **Komplikationen:** Schluck- und Atemlähmung.

Diagnose. Acetylcholin-Rezeptor-Antikörper-Nachweis, typisches EMG (Elektromyogramm), Cholinesterasehemmer, i. v. verabreicht, heben die Muskellähmung vorübergehend auf.

Therapie. Cholinesterasehemmer (um die Konzentration des Acetylcholins hoch zu halten), Immunsuppression (Kortison, Azathioprin), chirurgische Entfernung des meist vergrößerten Thymus (Thymektomie) oder eines Thymoms (soll die autoantikörperproduzierenden B-Lymphozyten verringern).

2. Auge

N. Schulz

Die nachstehende Abbildung zeigt den Aufbau des Augapfels und ist Grundlage für das Verständnis von Erkrankungen des Fachgebietes Ophthalmologie (Abb. 8–15).

2.1 Funktion und ophthalmologische Diagnostik

Zentrale Sehschärfe. Das scharfe Sehen vollzieht sich am gelben Fleck, der Makula, der Mitte der Netzhaut. Hier findet sich eine besonders dichte Ansammlung lichtempfindlicher Zellen, den *Zapfen,* die ihre Impulse auf direktem Wege zum Hirn weiterleiten. Eine getrennte Bildpunktwahrnehmung ist nur dann möglich, wenn sich zwischen zwei gereizten Zapfen eine nicht angeregte Sinneszelle befindet.

Die **Prüfung der zentralen Sehschärfe** erfolgt mit Hilfe von Zahlen oder Buchstaben, die für eine Prüfentfernung von 5 oder 6 m berechnet worden sind.

Kindern werden im allgemeinen Kinderbilder dargeboten. Für einige spezielle Prüfverfahren bieten sich auch Ringe mit Öffnungen oder sogenannte E-Haken an.

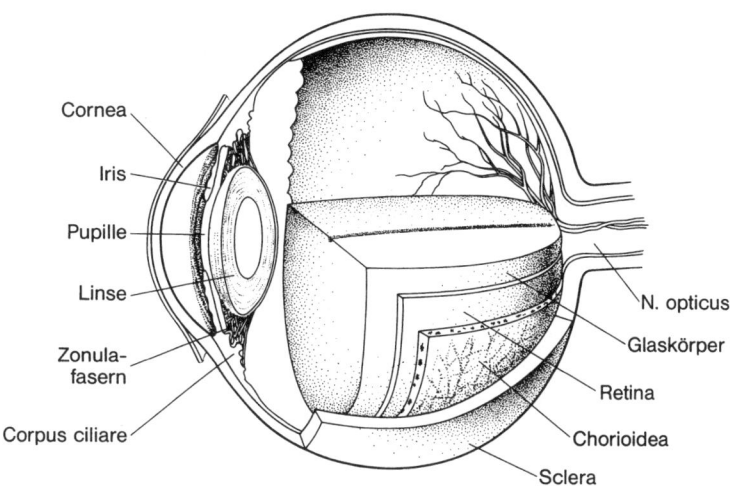

Abb. 8–15: Querschnitt durch das Auge

Die Angabe des Sehvermögens erfolgte früher in Form eines Bruches, heute mehr in Form von Dezimalzahlen.

Kann eine zu prüfende Person Zahlen in einem Abstand von 5 m erkennen, die nach den oben genannten Kriterien Normalsichtige in dem gleichen Abstand erkennen, beträgt seine *Sehschärfe* 5/5 = 1,0. Erkennt er aber nur Zahlen, die ein Normalsichtiger noch in 10 m Entfernung erkennt, beträgt sein Sehvermögen 5/10 = 0,5.

Beidäugiges Sehen. Bei dem normalen Sehvorgang verschmelzen reflektorisch die Bildeindrücke beider Augen zu einem Bild. Wir sprechen von der Fusion. Dabei werden korrespondierende Netzhautstellen beider Augen gereizt, die den Sehkreis (Horopter) bilden. So entsteht die höchste Stufe des beidäugigen Sehens, das stereoskopische Sehen, mit der Fähigkeit einer dreidimensionalen Wahrnehmung.

Als *Gesichtsfeld* bezeichnet man die Gesamtheit aller Lichtpunkte, die bei einem geradeaus sehenden Auge wahrgenommen werden. Nach außen beträgt diese Reizmarkenerkennung im Normalfall 90°, zur Nase hin 60°, nach oben 55° und nach unten etwa 70°. Dabei überlagern sich die Gesichtsfelder beider Augen im zentralen Bereich. Der Eintritt des Sehnerven in das Auge widerspiegelt sich als *blinder Fleck*.

Die **Prüfung** beidäugigen Sehens erfolgt heute vornehmlich mit automatischen *Halbkugelperimetern*. Partielle oder totale Ausfälle im Gesichtsfeld werden als Skotome bezeichnet.

Farbsinn. Das menschliche Auge ist in der Lage, Lichtstrahlen mit einer Wellenlänge von etwa 380 nm (blau) bis 760 nm (rot) wahrzunehmen. Es handelt sich um das sichtbare Spektrum des Sonnenlichtes.

Die **Prüfung der Farbwahrnehmung** erfolgt mit Hilfe von Farbtafeln als Übersichtsprüfung, oder mit Hilfe eines speziellen Gerätes, dem *Anomaloskop*, das Farben in

Form und Helligkeit zur Prüfung anbietet, so daß die häufigsten Farbwahrnehmungsstörungen diagnostiziert werden können. Es sind dies hauptsächlich *Störungen im Rot-Grün-Bereich*. Durch rezessiv geschlechtsgebundene Vererbung sind 8 % der männlichen und etwa 0,4 % der weiblichen Bevölkerung davon betroffen. Hierbei sind besonders Auswirkungen im Hinblick auf berufliche Anforderungen zu bedenken. Man unterscheidet die Farbschwachsichtigkeit von der partiellen oder totalen Farbblindheit.

Lichtsinn. Dem Auge werden ständig wechselnde Leuchtdichten dargeboten. Dabei reagiert die Pupille als Blende für die einfallende Lichtmenge, aber auch die Netzhaut paßt sich der wechselnden Leuchtdichte der Umgebung an. Wir sprechen von der Hell- und Dunkeladaptation. Während die Helladaptation schnell vonstatten geht, dauert die Dunkelanpassung durch Aufbau des Sehpurpurs nach einer kürzeren Sofortadaptation in ihrem Maximum mehrere Minuten.

Die **Herabsetzung der Dämmerungssehleistung** wird mit speziellen Geräten geprüft und hat besondere Bedeutung im Bereich der Verkehrstauglichkeitsuntersuchungen.

2.2 Refraktion, Brille, Kontaktlinse

Das *normalsichtige* Auge ist so gebaut, daß bei einer durchschnittlichen Augapfellänge von 24 mm und einer gesamten Brechkraft von 58–59 dpt. die einfallenden, parallel verlaufenden Lichtstrahlen derart gebrochen werden, daß sie sich direkt auf der Netzhaut in dem Punkt des schärfsten Sehens, der Makula, vereinigen und so ein scharfes Bild erzeugen. Die Hauptbrechkraft des Auges übernehmen die Hornhaut und die Augenlinse.

Die **Prüfung der Brechkraft** erfolgt meist mit automatischen Refraktometern, bei Kindern mit einer sog. Schattenprobe (Skiaskopie). Änderungen von Brechkraft und Augapfellänge führen zu Fehlsichtigkeiten, die im folgenden beschrieben werden.

2.2.1 Fehlsichtigkeiten

Weitsichtigkeit (Übersichtigkeit, Hyperopie). Die *Ursache* ist ein zu kurzer Bau des Augapfels oder eine relativ zu geringe Brechkraft, die zu einer Bildentstehung hinter der Netzhaut führt. Durch eine Sammellinse (Plusgläser) kann hier Abhilfe geschaffen werden.

Kurzsichtigkeit (Myopie). Hier ist es fast ausschließlich der *zu große* Augapfel, der zu einer Bildentstehung noch vor der Netzhaut führt. Da diese Entwicklung häufig im Alter von 8–10 Jahren beginnt, spricht man von der Schulmyopie, aber auch später können sich Formen der Kurzsichtigkeit ausbilden. Korrigiert wird diese Fehlsichtigkeit durch Zerstreuungs- (Minus-) Gläser.

Stabsichtigkeit (Astigmatismus). Die *Ursache* hierfür ist eine unterschiedliche Brechkraft meist senkrecht zueinanderstehender Hornhautabschnitte, die dazu führen, daß ein Punkt strichförmig abgebildet wird, das entstehende Bild also verzerrt wird. Die Korrektur erfolgt mit Zylindergläsern.

Naheinstellung des Auges (Akkommodation). Rückt ein Objekt in die Nähe des Betrachters, ist dieser in jungen Jahren in der Lage, auf Grund der Eigenelastizität der Augenlinse und seines Aufhängeapparates die Brechkraft zu erhöhen und dadurch

nahe Gegenstände scharf zu sehen. Dabei kommt es gleichzeitig zu einer Einwärtsstellung beider Augen, der Konvergens.

Alterssichtigkeit (Altersweitsichtigkeit, Presbyopie). Etwa mit dem 40. Lebensjahr
läßt die oben beschriebene Akkommodation in der Form nach, daß durch Abnahme
der Linsenelastizität die Naheinstellung nicht mehr ausreicht, um Objekte im erforderlichen Lese- und Schreibeabstand von 30–40 cm scharf abzubilden. Es werden
dann Plusgläser zur Korrektur (Lesebrille) erforderlich.

2.2.2 Brille, Kontaktlinse

Die **Brille** ist bereits seit dem Mittelalter das einfachste und verläßlichste Korrektur-
mittel einer Fehlsichtigkeit. Die optische Industrie hat Gläser entwickelt, die hoch-
brechender, dünner, aus Kunststoff und damit leichter, getönt und entspiegelt sind,
um die Trageeigenschaften zu verbessern. Zum Ausgleich von Fern- und Nahkorrek-
tur gibt es desweiteren Zwei- (Bifokal-) und Dreistärken- (Trifokal-) Brillen und solche, bei denen Fern- und Nahteil stufenlos ineinander übergehen (Gleitsichtgläser).

Die **Kontaktlinse** sitzt im Gegensatz zur Brille direkt auf der Hornhaut. Sie bedarf
zwar gewisser Pflege und Sorgfalt, hat aber optisch gesehen häufig Vorteile gegenüber einer Brille. Wir unterscheiden *harte* und *weiche* Kontaktlinsen. Bei hohen Fehlsichtigkeiten übernehmen Krankenkassen die Kosten für eine solche Korrektur.

2.3 Erkrankungen

2.3.1 Erkrankungen der Lider und Tränenwege

2.3.1.1 Lider

Die Lider übernehmen eine Schutzfunktion für das vordere Auge und bewirken eine
regelmäßige Befeuchtung sowie Reinigung der Hornhaut. Ein herabhängendes Oberlid bezeichnet man als *Ptosis*. Sie kann angeboren oder durch Nervenschädigung erworben sein. Das Einwärtsrollen der Lidränder *(Entropium)* bzw. Auswärtsrollen
der Lidränder *(Ektropium)* kann im hohen Senium, durch Narbenzug oder ebenfalls
durch Nervenlähmungen auftreten.

Die häufigste Entzündung im Lidrandbereich ist das **Gerstenkorn (Hordeolum)**. Es
handelt sich hierbei um eine akute bakterielle Entzündung von Schweiß- oder Talgdrüsen, die in reicher Anzahl am Lidrand vorzufinden sind. Das Lid schwillt ödematös an, ist stark gerötet und schmerzempfindlich. Diese akute Entzündung führt häufig zu einer spontanen Eiterentleerung und wird mit antibiotischer Augensalbe behandelt.

Eine dagegen reizlose, aber chronische Entzündung der Lidranddrüsen bezeichnet
man als **Hagelkorn (Chalazion)**. Es ist nicht schmerzhaft und imponiert als kleine,
verschiebliche, derbe Resistenz im Bereich der Lidränder. Das Mittel der Wahl hierbei ist eine operative Ausschälung.

Die Entzündungen der **Lidränder (Blepharitis)** können sowohl allergischer als auch
bakterieller Ursache sein. Harmlose gelbliche, meist flächige Ablagerungen von Fett-

stoffwechselprodukten (Cholesterinen) werden als *Xanthelasmen* bezeichnet. Sie können operativ entfernt werden.

2.3.1.2 Tränenorgane, Tränenwege

Die etwa bohnengroße Tränendrüse liegt im oberen äußeren Bereich der Augapfelhöhle. Sie produziert die leicht antibakterielle Tränenflüssigkeit und kann in Form einer oft komplizierten Tränendrüsenentzündung (Dakryoadenitis) erkranken.

Nachdem die Tränen, durch den Lidschlag verteilt, die Hornhaut befeuchtet haben, werden sie durch zwei jeweils am oberen und unteren inneren Lidwinkel gelegene Tränenpünktchen aufgenommen und durch Tränenkanälchen sowie dem Tränensack in die Nase abgeleitet. Erkrankungen in diesem Bereich sind ebenfalls recht häufig:
– *Verschlüsse (Stenosen)* der ableitenden Tränenwege. Hierbei kommen Tränenwegsspülungen bzw. Sondierungen zur Anwendung. Alte Stenosen können operativ (nach Toti) behoben werden.
– *Abflußstörungen* führen nicht nur zum ständigen Tränen der Augen, sondern durch Erregeransammlungen leicht zu rezidivierenden Tränensackentzündungen, Dakryozystitis.
– *Nachlassen der Tränenflüssigkeitsproduktion.* Wir sprechen von dem „trockenen Auge", dem Sicca-Syndrom. Es muß mittels künstlicher Tränen in Form von Augentropfen behandelt werden.

2.3.2 Erkrankungen von Conjunctiva und Cornea

2.3.2.1 Bindehaut, Conjunctiva

Die *akute* Bindehautentzündung (Konjunktivitis) ist eine bakteriell hervorgerufene Entzündung, verläuft mit rasch auftretender Rötung und Schwellung sowie eitrigschleimiger Absonderung. Antibiotische Augentropfen und Augensalbe führen zu Abheilung. Mitunter ist vorher ein Bindehautabstrich zur Erregerbestimmung erforderlich. Ebenso akut sind *allergische Reaktionen* der Bindehaut, bei der die Mitbeteiligung der Lider bereits äußerlich stark imponieren kann. Die Ursache hierfür sind Allergene, z.B. Pollen (typisch kombiniert mit Heuschnupfen), aber auch Augenmedikamente. Die Behandlung erfolgt mit antiallergischen Augentropfen und -salben. *Chronische* Bindehautentzündungen haben meist keine so eindeutig zuzuordnende Ursache. Es kommen hierfür äußerliche chemische oder physikalische Ursachen (Wind und Staub) in Frage sowie Refraktionsfehler (Weitsichtkeit). Sie reichen von leichten Reizerscheinungen bis zu ausgeprägter Bläschenbildung (Follikel) auf der Innenseite der Lider. Die *Verblitzung* (Ceratoconjunctivitis photoelectrica) wird durch eine zu hohe ultraviolette Strahlung, wie sie bei Schweißarbeiten, Höhensonne oder in Hochgebirgen und an der See vorkommt, verursacht.

Als *Flügelfell, Pterygium*, bezeichnet man ein spontanes Aufwachsen der Bindehaut, meist auf den nasalen Anteil der Hornhaut. Ab einer gewissen Größe muß diese Veränderung operativ entfernt werden.

2.3.2.2 Hornhaut, Cornea

Am häufigsten sind Entzündungen. Sie werden durch Bakterien, Viren und Pilze hervorgerufen und können schwere Hornhautulzera verursachen. Meist entzünden dabei
auch tiefergelegene Augenabschnitte.

Der Augenarzt kann die verschiedenen Entzündungsformen häufig sehr genau durch die Spalt-
lampenmikroskopie voneinander differenzieren, da sie zum Teil in einer sehr typischen Form
verlaufen. Viren z. B. führen zu typischen Trübungen in Form kleiner Ästchen oder Bäumchen
auf der Hornhautoberfläche.

Hornhautentzündungen können auch durch Ausfälle von Gesichtsnerven auftreten,
wie bei der Fazialisparese (Einschränkung der Lidschlagfunktion). Desweiteren gibt
es an der Hornhaut eine Reihe von primär degenerativen Veränderungen. Am harm-
losesten ist der altersbedingte Greisenbogen (Arcus senilis), eine weiße ringförmige
Trübung am Hornhautrand älterer Menschen, aber auch zentrale Trübungen der verschiedenen Hornhautschichten können anlagebedingt ohne äußere Ursache (s.
Kap. 2.3.9) entstehen.

Komplikation: Gefürchtet sind postinfektiöse zentrale Trübungen, die das Sehvermögen erheblich einschränken. Es ist im Einzelfall zu prüfen, ob eine Hornhautverpflan-
zung (Keratoplastik) angezeigt ist.

2.3.3 Erkrankungen von Iris und Linse

2.3.3.1 Regenbogenhaut, Iris

Die gesunde Iris bildet die zentrisch gelegene, im Normfall seitengleiche und auf
Licht und Konvergenz mit einer Verengung reagierende Pupille. Seitendifferenzen,
besonders einseitige Erweiterungen oder fehlende Reaktionen auf Licht, sollten
fachspezifisch abgeklärt werden. Die enge Pupille bezeichnet man als *Miosis*, die weite Pupille als *Mydriasis*, die ungleiche Pupillenweite als *Anisokorie*. Neben angeborenen oder erworbenen Lückenbildungen (Kolobome) und Variationen der Irisfarbe
(Heterochromie) ist hier fast ausschließlich die Regenbogenhautentzündung (Iritis
bzw. *Iridozyklitis*) aufzuführen. Ihre Ursachen sind sowohl äußere, häufiger aber unklarer, innerer (endogener) Herkunft. Subjektiv führt diese Erkrankung zu einem
dumpfen Schmerz und einer Sehverschlechterung. Objektiv zeigen sich oberflächliche
und tiefe Gefäßstauungen sowie unter Spaltlampenbeobachtung Zellen in der vorderen Augenkammer. Die Erkrankung ist oft rezidivierend, langwierig und kann zu
bleibenden Augenschäden führen. Die Behandlung: Pupillenerweiterung, Kortikoide,
auch in Form subkonjunktival unter die Bindehaut applizierter Spritzen.

2.3.3.2 Linse, Lens

Die im Durchmesser ca. 10 mm große, bds. nach außen gekrümmte (bikonvexe) klare Augenlin-
se befindet sich direkt hinter der Regenbogenhaut und wird von einem Aufhängeapparat, den
Zonulafasern, am Ziliarkörper fixiert (s. Abb. 8–15). Durch Verengung dieses Muskels und ihrer
Eigenelastizität kann die Linse ihre Brechkraft von 16–19 dpt. um weitere ca. 12–14 dpt. beim
Jugendlichen erhöhen und gibt dem menschlichen Auge so die Fähigkeit der Akkommodation
(s. Kap. 2.2.1).

Teilweise oder vollständige, angeborene oder traumatisch erworbene Verlagerungen aus ihrer Halterung werden als *Luxation* bzw. *Subluxation* bezeichnet.

Die häufigste Erkrankung der Linse ist ihre grau-weiße Eintrübung, der **Graue Star** (Katarakt). Dieser ist angeboren, meist erworben und altersbedingt. Dabei gibt es sich langsam oder schnell entwickelnde, zentrale oder peripher beginnende, speichenförmige oder bräunliche, auch kristalline Formen, nicht selten ist damit eine Brechkraftänderung verbunden. Die Folge ist in jedem Fall ein *Nachlassen der Sehschärfe* bis hin zu einer fast vollständigen Erblindung. Die Therapie ist abgesehen von dem Versuch(!), diese Entwicklung mit jodhaltigen Tropfen aufzuhalten, die operative Entfernung der getrübten Linse *(Staroperation)* und *Implantation von Kunstlinsen*. Spätere Starbrillen entfallen, der Seheindruck ist dem präoperativen identisch. Solche Operationen werden heute ambulant durchgeführt.

Ein später auftretender *Nachstar* kann mit Hilfe eines *YAG-Lasers* behoben werden.

2.3.4 Erkrankungen der Netzhaut, Retina

Die Erkrankungen der Netzhaut sind ausschließlich mit Hilfe spezieller ophthalmologischer (augenärztlicher) Vergrößerungstechniken, wie z.B. Spaltlampen in Kombination mit Sammellinsen, dem Augenspiegel (Ophthalmoskop) bis hin zu Augenhintergrundkameras zugänglich und gehören damit in die Hände eines Facharztes. Als weitere diagnostische Verfahren stehen das ERG (Elektroretinogramm), Ultraschalluntersuchungen oder fluoreszenzangiographische Gefäßdarstellungen zur Verfügung.

Im Bereich des Sehnerven, der Papille (ca. 1,7 mm groß), treten alle Nervenfasern und Blutgefäße in das Auge ein. Sie zeigt eine zentrale Eindellung, die Exkavation. Die Stelle des schärfsten Sehens, Makula, ist gefäßfrei und wird durch die darunterliegende Aderhaut versorgt, ist etwas dunkler rot gefärbt als ihre Umgebung und zeigt dem Betrachter einen kleinen hellgelben Reflex, deshalb *gelber Fleck.*

Die *häufigsten Netzhauterkrankungen* sind:
– **gefäßbedingt:** Veränderungen durch erhöhten Blutdruck und Diabetes mellitus (diabetische Retinopathie), Verschlußkrankheiten von Venen oder Arterien (Thrombosen, Embolien)
– **Entzündungen:** Makula, Netzhaut (zentral oder peripher), gefäßbegleitend
– **degenerativ:** trockene oder feuchte Form der senilen Makulaveränderung, angeborene zentrale oder periphere Netzhauterkrankungen
– **erworben:** Netzhautablösung traumatischer oder anlagebedingter Ursache, sehr häufig bei myopen Patienten.

2.3.5 Neurologische Erkankungen des Auges

Über den Sehnerven steht das Auge in direkter Verbindung mit dem zentralen Nervensystem. Ihm schließt sich die Sehstrahlung an, die im Sehzentrum der Sehrinde des Großhirns endet.

Die **Entzündung des Sehnerven** (Nervitis nervi optici) bemerkt der Patient durch eine plötzliche Sehverschlechterung und Gesichtsfeldausfälle. Die Erkrankung kommt sowohl eigenständig als auch infolge einer neurologischen Grundkrankheit, z.B. einer Multiplen Sklerose, vor. Da der Sehnerv hinter dem Augapfel liegt, ist

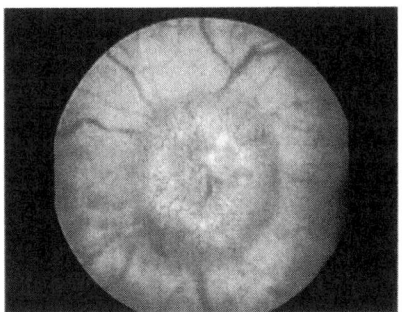

Abb. 8–16: Stauungspapille bei Hirntumor

nicht immer eine Veränderung der Sehnervenscheibe erkennbar. Infolge dieser Erkrankung kann sie später atrophisch werden und erscheint dem Betrachter blaß *(Optikusatrophie)*.

Die **Atrophie des Sehnerven** kann auch andere Ursachen haben, z. B. degenerative
Netzhauterkrankungen oder den grünen Star.

Kommt es durch Raumforderungen im Großhirn (z. B. Hirntumor, intrazerebrale
Blutung) zu einem Druckanstieg, kann ein Flüssigkeitsrückstau bis zur Sehnerven-
scheibe reichen, diese anschwellen lassen und damit eine *Stauungspapille* verursachen
(Abb. 8–16). Raumforderungen nahe des Sehnerven, der Sehstrahlung oder der -rinde
rufen *Gesichtsfeldausfälle* hervor, die Rückschlüsse auf die Lage der Raumforderung
(Tumoren) zulassen.

> Die Frage nach einer *Stauungspapille*, dem *Gesichtsfeld*, *Sehvermögen* und *Augen-
> druck* sind die wichtigsten Untersuchungsergebnisse, die zwischen Augenärzten
> und Neurologen ausgetauscht werden.

2.3.6 Schielen

Sowohl die willkürlichen, als auch die reflektorischen Bewegungsabläufe beider Augen werden
über je 4 gerade und 2 schräge Augenmuskeln gesteuert.

Latentes Schielen (Heterophorie). Die Feststellung dieser geringsten Form des Schielens erfolgt durch Abdecken eines Auges, das beim Freigeben von einer abgewiche-
nen Stellung wieder in eine Parallelstellung zurückgeht. Es gibt in gleichem Maße
Abweichungen nach innen und außen sowie in der Höhe. Diese sog. Phorien machen
nicht selten subjektive Beschwerden und lassen sich teilweise durch Beübung, sonst
durch Brillen, ggf. Prismenbrillen beeinflussen.

Begleitschielen (Strabismus). Die Häufigkeit des Schielens liegt bei 2–3 % der Bevölkerung und tritt im 1.–2. Lebensjahr auf. Es liegt eine erbliche Disposition vor. *Doppelbilder* entstehen im *Kleinkindesalter* nicht, da der Seheindruck des schielenden Auges unterdrückt wird.

Wir unterscheiden das einseitige und das beidseitige Schielen.

– Beim *einseitigen* Schielen differenziert man das Einwärts-, Auswärts- und Höhenschielen. Die Hauptursache des Einwärtsschielens ist die Weitsichtigkeit. Bekanntermaßen kann die Hyperopie teilweise durch eine Erhöhung der Brechkraft des Auges, wie bei der Naheinstellung, der Akkommodation, kompensiert werden. Da diese immer mit einer Einwärtsstellung, Konvergenzstellung, kombiniert ist, ist die Gefahr der Einwärtsstellung bei Weitsichtigkeit erklärt. Das Bild des in Schielstellung befindlichen Auges wird unterdrückt. So werden im Kindesalter für die Bildgebung wichtige Nervenbahnen nicht aufgebaut. Es besteht in hohem Maße die Gefahr der Entwicklung einer Schwachsichtigkeit, Amblyopie, des schielenden Auges, das höchstens noch bis zum 4. oder 5. Lebensjahr beübt werden kann, in seiner späteren Entwicklung dann nicht mehr wesentlich beeinflußbar ist.

– Bei einem *beidseitigen* Schielen tritt eine wechselnde Schielstellung beider Augen auf. Beide Augen erreichen ein normales Sehvermögen, jedoch besteht kein beidäugiges, stereoskopisches Sehen. Die Untersuchung dieser Schielstellung erfolgt ebenfalls in Form eines Abdecktestes. Beide Augen werden wechselseitig abgedeckt. Dabei, oder beim Freigeben des verdeckten Auges, kommt es zu „Einstellbewegungen". Schielwinkelmessungen erfolgen einerseits an einer Tangentenskala in unterschiedlichen Entfernungsmöglichkeiten, meist 1 m, oder an speziellen Geräten (Synoptophor).

Die *Behandlung* stellt im einfachsten Fall eine Brillenverordnung dar. Dazu ist die objektive Bestimmung der Brechkraft der Augen erforderlich; bei Kindern ist dies nur durch die Gabe von pupillenerweiternden Medikamenten möglich. Desweiteren wird sehr häufig eine Okklusionsbehandlung erforderlich sein, bei der für längere Zeit das bessere (!) Auge abgedeckt wird und so das schlechtere gezwungenermaßen beübt wird. Haben beide Augen dann ein gutes Sehvermögen, wird man sich bemühen, ein beidäugiges Sehen aufzubauen. Ist dieser Versuch nicht erfolgreich, kommt zur Stellungskorrektur auch eine Schieloperation zur Anwendung.

Lähmungsschielen. Wir unterscheiden eine vollständige Augenmuskellähmung *(Paralyse)* von Augenmuskelschwäche *(Paresen)*. Die Ursachen liegen einerseits in Erkrankungen der Muskeln, häufiger jedoch in Nervenlähmungen, bei denen wiederum zwischen peripheren und zentralen unterschieden wird. Meist fallen nicht alle Augenmuskeln, sondern nur einzelne oder Muskelgruppen aus. Die Folge sind äußerlich erkennbare Fehlstellungen, die subjektiv mit Doppelbildern verbunden sind. Die Behandlung erfolgt möglichst ursachenbezogen.

2.3.7 Grüner Star (Glaukom)

Definition. Das Glaukom ist eine Erhöhung des Augeninnendruckes.

Viele Untersuchungen haben bewiesen, daß auch veränderte Durchblutungsbedingungen den Grünen Star mitbedingen.

Die Erkrankung verläuft häufig unbemerkt. Nur selten entstehen Kopfschmerzen, in Ausnahmefällen ein Glaukomanfall mit massiven Beschwerden. Hieraus ergibt sich die Forderung nach gelegentlichen Augendruckkontrollen, meist im Rahmen der ersten Nahbrillenverordnung ab dem 40. Lebensjahr. Besonders bei familiärer Disposition sollte auf eine rechtzeitige oder regelmäßige Kontrolle hingewiesen werden.

Um das Augeninnere ständig klar zu erhalten, besteht eine ständige Produktion von Augenflüssigkeit des Ziliarkörpers in die Vorderkammer (Abb. 8–17). Der Abfluß erfolgt über den Schlemm-Kanal, der in einem Maschenwerk im Kammerwinkel gelegen ist (s. Abb. 8–15). Störungen in Produktion oder Abfluß führen zu einem Mißverhältnis – der Druck steigt.

Diagnose. Früher wurde ein definiertes Gewicht auf den anästhesierten Augapfel gestellt und der Druck gemessen. Heute erfolgt die Messung am häufigsten mittels der *Applanation*. Bei dieser Methode wird der Druck registriert, der erforderlich ist, um eine genau bestimmte Fläche des nach außen gewölbten Augapfels abzuflachen. Eine weitere, automatisierte Druckmeßmethode erfolgt mittels eines kurzen variablen Luftstoßes. Hinweise für einen erhöhten Augeninnendruck ergeben sich gelegentlich erst über mehrere Tagesdruckmessungen und Belastungsproben. Desweiteren gehören zur Diagnostik des Glaukoms die Untersuchung des Kammerwinkels (Gonioskopie), die Gesichtsfeldbestimmung, der Augenhintergrund und hierbei speziell die Beurteilung der Sehnervenscheibe, Papille.

Wir unterscheiden *2 Formen:*
Primärglaukome: angeborenes, Weitwinkel-, Engwinkelglaukom und Glaukomanfall.
Sekundärglaukome sind Folge schwer verlaufender akuter oder chronischer Augenerkrankungen.

Komplikationen. Der erhöhte Augeninnendruck führt nach längerer Zeit, besonders unbehandelt, zur Einschränkung im Gesichtsfeld, später auch zu einer Sehverschlechterung, gelegentlich auch heute noch zur *Erblindung*. Dies ist die Folge des ständigen Druckes auf den Sehnerven, der zentral beginnend dann immer stärker eingedellt wird. Die Nervenfasern in diesem Bereich werden abgedrückt, die Atrophie des Sehnerven stellt in Kombination mit Durchblutungsveränderungen die Hautproblematik des grünen Stars dar.

Die **Behandlung** richtet sich nach der Glaukomform: Augentropfen, -salben, Operation oder Laser.

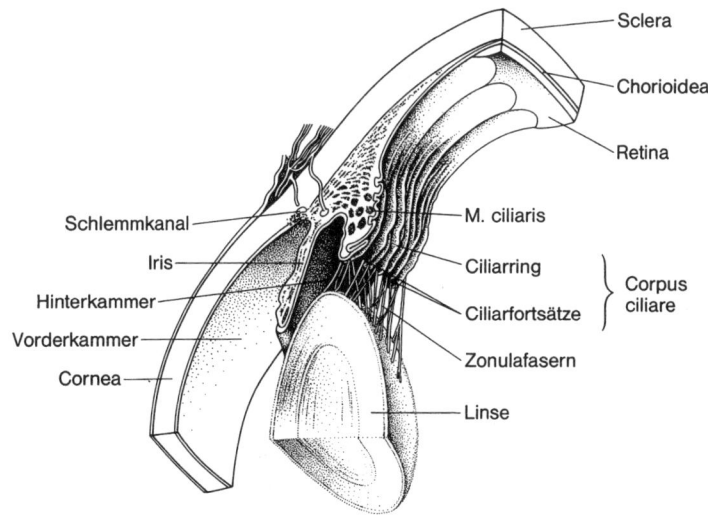

Abb. 8–17: Vorderabschnitt des Auges mit Linse und ihrer Befestigung am Ziliarkörper

2.3.8 Auge und Allgemeinleiden

Das Auge ist in vielfältiger Form bei allgemeinen Erkrankungen mitbetroffen und zeigt andererseits typische Erkrankungsformen und Hinweise bei nachstehend aufgeführten Grunderkrankungen.

(1) Infektionskrankheiten:
- AIDS: Lid-, Bindehaut-, Hornhautentzündungen, Netzhautveränderungen
- akute Exantheme (Windpocken, Röteln, Masern): Bindehaut- und Hornhautentzündungen
- Tuberkulose: Primärherde in den vorderen Augenabschnitten; im Sekundärstadium: Regenbogenhautentzündung; Tertiärstadium: Netzhautentzündungen.

(2) Kreislauf- und Gefäßerkrankungen:
- Hypertonus (Bluthochdruck): typische Netzhautgefäßveränderungen unterschiedlicher Schweregrade
- Arteriosklerose: Altersveränderungen der Netzhautgefäße, Gefäßverschlüsse.

(3) Stoffwechselerkrankungen:
Schwerwiegendste Erkrankungsform ist der Diabetes mellitus: mit zunehmender Krankheitsdauer progredient verlaufende Netzhautveränderungen, häufig mit schwerem Verlauf, nachfolgender Sehverschlechterung, z. T. schweren Sekundärerkrankungen des Auges. Wichtige Forderung daher: regelmäßige Augenhintergrundskontrollen, besonders bei Langzeitdiabetikern.

(4) Erkrankungen des endokrinen Systems:
- Hypophysenüber- und -unterfunktion ggf. erkennbar an typischen Gesichtsfeldveränderungen
- Schilddrüse (Überfunktion: Morbus Basedow): Lid- und Augapfelveränderungen, hervortretender Augapfel, Orbitopathie (s. Abb. 5–4, S. 211).

(5) Erkrankungen des ZNS:
- Entzündungen des ZNS (Enzephalitis) bzw. der Hirnhäute (Meningitis): Pupillenstörungen, Augenmuskellähmungen (Doppelbilder), Papillenödem (s. Abb. 8–16).
- Multiple Sklerose: Sehnervenentzündung (spätere Atrophie), kurzzeitige Augenmuskellähmungen.

(6) HNO- und Zahnerkrankungen:
Akute und chronische Regenbogenhautentzündungen (Iridozyklitis), gelegentlich Netzhaut- und Sehnerventzündung.

(7) Kopfschmerz (sofern von seiten der Augen bedingt): durch Weitsichtigkeit, Hyperopie, Störungen des Augenmuskelgleichgewichtes (Phorien), chronische Augenentzündungen, gelegentlich grüner Star.

2.3.9 Augenverletzungen, Notfälle

2.3.9.1 Fremdkörper, Erosionen, Verbrennungen, Verätzungen

Fremdkörperverletzungen der Binde- und Hornhaut gehören zu den häufigsten Bagatellverletzungen der vorderen Augenabschnitte. Während die Bindehautfremdkörper, meist nichtmetallisch, durch Wind oder ähnliches in das Auge gelangen (Staub, Sand,

Ruß), sind die meisten Hornhautfremdkörper metallischer Ursache (Funkenflug beim Schweißen, Fräsen, Schmirgeln), brennen sich oft tief in die Hornhaut ein und führen nicht selten zu einem Rostring. Während die Entfernung der Bindehautfremdkörper relativ einfach sein kann (Ektropionieren siehe unten) sollte die Hornhautfremdkörperentfernung einem Facharzt überlassen werden.

Die **Hornhauterosion** (oberflächliche Verletzung der Hornhaut) führt, wie die Fremdkörper, zu recht starken, subjektiven Beschwerden. Die Ursachen sind entweder noch in der Bindehaut befindliche Fremdkörper, die durch den Lidschlag auf der sehr sensiblen Hornhaut reiben oder Verletzungen durch äußere Einwirkungen (zurückschnellende Äste und Zweige, Fingernägel, Drahtenden oder ähnliches), die Abschürfungen hinterlassen und nicht immer ohne optische Hilfsmittel erkennbar sind.

Als besondere Form oberflächlicher Hornhautverletzungen soll hier auch die **Verblitzung** angeführt werden. Sie wird hervorgerufen durch starke ultraviolette Lichteinstrahlung (Höhensonne, ungeschütztes Schweißen) und führt zu kleinen oberflächlichen, stippchenförmigen Erosionen der Hornhaut, ist sehr schmerzhaft und heilt in den meisten Fällen eventuell unter Zuhilfenahme epithelisierender Augenmedikamente rasch ab.

Verbrennungen sind häufig in den vorderen Augenabschnitten angesiedelt und werden im Bereich der Augenlider in üblicher Weise oberflächlich behandelt. Nur in sehr schweren Formen sind tiefere Augenabschnitte mitbetroffen, hierbei ist eine fachspezifische Behandlung unerläßlich.

Auch Verätzungen mit **Säuren** bleiben häufig in den vorderen Augenabschnitten gelegen, da hierbei durch oberflächen Ätzschorfes (Koagulationsnekrose) ein tieferes Eindringen verhindert wird und Tränenflüssigkeit die Säure verdünnt.

Laugenverätzungen sind dagegen viel gefährlicher. Alkalien (Kalk, Laugen, Tintenstifte) führen zu einem Aufweichen des Gewebes (Kolliquationsnekrose) und dringen tiefer in das Gewebe ein. Wir unterscheiden verschiedene Schweregrade.

> Die dringendste Sofortbehandlung besteht in einer *ausgiebigen Spülung* (Leitungswasser) noch am Unfallort.

Es sollten möglichst alle Ätzsubstanzen entfernt und kein Verband angelegt werden. Der Patient sollte umgehend einem Augenarzt vorgestellt werden.

2.3.9.2 Stumpfe und spitze Traumen

Treffen **stumpfe** Gegenstände meist mit hoher Energie (Bälle, typisch auch Skistöcke oder eine Faust) auf das Auge, entstehen nicht immer äußerlich erkennbare Verletzungen im Augeninnern. Es sind dies Blutungen, Ödeme oder z. B. Einrisse in der Netzhaut. Es empfiehlt sich immer eine fachspezifische Untersuchung, um Spätfolgen zu vermeiden.

Spitze Verletzungen. Pfeile, Messer, große Metallsplitter u. ä. können den Augapfel durchbohren und zu schweren inneren Organverletzungen führen, die ausschließlich operativ behandelt werden müssen. Fast immer besteht die Gefahr späterer Sehkrafteinschränkung. Als *Sofortmaßnahme* am Unfallort empfehlen sich sterile Verbände und die sofortige Einweisung in eine operative Einrichtung.

2.3.10 Behandlungsformen des Auges, Erste Hilfe

Das **Einträufeln von Augentropfe**n sollte so vorgenommen werden, daß der Patient bei nach hinten geneigtem Kopf nach oben schaut und das Unterlid leicht nach unten gezogen wird. In die untere Umschlagsfalte kann dann aus der auf dem Kopf stehenden Tropfflasche das flüssige Medikament eingegeben werden. Man sollte darauf achten, daß der reflektorische Lidschlag die Tropfflasche möglichst nicht berührt. In gleicher Weise wird das *Eingeben von Augensalbe* vorgenommen. Aus der Salbentube wird ein etwa 1 cm langer Salbenstreifen in den Bindehautsack eingelegt.

Das **Ausspülen der Augen** (z.B. nach Verätzungen) wird im allgemeinen mit Plastikspülflaschen vorgenommen, durch die ausreichend Spülflüssigkeit (destilliertes Wasser) mit entsprechend dosiertem Druck in die obere und untere Umschlagsfalte der Bindehaut gelangen kann.

Das **Ektropionieren** (Umstülpen der Lider) ist eine wichtige, weil häufig verwendete Methode, um eventuelle Fremdkörper, speziell auf der Bindehaut, aufzusuchen. Beim Blick nach oben und leichtem Zug am Unterlid ist das Ektropionieren hier sehr einfach. Das Ektropionieren des Oberlides erfolgt durch lockeren Blick nach unten. Mit Hilfe eines kleinen Glasstabes oder z.B. eines Streichholzes wird das Oberlid 1,5 cm oberhalb des Lidrandes durch leichten Zug an der oberen Wimpernreihe „herumgeklappt". Auf der Innenseite des Lides findet man dann ggf. unter Zuhilfenahme einer Lupe zur Vergrößerung auch kleinere Fremdkörper, die zu erheblichen Beschwerden geführt haben und mit einem angefeuchteten Wattetupfer entfernt werden können.

3. Hals-Nasen-Ohren-Krankheiten

A. Schadel

Für das Verständnis otorhinolaryngologischer Krankheiten sind Grundkenntnisse von Anatomie und Physiologie erforderlich (Abb. 8–18).

Anatomie. Das Ohr wird unterteilt in äußeres Ohr, Mittelohr und Innenohr. Ohrmuschel und äußerer Gehörgang werden als *äußeres Ohr* bezeichnet. Das *Mittelohr* umfaßt das Trommelfell, das gegen den äußeren Gehörgang abschließt, die 3 Gehörknöchelchen Hammer, Amboß und Steigbügel sowie die Tuba auditiva (Ohrtrompete, Tuba Eustachii), einen Verbindungsgang zum Nasenrachenraum. In den ersten Lebensjahren entwickeln sich hinter dem Ohr, im *Warzenfortsatz* (Mastoid), ausgehend von den Mittelohrräumen, lufthaltige, mit Schleimhaut ausgekleidete Zellen.

Das *Innenohr* ist ein komplexes Hohlraumsystem, in dem das Hörorgan (Cochlea) sowie das Gleichgewichtsorgan (Vorhof-Bogengangsystem) eingebettet sind.

Hörphysiologie. Hören ist ein komplexer Vorgang, der neben Schallwahrnehmung und -verarbeitung noch weitere Abläufe beinhaltet. Luftschall erreicht das Trommelfell und versetzt es in Schwingungen. Die 3 Gehörknöchelchen übertragen diese auf das mit Flüssigkeit (Peri- und Endolymphe) gefüllte Innenohr. Die Schwingungen dieser Lymphe erregen (Wanderwelle) die Sinneszellen in der Cochlea.

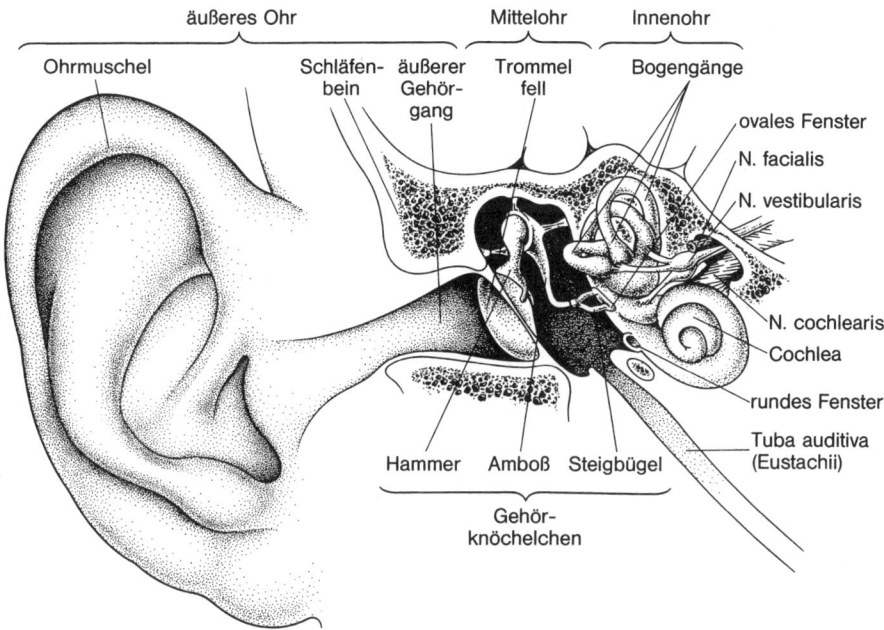

Abb. 8–18: Ansicht von Ohrmuschel, äußerem Gehörgang, Mittel- und Innenohr. Beachte die Lokalisation des Trommelfells und seine Beziehung über die Gehörknöchelchen des Mittelohres zur Cochlea. Das Mittelohr ist zu seiner Belüftung durch die Tuba auditiva (Eustachii) mit dem Pharynx verbunden. Die abgebildeten Strukturen sind nicht maßstabsgerecht

Gleichgewichtsorgan. Der aufrechte Gang des Menschen wird u. a. durch das Vorhof-Bogengangsystem ermöglicht.

Der Bogengangapparat, bestehend aus 3 in den Achsen des dreidimensionalen Raumes angeordneten Kanälen, reagiert auf Drehbewegungen, während in dem Vorhof 2 Rezeptoren eingebettet sind (Sacculus und Utriculus), die lineare Bewegungen registrieren.

3.1 Krankheiten des Ohres und Warzenfortsatzes

3.1.1 Ohrenschmalz und Otitis externa

3.1.1.1 Ohrenschmalz (Cerumen obturans)

Entstehung. Das Sekret der Hautdrüsen des äußeren Gehörganges, abgeschilferte Hautschuppen, eingedrungener Staub und vereinzelt Härchen, bilden den Ohrenschmalz (Cerumen obturans). Wenn der Selbstreinigungsmechanismus mit Transport des Cerumen nach außen ungenügend ist, kann der Ohrenschmalz den Gehörgang verstopfen. Ebenso kann eingedrungenes Wasser zum Aufquellen des Cerumen und damit zum Verlegen des äußeren Ohres führen.

Symptome, Diagnose. Es tritt plötzlich eine Schwerhörigkeit auf, die manchmal von einem dumpfen Gefühl und Ohrgeräuschen begleitet ist. Die Ohruntersuchung (Ohr-

340   VIII. Krankheiten des Nervensystems und der Sinnesorgane

spiegelung, Ohrmikroskopie) läßt den mit einem Ceruminalpropf verlegten Gehörgang erkennen.

Therapie. Selbstreinigungsversuche sind zu unterlassen, denn mit Wattestäbchen usw. wird der Propf weiter vor das Trommelfell geschoben, und andere Instrumente (Haarnadeln, Büroklammern) führen häufig zu einer Verletzung des Gehörganges oder sogar des Trommelfelles. Der Arzt spült den Ceruminalpropf (anamnestisch intaktes Trommelfell) mit Wasser aus. Zuvor kann der Propf mit speziellen Ohrentropfen (z. B. Cerumenex R) aufgeweicht werden.

3.1.1.2 Otitis externa

Entstehung. Durch Reingungsversuche des Gehörganges, allergische Reaktionen (Haarspray) oder unsauberes Badewasser können über kleine Verletzungen, Rhagaden usw., Bakterien in die Gehörgangshaut eindringen und eine ausgedehnte Entzündung hervorrufen.

Symptome, Diagnose. Die *akute, feuchte Form* ist gekennzeichnet durch eine äußerst schmerzhafte Entzündung mit Verschwellung der Gehörgangshaut sowie einer schmierigen, übelriechenden Sekretion. Häufig entsteht durch die Verlegung des Gehörganges eine Schwerhörigkeit.

Die *chronische, trockene Form* ist dagegen durch einen ausgeprägten Juckreiz und Schüppchenbildung gekennzeichnet.

Therapie. Zunächst vorsichtige Spülung und Reinigung des Gehörganges. Einbringen von antimikrobiellen und kortisonhaltigen Salben gegen die Infektion und begleitende Schwellung. Zu einem späteren Zeitpunkt sind entsprechende Ohrentropfen ausreichend. Bei Bedarf orale, evtl. rektal zu verabreichende Analgetika (z. B. Paracetamol).

Die trockene, juckende Form der Otitis externa wird mit kortisonhaltigen Salben oder Antihistaminika enthaltenden Tinkturen behandelt.

3.1.2 Otitis media und Mastoiditis

3.1.2.1 Akute Otitis media

Entstehung. Es handelt sich in der Regel um eine aufsteigende bakterielle Infektion mit *Streptokokken*, bei Kindern auch häufig mit *Pneumokokken* (s. Abb. 8–4 a, S. 294) und *Haemophilus influenzae*, über die Tuba auditiva in das Mittelohr. Bei Kindern wird dieser Infektionsweg durch vergrößerte Adenoide und hierdurch verursachter Tubenfunktionsstörung noch gefördert. Bei bestehender Trommelfellperforation können Bakterien auch direkt über den Gehörgang (Badewasser) via Perforation in die Mittelohrräume gelangen.

Symptome, Diagnose. Die Symptome sind Fieber, starke Ohrenschmerzen, Schwerhörigkeit und ein herabgesetzes Allgemeinbefinden.

Das Trommelfell läßt anfangs eine starke Gefäßzeichnung, gefolgt von diffuser Rötung und Schwellung erkennen. Die Eiteransammlung im Mittelohr bewirkt eine Vorwölbung des Trommelfelles. Die Spontanperforation mit Eiterabfluß in den Gehörgang läßt sich wegen der meist schon frühzeitig einsetzenden Therapie nur noch selten beobachten.

Komplikationen. Besondere Verlaufsformen entwickeln sich bei Mischinfektionen mit Viren, aber auch bei Scharlach und Masern, die hämatogen fortgeleitet werden. Hierbei kommt es leicht zu umfangreichen Zerstörungen der Gehörknöchelchenkette und des Trommelfelles. Bei nicht ansprechender Therapie, anhaltendem Fieber, Schmerzen und vorgewölbtem Trommelfell, drohen Komplikationen wie z. b. eine Meningitis, Einbruch in das Innenohr mit Ertaubung und Ausfall der Gleichgewichtsorgane sowie Schädigung des N. facialis (Gesichtsnerv).

Therapie. Bettruhe und orale oder rektale Gabe von Analgetika (z. B. Paracetamol). Die bakterielle Infektion erfordert Antibiotika, deren Wirkungsspektrum die o. g. Erreger umfaßt: Penicillin-V, Amoxicillin oder Cefalexin. Abschwellende Nasentropfen erleichtern durch Abschwellen der Schleimhäute im Nasenrachenraum den Sekretabfluß über die Tuba auditiva.

Ohrentropfen können das Trommelfell nicht durchdringen und sind damit wirkungslos. Lediglich *Oberflächenanästhetika* (Lidocain) enthaltende Tropfen sowie ölige (Glycerin) Tropfen können die Schmerzsymptomatik gering beeinflussen (osmotische Effekte).

Bei anhaltendem Fieber, Schmerzen und vorgewölbtem Trommelfell erfolgt eine *Parazentese*, d. h. ein Einschnitt in das Trommelfell zur Entlastung des Mittelohres (bei Erwachsenen in Lokalanästhesie, bei Kindern in Vollnarkose).

3.1.2.2 Mastoiditis

Entstehung. Die akute Otitis media ist unter Therapie nach 2–3 Wochen abgeheilt. Besteht die Symptomatik weiter oder tritt nach Beendigung der Therapie diese wenige Wochen später erneut auf, so ist mit einer Mastoiditis zu rechnen. Die primäre antibiotische Therapie war unzureichend, die Virulenz der Erreger zu ausgeprägt und der Sekretabfluß aus den Mittelohrräumen erschwert. Es bildet sich neben der Entzündung des Mittelohres eine Infektion der Zellen des Warzenfortsatzes mit knöcherner Einschmelzung aus.

Symptome, Diagnose. Die Symptome bestehen weiter bzw. treten erneut auf. Die Eiterung zerstört den umliegenden Knochen mit Durchbruch des Eiters nach außen hinter dem Ohr, was sich durch Rötung, Schwellung und plötzlich abstehender Ohrmuschel anzeigt.

Komplikationen. Die Eiterung kann in die mittlere und hintere Schädelgrube (Meningitis, Hirnabszeß), die Halsmuskulatur, den Jochbogenansatz (Schwellung vor dem Ohr), die Pyramidenspitze (Lähmung der Nn. abducens, trigeminus, oculomotorius) und in das Labyrinth (Ausfall Hörorgan und Gleichgewichtsorgan) einbrechen.

Therapie. Behandlung der Wahl ist die sofortige Operation, bei der in Vollnarkose über einen hinter dem Ohr gelegten Hautschnitt das Mastoid unter dem Op.-Mikroskop mit einem Bohrer *ausgefräst* wird.

Bei Kindern ist für eine Verbesserung der Belüftung von Mittelohr und Mastoid die gleichzeitige *Adenotomie* (Entfernung der Rachenmandel) zu empfehlen.

3.1.3 Chronische Otitis media

Definition. Die chronische Mittelohrentzündung ist ein eigenständiges Krankheitsbild und kommt in zwei Verlaufsformen vor. Beide sind die Folge anhaltender frühkindlicher Tubenventilationsstörungen und rezidivierender Infekte: chronische Schleimhaut- und Knocheneiterung.

3.1.3.1 Chronische Schleimhauteiterung

Entstehung. Bei der Schleimhauteiterung des Mittelohres weist das Trommelfell eine zentrale Perforation auf. Rezidivierend kommt es deshalb durch von außen über den Gehörgang eindringende Erreger zu schleimig-eitrigen Entzündungen („laufendes Ohr").

Symptome, Diagnose. Die rezidivierenden Infekte verursachen eine zunehmende Schwerhörigkeit durch langsame Zerstörung der Gehörknöchelchenkette und Größenzunahme der Perforation.

Der rezidivierende Entzündungsreiz läßt Granulationspolypen der Mittelohrschleimhaut entstehen. Eine Knochenzerstörung tritt nicht ein.

3.1.3.2 Chronische Knocheneiterung (Cholesteatom)

Entstehung. Bei der Knocheneiterung (chronische epitympanale Otitis media) entwickelt sich zunächst durch konstanten Unterdruck im Mittelohr eine randständige Retraktionstasche am Trommelfell. In diese Retraktion wächst Haut ein und die konzentrischen Hornlamellen (Cholesteatom) sowie die bakterielle Zersetzung derselben lassen eine randständige Perforation mit übelriechender (fötide) Sekretion und Knochendestruktion entstehen (Abb. 8–19).

Symptome, Diagnose. Subjektiv wird eine langsam zunehmende Schwerhörigkeit bemerkt. Fötide Sekretion. Die Ohrmikroskopie zeigt den im hinteren oberen Quadranten des Trommelfelles gelegenen Defekt und die umgebende Knochenzerstörung.

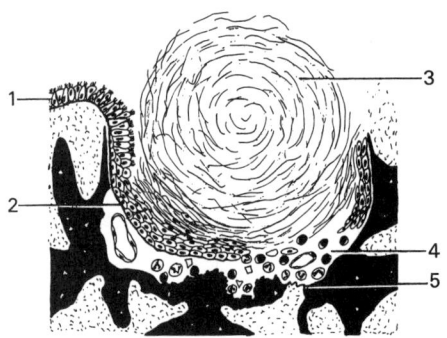

Abb. 8–19: Cholesteatom. **1** Flimmerepithel, **2** Matrix aus metaplastischem verhornendem Plattenepithel, **3** konzentrisch geschichtete Hornlamellen, **4** Perimatrix und entzündliches Granulationsgewebe, **5** arrodierter Knochen

Komplikationen. Die chronische Entzündung zerstört den umgebenden Knochen, und es drohen der Einbruch in das Innenohr (Ertaubung, Ausfall des Gleichgewichtsorgans), hintere und mittlere Schädelgrube (Meningitis, Hirnabszeß) und eine Schwerhörigkeit durch Zerstörung der Gehörknöchelchenkette.

Die **Therapie** ist jeweils eine operative.

Bei der chronischen *mesotympanalen* Otitis wird der zentrale Trommelfelldefekt mit homologer Faszie des M. temporalis oder Tragus-Perichondrium (Tragus = knorpelige Erhebung vor dem Gehörgang) verschlossen und damit die Eintrittspforte für Erreger beseitigt.

Bei der chronischen *epitympanalen* Otitis muß das Cholesteatom vollständig entfernt werden. Die Gehörknöchelchenkette wird in der Regel mit Formteilen aus biokompatiblen Oxidkeramiken rekonstruiert und der Trommelfelldefekt, s. o., verschlossen.

3.1.4 Hörsturz

Definition. Unter einem Hörsturz versteht man eine akut einsetzende Innenohrschwerhörigkeit, die aus völligem Wohlbefinden heraus auftritt.

Als *Ursache* wird eine plötzliche Durchblutungsstörung (Mikrozirkulationsstörung) des Innenohres mit Funktionsstörung der Sinneszellen angenommen. Diese Mikrozirkulationsstörung wird auf so unterschiedliche Faktoren wie bspw. Virusinfektionen, immunpathologische Prozesse durch Antikörper und Lymphozyten, Stoffwechselstörungen (Hyperlipidämie, Diabetes mellitus) und Streß (psychische Belastung?) zurückgeführt.

Symptome, Diagnose. Die plötzlich einsetzende, einseitige Schwerhörigkeit kann von einem nur geringen Hörverlust bis zur Ertaubung alle Abstufungen aufweisen und unterschiedlichste Frequenzbereiche betreffen. Häufig wird der Hörverlust von einem dumpfen Druckgefühl im Ohr (*„wie Watte in den Ohren"*) sowie einem Ohrgeräusch *(Tinnitus)* begleitet. Eine Schwindelsymptomatik bildet sich bei dem reinen Hörsturz nicht aus.

Therapie. Unter der Annahme einer Mikrozirkulationsstörung besteht die Therapie in einer durchblutungsfördernden Infusionsbehandlung; z. B. Haes-steril 6 % oder Rheomakrodex 10 %, zur Verbesserung der Fließeigenschaften des Blutes (Sludge-Phänomen) und in der Gabe gefäßerweiternder Medikamente wie Dusodril R, Complamin R und Trental R.

Eine Vielzahl von Erkrankungen kann mit einem Hörsturz einhergehen (z. B. Bluterkrankungen, Akustikusneurinom, Virusinfektionen), die parallel zu den therapeutischen Maßnahmen ausgeschlossen werden müssen.

3.1.5 Trommelfellverletzungen

Entstehung. Direkte Verletzungen entstehen als Pfählungsverletzung bei Selbstreinigungsversuchen mit Haarnadeln, Büroklammern, Wattestäbchen usw. Daneben können auch Metalltropfen, die beim Schweißen entstehen, das Trommelfell perforieren. Indirekte Verletzungen entstehen durch Schlag auf das Ohr (Ohrfeige), Aufschlag auf das Wasser usw., indem die Luftsäule des Gehörganges gegen das Trommelfell gepreßt wird.

Symptome, Diagnose. Ein kurzer stechender Schmerz sowie, je nach Lage und Ausdehnung der Perforation, eine Schwerhörigkeit. Die Ohrmikroskopie zeigt frische, blutige Perforationsränder und im Hörtest läßt sich eine reine Schalleitungsschwerhörigkeit nachweisen. Wurde infektiöses Material mit in das Mittelohr verlagert, kann sich eine *akute Otitis media* anschließen.

Unterbrechungen der Gehörknöchelchenkette und Schädigung des Hörorganes (Innenohrschwerhörigkeit) und des Gleichgewichtsapparates (Schwindel mit Nystagmus) treten selten auf, bergen aber die Gefahr der späteren Ertaubung und einer Gehirnhautentzündung.

Therapie. Kleine schlitzförmige Perforationen haben eine gute *Spontanheilungstendenz*, wenn die Perforation z. B. mit einer kleinen Kunststoffolie als Leitschiene abgedeckt wird; zusätzlich Antibiotikaprophylaxe gegen die drohende Mittelohrentzündung und abschwellende Nasentropfen, um die Belüftung des Mittelohres via Tuba auditiva zu gewährleisten.

Größere Perforationen bedürfen der *Operation* (Tympanoplastik), indem Faszie des M. temporalis oder Perichondrium des Tragus als homologes Material zur Rekonstruktion Verwendung finden.

3.1.6 Schwerhörigkeit

3.1.6.1 Innenohrschwerhörigkeit

Entstehung. Eine Vielzahl von Ursachen kann zu einer Funktionsstörung bis Ausfall des Innenohres führen. Die angeborenen, ererbten Hörstörungen können bei der Geburt bestehen oder sich erst im Erwachsenenalter entwickeln. Zu den *pränatalen* Formen zählen Rötelnembryopathie, Thalidomidschäden, konnatale Lues und Toxoplasmose. *Perinatale*, z. B. die perinatale Hypoxie oder auch mechanische Geburtsschäden und der Kernikterus sind selten geworden.

Häufigste *postnatale Ursachen* sind Meningitis, Mumps und Masern.

Bei *Taubheit* gibt es keine Sprachentwicklung (Taubstummheit) und bei Verlust des Gehörs vor dem 7. Lebensjahr geht der bis dahin vorhandene Sprachschatz wieder verloren.

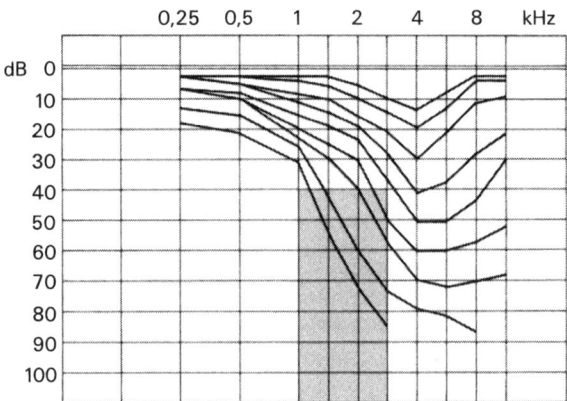

Abb. 8–20: Entwicklung der Lärmschwerhörigkeit im Tonaudiogramm. Der Beginn der reinen Schallempfindungsschwerhörigkeit (Innenohrschwerhörigkeit) markiert sich durch eine Senke der Hörschwellenkurve bei 4 kHz

Im Erwachsenenalter führen vor allem die akute und chronische *Lärmbelastung* zu Innenohrschäden. Toxische Schäden werden durch Grippe, Mumps aber auch durch Stoffwechselstörungen (Schilddrüse, Leber, Niere) verursacht. Zahlreiche *Medikamente* (Chinin, Salicylsäure, cis-Platin, Furosemid, Etacrynsäure, Aminoglykosid-Antibiotika) schädigen das Innenohr.

Symptome, Diagnose. Ton- (Abb. 8–20) und Sprachaudiogramm, insbesondere bei Kindern auch die otoakustischen Emissionen und elektrische Ableitungen der Hirnrinde nach Stimulation (BERA) lassen alle Grade sowie Art (Frequenzbereich) der Schwerhörigkeit bis zur Taubheit erkennen.

Therapie. Je nach Grad und Art der Hörstörung werden individuell Hörgeräte angepaßt. Bei Kindern kann der Besuch einer Schwerhörigenschule oder Gehörlosenschule erforderlich werden. Bei beidseitiger Taubheit besteht die Möglichkeit der Implantation eines elektronisch gesteuerten Hörgerätes (Cochlea-Implantat).

3.1.6.2 Schalleitungsschwerhörigkeit

Entstehung. Eine Schalleitungsschwerhörigkeit entsteht im äußeren Ohr oder im Mittelohr. Eine der Ursachen im äußeren Ohr kann die Verlegung des Gehörganges durch Cerumen oder Fremdkörper (Erbsen bei Kindern) sein. Die Schallwellen können das Trommelfell nicht mehr erreichen. Der Schalleitungsapparat am Trommelfell und den 3 Gehörknöchelchen kann durch Verletzung des Trommelfells (Selbstreinigungsversuche, Ohrfeige) beeinträchtigt werden.

Schädelbasisfrakturen können zu einer Unterbrechung bis Zerstörung der Gehörknöchelchenkette führen. Entzündungen, z. B. der einfache grippale Infekt mit Behinderung der Belüftung (Unterdruck) des Mittelohres via Tuba auditiva (Tubenbelüftungsstörung) und bakterielle Infekte (Otitis media, Scharlach) mit der Zerstörung von Trommelfell und Gehörknöchelchen schädigen den Schalleitungsapparat.

Symptome, Diagnose. Subjektiv wird eine Schwerhörigkeit angegeben, manchmal begleitend von einem Ohrgeräusch. Die Ohrmikroskopie läßt eine Verlegung des Gehörganges erkennen. Ebenso sind frische, zentrale Perforationen an ihren blutigen, alte Perforationen an den glatten, epithelisierten Rändern zu erkennen.

Das Tonaudiogramm (Abb. 8–20) gestattet die Unterscheidung zwischen Innenohr- und Schalleitungsschwerhörigkeit und läßt Schweregrad und betroffenen Frequenzbereich erkennen.

Therapie. Cerumen obturans wird durch Spülen des Gehörganges, Fremdkörper unter dem Ohrmikroskop mit feinem Instrumentarium wie Häckchen, Zängelchen usw. entfernt.

Frische Trommelfellperforationen weisen eine gute Spontanheilungsquote auf, wenn das Loch z. B. mit einer Folie überdeckt wird und diese damit als Leitschiene für die Wundheilung dient.

Persistiert die Schwerhörigkeit durch ein Loch im Trommelfell oder Unterbrechung der Gehörknöchelchenkette, sind operative Maßnahmen wie Rekonstruktion des Trommelfelles durch Faszie oder der Gehörknöchelchenkette durch keramische Formkörper angezeigt.

Eine Ausnahme bildet die *Otosklerose*, bei der die Fußplatte des Steigbügels knöchern fixiert wird und die Schwingungen der Kette nicht mehr auf das Innenohr übertragen werden können. In diesem Fall wird der Steigbügel gegen eine spezielle Kunststoff-Platin-Prothese ersetzt.

3.1.6.3 Altersschwerhörigkeit

Entstehung. Charakteristisch sind degenerative Prozesse im Hörorgan, weniger im Hörnerven, und die altersbedingte Atrophie des Gehirns. Eine Vielzahl von Faktoren kann die degenerativen Prozesse beschleunigen (chronische Lärmbelastung, Durchblutungsstörungen, Hypertonie, Diabetes mellitus).

Symptome, Diagnose. Die Hörverschlechterung ist seitengleich und betrifft überwiegend die hohen Töne. Bei mehreren Gesprächspartnern (Partys, Konferenzen, Hintergrundgeräusche) ist das Verständnis für Sprache (Diskriminationsvermögen) herabgesetzt, weil das Unterscheidungsvermögen der einzelnen Schallquellen (Gesprächspartner/Hintergrundlärm) eingeschränkt wird.

Therapie. In Abhängigkeit von dem Ausmaß des Hörverlustes kann ein Hörgerät empfohlen werden, das insbesondere die hohen Töne verstärken soll. Ein Hörgerät hat reine Verstärkereigenschaften; ein reduziertes Diskriminationsvermögen wird hierdurch nicht positiv beeinflußt.

In der Regel werden *„Hinter-dem-Ohr"(HdO)* Geräte getragen, die sich bei Brillenträgern auch an die Bügel einarbeiten lassen. Die Entwicklung geht aber zu den *„Im-Ohr"-Geräten*, die sich im Gehörgang plazieren lassen, das Richtungshören besser ausnutzen und weniger auffällig sind.

3.2 Krankheiten von Nase und Nasennebenhöhlen

Anatomie, Physiologie. Das teils knorpelige, teils knöcherne Nasenseptum unterteilt die Nase in eine rechte und eine linke Hälfte. Die lateralen Wände werden durch je 3 Nasenmuscheln gebildet. Der Tränennasengang mündet unterhalb der unteren Muschel. Zwischen unterer und mittlerer bzw. mittlerer und oberer Muschel münden die Ausführungsgänge der Kiefernhöhle, der Siebbeinzellen, der Stirnhöhle und Keilbeinhöhle. Die Nase mit ihrer respiratorischen Schleimhaut und den Schwellkörpern der Nasenmuscheln hat die Aufgabe, die Atemluft zu reinigen, anzufeuchten und anzuwärmen; darüber hinaus dient sie als Resonanzraum beim Sprechen. Die oberen Schleimhautabschnitte weisen Sinneszellen für den Geruchssinn auf. Die paarig angelegten Nasennebenhöhlen tragen zur Stabilität des Gesichtsschädels bei und bewirken eine Gewichtsersparnis.

Wie die Nasenschleimhäute tragen die Schleimhäute der Nebenhöhlen einen Besatz aus Flimmerepithelien, deren Flimmerstrom zur Reinigung der Höhlen nach den Ausführungsgängen gerichtet ist.

3.2.1 Formfehler, Fraktur des Nasengerüstes

Entstehung. Formfehler der Nase (Höcker-, Breit-, Schief-, Sattelnase) können Folge einer Wachstumsstörung oder einer meist stumpfen Gewalteinwirkung sein. Offene Nasenfrakturen sind relativ selten.

Symptome, Diagnose. Die angeborenen Formen sind eindeutig zu erkennen. Die Nasengerüstfraktur wird meist von einem ausgedehnten Hämatom, evtl. auch einem

Lidhämatom begleitet, wodurch die Beurteilung einer Fehlstellung innerhalb der ersten Tage erschwert wird. Selten ist eine Krepitation zu vernehmen. Frakturen des Nasengerüstes gehen meist mit einer Fraktur des Nasenseptums und Dislokation einher. Nasenbluten durch Schleimhauteinrisse und eine verlegte Nasenatmung sind die Folge.

Therapie. Die Reposition nach Trauma wird in Lokalanästhesie ausgeführt, evtl. ist ein Gips- oder Metallschienenverband zur äußeren Fixierung erforderlich.

Schwerwiegender ist die Septumfraktur oder -deviation, weil hierdurch die Lunge (Bronchitis) durch zu trockene, nicht gereinigte und unzureichend temperierte Luft bei der jetzt notwendigen Mundatmung Schaden nehmen kann. Gefürchtet ist das Septumhämatom, eine Einblutung zwischen Schleimhaut und Knorpel, weil sich dieser fast immer infiziert und hierunter der Septumknorpel zerstört wird. Septumhämatome bzw. -deviationen werden in Vollnarkose von endonasal korrigiert.

Kosmetische Korrekturen der Nase sollen hier nicht besprochen werden.

3.2.2 Akute Rhinitis

Entstehung. Der Schnupfen (akute Rhinitis) ist eine Viruserkrankung und wird durch Tröpfcheninfektion übertragen bei durch Kälte, Nässe usw. verminderter körpereigenen Abwehr.

Symptome, Diagnose. Beginn mit Kitzeln in der Nase, Niesreiz und wässriger Sekretion. Anschwellen der Nasenmuscheln und der Schleimhäute mit Verlegung der Nase, die Sekretion wird durch bakterielle Superinfektion nach wenigen Tagen gelb-eitrig und es besteht die Gefahr des Übergreifens auf die Nasennebenhöhlen.

Die **Therapie** ist symptomatisch. Bei verlegter Nase oder starker Sekretion helfen Sympathikomimetika, die lokal angewandt, als „abschwellende Nasentropfen oder -spray" bzw. als orale Schnupfenmittel (enthalten häufig auch noch Antihistaminika) im Handel erhältlich sind. Für Kinder gibt es entsprechend verdünnte Lösungen und bei Säuglingen ist eine isotonische Kochsalzlösung ausreichend. Wohltuend sind z.B. Kamilledampfinhalationen, die sekretlösend und gleichzeitig austrocknend wirken.

Abschwellende *Nasentropfen* sollten wegen eines ausgeprägten Rebound-Effektes mit Gewöhnungstendenz (Privinismus) nicht länger als 2 Wochen appliziert werden.

3.2.3 Allergische Rhinitis

Entstehung. Die allergische Rhinitis (Heuschnupfen) wird durch eine IgE-vermittelte Überempfindlichkeit der in den Nasenschleimhäuten und -muscheln enthaltenden Mastzellen (s. Abb. IV/11–3, S. 198) verursacht. Der Heuschnupfen kann ganzjährig (perennial = dauernd) oder saisonal auftreten. Häufigste perenniale Allergene sind z.B. Milben, Schimmelpilze, Tierhaare und Bettfedern und die saisonalen Baum-, Sträucher- und Getreidepollen. Daneben ist eine Vielzahl von Berufs- und Nahrungsmittelallergenen bekannt.

Symptome, Diagnose. Ausgeprägter Juckreiz in der Nase, Niesattacken und wässrige Sekretion. Behinderung der Nasenatmung durch anschwellende Schleimhäute und

Nasenmuscheln bis zur völligen Verlegung. Bei begleitender Konjunktivitis verstärktes Augentränen.

Stark vergrößerte und livide Nasenmuscheln mit wässrigem oder glasigem Sekret. In fortgeschrittenen Stadien bilden sich in den Nasennebenhöhlen Schleimhautpolypen, die sich in die Nasenhaupthöhle vorwölben und als Polyposis nasi imponieren (s. Abb. IV/2–1, S. 106).

Das ursächlich verantwortliche Allergen sollte identifiziert werden. Es werden Hautteste (Prick- und Intrakutanteste) sowie Blutuntersuchungen (RAST = Radio-Allergo-Sorbent-Test oder ELISA = Enzym-Linked-Immuno-Sorbent-Assay) eingesetzt. Das wässrig-glasige Nasensekret enthält mikroskopisch reichlich eosinophile Leukozyten. Die Diagnose kann außerdem durch nasale Provokation und Rhinomanometrie gesichert werden.

Therapie. Ideal ist die *Elimination des Allergens*, z. B. Haustiere abgeben, Berufswechsel, Diät oder zumindest die Reduktion der Allergenkonzentration durch Bettwäsche aus Kunststoff, Entfernen der Teppichböden bei Milben- und Schimmelpilzallergie.

Bei Pollenallergie ist eine *Hyposensibilisierungsbehandlung* zu empfehlen, bei der das Immunsystem schrittweise durch Gabe geringster Konzentrationen an das Allergen gewöhnt wird und überschießende Reaktionen unterbleiben.

Symptomatisch, je nach Schweregrad, orale Gabe von Cromoglicinsäure (hemmt die Histaminfreisetzung aus den Mastzellen), Antihistaminika (kompetitive Wirkung an den H 1-Rezeptoren, Gefäßkontraktion), die teilweise auch schon als Spray für die lokale Anwendung zur Verfügung stehen. Selten geworden ist die lokale Applikation von Kortikoiden (Abnahme der Schleimhautschwellung sowie der entzündlichen Infiltration) auf Grund der zur Atrophie neigenden Schleimhäute.

Bei bereits nachweisbaren Polypen in der Nase, die sich allerdings aus den Nasennebenhöhlen vorwölben, ist die Therapie der Wahl zunächst die endonasale *operative Sanierung* der Nasennebenhöhlen(s. Abb. IV/11–3, S. 198).

3.2.4 Akute Nasennebenhöhlenentzündung

Entstehung. Die akute Nasennebenhöhlenentzündung *(akute Sinusitis)* entsteht, wenn bei einer akuten Rhinitis die Infektion über die Ausführungsgänge der Nebenhöhlen auf diese übergreift. Nicht jede Rhinitis führt zu einer Sinusitis. Auslösend hierfür kann die Virulenz der Erreger sein, eine starke Verschwellung der Schleimhäute mit Verlegung der Ausführungsgänge und Behinderung des Sekretabflusses, Eindringen von erregerhaltigem Wasser beim Baden usw.

Symptome, Diagnose. Die Klinik besteht in starken, klopfenden Schmerzen über der jeweils befallenen Nebenhöhle (Abb. 8–21); lediglich bei einer Beteiligung der Keilbeinhöhle entstehen in den Hinterkopf ausstrahlende, dumpfe Schmerzen. Begleitet wird die Sinusitis von einem eitrigen Sekretfluß aus der Nase bzw. bei Keilbeinbeteiligung in den Rachen hinab. Am häufigsten sind *Siebbein* und *Kiefernhöhle* betroffen, gefolgt von der Stirnhöhle und sehr selten der Keilbeinhöhle (Pansinusitis: Erkrankung aller Nebenhöhlen).

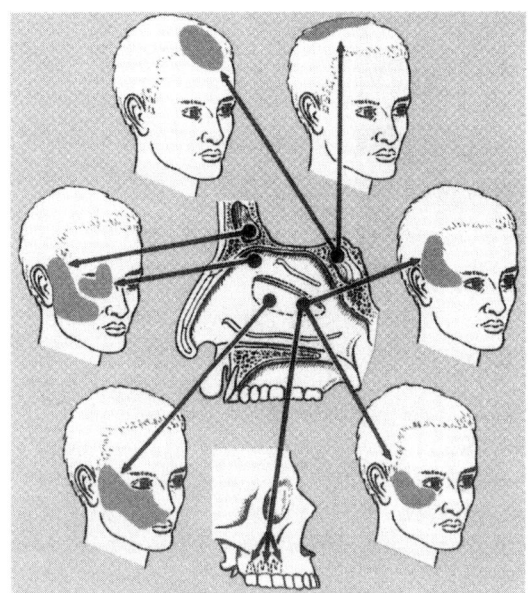

Abb. 8–21: Typische Schmerzprojektion bei verschiedenen Reizpunkten in Nase und Nebenhöhlen (nach McAuliffe, Goodell und Wolff sowie Stevenson – aus: Naumann et al.: Differential-diagnostik von Hals-Nasen-Ohrenkrankheiten)

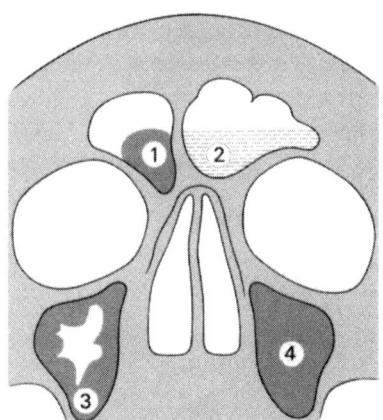

Abb. 8–22: Röntgenbefunde bei *Sinusitis:* **1** Polyp oder Zyste in der re. Stirnhöhle, **2** Sekretspiegel in der li. Stirnhöhle, **3** Schleimhautschwellung in der re. Kieferhöhle, **4** Totalverschattung in der li. Kieferhöhle (vieldeutig)

Röntgenaufnahmen der Nasennebenhöhlen (okzipitodentale und okzipitonasale Projektion) zeigen die Ausdehnung der Infektion (Abb. 8–22), lediglich für eine Beurteilung der Siebbeinzellen ist das CT vorzuziehen, und für die Verlaufskontrolle eignet sich die Sonographie.

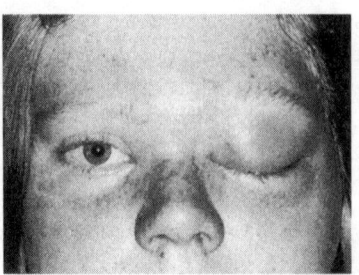

Abb. 8–23: *Nebenhöhlenkomplikation:* Durchbruch einer Sinusitis frontalis in die Orbita mit Oberlid-ödem

Komplikationen treten auf, wenn die Infektion in Nachbarregionen einbricht. So z. B. von den Siebbeinzellen in die Orbita *(Orbitalphlegmone)* mit drohender Erblindung, von der Stirnhöhle in das Augenoberlid *(Lidphlegmone,* Abb. 8–23) sowie Meningitis, Hirnabszeß und Stirnbeinosteomyelitis. Komplikationen, von der Kiefernhöhle ausgehend, bilden die Oberkieferosteomyelitis und von der Keilbeinhöhle die Thrombophlebitis des Sinus cavernosus.

Therapie. Ziel der Behandlung ist einerseits die Bekämpfung der bakteriellen Infektion und andererseits die Wiederherstellung von Sekretabfluß und damit auch die Belüftung aus den Nebenhöhlen wieder herzustellen. Orale Antibiotikatherapie (z. B. Penicillin, Ampicillin), abschwellende Nasentropfen (Sympathomimetika) und Mukolytika (Bromhexin, Acetylcystein, Carbocistein) sowie Kamilledampfinhalationen. Analgetika (Paracetamol) bei Bedarf. Die akute, unkomplizierte Nasennebenhöhlenerkrankung sollte in 2 Wochen ausgeheilt sein. Bei Persistenz der Beschwerden kann die *Kieferhöhle* durch den unteren Nasengang punktiert und der Eiter herausgespült werden. Die *Stirnhöhle* läßt sich in Höhe der Augenbraue durch die Vorderwand aufbohren (Beck-Bohrung) und ebenfalls spülen. Die anderen Nebenhöhlen sind nur im Rahmen einer endonasalen Operation sanierbar, wie bspw. auch bei drohenden Komplikationen Kiefernhöhle und Stirnhöhle saniert werden müssen.

3.2.5 Chronische Nasennebenhöhlenentzündung

Entstehung. Die chronische Sinusitis entwickelt sich als Folge einer subklinisch persistierenden akuten Form. 2 Verlaufsformen können auftreten.

Bei der *eitrigen* Form sondert die verdickte, chronisch infizierte Schleimhaut fortlaufend schleimig-eitriges Sekret ab.

Die *serös-polypöse* Form ist durch eine auf den chronischen Entzündungen überschießende Schleimhautschwellung mit Polypen gekennzeichnet. Häufig liegt dieser Verlaufsform eine allergische Disposition zugrunde.

Symptome, Diagnose. Beide Verlaufsformen gehen mit persistierendem Druckgefühl (vorzugsweise beim Bücken) und serös-schleimig-eitriger Sekretion aus der Nase einher. Durch reaktive Schleimhaut- und Nasenmuschelschwellungen ist die Nasenatmung eingeschränkt. Das pathologische Sekret sickert die Rachenwand hinab und kann eine Tubenbelüftungsstörung, eine chronische Laryngitis, Tracheitis und sogar Bronchitis verursachen (sinubronchiales Syndrom).

Die serös-polypöse Form ist durch Polypen in den Nebenhöhlen gekennzeichnet, die sich durch die Ausführungsgänge in die Nasenhaupthöhlen vorwölben und die Nase vollständig verlegen (s. Abb. IV/2–1, S. 106).

Anamnese und klinische Untersuchung sind meist eindeutig. Die genaue Diagnose mit Art und Lokalisation der Erkrankung leistet die CT, in gewissen Grenzen auch die MRT.

Therapie. In der Regel ist nur die operative Sanierung erfolgversprechend. Ziel ist die Entfernung der in der Nase erscheinenden Polypen, die Erweiterung der Ausführungsgänge der Nebenhöhlen und Abtragen der hier ansetzenden Polypen. Die Siebbeinzellen gestatten nur das vollständige Ausräumen dieser Zellzüge. Eine häufig noch bestehende Deviation der Nasenscheidewand sollte korrigiert werden, um die Nasenluftpassage zu verbessern. Die Operationen werden von endonasal, mikroskopisch oder endoskopisch ausgeführt.

Postoperativ ist eine sich über Wochen erstreckende Nachbehandlung mit Nasensalben und -ölen erforderlich. Außerdem sollte eine Allergiediagnostik erfolgen, weil die Nachbehandlung dann evtl. mit kortikoid- oder antihistaminikahaltigen Sprays erforderlich wird.

3.3 Krankheiten von Rachen und Kehlkopf

Anatomie, Physiologie. Der große Muskel Zunge *transportiert die Nahrung* zwischen die Zähne, formt den Bissen und bewegt ihn bis in Höhe der Tonsillen. Hier setzt der reflexartige Mechanismus des Schluckvorganges ein.

Die Zunge ist für die *Artikulation* beim Sprechen notwendig und enthält Sinneszellen für die *Geschmacksqualitäten* süß, sauer, salzig und bitter. Zwischen den Gaumenbögen sind die Tonsillen (Gaumenmandeln) eingebettet, die frühzeitig Kontakt mit Fremdstoffen und Krankheitserregern erhalten und deshalb in den ersten Lebensjahren als immunaktives Organ (s. Abb. IV/11–2, S. 196, Lymphozyten- und Plasmazellreifung) anzusehen sind. In Höhe des Rachens kreuzen sich die Luftwege (Nase-Rachen-Kehlkopf, Mund-Rachen-Kehlkopf) und die Nahrungswege (Mund-Rachen-Speiseröhre). Darin eingebettet befindet sich der Kehlkopf mit dem Kehldeckel (Epiglottis), der sich während des Schluckaktes über den Kehlkopfeingang legt und damit die Aspiration verhindert. Der Kehlkopf, zwischen Zunge und obere Luftwege zwischengeschaltet, dient der Stimmgebung, in dem die Stimmbänder durch aus der Lunge ausströmende Luft in Schwingungen versetzt werden.

3.3.1 Akute Tonsillitis

Entstehung. Die akute Entzündung der Gaumenmandeln ist sehr häufig und wird in der Regel durch β-hämolysierende *Streptokokken* verursacht.

Symptome, Diagnose. Fieber, Abgeschlagenheit und ausgeprägte Schluck- bzw. Kopfschmerzen stehen im Vordergrund. Ein verstärkter Speichelfluß und Stechen in den Ohren während des Schluckens können das Krankheitsbild begleiten. Anfangs besteht lediglich eine Rötung und Schwellung der Gaumenmandeln, gefolgt von eitrigen

Stippchen und später großflächigen Belägen sowie Ödemen von Gaumenbögen und weichem Gaumen.

Komplikationen. Die Streptokokken können in die Blutbahn übertreten (**Bakteriämie**) und sich an Herzklappen, Herzmuskeln (*Endo-* und *Myokarditis*) und in der Niere *(Glomerulonephritis)* absiedeln und zu Spätkomplikationen führen. **Lokal** kann die eitrige Einschmelzung in das lockere Bindegewebe dorsal der Tonsille (*Retrotonsillarabszeß* mit Kehlkopfödem) sowie lateral (*Peritonsillarabszeß* mit Kieferklemme) übergreifen und eine *Thrombophlebitis* der V. jugularis interna verursachen.

Therapie. Die bakterielle Infektion wird zunächst mit Antibiotika per os bzw. bei zunehmendem Beschwerdebild i. v. behandelt. Symptomatisch empfehlen sich Analgetika (Paracetamol, Phenacetin) mit guter antipyretischer Wirkung. Bei drohenden Komplikationen oder Persistenz der Beschwerden trotz hochdosierter Antibiotika, in diesen Fällen ist mit Mikroabszessen in den Tonsillen zu rechnen, ist die Tonsillektomie angezeigt.

Besondere Verlaufsformen (z. B. *Mononukleose*: Epstein-Barr-Virus, *Angina Plaut-Vincenti*: Borrelien und Fusobakterien, *Herpangina*: Coxsackie-A-Virus) sind vorher auszuschließen.

3.3.2 Chronische Tonsillitis

Entstehung. Die Oberfläche der Tonsillen ist zerklüftet (Krypten). Die Entzündung, als Folge einer akuten Angina oder auch ohne stärkere akute Entzündung, besteht in den Krypten oder im Parenchym oder im peritonsillären Gewebe trotz konservativer Therapie weiter.

Symptome, Diagnose. Die Schluckbeschwerden sind gering, manchmal fehlen sie ganz. Bei Detritus in den Krypten kommt es zu Mundgeruch und schlechtem Geschmack. Die Tonsillenoberfläche ist stark zerklüftet, die Gaumenbögen gerötet und es läßt sich Detritus und manchmal auch Eiter mit dem Spatel ausdrücken.

Therapie. Konservative Maßnahmen sind wirkungslos. Die Tonsillektomie in Lokalanästhesie oder Vollnarkose ist die Therapie der Wahl.

3.3.3 Akute Laryngitis

Entstehung. Akute Entzündungen des Kehlkopfes (Laryngitis) entstehen im Rahmen einer durch Viren verursachten Infektion der oberen Luftwege.

Symptome, Diagnose. Die Stimme ist rauh und kann heiser bis zur Aphonie werden. Häufig tritt ein Trockenheitsgefühl mit Kitzeln, Brennen und dann Hustenreiz sowie Schmerzen auf (*Spiegelbild*: Abb. 8–24). Die Schleimhäute des Kehlkopfes, insbesondere die der Stimmbänder, sind stark gerötet und weisen eine verstärkte Gefäßzeichnung auf. Die Stimmbänder sind manchmal noch mit Fibrinbelägen bedeckt.

Therapie. Stimmschonung, Rauchverbot, Dampfinhalationen mit Kamille, Salbei und Panthenol. Ggf. Gabe von Antitussiva (z. B. Bromhexin, Codein). Antibiotika werden erst bei bakterieller Superinfektion rezeptiert.

Pseudokrupp. Bei Kleinkindern kann es als Folge der Virusinfektion und akuter Laryngitis zu einem Ödem des subglottischen lockeren Bindegewebes kommen. Das

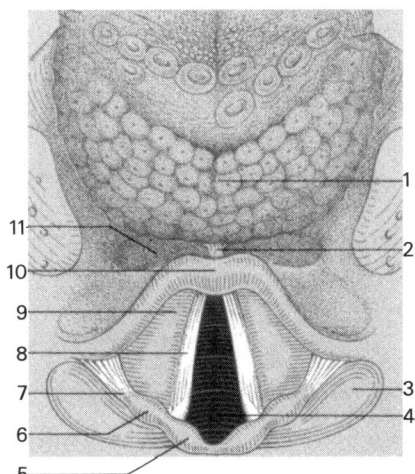

Abb. 8–24: Spiegelbild des Kehlkopfes: **1** Radix linguae, Zungengrund, **2** Plica glossoepiglottica mediana, **3** Recessus piriformis, **4** Trachea, **5** Tuberculum corniculatum, **6** Tuberculum cuneiforme, **7** Plica aryepiglottica, **8** Stimmlippe (Glottis), **9** Taschenfalte, **10** Epiglottis, **11** Vallecula epiglottidis

Symptom ist ein bellender Husten, gefolgt von einem inspiratorischen Stridor und Atemnot (Pseudokrupp). Bei bakterieller Mischinfektion können sich Fibrinbeläge und Membranen in der Trachea ausbilden, die als *stenosierende Laryngotracheitis* mit in- und exspiratorischem Stridor einhergehen und die Gefahr des Erstickungstodes beinhalten. Intubation, evtl. auch die Tracheotomie und hochdosierte Antibiotika sind neben konservativen Maßnahmen häufig erforderlich.

3.3.4 Kehlkopfödem

Entstehung. Das Kehlkopfödem (Epiglottis, Epiglottisödem oder Glottisödem) entsteht im Verlauf von Virusinfektionen oder einer Infektion mit Haemophilus influenzae und führt zu einem Ödem der Epiglottis.

Weitere Ursachen können eine Allergie, Insektenstich, Bestrahlungsfolge oder C 1-Esterase-Inhibitormangel sein.

Symptome, Diagnose. Die ödematöse, glasige Schwellung der Epiglottis, manchmal auch der Stellknorpel der Stimmbänder (Aryknorpel) bewirken starke Schluckbeschwerden, eine kloßige, rauhe Sprache und inspiratorischen Stridor.

Therapie. Bettruhe und Antibiotika sowie Kortikoide hochdosiert. Bei Atemnot, die durch Kortikoide nicht ausreichend beeinflußbar ist, wird die Intubation bzw. Tracheotomie erforderlich.

IX. Krankheiten des Kreislaufsystems

A. Forster

1. Grundlagen von Prävention und Diagnostik

Während noch zur Jahrhundertwende Infektionskrankheiten und Mangelernährung die Haupt-todesursachen ausmachten, stehen diesbezüglich heute in den industrialisierten Ländern die Herz- und Gefäßerkrankungen im Vordergrund. Sie sind für ca. 50 % der Todesfälle verant-wortlich und Hauptursache für Invalidität und Frühberentung.

Prävention. Gerade bei den Herz- Kreislauferkrankungen sind die Risikofaktoren besonders gut erforscht, wissenschaftlich gesichert und zumeist unstrittig. Deshalb sind die Möglichkeiten der Prävention wesentlich größer als bei vielen anderen Krankheitsgruppen.

Erfreulich ist, daß die Inhalte eines „präventiven Lebensstils", Bekämpfung des *Zigarettenrauchens, des Bluthochdrucks, des Bewegungsmangels*, des *Übergewichts* und der *Fettstoffwechselstörungen* immer bekannter werden, so daß seit 1985 ein leichter Rückgang der entsprechenden Erkrankungen registriert wird.

Eine wirksamere Vorbeugung erfordert jedoch eine Intensivierung der Motivation zur Elimination der Risikofaktoren, und hier haben Mitarbeiter im Krankenhaus eine Vorbild- und Vermittlerrolle.

Diesbezüglich sind uns unsere Kollegen an amerikanischen Krankenhäusern wohl um Jahrzehnte voraus, denn der Anteil der zigarettenrauchenden Ärzte und Schwestern wird dort mit 10–15 % beziffert. Der hiesige Prozentsatz, wie jeder an seinem Umfeld abzuschätzen vermag, liegt wohl um den Faktor 3–4 höher.

Diagnostik. Wie in allen Sparten der Medizin ist auch in der Kardiologie die exakte Erhebung der *Anamnese* und die *körperliche Untersuchung* von wesentlicher Bedeutung.

• *EKG.* Seit der Jahrhundertwende ist bekannt, daß parallel zur Herzaktion an der Körperoberfläche elektrische Spannungsunterschiede abgeleitet werden können, die als graphisch aufgezeichnetes *Elektrokardiogramm* (EKG) (Abb. 9–1, s. Abb. 9–18) inzwischen zum Standardwerkzeug jeder ärztlichen Praxis geworden sind.

Die einzelnen Teile der Herzstromkurve werden mit den Buchstaben P, Q, R, S und T bezeichnet, wobei jeder Buchstabe die Erregung in einem bestimmten Herzabschnitt wiederspiegelt. Somit ist es möglich, bestimmte Veränderungen der EKG-Kurvenform definierten Erkrankungen zuzuordnen.

Das EKG ist das wichtigste Mittel zur Diagnostik von Herzrhythmusstörungen.

Weitere Erkenntnisse erbringen die Registrierung von *Langzeit-EKG*, die 24 oder 48 Stunden ein kontinuierliches EKG aufzeichnen, und die direkte Ableitung der elektrischen Erregung im Herzen selbst (*intrakardiales EKG*).

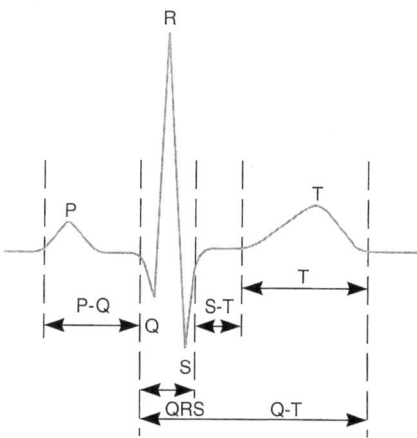

Abb. 9–1: Normales *EKG* mit Bezeichnung von Zacken und Strecken

Ein *Belastungs-EKG* dient besonders der Erfassung von kardialen Mangeldurchblutungen, insbesondere in einem Stadium, in dem das Ruhe-EKG noch normal ist und sich keine größeren Herzmuskelschäden eingestellt haben.

• *Ultraschallkardiographie.* Unter den nichtinvasiven diagnostischen Verfahren hat seit Beginn der 80er Jahre die *Echokardiographie* (Abb. 9–2) einen besonderen Stellenwert erlangt, weil durch sie Maße, Volumina, Bewegungsgeschwindigkeiten, Pumpkraft und Pumpschwächen einzelner Herzabschnitte gefahrlos dargestellt werden können. Die Methode wurde durch Blutströmungsgeschwindigkeitsmessung,

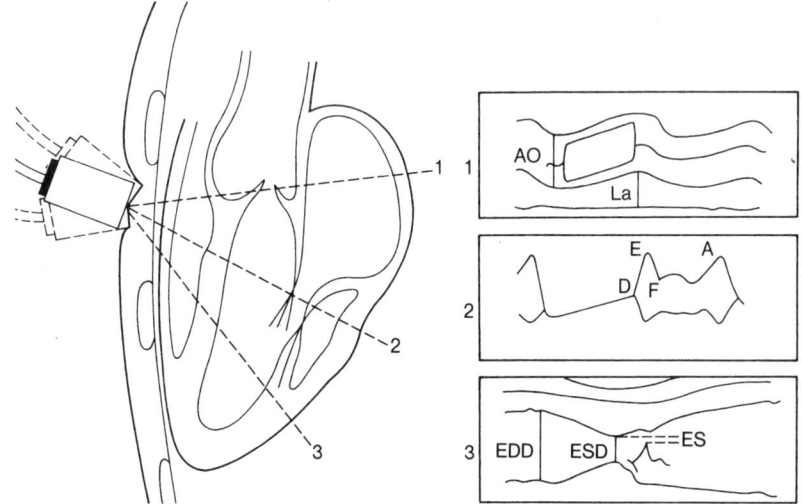

Abb. 9–2: M-Mode-*Echokardiographie* (3 Ebenen): 1 Aortenklappe, 2 Mitralklappe, 3 linker Ventrikel

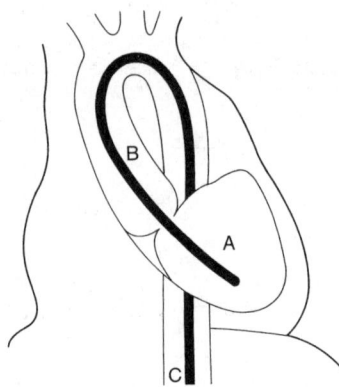

Abb. 9–3: Arterieller Herzkatheter („Linksherzkatheter"), der über die Aorta vorgeschoben wird, so daß eine Darstellung der linksseitigen Herzhöhlen und der aus der aufsteigenden Aorta entspringenden Koronargefäße möglich wird **b.** Aorta ascendens, **c.** Aorta descendens (**a.** Linker Ventrikel, s. Abb. 9–10)

z. B. an Herzklappen *(Doppler-Echokardiographie)* und durch herznähere Aufnahmetechnik *(transösophageale Echokardiographie)* wesentlich ausgebaut und befindet sich weiterhin in stürmischer Entwicklung.

• *Herzkatheter.* Nach wie vor ist jedoch für viele kardiologische Diagnosen der Herzkatheterismus (Abb. 9–3) die zuverlässigste Methode, was insbesondere hinsichtlich der weitverbreiteten Erkrankungen der Herzkranzgefäße zutrifft. Prinzipiell ist zwischen Rechts- und Linksherzkatheterismus zu unterscheiden.

Röntgenuntersuchung des Thorax mit Herzvolumenbestimmung, CT und Szintigraphie sind weitere fachübergreifende diagnostische Methoden, die problembezogen eingesetzt werden.

2. Herzinsuffizienz, Erkrankungen des Koronarkreislaufs

2.1 Herzinsuffizienz

Definition. Herzinsuffizienz ist die Unfähigkeit des Herzens, bei ausreichendem Blutangebot die Organe und die Körperperipherie (Muskulatur) mit Nährstoffen und Sauerstoff zu versorgen.

Die Herzinsuffizienz ist eines der häufigsten Leiden. Klinikaufnahmen von Patienten wegen diesbezüglicher Beschwerden haben in den vergangenen Jahren rapide zugenommen, wobei ursächlich insbesondere die allgemein gestiegene Lebensdauer angesehen wird.

Herzinsuffizienz ist keine eigenständige, sondern eine Folge von verschiedenen Erkrankungen und kann akut oder chronisch über Monate und Jahre entstehen.

2.1.1 Akute Herzinsuffizienz

Die akute Verminderung der Herzpumpleistung hat eine rasche Verminderung des Auswurf- oder Schlagvolumens zur Folge.

2.1.1.1 Linksherzinsuffizienz

Bei akuter Insuffizienz des linken Ventrikels stehen abrupter Abfall des arteriellen Blutdrucks und Blutrückstau in die Lungenvenen im Vordergrund.

Symptome, Komplikationen. Pathophysiologie. Der Blutrückstau führt zu Flüssigkeitseintritt in Alveolen und Bronchiolen, und es ergibt sich das lebensbedrohliche Bild des *Lungenödems.*

Zusammenbruch der Gasaustauschfunktion der Lunge mit schwerster Luftnot, Angstgefühl und Orthopnoe, sowie auch aus der Distanz wahrnehmbare atemsynchrone Rasselgeräusche über dem Thorax charakterisieren diesen internistischen Notfall.

Aufgrund des Blutrückstaus in die Lungenvenen wird diese Form der akuten Linksherzinsuffizienz auch *Rückwärtsversagen* genannt, dies im Gegensatz zum *Vorwärtsversagen* der linken Herzkammer, das zu einem kritischen Abfall des arteriellen Blutdrucks führt (= *kardiogener Schock*).

Der Organismus versucht, durch Ausschüttung von Katecholaminen, die zu einer Gefäßengstellung führen, dem Blutdruckabfall entgegenzuwirken, wobei allerdings in der Folge die lebenswichtigen Organe Gehirn und Herz relativ besser durchblutet werden als Muskulatur, Haut, Darm und Nieren. Deshalb ist das *Nierenversagen* mit Zusammenbruch der Ausscheidungsfunktion und Säuren-Basen-Regulation mit Anurie und Azidose eine weitere Komplikation des kardiogenen Schocks.

Letztendlich wird durch den Blutdruckabfall im kardiogenen Schock eine komplizierte Abfolge von Organ- und Stoffwechselkomplikationen gestartet, die ihrerseits potentiell tödlich sind.

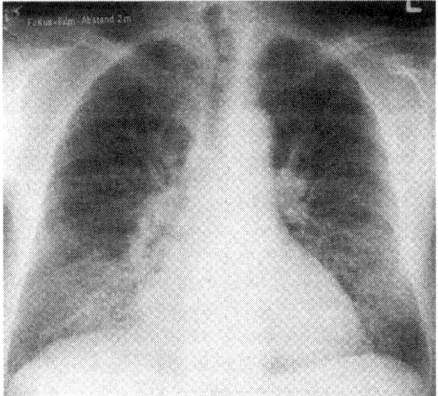

Abb. 9–4: Röntgendarstellung der *Linksherzinsuffizienz:* erweitere Lungenvenen, erweiterte obere Hilusabschnitte, Gefäßunschärfe als Zeichen der pulmonalvenösen Drucksteigerung

2.1.1.2 Rechtsherzversagen

Die akute Insuffizienz des rechten Ventrikels führt zu einem verminderten Blutangebot an das linke Herz, woraus sich ein kardiogener Schock entwickeln kann.
Symptome. Das klinische Bild der akuten Rechtsherzinsuffizienz ist durch eine
Druckerhöhung in der oberen und unteren Hohlvene charakterisiert, die insbesondere durch verstärkte *Jugularvenenfüllung* sichtbar wird. *Unterschenkelödeme* sind später nachweisbar.
Akute Rechts- und akute Linksherzinsuffizienz gehen häufig ineinander über.

2.1.1.3 Ätiologie

Der *akuten Linksherzinsuffizienz* liegt zumeist ein Absterben eines kontraktilen
Herzmuskelareals (Herzinfarkt), eine Bluthochdruckkrise oder eine plötzliche Herz-
klappenzerstörung zugrunde.
Die *akute Rechtsherzinsuffizienz* entsteht in aller Regel im Gefolge von Lungenembolien oder schweren Asthmaanfällen.

2.1.1.4 Therapie der akuten Linksherzinsuffizienz

Vor Therapieeinleitung sollte Klarheit über die zugrunde liegende Erkrankung herr-
schen und darüber, ob ein Vorwärts- oder Rückwärtsversagen vorliegt.
Therapie des Lungenödems (Rückwärtsversagen): Ziel ist es, den Blutrückstau in die
Lungenvenen und somit den Lungenkapillardruck zu vermindern, so daß die in die
Alveolen eingetretene Flüssigkeit aufgenommen und abtransportiert werden kann.
Durch entsprechende *Patientenlagerung* mit aufrechtem Oberkörper und herabhän-
genden Beinen (Herzbett) soll zunächst der venöse Rückstrom zum Herzen („Vor-
last") reduziert werden (s. Abb. 9–16). Dieses Ziel kann auch durch einen *„unblutigen
Aderlaß"* erreicht werden: Blutdruckmanschetten an den Extremitäten vermindern
die Vorlast.

Medikamentös kommen in Betracht:
– *Diuretika*, die zu einer Reduktion des zirkulierenden Blutvolumens führen.
– *Nitrate*, die die venösen Gefäße des großen und Lungenkreislaufs erweitern und zu
einer Senkung des Lungenkapillardrucks führen.
– *Morphin*, das der durch Katecholamine ausgelösten arteriellen und venösen Gefäß-
verengung entgegenwirkt.
– *Sauerstoff*, wobei ggf. durch maschinelle Überdruckbeatmung auch ein Abtrans-
port der in die Alveolen eingetretenen Flüssigkeit begünstigt wird.
Desweiteren sind Therapieversuche mit Digitalis und Theophyllin denkbar, auch kommt zur
Flüssigkeitselimination aus dem Körper eine maschinelle Hämofiltration in Frage.

Therapie des kardiogenen Schocks (Vorwärtsversagen): Steht ein bedrohlicher Abfall
des arteriellen Blutdrucks im Vordergrund der therapeutischen Bemühungen, werden
positiv inotrope, das heißt kontraktilitätssteigernde Pharmaka infundiert:

Dobutamin und Dopamin sind in ihrer chemischen Struktur körpereigenen Katecholaminen sehr ähnlich, werden an spezielle Herzmuskelrezeptoren gebunden und
erhöhen cAMP, das für die Energiebereitstellung im Herzmuskel verantwortlich ist.

Die erwünschten und unerwünschten Wirkungen dieser Stoffe sind sehr dosisabhängig, und längerfristige Gabe (3–4 Tage) führt zu einem Wirkungsverlust.

- *Phosphodiesterasehemmer* stellen eine neuartigere Entwicklung dar und hemmen den Abbau von cAMP.
- In ganz speziellen Fällen ist der Einsatz von *mechanischen Pumphilfen* (z. B. „Kunstherz") oder eine *Herztransplantation* zu überdenken.

Hinsichtlich der Therapie der akuten Rechtsherzinsuffizienz siehe Kapitel 5.2.1

2.1.2 Chronische Herzinsuffizienz

Die chronische Herzinsuffizienz ist dadurch gekennzeichnet, daß das maximale Herz-Pumpvolumen über einen längeren Zeitraum stetig abnimmt.

Somit verspürt ein Patient entsprechende Beschwerden zunächst nur unter Belastung, später jedoch auch unter Ruhebedingungen.

Klassifikation. Die Herzinsuffizienz wird, weltweit einer Klassifikation der „New York Heart Association" (NYHA) folgend, in *4 Schweregrade* eingeteilt:

Stadium I: Beschwerdefreiheit, normale körperliche Belastungsfähigkeit, lediglich im Rahmen von Herzkathetermessungen Einschränkungen der kardialen Leistungsfähigkeit registrierbar.
Stadium II: Beschwerden bei stärkerer körperlicher Belastung.
Stadium III: Beschwerden bei leichter körperlicher Belastung (morgendliches Ankleiden, Schuhe binden usw.).
Stadium IV: Beschwerden in Ruhe.

Nach der überwiegend betroffenen Herzkammer unterscheidet man *Links-* und *Rechtsherzinsuffizienz*, sind beide Ventrikel betroffen, spricht man von *Globalinsuffizienz*.

Die bei der Herzinsuffizienz zu beobachtenden Hauptsymptome leiten sich zumeist aus den Organsystemen ab, die im Blutkreislauf der betroffenen Herzkammer vorgeschaltet sind.

2.1.2.1 Symptome

Hauptsymptom der Linksherzinsuffizienz ist die Atemnot *(Dyspnoe)*, die anfänglich nur bei körperlicher Belastung, später auch in Ruhe und beim flachen Liegen *(Orthopnoe)* wahrgenommen wird. Ursache hierfür ist eine Zunahme des Blutvolumens im Lungenkreislauf (Lungenstauung), was auch zu Husten und nächtlicher Luftnot *(„Asthma cardiale")* führt. Im Extremfall mündet dieses „Rückwärtsversagen" in ein Lungenödem.

Weiterhin führt eine Linksherzinsuffizienz zu einer Minderversorgung der peripheren Organe und der Muskulatur (Vorwärtsversagen), was sich durch zerebrale und körperliche *Leistungsminderung*, Schwächegefühl und Reduktion der *Nierenfunktion* äußert.

Im Vordergrund der Beschwerden bei der Rechtsherzinsuffizienz stehen der Schwerkraft folgend *Ödeme*, zumeist an den Unterschenkeln oder bei bettlägerigen Patienten im Bereich des Rückens *(Anasarka)*.

Auch *gastrointestinale Erscheinungen* (Appetitlosigkeit, Völlegefühl, Aszites) werden beobachtet und erklären sich durch venöse Blutstauungen, z. B. in Magen und Leber.

Klassisch sind weiterhin *Pleuraergüsse*, da der Pleuraraum über das rechte Herz drainiert wird.

Gemeinsame Symptome von Rechts- und Linksherzinsuffizienz sind
– *Nykturie.* Die krankhaften Flüssigkeitsansammlungen in Gefäßen und Gewebe werden während der nächtlichen Ruhephase ausgeschieden.
– Überaktivität des sympathischen Nervensystems mit *Tachykardie, Herzrhythmusstörungen* und feuchtkalter, *schwitzender Haut.*

2.1.2.2 Ätiologie, Pathophysiologie

Die **Ursachen** der chronischen Herzinsuffizienz lassen sich in *4 Gruppen* einordnen:
– Erkrankungen des Herzmuskels, die entweder als Folge gestörter Nährstoffversorgung (z. B. bei koronarer Herzkrankheit), oder davon unabhängig und eigenständig (Kardiomyopathie) entstanden sind.
– Mechanische Überlastungen des Herzens, wobei man zwischen Druck- (z. B. chronische arterielle Hypertonie, Klappenstenosen) und Volumenbelastungen (z. B. Klappeninsuffizienzen, Shuntvitien) unterscheidet.
– Einschränkung der kardialen Pumpfunktion durch Behinderung der diastolischen Ventrikelerschlaffung (z. B. chronische Perikarditis).
– Herzrhythmusstörungen.

> Die chronische Herzinsuffizienz wird zu 90 % durch 2 Erkrankungen ausgelöst: *arterielle Hypertonie* und *koronare Herzkrankheit.*

Pathophysiologie (Anpassungsvorgänge im Organismus). Unabhängig von den Ursachen der Herzinsuffizienz versucht der Organismus, mit Kompensationsmechanismen der Verschlechterung der kardialen Pumpfunktion entgegenzuwirken:

Diese Anpassungsvorgänge, die kurzfristig eine Besserung der Symptomatik herbeiführen können, wirken sich langfristig jedoch schädlich auf den Organismus aus.

Aus diesem Verständnis heraus zielen moderne medikamentöse Behandlungsmaßnahmen darauf, die Auswirkungen dieser „Kompensationsmechanismen" zu unterdrücken (s. Kap. 2.1.2.3).

– *Größenzunahme des Herzens:* Hierdurch wird zunächst ein positiver Effekt erreicht, in dem durch ein höheres Maß an Vordehnung, wie bei einer besser gespannten Feder, ein höheres Maß an Auswurfleistung erzielt wird. Problematisch ist allerdings, daß hierbei ein Dickenwachstum (Hypertrophie) des Herzmuskels angeregt wird, mit dem das Wachstum der Koronargefäße nicht Schritt halten kann. Zusätzlich verschlechtert sich durch die Hypertrophie der Blutfluß in den Koronargefäßen, so daß insgesamt eine Degeneration und eine Verschlechterung der Funktion des Herzmuskels resultiert.

– Aktivierung des sympathischen Nervensystems mit *Katecholaminfreisetzung:* In den Organen wird bei nachlassender Pumpkraft ein Abfall des arteriellen Druckes registriert, was kurzfristig durch Gefäßengstellung korrigiert werden kann. Langfristig muß sich jedoch die ohnehin geschwächte Herzkammer gegen enggestellte Gefäße mit erhöhtem Widerstand (Nachlast) entleeren, was insgesamt die Auswurfleistung weiter reduziert.

– Stimulation des *Renin-Angiotensin-Aldosteron-Systems* (RAAS): Insbesondere eine nachlassende Nierendurchblutung stimuliert dieses System, wobei durch Ausschüttung des Enzyms Renin durch die Niere eine Reaktionskette gestartet wird, die einerseits zu einer Zunahme des Plasmavolumens (Vorlast) durch verminderte Wasserausscheidung führt, andererseits eine Gefäßengstellung herbeiführt.

2.1.2.3 Diagnose, Therapie

Diagnostik. Bei der *körperlichen Untersuchung* und dem *Gespräch* mit dem Patienten gilt es, nach den in Kap. 2.1.2.1 genannten Symptomen und Befunden zu fahnden.

Unter den technischen Verfahren hat in den letzten Jahren die Ultraschalldiagnostik *(Echokardiographie)* die wichtigste Bedeutung erlangt. Sie erlaubt ohne Belastung sofortigen Informationsgewinn über Kontraktionsverhalten der Herzmuskulatur, Kompensationsmechanismen (z. B. Größenzunahme einzelner Herzabschnitte) und zugrunde liegenden Ursachen (z. B. Klappenfehler, Perikarderguß).

Röntgenuntersuchung der Thoraxorgane, insbesondere mit der Frage nach Lungenstauung und *EKG* sind weitere Routineuntersuchungen.

Die *Herzkatheterdiagnostik* mit Druckmessung in einzelnen Herzabschnitten und Darstellung der Herzkranzgefäße ist für den Patienten belastender, aufwendiger und risikoreicher, jedoch bei speziellen Fragestellungen unumgänglich.

Therapie. Ziele sind die Verbesserung der Beschwerden und eine Erhöhung der Überlebenszeit der Betroffenen.

Zur *Basistherapie* gehören Reduktion der täglichen Kochsalzaufnahme (maximal 3–5 g), Reduktion des überhöhten Körpergewichts und evtl. Beschränkung der Flüssigkeitszufuhr und der körperlichen Aktivität.

Ziele *medikamentöser Maßnahmen* sind eine Steigerung der Herzmuskelkontraktilität, eine Senkung von Vor- und Nachlast und insbesondere eine Hemmung überschießender Kompensationsmechanismen:
– *ACE-Hemmer*, deren Entwicklung als wichtigste therapeutische Entwicklung im vergangenen Jahrzehnt gilt, entfalten ihre Wirkung, indem sie die überschießenden Kompensationsmechanismen des RAAS (s. o.) hemmen und somit Vor- und Nachlast senken. Ihr positiver Einfluß hinsichtlich einer Lebensverlängerung von herzinsuffizienten Patienten ist unter allen medikamentösen Therapieformen am besten bewiesen.
– *Diuretika* hemmen in der Niere die Wasserrückresorption und senken das Plasmavolumen (Vorlast), so daß sich die Drücke in den Herzkammern und die Neigung zu Flüssigkeitsansammlungen verringern.
– Klassisches, seit ca. 200 Jahren bekanntes Medikament ist *Digitalis*, das die Pumpkraft des Herzens, insbesondere beim gleichzeitigen Vorhofflimmern, steigert.
– In medikamentös ausweglosen Situationen kommt eine *Herztransplantation* in Betracht, wobei die derzeitige 5-Jahres-Überlebensrate bei 70–75 % liegt.

2.1.3 Herzchirurgie

Allgemeine Prinzipien. Die moderne Herzchirurgie umfaßt Operationen zur Korrektur angeborener und erworbener Fehler des Herzmuskels, der Herzklappen sowie der Koronargefäße. Unterschieden werden Eingriffe am *offenen* und am *geschlossenen* Herzen.

Als chirurgischer Zugang zum Herzen wird meistens eine Längsspaltung des Brustbeines durchgeführt (mediane Sternotomie). Dies ermöglicht eine gute Exposition der gesamten Thoraxhöhle. Das Brustbein wird postoperativ durch Metalldrähte übungsstabil verklammert und erlaubt sofort eine erstaunlich schmerzarme Mobilisation der Patienten. Nur in Ausnahmen kommen die erheblich schmerzhafteren seitlichen Zugänge durch die Zwischenrippenräume zur Anwendung (laterale Thorakotomie).

Herz-Lungen-Maschine (HLM). Operationen am offenen, nicht schlagenden Herzen, sind nur unter Einsatz der HLM möglich. Lebenswichtige Funktionen von Herz- und Lunge, also die Aufrechterhaltung der Blutzirkulation und die Anreicherung des zirkulierenden Blutes mit Sauerstoff, werden während des Eingriffes von der Maschine übernommen.

Die HLM besteht aus einem Blutpumpensystem (Rollerpumpe), einem Oxygenator und einem Wärmeaustauscher sowie Schlauchverbindungen zum Anschluß an eine große Arterie (i. a. Leistenarterie) und Vene (obere Hohlvene oder rechter Herzvorhof).

In Abb. 9–5 wird der Aufbau eines HLM-Systems schematisch verdeutlicht. Während der Laufzeit der HLM wird eine Gerinnung des Blutes nach Kontakt mit den Kunststoffschläuchen durch Heparinisierung verhindert. Störende Herzkontraktionen werden durch künstlichen Herzstillstand mit einer Spüllösung (z. B. „Brettschneider-Lösung") oder einem lokalen Stromimpuls (Defibrillator-Elektroden) ausgeschaltet. Die Ruhigstellung des Herzens während der Operation schont den Herzmuskel. Den Energieverbrauch senkt auch die Erniedrigung der Körpertemperatur und eine Eiswasserkühlung des Herzens (Hypothermie). Unter diesen protektiven Bedingungen, die in ihrer Gesamtheit als *Kardioplegie* (induzierte, schonende Herzlähmung) bezeichnet werden, sind mehrstündige Operationen am offenen Herzen möglich.

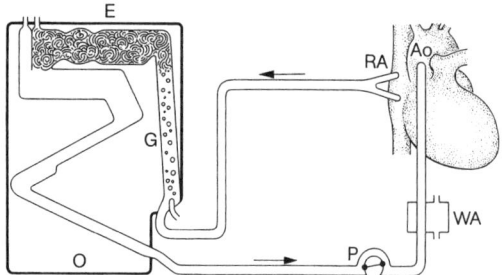

Abb. 9–5: Schema der *extrakorporalen Zirkulation (EKZ)*. Die wesentlichen Teile der HLM sind: Oxygenator (O), in dem der Gasaustausch (G) stattfindet (beim Schaumoxygenator muß nach dem Gasaustausch eine Entschäumung (E) stattfinden), Rollerpumpe (P) und Wärmeaustauscher (WA). In der skizzierten Anordnung ist das Herz venös im Bereich des rechten Vorhofs (RA) kanüliert (die beiden Kanülen werden zumeist in die obere und untere Hohlvene vorgeschoben); die arterielle Kanülierung findet sich im Bereich der aszendierenden Aorta

2.1.4 Herztransplantation

Herztransplantationen gehören in den meisten Herzzentren zur kardiochirurgischen Routine. Der Eingriff gehört rein technisch zu den leichteren herzchirurgischen Operationen.

Indikationen sind alle schweren Formen nicht anderweitig behandelbarer, lebensbedrohender Herzinsuffizienz bei weitgehend normaler Funktion aller anderen Organe. Zudem muß ein infektiöser Fokus ausgeschlossen sein. Wegen der Knappheit an Spenderorganen besteht gegenwärtig eine Altersbeschränkung der Transplantationskandidaten (jünger als 60 Jahre). Das Herz eines hirntoten Spenders muß innerhalb von ca. 6–8 Stunden verpflanzt werden. Es wird anstelle des kranken Herzens implantiert (orthotope Transplantation).

Technik. Wesentliche Schritte der Operation sind die Entfernung des kranken Herzens unter Einsatz der HLM und die Anlage von Nahtverbindungen der großen Gefäße mit Verlauf vom und zum Herzen. Eine lebenslange medikamentöse Unterdrückung der *Abstoßungsreaktionen* ist postoperativ unabdingbar (Immunsuppression). Sie erfordert eine große Patientendisziplin und engmaschige ärztliche Kontrollen. Unter der abwehrschwächenden Medikation können harmlose Infektionen (z. B. grippale Infekte) allerdings einen schweren, mitunter lebensbedrohenden Verlauf nehmen. Durch den Einsatz spezifisch wirkender Medikamente (besonders Cyclosporin A) sind die Langzeitergebnisse gut. In vielen Fällen wird die *Arbeitsfähigkeit* der Patienten nach der Operation wiederhergestellt. Auch über gesunde Schwangerschaften wurde in Einzelfällen berichtet.

2.2 Erkrankungen des Koronarkreislauf

2.2.1 Koronare Herzkrankheit (KHK)

Definition. Die KHK ist eine Manifestation der Arteriosklerose an den Herzkranzgefäßen (Koronarien), was zur *Koronarinsuffizienz* führt. Unter Koronarinsuffizienz wird ein Mißverhältnis zwischen Sauerstoffbedarf des Herzmuskels und Sauerstoffangebot über die Koronarien verstanden (Dieses Mißverhältnis kann jedoch auch durch einen erhöhten Sauerstoffbedarf, z. B. bei Tachykardie, oder durch erniedrigtes Sauerstoffangebot, z. B. bei Anämie, entstehen, so daß KHK und Koronarinsuffizienz keine gleichzusetzenden Begriffe sind.).

Häufigkeit. Die KHK ist in den westlichen Industrieländern die häufigste Todesursache.

Sie tritt gehäuft bei Männern im 40. bis 60. Lebensjahr auf, im letzten Jahrzehnt hat jedoch auch die Erkrankungshäufigkeit bei Frauen zugenommen.

Wesentliche Bedeutung kommt der KHK durch die Tatsache zu, daß aus ihr weitere Erkrankungen erwachsen können (Myokardinfarkt, Herzrhythmusstörungen, Herzinsuffizienz).

Pathogenese. Die Entstehungsmechanismen der Arteriosklerose (Atherogenese) sind in manchen Punkten ungeklärt. Der Erkrankungsbeginn geht wahrscheinlich von der Gefäßintima aus, wo es zu Ein- und Auflagerungen von Fetten und Kalksalzen kommt (Abb. 9–6). Die so entstehenden Atherome (Abb. 9–6 b) haben eine Tendenz zum Breiten- und Dickenwachstum und zur Verkalkung, weiterhin wachsen in sie Bindegewebe und Gefäße ein, was den Gefäßinnendurchmesser (konzentrisch oder exzentrisch) reduziert (Abb. 9–7).

Die Gefäßverengungen führen zu Stasen und Wirbelbildungen und begünstigen Ulzerationen sowie Aufreißen eines Atheroms (Atheromruptur) mit Bildung eines gefäßverschließenden Thrombus (Abb. 9–6 c).

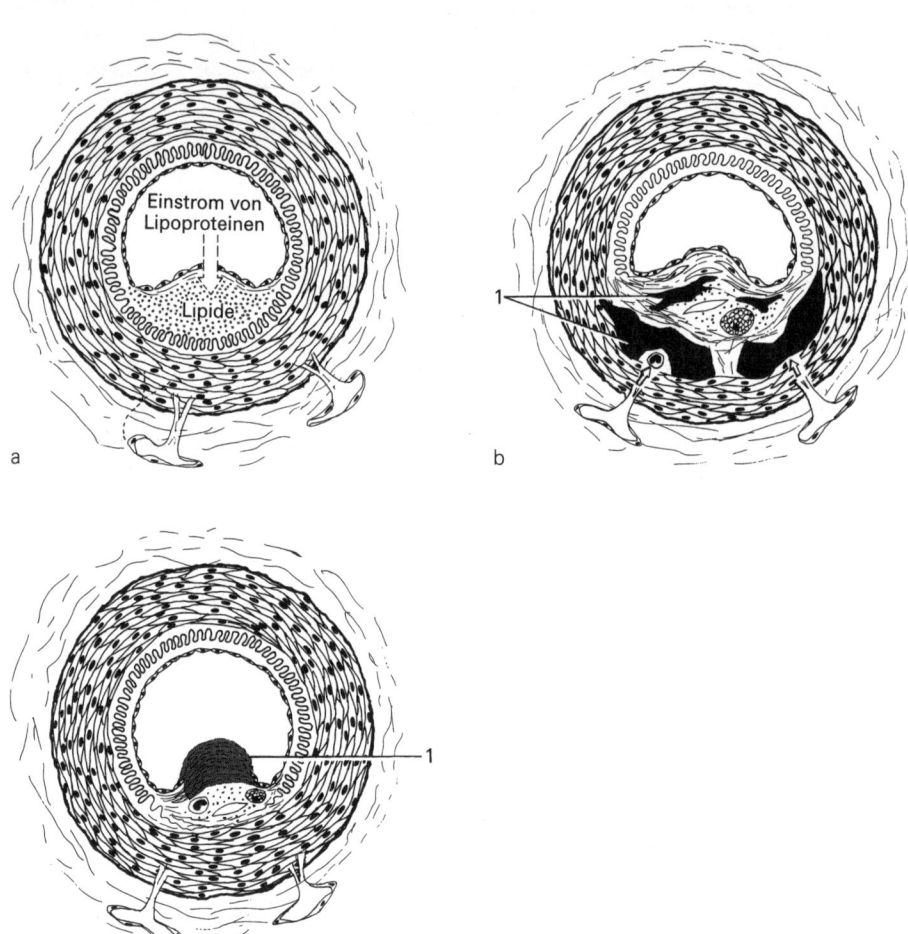

Abb. 9–6: *Pathogenese der Arteriosklerose.* **a.** Lipidbeet in der Arterienintima; verstärkte Neusynthese und verminderter Lipidabbau; verminderte Schaumzellemigration aus der Intima. **b.** Verkalktes Atherom; **1** unterschiedlich große Kalkeinlagerungen. **c.** Atherom mit Parietalthrombose; **1** frischer Abscheidungsthrombus über dem Ulkus

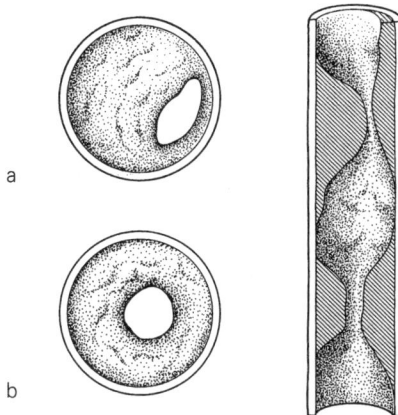

a

b

Abb. 9–7: Exentrische (**a**) und konzentrische (**b**) *Koronarstenose* im Quer- und Längsschnitt

2.2.1.1 Symptome

Leitsymptom ist die Angina pectoris (Stenokardie), als deren Ursache die Sauerstoff-mangelversorgung am Herzmuskel gilt.

Dieser Schmerz wird zumeist als hinter dem Brustbein lokalisiert, dumpf und in den linken Arm ausstrahlend angegeben. Als Auslöser werden häufig körperliche oder psychische Belastungen, schweres Essen, Erschöpfung, Kälte und Rauchen genannt (Abb. 9–8).

Die Beschreibung des typischen Schmerzes soll nicht darüber hinwegtäuschen, daß eine Fülle von untypischen Manifestationsformen (Druckgefühl im Hals, Schmerzen im Unterkiefer, Ausstrahlung in Magen, Rücken oder beide Schultern) bekannt sind, die das Risiko von Fehldiagnosen in sich bergen (Abb. 9–8). Durchblutungsstörungen des Herzmuskels können sogar asymptomatisch, das heißt ohne jegliche Schmerzempfindung verlaufen (stumme Myokardischämie).

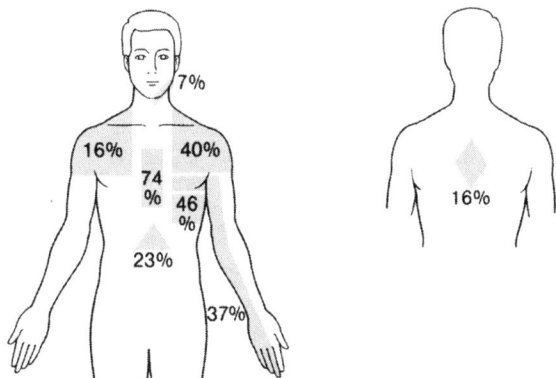

Abb. 9–8: Prädilektionsstellen pektanginöser Schmerzen

Stabile und instabile Angina. Falls eine typische Schmerzform bei immer der gleichen Belastungsform und -höhe auftritt, spricht man von einer *stabilen* (typischen) Angina pectoris. Diese Situation kann über Jahre hinweg bestehen, bevor durch Zunahme der Beschwerden auch unter geringeren körperlichen Belastungen oder sogar Ruhebedingungen eine *instabile* Angina pectoris entsteht. Die instabile Angina pectoris muß besonders ernst genommen werden, da diese als Vorbote eines Myokardinfarktes gilt.

Differentialdiagnostisch müssen nichtkardiologisch bedingte thorakale Beschwerden in Erwägung gezogen werden (z. B. Erkrankungen der Lunge, der Aorta, der Speiseröhre, der Wirbelsäule und Rippen, des Magens und der Bauchspeicheldrüse).

2.2.1.2 Ätiologie

Um die *Ursachen*, die zur Entstehung der KHK führen, wissenschaftlich exakt erfassen zu können, begannen 1950 führende Kardiologen, die Bevölkerung einer Kleinstadt bei Boston (USA) entsprechend ihres Lebensstils und bezüglich des Auftretens neuer Fälle von KHK zu beobachten. Die nach dieser Kleinstadt benannte *Framingham-Studie* erbrachte ca. 10 Jahre später Informationen hinsichtlich eines zur KHK führenden Risikoprofils, was auch heute noch Gültigkeit besitzt.

Nach der Framingham-Studie werden *unbeeinflußbare und beeinflußbare Risikofaktoren 1. und 2. Ordnung* unterschieden.

– Unbeeinflußbare Risikofaktoren: Hier müssen höheres Lebensalter, männliches Geschlecht und insbesondere familiäre Veranlagung aufgeführt werden.

In der Genforschung ist es inzwischen gelungen, diejenigen Stellen im Erbmaterial zu lokalisieren, die für die familiär bedingte vorzeitige Koronarsklerose verantwortlich sind.

– Vermeidbare Risikofaktoren 1. Ordnung sind Zigarettenrauchen, Hypercholesterinämie, arterielle Hypertonie und Zuckerkrankheit.

Besonders deren Kombination macht ein Neuauftreten der KHK wahrscheinlich. So verdoppelt sich das Risiko beim Vorliegen von zweien der o. g. Risikofaktoren gegenüber einer Normalperson und ist bei 3 Risikofaktoren vervierfacht und bei 4 Risikofaktoren verzehnfacht.

Das im vergangenen Jahrzehnt auffällig gestiegene Risiko von Frauen wird insbesondere auf das intensivierte Rauchverhalten zurückgeführt, besonders bei gleichzeitiger Antikonzeptivaeinnahme ist das entsprechende Risiko vervielfacht.

– Vermeidbare Risikofaktoren 2. Ordnung sind Harnsäureerhöhungen, Übergewicht und Bewegungsmangel, denen allerdings etwas geringere Bedeutung zukommt.

Inwieweit „Streß" einen eigenständigen Risikofaktor darstellt, ist weiterhin Gegenstand der Diskussion und nicht endgültig zu beurteilen. Psychologen unterscheiden in diesem Zusammenhang zwischen verschiedenen Streßformen, wobei dem „Dysstreß", d.h. seelischer Anspannung, die Überlastung repräsentiert, besonders krankmachende Bedeutung zugeschrieben wird.

2.2.1.3 Diagnose

Wie oben bereits erwähnt, hat die Erhebung der *Krankengeschichte* bei der Diagnostik der KHK große Bedeutung. Hierbei soll nicht nur nach den typischen Symptomen gefahndet werden, vielmehr bringt auch die Befragung der Patienten hinsichtlich der entsprechenden Risikofaktoren, der erblichen Disposition, der psychologischen Belastung und der Wirkung spezieller Medikamente die Diagnostik voran. Bei der üblichen *klinischen Untersuchung* finden sich keine wegweisenden Befunde, im *Ruhe-EKG* sind evtl. die Folgen der KHK, d. h. bereits eingetretene Schäden am Herzmuskel, ablesbar.

Somit kommt dem *Belastungs-EKG* die wichtigste Bedeutung zu. Man erkennt die Erkrankung noch bevor allzu großer Schaden am Herzmuskel entstanden ist. Unter körperlicher Belastung, die zumeist auf einem Fahrrad, evtl. auch auf einem Laufband oder einer Kletterstufe erbracht wird, werden die Koronargefäße dahingehend überprüft, inwieweit sie fähig sind, das Blut- bzw. Sauerstoffangebot an den Herzmuskel entsprechenden Belastungsbedürfnissen anzupassen.

Im Erkrankungsfalle ergeben sich typische EKG-Befunde (Abb. 9–9) der Ischämie (Verminderung der Herzmuskeldurchblutung).

Die Häufigkeitsverteilung der Koronargefäßsklerose nennt Abb. 9–10.

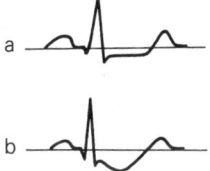

Abb. 9–9: *ST-Streckenveränderung* im Belastungs-EKG: **a.** Ischämische horizontale ST-Streckensenkung, **b.** Ischämische deszendierende Senkung

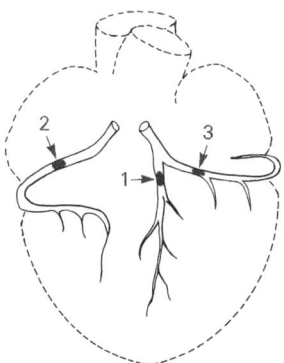

Abb. 9–10: *Prädilektionsstellen* der Koronararteriosklerose und -thrombose: **1** R. interventricularis anterior (RIVA), **2** A. coronaria dextra, **3** R. circumflexus der A. coronaria sinistra. *Häufigkeitsverteilung:* 1 > 2 > 3

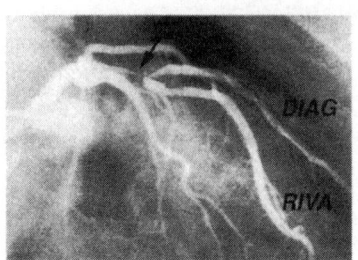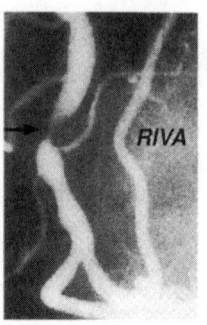

a   b

Abb. 9–11: Hochgradige *Stenose* des R. interventricularis anterior (RIVA) im Koronarangiogramm, **a.** Abgangsstenose des ersten Diagonalastes (DIAG, Pfeil), **b.** Ebenfalls hochgradige Stenose der rechten Karonararterie (Pfeil).
Der RIVA ist verschlossen und wird über die rechte Koronararterie und Kollateralen retrograd mit Kontrastmittel gefüllt

Erwähnt werden muß, daß auch bei korrekter Durchführung eines Belastungs-EKG nur 80–90 % der vorhandenen KHK-Erkrankungen aufgedeckt werden und daß in ca. 10 % der Fälle vermeintlich typische EKG-Zeichen gefunden werden, obwohl keine Koronarerkrankung vorliegt. Somit bleibt auch nach dem Belastungs-EKG ein gewisser Unsicherheitsfaktor bestehen.

Koronarangiographie. Hinsichtlich der Diagnosefindung ist die Herzkatheteruntersuchung das genaueste Verfahren. Hierbei ist es möglich, nach Punktion einer Arterie (z. B. A. femoralis) entgegen dem arteriellen Blutfluß einen Katheter in die linke Herzkammer vorzuführen (Linksherzkatheter, s. Abb. 9–3) und ebenfalls Kontrastmittel in die aus der Aorta abgehenden Koronargefäße zu injizieren (Koronarangiographie). Somit können die Herzkranzgefäße in ihrem Verlauf auf Einengungen abgesucht werden, was weiterhin eine Aussage über die anzustrebenden therapeutischen Maßnahmen zuläßt (Abb. 9–11).

Erwähnenswert ist, daß diese Untersuchung nicht völlig risikofrei ist, ernsthafte Komplikationen treten in 0,1–0,2 % auf.

Nuklearmedizinische Untersuchungsmethoden stellen eine Ergänzung des diagnostischen Spektrums dar, wobei man sich die Tatsache zu Nutze macht, daß sich spezielle radioaktiv markierte Substanzen in unterversorgten Herzmuskelarealen anders anreichern als in gut durchbluteten.

Rechtsherzkatheteruntersuchung, Echokardiogramm, Röntgen- und *Laboruntersuchungen* stellen weitere ergänzende Methoden dar.

2.2.1.4 Therapie, Prophylaxe

Medikamentöse Therapie: Bei KHK stehen 4 Arzneistoffgruppen zur Verfügung, die häufig in Kombination angewandt werden.
– *Nitrate*, die über eine Erweiterung der venösen Rückstromgefäße die Vorlast und somit den Sauerstoffverbrauch des Herzens senken. Gleichzeitig wird als positiver Effekt eine Weitstellung der Koronargefäße erreicht. Aufgrund der schnell eintretenden Wirkung eignen sich Nitrate auch gut zur Behandlung des akuten Angina pectoris-Anfalls, z. B. als Spray oder Infusion.

– *Kalziumantagonisten*, die über eine Weitstellung der Gefäßmuskulatur an den Koronarien wirken und zusätzlich durch Verringerung des arteriellen Blutdrucks die Nachlast und somit den Sauerstoffbedarf des Herzens senken.

– *Betarezeptorenblocker*, die durch Senkung der Herzfrequenz, des Blutdrucks und des Herzminutenvolumens den Sauerstoffbedarf des Herzens reduzieren.

– *Thrombozytenaggregationshemmer*, wobei zumeist Acetylsalicylsäure (ASS) angewandt wird. Die entsprechende Wirkung beruht auf der reduzierten Fähigkeit der Thrombozyten, gefäßverschließende Thromben zu bilden.

Interventionelle Maßnahmen: Ballondilatation, wobei ein in eine Koronarstenose eingeführter Ballonkatheter mit großem Druck aufgeblasen wird und so die Verengung wieder aufweitet.

Als Fortentwicklung dieser Maßnahmen wurden Herzkatheter entwickelt, die mit Hilfe von Bohrköpfen, Fräseinrichtungen oder Laserenergie koronare Stenosen aufweiten können, was jedoch noch Gegenstand von klinischen Forschungen ist. Da jedoch nicht alle koronaren Verengungen für eine dieser interventionellen Kathetertechniken geeignet sind, ist häufig eine herzchirurgische Maßnahme erforderlich.

Aortokoronarer Bypass. Liegen anderweitige nicht wiedereröffnungsfähige Verengungen und arteriosklerotische Verschlüsse der Koronargefäße vor, so ist eine operative Überbrückung der erkrankten Gefäßabschnitte durch Anlage eines Umgehungskreislaufs (Bypass) indiziert (Abb. 9–12). Für den Bypass der kleinen Herzkranzgefäße kommt fast ausschließlich der Einsatz körpereigener Venen in Frage, die in gleicher Sitzung vom Bein entnommen werden. Die Venentransplantate werden an die Aortenwurzel oberhalb des Herzens eingenäht (zuvor wegen der Venenklappen gedreht) und peripher der flußwirksamen Verengung des Koronargefäßes End-zu-Seit eingenäht (aortokoronarer Venen-Bypass, ACVB). Es können mehrere Bypasses gleichzeitig angelegt werden. Die Problematik liegt postoperativ im Fortschreiten der Grunderkrankung auch in den verpflanzten Gefäßen. Die jährliche Verschlußrate liegt bei ca 2–3 %. Nach ca. 5 Jahren sind jedoch noch etwa 70 % der Patienten beschwerdefrei.

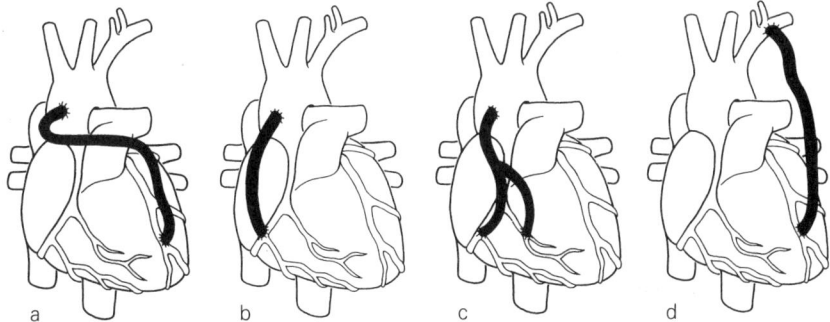

Abb. 9–12: Aortokoronare *Bypass-Operationen:* **a.** Langer Bypass auf den peripheren R. interventricularis anterior, **b.** Bypass auf die rechte Koronararterie, **c.** Y-artiger Bypass auf Hauptstamm und R. interventricularis posterior der rechten Koronararterie, **d.** Langer Bypass von der A. subclavia sinistra auf den R. interventricularis anterior

Bei allen erwähnten interventionellen und chirurgischen Maßnahmen besteht prinzipiell die Möglichkeit, daß sich erneute Koronarstenosen ausbilden und die Grunderkrankung voranschreitet. Welche Verlaufsform im Einzelfall eintritt, ist nicht vorhersagbar. Allerdings sollte eine optimale Prognose dann erreicht werden, wenn neben einer bedarfsgerechten medikamentösen Therapie auch die Allgemeinmaßnahmen der Sekundärprophylaxe beachtet werden (s. u.). Hierbei ist in vielen Fällen auch die Teilnahme der Patienten in einer Koronarsportgruppe wünschenswert, wobei neben sportlicher Betätigung auch der Erfahrungsaustausch mit anderen Betroffenen zur Rehabilitation beiträgt.

Prophylaxe. Man unterscheidet eine *Primärprophylaxe*, die das Entstehen der Erkrankung verhindert, von einer *Sekundärprophylaxe*, die bei bereits eingetretener KHK deren Verschlimmerung abwendet.

In beiden Fällen sollte der Vermeidung von Risikofaktoren 1. Ordnung größte Aufmerksamkeit gewidmet werden. Trotz dieser gesicherten Zusammenhänge ist es in der Bundesrepublik Deutschland – ganz im Gegensatz zur Situation in den USA – bisher nicht gelungen, daß sich *Nikotinabstinenz* nennenswert durchsetzt.

Unter 20–30jährigen Deutschen beträgt die Gruppe der Raucher ohne abnehmende Tendenz ca. 50 %. Selbst unter Medizinern und Krankenpflegepersonal ist regelmäßiges Rauchen häufig verbreitet, auch und gerade in Krankenhäusern wird der Nikotinabusus an Arbeits- und Pausenplätzen toleriert, wo Nichtraucher gezwungenermaßen passiv mitrauchen müssen.

Vermeidung von Übergewicht, Bluthochdruck, Stoffwechselstörungen und regelmäßige sportliche Betätigungen sind weitere prophylaktische Maßnahmen.

2.2.2 Akuter Myokardinfarkt

Definition. Beim akuten Myokardinfarkt kommt es zum Verschluß eines arteriellen Koronargefäßes und zu einer Sauerstoffunterversorgung eines Herzmuskelbezirks, der schließlich abstirbt (umschriebene Herzmuskelnekrose).

Ursache ist zumeist eine Koronararterienverengung, deren Lumen durch einen Thrombus völlig verschlossen wird (s. Abb. 9–11). *Ausmaß und Größe* eines solchen Herzmuskelinfarktes hängen von *2 Faktoren* ab. Einerseits ist es entscheidend, wo der Verschluß lokalisiert ist, denn je höher die Okklusion sitzt, umso größer ist das sauerstoffunterversorgte und absterbende Herzmuskelareal. Andererseits hängt die Infarktgröße davon ab, ob ein Herzmuskelbezirk nur von einem Koronargefäß versorgt wird, oder ob z. B. bei länger bestehender KHK natürliche Umgehungskreisläufe, Kollateralen, entstanden sind.

2.2.2.1 Symptome, Diagnose

Symptome. Typisch ist ein schwerer Schmerz mit gleicher Lokalisation wie beim Angina pectoris-Anfall, der jedoch stärker, als „Vernichtungsschmerz", in Erscheinung tritt und länger anhält (> 30 min).

Ähnlich wie bei der Angina pectoris gibt es jedoch auch hier untypische Verläufe, die sich als isolierte Oberbauchschmerzen, Rückenschmerzen, Schwächeanfälle und sogar Zahnschmerzen äußern können. Gerade bei älteren Menschen und Diabetikern verläuft der akute Myokardinfarkt auch häufig „stumm", d. h. ohne Schmerzen und wird erst durch Folgekomplikationen bemerkt.

Neben der Schmerzsymptomatik sind Schwitzen, Angst, Luftnot und Herzrhythmusstörungen Symptome, die auf einen akuten Infarkt deuten.

Diagnostik. Der akute schwere *Schmerz* (s. o.), *EKG* und *Labor* sind die Säulen der Infarktdiagnostik:

• Das *EKG* erlaubt meistens eine sichere Diagnose und liefert Informationen über Alter (akuter Infarkt: Stadien I, II; chronischer Infarkt, Stadien III, IV) und Lokalisation (Abb. 9–13).

Leider gelingt dies nicht immer, denn das EKG kann in Fällen mit vorbestehenden Veränderungen (frühere Myokardinfarkte, Schenkelblöcke) diesbezüglich unbrauchbar sein.

Stadium	EKG	
0	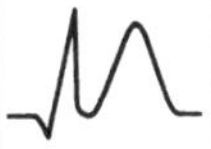	Erstickungs-T, T positiv, hoch, breit
I	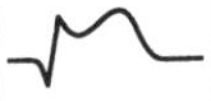	Q klein, R klein, deutliche mono- phasische ST-Streckenhebung, T positiv
II	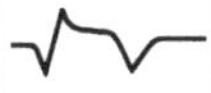	Q groß, R klein, St-Hebung rückläufig, T spitz, negativ
III	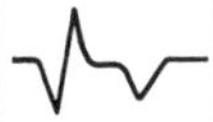	Q groß, R höher als im Stadium II, St-Hebung verschwunden, T spitz, negativ
IV	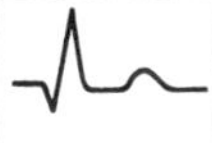	Q noch groß ($\leq$ 0,04 s, oft $\leq$ 2 mm tief), R wieder normal groß, keine ST-Hebung, keine ST-Senkung, T wieder positiv

Abb. 9–13: Veränderungen des *Herzinfarkt-EKG* über die Zeit, Myokardinfarktstadien (0-IV)

• Wertvolle Hilfe liefert hier die *Labordiagnostik*, denn aus dem absterbenden Herzmuskel werden Enzyme in das Serum freigesetzt. Die Kreatinphosphokinase (CPK) hat die größte Bedeutung. Ihre Gesamtmenge (Gesamt-CPK) setzt sich zusammen aus verschiedenen Untereinheiten, wobei man u. a. eine skelettmuskeltypische CPK (CPK-MM) und eine herzmuskeltypische CPK (CPK-MB) unterscheidet.

Daraus folgt, daß auch Skelettmuskelverletzungen einen Anstieg der Gesamt-CPK nach sich ziehen.

Bei Myokardinfarkt *keine i. m. Injektionen* verabreichen, da die Labordiagnostik (CPK-Anstieg) verfälscht wird.

Mit größerem Abstand zum Infarktbeginn steigen die Enzyme *GOT* und *LDH* an, die deshalb mehr zur Altersbestimmung des Infarktes als zur Akutdiagnostik taugen. Auch bildgebende Verfahren (Röntgen, Echokardiographie, Koronarangiographie) spielen in der initialen Diagnostik normalerweise eine sekundäre Rolle.

2.2.2.2 Komplikationen

Man unterscheidet zwischen *Früh-* und *Spätkomplikationen*:

- **Frühkomplikationen**: Tachykarde *Herzrhythmusstörungen* treten häufig in den ersten Stunden nach Infarktbeginn auf, wobei insbesondere das Kammerflattern oder -flimmern gefürchtet ist und häufige Ursache des plötzlichen Herztodes ist.
Bradykarde Arrhythmien kommen durch Sauerstoffminderversorgung des Sinus- oder AV-Knotens zustande (z.B. AV-Block III. Grades).

Eine weitere lebensgefährliche Frühkomplikation ist die akut eintretende *Linksherzinsuffizienz*, der kardiogene Schock, der eintritt, wenn großflächige Herzmuskelbezirke nicht mehr zur Pumparbeit zur Verfügung stehen. Seltener, jedoch nicht minder gefährlich, sind Herzklappenabrisse, Ventrikelwand- und Septumperforationen.

- **Spätkomplikationen**: Ca. 10 % der Infarktpatienten erleiden eine unterschiedlich große Aussackung der Ventrikelwand. Dieses Aneurysma vermindert die Pumpkraft des Ventrikels, trägt zu Rhythmusstörungen bei, kann rupturieren und neigt zur Ausformung von Thromben mit nachfolgenden Embolien.

Häufigste Spätkomplikation des Myokardinfarktes ist die *Linksherzinsuffizienz*.

2.2.2.3 Therapie

Neben der Prophylaxe und Therapie von Infarktkomplikationen gilt der Begrenzung der Größe des Infarktareals ein Hauptinteresse therapeutischer Bemühungen.

Allgemeinmaßnahmen sind: Beruhigung und psychische Abschirmung, Bettruhe, bei Linksherzinsuffizienz Lagerung mit erhöhtem Oberkörper (s. Abb. 9–16).

Sofortmaßnahme ist die medikamentöse Behandlung:
- **Analgetika**, wobei Morphinpräparaten der Vorzug gegeben wird. Die Schmerzausschaltung zieht eine Dämpfung der Sympathikusaktivität nach sich, was über eine allgemeine Gefäßweitstellung zur Entlastung des Herzens führt.
- **Sedativa**, z.B. Diazepam. Sie wirken ebenfalls über den o.g. Mechanismus und reduzieren die Herzarbeit.
- **Nitropräparate**, die ebenfalls zur Reduktion des Infarktschmerzes beitragen. Wichtig ist ihre i.v. Applikation auch deshalb, weil sie durch Erweiterung der Herzkranzgefäße deren Blutfluß fördern und durch Verminderung der „Vorlast" die Herzarbeit reduzieren.
- **Thrombolytika**. Wie bereits erwähnt, entwickelt sich ein Myokardinfarkt auf dem Boden einer Koronarstenose, die letztendlich von einem Blutgerinnsel, einem thrombotischen Pfropf, völlig verschlossen wird (s. 8.1, S. 404). Seit wenigen Jahren ist es zur klinischen Routine geworden, Medikamente zu applizieren, die in der Lage sind, koronarverschließende Thromben aufzulösen und den Blutfluß wiederherzustellen. Für die Thrombolytika (z.B. Streptokinase, Urokinase, t-PA, APSAC) gilt: Je früher sie eingesetzt werden, umso mehr Myokardgewebe wird gerettet.

Besonders gute Wirkung zeigen die Thrombolytika innerhalb der ersten 4–6 Stunden nach Infarktbeginn, weshalb auch bei geringstem Herzinfarktverdacht eine unverzügliche Klinikeinweisung erfolgen sollte.

Kontraindikationen von Thrombolytika sind: Blutungsgefährdung (hämorrhagische Diathese), Nierensteine, nicht einstellbare Hypertonie, kürzlich erfolgte Punktionen (i. m., i. a., Liquor) u. a. Nutzen und Riskiko müssen im Einzelfall abgewogen werden.

– **Acetylsalicylsäure** und **Heparin** greifen ebenfalls ins körpereigene Gerinnungssystem ein und verhindern, daß es zu einem Neuverschluß eines durch Thrombolytika eröffneten Koronargefäßes kommt.

– **Betarezeptorenblocker** schirmen das Infarktherz von Sympathikusreizen ab und tragen über eine Senkung des Blutdrucks, der Herzfrequenz und des myokardialen Sauerstoffbedarfs zu einer kardialen Entlastung bei.

Alle übrigen medikamentösen Maßnahmen beziehen sich auf evtl. eintretende Komplikationen (Herzinsuffizienz, kardiogener Schock, bradykarde und tachykarde Herzrhythmusstörungen), s. dort.

Interventionelle Maßnahmen wie die *Ballondilatation* einer infarktverursachenden Koronarstenose sind derzeit nur in entsprechend ausgerüsteten klinischen Zentren möglich, können jedoch erforderlich werden, wenn Infarktpatienten nicht beschwerdefrei werden oder ein kardiogener Schock auf diesem Wege überwunden werden kann. Auch eine *koronare Bypass-Operation* gehört nicht zum üblichen Therapiespektrum der akuten Infarktbehandlung, kann jedoch insbesondere beim Pumpversagen infolge des Verschlusses des linken Koronarhauptstammes notwendig werden.

2.2.2.4 Rehabilitation, Nachsorge

Die **Rehabilitation** beginnt bereits auf der Intensivstation. Während der ca. 3 Tage lang anhaltenden Phase der absoluten Bettruhe ist auf Stuhlgangregulierung zu achten, die angebotenen Speisen sollten fettarm, leicht verdaulich und nicht blähend sein. Die sich unter krankengymnastischer Anleitung anschließende Mobilisationsphase beginnt mit Übungen an der Bettkante, nach ca. 14 Tagen können wieder leichte körperliche Belastungen wie Treppensteigen (1 Stockwerk) bewältigt werden.

In diese Mobilisationsphase fallen einige diagnostische Maßnahmen, die zum Ziel haben, die Schwere des durchgemachten Infarktes und evtl. Komplikationen zu erfassen. Andererseits sollte frühzeitig erkannt werden, ob der Patient von weiteren Herzinfarkten bedroht ist. Zum diagnostischen Spektrum gehören Belastungs- und Langzeit-EKG, Echokardiographie und Röntgenuntersuchung der Brustorgane.

Eine Koronarangiographie gilt bei im Belastungs-EKG nachgewiesenen Durchblutungsstörungen, bei fortbestehender Angina pectoris und bei besonders jungen Infarktpatienten immer als sinnvoll. Sollten sich koronarangiographisch Verengungen zeigen, können koronare Dilatation oder Bypass-Operation einen erneuten Infarkt (Reinfarkt) verhindern.

Vor Wiederaufnahme der Berufstätigkeit sollten jüngeren Infarktpatienten Rehabilitationsmaßnahmen angeboten werden. Hier wird in entsprechend ausgerüsteten Kliniken ein Wiederaufbau der körperlichen Leistungsfähigkeit angestrebt, dies allerdings unter Berücksichtigung des verbliebenen myokardialen Schadens.

Schulungen über die Vermeidung von koronaren Risikofaktoren und die psychologische Verarbeitung des Infarkterlebnisses und Informationsmöglichkeiten hinsichtlich beruflicher Wiedereingliederung, Umschulungsmöglichkeiten und Wiederaufnahme sportlicher Tätigkeiten (z. B. Koronarsportgruppe) sind ebenfalls Bestandteil des Rehabilitationsprogramms.

3. Arterielle Hypertonie, Schock

3.1 Arterielle Hypertonie

3.1.1 Definition, Blutdruckmessung

Definition der Weltgesundheitsorganisation (WHO):
- *normaler* Blutdruck: bis 139 mmHg systolisch und 89 mmHg diastolisch
- *Hypertonie*: ab 160 mmHg systolisch und ab 95 mmHg diastolisch
- Grenzwert- oder *Borderline-Hypertonie:* zwischen 140–159 mmHg systolisch und 90–94 mmHg diastolisch.

Als *labile* arterielle Hypertonie gilt, wenn neben pathologischen Blutdruckwerten wiederholt auch eindeutig normale Werte gemessen werden. Kriterien einer malignen Hypertonie sind ein diastolischer Blutdruck > 130 mmHg und nachweisbare Organschäden.

Die **Messung des Blutdrucks** erfolgt in den wenigsten Fällen (Intensivstation) *direkt*, intraarteriell, sondern zumeist *indirekt* (unblutig): Die indirekte Messung erfolgt mit der Staumanschette nach Riva-Rocci (Abk.: *RR*) unter Auskultation der Korotkow-Töne, wobei es sich unter Druckablassung beim ersten hörbaren Geräusch um den systolischen Blutdruck und beim völligen Verschwinden dieser Töne um den diastolischen Blutdruck handelt (Abb. 9–14).

Bei Armumfängen > 41 cm sollte die Beinmanschette Verwendung finden (Breite 18 cm, Länge 36 cm; bei Kindern sind logischerweise kürzere Manschetten erforderlich). Vor dem Meßvorgang sollte die Staumanschette 2,5 cm oberhalb der Ellenbeuge fest anliegend plaziert werden. Die Messung sollte in der Regel am sitzenden Patienten, der sich seit mindestens 5 Minuten in Ruhe befindet, erfolgen, wobei der entsprechende Arm in Herzhöhe gelagert werden muß.

Häufigkeit. Aufgrund umfangreicher Stichproben konnte festgestellt werden, daß 20–25 % unserer Bevölkerung an Bluthochdruck leiden. Viele wissen nichts von ihrer Erkrankung und bleiben unbehandelt, auch unter den behandelten Hypertonikern müssen ca. 25 % als medikamentös unbefriedigend eingestellt gelten. Insbesondere im Zusammenhang mit den möglichen Hochdruckkomplikationen und -folgen ergibt sich aus diesen Zahlen eine medizinische Herausforderung, sowohl auf präventivem als auch auf kurativem Gebiet, denn Früherkennung und Frühbehandlung dieser Erkrankung finden zur Zeit noch nicht die eigentlich gebotene Beachtung.

3.1.2 Folgen und Komplikationen

Epidemiologie. Der Framingham-Studie kann entnommen werden, daß bei hochdruckkranken Männern im Vergleich zu gesunden das Risiko eines apoplektischen Hirninsultes 8fach, das einer Linksherzinsuffizienz 7fach, das einer KHK 2,5fach

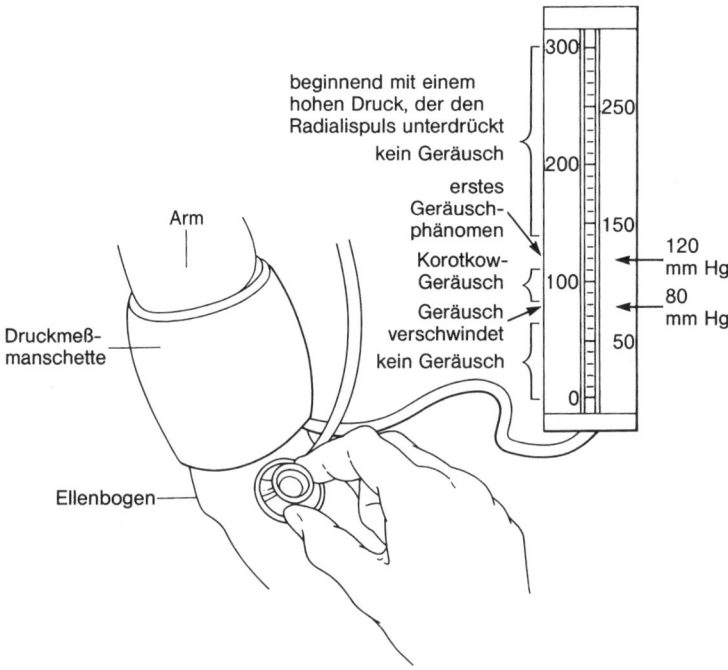

beginnend mit einem
hohen Druck, der den
Radialispuls unterdrückt

kein Geräusch

erstes
Geräusch-
phänomen

Korotkow-
Geräusch

Geräusch
verschwindet

kein Geräusch

Arm

Druckmeß-
manschette

Ellenbogen

300

250

200

150

100

50

0

120
mm Hg

80
mm Hg

Abb. 9–14: Prinzip der (unblutigen) *Blutdruckmessung* nach Riva Rocci (RR)

und das einer peripheren arteriellen Verschlußkrankheit 2 fach erhöht ist. Diese Risiken werden weiter verstärkt, wenn neben dem Bluthochdruck weitere schädliche Risikofaktoren wie Fettstoffwechselstörung oder Nikotinkonsum vorliegen.

Folgende Berechnung einer amerikanischen Versicherungsvereinigung zeigt den gefährlichen Langzeiteffekt der arteriellen Hypertonie besonders eindrucksvoll: Ein 35 jähriger gesunder Mann hat statistisch eine noch verbleibende Lebenserwartung von 41,5 Jahren. Falls er in diesem Alter eine arterielle Hypertonie von 150/100 mmHg entwickelt und dies unbehandelt bleibt, so reduziert sich die verbleibende Lebenserwartung um 16,5 Jahre!

Deletäre **organbezogene Folgen** sind:
• *Herz*: Linksherzinsuffizienz und KHK sind zusammen bei 66 % aller Hypertoniker Todesursachen. Das Auftreten einer KHK wird durch hypertone Blutdruckwerte begünstigt, darüber hinaus kommt es zu einem Mißverhältnis zwischen hypertrophierter linksventrikulärer Myokardmasse und den sie versorgenden Herzkranzgefäßen. Die ständige Druckbelastung des linken Ventrikels führt zunächst zu einer Hypertrophie, die in einer Dilatation mit verminderter systolischer Auswurfleistung, dem Vollbild der Linksherzinsuffizienz, mündet.
– *Gehirn*: s. Kap. VIII/S. 287.
• *Nieren*: Die Hypertension begünstigt weiterhin die Ausbildung einer Sklerose der Nierenarterien, die zu einer Abnahme der Nierendurchblutung mit zunehmender Funktionseinschränkung führt.

• *Gefäße*: Es zeigen sich direkte deletäre Auswirkungen der Erkrankung am gesamten arteriellen Stromgebiet, wobei als häufige Komplikationen Netzhauterkrankungen am Auge und Bauchaortenaneurysma zu nennen sind.

3.1.3 Formen

3.1.3.1 Primäre (essentielle) Hypertonie

Bei ca. 95 % der Hypertoniekranken kann eine Ursache für die Blutdruckfehlregulation nicht gefunden werden, wobei dann von primärer – oder sprachlich unglücklich aber geläufig – von essentieller arterieller Hypertonie gesprochen wird. Die Diagnose wird gestellt, wenn mögliche Ursachen einer sekundären Hochdruckform ausgeschlossen sind.

Auch bei unbekannter Ursache sind inzwischen Risikofaktoren erforscht, die zur Ausbildung einer primären Hypertonieform beitragen: Erbanlagen, psychosoziale Faktoren wie Streß, kochsalzreiche Ernährung und Übergewicht mit Hyperinsulinämie.

Diese Form des Hochdrucks beginnt oft um das 40. Lebensjahr, häufig zunächst als labile Form. Meist haben diese Patienten keinerlei Beschwerden, was gelegentlich dazu führt, daß sie von einer Therapienotwendigkeit nur sehr schwer zu überzeugen sind.

Falls Beschwerden auftreten, werden Hinterhauptskopfschmerzen, Herzsensationen, Beklemmungserscheinungen oder Benommenheit, also eine unspezifische Palette, genannt.

3.1.3.2 Sekundäre Hypertonie

Bei ca. 5 % läßt sich auch bei gründlicher Diagnostik die Ursache der Hochdruckkrankheit nicht feststellen. Man unterscheidet:

– **Renale Hypertonie**. Bei den *renovaskulären* Ursachen ist die Nierenarterienstenose, eine arteriosklerotische oder angeborene Verengung der A. renalis, am häufigsten. Eine *renal-parenchymatöse* Hypertonie liegt bei Nierenerkrankungen vor (z. B. Schrumpf-, Zystennieren, Glomerulonephritis), wenn die Aa. renales intakt sind. Oftmals fallen Patienten mit renal bedingter Hypertonie durch *exzessiv erhöhte diastolische Werte* auf.

– **Endokrine Hochdruckformen**: s. Kap. V, S. 208
Akromegalie, Phäochromozytom, Cushing- und *Conn-Syndrom* sind die geläufigsten endokrinen Hypertonieformen. Die Überproduktion von Wachstumshormon, Katecholaminen, Kortikoiden bzw. Aldosteron stellt den krankheitsauslösenden Stimulus dar.

– **Aortenisthmusstenose**: s. Kap. 7.2.2. Einerseits führt eine Aortenstenose nach Abgang der Kopf- und Armarterien in diesen Gefäßen zu einem Hochdruck, der andererseits zusätzlich dadurch unterhalten wird, daß die minderdurchbluteten Nieren mit überschießender Ausschüttung des hochdruckerzeugenden Renins reagieren.

3.1.4 Diagnose, Therapie

3.1.4.1 Diagnose

Für die Diagnostik ergeben sich *3 Ziele:*

(1) Feststellung, ob überhaupt eine arterielle Hypertonie vorliegt und wenn ja, wie schwer.

An dieser Stelle sei auf Patienten verwiesen, die nur unter speziellen Untersuchungsbedingungen eine Hypertonie entwickeln. Man spricht vom *„Praxishochdruck"*, was insgesamt jedoch durch Registrierung einer 24-Stunden-RR-Messung gut differenziert werden kann.

(2) Festlegung, ob es sich um eine *primäre oder sekundäre Krankheitsform* handelt. Je jünger ein Hochdruckpatient ist, umso sorgfältiger muß ein sekundärer Hochdruck widerlegt werden. Somit sind bei subtiler Diagnostik verschiedene Hormonbestimmungen (Renin, Katecholamine, Kortikoide, Aldosteron), Darstellung der Nierenarterien und evtl. der Nieren notwendig.

(3) Erfassung von *Folgeschäden.* Die *Myokardhypertrophie*, die in der Herzinsuffizienz mündet, kann am besten durch die Echokardiographie nachgewiesen und kontrolliert werden. Die *Nierenfunktion* ist durch Blut- (Kreatinin) und Urinuntersuchungen (Kreatinin-Clearance, Ausscheidung von Eiweiß, Erythrozyten) zu kontrollieren. Darüber hinaus sollten Schäden der *arteriellen Strombahn* (Aorta, Netzhautgefäße, Beinarterien, supraaortale Halsgefäße) frühzeitig erfaßt werden.

3.1.4.2 Hochdrucktherapie

Kausale Therapien z.B. Op. bei Nierenarterienstenose, Phäochromozytom u.a., sind nur bei 5 % der Hochdruckpatienten möglich. Bei den meisten erfolgt die *Behandlung rein symptomatisch,* die deshalb nicht weniger wichtig ist:

Allgemeinmaßnahmen. Reduktion des Übergewichtes: der Abbau von 1 kg Übergewicht hat eine Senkung des systolischen Blutdrucks um etwa 3 mmHg zur Folge; Beschränkung der Kochsalzaufnahme auf 5 g Kochsalz pro Tag, was einer Normalkost ohne Zusalzen entspricht; Reduktion des Alkoholkonsums; (maximal 30 g/die); Streßabbau, Nikotinabstinenz; Steigerung körperlicher Aktivität.

Wenn dies nicht zu einer Blutdrucknormalisierung führt, ist eine Behandlung mit hochdrucksenkenden Mitteln (Antihypertensiva) notwendig.

Wichtige **Antihypertensiva** sind:
– *ACE-Hemmer*, die über eine Blockade des renalen Angiotensin-Converting-Enzyms über mehrere Mechanismen wirken.
– *Vasodilatatoren*, die direkt am arteriellen Gefäß angreifen und dieses erweitern. Aufgrund verschiedener Wirkmechanismen sind stärkere und schwächere Vasodilatatoren verfügbar (Beispiele: Minoxidil, Dihydralazin, Doxazosin, Prazosin, Nifedipin, Nitrendipin).
– *Betarezeptorenblocker*, die durch eine Senkung des Herzminutenvolumens blutdrucksenkend sind, ebenso wie
– *Diuretika*, die zusätzlich durch Natriumelimination wirksam werden.

– Zentral wirksame *Sympathikolytika* (z. B. Clonidin), deren Wirkung im Gehirn zur Senkung des Katecholaminspiegels im Körper führt.

Kombinationen dieser Pharmaka sind häufig nötig, um eine Drucksenkung dauerhaft zu erzielen, die aber nicht allzu abrupt erfolgen sollte. **Hypertensive Krise.** Beim hypertensiven Notfall, wo neben stark erhöhten RR-Werten Begleitsymptome (neurologische Ausfallerscheinungen, Lungenödem, Angina pectoris) auftreten, ist rascher Therapieerfolg geboten. Diesbezüglich eignen sich Nifedipin-Kapseln zum Zerbeißen, evtl. stark wirksame intravenös verabreichbare Diuretika und Vasodilatatoren.

3.2 Schock

Definition. Akut oder subakut einsetzendes, fortschreitendes Kreislaufversagen mit Störung der Mikrozirkulation (s. Abb. VI/3–1,2, S. 229). Die metabolischen Störungen und die Hypoxie in Geweben und Organen enden im Multiorganversagen.

Die *Schockursachen* werden in 3 Hauptgruppen unterteilt:
• *Volumenmangelschock* als Folge der Verminderung der zirkulierenden Blutmenge. Ursächlich sind hierbei alle größeren inneren und äußeren Blutverluste, aber auch Volumenverluste durch Erbrechen, Durchfälle, Verbrennungen oder ungenügende Flüssigkeitszufuhr.
• *Pumpversagen* des Herzens, das durch Kontraktionsschwäche (Infarkt, Kardiomyopathie), Füllungsbehinderung (Perikardtamponade) oder Herzrhythmusstörungen entstehen kann.
• Versagen der *peripheren Kreislaufregulation*, was man sich als „Versacken" der eigentlichen normalen Blutmenge in den peripheren Gefäßen vorstellen muß (septischer und anaphylaktischer Schock).

Pathophysiologie. Gesetzmäßig greifen beim Schock Regulationsmechanismen ineinander, die zunächst einen körpereigenen Kompensationsmechanismus darstellen, im weiteren Verlauf jedoch das Multiorganversagen beschleunigen: Durch den schockbedingten Blutdruckabfall kommt es zu einer Katecholaminausschüttung, die zu einer Umverteilung *(Zentralisation)* der Restblutmenge in die besonders lebenswichtigen Organe Herz und Gehirn führt. Dies hat eine Reduktion der Nierenfunktion *(Schockniere)* zur Folge. Die Schockniere führt ebenso wie der kompensatorische Einstrom von Flüssigkeit ins Gewebe zu einer generalisierten Azidose, was wiederum zu einer Atonie der peripheren Gefäße führt. In diesen atonischen Gefäßen kommt es zur Bluteindickung mit Mikrothromben und Gerinnungsstörungen *(Verbrauchskoagulopathie,* s. Abb. VI/3–2, S. 229). In der Lunge führt diese Reaktionskette zu einer Funktionseinschränkung, die therapeutisch nur sehr schwer angegangen werden kann *(Schocklunge* oder ARDS für „Adult Respiratory Distress Syndrome"), am *Herzen* zur *koronaren Minderperfusion* mit Reduktion des Schlagvolumens.

Aufgrund des Ineinandergreifens dieser Reaktionsketten spricht man auch von der „Schockspirale", die an verschiedenen Stellen beginnen kann und unabhängig von der auslösenden Ursache kontinuierlich voranschreitet, wenn therapeutisch nicht eingegriffen wird.

3.2.1 Symptome, Diagnose

Als klinische **Symptome** des Schocks gelten Unruhe, Bewußtseinstrübung, feuchte und blasse Haut, kühle Extremitäten, Dyspnoe und Hyperventilation, niedriger Blutdruck und schneller Puls sowie Reduktion der Urinproduktion.

Ist der Quotient aus Herzfrequenz und systolischem Blutdruck größer als 1 (Schockindex), besteht erhebliche *Schockgefahr*.

Diagnose. Neben den klinischen Symptomen und dem *Schockindex*, die bei allen Schockformen gleich sind, gibt es viele Untersuchungsparameter, die je nach Schockform unterschiedlich sind und deshalb zur Erkennung der Schockform herangezogen werden. So spiegelt der *ZVD* (zentraler Venendruck) den Füllungszustand des venösen Systems und des rechten Herzens wider; ist er niedrig, spricht dies für einen Volumenmangel, ist er hoch, so ist eher ein kardiales Pumpversagen anzunehmen. Da der ZVD jedoch nur unsicher mit der Funktion des linken Ventrikels korreliert, sind zur Beurteilung seiner Funktion Zusatzuntersuchungen (EKG, Echokardiographie, Pulmonalis-Einschwemm-Katheter) erforderlich.

Auch müssen klinische Gesamtzusammenhänge und Vorgeschichte beachtet werden.

Beim *septischen Schock,* bei dem Erreger (Bakterien, Viren, Pilze) initial zu einer pathologischen Atonie der Gefäßperipherie führen, sind häufig Infektionen in der aktuellen Krankengeschichte (Pneumonie, Harnweg-, Gallenweginfektionen, infizierte Venenkatheter) bekannt.

Ebenfalls durch Weitstellung der Peripherie ist die hämodynamische Situation beim *anaphylaktischen Schock* geprägt, zusätzlich führt eine gesteigerte Durchlässigkeit von Mikrogefäßen zu Flüssigkeitsverlusten ins Gewebe. Der anaphylaktische Schock tritt häufiger bei Patienten mit bekannten Allergien auf (Insektenstich), klassische Auslöser sind weiterhin intravenöse Gaben von Medikamenten und Röntgenkontrastmitteln. Zusätzlich bestehen oft asthmatische Beschwerden.

3.2.2 Therapie

Grundlage therapeutischer Maßnahmen ist die kontinuierliche Überwachung der Basisparameter Blutdruck, Puls, ZVD, EKG, Atemfrequenz, Ausscheidung, Bewußtseinszustand, Blutbild, Blutgasanalyse, weitere spezielle Untersuchungen können erforderlich sein.

Allgemeinmaßnahmen: Freihalten der Atemwege, Schutz vor Wärmeverlust, Sauerstoffgabe.

Lagerung. Bereits bei Entscheidung der Lagerungsart sollte die Schockform bekannt sein; ein Patient im hypovolämischen Schock sollte flach, evtl. mit angehobenen Beinen gelagert werden, im kardiogenen Schock ist eine Lagerung mit leicht angehobenem Oberkörper sinnvoller.

Medikamentöse Maßnahmen richten sich nach der zugrundeliegenden Störung:
– Die Therapie des *Volumenmangelschocks* besteht in Volumensubstitution, die übrigens außer beim kardiogenen Schock bei allen Schockformen indiziert ist.

Dies geschieht in Form von synthetischen Ersatzmitteln (Dextran, HAES), Elektrolytlösungen oder Blutkomponenten. Die Notwendigkeit der kausalen Behandlung des Volumenverlusts (z. B. Blutstillung) versteht sich von selbst.

– Beim *anaphylaktischen Schock* gilt neben der Volumengabe die schnelle Verabreichung von Adrenalin und Kortison, evtl. von Antihistaminika als wichtigste medikamentöse Erstmaßnahme.

– Der *septische Schock* wird wirkungsvoll bekämpft, wenn es gelingt, die Grundinfektion zu erkennen und eine Infektsanierung (operativ oder antibiotisch) vorzunehmen.

– Auch bei der Therapie des *kardiogenen Schocks* ist eine kausale Therapie anzustreben (s. Kap. 2.2.2.3).

Generell gilt: Volumensubstitution, Azidoseausgleich durch Natriumbikarbonat, Katecholamine zur Blutdruckstabilisation, Dopamin zur Ausscheidungserhaltung, Gerinnungsfaktoren bei Blutungskomplikationen.

Bei vorangeschrittener „Schockspirale" und entsprechenden organbezogenen Komplikationen sind häufig weitere Maßnahmen wie Intubation und maschinelle Beatmung, Hämodialyse oder extrakorporale Oxygenierung des Blutes in Abhängigkeit von Alter und Prognose des Patienten notwendig.

4. Erkrankungen von Endo-, Myo-, Perikard

Die muskuläre Herzwand, *Myokard*, wird innen vom *Endokard* als der abschließenden Zellschicht und außen von *Epikard* bedeckt (Abb. 9–15). Das ganze Herz ist von einem bindegewebigen Sack eingeschlossen, dem *Perikard*. Die Wandschichten können separat oder gemeinsam erkranken.

4.1 Endokarderkrankung

Endokarderkrankungen gliedern sich in 3 Gruppen: *infektiöse, rheumatische Endokarditiden und Endokardfibrose.*

4.1.1 Infektiöse Endokarditis

Die bakterielle Entzündung des Endokards, d. h. des Klappenapparates ist eine gefährliche Erkrankung. Während in der vorantibiotischen Ära nahezu alle Endokarditispatienten verstarben, liegt heute die Letalität bei 15–20 %.

Nach Eindringen von Erregern in die Blutbahn und Absiedelung an den Herzklappen kommt es zu einer septischen Erkrankung, die einerseits den Klappenapparat zerstört, andererseits im Rahmen von Absiedelungen auf dem Blutwege auch andere Organe wie Nieren, Gehirn, Gefäße und Gewebe befallen kann.

Pathogenese. Voraussetzung für die infektiöse Endokarditis ist das Eindringen von Krankheitserregern in die Blutbahn, was prinzipiell schon beim Zähneputzen gesche-

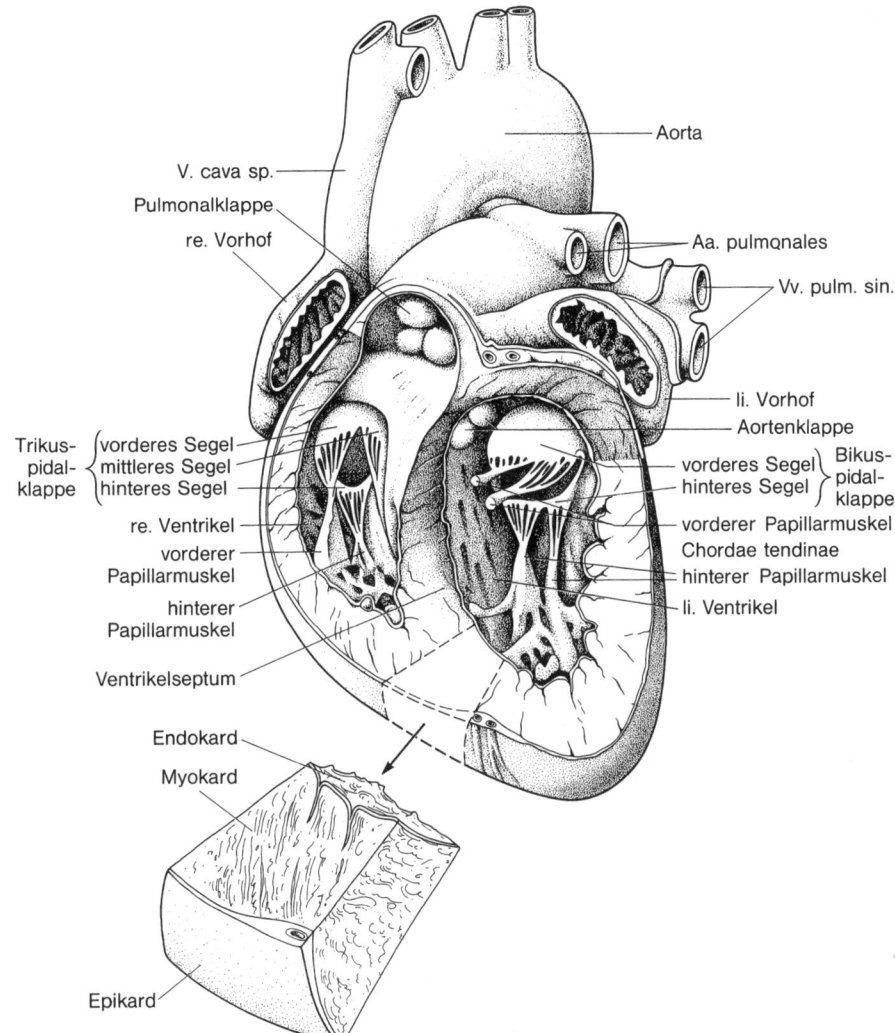

V. cava sp.
Pulmonalklappe
re. Vorhof

Aorta

Aa. pulmonales

Vv. pulm. sin.

li. Vorhof
Aortenklappe

Trikus- { vorderes Segel
pidal- { mittleres Segel
klappe { hinteres Segel

vorderes Segel } Bikus-
hinteres Segel } pidal-
} klappe

re. Ventrikel
vorderer
Papillarmuskel
hinterer
Papillarmuskel

vorderer Papillarmuskel
Chordae tendinae
hinterer Papillarmuskel
li. Ventrikel

Ventrikelseptum

Endokard
Myokard

Epikard

Abb. 9–15: *Herzanatomie*

hen kann, im Rahmen medizinischer Maßnahmen wie Zahnbehandlung, operativer Behandlung und Endoskopien jedoch wesentlich wahrscheinlicher ist.

Als weiterer Entstehungsfaktor gelten vorbestehende Veränderungen an den Herzklappen; dies kann schon ein an sich harmloser Mitralklappenprolaps sein, häufiger sind allerdings Klappenfehler wie sklerosierende und rheumatische Klappenstenosen oder -insuffizienzen sowie Septumdefekte. Ein besonders hohes Risiko besteht bei operierten Patienten mit künstlichen Herzklappen.

Disponierend gilt auch die veränderte Abwehrsituation bei HIV-Infizierten, Alkoholikern, i.v.-Drogenabhängigen und Dialysepatienten.

Erreger. Im Laufe der Zeit ist ein Wandel des Erregerspektrums eingetreten. Heute werden vermehrt Streptokokken, Enterokokken und Problemkeime wie Pseudomonas und Pilze gefunden.

Früher stand der Keim Streptococcus viridans, der die *Endocarditis lenta* verursacht, im Vordergrund.

Symptome, Diagnose. Die Diagnose gerade einer sich langsam entwickelnden bakteriellen Endokarditis ist schwierig und wird oft über längere Zeit verschleppt. Oft werden die Patienten wegen uncharakteristischer Symptome wie länger bestehendes Fieber, Abgeschlagenheit, Gewichtsverlust und Arthralgien in die Klinik eingewiesen. Der Nachweis eines vorher nicht vorhandenen Herzklappenfehlers ist vielfach wegweisend. Zusätzlich ist auf Mikroembolien zu achten, die sich an der Haut als kleine rötliche Knötchen (Osler-Knötchen) manifestieren. Diese Mikroembolien, die aus Bakterienhaufen, Fibrin und eingewanderten Leukozyten bestehen, sind bereits als Komplikation zu werten, die Gehirn und übrige innere Organe nachhaltig schädigen können. Vital bedroht sind die Patienten auch dann, wenn progrediente Verläufe zu einer schnellen Zerstörung des Klappenapparates führen, was eine therapieresistente Form der Herzinsuffizienz nach sich zieht.

Zur Diagnosesicherung werden im optimalen Falle die Erreger in der Blutbahn nachgewiesen und identifiziert. Die transösophageale Echokardiographie stellt Bakterienmassen an den Herzklappen im bewegten Bild dar. Weiterhin müssen komplikationsgefährdete Organe (Nieren) in ihrer Funktion engmaschig überwacht werden.

Therapie. Die Behandlung erfolgt mehrwöchig antibiotisch. Bei rasch progredienter Klappenzerstörung oder unbeherrschbarer Tendenz zu Embolien kann ein operativer Klappenersatz erforderlich werden.

Nach überstandener Erkrankung besteht eine **Rezidivgefährdung**. Deshalb muß diese Patientengruppe bei prädisponierenden medizinischen Eingriffen (s. o.) eine sog. *Endokarditisprophylaxe* betreiben. Dies gilt ebenso für Kunstklappenträger und Patienten, bei denen ein kardiales Vitium bekannt ist. In der Regel wird hierbei vor und nach einem medizinischen Eingriff ein Antibiotikum verabreicht, um evtl. in den Blutkreislauf eindringende Erreger sofort unschädlich zu machen.

4.1.2 Rheumatische Endokarditis

Definition. Rheumatische Endokarditis ist insofern ein irreführender Begriff, als diese Erkrankung am Herzen nicht nur das Endokard, sondern auch den Herzmuskel (Myokard) und das Perikard befällt (s. Abb. 9–15). Deshalb handelt es sich um eine Pankarditis, bei der allerdings der Endokardbefall die schwerwiegendsten Folgen hinterläßt.

Das Synonym „Rheumatisches Fieber" steht für denselben Krankheitsprozeß: Zumeist bei Jugendlichen kommt es ca. 10–20 Tagen nach einem eitrigen Infekt des Rachenraumes durch Streptokokken der Gruppe A zu einer Zweiterkrankung, die als Fehlreaktion des körpereigenen Immunsystems gedeutet werden kann.

Wegen biochemischer Ähnlichkeiten von der Streptokokkenoberfläche und körpereigenen Zellwänden kommt es zu einer Produktion von Antikörpern, die sich nicht nur gegen Streptokokken richten, sondern auch Herz, Gelenke und Gehirn angreifen können.

Symptome, Diagnose. Die Herzbeteiligung stellt die eigentliche gefährliche Problematik beim Rheumatischen Fieber dar. Die Perikarditis heilt zumeist folgenlos aus, die Beteiligung des Myokards kann zu akuten Insuffizienzerscheinungen oder Herzrhythmusstörungen führen, die lebensbedrohend sind. Wesentlich häufiger jedoch führt der der Erkrankung zugrundeliegende autoimmunologische Prozeß zu einer Endokardschädigung unter Einbezug der Herzklappen (s. Abb. 9–15). Körpereigene Reparaturversuche mit Einwanderung von Bindegewebe und winzigen Blutgefäßen führen zu einer Schrumpfung und Verhärtung der Herzklappen, was oft zu Stenosen und Insuffizienzen führt. Die Ausbildung eines Herzklappenfehlers, die einen längeren Zeitraum beansprucht, wird zu Beginn der Erkrankung häufig nicht erkannt und die gesamte Symptomatik erst in der Rückschau richtig gedeutet.

Zu den *Allgemeinbeschwerden* beim Rheumatischen Fieber gehören fieberhafte Temperaturen, Gewichtsverlust und Schwäche. Eine weitere extrakardiale Manifestation ist der *Gelenkbefall*, wobei entzündliche Reaktionen (Schwellung, Rötung, Überwärmung) vor allem in den großen Gelenken ablaufen und hierbei von Gelenk zu Gelenk springen können.

Bei Befall des zentralen Nervensystems zeigt sich als typische Affektion eine Koordinationsstörung an Händen und Beinen *(Chorea minor)*, die wie alle extrakardialen Beteiligungen folgenlos ausheilt. Folgenlos bleiben ebenfalls rundliche oder knötchenartige Hautveränderungen *(Erythema nodosum)*, denen als Diagnosehinweis Bedeutung zukommt.

Weitere diagnostische Informationen sind neben der korrekten Erhebung der Krankengeschichte und der Suche nach neu auftretenden Herzklappenfehlern von der Bestimmung der Entzündungsparameter im Blut (BKS, CRP, Elektrophorese) zu erwarten.

Therapie. 12 Wochen nach Erkrankungsbeginn tritt in 90 % der Fälle eine spontane Ausheilung ein. Der restliche Patientenanteil ist jedoch durch einen chronischen und rezidivierenden Verlauf bedroht, wobei dessen Prognose mit der Entstehung eines mehr oder minder schweren Klappenfehlers korreliert.

Insgesamt ist die Erkrankung durch die Möglichkeit der Penizillintherapie nach dem 2. Weltkrieg wesentlich seltener geworden. Streptokokkeninfekte werden nach wie vor am besten durch Penizillinderivate therapiert. Wenn es bereits zu einem Rheumatischen Fieber gekommen ist, sollte darüber hinaus eine Rezidivprophylaxe durch regelmäßige Penizillininjektionen durchgeführt werden.

In der Akutphase werden weiterhin zur Unterdrückung der klappenschädigenden körpereigenen Reparaturversuche Kortikoide und Salizylate in relativ hoher Dosierung eingesetzt.

4.1.3 Endokardfibrosen

Definition. Endokardfibrosen führen zu einem Elastizitätsverlust des Endokards und somit zu einer diastolischen Erschlaffungsbehinderung des gesamten Herzens. Diese restriktive kardiale Funktionsstörung behindert den diastolischen Bluteinfluß ins Herz, was folglich zu einem reduzierten Blutauswurf, also einer Herzinsuffizienz, führt.

Der Einwanderung von eosinophilen Leukozyten ins Endokard wird bei der Entstehung dieser Erkrankungsform eine besondere Rolle zugesprochen. Die Ursachen dieser Eosinophileneinwanderung sind vielfältig und teilweise ungeklärt.

Entsprechend dem Krankheitsverlauf wird eine rasch fortschreitende akute (Löffler-Endokarditis) von einer chronischen Form (Endomyokardfibrose) unterschieden.

4.2 Myokarderkrankungen, Kardiomyopathien

Definition. Kardiomyopathie ist eine Herzmuskelerkrankung, die nicht auf eine mechanische Überlastung (Hypertonie, Herzklappenfehler) oder eine koronare Mangeldurchblutung (KHK, Myokardinfarkt) zurückzuführen ist.

Einteilung: *primäre* (idiopathische, Ursache ungeklärt) und *sekundäre* Kardiomyopathien, bei denen auslösende Grunderkrankungen bekannt sind.

4.2.1 Primäre Kardiomyopathien

Man unterscheidet *3 Formen*:

---

(1) Dilatative (kongestive) Kardiomyopathie: Sie befällt zumeist Männer im mittleren Lebensalter und ist die *häufigste* Kardiomyopathie.

Aus ungeklärter Ursache kommt es zu einer Erweiterung der Herzhöhlen, verbunden mit einer progredienten Einschränkung der kardialen Kontraktilität (Pumpkraft).

Somit entsteht eine Herzinsuffizienz (siehe dort).

Im Erkrankungsbeginn sind häufig die Symptome der Linksherzinsuffizienz führend, später finden sich jedoch auch Zeichen einer globalen Myokardinsuffizienz.

Weiterhin sind die Patienten durch häufige Herzrhythmusstörungen (Kammertachykardien, -flattern, -flimmern) und durch intrakardiale Thrombenbildung mit Emboliegefahr bedroht.

Die Basisdiagnostik wird mit denselben Methoden, wie im Kapitel 1 besprochen, durchgeführt. Bewiesen wird die Herzmuskelerkrankung durch Myokardbiopsie, die Koronarangiographie zeigt, daß eine KHK differentialdiagnostisch nicht zugrunde liegt. Auch die medikamentöse Therapie richtet sich nach den bei der Herzinsuffizienz üblichen Strategien, evtl. müssen zusätzlich Herzrhythmusstörungen und Thrombenbildung therapeutisch beachtet werden.

Da die Erkrankung häufig im jüngeren Lebensalter beginnt und rasch in Richtung schwerster Herzinsuffizienzformen voranschreitet, wird oftmals eine Herztransplantation erforderlich.

(2) Hypertrophische Kardiomyopathie (HCM). Diese Form tritt eher selten, familiär gehäuft auf und ist in allen Altersklassen (auch in der Kindheit) zu beobachten. Typisch ist eine Massenzunahme des Herzmuskels, die sich als Dickenwachstum (Hypertrophie) an Ventrikelwänden und Septum äußert.

Das Dickenwachstum des Septums kann solche Formen annehmen, daß die Ausflußbahn des linken Ventrikels vor dem Beginn der Aorta verengt wird (s. Abb. 9–15); man spricht dann von der *obstruktiven* Form der *HCM* oder von *HOCM*.

Neben einer Herzleistungsschwäche sind die Patienten von plötzlich auftretenden Herzrhythmusstörungen bedroht.

Unter den diagnostischen Maßnahmen kommen der Echokardiographie und Myokardbiopsie die größte Bedeutung zu.

Therapeutisch werden Betablocker und Kalziumantagonisten eingesetzt, die zumindest ein Fortschreiten der Erkrankung verhindern sollen.

(3) Restriktive Kardiomyopathien. Darunter versteht man Erkrankungen, die zu einer ungenügenden Erschlaffung des Herzens während der Diastole führen, so daß der Bluteinstrom behindert ist.

Für diese Form der Herzerkrankung werden hauptsächlich Endokardfibrosen verantwortlich gemacht (siehe dort). Somit handelt es sich eigentlich um eine Erkrankung des Endokards, so daß der übliche medizinische Sprachgebrauch, hier von Myopathie zu sprechen, ungenau ist.

4.2.2 Sekundäre Kardiomyopathien

Bei den sekundären Kardiomyopathien, d. h. bei Herzmuskelerkrankungen mit bekannter Genese, werden entzündliche von nichtentzündlichen Ursachen unterschieden.

Bei den *entzündlichen Herzmuskelerkrankungen* kommt es entweder durch einen Krankheitserreger selbst zur Entzündung am Myokard, oder aber eine körpereigene Abwehrreaktion kann Antikörper produzieren, die sich schädigend auf die Herzmuskelzellen auswirken.

Die wichtigste Erkrankung dieser Gruppe ist die **infektiöse Myokarditis,** die durch Viren (Coxsackie-, Influenza- und ECHO-Viren), Bakterien, Pilze, Protozoen und größere Parasiten (Trichinen, Bandwürmer) ausgelöst werden kann. Klinisch am häufigsten vertreten ist die *Virusmyokarditis*, bei der es ca. 2–4 Wochen nach einer Virusinfektion zu einer Produktion von Antikörpern kommt, die sich gegen Zellbestandteile von Herzmuskelzellen richten.

Symptome, Diagnose. Ein charakteristisches klinisches Bild für eine Myokarditis existiert nicht. Häufig klagen die Patienten über Müdigkeit und Leistungsschwäche, in schwereren Fällen finden sich Zeichen der Myokardinsuffizienz, immer finden sich Herzrhythmusstörungen, die harmlos sind.

Im EKG können vielfältige Veränderungen auftreten, in der Echokardiographie wird zumeist ein kleiner Herzbeutelerguß gefunden.

Laborchemisch fallen erhöhte Entzündungsparameter (Blutbild, BKS, CRP) auf, evtl. ist der CK-Wert erhöht oder es sind Virusantikörper in hoher Konzentration nachweisbar.

Zur Diagnosesicherung wird gelegentlich auch eine Myokardbiopsie erforderlich.

Therapie, Prognose. Wenn als Auslöser Bakterien, Pilze oder Parasiten in Frage kommen, ist eine kausale Behandlung durch Antibiotika erfolgversprechend. Da es sich jedoch zumeist um eine durch Viren ausgelöste Erkrankung handelt, ist oft nur eine symptomatische Therapie bestehend aus strenger körperlicher Schonung und eine Behandlung der möglichen Komplikationen durchführbar.

In der Mehrzahl der Fälle heilt die Erkrankung folgenlos aus, selten kommt es zu akuten tödlichen Komplikationen (progrediente Herzinsuffizienz, Rhythmusstörungen). Als gesichert gilt, daß ein protrahierter Verlauf die Entstehung einer dilatativen Kardiomyopathie nach sich ziehen kann.

• Die *nichtentzündlichen sekundären Kardiomyopathien* zeichnen sich hingegen dadurch aus, daß sie häufig nicht mehr ausheilen, sondern in Form einer zunehmenden Herzinsuffizienz verlaufen. Hier werden die Herzmuskelzellen durch Toxine geschädigt. Am weitesten verbreitet ist die Kardiomyopathie durch *Alkohol*, in aller Regel Folge jahrelangen Alkoholmißbrauchs. Nicht selten ist auch eine Kardiomyopathie durch Chemotherapeutika, wobei dies insbesondere bei *Adriamycin* zu beachten ist.

Ähnlich kann sich die Ablagerung pathologischer *Stoffwechselprodukte* (Amyloidose, Hämochromatose, Sarkoidose) oder ein Vitaminmangel (Beri-Beri Krankheit bei Vit.-B-Mangel) am Herzmuskel auswirken.

4.3 Perikarderkrankungen

Die Erkrankungen des Perikards werden in *akute* entzündliche und in *chronische* Verlaufsformen eingeteilt.

4.3.1 Akute Perikarditis

Den akuten entzündlichen Reaktionen des Perikards (Perikarditis) ist gemeinsam, daß es zu einer Flüssigkeitsabsonderung in den Herzbeutel (Perikarderguß) kommt. Flüssigkeitsmenge und -zusammensetzung können jedoch je nach Grunderkrankung variieren.

Begleitende entzündliche Perikarderkrankungen sind bei zahlreichen viralen oder bakteriellen Infektionserkrankungen nachweisbar. Häufig geschieht dies im Rahmen einer viralen Myokarditis, seltener durch Bakterien im Rahmen einer generalisierten Sepsis oder einer Tbc-Erkrankung.

Bakteriell bedingte Perikarditiden führen zu eitrigen Perikardergüssen, die gefährlicher sind als die viral bedingten wässrigen Herzbeutelergüsse, weil sie mit einer höheren Letalität (25 %) und Tendenz zu chronischer Verlaufsform behaftet sind.

Entzündliche Reaktionen im Bereich des Perikards werden weiterhin immer häufiger als Folge herzchirurgischer Eingriffe mit Perikarderöffnung gesehen *(Postkardiotomiesyndrom)*, wobei als Grund ein immunologischer Prozeß angenommen wird.

Ein ähnlicher Erklärungsmechanismus gilt für die Tatsache, daß das Perikard nach Myokardinfarkten mit einer umschriebenen Entzündungsreaktion antwortet. Dieses sog. Dressler-Syndrom ist bei 10 % der Infarktpatienten zu beobachten.

Weiterhin ist mit einer Perikarditis im Gefolge von Erkrankungen des rheumatischen Formenkreises (Lupus erythematodes, Kollagenosen), bei Nierenversagen und beim Einwachsen von Tumoren ins Perikard (häufig bei Bronchialkarzinom) zu rechnen.

Seltenere Auslöser sind traumatische (Sternumprellung beim Autounfall) und strahleninduzierte (Strahlentherapie bei Thoraxtumoren) Formen.

Symptome. Zu Beginn der Erkrankung, wenn die entzündeten Perikardblätter aneinander reiben und noch wenig Flüssigkeit produziert haben, spricht man von einer *trockenen* Perikarditis, die von den Patienten häufig mit stechenden Schmerzen wahrgenommen wird. Beim Abhören kann ein herzsynchrones schabendes Geräusch festgestellt werden. Diese Beschwerden sistieren, wenn in der Folge immer mehr Flüssigkeit in den Herzbeutel eintritt. Bei größeren Exsudatmengen (ab 400 ml) kann es jedoch zu einer Behinderung der diastolischen Ventrikelfüllung *(Herzbeuteltamponade)* mit kardiogenem Schock kommen. Neben einer schweren Herzinsuffizienz ist besonders der Blutrückstau vor dem rechten Herzen mit prall gefüllten Halsvenen (Halsveneneinflußstauung) typisch.

Diagnose. Mit der Echokardiographie ist dieser internistische Notfall schnell und sicher zu diagnostizieren, weitere Hinweise kann das EKG geben, in dem sich aufgrund der Flüssigkeitsansammlung zwischen Herz und Ableitungspunkten ganz kleine Ausschläge finden (Niedervoltage).

Therapie. Bei infektiöser Genese wird eine antibiotische Therapie vorgenommen, bei immunologischer Entstehung sind Kortikoide gerechtfertigt.

Urämische, d. h. durch Nierenversagen entstandene Ergüsse, verschwinden mit der Dialyse.

Bei Herzbeuteltamponade (Notfall!) muß schnellstens eine Entlastungspunktion des Herzbeutels (Perikardpunktion) mit Kathetereinlage erfolgen, die nachlaufende Flüssigkeit kann so abfließen.

Verletzungen des Myokards können ebenfalls zu einer Tamponade führen: z. B. Messerstich, Perforationen der Ventrikelwände durch Herz- und zentralvenöse Katheter und Myokardrisse im Rahmen von Infarktereignissen.

In diesen Fällen wird durch den hohen Druck in den Herzkammern Blut durch den Verletzungskanal gepreßt (Hämatoperikard).

4.3.2 Chronische Perikarderkrankungen

Sie sind zumeist Perikarditisfolge, oft nach Tbc, und führen zu einer narbigen Schrumpfung und Kalkeinlagerung am Perikard. Der schrumpfende Perikardbeutel hindert das Herz an der diastolischen Füllung; man spricht von einem *Panzerherz*.

Symptome. Wie bei langsam fortschreitender Herzinsuffizienz.

Diagnostisch ist neben der Echokardiographie eine Röntgenuntersuchung (z. B. Thorax-CT) wegweisend, da sich hierbei die Kalkablagerungen im Perikard besonders gut darstellen lassen.

Therapeutisch muß operativ vorgegangen werden, wobei entweder einzelne Narbenzüge (Dekortikation) oder das gesamte vernarbte Perikard (Perikardektomie) entfernt werden.

5. Krankheiten des Lungenkreislaufs

5.1 Lungenödem

Definition. Das Lungenödem stellt einen internistischen Notfall dar, der sofortiger Therapie bedarf. Hierbei kommt es zum Austritt von Flüssigkeit aus den Lungengefäßen (Kapillaren) in den Lungenbindegewebs- und Alveolarraum.

Häufigste *Ursache* ist eine akute Linksherzinsuffizienz im Rahmen einer kardialen Grunderkrankung (Myokardinfarkt, Herzrhythmusstörungen, hypertensive Krise).

Nichtkardial bedingte Lungenödeme werden seltener beobachtet. Hierzu gehört das *toxisch* ausgelöste Lungenödem, wobei es zu einer erhöhten Durchlässigkeit von Lungenkapillarflüssigkeit (Permeabilitätssteigerung) kommt. Dies erfolgt nach Inhalation von Giftgasen (Industrieunfall, Krieg), wird jedoch auch bei Magensaftaspiration (Mendelson-Syndrom), Intoxikationen (Heroin) und allergischen Schocks gesehen.

Zum pathologischen Flüssigkeitseinstrom in die Alveolen kann es ebenfalls kommen, wenn deren Innendruck zu gering ist: Bergsteigen in großen Höhen (Höhenlungenödem) oder nach allzu rascher Punktion von großen Pleuraergüssen (Postexpansionsödem).

Auch eine Flüssigkeitsüberfüllung (Überwässerung) im Rahmen von Nierenerkrankungen (Anurie) kann Auslöser eines Lungenödems sein.

Symptome. Leitsymptom ist eine hochgradige Atemnot *(Dyspnoe)*, welche von thorakalen Rasselgeräuschen, die man evtl. ohne Stethoskop hören kann *(Distanzrasseln)*, begleitet ist.

Der bei eingeschränkter Atemfunktion entstehende Sauerstoffmangel führt zu Blässe oder Zyanose, u. U. mit zerebraler Eintrübung. Bei Unsicherheiten in der Abgrenzung zu anderen Erkrankungen, die ebenfalls zu starker Luftnot führen (Asthma bronchiale, Pneumonie), hilft die Thoraxröntgenaufnahme mit typischer schmetterlingsförmigen Lungenverschattung.

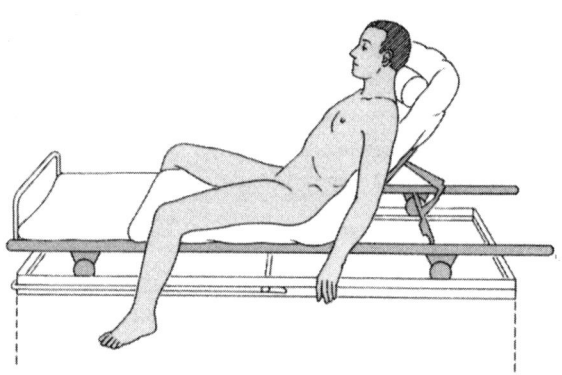

Abb. 9–16: Lagerung bei *Lungenödem*

Desweiteren ist auf Leitsymptome möglicher Grunderkrankungen zu achten und, sofern möglich, eine genaue Anamnese zu erheben. In diesem Zusammenhang ist der Hinweis wichtig, daß ein toxisch bedingtes Lungenödem noch nach einer Latenzzeit von 24 Stunden nach Reizgasinhalation auftreten kann.

Therapie. Als *Sofortmaßnahmen* nach jeder Lungenödemform gelten Oberkörperhochlagerung mit herabhängenden Beinen (Abb. 9–16), Sauerstoffgabe, Sekretabsaugung und Sedierung mit Morphin, das gleichzeitig den pulmonalkapillären Druck geringfügig senkt.

Die weitere Therapie richtet sich nach der Grunderkrankung.

Beim allergisch toxischen Ödem ist die Inhalation kortisonhaltiger Sprays sinnvoll, bei der Niereninsuffizienz sollte rechtzeitig dialysiert werden.

In schwereren Fällen wird eine maschinelle Beatmung erforderlich, wobei eine ausreichende Oxygenierung des Körpers durch erhöhte Druck- und Sauerstoffkonzentration in den Alveolen erreicht wird.

5.2 Cor pulmonale

Definition. Cor pulmonale steht für die hämodynamische Überlastung des rechten Herzens. Ein *chronisches* Cor pulmonale liegt vor, wenn als Folge einer Zirkulationsstörung im Lungenkreislauf eine Hypertrophie oder Dilatation der rechten Herzkammer eingetreten ist.

Ein *akutes* Cor pulmonale entspricht einer akut auftretenden Dilatation des rechten Ventrikels bei akuter Druckbelastung im Lungenkreislauf.

Dem akuten Cor pulmonale liegt in den allermeisten Fällen eine Lungenembolie zugrunde, nur in wenigen Fällen ist es Folge eines schweren Asthmaanfalls.

5.2.1 Akutes Cor pulmonale, Lungenembolie

Eine Lungenembolie führt zu einem Verschluß einer Lungenarterie, zumeist aufgrund eines losgelösten Thrombus *(Thromboembolie)* aus dem Einzugsgebiet der unteren Hohlvene, insbesondere der tiefen Beinvenen (Phlebothrombose).

Weniger häufig stammen die Thromben aus dem Bereich der oberen Hohlvene, in ganz seltenen Fällen besteht das Thrombusmaterial aus Fett, Luft oder Fremdkörper (abgerissener Venenkatheter).

Pathogenese. Je nach Durchmesser führt der Thrombembolus zu einem Verschluß des Pulmonalarterienstammes oder einer seiner Äste (Abb. 9–17), was zu einem plötzlichen Anstieg des Widerstandes in der Lungenstrombahn führt, die insgesamt mit einer spastischen Verengung reagiert und eine Drucküberlastung der rechten Herzkammer mit Hypoxämie nach sich zieht.

Bei fulminanter Lungenembolie ist der Lungenkreislauf reduziert und das Blutangebot an den linken Ventrikel vermindert, was einen Druckabfall im arteriellen System, im Extremfall einen Kreislaufschock, auslöst (Abb. 9–17).

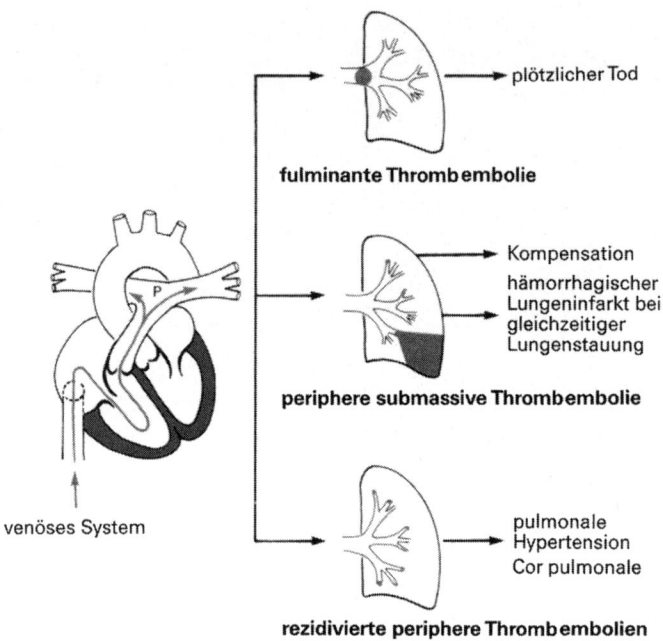

plötzlicher Tod

fulminante Thrombembolie

Kompensation
hämorrhagischer
Lungeninfarkt bei
gleichzeitiger
Lungenstauung

periphere submassive Thrombembolie

venöses System

pulmonale
Hypertension
Cor pulmonale

rezidivierte periphere Thrombembolien

Abb. 9–17: Folgen der *Lungenthromboembolie*

5.2.1.1 Symptome, Diagnose

Symptome. *Leitsymptom* sind akut einsetzende Luftnot, verbunden mit einer Steigerung der Atemfrequenz (Tachypnoe) und Thoraxschmerzen. In schwereren Stadien finden sich zusätzlich Husten, Blutdruckabfall, Schock, Blutauswurf (Hämoptysen) und Schweißausbruch, Todesangst. Als Zeichen der akuten Rechtsherzdekompensation fallen prall gefüllte Halsvenen auf.

Insgesamt stellt die Erkennung einer Lungenembolie und einer zugrundeliegenden Phlebothrombose ein diagnostisch schwieriges Problem dar. Minderschwere Formen von Lungenembolien und Beinvenenthrombosen werden häufig nicht erkannt, da sich ihre Symptomatik vieldeutig gestaltet. Trotzdem sind minderschwere Stadien oftmals Vorboten größerer, tödlich endender Lungenembolien, so daß die entsprechende Diagnostik mit großer Sorgfalt betrieben werden muß.

Diagnose. Als sicherste diagnostische Methode gilt die röntgenologische Darstellung der Lungenstrombahn durch Kontrastmittelinjektion *(Pulmonalisangiographie)*. Da dies jedoch zeitlich und apparativ aufwendig ist, muß man häufig indirekte diagnostische Methoden heranziehen, um in lebensbedrohlichen Situationen schnell Hilfe leisten zu können. In der *Blutgasanalyse* ist bei höhergradiger Lungenembolie die Kombination von erniedrigtem Sauerstoff und erniedrigtem Kohlendioxid typisch. Die Zeichen der akuten Rechtsherzbelastung finden sich sowohl im *EKG* (Rechtsschenkelblock) als auch im Rahmen der *Echokardiographie* (dilatierter rechter Ventrikel, Abschätzung des pulmonalarteriellen Druckes).

> *Phlebothrombose* und *thorakale Beschwerden* bedeuten *Lungenembolieverdacht.*

Lungenszintigraphie, Rechtsherzkatheter, Thoraxröntgenbild mit möglichem Nachweis der gestauten A. pulmonalis und spezielle Laboruntersuchungen können die diagnostischen Methoden ergänzen.

Komplikationen sind Entzündungen des Lungenfells *(Pleuritis)* oder des betroffenen Lungenparenchymanteils *(Infarktpneumonie)*, in 50 % *Rezidive* (s. Abb. 9–17) und *Rechtsherzversagen.*

Therapie. *Allgemeinmaßnahmen* sind halbsitzende Lagerung und Sauerstoffgabe.

• In *minderschweren* Fällen ohne akute Lebensgefahr richtet sich das Hauptinteresse auf die Verhinderung eines Thromboembolierezidivs durch intravenöse Heparingabe. Dadurch wird verhindert, daß sich auf bestehende venöse Thromben neue auflagern, denn letztere neigen dazu, abzureißen und eine Embolisation der Lungenstrombahn herbeizuführen. Nach zehntägiger Heparintherapie kann eine gerinnungshemmende Therapie mit Tabletten (Cumarine) begonnen werden.

• Die *schwere* Lungenembolie gefährdet den Patienten durch Hypoxie, Schock und Rechtsherzversagen. Ähnlich der Herzinfarktbehandlung werden thrombusauflösende Substanzen (Thrombolytika) zumeist in relativ hoher Dosierung injiziert. Ziel ist die schnelle Wiedereröffnung der verstopften (s. Abb. 9–17) Lungenstrombahn (Rekanalisierung), evtl. zusätzlich die Auflösung der embolieauslösenden Venenthrombose.

Chirurgische Verfahren wie die operative Entfernung eines Lungenarterienembolus *(Embolektomie nach Trendelenburg)* sind durch die breit angewendete und leicht verfügbare fibrinolytische Therapie etwas in den Hintergrund getreten, bleiben bei Versagen medikamentöser Maßnahmen jedoch in Reserve.

Bei *respiratorischer Insuffizienz* wird maschinell beatmet. *Rezidivierenden* Lungenembolien (s. Abb. 9–17) unter gerinnungshemmender Therapie begegnet man mit einem Metall- oder Kunststoffilter, der in die untere Hohlvene eingesetzt wird und wie ein Sieb wirkt.

Die **Prognose** der Lungenembolie hängt vom Schweregrad ab. Die Gesamtletalität liegt bei ca. 15 %.

Die *Primärprophylaxe* konzentriert sich auf die Verhinderung der Phlebothrombose. *Sekundärprophylaktisch*, d. h. nach bereits eingetretener Thromboembolie, sollte für 1/2 bis 1 Jahr eine medikamentöse gerinnungshemmende Therapie durchgeführt werden.

5.2.2 Chronisches Cor pulmonale

Definition. Durch eine Widerstandserhöhung im Lungenkreislauf (pulmonale Hypertonie) kommt es zu einer Überlastung des rechten Herzens, das mit Hypertrophie oder Dilatation reagiert.

Ursächlich liegen dem Cor pulmonale meist *Lungenerkrankungen* zugrunde, die entweder durch Hypoxie oder Parenchymuntergang zu einer Hypertension im kleinen Kreislauf (Lungenkreislauf) führen.

Dies erklärt sich einerseits durch den Euler-Liljestrand-Reflex, nach dem eine verminderte Sauerstoffaufnahme zu einer Konstriktion der Gefäße im Lungenkreislauf führt, andererseits dadurch, daß chronische Lungenerkrankungen zu einem Gewebe- und Gefäßuntergang führen, so daß deren Gesamtgefäßquerschnitt sinkt und der Druck entsprechend steigt.

Seltene Ursachen sind *rezidivierende* kleinere *Lungenembolien* (s. Abb. 9–17) und *Appetitzüglereinnahme*.

Symptome. Das klinische Bild des chronischen Cor pulmonale ist gleichzusetzen mit der Symptomatik der chronischen Rechtsherzinsuffizienz (siehe Kap. 2.1.2.1).

Darüber hinaus sind Cor pulmonale-Patienten durch gefährliche Rhythmusstörungen bedroht.

Diagnose. Neben den in der klinischen Untersuchung erhebbaren Befunden sind die Rechtsherzveränderungen im EKG (Rechtsschenkelblock), in der Echokardiographie und evtl. durch Rechtsherzkatheteruntersuchung nachweisbar. Hilfreich kann auch ein Thoraxröntgenbild sein, das Hinweise auf gleichzeitig bestehende Lungenerkrankungen liefert.

Therapie. Zugrundeliegende Lungenerkrankungen sind zu behandeln, im Falle von rezidivierenden Lungenembolien ist eine Sekundärprophylaxe geboten.

Weiterhin werden medikamentös zur Drucksenkung in der pulmonalarteriellen Strombahn Nitrate, Kalziumantagonisten und Theophyllin eingesetzt.

In jüngerer Zeit hat sich diesbezüglich die *Sauerstofflangzeittherapie* durchgesetzt, nachdem bewiesen wurde, daß durch kontinuierliche 16–20stündige Sauerstoffgabe eine Drucksenkung in der A. pulmonalis und eine Lebensverlängerung erzielt werden.

6. Herzrhythmusstörungen

Definition. Von Herzrhythmusstörung wird gesprochen, wenn die Herzfrequenz krankhaft zu schnell (> 100/min) oder zu langsam (< 60/min) ist, oder eine Störung der regelmäßigen Abfolge der Herzschläge vorliegt (s. Abb. 2–6, S. 21).

Eine einheitliche Ursache für Herzrhythmusstörungen existiert nicht. Auslösend sind koronare Herzkrankheit, Herzinfarkt, Aneurysma des Herzens, Elektrolyt- und Stoffwechselentgleisungen und unerwünschte Medikamentenwirkungen; häufig bleibt der Auslösemechanismus ungeklärt.

6.1 Symptome, Diagnose, Einteilung

6.1.1 Symptome, Diagnose

Symptome. Entsprechend den multiplen Ursachen und Formen der Herzrhythmusstörungen ist das Beschwerdespektrum ebenfalls vielfältig. Es reicht von vereinzelten harmlosen Ereignissen, die als Herzstolpern empfunden werden, bis zu hämodynamisch bedeutsamen Verminderungen des Herzzeitvolumens, im Extremfall bis zum Kreislaufstillstand.

Diagnostischer Grundsatz ist die *elektrokardiographische* Dokumentation im Moment des Auftretens.

Da dies mit dem üblichen EKG häufig nicht gelingt, stellt die über 24 Stunden erfolgende *Langzeit-EKG-Registrierung* das diagnostische Hauptwerkzeug dar. Ergänzend sollte nach auslösenden Grunderkrankungen (s. o.) gefahndet werden, wobei kardiologische Standarduntersuchungen (EKG, Belastungs-EKG, Echokardiographie, ggf. Koronarangiographie) anzuwenden sind. Letzteres ist auch deshalb wichtig, weil die Prognose und Therapiebedürftigkeit wesentlich durch die Herzfunktionseinschränkung beeinflußt wird. Dabei ist die Prognose umso schlechter, je mehr die Pumpfunktion des linken Ventrikels reduziert ist.

6.1.2 Einteilung

Herzrhythmusstörungen werden eingeteilt in Störungen der *Erregungsbildung*, der -leitung sowie in eine *Kombination* dieser Formen.

Formanalytisch etwas unschärfer, jedoch praxisnäher ist die Einteilung in *tachykarde* und *bradykarde* Herzrhythmusstörungen (s. Abb. 2–6, S. 21).

6.1.2.1 Tachykardien

Bei der *Sinustachykardie* liegt eine Frequenz von mehr als 100/min vor, die Erregungen des Herzens gehen ausschließlich vom Sinusknoten aus.

Dies muß nicht immer krankhaft sein, physiologische Sinustachykardien treten bei körperlichen und psychischen Belastungen auf und sind Nebenwirkungen von Arznei- und Genußmitteln (Katecholamine, Vasodilatanzien, Alkohol, Koffein).

Pathologische Sinustachykardien treten in Erscheinung bei Fieber, Anämie, Blutverlust, Hypoxie, Schock, Herzinsuffizienz und Lungenembolie.

Im Gegensatz zur Sinustachykardie liegt dem *Vorhofflattern* (s. Abb. 2–6, S. 21) immer eine Herzerkrankung zugrunde.

Hierbei ist die Vorhofaktivität nicht mehr unter der Kontrolle des Sinusknotens, die Vorhoffrequenz liegt in der Regel um 300/min, wobei häufig nur jede 2. oder 3. Vorhoferregung auf die Kammern übergeleitet wird. Gefährlich wird diese Rhythmusstörung, wenn jeder Vorhofkontraktion eine Kammererregung folgt, da somit Kammerflattern mit nachfolgender erheblicher Reduktion des Herzminutenvolumens induziert wird.

Häufig ist das Vorhofflattern eine Vorstufe zum *Vorhofflimmern* (s. Abb. 2–6, S. 21), bei dem eine völlig ungeordnete Aktivität der Vorhöfe vorliegt. Die Vorhoffrequenz liegt um 500/min und kommt einem mechanischen Stillstand der Vorhöfe gleich. Dies führt zu einer Reduktion des kardialen Schlagvolumens, zumal die unregelmäßig auf die Herzkammern übergeleiteten Erregungen eine Ventrikelfrequenz von häufig mehr als 120/min zur Folge haben. Man spricht von *Tachyarrhythmie bei Vorhofflimmern*. Klinisch von Bedeutung ist diese Rhythmusstörung weiterhin, da der mechanische Vorhofstillstand die Bildung von Vorhofthromben begünstigt, die Quelle von arteriellen Embolien sein können.

Deshalb wird bei chronischem Vorhofflimmern immer häufiger gerinnungshemmend behandelt.

AV-Knoten, Re-entry-Tachykardien und *Präexzitationssyndrome* sind weitere pathologische Gegebenheiten, die tachykarde Herzrhythmusstörungen hervorrufen können.

Die Re-entry-Tachykardie entsteht dadurch, daß Erregungen durch den AV-Knoten von den Kammern auf die Vorhöfe zurücklaufen können und wesentlich schneller sind, als die ursprüngliche, vom Sinusknoten vorgegebene Frequenz.

Ein Präexzitationssyndrom liegt vor, wenn zusätzliche Erregungsleitungen existieren, die Vorhöfe und Kammern verbinden. Durch diese akzessorischen Erregungsleitungsbahnen werden einerseits die Kammern schneller erregt, andererseits sind zurücklaufende, retrograde, schnelle tachykardieauslösende Erregungen möglich. Verlaufen solche Kurzschlußleitungsbahnen zwischen Vorhöfen und Kammern, nennt man die Erkrankung *Wolff-Parkinson-White (WPW)-Syndrom*; besteht die pathologische Erregungsleitung zwischen Vorhöfen und His-Bündel, liegt ein *Lown-Ganong-Levine (LGL)-Syndrom* vor.

In den meisten Fällen sind Präexzitationssyndrome harmlos; selten kann jedoch auch einmal eine Kammertachykardie oder ein Kammerflimmern ausgelöst werden.

Ventrikuläre Tachykardie, Kammerflattern und *Kammerflimmern* (Abb. 9–18). Bei der ventrikulären Tachykardie hat sich ein Erregungszentrum in den Kammern von allen übergeordneten Strukturen losgelöst und gibt eine Schlagfolge der Kammern von 120–200 Schlägen pro Minute vor.

Diese Frequenz ist regelmäßig. Häufig besteht ein Übergang in ein Kammerflattern, wobei eine Frequenz > 200/min erreicht wird.

Da bei diesen hohen Frequenzen dem Herzen kaum mehr Zeit zur diastolischen Füllung bleibt, wird die Auswurfleistung minimal. Ein weiterer Übergang ins Kammerflimmern ist nicht selten.

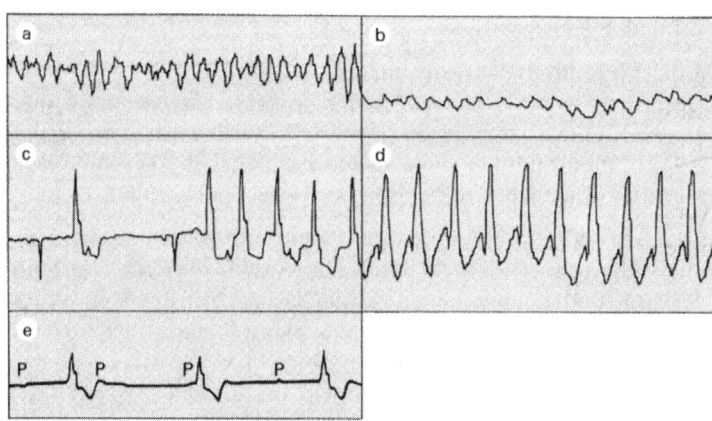

Abb. 9–18: Formen des *Kammerflimmern* (**a, b**) und der ventrikulären *Tachykardie* (**c, d**), **e.** *AV-Block* III. Grades

Analog zum Vorhofflimmern besteht beim *Kammerflimmern* ein mechanischer funktioneller Kammerstillstand, d.h. *Herzstillstand.*

Klinisch findet sich ein Zusammenbruch des Kreislaufs mit Atemstillstand, Bewußtlosigkeit und ischämischen Schäden an Gehirn und inneren Organen.

Ursächlich sind v.a. der akute Myokardinfarkt, die koronare Herzerkrankung, die Kardiomyopathie einschließlich der Myokarditis und der elektrische Unfall.

Pathophysiologisch geht man davon aus, daß insbesondere ischämische Randzonen, d.h. Myokard, das nicht mehr richtig durchblutet, jedoch noch nicht völlig abgestorben ist, ein hohes Risiko beinhalten, diese sog. malignen Herzrhythmusstörungen zu produzieren.

6.1.2.2 Bradykardien

Bei der *Sinusbradykardie* liegt eine Frequenz < 60/min vor, die Herzerregungen gehen ausschließlich vom Sinusknoten aus.

Analog zur Sinustachykardie muß eine Sinusbradykardie nicht immer pathologisch sein; im Schlaf oder bei körperlich gut trainierten Menschen sind Herzfrequenzen unter 60/min durchaus normal.

Pathologische Sinusbradykardien treten u.a. auf bei Hypothyreose, Thyphus, Hirndrucksteigerungen.

Bei KHK oder Myokarditis kann der Sinusknoten selbst erkranken, *Sick-Sinus-* oder *Sinusknotensyndrom.* Hierbei kommt es zu Bradykardien, weil sich der Sinusknoten nicht mehr an die Bedürfnisse des Organismus anpassen kann (persistierende Sinusbradykardie) oder intermittierend ausfällt (Sinusarrest) bzw. intermittierend seine Erregungen nicht an die Vorhöfe weitergibt (SA-Block). Auch intermittierende Tachykardien sind möglich (Bradykardie-Tachykardie-Syndrom).

Befindet sich eine zur Bradykardie führende Erregungsleitungsverzögerung bzw. -unterbrechung in Höhe des AV-Knotens, nennt man dies *atrioventrikulärer Block* (AV-Block).

Zur Genese dieser Rhythmusstörung tragen ebenfalls degenerative und entzündliche Myokarderkrankungen bei, darüber hinaus kann sie – wie alle bradykarden Herzrhythmusstörungen – medikamentös induziert oder verstärkt werden (Betablocker, Digitalis). Je nach Schweregrad werden AV-Blockierungen in *3 Stadien* eingeteilt (Abb.2–6, S.21).

Beim AV-Block I.Grades kommt es lediglich zu einer Verzögerung der Erregungsleitung von den Vorhöfen zu den Kammern. Während beim AV-Block II.Grades nur einige Vorhoferregungen nicht weitergeleitet werden, kommt es beim AV-Block III.Grades zu einer völligen Leitungsunterbrechung, so daß sich die Vorhöfe ohne Koordination mit den Kammern kontrahieren (Abb.9–18).

Die Schrittmacherfunktion in den Kammern übernehmen dann Ersatzzentren, allerdings mit nicht ausreichender Frequenz von 30–40/min.

6.1.2.3 Sonderformen

Eine Sonderform der Herzrhythmusstörungen ist das **Karotissinus-Syndrom**.
Hierbei handelt es sich nicht um eine Herzerkrankung im eigentlichen Sinne, sondern
um eine krankhafte Überempfindlichkeit von Drucksensoren (Barorezeptoren), die
im Bereich der Gabelung der Arteria carotis communis liegen. Diese – wahrscheinlich arteriosklerotisch bedingte – Überempfindlichkeit führt dazu, daß Druck auf diese Rezeptoren, wie er unter Alltagsbedingungen (Kopfdrehung, Krawatte binden)
vorkommen, über eine Reizung des Nervus vagus einen kurzzeitigen Herzstillstand
auslösen kann.

Nicht in die Kategorien bradykarder oder tachykarder Herzrhythmusstörungen einzuordnen sind *heterotope Reizbildungsstörungen*.

Sie liegen vor, wenn die Erregungsbildung primär nicht vom Sinusknoten, sondern
von einem tiefergelegenen Zentrum in Muskulatur oder Reizleitungssystem ausgeht.

Solche vorzeitig einfallenden Herzerregungen werden als **Extrasystolen** bezeichnet,
wobei nach ihrer Herkunft in *supraventrikuläre* und *ventrikuläre* Extrasystolen unterschieden wird (Abb. 2–6, S. 21).

Diese von den Patienten oft als Herzstolpern empfundenen Rhythmusstörungen können harmloser Natur, jedoch bei gehäuftem und kettenartigem Auftreten auch Hinweis einer ernsteren Herzerkrankung sein.

6.1.3 Therapie der Herzrhythmusstörungen

Wie oben ausgeführt, existiert für Herzrhythmusstörungen keine einheitliche Ursache und kein
einheitliches Beschwerdebild. Somit steht am Beginn jeglicher Therapie die Ursachensuche und
-bekämpfung.

Sowohl bei bradykarden als auch bei tachykarden Rhythmusstörungen ist nach auslösenden Erkrankungen und evtl. nach Nebenwirkungen von Medikamenten zu fahnden. Häufig lassen sich
Rhythmusstörungen durch Behandlung der Grundkrankheit günstig beeinflussen.

Ist dies nicht möglich, stehen therapeutisch neben medikamentösen Maßnahmen (Antiarrhyth-
mika) auch Elektrotherapie und operative Therapie zur Verfügung. Nicht alle Herzrhythmusstörungen müssen behandelt werden, hier richtet sich die Therapie nach individuellen Bedürfnissen und Gefährdungen.

Bei der **medikamentösen Rhythmustherapie** ist zu bedenken, daß alle Antiarrhythmi-
ka unerwünschte Wirkungen haben, ja sogar gefährliche Rhythmusstörungen erzeugen können, d. h. proarrhythmisch wirken. Insbesondere hinsichtlich der medikamentösen Unterdrückung von Extrasystolen ist man heute wesentlich zurückhaltender als
noch vor wenigen Jahren, sofern es sich nicht um kettenartig auftretende handelt, insbesondere im Rahmen eines frischen Herzinfarktes.

Einen festen Platz in der Therapie der Rhythmusstörungen, die zu einer kritischen
Verminderung des Herzminutenvolumens führen, nimmt die **Elektrotherapie** ein:
Herzschrittmacher bei *bradykarden, Defibrillation* bei lebensbedrohlichen tachykar-
den Rhythmusstörungen.

6.1.3.1 Herzschrittmacher

Indikationen. Eine Schrittmacherimplantation (s. Abb. 9–19) wird erforderlich bei höhergradigen AV- und SA-Blockierungen (s. Abb. 2–6, S. 21), ggf. bei Karotissinus- und Sinusknotensyndrom, v. a. bei Adams-Stokes-Syndrom, auch als Morgagni-Adams-Stokes-Syndrom bezeichnet. Kennzeichen dieses Syndroms sind Schwindelerscheinungen, häufig verbunden mit kurzzeitigem Bewußtseinsverlust. Zugrunde liegen extreme Bradykardien oder Asystolien, die den Patienten akut gefährden (auch eine Tachykardie mit Kammerflimmern kann eine Adams-Stokes-Symptomatik auslösen).

Man unterscheidet zeitlich begrenzte *(passagere)* Schrittmacherimplantationen bei vorübergehenden Bradykardien (z. B. bei Tablettenintoxikationen, akuten Myokardinfarkten) von der *permanenten* Schrittmachertherapie, wo Reizelektrode und Funktionsaggregat zumeist lebenslang im Körper verbleiben (s. Abb. 9–19).

Technik (Abb. 9–19). Das Aggregat wird unter der Haut im Bereich des rechten Brustmuskels versenkt und die Reizelektrode durch eine Vene zum rechten Herzen vorgeschoben.

Während bis vor ca. 10 Jahren zumeist *starrfrequente* Modelle, die die Herzkammern ohne Berücksichtigung der Vorhofaktivität stimulieren, verwandt wurden, hat sich in jüngster Zeit eine Erweiterung möglicher Stimulationsarten durchgesetzt.

Bei *Zweikammermodellen* mit Reizsonden zum rechten Vorhof und Ventrikel gelingt eine Erhaltung bzw. Wiederherstellung der Vorhof-Kammer-Koordination, was ein höheres Herzminutenvolumen zur Folge hat.

Darüber hinaus ist bei modernen Herzschrittmachermodellen eine *Frequenzanpassung* an die Bedürfnisse des Körpers möglich, wobei körperliche Aktivität vom Herzschrittmacher mit Hilfe von Muskelvibrationen oder geringsten Temperaturänderungen erkannt wird.

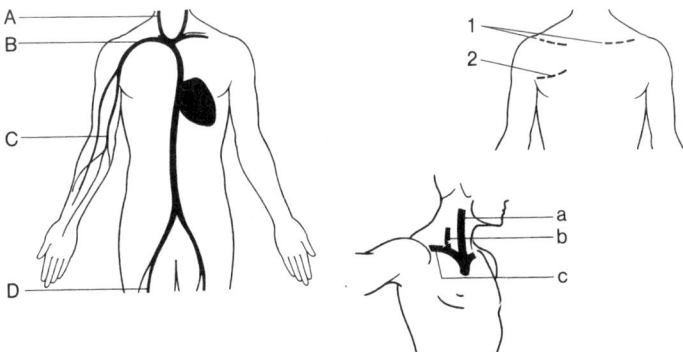

Abb. 9–19: Prinzip der Herzschrittmacherimplantation. *Passagerer Schrittmacher* (li. Abbildung): **A.** V. jugularis, **B.** V. subclavia, **C.** V. brachiocephalis, **D.** V. femoralis. *Permanenter Schrittmacher* (re. Abbildungsteil): **a.** V. jugularis, **b.** V. cephalica, **c.** V. subclavia. **1** Hautschnittführung für die Sonde, **2** Hautschnitt für das Aggregat

6.1.3.2 Defibrillation

Kammertachykardien, -flattern und -flimmern können einen hyperdynamen Herzstillstand herbeiführen. Diese lebensbedrohenden Rhythmusstörungen lassen sich durch elektrische Defibrillation behandeln.

Hierbei wird durch einen transthorakal ins Herz applizierten Stromstoß erreicht, daß physiologische Erregungszentren (z.B. Sinusknoten) wieder aktiv und tachykardieauslösende Erregungsbildungszentren unterdrückt werden.

Weiterhin kann durch solche Stromstöße auch ein unregelmäßiges Vorhofflimmern in einen regelmäßigen Sinusrhythmus überführt werden.

Analog zum Schrittmacher ist es in jüngster Zeit möglich geworden, einen mikroprozessorgesteuerten Defibrillator zu implantieren, der bei gefährlichen tachykarden Rhythmusstörungen mit automatischer Elektrostoßabgabe reagiert.

Chirurgische Therapieformen werden bei Herzrhythmusstörungen selten angewandt, eine operative Durchtrennung von Kurzschlußleitungsbahnen (WPW-Syndrom) wird jedoch gelegentlich durchgeführt.

7. Störungen der Herzklappenfunktion

Anatomie, Physiologie. In die bindegewebige Platte, die Vorhöfe und Kammern trennt (s. Abb.9–15), sind *Atrioventrikularklappen* eingefügt (Abb.9–20), die ermöglichen, daß sich die Vorhöfe zwischen den Herzschlägen füllen können, verhindern jedoch den Blutrückstrom während der Ventrikelkontraktion. Die rechte AV-Klappe weist 3 (*Trikuspidalklappe*, s. Abb.9–15), die linke 2 Segel *(Mitralklappe)* auf (Abb.9–20a).

Während der Ventrikelerschlaffung verhindert die *Pulmonalklappe* (s. Abb.9–15) den Blutrückstrom aus den Lungenarterien in die re. und die *Aortenklappe* denjenigen aus der Aorta in den li. Ventrikel (Abb.9–20b).

Man unterscheidet *erworbene* und *angeborene* Herzklappenfehler.

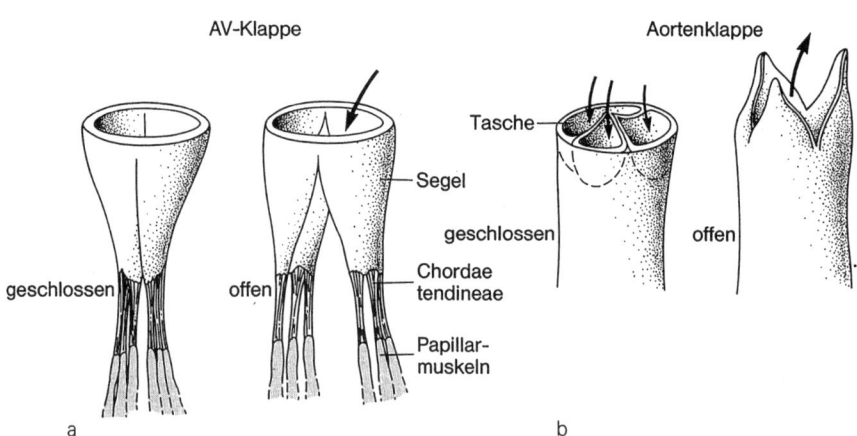

Abb.9–20: a. AV-Klappe (Mitralis) mit Papillarmuskeln, **b.** Taschen- oder Semilunarklappe

7.1 Erworbene Herzklappenfehler

Herzklappenfehler können infolge einer rheumatischen oder bakteriellen Endokarditis erworben sein oder durch einen altersbedingten Verkalkungsprozeß entstehen. Prinzipiell wird zwischen *Stenosen* (gestörte Öffnungsfunktion), *Insuffizienzen* (gestörte Schließfunktion) und einer Kombination beider Fehlermöglichkeiten unterschieden.

> *Insuffizienzen* führen zu einem erhöhten Arbeitsvolumen der Herzhöhlen vor der defekten Klappe *(Volumenbelastung)*, *Stenosen* stellen eine *Druckbelastung* der vorgeschalteten Herzhöhlen dar; zumeist ist bei Volumenbelastungen die Langzeitprognose besser.

Die *internistische Therapie* zielt auf Behandlung und Entlastung der vorgeschalteten überlasteten Herzabschnitte, bei operativen Therapien existieren klappenerhaltende Reparaturverfahren (Rekonstruktion) und der Klappenersatz durch biologische (von Leichen, Tieren) oder mechanische Prothesen.

Operative Therapie: Die funktionell minderwertige Klappe kann im Einzelfall operativ korrigiert werden (z. B. Segelraffung, Narbensprengung). Zumeist ist jedoch ein vollständiger Ersatz der Klappe durch Einnaht eines Klappenimplantates erforderlich. Als Implantate kommen Metall/Kunststoff-Systeme, menschliche Leichenspenderklappen und Tierklappen in Frage (Abb. 9–21).

Im Gegensatz zu den Bio-Klappen ist nach Kunstklappen-Implantation eine lebenslange Antikoagulation erforderlich. Soweit ein Kinderwunsch bei jungen Patientinnen besteht, werden Bio-Klappen bevorzugt, die zwar keine Antikoagulation, in vielen Fällen jedoch nach Abnutzung einen erneuten operativen Ersatz im Laufe von Jahren erforderlich machen. Die allgemeinen Langzeitergebnisse sind sehr gut.

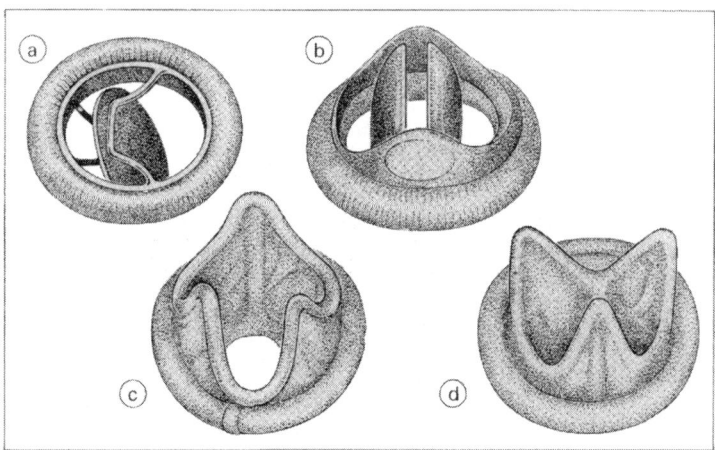

Abb. 9–21: Kappenprothese, **a.** Björk-Shiley-Scheibenkippventil, **b.** St. Jude-Medical-Doppelkippventil, **c.** Hancock-Bioprothese, **d.** Ionescu-Shiley-Klappe

7.1.1 Mitralstenose, -insuffizienz

Mitralklappenstenose. Die Verengung der Mitralklappe (s. Abb. 9–20) führt zu einem verminderten Bluteinstrom in den linken Ventrikel und zur Drucksteigerung im linken Vorhof.

Symptome. Leistungsminderung, durch Blutrückstau in den Lungenkreislauf Husten und Luftnot, infolge der Drucksteigerung im linken Atrium Vorhofflimmern, ggf. Thrombenbildung mit arteriellen Embolien.

Diagnose. Die Echokardiographie ist beweisend und quantifiziert die Stenose, Röntgen, EKG und Herzkatheter sind Zusatzuntersuchungen.

Die *internistische Therapie* zielt auf Vorlastreduktion durch Diuretika bei Lungenstauung, Behandlung von tachykarden Formen des Vorhofflimmerns und Gerinnungshemmung bei Thromboemboliegefahr.

Operiert wird i. a. bei Klappenöffnungsflächen unter 1 cm².

Mitralinsuffizienz. Neben den Endokarditiden kommen hierbei als Entstehungsursache auch akute Zerstörungen des Mitralklappenhalteapparates, z. B. eine Papillarmuskelnekrose (s. Abb. 9–20) infolge eines Herzinfarktes in Frage. Im Gegensatz zur Mitralstenose wird der linke Vorhof volumenbelastet, was oft lange Zeit beschwerdefrei toleriert wird. Später entstehen klinische Beschwerden, die auf einen Blutrückstau in den Lungenkreislauf zurückzuführen sind.

Die *diagnostischen* Möglichkeiten entsprechen denen bei der Mitralstenose, die Schweregradeinschätzung ist etwas schwieriger.

Bei deutlich symptomatischen Patienten ist ein Klappenersatz erforderlich (s. Abb. 9–21).

7.1.2 Aortenstenose, -insuffizienz

Die **Aortenklappenstenose** kann nicht ausschließlich den erworbenen Klappenfehlern zugeordnet werden. Zwar kann sie nach rheumatischem Fieber und degenerativ sklerotisch entstehen, jedoch sind auch angeborene Formen nicht selten.

Angeboren ist häufig eine in der Embryonalzeit fehlangelegte Klappe, die nur aus 2 Taschen besteht (bikuspide Anlage), deren Ränder häufig noch miteinander verbacken sind.

Wenn die normale Aortenklappenöffnungsfläche um mehr als 30 % reduziert ist, kommt es zu einer Druckbelastung des linken Ventrikels wie bei einer schweren arteriellen Hypertonie. Hierauf reagiert die linke Herzkammer zunächst mit Dickenwachstum (Hypertrophie), was jedoch ungünstige Ernährungsbedingungen für das Myokard zur Folge hat. Deshalb erweitert sich die linke Herzkammer in fortschreitenden Fällen und wird insuffizient.

Symptome. Bevor sich manifeste Zeichen der Linksherzinsuffizienz einstellen, bemerkt der Patient im Rahmen der erniedrigten Blutauswurfleistung der linken Herzkammer Symptome wie Schwindel, Leistungsminderung und Herzrhythmusstörungen, evtl. mit Synkopen.

Diagnose. Typischer Auskultationsbefund (Stethoskop), wegweisend ist die Echokardiographie. Der Linksherzkatheter bestätigt die Diagnose und liefert präoperativ Informationen über die Koronargefäße.

Der *operative Klappenersatz* muß vor der manifesten Linksherzinsuffizienz erfolgen, da dann die Prognose wesentlich günstiger ist.

Die *medikamentöse Therapie* entspricht der Behandlung der Linksherzinsuffizienz (siehe Kap. 2.1.1.4).

Aorteninsuffizienz. Die zumeist im Rahmen der Endokarditis entstehende Aortenklappeninsuffizienz hat zur Folge, daß der linke Ventrikel einen Teil des geförderten Blutvolumens zweimal pumpen muß, da es nach der Systole zu einem Blutrückfluß aus dem großen Kreislauf in die linke Herzkammer kommt. Dieses große Schlagvolumen hat eine Volumenbelastung des linken Herzens zur Folge, was zwar länger toleriert wird als eine Druckbelastung, dann aber ebenfalls zur manifesten Linksherzinsuffizienz führt.

Typisch ist eine große Blutdruckamplitude, d. h. ein höherer systolischer und relativ niedriger diastolischer Blutdruckwert.

Diagnostische Methoden und Therapiemaßnahmen entsprechen denen, die bereits bei der Aortenstenose ausgeführt wurden.

Erworbene Herzklappenfehler im Bereich des rechten Herzens sind eine Seltenheit, so daß auf eine detaillierte Beschreibung verzichtet werden kann.

7.2 Angeborene Herz- und Gefäßmißbildungen

Angeborene Herz- und Gefäßfehler sind bei ca. 1 % aller Neugeborenen zu diagnostizieren. Die wichtigsten, im Erwachsenenalter relevanten, sollen nachfolgend besprochen werden.

Die *Ursachen* von angeborenen Herz- und Gefäßmißbildungen bleiben häufig unklar. Eine erbliche Verursachung ist eher eine Rarität, Chromosomenveränderungen werden etwas häufiger gefunden. Weiterhin gelten als exogene Risikofaktoren Virusinfekte der Mutter in der Frühschwangerschaft (z. B. Röteln), sowie chemische Noxen (z. B. Alkohol, Thalidomid = Contergan).

Die *diagnostischen Methoden*, unter denen Echokardiographie und Linksherzkatheteruntersuchung führend sind, entsprechen denen bei erworbenen Klappenfehlern.

Zur *Klassifikation* werden angeborene Herzfehler in solche *mit* und *ohne Shunt*, d. h. Kurzschlußverbindung zwischen rechtem und linkem Ventrikel, unterschieden.

7.2.1 Herzfehler mit Links-Rechts-Shunt

Zu einer Kurzschlußverbindung zwischen großem und kleinem Blutkreislauf kann es im Bereich der Vorhöfe und Kammern, aber auch in Höhe der zufließenden Venen und der abgehenden Arterien kommen. Beim Links-Rechts-Shunt fließt arterialisiertes Blut nicht in die Körperperipherie, sondern zurück in den Lungenkreislauf.

Der Lungenkreislauf muß ein größeres Volumen befördern und reagiert mit einer Drucksteigerung in der Lungenarterie und im rechten Ventrikel. Überschreitet der

Druck im rechten Ventrikel den des linken, tritt eine Umkehr des Blutflusses mit Rechts-Links-Shunt ein *(Eisenmenger-Reaktion)*, was zumeist Inoperabilität des Shunts bedeutet.

Beim Rechts-Links-Shunt wird venöses, nicht oxygenisiertes Blut in den großen Kreislauf befördert, wodurch die Patienten ausgeprägt zyanotisch wirken. Man spricht von zentraler Zyanose.

7.2.1.1 Vorhof- (ASD) und Ventrikelseptumdefekt (VSD)

Sowohl im Bereich der Vorhof- als auch der Kammerscheidewand kann es zu pathologischen Öffnungen kommen, die aufgrund des höheren Druckes in den linken Herzabschnitten einen Links-Rechts-Shunt zulassen.

Je nach Größe des Defektes können ASD und VSD bis ins hohe Alter völlig symptomlos verlaufen, oder aber eine Volumenüberlastung des Lungenkreislaufs mit pulmonaler Hypertonie und Rechtsherzinsuffizienz hervorrufen. Deshalb sollen große Defekte frühzeitig operativ verschlossen werden, während man bei kleineren ASD oder VSD in den ersten Lebensjahren zuwarten kann, da es nicht selten im Rahmen des Wachstums zu einem spontanen Verschluß kommt.

7.2.1.2 Persistierender Ductus arteriosus Botalli (PDA)

Während der Fetalzeit besteht zwischen Pulmonalarterie und Aorta der Ductus arteriosus als Kurzschlußverbindung, da die Lunge des Fetus noch nicht belüftet ist. Normalerweise verschließt sich diese Verbindung bei Geburt.

Bei Rötelnembryopathie, aber auch aus ungeklärten Gründen, kann dieser Ductusverschluß ausbleiben, so daß aufgrund der Druckverhältnisse ein Links-Rechts-Shunt von der Aorta zur Pulmonalarterie entsteht (Abb. 9–22). Dies führt wie bei ASD und

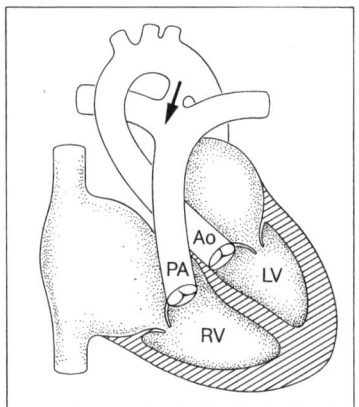

Abb. 9–22: Persistierender Ductus arteriosus (PDA) als Kommunikation zwischen Aorta (Ao) und Pulmonalarterienbifurkation (PA). Nach physiologischer Obliteration wird der PDA zum Ligamentum arteriosum

VSD zu einer Belastung des Lungenkreislaufs und zusätzlich zu einer Volumenbelastung des linken Herzens.

Als Folgekomplikationen sind somit gleichzeitig Links- und Rechtsherzinsuffizienz denkbar. Auch hier sind je nach Größe des Shunts asymptomatische Verläufe, milde Formen mit Trinkschwäche und Gedeihstörungen beim Säugling, sowie schnelle Ausbildung einer schweren Herzinsuffizienz möglich.

Therapeutisch können medikamentöse PDA-Verschlußversuche (Prostaglandinhemmer) vorgenommen werden, falls dies mißlingt, muß ein Verschluß mittels Herzkatheter oder Operation erfolgen.

7.2.2 Herzfehler mit Rechts-Links-Shunt

Fallot-Tetralogie. Dieser kombinierte Herzfehler ist die häufigste Ursache einer zentralen Zyanose bei Neugeborenen, sog. „blue babies" mit Pulmonalstenose, Rechtsherzypertrophie, VSD und einer über dem VSD entspringenden („reitenden") Aorta. Wegen des hohen Drucks im rechten Ventrikel wird die Lunge vermindert durchblutet, denn das Blut „shuntet" durch den VSD von der rechten in die linke Herzkammer.

Aufgrund der zentralen Zyanose, d. h. der Sauerstoffunterversorgung der Körperperipherie, stellen sich erhebliche Entwicklungsverzögerungen mit multiplen Organschäden ein, so daß dieser Herzfehler in aller Regel schnell operiert werden muß.

Transposition der großen Arterien. Bei diesem Herzfehler entspringt die Aorta dem rechten Ventrikel, und die A. pulmonalis hat im linken Ventrikel ihren Ursprung.

Nur bei zusätzlichen Verbindungen der Kreisläufe durch ASD und VSD ist eine eng begrenzte Lebenserwartung gegeben.

Angeborene Herzfehler ohne Shunt. Daß die **Aortenklappe** von Geburt an stenosiert sein kann, wurde bereits ausgeführt.

Pulmonalstenose. Eine Pulmonalstenose ist zumeist angeboren, der Vollständigkeit halber sei erwähnt, daß sie auch im Rahmen einer bakteriellen Endokarditis, häufig bei i. v. Drogensüchtigen, entsteht.

Folge ist eine Druckbelastung des rechten Ventrikels, was langfristig in der Rechtsherzinsuffizienz mündet.

Wie bei allen Herzfehlern sind unterschiedliche Schweregrade möglich, vor Entwicklung einer manifesten Rechtsherzinsuffizienz muß die operative Korrektur angestrebt werden.

Aortenisthmusstenose. Eine angeborene Einengung des Aortenbogens nach Abgang der linken A. subclavia wird als Aortenisthmusstenose bezeichnet.

Bei gleichzeitig vorliegendem offenen Ductus arteriosus Botalli spricht man von infantiler Isthmusstenose, bei der wesentlich häufiger vorkommenden Erwachsenenform ist der Ductus arteriosus verschlossen.

Die Erkrankung zeichnet sich durch eine arterielle Hypertonie oberhalb und eine Blutdruckminderung unterhalb der Stenose aus.

Deshalb muß bei der Abklärung von Hochdruckerkrankungen, insbesondere bei jungen Patienten, immer nach der Aortenisthmusstenose gefahndet werden.

Die genannte Druckdifferenz vor und nach der Stenose führt dazu, daß sich um die Stenose herum arterielle Umleitungskreisläufe ausbilden.

Als Komplikationen sind einerseits die Druckbelastung des linken Ventrikels mit konsekutiver Linksherzinsuffizienz und andererseits die Manifestation einer arteriellen Hypertonie mit bekannten Folgeschäden an Gefäßen und Gehirn zu nennen.

Hierbei sind die Hypertoniefolgen oft so schwer, daß die Lebenserwartung ohne Operation in vielen Fällen auf ca. 40 Jahre beschränkt ist.

Operationstechnisch wird die Stenose reseziert und die Aorta entweder End-zu-End vernäht oder ein Kunststoffstück zwischengeschaltet.

8. Gefäßkrankheiten

8.1 Thrombose, Embolie, Infarkt

Im Rahmen der Besprechung von Herz- und Gefäßerkrankungen werden obige Begriffe häufig verwandt, und deren genaue Kenntnis ist zum Verständnis pathophysiologischer Zusammenhänge unerläßlich.

Eine **Thrombose** ist eine intravitale, intravasale, lokalisierte Gerinnung von Blutbestandteilen, die zumeist in venösen Gefäßen, prinzipiell jedoch auch in Arterien entsteht.

Unter **Embolie** versteht man die Verschleppung von Material innerhalb der Blutbahn, wobei es sich zumeist um Thromben, gelegentlich aber auch um Luft, Fett, Tumormasse oder um Fremdkörper handelt.

Embolien in der venösen Strombahn enden im Lungenkreislauf, die der arteriellen Strombahn im sich verzweigenden arteriellen Versorgungsgebiet eines Organs oder einer Extremität.

In ganz seltenen Fällen kann Material aus der venösen in die arterielle Strombahn verschleppt werden, z.B. wenn eine pathologische Verbindung zwischen beiden Systemen (z.B. Kammerseptumdefekt) existiert. Man spricht dann von gekreuzter oder *paradoxer Embolie*.

Ein **Infarkt** ist ein akuter umschriebener Untergang (Nekrose) eines Gewebes oder Organs infolge eines zu Sauerstoffnot führenden Durchblutungsmangels.

8.2 Krankheiten der Venen

> Krankheiten des venösen Kreislaufschenkels gehören zu den *häufigsten* in der allgemeinmedizinischen oder internistischen Praxis.

90 % des Blutes aus den unteren Extremitäten wird dem Herzen über die tiefen Blutvenen zugeleitet. Das Netz der subkutanen Venen leitet das Blut zu den 2 oberflächlichen Hauptvenen:

V. saphena magna und parva. Diese führen das Blut über je ein Mündungsareal, die Crossen, den tiefen Leitvenen zu. Die Trennung des oberflächlichen und tiefen Venensystems erfolgt durch eine Körperfaszie. Diese Faszie wird an einer Extremität von ca. 120 Vv. perforantes (s. Abb. 9–23) durchbrochen. Dieselben führen das Blut von außen den tiefen Leitvenen zu. Entsprechend sind ihre Venenklappen angeordnet.

Unterschieden werden die Venenerkrankungen des oberflächlichen und die des Tiefvenensystems. Die wesentlichen Erkrankungen des Oberflächenvenensystems sind die *Varikosis* und *Venenentzündungen* (Thrombophlebitis), *Phlebothrombose* und *postthrombotisches Syndrom* stellen die entscheidenden pathologischen Veränderungen des Tiefvenensystems dar.

8.2.1 Varizen, chronisch-venöse Insuffizienz

Unter **Varizen** oder Varikosis – im Volksmund Krampfadern genannt – versteht man eine Ausweitung und Schlängelung einer Vene, wobei zumeist die oberflächlichen Venen der Beine gemeint sind. Prinzipiell gibt es jedoch auch Varizen an anderen Stellen des Körpers (z. B. Ösophagus). Primäre Varikosis beschreibt die genetisch und anlagebedingte Entstehung von Varizen, sekundäre Varizen sind hingegen Folge von venösen Blutstauungen, z. B. nach einer Phlebothrombose.

• Bei **primärer Varikosis** gelten neben ererbten Faktoren, die zu erhöhter Dehnbarkeit und Schwäche der Venenwände führen, auch Alter, Schwangerschaft, Übergewicht und häufiges Stehen als Risikofaktoren. Kleinere Varizen, Besenreiser, sind ein ästhetisches Problem, während der Befall größerer oberflächlicher Venen (Stammvenen) zu brennenden Schmerzen und Schweregefühl führt. Die Tatsache, daß durch die krankhafte Venenerweiterung die Venenklappen ihre Funktionsfähig-

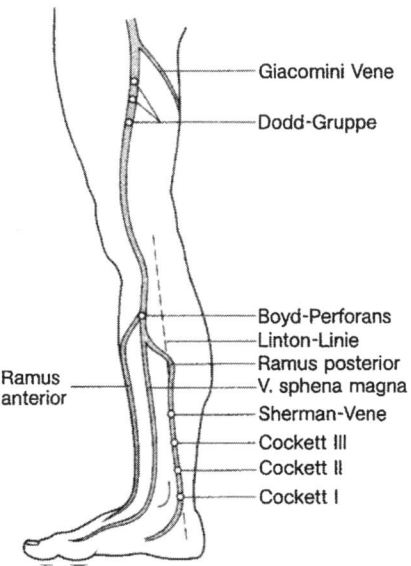

Abb. 9–23: Klinisch wichtige *Perforansvenen* und ihre ungefähre Lokalisation

keit als Ventile verlieren und es ständig zu Blutrückflüssen nach distal kommt, verschlimmert die Ausgangssituation zusätzlich.

• **Chronisch-venöse Insuffizienz** (CVI). Wenn die Verbindungsvenen zwischen tiefem und oberflächlichem Venensystem, *Perforansvenen* (Abb. 9–23), betroffen sind, was einen pathologischen Venenblutfluß von innen nach außen zuläßt, liegt eine CVI vor. Hierbei kommt es durch Blutüberfüllung und Drucksteigerung in den Venen zum Austritt von Eiweißstoffen nach extravasal in das umliegende Gewebe, so daß dieses schlechter mit Sauerstoff versorgt und nekrotisch wird. An den betroffenen Unterschenkeln sieht man zunächst bräunlich-bläuliche Pigmentverschiebungen, später schwer abheilbare Ulzera. Die klassische Lokalisation des venösen Ulkus *(Ulcus cruris)* ist die Region oberhalb des Innenknöchels, wo der hydrostatische Druck der V. saphena magna am größten ist.

Die *Therapie* der Varikosis und der chronisch- venösen Insuffizienz basiert auf Kompressionsmaßnahmen (Beine wickeln, Kompressionsstrümpfe, Abb. 9–24) zur Verhinderung von venösen Überfüllungen und Flußumkehrungen. Weiterhin sollen allgemeine Verhaltensregeln beachtet werden (häufige Hochlagerung der Beine, dosierte Bewegung, Vermeiden von längerem Stehen).

Die häufig verordneten *medikamentösen Maßnahmen* (z. B. Roßkastanienextrakte) sind umstritten und wahrscheinlich wirkungslos.

In fortgeschritteneren Stadien kommt eine Verödung *(Sklerosierung)* kleiner Varizen durch lokale Injektion aggressiver Chemikalien in Frage.

Standardtherapie bei ausgedehnter Varikosis ist die *chirurgische Entfernung* der dilatierten Venen über kleine Stichinzisionen (Venen-Exhairese) oder das Herausziehen (Varizen-Stripping nach Babcock) der V. saphena magna am Oberschenkel über eine durch die Vene geführte Knopfsonde. Klappeninsuffiziente Verbindungsvenen zwischen oberflächlichen und tiefen Venen werden ligiert (Perforator-Ligatur).

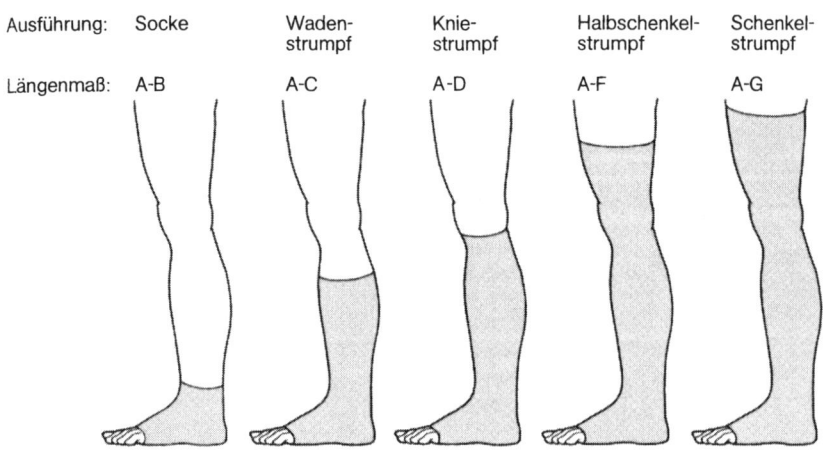

Abb. 9–24: *Kompressionsstrümpfe* in verschiedenen Ausführungen (Längen) als Socke, Waden-, Knie-, Halbschnenkel- und Schenkelstrumpf

• Bei der **sekundären Varikosis** ist eine Entfernung der erweiterten Venen nur erlaubt, wenn das tiefe System nachgewiesenermaßen wieder durchgängig ist. Wird dieser Grundsatz nicht beachtet, führt eine Entfernung oder Verödung der oberflächlichen Kollateralvenen zum Verlust der Extremität durch komplette Obstruktion der venösen Strombahn (ärztlicher Kunstfehler!).

8.2.2 Thrombophlebitis, Phlebothrombose

8.2.2.1 Thrombophlebitis

Die oberflächliche Thrombophlebitis ist eine akute Entzündung der Venenwand durch mechanische oder chemische Reizung (z. B. Braunüle) sowie Einschwemmung von Keimen. Die Venen erscheinen in ihrem Verlauf schmerzhaft und druckempfindlich. Oftmals führen die Entzündungen zu einer Thrombose. Dann ist die oberflächliche Vene als schmerzhafter derber Strang zu tasten.

Abgesehen von lokalen entzündungshemmden Maßnahmen (kalte Umschläge, Eis, Analgetika) sind keine weiteren Interventionen erforderlich. Im Bereich der Extremitäten ist eine Ruhigstellung zu vermeiden (Mobilisation!), um eine Ausdehnung durch Thrombenanlagerung zu verhindern. Keine Spätfolgen.

8.2.2.2 Phlebothrombose

Definition. Bei akutem Verschluß einer tiefen Vene durch einen Thrombus (Blutgerinnsel) spricht man von Phlebothrombose.

Die von dem Berliner Pathologen Virchow (1821–1902) beschriebenen *3 Hauptrisikofaktoren* für die Tiefvenenthrombosen besitzen heute unverändert Gültigkeit:
– Veränderung der Blutzusammensetzung mit erhöhter Gerinnbarkeit (Thrombozytenüberschuß, Exsikkose, Östrogenüberschuß bei Schwangerschaft oder Antikonzeptivaeinnahme, Rauchen, angeborene Gerinnungsdefekte),
– Blutstromveränderungen (Strömungsverlangsamung bei Bettlägerigkeit, Gipsbehandlung, längerem Sitzen und in Varizen) und
– Endothelveränderungen in den Gefäßen (Verletzungen aller Art).

Betroffen sind allermeist die Venen des Beckens und der Beine, selten kommt es zu Phlebothrombosen im Bereich der Arme.

Symptome. Typische klinische Zeichen sind Überwärmung, Schwellung, Zyanose und Schmerzen (Abb. 9–25). In 40–50 % der Fälle sind keine klinischen Zeichen eruierbar, so daß appartive Untersuchungen uncrläßlich bleiben.

Komplikationen. Gefahren bei tiefer Beinvenenthrombose bestehen in einer Abschwemmung der Thromben in die venöse Zirkulation des Körperstammes mit *Lungenembolie*. Zumeist bleiben die Thromben jedoch an der Gefäßwand haften. Sie werden durch Entzündungszellen aufgelöst („organisiert") und das Gefäß somit rekanalisiert. Ein Spätproblem ist die mit der entzündlichen Rekanalisation einhergehende Zerstörung des venösen Klappenapparates der tiefen Bein- und Beckenvenen.

Betrifft die Klappeninsuffizienz die Verbindungsvenen zwischen oberflächlichem und tiefem Beinvenensystem (Perforansvenen, Abb. 9–23) oder bleibt der Verschluß des tiefen Venensystems bestehen, so tritt eine Stromumkehr mit Flußrichtung von Venen

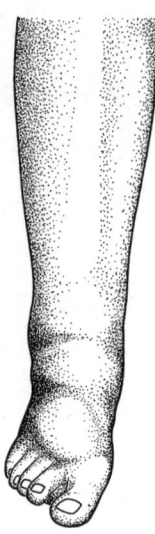

Abb. 9–25: Akute *Phlebothrombose.* Bereits im Anfangsstadium ist der Verlust der Weichteilkonturen auffällig. Nach peripher hin nimmt das Ödem zu und ist am Fußrücken und hinter den Knöcheln besonders ausgeprägt

der Tiefe zu Venen der Oberfläche ein. Durch die damit einhergehende Volumenbelastung der oberflächlichen Venen entstehen symptomatische sekundäre Varizen, *postthrombotisches Syndrom (= chronisch-venöse Insuffizienz nach einer Phlebothrombose).*

Diagnostisch sind Ultraschall und Röntgendarstellung des Tiefvenensystems (Phlebographie) geeignet.

Die **Therapie** richtet sich nach Lokalisation und Ausdehnung des Befundes. Liegt eine *Unterschenkelvenenthrombose* vor, so ist die *sofortige Mobilisation* des Patienten (Muskelvenen-Pumpe) zur Vermeidung eines weiteren aufsteigenden Thrombuswachstums (Thrombus-Apposition) indiziert.

Erwähnt sei, daß dies nicht unumstritten ist, da von manchen Autoren auch bei Unterschenkelthrombosen eine Immobilierung gefordert wird).

Bei höherem Thrombussitz in der *Oberschenkel-* und besonders *Beckenvenenetage* müssen die Patienten umgehend *immobilisiert* werden, um mechanisch ausgelöste Thrombenlockerungen, Lungenembolien zu vermeiden. Die betroffene Extremität wird elastisch gewickelt und in einer Schaumstoffschiene leicht hochgelagert. Neben einer Heparinisierung kann gleichzeitig eine Lyse mit Urokinase oder Streptokinase eingeleitet werden, um den Auflösungsprozeß zu beschleunigen. Bei ausgedehnten Thrombosen kommt auch eine chirurgische Thrombenentfernung nach dem Fogarty-Ballon-Katheterprinzip in Frage (s. Abb. 9–29).

Prophylaxe. Inzwischen hat sich in den Kliniken eine umfangreiche Thromboembolieprophylaxe durchgesetzt (postoperative Frühmobilisation, subkutane Heparingabe), so daß die Thrombose- und Embolierate deutlich gesenkt werden konnte.

8.3 Krankheiten der Lymphgefäße

Die **akute bakterielle Lymphangitis**, im Volksmund „Blutvergiftung" genannt, entsteht durch bakterielle Infektion der Lymphbahnen durch kleinste Hautverletzungen.

Um ein Fortschreiten der Infektion über die benachbarten Lymphknotenstationen hinaus zu verhindern, ist eine antibiotische Behandlung erforderlich, die meist rasch zum Erfolg führt. Darüber hinaus muß ggf. eine chirurgische Eröffnung in Erwägung gezogen werden. Erreichen die Keime die venöse Blutbahn, liegt eine Sepsis vor.

Rezidivierende Lymphangitiden können zu Zerstörung der Lymphbahnen führen, so daß ein *sekundäres Lymphödem* entsteht. Dies ist daran kenntlich, daß die schmerzlose Schwellung im Gegensatz zu kardialen Ödemen bereits an den Zehengrundgelenken beginnt und sich aufsteigend ausbreitet (s. Abb. 9–26). Diese Schwellungen können gewaltige Ausmaße annehmen und werden dann *Elephantiasis* genannt. Sekundäre Lymphödeme können weiterhin durch Tumorbefall von Lymphknoten oder im Gefolge therapeutischer Maßnahmen (Bestrahlung, Lymphknotenausräumung nach Brustkrebs-Op. (siehe Kap. IV/6.1) auch am Arm entstehen.

Finden sich keine erklärbaren Ursachen für Lymphödeme, so spricht man von einem **primären Lymphödem** (Abb. 9–26).

Neben kosmetischen Problemen führt eine insuffiziente Lymphdrainage zum Anstieg von Stoffwechselprodukten im Gewebe, wodurch dieses dauerhaft geschädigt wird.

Diagnostisch kommt neben der klinischen Untersuchung eine Röntgenkontrastdarstellung der Lymphgefäße (Lymphographie) in Frage, therapeutisch ist eine abflußfördernde Kompressionstherapie (manuelle Lymphdrainage) angezeigt.

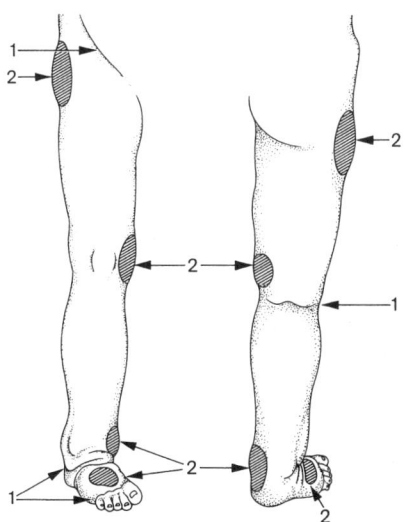

Abb. 9–26: Typische Veränderungen beim *Lymphödem* des Beines (nach Brunner): **1** Persistenz natürlicher Hautfalten, **2** örtlich betonte Schwellung

8.4 Krankheiten der Arterien

Arterielle Durchblutungsstörungen führen zu einer Schädigung und Funktionseinbuße der zu versorgenden Gewebe und Organe.

Man teilt sie ein in *akute* und in *chronische* Formen, in *arteriosklerotisch* und *entzündlich* bedingte.

Entwickelt sich der Verschluß nur langsam, ist der Körper zu einer Gefäßerweiterung oder Neubildung von Überbrückungsgefäßen (Kollateralen) in der Lage. *Kollateralen* können bei langsamer Verschlußprogredienz eine komplette Gefäßokklusion kompensieren. Je rascher ein Verschluß auftritt, desto ungenügender ist der Kollateralkreislauf entwickelt und desto gravierender sind die Verschlußfolgen für den Organismus.

8.4.1 Arterielle Verschlußkrankheit (AVK)

Einteilung. Der AVK geht eine kontinuierliche Abnahme des arteriellen Gefäßinnendurchmessers voraus.

Sprachlich noch genauere Definitionen unterteilen in die hier zu besprechende periphere AVK *(pAVK)*, wobei je nach Lokalisation ein Beckentyp *(aortoiliakal)*, ein Oberschenkeltyp *(femoropopliteal)*, ein Unterschenkeltyp *(krural)*, sowie der relativ seltene *Schultergürteltyp* unterschieden werden. Weitere häufige Manifestationsorte sind der Koronarkreislauf *(KHK)*, die großen *Hals-* (Karotis), *intrazerebrale* und *Mesenterialgefäße* (s. Abb. 9–28).

Die *Entstehung der Arteriosklerose* und die *Stenoseformen* sind in Abb. 9–6, 7 dargestellt.

Die *Risikofaktoren* sind dieselben wie bei KHK und Schlaganfall, so daß diese Erkrankungen häufig parallel vorliegen. Dem Rauchen kommt bei der pAVK eine besondere Gewichtung zu.

Symptome. Aufgrund der typischen Beschwerden kann die Diagnose der pAVK häufig bereits anamnestisch gestellt werden: Der ischämisch bedingte Schmerz wird unterhalb der Stenose wahrgenommen und ist belastungsabhängig, so daß die Patienten häufig nach einer bestimmten Gehstrecke stehen bleiben müssen *(Schaufensterkrankheit = Claudicatio intermittens)*. In fortgeschrittenen Stadien kommt es zu einer Gewebemangeldurchblutung mit Verletzungsanfälligkeit, reduziertem Haarwachstum an den Beinen und Füßen sowie Ruheschmerzen.

Die klinischen Erscheinungen sind von der *Lokalisation des Verschlusses* abhängig:
- *Extremitätenarterie*: belastungsabhängiger Muskelschmerz, z. B. Wade, Pseudohinken, Besserung im Ruhezustand, Claudicatio intermittens, Kältegefühl, Hautatrophie. Nekrosen an den Akren.
- *Beckenarterie*: Schmerzen im Gesäß, Pseudo-Ischialgie, Pseudarthrose. Impotenz.
- *Nierenarterie*: Renale Hypertonie. Renovaskuläre Niereninsuffizienz, Schrumpfnieren. Flankenschmerzen bei akutem Verschluß, ggf. Hämaturie.
- *Mesenterialarterie*: Angina abdominalis, Malabsorptionssyndrom, Krämpfe nach den Mahlzeiten.

• *Karotiden*: Transitorische ischämische Attacke, TIA.

• *Zerebrale Gefäße*: Hemiparese, Aphasie, einseitige Sehstörungen = Amaurosis fugax, Hemianopsie. Synkopen, Schwindelattacken.

Diagnose. Anamnese (Raucher!) und klinische Untersuchung (fehlende Pulse distal der Einengung), Ultraschall-Doppleruntersuchung, Röntgenkontrastdarstellung.

Therapie der pAVK. Der Patient wird zur Ausschaltung von Risikofaktoren und Übungsbehandlung angehalten, so daß arterielle Umgehungskreisläufe ausgebaut werden. In fortgeschrittenem Stadium wird Tieflagerung und wärmendes Einpacken der Extremität in Watte als lindernd empfunden.

Analog zur KHK-Therapie sind weiterhin *Ballondilatation* (PTA: perkutane transluminale Angioplastie, Abb. 9–27) und *Bypass-Operationen* möglich.

Medikamentös wirken sich Acetylsalicylsäure und gefäßerweiternde Medikamente günstig aus, oftmals ist jedoch bei fortgeschrittener AVK mit nekrotischen Gewebszerstörungen eine amputierende Operation unvermeidbar.

Abzugrenzen von der peripheren AVK ist die **diabetische Mikroangiopathie**, die im Gegensatz zur pAVK nur die kleinen arteriellen Gefäße befällt und somit therapeutischen Bemühungen noch wesentlich schlechter zugänglich ist.

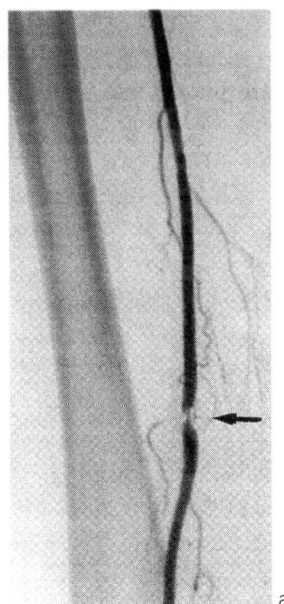 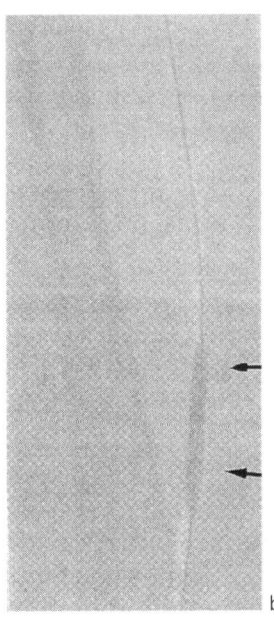 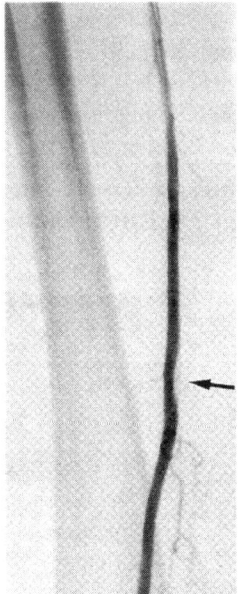

a   b   c

Abb. 9–27: Perkutane transluminale *Angioplastie* (PTA) einer Stenose der A. femoralis superficialis (Afs): **a.** Darstellung einer filiformen Afs-Stenose in der i. a. DSA (Pfeil), **b.** Dilatation der Stenose mit einem Ballonkatheter (Pfeil), **c.** Kontrolle nach PTA mit i. a. DSA: gute Aufweitung der Stenose ohne Gefäßverletzung

Die AVK wird der Stadieneinteilung nach *Fontaine* zugeordnet:

Stadium I: keine Beschwerden,
Stadium II: belastungsabhängige Beschwerden, Claudicatio intermittens,
Stadium III: Ruheschmerz,
Stadium IV: Nekrosen.

8.4.2 Akuter Arterienverschluß

8.4.2.1 Thromboembolie

Ein akuter Arterienverschluß entsteht am häufigsten durch ein thromboembolisches Geschehen. Dabei wird ein Thrombus vom Ort seiner Entstehung mit dem Blutfluß in ein anderes Gefäßsystem abgeschwemmt (Embolie) und bleibt in der Gefäßperipherie hängen; Prädilektionsstellen sind Gefäßaufzweigungen.

Thromboembolische Streuquelle sind zumeist das *linke Herz* (wandhaftende Thromben in den Herzhöhlen, z.B. nach Myokardinfarkt, bei Herzklappenfehler, Endokarditis, Herzschrittmacher, Rhythmuswechsel bei Vorhofflimmern) und die *abdominale Aorta* (z.B. bei Aortenaneurysma). Da der Embolus zumeist auf ein vorher gesundes Gefäßsystem trifft, ist die Symptomatik gravierend. Kleinere Thromboembolien können auch asymptomatisch verlaufen.

Häufigste embolische Verschlußlokalisationen sind die zerebralen Gefäße, Oberschenkelgefäße, Armgefäße, die Mesenterial- (Abb. 9–28) oder die Nierenarterien. Die jeweilige Symptomatik wird vom Verschlußort bestimmt. Abgesehen von der speziellen Problematik bei der zerebralen Embolie (Hirnschlag, Apoplex mit Bewußtseinsstörungen, Lähmungen etc.), stehen akute einschießende Schmerzen im Vordergrund. Im Extremitätenbereich fallen zudem eine akute Blässe, Pulslosigkeit, Kälte, zunehmende Gefühllosigkeit und motorische Störung (Muskelverkrampfung und Lähmungen) auf.

Therapie. Rasches Handeln ist erforderlich, um innerhalb der tolerablen Ischämiezeit (an den Extremitäten ca. 6–8 h) eine Wiederherstellung des Blutflusses zu erzielen.

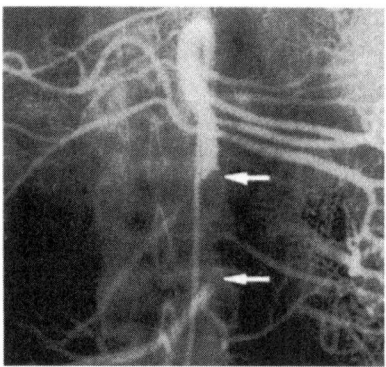

Abb. 9–28: Selektive *Angiographie* der A. mesenterica superior: Embolischer Verschluß in der Mitte des Gefäßes (zwischen beiden Pfeilen) bei einem 45 jährigen Mann nach Myokardinfarkt

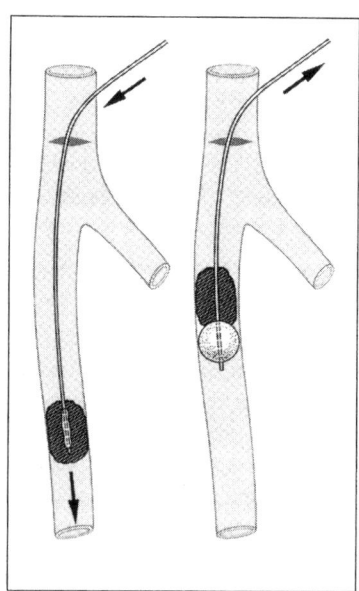

Abb. 9–29: Indirekte *Embolektomie* mit dem Fogarty-Katheter. **Links:** Nach Arteriotomie wird der nicht aufgeblasene Ballonkatheter in die Gefäßperipherie vorgeschoben, **rechts:** Bei Zurückziehen des jetzt aufgeblasenen Katheters wird der Embolus entfernt

Manchmal wird auch eine spontane Auflösung der Thromben beobachtet. Bei jedem kritischen arteriellen Verschluß im Extremitätenbereich ist eine sofortige Tieflagerung und Wattepolsterung der Extremität dringlich. Immer sind Infusionen zur Optimierung der Kreislaufverhältnisse bei Dehydratation, eine Heparinisierung zur Verhinderung des weiteren Thrombuswachstums und Analgetika notwendig.

Operation. Therapie der Wahl zur raschen Wiedereröffnung der Strombahn ist eine chirurgische Entfernung des Embolus mittels Ballonkathetern (*indirekte Fogarty-Embolektomie,* Abb. 9–29). Dabei wird ausgehend von einer kleinen Arterieninzision ein Ballonkatheter bis über den Verschluß hinaus vorgeschoben und nach Füllung des Ballons mit Wasser mitsamt des Gerinnsels zurückgezogen. Das Gerinnsel wird im Bereich der Gefäßeröffnung gefaßt und entfernt. Mit dieser Technik können auch weit entfernte, in der Gefäßperipherie sitzende und nicht direkt erreichbare Emboli schonend (auch in Lokalanästhesie) entfernt werden.

Ist der Thrombus direkt erreichbar, kann das Blutgefäß über dem Thrombus eröffnet und das Gerinnsel entfernt werden (*offene direkte Thrombektomie*). Als alternative Verfahren werden medikamentöse Auflösungsversuche des Thrombus (*Lyseverfahren*) durch lokale oder systemische Infusion von Fibrinolytika (Urokinase, Streptokinase) unternommen. Kontraindikationen sind zu beachten.

8.4.2.2 Arterielle Thrombose

Eine akute arterielle Ischämie kann ebenfalls, wenn auch seltener, Ausdruck einer lokalen Thrombose sein. Hierbei pfropft sich der Thrombus auf eine lokal vorbestehende, zumeist arteriosklerotische, entzündliche oder traumatische Gefäßwanderkrankung auf. Derartige Gefäßveränderungen (Endothelveränderungen) wirken thrombosestimulierend. Es resultiert eine Verschärfung einer schon chronisch bestehenden milden, da kollateralisierten und kompensierten Durchblutungsstörung.

Diagnose. Um das Ausmaß der Kollateralisation zu erfassen und den therapeutischen Eingriff planen zu können, ist eine Angiographie erforderlich.

Therapie. Handelt es sich um einen noch kompensierten Verschluß, so kann ggf. kontrolliert abgewartet werden, um Zeit für Kollateralenbildung zu gewinnen. In vielen Fällen kann bei Verschlüssen im Extremitätenbereich durch gezieltes Muskeltraining (Laufen, Gefäßgymnastik) die Kollateralenbildung stimuliert und somit eine deutliche Verbesserung der peripheren Durchblutung erzielt werden. Erst wenn durch Trainingsverfahren keine Besserung erreicht werden kann, kommen i.a. operative Maßnahmen in kompensierten Stadien (keine Ruheischämie) in Betracht.

Operation. Verschiedene chirurgische Verfahren werden angewendet, wenn ein unmittelbares Eingreifen gefordert ist. Es kann eine Wiedereröffnung der arteriellen Strombahn durch eine Desobliteration erfolgen. Hierbei wird das Gefäß über dem Verschlußprozeß eröffnet und Gefäßwandanteile mit den aufsitzenden Arterioskleroseplaques sowie Thrombusanteilen mit einem kleinen Spatel oder einem Ringstripper ausgeschält (Ausschälplastik, Thrombendarteriektomie, TEA, Abb. 9–30). Anschließend wird das Gefäß durch Naht verschlossen, ggf. auch ein Venen- oder Kunststoffflicken zur Erweiterung in die Gefäßinzision eingenäht (Venenstreifen).

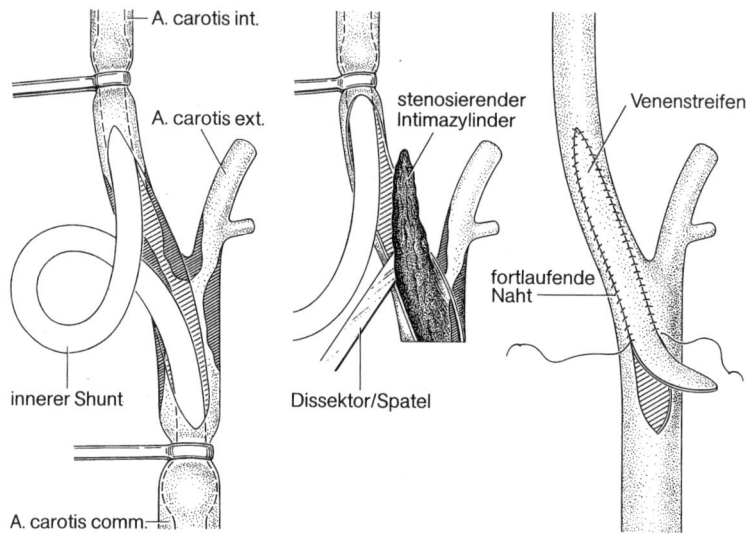

Abb. 9–30: *Thrombendarteriektomie* (offene Ausschälplastik) der Karotisgabel. Verschluß mittels Venenstreifen (autologe V. saphena magna)

Alternativ zur Operation oder zusätzlich intraoperativ können Gefäßaufdehnungsversuche mit Ballonkathetern über eine Gefäßpunktion unternommen werden (perkutane transluminale Angioplastie, PTA, s. Abb. 9–27). Hierbei wird das thrombotische Material jedoch nicht entfernt, sondern nur an die Gefäßwand gepreßt. Eine Lysetherapie kann das Verfahren ergänzen. Wegen der zurückgelassenen Thromben und arteriosklerotischen Plaques nach PTA sind Reverschlüsse nicht selten.

Neuerdings werden bei kurzstreckigen Verschlüssen zudem aufdehnbare Plastik- oder Metallgitterröhrchen (Stents) mittels spezieller Katheter in den Gefäßen nach lokaler PTA plaziert.

Schließlich sind chirurgische Anlagen von künstlichen Umgehungskreisläufen (Gefäß-Bypass), ggf. auch ein Ersatz des betreffenden Gefäßsegmentes im alten Lager (Interponat) möglich, sofern in der Gefäßperipherie wieder eine offene Strombahn und somit eine Anschlußmöglichkeit besteht. Als Blutleiter werden nach Möglichkeit körpereigene Venentransplantate (i. a. Vena saphena magna, s. Abb. 9–30) verwendet. Falls keine geeigneten Venen vorliegen oder bei einem Verschluß der großen Gefäße in der aortoiliakalen Etage, werden spezielle Kunststoffprothesen (z. B. Dacron oder Goretex) verwendet.

Ultima-ratio-Therapie bei Überschreiten der Ischämietoleranz und Nekrosen ist die *Gliedmaßenamputation* zur Verhinderung von aufsteigenden Infektionen.

8.4.3 Arterielles Aneurysma

Definition. Eine Sonderform der chronischen Gefäßerkrankung stellt die dilatative Arteriopathie dar. Es handelt sich um eine Variante der Arteriosklerose. Hierbei kommt es zu einer degenerativen, zumeist umschriebenen, gelegentlich auch langstreckigeren Wandausdehnung der Gefäße. Seltener führen Gefäßwandentzündungen, Traumen, Infektionen oder Bindegewebserkrankungen zu diesem Erscheinungsbild.

Das Aneurysma ist charakterisiert durch eine umschriebene (spindel-, kahn-, sackförmige oder geschlängelte) Ausweitung der Arterienwand (Abb. 9–31). In dieser erwei-

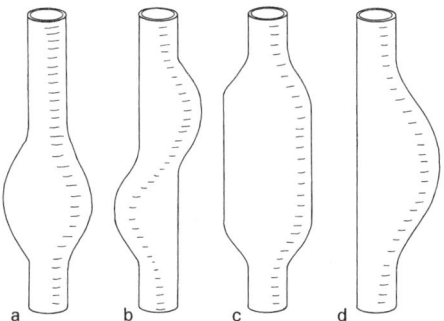

Abb. 9–31: Einteilung der *Aneurysmen:* **a.** Spindelformiges, **b.** geschlängeltes, **c.** sackförmiges, **d.** kahnförmiges Aneurysma

terten Gefäßkammer ist der Blutstrom vermindert und wird von Turbulenzen begleitet. *Komplikationen* der Aneurysmabildung sind deshalb die lokale Thrombose mit
Gefäßverschluß, die Embolisation von Thromben in die Gefäßperipherie sowie die
plötzliche Ruptur des Aneurysmas mit Blutung in die Umgebung.

Aneurysmen können in allen Gefäßen auftreten. Zumeist ist jedoch die infrarenale
Bauchaorta, die Leistengefäße oder die A. poplitea in der Kniebeuge betroffen. Wegen der Rupturgefahr mit Blutungsmöglichkeit ist beim Bauchaortenaneurysma eine
frühzeitige chirurgische Therapie indiziert. Operativ wird das Aneurysma reseziert
und eine Gefäßprothese (z. B. Bifurkationsbypass) interponiert. Selten ist eine Raffung des Aneurysmas möglich.

X. Erkrankungen der Atemwege

A. Forster

1. Grundlagen von Prävention und Diagnostik

Die **Pneumonologie**, d. h. die Bronchial- und Lungenheilkunde, die sich als Zweig der Inneren Medizin speziell mit Erkrankungen des Atemwegsystems beschäftigt, hat in den vergangenen 5–7 Jahrzehnten eine wesentliche Wandlung erfahren.

> Während zu Beginn dieses Jahrhunderts die Tuberkulose und infektiöse Pneumonien Arbeitsschwerpunkte dieses Faches waren, stellen heute das *Bronchialkarzinom* (s. Kap. IV/4.2) und *obstruktive Atemwegserkrankungen* das größte Problem dar.

In Kenntnis der Tatsache, daß die Lungenoberfläche, die ungefähr 100 m² beträgt, täglich mit ungefähr 10 m³ Atemluft in Berührung kommt, ist nicht verwunderlich, daß dieses Organ mehr als jedes andere krankmachenden Umweltfaktoren ausgesetzt ist.

Prävention. Grundlage präventiver, d. h. krankheitsverhütender Bemühungen muß sein, *Schadstoffe in der Atemluft* auf ein Mindestmaß zu minimieren. Trotz entsprechender industrie- und verkehrspolitischer Bemühungen in den vergangenen Jahren besteht Nachholbedarf. Dies gilt ebenfalls für die als Präventivmaßnahme einzufordernde drastische Einschränkung des *Rauchens*, denn der Kausalzusammenhang zwischen Rauchen und den zahlenmäßig weitaus häufigsten Lungenerkrankungen (Lungenkrebs und obstruktive Atemwegserkrankungen) ist unstrittig.

Funktionelle Anatomie. Die Lungen werden mit atmosphärischer Luft über den verzweigten Respirationstrakt belüftet. Hierunter versteht man alle Strukturen, welche die Luft von und zu den Alveolen leiten. *Alveolen* sind die membranösen Lungenbläschen, über die der Gasaustausch erfolgt. Die Abschnitte des Atemwegs außerhalb der Lungen sind *Nase, Pharynx, Larynx, Trachea* sowie linker und rechter *Hauptbronchus*.

Innerhalb der Lungen zweigt sich jeder Hauptbronchus vielfach auf (Abb. 10–1, Tab. 10–1). Aus der ersten Verzweigung gehen die sekundären *Lappenbronchien* hervor (Br. lobares), aus deren Aufzweigungen wiederum die tertiären und quartären *Segmentbronchien* (Br. segmentales) entstehen, die umschriebene Gebiete innerhalb der Lungenlappen versorgen. Weitere Verzweigungen ergeben endlich etwa 150000 *terminale Bronchiolen* (in Abb. 10–1 vergrößert dargestellt). Die terminalen Bronchiolen sind umgeben von glatten Muskeln, die den Durchmesser dieser endständigen Luftwege unter Wirkung der autonomen Innervation oder zirkulierenden Adrenalins verändern können. Mangels eines Knorpelgerüsts können diese terminalen Bronchiolen kollabieren, wenn genügend Druck auf ihren Außenwänden lastet. Bronchiolen mit Durchmessern von < 0,5 mm werden als *respiratorische Bronchiolen* bezeichnet. Sie unterscheiden sich von terminalen Bronchiolen darin, daß sie alveoläre Auftreibungen in ihren Wänden haben. Die Br. respiratorii enden schließlich in der Austauschzone der Lunge, den *Alveolargängen* und -*säcken* (Abb. 10–1).

Atemwegsgeneration

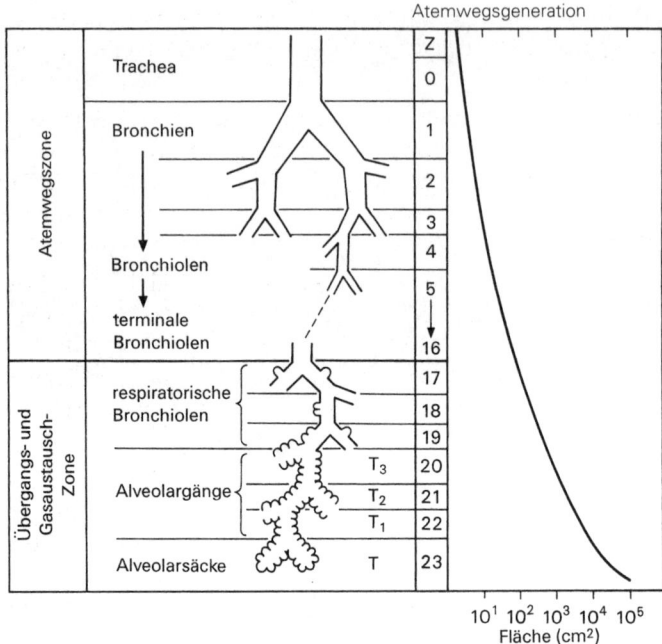

Abb. 10–1: *Bronchialsystem* und seine Aufteilung, Angaben der Teilungsgenerationen, Fläche des Gesamtquerschnitts der jeweiligen Atemwegsgeneration (nach Weibel)

Tab. 10–1: Abschnitte des Respirationstraktes

Name	Durchmesser	Anzahl	Knorpel
Trachea	1,8 cm	1	Schleimsekretion
Hauptbronchien (Br. principales)	1,2 cm	2	glatte Muskeln
Lappenbronchien (Br. lobares)	0,8 cm	3 re, 2 li	Zilien
Segmentbronchien (Br. segmentales)	0,6 cm	10 re, 8 li	
Terminalbronchien (Bronchioli terminales)	1,0 mm	ca. 48 000	
respir. Bronchiolen (Bronchioli respiratorii)	0,5 mm	ca. 300 000	Gasaustausch
Alveolargänge (Ductus alveolares)	400 µm	ca. $9 \cdot 10^6$	
Alveolen (Alveoli pulmonis)	250 µm	ca. $3 \cdot 10^8$	

Grundlage jeglicher **Diagnostik** sind die Anamnese und die klinische Untersuchung.

> **Anamnese.** Husten mit und ohne Auswurf (*produktiver* bzw. *unproduktiver Husten*), Luftnot *(Dyspnoe)* und evtl. *Brustschmerz* gelten als die 4 Hauptsymptome, die auf Erkrankungen des Atemwegsystems hinweisen.

Weiterhin ist auf Allgemeinsymptome wie Appetitlosigkeit, Fieber, Nachtschweiß und ständige Müdigkeit zu achten.

Bei der **klinischen Untersuchung** bietet insbesondere die Auskultation, das Abhören der Lunge, die Möglichkeit, mit einfachen Mitteln Lungenerkrankungen zu diagnostizieren.

Unter den **technischen Untersuchungen** stellen die Röntgendiagnostik, die Broncho-skopie und die Lungenfunktionsdiagnostik die zentralen Methoden in der pneumono-logischen Diagnostik dar.

– *Röntgenologisch* können normale anatomische Strukturen ebenso wie entzündlich oder tumorös veränderte dargestellt werden, wobei der Aussagewert durch technische Ergänzungen (Röntgenschichtaufnahmen) oder Neuerungen (CT, MRT) zu steigern ist. Diese bildgebenden Verfahren werden weiterhin unterstützt durch die Anwendung der Ultraschalldiagnostik.

– Direkt einsehbar ist der Bronchialbaum hingegen im Rahmen der *Bronchoskopie*, die 1897 erstmals mit einem starren Rohr, später zunehmend mit flexiblen Fiberglas-instrumenten durchgeführt wurde. Entscheidender Vorteil dieser risikoarmen, jedoch nicht völlig ungefährlichen Methode ist die Möglichkeit, direkt Material aus verdäch-tigen Lungenbezirken zu gewinnen. Somit sind sowohl bakteriologische als auch fein-gewebliche Untersuchungen möglich (s. Abb. 2–4, S. 19).

– *Funktionsuntersuchung*. Klassische Methode zur Beurteilung der Funktionsfähig-keit der Lunge ist die *Spirometrie* (Abb. 10–2), wobei hierzu je nach Fragestellung ein-fache und hochkomplizierte Geräte zur Verfügung stehen. Die wichtigsten Parameter sind die Vitalkapazität, d. h. das maximal mobilisierbare Lungenvolumen, und die Einsekundenkapazität, d. h. die in der ersten Sekunde nach Einatmung mit maximaler Anstrengung ausgeatmete Luftmenge (s. Abb. 10–5). Der Erfolg der Atemarbeit wird durch die Blutgasanalyse beurteilt, wobei Sauerstoff- und Kohlendioxidgehalt im Blut gemessen werden, was repräsentativ für den Gasaustausch in der Lunge ist. Bei ver-mindertem Blutsauerstoffgehalt (Hypoxämie) spricht man bezüglich der Atemfunkti-on von respiratorischer Partialinsuffizienz, während Hypoxämie und vermehrter Koh-lendioxidgehalt im Blut Globalinsuffizienz bedeuten.

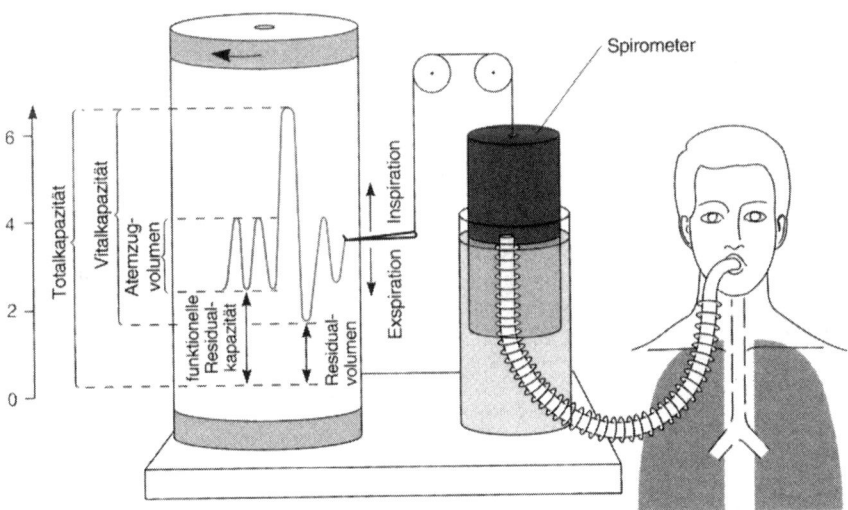

Abb. 10–2: Die *Spirometrie* erfaßt die aufgeführten (statischen) Lungenvolumina unter Ruhebedin-gungen

– Speziellen Fragestellungen bleibt die *Mediastinoskopie* vorbehalten, wobei im Rahmen eines kleinen chirurgischen Eingriffes ein optisches Instrument ins Mediastinum eingebracht wird; hierbei wird in aller Regel ergründet, inwieweit mediastinale Lymphknoten von bereits diagnostizierten Lungenkarzinomen befallen sind.

– Desweiteren gehören *nuklearmedizinische Untersuchungsverfahren*, mit denen Luft- und Blutverteilung in den Lungen gemessen werden können, zum diagnostischen Werkzeug der Pneumonologie.

– Da ein enger Zusammenhang zwischen Lungenerkrankungen und Funktionsveränderungen der rechten Herzkammer besteht, kommen im Rahmen pneumonologischer Fragestellungen auch Untersuchungsmethoden zum Einsatz, die ursprünglich der Kardiologie zuzuordnen sind *(Echokardiographie, Rechtsherzkatheter, EKG)*.

2. Akute Infektionen der Atemwege

2.1 Akute Tracheobronchitis

Definition. Unter einer akuten Tracheobronchitis versteht man eine Schleimhautentzündung von Trachea und den davon abgehenden größeren Bronchien.

Diese Infektionserkrankung tritt häufig im Rahmen eines grippalen Infektes zusammen mit weiteren Schleimhautentzündungen im Bereich der oberen Luftwege (Rhinitis, Tonsillitis, Pharyngitis) auf. Erreger der Erkrankung sind in erster Linie Viren, ein sich auf diese virale Schleimhautschädigung aufpfropfender Infekt mit Bakterien (Superinfektion) ist nicht selten.

Symptome. Klinische Zeichen der Erkrankung sind Husten, der zunächst trocken, später produktiv erscheint, weiterhin Fieber, allgemeines Krankheitsgefühl und Gliederschmerzen.

Normalerweise greift die Erkrankung beim erwachsenen und immungesunden Patienten nicht auf die kleineren Bronchien und auf das umgebende Lungengewebe über, sondern heilt folgenlos aus.

Wenn allerdings der Krankheitsverlauf besonders schwer oder langwierig erscheint, muß an obige Komplikation gedacht werden. Diesbezüglich würde dann die Anfertigung einer Thoraxröntgenaufnahme weitere diagnostische Klarheit erbringen.

Therapie. Bei hohem Fieber sollte Bettruhe eingehalten werden, darüber hinaus sind symptomorientierte Maßnahmen angezeigt: Bei quälendem Husten werden hustendämpfende Medikamente (Codein) verabreicht, hohes Fieber sollte aufgrund der daraus resultierenden Kreislaufbelastung gesenkt werden (Wadenwickel, Paracetamol, Acetylsalicylsäure). Da es sich zumeist um einen durch Viren ausgelösten Infekt handelt, sind Antibiotika zunächst nicht angebracht. Ergeben sich allerdings Hinweise auf einen komplizierten Verlauf (hohes Fieber, Schüttelfrost, fehlende Besserungstendenz, eitriges Sputum) mit bakterieller Superinfektion, ist eine antibiotische Therapie angezeigt.

Bronchitische Beschwerden mit Husten und Auswurf können auch als dauerhaftes Krankheitsbild vorliegen, man spricht dann von *chronischer Bronchitis*. Hierbei liegt als wichtigster Auslöser zunächst nicht der Befall mit einem typischen Krankheitserreger zugrunde, vielmehr sind exogene Schädigungsfaktoren wie Rauchen und allgemeine Umweltfaktoren entscheidend.

Da die chronische Bronchitis zumeist mit einer bronchialen Obstruktion einhergeht, wird das Krankheitsbild im Rahmen der obstruktiven Ventilationsstörungen (Kapitel 3) abgehandelt.

2.2 Pneumonien

Definition. Pneumonien sind Entzündungen der Lunge, die sich im Alveolarraum und dem umgebenden Bindegewebe abspielen.

Ursache. Auslöser sind zumeist Infektionserreger (Viren, Bakterien, Pilze, Parasiten), ätiologisch können aber auch physikalische (radioaktive Strahlung) oder chemische (Reizgase, Aspiration von saurem Mageninhalt) Einflüsse bedeutsam sein.

Definitionsgemäß wird im Zusammenhang mit den beiden letztgenannten Auslösemechanismen auch von *Pneumonitis* gesprochen.

2.2.1 Ambulant und nosokomial erworbene Pneumonie

Einteilung der Pneumonie. In den Lehrbüchern und im medizinischen Sprachgebrauch liegen zahlreiche Einteilungs- und Klassifizierungsmöglichkeiten von Pneumonien nebeneinander vor, was für den Lernenden häufig eher verwirrend als hilfreich ist.

– Von **primärer Pneumonie** spricht man, wenn die pneumonische Entzündung eine bislang intakte Lunge befallen hat (s. Abb. 2–3, S. 19).

– Folglich wird als **sekundäre Pneumonie** bezeichnet, wenn der Entzündungsprozeß auf dem Boden einer vorgeschädigten Lunge (z. B. nach kardial bedingter Wasseransammlung, tumorbedingter Belüftungsstörung) entsteht.

Weiterhin können Pneumonien nach den verantwortlichen Erregern unterteilt werden. In diesem Zusammenhang sind *bakterielle Pneumonien, Viruspneumonien, Pilzpneumonien* und *atypische Pneumonien* (atypische Erreger) zu nennen (s. Tab. 10–2).

– Weitere Einteilungsformen richten sich nach dem Befund des *Röntgenbildes*, hierbei wird zwischen Pneumonien unterschieden, die sich an den anatomischen vorgegebenen Lappengrenzen (*Bronchopneumonie*, s. Abb. 2–3, S. 19) orientieren *(Lobärpneumonie)* oder diffus eine oder beide Lungenseiten befallen.

Epidemiologische Einteilung. Die praktikabelste und wichtigste Einteilung der Pneumonien ist jedoch die, die sich nach dem Ort des Krankheitserwerbs richtet (epidemiologische Einteilung): Man unterscheidet ambulant (zu Hause) von nosokomial (in der Klinik) erworbenen Pneumonien, wobei diese Einteilung eine praktische therapeutische Konsequenz hat, da jeweils völlig unterschiedliche Erregerspektren auslösende Ursachen sind.

Symptome. Das typische Beschwerdebild der ambulant *erworbenen Pneumonie* tritt zumeist während naßkalter Witterung auf, beginnt plötzlich mit hohem Fieber und Schüttelfrost, Husten, Dyspnoe und schwerer Beeinträchtigung des Allgemeinbefindens. Die Mitbeteiligung des Lungenfells (Begleitpleuritis) führt zu atemsynchronen Brustschmerzen. Häufig wird das gleichzeitige Auftreten eines Herpes labialis beobachtet.

Tab. 10–2: Klinische Differentialdiagnose von typischer und atypischer Pneumonie

	typische Pneumonie	atypische Pneumonie
Beginn	perakut	langsam
Schüttelfrost	+ + +	+
respiratorische Prodromi	+ +	+ +
Husten	+ + +	+
Sputum	+ + +	(+)
Fieber	> 39 °C	≤ 39 °C
Tachypnoe	+ + +	+
Tachykardie	+ + +	+
auskultatorische Infiltrate	+ + +	0
Röntgenbild des Thorax	segmentale oder lobäre Infiltrate	diffuse, interstitielle Infiltrate
Leukozytose	+ + +	+

0 = nie, (+) = sehr selten, + = selten, + + = häufig, + + + = sehr häufig

Erreger dieser Pneumonieform sind oftmals Streptococcus pneumoniae (Pneumokokken, s. Abb. 8–4, S. 294) und Haemophilus influenzae.

Das eher *atypische Beschwerdebild* der ambulant erworbenen Pneumonien ist charakterisiert durch einen sich langsam über 3–4 Tage entwickelnden Verlauf mit allmählich einsetzendem Fieber, Kopf- und Gliederschmerzen. Im Gegensatz zur typischen Beschwerdesymptomatik, wo große Sputummengen abgehustet werden, ist der Husten beim atypischen Beschwerdebild häufig trocken und unproduktiv (Tab. 10–2).

Findet sich eher die atypische Beschwerdesymptomatik, so muß mit Viren, Chlamydien, Mykoplasmen oder Legionellen als Erreger gerechnet werden. *Nosokomiale Pneumonien*, die während eines Klinikaufenthaltes auftreten, sind häufig verknüpft mit anderweitigen internistischen Erkrankungen. Prädestiniert sind Patienten auf Intensivstationen, aber auch oft Patienten mit den Grunderkrankungen Diabetes mellitus, Alkoholismus oder Krebs.

In der Regel findet sich bei diesen Patienten eine weitere Verschlechterung der zur Einweisung führenden Grunderkrankung und ein langwieriger von erhöhten Temperaturen gekennzeichneter Krankheitsverlauf.

Auslöser sind häufig resistente und aggressive Bakterien, die auch als Hospitalismus-Problemkeime bezeichnet werden und mit teuren, zum Teil nebenwirkungsreichen Antibiotika behandelt werden müssen.

2.2.2 Pneumonien bei Immundefekt

Neben den oben beschriebenen Unterteilungen müssen Pneumonien bei immungestörten Patienten gesondert erwähnt werden. Immundefekte finden sich im Klinikalltag insbesondere bei Patienten mit bestimmten *Chemotherapien* wegen eines Krebsleidens, bei Organempfängern nach *Transplantationen* im Rahmen der erforderlichen abstoßungsverhindernden Begleittherapie, bei *hochdosierten Kortisontherapien* und bei Patienten mit *AIDS*.

Die praktische und therapeutische Konsequenz besteht darin, daß bei immuninkompetenten Patienten häufig Erreger zu Lungenentzündungen führen, die im Normalfall vom körpereigenen Abwehrsystem eliminiert werden. In diesem Zusammenhang ist besonders an Pilze, Herpes- und Zytomegalieviren und an Protozoen wie Pneumocystis carinii zu denken.

Die *Pneumocystis carinii-Pneumonie* hat durch die Verbreitung von AIDS zunehmende Bedeutung gewonnen, da sie früher oder später 85 % der HIV-Infizierten betrifft. Häufig wird durch diese Pneumonie das Stadium des Krankheitsausbruchs nach jahrelanger symptomloser HIV-Infektion markiert.

Das Krankheitsbild verläuft oftmals schwer mit ausgeprägten Hypoxämien und ist lebensbedrohlich. Darüber hinaus besteht erhebliche Rezidivneigung.

2.2.3 Aspirationspneumonie

U.a. hinsichtlich pflegerischer Aufgaben verdient die Aspirationspneumonie eine gesonderte Darstellung. Sie tritt zumeist nach Operationen im HNO-Bereich, bei zentral bedingten Schluckstörungen und bei Bewußtlosen und alkoholintoxikierten Patienten auf. Lungenschädigungen sind einerseits aufgrund der chemischen Wirkung des sauren Mageninhaltes zu erwarten, andererseits enthält das Aspirat häufig aggressive Problemkeime.

Neben der antibiotischen Therapie sollte versucht werden, das aspirierte Material unter bronchoskopischer Sicht abzusaugen.

2.2.4 Pathophysiologie und Komplikationen

Pathophysiologie. Allen oben dargestellten Pneumonieformen ist gemein, daß durch sie eine entzündungsbedingte Flüssigkeitsansammlung im Alveolarraum erzeugt wird.

Die befallenen Alveolen stehen dann nicht mehr für den Gasaustausch zur Verfügung, was eine Hypoxämie zur Folge haben kann. Verschlimmert wird diese Situation dadurch, daß entzündungsbedingt weiterhin in der Lunge sog. Shunts eröffnet werden, die wie eine Umleitung verbrauchtes Blut an den Alveolen vorbeileiten.

Je nach betroffener Lungenfläche, Bösartigkeit des Erregers und besonders je nach Vorschädigung des betroffenen Organismus wird die Hypoxämie besser oder schlechter toleriert, kann jedoch besonders beim älteren, kardiopulmonal vorgeschädigten Patienten auch heute zum Tode führen. Dies gilt in verstärktem Maße beim Auftreten von Komplikationen im Rahmen einer Pneumonie, wobei *pulmonale* und *extrapulmonale* Komplikationen unterschieden werden.

Komplikationen. Kommt es im Rahmen des entzündlichen Befalls von Lungengewebe zu dessen völligem Absterben, entsteht ein **Lungenabszeß** (Abb. 10–3). Dieser nekrotische Lungenbezirk, der eitriges Material enthält, wird wiederum von aggressiven Keimen besiedelt, die noch gesundes Lungenparenchym in der Nachbarschaft in Mitleidenschaft ziehen. Weiterhin besteht im Rahmen von Lungenabszessen ganz besonders die Gefahr der Keimverschleppung auf dem Blutwege.

Therapie. Antibiotika oder Operation (Entfernung des entsprechenden Bezirks).

Folge immer wiederkehrender bronchopulmonaler Infekte sind auch **Bronchiektasen** (Abb. 10–4), wie man sackförmige Erweiterungen der größeren Bronchien nennt.

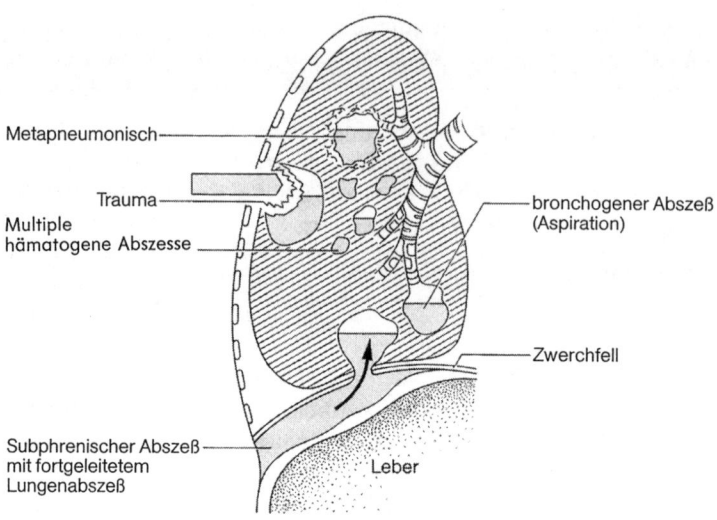

Abb. 10–3: Pathogenese des *Lungenabszesses*

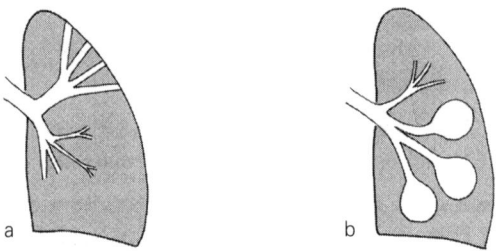

Abb. 10–4: Zylindrische (**a**) und sackförmige (**b**) *Bronchiektasen*

Diese Erweiterungen treten häufig nach Pneumonien im Kindesalter auf, ein zusätzlicher Defekt des bronchialen Flimmerepithels ist nicht selten.

Problem der Bronchiektasen ist, daß sie wiederum oft Brutstätte neuerlicher Atemweginfektionen mit gefährlichen Keimen sind. Darüber hinaus entwickelt sich auf ihrem Boden auf Dauer eine obstruktive Ventilationsstörung mit respiratorischer Insuffizienz.

Rezidivierende Infekte können zur chirurgischen Entfernung der Bronchiektasen tragenden Lungenanteile zwingen.

Weitere Komplikationsmöglichkeiten, die im Rahmen einer Pneumonie auftreten können, sind Wasser- und Eiteransammlungen (*Pleuraerguß* bzw. *-empyem*) in der Pleurahöhle. **Extrapulmonale Komplikationen** erklären sich in erster Linie durch hämatogene Keimverschleppung in andere Organe. *Meningitis, Endokarditis, Arthritis, Osteomyelitis* und *Multiorganversagen* im Rahmen eines septischen Schocks sind entsprechend schwerwiegende Beispiele dieses Komplikationsmechanismusses.

Insgesamt beträgt der Prozentsatz tödlicher Pneumoniekomplikationen bei jüngeren Patienten 2–3 %, bei älteren Patienten jedoch 15–20 %.

2.2.5 Diagnostik und Therapie

Basis der **Diagnostik** ist die körperliche Untersuchung, wobei sich auskultatorisch typische Atemgeräusche erheben lassen. Die oben erwähnte Flüssigkeitsansammlung in den Alveolen führt beim Abhören zu einem zusätzlichen *knisternden Rasselgeräusch* (RG), evtl. erscheint das Atemgeräusch auch lauter und schärfer, was als *Bronchialatmen* beschrieben wird. Allerdings muß man sich immer vergegenwärtigen, daß mit dem Abhören mittels Stethoskop nur die Lungenanteile erfaßt werden, die dem Brustkorb unmittelbar benachbart sind. Tiefer liegende und zentrale entzündliche Prozesse entgehen dieser Methode, so daß bei begründetem Pneumonieverdacht die Anfertigung einer *Röntgenthoraxaufnahme* indiziert ist.

Normalerweise sind die luftgefüllten Alveolen für Röntgenstrahlen gut durchlässig, so daß die entsprechenden Bezirke auf dem Röntgenfilm schwarz erscheinen. Werden die Röntgenstrahlen durch entzündungsbedingte Flüssigkeitsansammlungen in den Alveolen absorbiert, erscheinen die entsprechenden Stellen auf dem Röntgenbild heller oder weiß: man spricht dann in der röntgenologischen Fachsprache von einem *pneumonischen Infiltrat*.

Laborchemische Entzündungsparameter sind ein weiterer Mosaikstein im diagnostischen Bild, zusammen mit der *Blutgasanalyse* sind sie auch repräsentativ für die Schwere der Erkrankung und den Therapieerfolg.

Erregerdiagnostik. Weiterhin kann nach entsprechender Materialgewinnung (Sputum, Rachenabstrich, bronchoskopisch gewonnenes Bronchialsekret) durch mikrobiologische Nachweisverfahren versucht werden, den Krankheitserreger zu identifizieren. Problematisch ist hierbei einerseits, daß mit der Therapie in aller Regel nicht gewartet werden kann, bis mikrobiologische Ergebnisse vorliegen, andererseits nicht immer sicher ist, daß ein identifizierter Erreger, der im Bronchialbaum ansässig ist, auch für eine gleichzeitig vorliegende Pneumonie verantwortlich gemacht werden kann.

Therapie. Grundlage jeglicher medikamentöser Therapie sind flankierende *Allgemeinmaßnahmen*: Aufgrund der hypoxiebedingten Kreislaufbelastung sollte bis zur Entfieberung strenge *körperliche Schonung* eingehalten werden. Bei hohem Fieber ist in besonderem Maße auf Ausgleich des dadurch entstehenden Flüssigkeitsverlustes zu achten. In diesem Zusammenhang sei auch auf die notwendige *Thrombose- und Thromboembolieprophylaxe* besonders hingewiesen. *Sauerstofftherapie* per Nasensonde ist bei nachgewiesener Hypoxämie hilfreich. *Physiotherapie* mit Klopfmassage und Lagedrainage hilft, das in den Alveolen vorhandene Sekret zu mobilisieren und abzuhusten.

Die *antibiotische Therapie* muß oftmals aufgrund der Schwere der Erkrankung vor Eintreffen mikrobiologischer Untersuchungsergebnisse begonnen werden. Diese muß sich dann an klinischen Hinweisen zur Pneumonieentstehung orientieren:

Bei den häuslich erworbenen Pneumonien mit typischer Beschwerdesymptomatik helfen Penicillinabkömmlinge, bei atypischen Verlaufsformen werden Erythromycin-

derivate und bei nosokomial erworbenen Lungenentzündungen Breitspektrumanti-
biotika verwendet.

Nach 3 Tagen antibiotischer Therapie sollte ein Erfolg hinsichtlich Allgemeinbefinden, Fieberverlauf und Blutgasanalyse zu verzeichnen sein. Ist dies nicht der Fall, so
ist die antibiotische Therapie zu überdenken und es gilt, Erreger ins Kalkül zu ziehen, die von dem bisher erfolglos eingesetzten Antibiotikum noch nicht erfaßt wurden.

Optimal ist, wenn die zunächst auf Erfahrungswerten basierende kalkulierte Antibiotikatherapie im weiteren Verlauf durch ein Antibiogramm unterstützt wird.

3. Obstruktive Ventilationsstörungen

Die obstruktive Ventilationsstörung ist die häufigste aller Lungenfunktionsstörungen.

Hier sind die Strömungswiderstände in den Bronchien erhöht, Ursache ist eine Verengung der Atemwege. Dies ist wiederum durch Kompression der Bronchien von außen, durch Kontraktion der Bronchialmuskulatur, Verdickung der die Atemwege aus-
kleidenden Schleimhaut und durch Verlegung des Bronchiallumens mit Schleim möglich. Selten liegt eine Obstruktion der oberen außerhalb des Thorax liegenden Luftwege vor (Pseudokrupp, Fremdkörperaspiration, Kehlkopftumor), was sich in inspiratorischer Atembehinderung mit pfeifendem Geräusch bei der Einatmung (Stridor)
äußert.

Zumeist ist die Obstruktion in den intrathorakalen Luftwegen lokalisiert, was dazu
führt, daß die verengte Stelle des Bronchialsystems beim Ausatmen zusätzlich von außen komprimiert wird, so daß der Ausatemvorgang, die Exspiration, stärker behindert wird als die Inspiration.

Diagnostik. Zur *Messung der Bronchialweite* gibt es verschiedene Testmethoden (s.
Abb. 10–2): Die einfachste ist die Messung der *Einsekundenkapazität* (Abb. 10–5),
wobei der Patient nach maximaler Einatmung so schnell und kräftig als möglich in
ein Testgerät ausatmet. Aus dem so entstehenden Spirogramm wird ermittelt, wieviel Luft in der ersten Ausatemsekunde ausgeatmet werden konnte. Dieser FEV 1-
Wert sollte mindestens 70 % der Vitalkapazität, d. h. der maximal mobilisierbaren
Luftmenge betragen. Durch kompliziertere Meßvorrichtungen ist es darüber hinaus
möglich, den *Atemwegwiderstand* direkt zu messen. Die modernen Verfahren der
Lungenfunktionsdiagnostik ermöglichen weiterhin eine Unterteilung der Obstruktion in eine zentrale, die großen Atemwege betreffende, und eine periphere Obstruktion.

Schließlich werden durch die Lungenfunktionsdiagnostik und speziell durch den
FEV 1-Wert obstruktive Ventilationsstörungen dahingehend beurteilt, ob sie irreversibel oder durch therapeutische Bemühungen (Inhalation von Bronchospasmolytika)
besserbar sind *(Bronchospasmolysetest)*. Umgekehrt wird auch geprüft, ob sich die
entsprechenden Meßwerte unter Inhalation bestimmter Allergene verschlechtern
(Provokationstest).

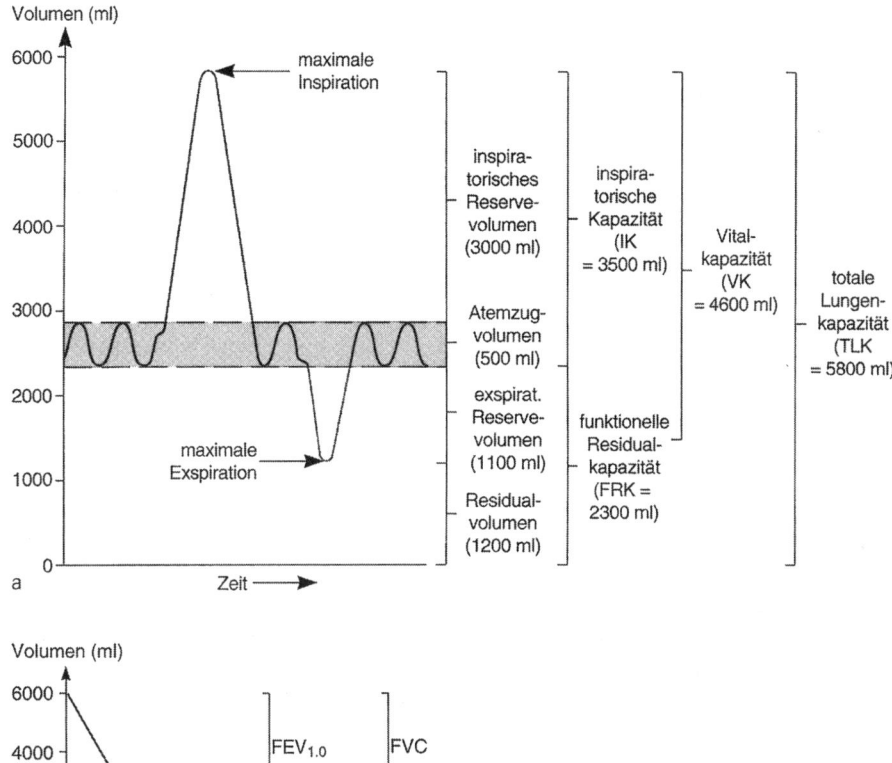

Abb. 10–5: Lungenvolumina. **a.** *Statische* Volumina und Lungenkapazitäten, **b.** *Dynamische* Volumina: Forciertes exspiratorisches Volumen in 1 s (FEV 1 = Sekundenkapazität) und forcierte Vitalkapazität (FVK)

3.1 Asthma bronchiale

Definition. Asthma bronchiale ist eine variable und reversible Atemwegobstruktion infolge Entzündung und Hyperreaktivität der Bronchialschleimhaut.

Leitsymptom ist die anfallsweise auftretende Luftnot. Variabel bedeutet, daß die Verengung der Atemwege starken spontanen Schwankungen unterliegt, was am unterschiedlichen subjektiven Empfinden des Patienten, aber auch an schwankenden FEV 1-Werten abgelesen werden kann.

Asthmakrank sind in mehr oder minder schwerer Ausprägung 7–10 % der Bevölkerung, dies häufig bereits im Kindesalter.

Pathophysiologie, Ätiologie. Die Erhöhung der Atemwegswiderstände beim Asthmakranken erklärt sich über *3 Ursachen*:

– Spasmus der Bronchialmuskulatur
– entzündliche Bronchialschleimhautveränderung mit Schleimhautödem und
– vermehrte Sekretion eines besonders zähen Schleims, der zu Verstopfung der
Atemweglichtungen führt (Abb. 10–6).

Wie es zu dieser Überreaktion der Bronchien kommt, ist noch nicht in allen Einzelheiten geklärt. Sicher ist allerdings, daß eine Entzündungsreaktion der Bronchialschleimhaut, in der spezifische Auslöser (Mediatorstoffe) wie Histamin, Bradykinin, eosinophile Leukozyten und sog.
Leukotriene freigesetzt werden, hauptverantwortlich ist.

Beim *allergischen Asthma* (extrinsic Asthma) werden diese Prozesse durch Umweltal-
lergene (z. B. Pollen) ausgelöst, beim *nichtallergischen Asthma* (intrinsic Asthma) sind
die Auslösemechanismen nicht so klar definiert, stehen jedoch häufig im Zusammenhang mit Infektionen, körperlicher Anstrengung (Anstrengungsasthma) sowie Einatmen von Kälte oder Staub.

Mischformen dieser beiden Asthmagruppen sind häufig. Hinsichtlich des allergischen
Asthmas kommt eine familiäre Häufung oft vor, zumeist in Verbindung mit anderen
sog. atopischen Krankheiten (auf einer genetischen Prädisposition beruhende Überempfindlichkeit) wie allergische Rhinitis (Heuschnupfen) und Neurodermitis.

3.1.1 Symptome, Diagnose

Symptome. Entsprechend den dargestellten Auslösemechanismen können die Beschwerden jahreszeitlich gehäuft oder ganzjährig auftreten.

Wichtigstes Symptom ist die *anfallsweise auftretende Luftnot* in Verbindung mit besonders erschwerter Exspiration. Verbunden damit ist häufig erheblicher Hustenreiz.

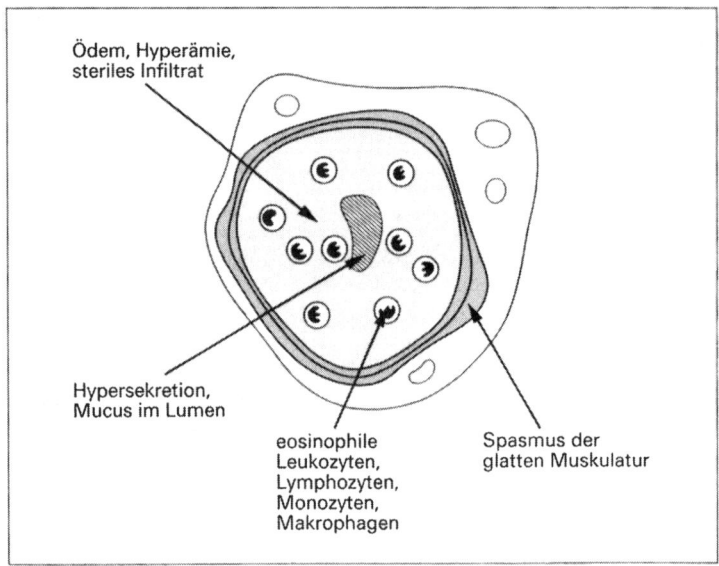

Abb. 10–6: Schematischer Querschnitt durch den Bronchus mit den Hauptursachen der asthmati-
schen *Bronchusobstruktion*

Im Asthmaanfall findet sich typischerweise ein aufrecht sitzender Patient, der den Oberkörper auf den gestreckten Armen nach hinten abstützt, um so seine Atemhilfsmuskulatur optimal einzusetzen.

Beim Auskultieren fallen pfeifende, giemende Geräusche in der verlängerten Ausatemphase auf. Weiterhin wird ein zähes, glasiges Sputum produziert, das sich schwer abhusten läßt; im Falle einer Atemweginfektion kann dieses Sputum auch gelb-grünlich verfärbt sein. Je nach Schwere des Asthmaanfalles sind respiratorische Partial- und Globalinsuffizienz möglich, wobei im letzteren Falle die Gefahr der Erschöpfung der Atemkraft mit lebensbedrohlichen Folgen besteht.

Status asthmaticus. Im Falle eines über Stunden oder Tage anhaltenden Asthmaanfalles, der sich therapeutisch nur schwer beeinflussen läßt, spricht man auch von einem Status asthmaticus.

Differentialdiagnose. Zumeist ist die gebotene klinische Symptomatik so eindeutig, daß die Diagnose durch die körperliche Untersuchung gestellt werden kann. Trotzdem müssen andere Erkrankungen ausgeschlossen bzw. differentialdiagnostisch mitbedacht werden, die ebenfalls zur Luftnot führen. Insbesondere die Abgrenzung zum beginnenden *Lungenödem* ist nicht immer einfach, da es hier auch zu einer reflektorisch ausgelösten Verengung der Bronchien kommen kann; man spricht in diesen Fällen von *Asthma cardiale.*

Mitbedacht werden muß auch das psychogen ausgelöste *Hyperventilationssyndrom,* dem keine Luftnot im eigentlichen Sinne zugrunde liegt.

Diagnose. Im akuten Asthmaanfall wird in der Regel kaum Zeit für zeitraubende diagnostische Maßnahmen sein, die Diagnose ist gewöhnlich anhand der klinischen Symptome und der Vorgeschichte zu stellen. In der Akutsituation kann die Durchführung einer arteriellen Blutgasanalyse nützlich sein, denn insbesondere die respiratorische Globalinsuffizienz mit Anstieg des Kohlendioxids gilt als gefährliches Zeichen.

Nach Überwindung der Akutsituation wird sich lungenfunktionsanalytisch eine mehr oder weniger variable obstruktive Ventilationsstörung zeigen, wobei heute mit Peak-flow-Metern brauchbare Instrumente zur Patientenselbstmessung zur Verfügung stehen, so daß Asthmakrisen frühzeitiger erkannt und behandelt werden können.

Im Röntgenbild ist eine vermehrt luftgefüllte und somit strahlentransparente Lunge zu finden.

Insbesondere zur Aufdeckung des *allergischen* Asthma bronchiale sind inzwischen vielfältige allergologische und immunologische Testverfahren bekannt. Hervorzuheben sind diesbezüglich verschiedene Provokationsteste, wobei verdächtige Allergene mit Haut und Bronchien in Kontakt gebracht werden, um dort bei entsprechend bestehender allergischer Überempfindlichkeit Reaktionen auszulösen.

Da asthmatische Erkrankungen in einigen Berufen gehäuft angetroffen werden (z.B. „Bäckerasthma"), ist die Erhebung einer genauen Berufs- und Hobbyanamnese hervorzuheben. Da bei länger bestehendem Asthma bronchiale prinzipiell von Komplikationsmöglichkeiten wie Cor pulmonale oder Lungenemphysem auszugehen ist, sind diese Erkrankungen bei der Diagnostik mitzubedenken.

3.1.2 Therapie

Allgemeinmaßnahmen. Eine Ausheilung der Erkrankung durch therapeutische Maßnahmen ist nur in begrenztem Umfang möglich. Lediglich beim allergischen Asthma, das noch nicht allzu lange besteht und bei dem das Allergen bekannt ist, besteht die Möglichkeit der *Hyposensibilisierung*, bei der in steigenden Dosen Allergene (z.B. Pollen) zugeführt werden, sodaß sich im Verlauf eine Toleranz gegenüber dem Asthmaauslöser entwickelt.

Bei jüngeren Patienten wird diesbezüglich von Heilungserfolgen über 50 % berichtet (insbesondere bei Kindern), bei Patienten jenseits des 40. Lebensjahres sind die Erfolge eher spärlich. Im Zusammenhang mit empfehlenswerten Allgemeinmaßnahmen sollte eine *Allergenkarenz* empfohlen werden. Bei Pollenallergien sind Aufenthalte in pollenarmen Gebieten (Hochgebirge, Küstenregion) sinnvoll, bei der häufig anzutreffenden Allergie gegen Hausstaubmilben ist auf entsprechende Umgestaltung des Wohnraumes zu achten. Teppiche, Polstermöbel und andere Staubfänger sollten soweit vertretbar gegen Kunststoffe und abwaschbare Materialien ausgetauscht werden. Häufiger Bettwäschewechsel und Vermeidung erhöhter Raumtemperaturen in Schlafräumen (optimal 17–18 °C) sind weitere empfehlenswerte Allgemeinmaßnahmen.

Weiterhin sollten Kontakte mit Gift- und Reizstoffen (Kaltluft, Staub, Tabakrauch) vermieden werden. Da beim nichtallergischen Asthma eine Anfallsauslösung durch Anstrengung oder bestimmte Medikamente möglich ist, sollten auch hier die entsprechenden Auslöser gemieden werden. Medikamente, die in diesem Zusammenhang genannt werden müssen, sind Beta-Blocker und Acetylsalicylsäure.

Medikamente. Zur symptomatischen medikamentösen Therapie stehen mehrere Wirksubstanzen und -prinzipien zur Verfügung, die zumeist kombiniert eingesetzt werden:

a) **Glukokortikosteroide** können sowohl als Dosieraerosol inhaliert als auch oral verabreicht werden. Ihre Wirkung beruht auf der Unterdrückung der asthmatisch entzündlichen Bronchialschleimhautveränderungen.

> Inhalierbare Kortikoide sind das wichtigste Prinzip der Asthmatherapie, da sie gut verträglich sind und sofort am „Ort des Krankheitsgeschehens" angreifen können.

Deshalb ist die benötigte Gesamtdosis extrem gering, so daß Kortisonnebenwirkungen wie Osteoporose, Fettsucht, Hypertonieentstehung und diabetogene Wirkung nicht zu befürchten sind.

Zur korrekten Anwendung müssen Inhalationshilfen (Spacer) verwendet werden, da hierdurch eine optimale Teilchengröße erreicht wird, und die Applikation vor den Mahlzeiten mit anschließender Mundspülung, um der Gefahr der Pilzbesiedelung in der Mundhöhle vorzubeugen. Der therapeutische Erfolg stellt sich erfahrungsgemäß erst im Laufe einer Woche ein, eine Anwendung im Notfall ist folglich nutzlos.

Im Falle der ungenügenden Wirksamkeit in Kombination mit anderen Antiasthmatika ist man gelegentlich gezwungen, Kortikoide oral oder intravenös zu verabreichen, wobei mit der Wirkpotenz auch die Nebenwirkungsrate steigt.

b) **Bronchodilatatoren** wirken an der Bronchialmuskulatur, indem sie ihren Tonus erschlaffen lassen, was zur Erweiterung des Bronchiallumens führt.

Da das sympathische Nervensystem zu einer Erweiterung des Bronchiallumens führt und der Parasympathikus das Gegenteil bewirkt, ergeben sich hieraus *2 therapeutische Möglichkeiten*:
– *Betasympathikomimetika* imitieren an Betarezeptoren der Bronchialmuskulatur den Sympathikus und stellen die Bronchien weit. Sie werden ebenfalls als Inhalat eingesetzt und sind auch im Akutfall wirksam.

Eingeschränkt wird ihre Anwendbarkeit durch die Möglichkeit der Auslösung von Unruhe, Tremor und tachykarden Herzrhythmusstörungen, die insbesondere bei Überdosierungen lebensgefährlich sein können.

– *Parasympatholytika*. In Analogie hierzu werden weiterhin die den Parasympathikus hemmenden Parasympatholytika als Dosier-Aerosol eingesetzt, die nebenwirkungsärmer, jedoch in ihrer Wirksamkeit schwächer sind.
– *Theophyllin*. Drittes bronchodilatatorisches Prinzip sind die Theophyllinderivate, die direkt am Bronchialmuskel angreifen und zusätzlich eine zentrale Atemstimulation herbeiführen; sie sind oral, aber auch als schnell wirksame intravenöse Applikationsform erhältlich.

Ihre Verwendbarkeit wird durch die relativ große Gefahr der Überdosierung mit zerebralen Nebenwirkungen (Krampfanfälle) und kardialen Rhythmusstörungen beschränkt.

Weitere therapeutische Möglichkeiten sind beim gesichert allergisch ausgelösten Asthma *Antihistaminika*, die die übersteigerte Reaktion der Bronchialschleimhaut eindämmen. Ihr Nutzen ist oft nicht ausreichend, mögliche Nebenwirkungen bestehen in Auslösung von Schwindel und Übelkeit.

Falls im Rahmen asthmatischer Beschwerden zähes Bronchialsekret vorliegt, das nicht abgehustet werden kann, sind zusätzlich *Mukolytika* zur Verflüssigung (z. B. Acetylcystein) und *Sekretolytika* zur Sekretfreisetzung angezeigt, deren Wirksamkeit an eine ausreichende Flüssigkeitszufuhr gebunden ist. Hierbei sind auch krankengymnastische Begleitmaßnahmen zur Förderung der Expektoration wie z. B. Klopfmassage, aber auch Inhalationstherapie hilfreich.

Da die Asthmaanfallsauslösung oftmals im Rahmen psychischer Konfliktsituationen beobachtet werden kann, wird gelegentlich auch die Durchführung einer *Psychotherapie* empfohlen. Hieraus resultierende durchgreifende Befundbesserungen sind jedoch eher spärlich.

Abschließend sei erwähnt, daß der schwere Asthmaanfall oder gar der Status asthmaticus als internistischer Notfall zu betrachten ist. Das heißt, die notwendige Behandlung sollte in der Klinik, evtl. auf einer Intensivstation unter kontinuierlicher Überwachung von Herz-, Kreislauf- und Lungenfunktion erfolgen.

Die oben erwähnten Therapieprinzipien müssen hierbei in Kombination, zumeist unter intravenöser Verabreichung angewandt werden. Insbesondere wenn es zur respiratorischen Globalinsuffizienz gekommen ist, die häufig klinisch mit Erschöpfung des Zwerchfells und der übrigen Atemmuskulatur sowie zerebraler Eintrübung einhergeht, ist die Indikation zur maschinellen kontrollierten *Beatmung* zu stellen.

3.2 Chronische Bronchitis, chronisch- obstruktive Bronchitis

WHO-Definition. Die chronische Bronchitis ist eine Erkrankung mit übermäßiger Schleimproduktion in den Atemwegen. Sie manifestiert sich mit andauerndem Husten mit oder ohne Auswurf während 3 Monaten während 2 aufeinander folgenden Jahren.

Primär liegt der chronischen Bronchitis keine Infektion zugrunde, vielmehr handelt es sich um den Verlust des Gleichgewichts zwischen körpereigener bronchialschleimhautschützender Abwehr und diesbezüglich schädigenden Einflüssen.

Pathophysiologie. Die Erkrankung tritt nicht schlagartig auf, vielmehr werden bis zum Erreichen des Vollbildes verschiedene Stadien durchlaufen.

Zu *Beginn* findet sich ein Funktionsverlust des Flimmerepithels auf der Bronchialschleimhaut (Abb. 10–7, 8), was dazu führt, daß eingedrungene mikroskopische Fremdpartikel leichter und länger an der Schleimhautoberfläche haften können (muko-ziliare Insuffizienz). Dies hat ein Einwandern von Entzündungszellen zur Folge (Makrophagen, Granulozyten), was dazu führt, daß vermehrt Schleimdrüsen nach-wachsen, die zähen Schleim produzieren (Dyskrinie) und die Bronchialwände dünner und instabiler werden.

Das *2. Stadium* der Erkrankung zeichnet sich dadurch aus, daß auf dieser veränderten Bronchialschleimhaut Infektionen leichter angehen, was wiederum zum Einwandern von Entzündungszellen führt, und somit ein entsprechender Teufelskreis entsteht.

In dem nun folgenden *3. Stadium* des Erkrankungsprozesses entsteht eine Atemwegs-obstruktion, die sich einerseits durch die Verdickung der Schleimhaut und die Ver-stopfung der Atemwege durch zähen Schleim, andererseits durch eine neu entstehen-de Bronchialmuskelkonstriktion erklärt.

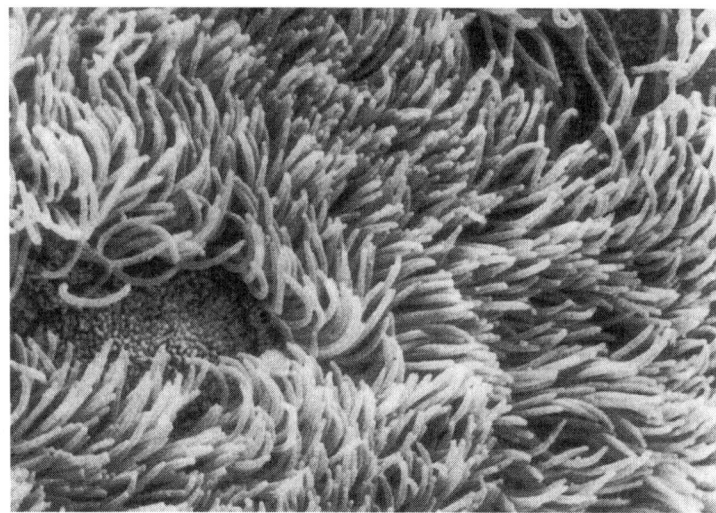

Abb. 10–7: Rasterelektronische Aufnahme der *Flimmerhaare* in einem Bronchus (Aufnahme: Prof. P. Gehr, Anatomisches Institut der Universität Bern, Schweiz)

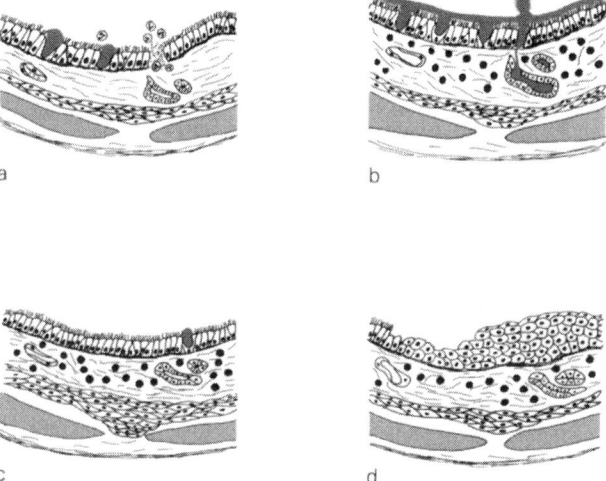

Abb. 10–8: Akute und chronische *Bronchitis*, **a.** Akute Bronchitis mit vermehrter Schleimproduktion, Nekrosen und leukozytärem Exsudat, **b.** Chronische dyskrine Bronchitis mit Hyper- und Dyskrinie, vermehrten Becherzellen und Entzündungszellinfiltrat, **c.** Chronische Bronchitis mit Verbreiterung ·der Basalmembran und muskulärer Hypertrophie, **d.** Chronische Bronchitis mit zusätzlichem Schleimhautumbau (Metaplasie des Plattenepithels)

Im *4. Stadium* entsteht ein Lungenemphysem, da die chronischen Entzündungsprozesse zur irreversiblen Auflösung von Alveolarwandstrukturen führen. Dieses Endstadium ist blutgasanalytisch durch eine respiratorische Globalinsuffizienz gekennzeichnet, wobei diese respiratorische Dekompensation in aller Regel auch eine Rechtsherzdekompensation (Cor pulmonale) nach sich zieht.

Risikofaktoren. Das Rauchen ist unter allen Risikofaktoren der entscheidenste, nur etwa 3–4 % der Bronchitiskranken sind Nichtraucher. Weiterhin gelten die negativen Auswirkungen, die die Schadstoffbelastung der Atemluft im städtischen Milieu mit sich bringt, als gesichert. Arbeitsmedizinische Untersuchungen wiesen darüber hinaus darauf hin, daß berufliche Noxen (Chlorgase, Nitrosegase, Zyanate) eine erhebliche Bedeutung bei Auslösung und Verschlimmerung der chronisch obstruktiven Bronchitis zukommen kann.

Unabhängig von der Schadstoffexposition gibt es genetische Dispositionen, wonach es auch ein erblich bedingtes erhöhtes „Bronchitisrisiko" gibt. In bestimmten Fällen können diesbezüglich definierte Erkrankungen, wie z.B. die Mukoviscidose oder bestimmte Antikörpermangelsyndrome genannt werden.

Endlich können auch häufige frühkindliche Atemweginfekte als eigenständige Risikofaktoren genannt werden, wobei nachgewiesen werden konnte, daß hiervon im Elternhaus passiv mitrauchende Kleinkinder überdurchschnittlich häufig betroffen sind.

3.2.1 Symptome, Diagnose

Symptome. Entsprechend den verschiedenen Stadien, die im Rahmen der chronisch-obstruktiven Bronchitis bis zum Erreichen des Vollbildes durchlaufen werden, ist auch das Beschwerdebild einer Entwicklung unterworfen.

Zu Beginn der Erkrankung ist *Husten* das Leitsymptom; es handelt sich zumeist um morgendliches Husten mit Auswurf, der bei bakteriellen Begleitinfektionen auch gelb aussehen kann. Dieses Initialsymptom wird von den Betroffenen oftmals als „Raucherhusten" verharmlost und ignoriert. Wenn die obstruktive Komponente zunehmend bedeutsam wird, stellt sich Belastungsdyspnoe und Leistungsabfall ein, weiterhin sind die Patienten anfälliger für Infekte des Atemwegsystems. Im Rahmen der Spätkomplikationen, die eine respiratorische Globalinsuffizienz nach sich ziehen, leiden die Patienten unter zunehmender Ruhedyspnoe und Symptomen des Cor pulmonale wie Ödemen und Pleuraergüssen. In diesem Stadium können alle Atemweginfekte die labile respiratorische Situation zur völligen Dekompensation bringen und die betroffenen Patienten tödlich bedrohen.

Diagnose. Die Patientenangaben zur Vorgeschichte hinsichtlich Raucheranamnese und chronischem Husten sind häufig bereits wegweisend. Selbstverständlich müssen anderweitige Erkrankungen, die ebenfalls zu Husten führen können (Bronchialkarzinom, Linksherzinsuffizienz), mitbedacht und möglichst ausgeschlossen werden.

Bei der körperlichen Untersuchung können mit dem Stethoskop beim Abhören giemende Nebengeräusche und eine verlängerte Ausatemphase wahrgenommen werden, die Entwicklung eines Emphysems zeichnet sich weiterhin durch klassische Untersuchungsbefunde aus, die im folgenden Kapitel dargestellt sind.

Für die Diagnostik, aber auch die Therapie- und Verlaufskontrolle ist die *Lungenfunktionsprüfung* wichtig, wobei dem im fortschreitenden Krankheitsverlauf sinkenden FEV 1-Wert besondere Bedeutung zukommt.

Laborchemisch wird zur frühzeitigen Erfassung von bronchopulmonalen Infekten auf den Verlauf der Entzündungsparameter (BSG, Leukozytenzahl) geachtet, weiterhin sind Blutgasanalysen zu fordern.

Sollten sich komplizierend immer wieder eitrige Atemweginfekte einstellen, ist es optimal, wenn durch mikrobiologische Sputumuntersuchungen der Erreger identifiziert und gezielt behandelt werden kann. Eine diesbezügliche diagnostische Möglichkeit stellt die *Bronchoskopie* dar, bei der gezielt intrabronchial Material gewonnen werden kann. Darüber hinaus lassen sich hierbei die oben beschriebenen Schleimhautveränderungen sowie eine zunehmende Instabilität aufgrund des Dünnerwerdens der Bronchialwände darstellen.

3.2.2 Therapie

Wichtigste nichtmedikamentöse Maßnahme ist das Fernhalten von inhalierbaren Giftstoffen vom Bronchialsystem, was in den meisten Erkrankungsfällen mit dem Einstellen des Zigarettenrauchens gleichzusetzen ist. Entscheidend ist, daß dies in einem frühen Erkrankungsstadium erfolgt, denn wenn bereits Lungenemphysem und respiratorische Globalinsuffizienz entstanden sind, kommt diese Maßnahme zu spät.

In den Stadien, in denen rezidivierende Atemweginfekte eine Rolle spielen, sollte die frühzeitige antibiotische Therapie nicht versäumt werden. In weiter fortgeschrittenen Krankheitsfällen mit Atemwegobstruktion werden inhalierbare Beta 2-*Sympathomimetika* angewandt, zusätzlich können Kortikoide – oral oder inhalierbar – die bei der chronischen Bronchitis mitentscheidenden chronischen Entzündungsprozesse unterdrücken. Im Endstadium der Erkrankung, mit respiratorischer und kardialer Dekompensation stehen die Probleme der Rechtsherzinsuffizienz im Vordergrund. Diesbezüglich wird zumeist eine *Digitalis- und Diuretikatherapie* erforderlich sein. Bezüglich der Atemsituation mit respiratorischer Insuffizienz setzt sich zunehmend der Einsatz einer *Sauerstofflangzeittherapie* durch. Die Indikation hierfür kann gestellt werden, wenn der Sauerstoffgehalt im Blut weniger als 55 mmHg beträgt.

Theoretisches Konzept dieser Therapie ist der Nachweis, daß durch Erhöhung des Sauerstoffgehalts in den Alveolen eine Erweiterung der Blutgefäße im Lungenkreislauf erzielt wird, so daß die Druckbelastung für die rechte Herzkammer abnimmt. Somit wird der Entstehung eines Cor pulmonale, das oftmals tödliche Komplikationen mit sich bringt, entgegengewirkt. Die Wahrscheinlichkeit, daß durch Sauerstoffgabe bei Lungenkranken mit respiratorischer Globalinsuffizienz der Atemantrieb vermindert wird, ist wesentlich kleiner als lange angenommen. Trotzdem muß diese Komplikationsmöglichkeit vor Beginn einer Sauerstofflangzeittherapie ausgeschlossen werden. Dies geschieht, indem man Blutgasanalysen vor und während der Sauerstoffgabe vornimmt und kontrolliert, daß sich die Ergebnisse unter Sauerstofftherapie nicht weiter verschlechtern.

Sinnvoll ist diese relativ teure Therapie jedoch nur, wenn die Sauerstoffapplikation für mindestens 16 Stunden am Tag erfolgt. Für die Heimtherapie wird dies in aller Regel durch Bereitstellung von sog. Sauerstoffkonzentratoren gewährleistet, die aus der Umgebungsluft Stickstoff absorbieren und Sauerstoff passieren lassen.

Abschließend sei bemerkt, daß die Sauerstofflangzeittherapie nicht nur bei der chronisch-obstruktiven Bronchitis, sondern im Rahmen vieler mit einer Hyoxämie einhergehenden Lungenerkrankungen (z.B. Lungenfibrosen, rezidivierende Lungenembolien, Zustand nach Lungenteilresektion) angewandt wird.

3.3 Atelektasen, Lungenemphysem

3.3.1 Atelektasen

Definition. Unter einer Atelektase versteht man eine unvollständige Entfaltung und alveoläre Belüftung eines umschriebenen Lungensegmentes, Lappens oder Flügels (*Totalatelektase*). Ursache sind Verlegungen der zuführenden Bronchien mit Sekreten, Schleim oder Fremdkörpern (*Verstopfungsatelektase*) oder eine Kompression der Lunge durch Druck von außen (*Kompressionsatelaktase*). Auch Tumoren können über Bronchusobstruktion oder Kompression zu einer Atelektase führen. Es droht dann immer die Entwicklung einer Pneumonie im nicht ventilierten Lungenparenchym. Je nach Ausdehnung des atelektatischen Parenchyms resultiert zudem eine respiratorische Insuffizienz.

Entscheidend ist die **Prophylaxe** zur Vermeidung von Atelektasen bei allen geschwächten, immobilisierten und postoperativen Patienten. Atemgymnastik, Abhusten von Schleim, Vibrationsmassagen, Inhalationen, Frühmobilisation, ausreichende Flüssigkeitszufuhr, Mukolytika und regelmäßiges Absaugen des Trachealsekretes sind effektvolle Vorbeugungsmaßnahmen (Bronchialtoilette). Antibiotika sind absolut zweitrangig.

Bei der voll ausgebildeten Atelektase des ermüdeten Patienten hilft neben der Intensivierung der obigen Maßnahmen oftmals nur die bronchoskopische Absaugung des verlegenden Schleimes am sedierten oder auch intubierten Patienten.

3.3.2 Lungenemphysem

WHO-Definition. „Dilatation der Lufträume distal der Bronchioli terminales infolge Destruktion".

Einfacher ausgedrückt ist ein Lungenemphysem dadurch gekennzeichnet, daß Alveolarwandstrukturen mitsamt den sie umgebenden Kapillargefäßen ersatzlos zugrunde gehen und an ihrer Stelle nur noch Luft ist.

In geringem Maße tritt dieser Prozeß bei jedem mit zunehmendem Alter auf, man spricht von einem *Altersemphysem*. Wesentlich häufiger tritt diese Erkrankung jedoch als Folge von Lungenschädigungen, d.h. als sekundäres Emphysem auf und betrifft bereits Patienten im mittleren Lebensalter.

Pathophysiologie (Abb. 10–9). Der Entstehungsprozeß wird heute so erklärt, daß es im Rahmen des Lungenemphysems zu einem Ungleichgewicht kommt zwischen Stoffen, die die Alveolen angreifen und sie zerstören und entsprechenden körpereigenen Schutzsystemen.

Als wichtigste „Angreifersubstanz" gelten bestimmte Enzyme *(Proteasen)*, die unter anderem von Bakterien, Leukozyten und anderen Entzündungszellen freigesetzt werden. Demzufolge werden die körpereigenen Schutzsysteme als *Antiproteasen* bezeichnet. **Risikofaktoren.** In Kenntnis dieser Zusammenhänge ist leicht erklärbar, welche Risikofaktoren und Begleiterkrankungen die Entstehung eines Lungenemphysems begünstigen:

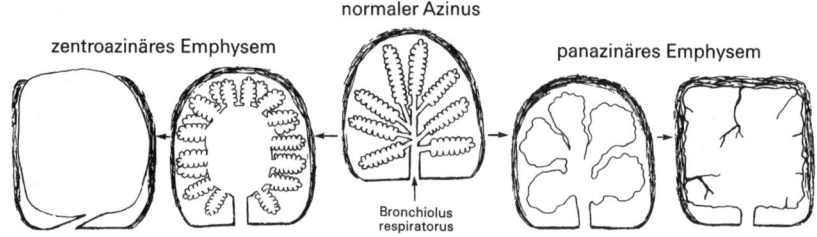

Abb. 10–9: Emphysementwicklung. **Links:** Beim *zentroazinären Emphysem* ist die Erweiterung der Alveolarräume bevorzugt in den zentralen Abschnitten der Läppchen ausgebildet. Die überdehnten Wände der Bronchioli respiratorii atrophieren. **Rechts:** Das *panazinäre Emphysem* ist durch einen Umbau der Alveolarstruktur gekennzeichnet, die im gesamten Azinus gleichmäßig ausgebreitet ist

Wichtigster exogener Faktor ist das *Zigarettenrauchen*, wobei sich dieser Effekt über 2 Mechanismen erklärt. Einerseits werden durch Zigarettenrauch die Antiproteasen gehemmt, andererseits werden Entzündungszellen in die Bronchialschleimhaut gelockt, die wiederum eine erhöhte Konzentration von Proteasen in der Lunge erzeugen.

Es wird deutlich, daß aus der chronisch-obstruktiven Bronchitis im Rahmen dieser Zusammenhänge relativ zwangsläufig ein Lungenemphysem als Folgeerkrankung erwächst.

In ganz seltenen Fällen ist als Grund eines Lungenemphysems ein *angeborener Antiproteasenmangel* zu finden, nämlich der sog. Alpha-1-Antitrypsinmangel. Je nach Ausprägung dieser Erberkrankung tritt die Emphysementstehung schon in frühem Lebensalter auf. Insgesamt spielt dieses Problem jedoch nur bei 1–2 % der Emphyseme eine Rolle.

Hinsichtlich der Atemmechanik erwächst aus der Tatsache, daß Alveolargewebe vernichtet und durch „Luft" ersetzt wird, weiterhin folgendes Problem:

Die natürliche Elastizität der Lunge, die wie ein Gummi die Lungenflügel nach der Inspiration wieder in Ausatemstellung bringt, geht verloren, so daß der Thorax zunehmend in Inspirationsstellung verharrt. Zusätzlich führt dieser Prozeß in der Lunge dazu, daß die *Bronchien* nicht mehr durch elastisches Gewebe verspannt und offen gehalten werden, sondern *enger* werden und ein weiteres zur Obstruktion führendes Problem entsteht. Dies und die Tatsache, daß für den Gasaustausch *weniger Alveolarfläche* zur Verfügung steht, zieht eine respiratorische Insuffizienz mit krankhaftem Anstieg des Kohlendioxidgehaltes und einem Abfall des Sauerstoffgehaltes im Blut nach sich. Gleichzeitig steigt der *Strömungswiderstand* im pulmonalen Gefäßsystem an, nicht zuletzt deshalb, weil mit den Alveolen auch Blutgefäße zugrunde gehen und somit der *Gesamtgefäßquerschnitt der Lungenstrombahn* sinkt.

3.3.2.1 Symptome, Diagnose

Typisch ist für den Emphysempatienten der zur Inspirationsstellung fixierte Thorax, der *faßförmig* erscheint. Wenn der Patient zum starken Einatmen aufgefordert wird, finden sich deutlich eingeschränkte Atemexkursionen. Klopft man den Patienten ab, klingt dies aufgrund des vermehrten Luftgehalts des Brustkorbs „hohler" als gewöhnlich, man spricht von *hypersonorem Klopfschall*. Die röntgenologischen Befunde entsprechen den anatomischen Veränderungen, d.h. durch den vermehrten Luftgehalt der Lunge ist diese strahlendurchlässiger und erscheint auf dem Röntgenbild schwärzer, weiterhin ist das Zwerchfell tiefer gestellt.

Lungenfunktionsanalytisch wird im fortgeschrittenen Stadium eine *obstruktive Ventilationsstörung* registriert, d.h. die Einsekundenkapazität (FEV 1-Wert) ist erniedrigt. Mit komplizierten Lungenfunktionsmeßgeräten ist es bereits in der Frühphase der Erkrankung möglich, den erhöhten Luftgehalt in der Lunge, besser ausgedrückt, das erhöhte intrathorakale Gasvolumen, zu messen.

Nach dem äußeren Erscheinungsbild werden *2 Emphysemtypen* unterschieden (Abb.10–10); einerseits der dünne, eher untergewichtige kachektische Typ (Pink puffer), andererseits der übergewichtige, zyanotische Typ (Blue bloater), der eher eine globale respiratorische Insuffizienz mit dekompensiertem Cor pulmonale entwickelt.

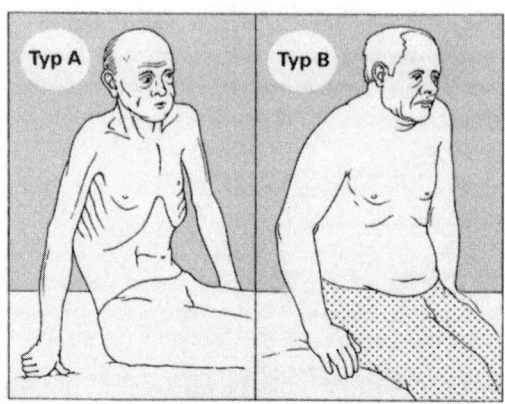

Abb. 10–10: Klinische Unterscheidung zwischen *Typ A-* (Pink puffer, emphysematöser Typ) und *Typ B-Emphysem* (Blue bloater, bronchitischer Typ). Der Einsatz der Atemhilfsmuskulatur (z. B. M. sternocleidomastoideus) wird beim Pink puffer (A) besonders deutlich

3.3.2.2 Therapie

Allgemeinmaßnahmen. Therapeutische Bemühungen können nur das weitere Fortschreiten der Erkrankung verhindern, eine Heilung ist nicht möglich, da das bereits zugrunde gegangene Lungengewebe unwiederbringlich verloren ist. Entscheidend wie bei allen Lungenerkrankungen ist das konsequente Meiden von inhalierbaren Schadstoffen, was in aller Regel mit Beendigung des Nikotinkonsums gleichzusetzen ist. Wie bei der chronisch-obstruktiven Bronchitis ist der konsequenten Behandlung aller Atemweginfekte größte Aufmerksamkeit zu widmen.

Wie oben beschrieben führt der Verlust von elastischem Lungengewebe dazu, daß die Bronchien nicht mehr genügend offengehalten werden und eine obstruktive Atemstörung entsteht.

Der Emphysematiker muß lernen, durch entsprechende Atemtechnik diesem Mechanismus entgegenzuarbeiten. Dies geschieht dadurch, daß er beim Ausatmen gegen einen Widerstand, nämlich gegen die gespitzten Lippen atmet, so daß der Innendruck in den Bronchien ansteigt, was diese weiter offen hält *(Lippenbremse)*. Wie bei allen Lungenerkrankungen mit gesteigerter Schleimbildung fördern Aerosolbehandlungen (z. B. mit Ultraschallvernebler) und Klopfmassagen die erforderliche Expektoration.

In diesem Zusammenhang sei auf die notwendige Wartung, Reinigung und Desinfektion von Inhalationsgeräten hingewiesen, da diese auch als Brutstätte gefährlicher und resistenter Keime dienen können.

Die **medikamentöse Therapie** entspricht im wesentlichen derjenigen, die auch bei der chronisch-obstruktiven Bronchitis angewandt wird. Auch die Sauerstofflangzeittherapie wird bei entsprechendem blutgasanalytischen Befund (Hypoxämie) empfohlen.

Alle Medikamente, die atemdepressiv wirken können (Morphin, Diazepam, Schlafmittel), sind beim Emphysematiker mit besonderer Vorsicht anzuwenden.

In den ganz seltenen Fällen, in denen als Grund für die Emphysemerkrankung ein angeborener Alpha-1-Antitrypsinmangel gefunden werden kann, ist es seit einigen Jahren möglich, eine entsprechende Substitutionsbehandlung durchzuführen.

In besonders schweren Fällen bei jüngeren Patienten wird als ultima ratio auch eine Lungentransplantation erwogen.

3.4 Interstitielle Lungenerkrankungen, Lungenfibrosen

Definition. Interstitielle Lungenerkrankungen sind kein einheitliches Krankheitsbild, sondern stellen eine Krankheitsgruppe dar, in deren Verlauf es zu denselben krankhaften anatomischen Veränderungen kommt. Diese Veränderungen bestehen im wesentlichen in Entzündungen der Alveolen, der Kapillargefäße und des Lungenbindegewebes, wobei letzteres unkontrolliert wächst und derb wird, so daß im fortgeschrittenen Stadium eine Lungenfibrose entsteht.

Unter Interstitium versteht man das zwischen den Alveolen liegende Gewebe (Bindegewebe und Gefäße, s. Abb. 10–1), wobei die Definition „interstitielle Lungenerkrankungen" aus einer Zeit stammt, als noch nicht klar war, daß dieses Gewebe zusammen mit den Alveolen erkranken kann.

Inzwischen sind mehr als 100 Krankheitsbilder beschrieben, in deren Verlauf es zu einer Beteiligung des Lungeninterstitiums kommen kann; manche betreffen nur die Lunge, andere wiederum alle inneren Organe. Eine Beschreibung all dieser Krankheitsbilder würde den Rahmen dieses Lehrbuches sprengen.

Eine brauchbare Einteilung besteht darin, daß man die interstitiellen Lungenerkrankungen in solche mit bekannter (50 % der Fälle) und solche mit unbekannter Ursache (50 % der Fälle) unterteilt.

Pathogenese. All diesen Erkrankungen ist ein einheitlicher feingeweblicher Umbauprozeß gemein: Einer Entzündung der Alveolarwand *(Alveolitis)* folgt ein Einwandern von Entzündungszellen, die wiederum eine Faservermehrung in den Alveolarsepten hervorrufen *(fibrosierende Alveolitis)*. Setzt sich diese Faservermehrung fort, führt dies zur völligen Strukturzerstörung des Lungengewebes mit Schrumpfung der Lunge, Bindegewebsvermehrung und Abnahme von funktionsfähigen Alveolen.

Dies führt zum einen dazu, daß sich die geschrumpfte Lunge inspiratorisch nicht mehr richtig ausdehnen kann, zum anderen wird der Gasübertritt von den Kapillaren in die Alveolen (und umgekehrt) behindert, was als *Diffusionsstörung* bezeichnet wird.

Symptome. Trotz der Vielzahl der auslösenden Grunderkrankungen ist die klinische Symptomatik relativ einförmig:

Die Patienten leiden anfangs unter Belastungs-, später unter Ruhedyspnoe und unproduktivem, trockenem Reizhusten. Bei fortschreitendem Verlauf stellen sich Zeichen der respiratorischen Insuffizienz und der Rechtsherzbelastung ein.

Beim Abhören findet sich ein knisterndes Nebengeräusch, röntgenologisch findet sich aufgrund der Bindegewebsvermehrung eine verminderte Strahlendurchlässigkeit. Bei der Lungenfunktionsmessung läßt sich eine Verminderung der Lungenvolumina registrieren (*restriktive Ventilationsstörung* insbesondere mit verminderter Vitalkapazität), während die Bronchialdurchmesser nicht verengt sind, so daß der FEV 1-Wert normal ist.

Um den Krankheitsauslöser näher definieren zu können, sollte eine *Gewebeprobe* des Lungenparenchyms entnommen und feingeweblich untersucht werden. Dies geschieht zumeist im Rahmen einer Bronchoskopie, in Einzelfällen auch mittels eines kleinen thoraxchirurgischen Eingriffs.

Therapie. Die therapeutischen Möglichkeiten sind insgesamt sehr beschränkt. In Fällen, in denen ein inhalierbarer Stoff als Auslöser gefunden wurde, kann eine entsprechende Inhalationsvermeidung zur Heilung beitragen.

Oftmals kann die Entzündung der Alveolarwände und des Interstitiums nur durch Gabe von Kortikoiden und anderen Immunsuppressiva eingedämmt werden.

Als weitere symptomorientierte Maßnahme ist eine Sauerstofflangzeittherapie zu überdenken.

Einteilung. Wie bereits erwähnt, sind in 50 % der Lungenfibrosen keine auslösenden Ursachen zu finden, man spricht in diesen Fällen von *idiopathischen Lungenfibrosen* oder idiopathischer fibrosierender Alveolitis.

Die *Prognose* dieser Erkrankung ist schlecht, nach Diagnosestellung versterben 50 % der Patienten in den ersten 4 Jahren, die restlichen 50 % erfahren unter hochdosierter Kortikoidtherapie eine gewisse Besserung ihrer Symptome. Bei einem relativ kleinen Prozentsatz ist das Krankheitsbild so rasch progredient, daß die Patienten innerhalb von 4–6 Monaten zu Tode kommen (Hamman-Rich-Syndrom).

Ursachen sind:
– Infektionen (z. B. durch Pneumocystis carinii bei AIDS)
– einatembare und nichteinatembare Giftstoffe
– Systemerkrankungen (Sarkoidose, Kollagenosen, Gefäßentzündungen)
– Tumorbefall der Lunge.

In der Folge sollen einige ausgewählte Krankheitsbilder gesondert dargestellt werden.

3.4.1 Pneumokoniosen

Definition. Pneumokoniosen sind Lungenerkrankungen, die durch das Einatmen von anorganischem Staub hervorgerufen werden.

Aufgrund ihrer Häufigkeit sind diesbezüglich besonders *Silikose* und *Asbestose* zu nennen.

> Die **Silikose** ist die häufigste Pneumokoniose und entsteht durch chronisches Einatmen von Quarzstaub. Die Erkrankung tritt meistens als Berufserkrankung von Arbeitern der Glas-, Keramik- und Porzellanindustrie sowie bei Steinbrucharbeitern auf.

Die Stäube werden eingeatmet und dann von körpereigenen Abwehrzellen (Makrophagen) aufgenommen, die jedoch dadurch absterben. Dieser Prozeß löst eine pathologische Neubildung von Lungenbindegewebe aus, was zu den oben dargestellten fibrotischen Lungenveränderungen führt. Komplizierend kommt hinzu, daß die Silikoselunge für den Befall mit Infektionserregern besonders anfällig ist und zusätzlich zur Emphysembildung neigt.

Durch konsequente Behandlung von Infekten und Vermeidung der Noxe kann die Erkrankung zum Stillstand gebracht werden.

Der **Asbestose** liegt ein ähnlicher Entstehungsprozeß wie der Silikose zugrunde. Auch hier versuchen Makrophagen die eingedrungenen Fremdkörper, in diesem Falle Asbestfasern, zu vertilgen und gehen dabei zugrunde.

Ebenfalls wird eine überschießende Bindegewebsproduktion induziert, was letztendlich zur restriktiven Lungenerkrankung führt.

> Besondere Gewichtung kommt der Asbestose deshalb zu, weil sie häufig mit der Entstehung von Bronchialkarzinomen und bösartigen Pleuraentartungen (Mesotheliom) verknüpft ist.

3.5 Erkrankungen der Pleura

3.5.1 Fibrinöse trockene Pleuritis

Definition. Diese Form der Pleuritis ist als eine lokalisierte Entzündung der Pleurablätter definiert, die ohne Pleuraerguß verläuft und Folge einer Erkrankung im Bereich des benachbarten Lungenparenchyms ist. Zumeist handelt es sich bei diesen Lungenparenchymerkrankungen um Entzündungen oder Lungenembolien.

Symptome. Da das äußere Lungenfell, die Pleura parietalis, hochgradig schmerzempfindlich ist, führt das atemsynchrone Aneinanderreiben der entzündlichen Pleurablätter zu heftigen, als stechend empfundenen Schmerzen, die den Patienten zu flacher Atmung zwingen.

Diagnose. Beim Abhören kann über den betroffenen Pleurapartien oftmals ein knarrendes, reibendes Geräusch wahrgenommen werden.

Die **Therapie** richtet sich nach der Grunderkrankung der Lunge in der unmittelbaren Nachbarschaft. Als symptomatische Therapie werden Analgetika und entzündungshemmende Medikamente angewandt.

3.5.2 Pleuraerguß

Bei Entstehung eines Pleuraergusses kommt es zu einer Flüssigkeitsansammlung im Pleuraspalt, der von dem der Lunge aufliegenden und dem Thorax innen anliegenden Lungenfell (Pleura visceralis und parietalis) gebildet wird (Abb. 10–11).

Pathophysiologie. Aus dem Erguß ergeben sich 2 Folgen:

Erstens kann je nach Größe die Ergußmenge die Lunge zusammendrücken bzw. sie an ihrer Ausdehnung hindern, so daß eine *restriktive Ventilationsstörung*, im Extremfall bis hin zur lebensgefährlichen respiratorischen Insuffizienz, entstehen kann.

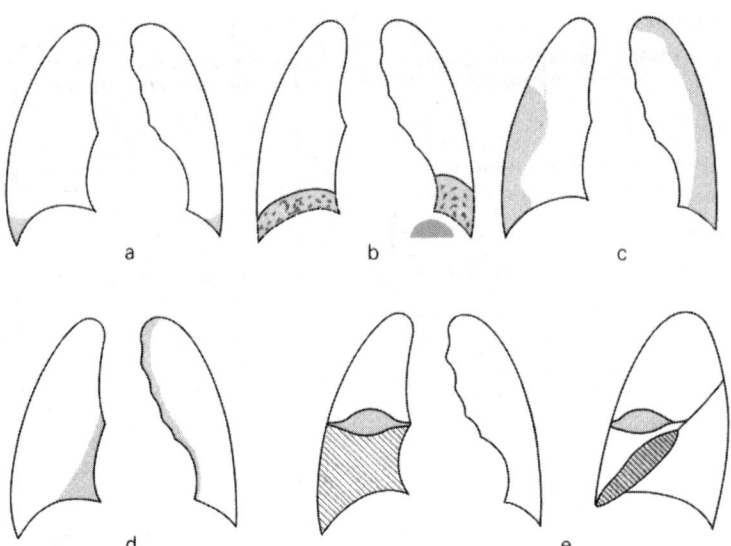

Abb. 10–11: *Ergußtypen,* **a.** Phrenikokostaler, **b.** diaphragmaler (subpulmonaler), **c.** parietaler, **d.** mediastinaler, **e.** Interlobulärer Erguß. Bei linksseitigem diaphragmalen Erguß: Vergrößerung des Abstandes der vermeintlichen Zwerchfellbegrenzung von der Magenblase (modifiziert nach Willich, Wenz)

Zweitens liegt bei einem Pleuraerguß immer eine *abklärungsbedürftige Grunderkrankung* vor, wobei aufgrund der Vielfalt der ursächlichen Möglichkeiten die Diagnose nicht immer einfach ist.

Symptome. Das klinische Beschwerdebild wird ab einer gewissen Ergußgröße zumeist von zunehmender Luftnot geprägt, wegen der Entfaltungsbehinderung der Lunge findet sich bei der Inspektion ein Nachschleppen der betroffenen Thoraxseite beim Atmen. Beim Abhören ist über dem Erguß kein Atemgeräusch mehr nachweisbar.

Diagnose. Als empfindlichste technische Untersuchungsmethode gilt die Ultraschalluntersuchung des Thorax, mit der bereits Ergüsse ab 50 ml geortet werden können.

Pleuraergüsse werden zumeist im Rahmen einer Punktion abgelassen, man unterscheidet zwischen diagnostischer und therapeutischer Punktion.

Die *diagnostische Punktion* (Abb. 10–12) hat den Sinn, den Erguß auf Eiweißgehalt, Enzyme, Zellzahl, Tumorzellen, Zuckergehalt und Bakterien zu untersuchen, um so Rückschlüsse auf die ursächliche Erkrankung zu erhalten.

Eine therapeutische Punktion ist immer dann vonnöten, wenn die Ergußmenge so groß ist, daß eine atemmechanische Behinderung vorliegt.

Neben den erforderlichen sterilen Bedingungen ist bei einer Pleuraergußpunktion darauf zu achten, daß keine Luft in den Pleuraspalt gerät, da ein Pneumothorax entstehen kann.

Ursachen. Hinsichtlich der möglichen Entstehungsursachen sind am häufigsten: *kardiale, entzündliche* und *maligne Ursachen.*

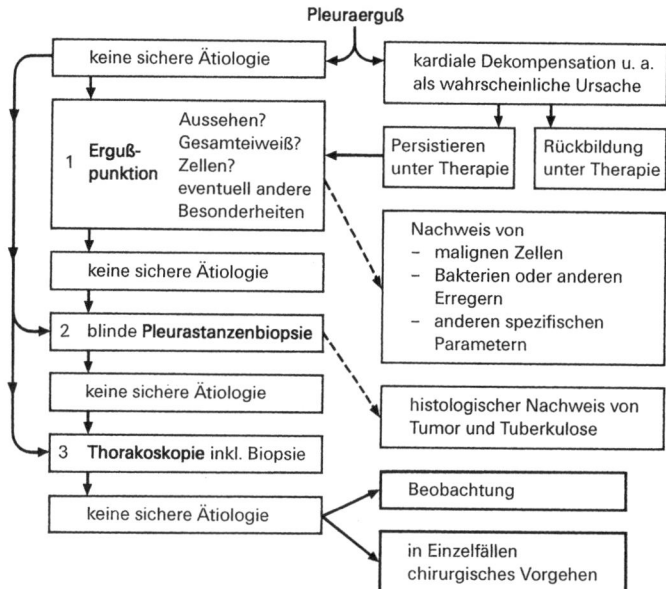

Abb. 10–12: Flußdiagramm der diagnostischen Entscheidungen bei *Pleuraergruß* (modif. nach Loddenkemper et al. 1982)

3.5.2.1 Kardial bedingte Pleuraergüsse

Eine dekompensierte Myokardinsuffizienz, insbesondere eine Insuffizienz des rechten Ventrikels, führt häufig zu *rechtsseitigen* oder rechts stärker ausgeprägten *Pleuraergüssen*.

Pathophysiologie. Dies erklärt sich dadurch, daß die Pleuraflüssigkeit, die die Pleura visceralis ständig absondert, über die Pleura parietalis wieder aufgenommen wird und auf dem Lymphwege über das rechte Herz drainiert wird.

Im Rahmen einer Herzinsuffizienz kann dieser Drainageprozeß gestört sein, so daß es zu einem Flüssigkeitsrückstau und -überschuß im Pleuraraum kommt. Der rechtsseitige Pleuraraum ist deshalb stärker betroffen, da die Oberfläche der Pleura parietalis hier wesentlich größer ist, so daß auch eine größere Menge an Pleuraflüssigkeit sezerniert wird.

Transsudat. Charakteristische Zeichen von kardial bedingten Ergüssen sind ihr niedriger Gehalt an Eiweiß und Enzymen, wobei dann von einem Transsudat gesprochen wird.

Therapeutisch werden neben der Punktion Diuretika eingesetzt, darüber hinaus ist die Ursache der Herzinsuffizienz zu erforschen und entsprechend zu behandeln.

3.5.2.2 Entzündlich bedingte Pleuraergüsse

Diese Form der Ergußbildung wird zumeist im Rahmen bronchopulmonaler Infekte wie Pneumonien, Lungenabszessen oder Tuberkulose gefunden.

Ursächlich liegt ein Einwandern von Bakterien in den Pleuraraum zugrunde, was zu entzündlich bedingten Flüssigkeitssekretionen aus dem Lungenfell führt. Diese Ergußformen sind rechts so häufig wie links.

Exsudat. Typisch ist, daß bei der laborchemischen Aufarbeitung des Ergußmaterials hohe Eiweiß- und Enzymkonzentrationen sowie Entzündungszellen (z. B. Granulozyten) gefunden werden. Liegt diese Konstellation vor, wird der Erguß auch als Exsudat bezeichnet. Häufiger gelingt es, aus dem Exsudat den verantwortlichen Erreger zu identifizieren, was insbesondere im Falle einer Tuberkulose von Bedeutung ist.

Mit der antibiotischen Behandlung der begleitenden Lungenparenchymerkrankung heilt das entzündliche Exsudat in den meisten Fällen aus.

Pleuraempyem. Als Komplikation (durch besondere Bösartigkeit der eingedrungenen Krankheitserreger) kann eine eitrige Pleuritis, d. h. eine Eiteransammlung im Pleuraspalt, resultieren, was als Pleuraempyem bezeichnet wird.

Die Eiterung kann sich diffus im Pleuraraum verteilen oder aber auch abgekammert sein. Bei länger fortbestehendem Empyem besteht die Gefahr der *Sepsis* mit Keimverschleppung im ganzen Körper, daneben auch die Möglichkeit der Perforation und Fistelbildung, z. B. in den Herzbeutel.

Pleuraschwarte. Wird das Pleuraempyem nicht rechtzeitig behandelt, besteht als weitere Spätkomplikationsmöglichkeit die Entwicklung einer Pleuraschwarte. Hierbei hat der pleurale Entzündungsprozeß zwar seine entzündliche Aktivität verloren, jedoch zu Verdickungen und Verwachsungen geführt, was in einer Behinderung der Atemmechanik mit restriktiver Ventilationsstörung mündet.

Neben der antibiotischen Therapie werden Pleuraempyeme durch Einlage einer Spül-Saug-Drainage zur Ausheilung gebracht (s. Abb. 20–8, S. 776).

3.5.2.3 Maligne Pleuraergüsse

Pleuraergüsse im Rahmen von Tumorerkrankungen sind vielgestaltig. Einerseits kann die Lunge selbst von einer Tumorerkrankung befallen sein, andererseits können entfernt liegende Tumoren auf dem Lymphwege in Richtung Lunge und Pleura metastasieren und dadurch einen malignen Erguß auslösen.

Maligne Pleuraergüsse sind Zeichen einer fortgeschrittenen Tumorerkrankung und können oftmals nur noch symptomatisch behandelt werden. Neben dem *Bronchialkarzinom* und dem ortsständigen *Mesotheliom* neigen insbesondere metastasierende *Mammakarzinome* zur malignen Ergußbildung.

Oftmals sind lediglich symptomorientierte Therapieversuche möglich; diesbezüglich kommen das Einbringen von Chemotherapeutika in den Pleuraspalt und das Verkleben der beiden Pleurablätter in Frage.

Als seltene Ursachen von Pleuraergüssen müssen traumatische Ursachen, rheumatische Erkrankungen und Eiweißmangelsyndrome im Rahmen von Leber- und Nierenerkrankungen mitbedacht werden.

Hämato-, Chylothorax. Sonderformen von Flüssigkeitsansammlungen im Pleuraspalt stellen der Hämatothorax und der Chylothorax dar. Unter Hämatothorax versteht man eine Blutansammlung im Pleuraspalt, die sich zumeist entweder durch ein traumatisches Geschehen (Rippenfraktur, Schuß- und Stichverletzung) oder als unerwünschte Folge eines medizinischen Eingriffs (z. B. Pleurapunktion) erklärt. Gerinnungsstörungen oder rupturierte Aortenaneurysmen können ebenfalls Ursache eines Hämatothorax sein. Kleinere Hämatothoraces werden mit einer Saugdrainage behandelt, größere können eine thoraxchirurgische Intervention mit sofortiger Blutungsunterbindung erfordern.

Der insgesamt sehr seltene *Chylothorax* entsteht durch Ansammlung von Lymphflüssigkeit im Pleuraspalt. Dies läßt sich durch den laborchemischen Nachweis von Fetten in der Ergußflüssigkeit beweisen, da die Lymphe reichlich dieser Substanzen enthält. Ursächlich liegen zumeist Alterationen eines Hauptlymphabflußweges, des Ductus thoracicus, vor. Dieser kann im Rahmen von chirurgischen Eingriffen, durch stumpfe Gewalteinwirkung oder durch bösartige Tumoren in Mitleidenschaft gezogen werden.

Die Therapie besteht zunächst in der Anlage einer Drainage, im weiteren richtet sie sich nach der Grundkrankheit.

3.5.3 Pneumothorax

Definition. Unter Normalbedingungen ist im Pleuraraum ein geringer negativer Druck, der dafür sorgt, daß die Lunge der Thoraxwand anliegt und bei der Inspiration den Thoraxbewegungen folgt

Streng physikalisch behandelt handelt es sich nicht um einen negativen Druck, sondern um einen Druck, der unterhalb des Atmosphärendrucks liegt.

Wenn es nun zu einer Verbindung des Pleuraraums mit der Außenluft oder mit der Alveolenluft kommt, so strömt dem oben beschriebenen Druckgradienten folgend Luft in den Pleuraraum, was dazu führt, daß sich die Lunge von der Thoraxwand löst und kollabiert, was als Pneumothorax bezeichnet wird.

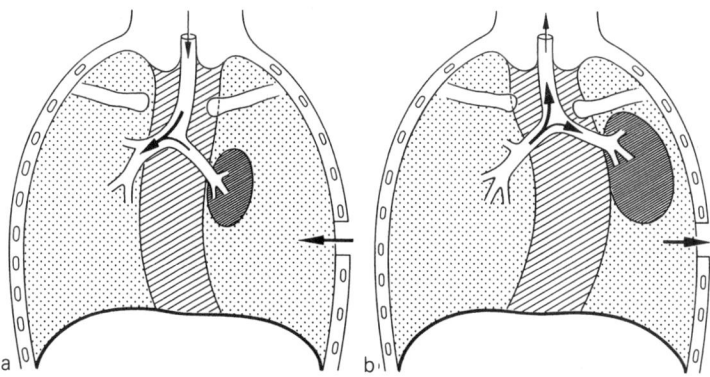

Abb. 10–13: Pathophysiologische Auswirkungen des *Pneumothorax*: Bei Inspiration (**a**) wird der Druck im Pleuraraum erniedigt, so daß weitere Luft eindringen kann. (**b**) Man achte auf die atemsynchrone Bewegung des Mediastinums bei In- und Expiration, Mediastinalflattern (s. Abb. 20–7, S. 775)

Verbindungen zwischen Luft und Pleuraraum entstehen durch Thoraxverletzungen (Schuß- und Stichwunden) oder besonders häufig im Rahmen von Pleurapunktionen; das Einströmen von Alveolarluft in den Pleuraraum geschieht im Rahmen des Platzens von Lungenbläschen, was anlage- oder krankheitsbedingt sein kann.

Symptome. Das klinische Beschwerdebild umfaßt zumeist plötzlich auftretende Dyspnoe mit stechenden Schmerzen in der betroffenen Brustseite. Da im Rahmen der Pneumothoraxentstehung gleichzeitig das Mediastinum auf die unverletzte Seite gezogen wird (Abb. 10–13), ist zusätzlich die Atmung auch auf der intakten Thoraxseite behindert; zusätzlich kann es durch die Mediastinalverschiebung zu einer Abklemmung der V. cava kommen, so daß das venöse Angebot an das Herz reduziert wird und eine Herzinsuffizienz resultiert. Da durch den Lungenkollaps auch der Gesamtdurchmesser des Lungenkapillarbettes sinkt, nimmt der Widerstand im kleinen Kreislauf zu, was zur Druckbelastung des rechten Ventrikels und Verstärkung der Herzinsuffizienz führt.

Spannungspneumothorax (Abb. 10–14). Besonders gefährlich kann der Pneumothorax dann werden, wenn durch einen Ventilmechanismus zwar Luft in den Pleuraraum eindringen, jedoch nicht wieder austreten kann. Im Zusammenhang eines solchen Spannungspneumothorax ist mit ausgeprägter Mediastinalverlagerung und entsprechend lebensgefährlicher Situation zu rechnen.

Kleinere Pneumothoraces können von selbst durch Resorption der Luft ausheilen, bei größeren ist die Anlage einer Saugdrainage zur Wiederentfaltung der Lunge erforderlich.

Beim Spannungspneumothorax, bei dem es durch die gefangene Luft zu fortschreitender Mediastinalverlagerung kommt, kann eine Punktion des Pleuraraumes, damit die eingedrungene Luft entweichen kann, auch notfallmäßig außerhalb der Klinik erforderlich sein (Abb. 10–15).

Pyo- und Seropneumothorax. Infektion eines Pneumothorax (Pyopneumothorax) oder pathologische Flüssigkeitsansammlungen (Seropneumothorax) sind seltene aber mögliche Komplikationen.

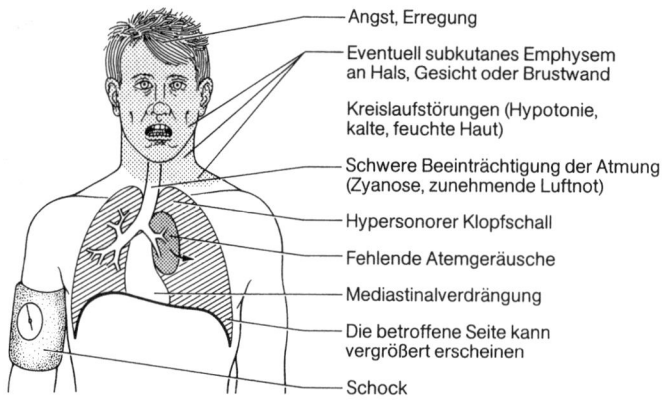

Angst, Erregung

Eventuell subkutanes Emphysem an Hals, Gesicht oder Brustwand

Kreislaufstörungen (Hypotonie, kalte, feuchte Haut)

Schwere Beeinträchtigung der Atmung (Zyanose, zunehmende Luftnot)

Hypersonorer Klopfschall

Fehlende Atemgeräusche

Mediastinalverdrängung

Die betroffene Seite kann vergrößert erscheinen

Schock

Abb. 10–14: Symptome und Befunde bei *Spannungspneumothorax* (s. Abb. 20–7, S. 775)

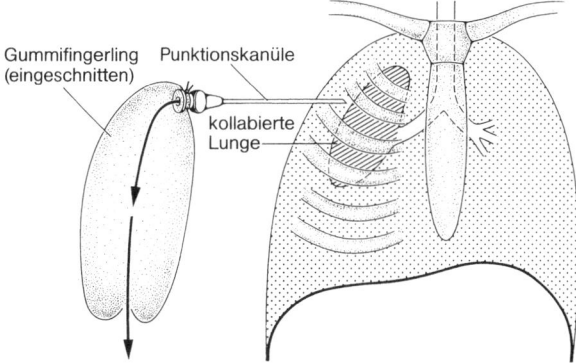

Abb. 10–15: Entlastung eines *Spannungspneumothrax* im Notfall mit Hilfe eines Gummifingerlings

3.6 Thoraxchirurgie, Thoraxverletzungen

Bülau-Drainage (s. Abb. 20–8, S. 776). Die Einlage einer Bülau-Drainage bei *Spontanpneumothorax* ist der häufigste thoraxchirurgische Eingriff. Kommt es zum Pneumothorax-Rezidiv oder tritt der Pneu beidseits auf, ist eine Thorakoskopie durchzuführen, um nach therapierbaren Ursachen (Lungenblase-Bulla, lokales Emphysem, Tumor etc.) zu fahnden. In gleicher Sitzung kann eine atypische thorakoskopische Lungenkeilresektion, eine Bulla-Abtragung oder auch nur eine zur Verklebung der Pleurablätter führende Pleuraverschorfung (Pleurodese) durchgeführt werden.

Spül-Saug-Drainage. *Pleuraempyeme* erfordern eine exakt plazierte und konsequente Spül-Saug-Drainage der infizierten Höhlen. Ggf. müssen Lungennekrosen und Abszesse über eine offene Thorakotomie operativ ausgeräumt werden.

Dekortikation (Abb. 10–16). Im Falle von ausgedehnten pleuralen *Verschwartungen* und *Vernarbungen*, z. B. nach Pleuraempyemen oder auch vorangegangenen Resektionen mit atemabhängigen Schmerzen oder Einschränken der Atemvitalkapazität, kann eine operative Lösung der Verwachsungen (analog zur abdominellen Adhäsioly-

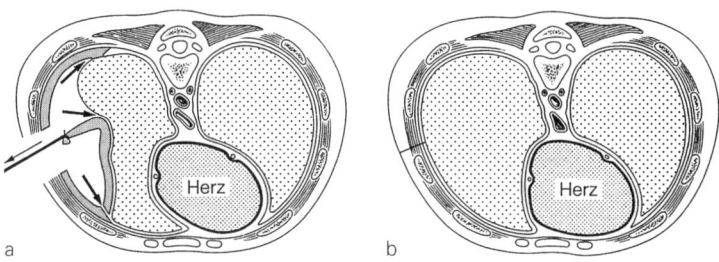

a   b

Abb. 10–16: Ausgedehnte *Pleuraschwarte* der rechten Lunge. Entfernung der Schwarte durch Dekortikation der parietalen und viszeralen Pleura (**a**). Nach Entfernung der Schwarte dehnt sich die zuvor „gefesselte" Luft wieder aus (**b**)

se) als Dekortikation notwendig werden. Der Eingriff ist ggf. thorakoskopisch durchführbar.

(s. Kap. IV/4)

Thoraxverletzungen. Wir unterscheiden ein offenes (perforierendes) und ein geschlossenes Thoraxtrauma (durch Thoraxkontusion). Meist handelt es sich um polytraumatisierte Patienten. Beim *offenen Thoraxtrauma* ist fast immer eine Thorakotomie notwendig, um das Ausmaß der Verletzungen vor Eintritt weiterer Komplikationen abzuklären.

Die *Rippenfraktur* durch direkte Gewalteinwirkung stellt die häufigste Thoraxverletzung dar. Liegt eine Verletzung von mehreren benachbarten Rippen vor, wird dies als *Rippenserienfraktur* bezeichnet. Während die einzelne Rippenfraktur, abgesehen von starken atemabhängigen Schmerzen, zumeist keine Komplikationen bedingt, kann die Rippenserienfraktur zu einem instabilen Thorax mit Atemstörungen führen *(paradoxe Atmung)*. Immer ist jedoch nach *Komplikationen* wie Blutungen (Hämatothorax), Pneumothorax und Spannungspneumothorax zu fahnden und eine Beobachtung der Patienten sicherzustellen. Die isolierte Rippenfraktur erfordert abgesehen von Analgetika und Physiotherapie keine spezifische Therapie. Bei instabilem Thorax ist eine intensivmedizinische Überwachung, die Lagerung auf der Frakturseite (äußere Schienung) und ggf. eine Intubation und kontrollierte Überdruckbeatmung (innere Schienung) wichtig.

Operative Osteosynthesen der Rippen sind äußerst selten indiziert.

Ausgedehnte Lungenkontusionen, Einblutungen und Lungenzerreißungen erfordern eine schonende, zumeist atypische Resektion.

XI. Krankheiten der Verdauungsorgane

C. Benz

Prävention. Präventive Maßnahmen sind nur für wenige nichtinfektiöse gastroenterologische Krankheiten möglich, deren Ursachen unbekannt sind. *Primär präventiv* sind:
- Alkoholkarenz. Durch Vermeidung übermäßigen Alkoholkonsums sind alkoholbedingte Erkrankungen, wie Leberzirrhose sowie akute und chronische Pankreatitis zu vermeiden.
- vorsichtige Anwendung von Rheumamitteln, die Geschwüre des Magens und Zwölffingerdarmes verursachen.

Sekundär präventive Maßnahmen bestehen insbesondere in der Verhütung von Schüben chronischer Erkrankungen oder Rezidive:
- Refluxkrankheit der Speiseröhre und
- Geschwüre von Magen und Zwölffingerdarm.

Diagnostik. Am bedeutsamsten sind die ausführliche Erhebung der *Krankengeschichte* und die *körperliche* Untersuchung (s. Kap. II).

Erst danach folgen:
- **Laboruntersuchungen.** *Blut:* Blutbild, BSG, Gerinnung, Eiweiß, Leberenzyme (GOT, GPT, Gamma-GT, LDH, Cholinesterase, alkalische Phosphatase), Bilirubin, Albumin, Amylase, Lipase. *Spezielle Untersuchungen.* Urin: Amylase, Porphyrine, Stuhl: Hämokkult-Test, Chymotrypsin, pathogene Keime.
- **Bildgebende Verfahren.** *Sonographie* des Abdomens, sonographisch gesteuerte Feinnadelpunktion, Endosonographie (EUS).
Röntgen (ohne und mit Kontrastmittel): Thorax, Abdomen, Speiseröhre, Magen, Dünndarm (Röntgen nach Sellink), Dickdarm und Gallenwegssystem, Computertomographie (CT), Angiographie, ERCP (endoskopische retrograde Cholangiopankreatographie), Kernspintomographie (MRT).
- **Endoskopie.** Ösophagogastroduodenoskopie (ÖGD), Rektoskopie, Ileokoloskopie, ERCP, Mini-Endoskopie (Cholangioskopie, Pankreatoskopie)
- **Laparoskopie**
- **Funktionsuntersuchungen.** pH-Metrie des Magens und der Speiseröhre, Manometrie von Speiseröhre, Rektum und Anus, evtl. Dünndarm, H 2-Atemtest, sonographische Magenentleerungsmessung
- **Nuklearmedizin.** Szintigraphie von Hohl- und parenchymatösen Organen, Schilling-Test.

> Die wichtigsten diagnostischen Methoden in der Gastroenterologie sind *Labor-, Ultraschall-* und *endoskopische Untersuchungen.*

Die **Therapie** gastroenterologischer Erkrankungen ist konservativ oder operativ.

Konservative Maßnahmen sind:
- **Medikamentös,** z. B. Histamin-Rezeptorenblocker, prokinetische, entzündungshemmende Substanzen, Enzympräparate, Analgetika, Antibiotika, Zytostatika

• **Endoskopisch.** Oberer Gastrointestinaltrakt: Blutungsstillung mittels Injektionstherapie, Gummibandligatur oder Clips, pneumatische Dilatation von Einengungen, Bougierung, thermische Verfahren (z. B. Lasertherapie bei Tumoren), Einlagen von Tuben oder Stents zur Überbrückung von Stenosen, Anlage von Ernährungssonden (z. B. Duodenalsonde, perkutane endoskopische Gastrostomie = PEG), *Gallenwege:* Endoskopische Papillotomie und Steinextraktion (mit der Schlinge, mechanisch, mittels elektrohydraulischer Verfahren oder Laser), ESWL (extrakorporale Stoßwellenlithotripsie), Anlage von Drainagen, transpapillär oder transhepatisch, *Gallenblase:* ESWL, medikamentöse Lyse, *Unterer Gastrointestinaltrakt:* Blutungsstillung (siehe oben), Dilatation von Stenosen, Polypektomie (Polypenabtragung), thermische Verfahren, z. B. Lasertherapie bei malignen Stenosen
• *Sonografisch* gesteuerte Punktion und Drainage von Zysten oder Abszessen
• *PTCD,* perkutane, transhepatische Beseitigung von Gallenwegskonkrementen, Drainage von Stenosen.

1. Erkrankungen von Speiseröhre, Magen und Zwölffingerdarm

1.1 Speiseröhre

Leitsymptome für Erkrankungen der Speiseröhre sind Schluckstörung (Dysphagie), schmerzhaftes Schlucken (Odynophagie), Sodbrennen, Regurgitation und Erbrechen, retrosternaler Schmerz, ggf. Husten.

1.1.1 Refluxkrankheit

Definition. Die Refluxkrankheit ist gekennzeichnet durch einen gehäuften oder verlängerten Reflux von saurem Mageninhalt in die untere Speiseröhre, die meist mit einer Entzündung *(Refluxösophagitis)* gekoppelt ist. Ursächlich ist ein gestörter Verschlußmechanismus zwischen Speiseröhre und Magen, dem unteren Ösophagussphinkter (Kardiainsuffizienz), meist durch *Hiatushernie* bedingt (Vorfall oberer Magenanteile durch das Zwerchfell in den Thoraxraum).

Andere Ursachen sind Störungen im Bewegungsablauf der Speiseröhre während des Schluckaktes oder eine Magenentleerungsstörung.

Hauptsymptome sind Sodbrennen und retrosternale Schmerzen, insbesondere im Liegen und nach den Mahlzeiten. Weitere Symptome sind Dysphagie, Odynophagie, Regurgitation, Übelkeit und Erbrechen.

Manchmal kann die Abgrenzung der Beschwerden zu einer *koronaren Herzkrankheit* schwierig sein, wenn bei der Refluxösophagitis lediglich retrosternale Schmerzen bestehen.

Diagnose. Eine Verdachtsdiagnose läßt sich meist anhand der Anamnese mit den typischen Beschwerden stellen. Klarheit schafft die Ösophagogastroduodenoskopie (ÖGD) bei bereits vorhandener Entzündung (manifeste Refluxösophagitis, die endoskopisch-bioptisch in 4 Schweregrade eingeteilt wird).

Liegt keine Entzündung vor, weist die pH-Metrie häufige oder verlängerte Refluxphasen in der Speiseröhre nach.

Die **Therapie** ist meist *konservativ.* Man beginnt zunächst mit Allgemeinmaßnahmen (Gewichtsnormalisierung, mehrere kleinere Mahlzeiten, keine säurelockernden Speisen, z. B. Kaffee und Hochlagerung des Oberkörpers im Liegen).

Medikamente, die den Druck im unteren Ösophagussphinkter vermindern (z. B. Nitrate) sollten nach Möglichkeit gemieden werden.

Die *medikamentöse Therapie* ist abhängig vom Stadium der Erkrankung. Präparate, die den Druck im unteren Ösophagussphinkter und damit im wirksamen Verschluß- muskel zwischen Speiseröhre und Magen steigern und die gerichtete Bewegung der Speiseröhre fördern (z. b. Metoclopramid, Cisaprid), kommen ebenso zum Einsatz, wie säuresupprimierende Pharmaka (z. B. H 2-Blocker wie Ranitidin oder Protonen- pumpenhemmer wie Omeprazol).

Die Erkrankung tritt nach Absetzen der Medikamente oft wieder auf, daher muß langfristig behandelt werden. Bei fortgeschrittenem Leiden mit *Barrett-Ösophagus* (Austapezierung der unteren Speiseröhre mit Magenschleimhaut) sind regelmäßige endoskopisch-bioptische Kontrollen erforderlich, da sich aus diesem ein Ösophagus- karzinom entwickeln kann (s. Kap. IV/3, S. 108).

Chirurgie. Therapierefraktäre Refluxerscheinungen werden chirurgisch durch eine Fundoplicatio (Abb. 11–1) behandelt.

Hierbei wird der ösophagokardiale Übergang im Zwerchfellschlitz freipräpariert und der Magenfundus manschettenförmig um die Speiseröhre herumgeschlagen. Es resul- tiert ein Ventilmechanismus bei Magenfüllung. Eventuell wird durch eine Naht des Magens an das Zwerchfell (Gastropexie) der HIS-Winkel rekonstruiert.

Die **Prognose** ist bei konsequenter Therapie gut.

Seltene Ösophagitiden mit ähnlichen Symptomen sind: Pilzinfektionen mit Candida albicans (Entwicklung einer Soorösophagitis), chemische oder physikalische Schädigungen, z. B. bei Säu- ren- und Laugenverätzung, Bestrahlung und Retentionsösophagitis bei der Achalasie (s. Kap. 1.1.3). Die Diagnostik erfolgt endoskopisch, die Therapie richtet sich nach der Grund- krankheit.

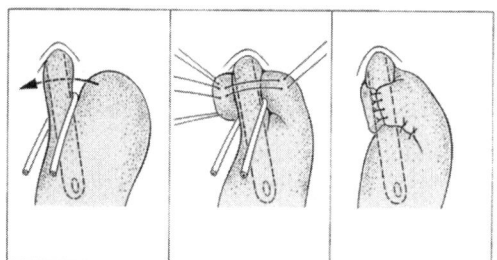

Abb. 11–1: Transabdominale *Fundoplicatio nach Nissen:* Der Magenfundus wird mit wenigen Näh- ten manschettenartig um die Speiseröhre fixiert

1.1.2 Ösophagusdivertikel

Definition. Divertikel der Speiseröhre sind umschriebene sackartige Ausstülpungen der Ösophaguswand unterschiedlicher Häufigkeit und Lokalisation (Abb. 11–2). Man unterscheidet *echte* (Ausstülpung der gesamten Wand) von *Pseudodivertikeln* (Ausstülpung nur der Schleimhaut durch Muskellücken) und *Zenker-* oder *zervikale, Traktionsdivertikel* oder *epiphrenische Pulsionsdivertikel* (Abb. 11–2).

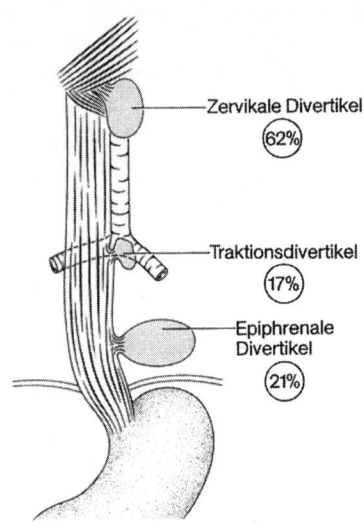

Abb. 11–2: Ösophagusdivertikel, Häufigkeit (Zahlenangaben nach dem Weltschrifttum) und Lokalisation: Das zervikale *(Zenker)* Divertikel liegt nahe der oberen Enge (15 cm), das *Traktionsdivertikel* nahe der mittleren Enge (23 cm) und das *epiphrenische Divertikel* nahe der unteren Enge (40 cm)

Symptome. Ösophagusdivertikel sind meist symptomlos und daher ein Zufallsbefund. Beschwerden machen nur größere Divertikel mit Dysphagie und Regurgitation, gelegentlich kommt es zu rezidivierenden Hustenattacken mit Aspiration beim Zenker-Divertikel.

Diagnose. Röntgenologische Ösophagusdarstellung mit Breischluck, ÖGD.

Eine **Therapie** erfolgt nur bei Beschwerden, insbesondere sollte jedoch beim Zenker-Divertikel wegen der Gefahr der Aspiration (zervikale Lage!) eine Resektion erfolgen.

Chirurgie. Soweit therapiebedürftig werden die Divertikel entweder einfach vom Hals her (beim relativ häufigsten Zenker-Divertikel) oder aufwendiger von transabdominal bzw. thorakal freigelegt und an ihrer Basis abgetragen. Eine Naht und anschließende Drainage der Region beenden die Operation.

1.1.3 Motilitätsstörungen der Speiseröhre (Achalasie)

Definition. Störungen im normalen Bewegungsablauf der Speiseröhre, meist unter starker Verzögerung oder Verlust der Peristaltik, ohne daß eine organische Schädigung vorliegt. Es handelt sich somit um reine Funktionsstörungen. Die Ursachen sind unklar.

Achalasie. Neben sehr seltenen Erkrankungen, wie dem sog. Nußknackerösophagus oder dem Ösophagusspasmus ist insbesondere die Achalasie klinisch von Bedeutung. Sie zeichnet sich durch eine fehlende Erschlaffung des unteren Ösophagussphinkters beim Schlucken aus. Dadurch ist die Passage des Bolus aus der Speiseröhre in den Magen deutlich verzögert und in schweren Fällen sogar verhindert. Oberhalb des Staus kommt es zu einer sackartigen Erweiterung der Speiseröhre (Abb. 11–3).

Hauptsymptome sind Dysphagie, Regurgitation von unverdauten Speisen und gelegentlich krampfartige retrosternale Schmerzen. Wegen der Gefahr der Aspiration, insbesondere nachts durch Rückfluß aus dem Speiseröhrenreservoir in die Luftröhre, kann es zu einer Aspirationspneumonie kommen.

Die **Diagnose** erfolgt röntgenologisch mit Breischluck (Abb. 11–3) und Druckmessung (Ösophagusmanometrie). Hier findet sich eine fehlende Erschlaffung im unteren Ösophagussphinkter beim Schlucken, was für die Erkrankung charakteristisch ist. Die ÖGD dient dem Ausschluß organischer Ursachen, insbesondere des Ösophaguskarzinomes.

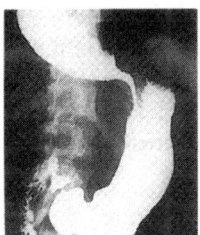

Abb. 11–3: Ausgeprägte *Achalasie* mit erheblicher Ösophaguserweiterung, glattwandiger Stenose (Enge) und Knick des terminalen (endständigen) Ösophagus in Kontrastdarstellung

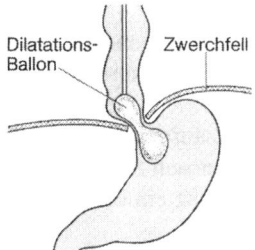

Abb. 11–4: *Pneumatische Dilatation* des unteren Ösophagusshinkters bei Achalasie mit einem Ballon-Katheter

Eine endosonographische Untersuchung des unteren Ösophagussphinkters sollte nicht unterbleiben, um unter der Schleimhaut gelegene Tumoren ausschließen zu können, die ebenfalls achalasieähnliche Symptome auslösen können (sog. *Pseudoachalasie*).

Die **Therapie** der Wahl ist die *pneumatische Dilatation* (Abb. 11-4). Unter radiologischer Kontrolle wird die Kardia mit einem von außen aufblasbarem Ballon (unter manometerkontrolliertem Druck) gedehnt. Bei Rezidiven oder Erfolglosigkeit sind Wiederholungen möglich oder die chirurgische Behandlung angezeigt *(Heller-Myotomie):*

Die längsverlaufende Spaltung der Muskulatur im distalen Ösophagus ohne die Ösophagusschleimhaut zu verletzen und das Lumen zu eröffnen ist heute nur noch selten indiziert. Gelegentlich ist eine notfallmäßige Übernähung von Speiseröhrenverletzungen nach Ösophagusdilatation erforderlich.

Prognose. Regelmäßige endoskopische Kontrollen sind notwenig, um eine bösartige Entartung frühzeitig zu erkennen.

1.2 Magen

1.2.1 Akute Gastritis

Definition. Die akute Gastritis ist eine Entzündung der Magenschleimhaut, meist verursacht durch exogene Einflüsse (z. B. Alkohol, Medikamente) oder Streß (z. B. bei Schwerverletzten oder im Schock).

Symptome sind Schmerzen in der Magengegend, Übelkeit, Erbrechen, Appetitlosigkeit und Aufstoßen.

Diagnose. Die Verdachtsdiagnose wird anhand der Symptome gestellt, beweisend ist die ÖGD durch den typischen makroskopischen Aspekt der akut entzündeten Schleimhaut. *Feingeweblich* finden sich oberflächliche Defekte des Magenepithels bis hin zu größeren Erosionen. Eine Sonderform bildet die erosive Gastritis, die zu lebensbedrohlichen Magenblutungen führen kann.

Therapie und Prognose. Die akute Gastritis heilt rasch spontan ab. Medikamente (H 2-Rezeptorenblocker oder Antazida) sind kaum erforderlich. Bei der akut blutenden erosiven Gastritis sind Nahrungskarenz, ggf. Substitution von Blut und eine parenterale Säureblockade vorübergehend notwendig.

1.2.2 Chronische Gastritis

Die chronische Gastritis ist beim älteren Menschen häufig: Mehr als die Hälfte aller über 50jährigen haben eine chronische Gastritis. Endoskopisch-bioptisch und nach Lokalisation (Abb. 11-5) unterscheidet man *3 Formen*:
Typ A: Autoimmungastritis, Autoantikörper gegen salzsäureproduzierende Belegzellen. Diese Form der Gastritis kommt auch bei der perniziösen Anämie vor. Es besteht Anazidität des Magens (Fehlen der Magensäure). Folge ist ein erhöhter Gastrinspiegel im Blut als reaktive Gegenregulation.
Typ B: Helicobacter-pylori-assoziierte Gastritis. Das Bakterium ist in der Regel nachweisbar; häufigste Form der chronischen Gastritis.
Typ C: Chemisch-toxisch induzierte Gastritis durch Gallereflux und Medikamente.

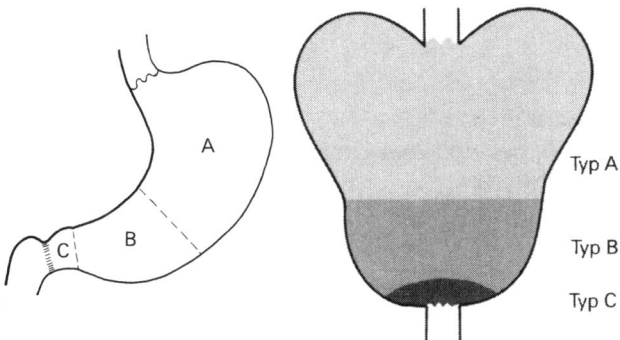

Abb. 11–5: Lokalisation der *chronischen Gastritis* Typ A bis C

Symptome. Meist ist die chronische Gastritis asymptomatisch.

Oberbauchschmerzen wie Druck- und Völlegefühl in der Magengegend, Blähungen oder Unverträglichkeit bestimmter Speisen werden häufig zuunrecht auf die Erkrankung bezogen.

Diagnose. ÖGD mit Biopsie und H.- pylori-Nachweis. Bei der Typ A-Gastritis empfiehlt sich zusätzlich die Blutuntersuchung auf Autoantikörper gegen Parietalzellen sowie die Bestimmung des Intrinsic factors (s. S. 236).

Therapie. Nur symptomatische Formen der chronischen Gastritis sollten behandelt werden, die Helicobacter-induzierte Typ B-Gastritis ggf. mit Wismut oder mit einem Antibiotikum (meist Amoxicillin).

Bei der fortgeschrittenen Form der Typ A-Gastritis muß Vit. B 12 parenteral substituiert werden, und wegen des erhöhten Magenkarzinomrisikos sollte eine jährliche endoskopische Kontrolle mit Biopsie erfolgen.

Morbus Ménétrier. Beim Riesenfaltenmagen handelt es sich feingeweblich um eine Hyperplasie des schleimbildenden Magenepithels. Klinisch können neben uncharakteristischen Beschwerden eine Diarrhoe und die Zeichen einer exsudativen Enteropathie durch Eiweißverlust vorliegen. Die Diagnose erfolgt gastroskopisch und feingeweblich. Eine maligne Entartung ist möglich. Ein Therapieversuch mit H 2-Rezeptorenblockern ist gerechtfertigt.

1.2.3 Gastroduodenale Ulkuskrankheit

Definition. Die Ulkuskrankheit ist als chronisch-rezidivierendes Leiden vom akuten *Streßulkus* als einmaliges Ereignis abzugrenzen. Letzteres tritt meist im Rahmen intensivmedizinischer Behandlung nach Polytraumen, Verbrennungen, großen Operationen und ähnlichen Streßsituationen auf.

Häufigkeit. Etwa 10 % der Bevölkerung erkranken im Laufe ihres Lebens ein- oder mehrmals an einem Ulkus. Das Ulcus duodeni ist bei Männern 4mal häufiger. Der Altersgipfel liegt zwischen dem 30. und 40. Lebensjahr. Beim selteneren Ulcus ventriculi ist das Geschlechtsverhältnis etwa ausgewogen, der Altersgipfel liegt um etwa 10 Jahre höher als beim Duodenalulkus.

Pathogenetisch wird die Ulkusentstehung neben genetischen Faktoren (Menschen der Blutgruppe 0 erkranken häufiger an einem Ulcus duodeni) im wesentlichen als Ungleichgewicht zwischen *protektiven* und *aggressiven* Faktoren auf die Schleimhaut von Magen und Zwölffingerdarm angesehen:

Protektiv wirken: Mikrozirkulation, Epithelregeneration, Schleim- und Bicarbonatsekretion, Prostaglandine, endokrine Faktoren.

Aggressive Faktoren. *Endogen:* Säure- und Pepsinproduktion, Gastrin, Gallereflux, Gastritis, Magenentleerungsstörungen.

Exogen wirken H. pylori, Medikamente (Kortison, Schmerzmittel), Rauchen, Koffein? Alkohol?

Bei der Regulation der protektiven Faktoren spielen die *Prostaglandine* eine Rolle. Durch Nikotin und Schmerzmittel vom Typ der nichtsteroidalen Antirheumatika (NSAR) wird die Prostaglandinsynthese gehemmt. Überwiegen die aggressiven Faktoren, so wird die Ulkusentstehung begünstigt, insbesondere eine erhöhte Säuresekretion ist – vor allem für das Ulcus duodeni – von zentraler Bedeutung.

Unbestritten ist auch die Rolle des Keimes *Helicobacter pylori* für die Ulkusentstehung. So findet sich bei fast allen Patienten mit Ulcus duodeni und bei etwa 4/5 der Patienten mit Ulcus ventriculi eine Besiedelung der Magenschleimhaut mit diesem Keim, also: *Kein Ulkus ohne Säure und Helicobacter pylori.*

Beim *Zollinger-Ellison-Syndrom* oder Gastrinom kommt es durch erhöhte Gastrinproduktion zu einer exzessiven Säureproduktion mit therapierefraktären Ulzera, auch in tiefer gelegenen Dünndarmabschnitten.

Die Ulzera im Magen sind meist im Bereich der kleinen Kurvatur, oft auf der Angulusfalte und im Magenantrum lokalisiert und können zu erheblichen Defekten führen, wie die schematische Darstellung des Enzündungsprozesses ahnen läßt (Abb. 11–6).

An anderer Stelle gelegene Ulzera sind primär verdächtig auf Bösartigkeit. *Multiple Ulzera* lassen an eine medikamentöse Genese (z. B. durch nichtsteroidale Antirheumatika), das seltene *Gastrinom* oder einen *Hyperparathyreoidismus* (Überfunktion der Nebenschilddrüse) denken.

Duodenalulzera sind im Bulbus duodeni gelegen, manchmal finden sich 2 gegenüberliegende Ulzera *(kissing ulcers).*

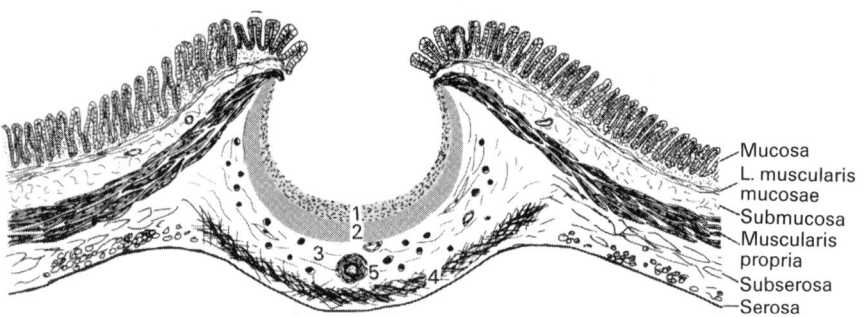

Abb. 11–6: Histologischer Aufbau der Magenwand (rechts) und eines chronischen peptischen *Ulcus ventriculi:* **1** Exsudatschicht, **2** fibrinoide Nekrosezone, **3** Granulationsgewebe, **4** Narbengewebe, **5** teilweise obliterierte Arterie im Ulkusgrund

1.2.3.1 Symptome, Diagnose

Symptome. Typisch beim *Ulcus ventriculi* ist der Sofortschmerz nach Nahrungsaufnahme oder nahrungsunabhängigen Beschwerden. Das *Ulcus duodeni* äußert sich durch Nüchternschmerzen im Oberbauch mit Besserung nach Nahrungsaufnahme. Appetitlosigkeit sowie Übelkeit und Erbrechen (typisch bei Magenausgangsstenose) können auftreten.

Diagnose. Eine Verdachtsdiagnose kann aufgrund der Beschwerden gestellt und durch ÖGD (mit Biopsie) und Untersuchung auf Helicobacter pylori gesichert werden. Dabei muß aus einem Ulcus duodeni keine Biopsie entnommen werden, während ein Ulcus ventriculi grundsätzlich bis zur vollständigen Abheilung endoskopisch-bioptisch kontrolliert wird, da hier ein Karzinom vorliegen kann (s. Kap. IV/3, S. 111).

Spezielle diagnostische Verfahren sind: Untersuchung auf Helicobacter pylori mittels 13C-Atemtest, serologischer Antikörpernachweis sowie die Bestimmung von Gastrin bei Verdacht auf Zollinger-Ellison-Syndrom, Bestimmung von Calcium und Parathormon bei Verdacht auf primären Hyperparathyreoidismus. Die letztgenannten Untersuchungen sind insbesondere bei fehlender Ulkusabheilung durchzuführen.

1.2.3.2 Komplikationen

Unterschieden werden Akut- und Spätkomplikationen. Bei etwa 1/3 aller Ulkuspatienten ist sogar erst die Akutkomplikation das erste klinische Zeichen einer Ulkuskrankheit.

Akutkomplikationen sind: Blutung, Penetration in Nachbarorgane, wie z. B. die Bauchspeicheldrüse und die Perforation. *Spätkomplikationen* sind: Magenausgangsstenose durch narbige und einengende Abheilung rezidivierender Ulzera. (Abb. 11-7).

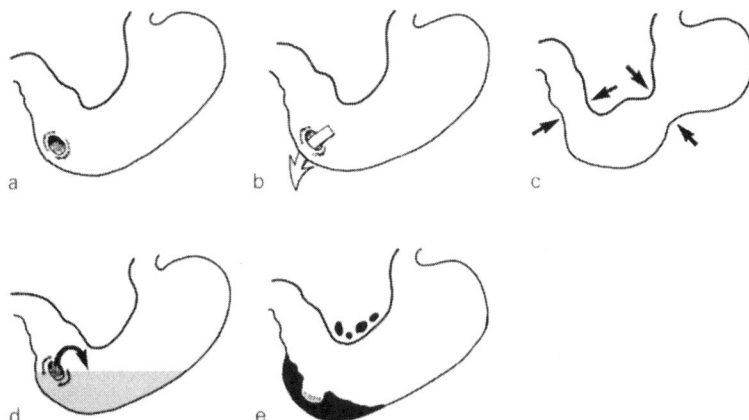

Abb. 11-7: *Komplikationen* des peptischen Magenulkus: **a.** Unkompliziertes Ulkus, **b.** Perforation, **c.** Narbenstenose, **d.** Blutung, **e.** Ulkuskarzinom mit Lymphknotenmetastasen

Akutkomplikationen

• *Blutung* (Abb. 11–7 d). 25 % aller Ulkuspatienten erleiden im Laufe ihres Lebens eine Ulkusblutung. Sie ist mit ca. 50 % die häufigste Ursache einer oberen gastrointestinalen Blutung. Klinisch sichtbare Zeichen sind das Bluterbrechen *(Hämatemesis)*, welches typisch, jedoch nicht obligat ist und *Teerstuhl* (stets dünn, klebrig, tiefschwarz glänzend, übelriechend).

Dieser kommt durch Kontakt des roten Blutfarbstoffs mit der Salzsäure des Magens zustande (Hämatinbildung). Wird er weitertransportiert, äußert er sich als Teerstuhl (Melaena); wird der hämatinisierte Mageninhalt aber erbrochen, so führt das zum charakteristischen Kaffeesatzerbrechen.

Teerstuhl oder Kaffeesatzerbrechen sind also immer zu erwarten, wenn das Blut in Kontakt mit der Salzsäure des Magens getreten ist, was auch bei Ulcera duodeni in der Regel der Fall ist, da sich der saure Mageninhalt ja ins Duodenum entleert und nicht sofort abgepuffert wird. Die anatomische Grenze ist das Treitz-Band, blutende Läsionen aboral dieser Grenze führen gewöhnlich nicht mehr zu Teerstuhl. Eine Ausnahme liegt bei träger Darmpassage vor (↑ 8 Stunden), hier zersetzen Bakterien das Blut und führen auch zu einer Schwarzfärbung des Stuhls.

Bei massiver oberer gastrointestinaler Blutung kann die Magen-Darm-Passage so schnell verlaufen, daß flüssiges, in der Regel dunkelrotes Blut entleert wird *(Hämatochezie)*. Dieser, für eine untere gastrointestinale Blutung typische Befund, kann also auch bei massiver oberer gastrointestinaler Blutung auftreten!

Weitere klinische Zeichen sind je nach Intensität der Blutung *Kreislaufreaktionen* bis hin zum *hypovolämischen Schock* (Schockindex!) sowie ein Abfall von Hämoglobin und Hämatokrit.

• *Penetration, Perforation*. Diese Komplikationen können mit oder ohne Blutung auftreten. Zusätzliche Symptome können stärkste abdominelle Schmerzen mit Ausstrahlung in den Rücken, z. B. bei Penetration des Ulkus in die Bauchspeicheldrüse sein und Zeichen des akuten Abdomens bei Perforation (s. Abb. 2–7, S. 23).

Spätkomplikationen

• *Narbenstenose*. Die chronische Ulkuskrankheit kann durch eine narbige Schrumpfung insbesondere im Pylorusbereich zu einer Einengung des Magenausgangs führen, was eine verzögerte Magenentleerung nach sich zieht. Folge ist eine Retention des Inhaltes mit Erweiterung des Magens (Abb. 11–7 c). Der Mageninhalt wird häufig erbrochen, was zu Störungen im Säure-Basen- und Elektrolythaushalt sowie zur Gewichtsabnahme führen kann.

• *Malignes Ulcus ventriculi* (Abb. 11–7 e). Die Wahrscheinlichkeit, daß ein Ulcus ventriculi bösartig ist, beträgt 1–3 % (s. Abb. IV/3–4, S. 112).

1.2.3.3 Therapie

Die Therapie ist konservativ oder operativ.

Die *konservative Therapie* hat das Ziel, aggressive Faktoren zu reduzieren, protektive zu fördern: Vermeiden von ulzerogenen Medikamenten (z. B. nichtsteroidale Antirheumatika oder Kortisonpräparate) und von Nikotin, medikamentöse Suppression der endogenen Salzsäureproduktion, antibiotische Behandlung bei H.-pylori-Nachweis, ggf. motilitätsfördernde Medikamente, wie z. B. Paspertin.

Diätvorschriften sind zugunsten der medikamentösen Therapie verlassen worden, es sollten jedoch schlecht verträgliche Speisen gemieden und häufig kleinere Mahlzeiten (statt 3 Hauptmahlzeiten) eingenommen, sowie Kaffee und konzentrierter Alkohol gemieden werden.

Im Vordergrund steht die **medikamentöse Therapie,** wobei nur 2 Substanzgruppen Bedeutung zukommt: *H 2-Rezeptor-Antagonisten* (H 2-Blocker) und *Protonenpumpenhemmer.*

• Die *H 2-Blocker* wirken über eine Blockierung von Histaminrezeptoren an den Belegzellen und halbieren die Säureproduktion. Die Gabe erfolgt abends, da mehr als 60 % der Salzsäure nachts produziert wird, über 4 Wochen bis zur Abheilung des Ulkus. Gängige Medikamente sind z. b. das Ranitidin, das Roxatidin und das Famotidin.

• Die *Protonenpumpenhemmer* unterdrücken die Salzsäureausschüttung aus der Belegzelle und erreichen eine fast 100 %ige Salzsäuresuppression. Sie sind daher besonders wirksam.

Bei *Nachweis von Helicobacter pylori* sollte zusätzlich antibiotisch behandelt und eine Eradikation (= „Auslöschung" des Keimes aus der Magenschleimhaut) erreicht werden. Hierfür geeignet sind in erster Linie Antibiotika wie Amoxicillin, Metronidazol oder Clarithromycin. Rezidive lassen sich so weitgehend vermeiden.

Bei medikamentöser Ulkusprophylaxe mit H 2-Blockern rezidiviert das Geschwür in 15–20 % der Fälle innerhalb von 2 Jahren. Ohne Rezidivulkusprophylaxe kommt es beim Ulcus duodeni in 80 % zu einem Rezidiv.

Andere Medikamente wie Antazida, Anticholinergika (z. B. Pirenzepin) oder Wismut-Präparate haben in der Akuttherapie der Ulzera heute keinen Stellenwert.

Die **Therapie der Ulkusblutung** ist primär konservativ. Die ersten Maßnahmen zielen darauf ab, den evtl. im Schock befindlichen Patienten durch Volumen- und Blutsubstitution zu stabilisieren. Notfallendoskopisch wird die Blutungsquelle lokalisiert und die Blutungsstillung eingeleitet: Man injiziert in das blutende Ulkus verdünnte Suprareninlösung oder Polidocanol *(Sklerosierung),* was in über 90 % der Fälle erfolgreich ist. Die blutenden Ulzera werden nach der sog. Forrest-Klassifikation bewertet (Tab. 11–1). *Rezidivprophylaxe.* Eine endoskopisch eingeführte Doppler-Sonde spürt nicht sichtbare, potentiell blutende Gefäße (Forrest IIb, IIc) im Ulkusgrund (s. Abb. 11–6) auf und ermöglicht so die gezielte Verödung.

Therapieversager oder Rezidivblutung sind operativ zu behandeln (s. u.).

Tab. 11–1: Endoskopische Klassifizierung der Blutungsaktivität nach *Forrest* (1974)

Forrest-Typ	Blutungsaktivität	Endoskopische Kriterien
Ia		Spritzende Blutung
Ib	Aktive Blutung	Sickerblutung
IIa	Zum Stillstand gekommene Blutung	Sichtbarer Gefäßstumpf
IIb		Blutkoagel auf dem Ulkus
IIc		Hämatin auf dem Ulkus
III	Keine Blutung	Ulkus ohne o. g. Kriterien

1.2.3.4 Chirurgische Therapie

Die Operation ist heute nur noch bei therapieresistentem Ulkusleiden oder Komplikationen indiziert. Man unterscheidet resezierende und nicht resezierende Verfahren.

Unter den **resezierenden Verfahren** haben die distalen Magenresektionen nach *Billroth I* und *II* den größten Stellenwert (Abb. 11–8). Hierbei werden 2/3 des Magens entfernt und die Kontinuität beim B I durch End-zu-End-Anastomose mit dem Duodenum (Gastroduodenostomie), beim B II durch Gastrojejunostomie und Blindverschluß des Duodenums wiederhergestellt.

Die Magenresektion reduziert die Säurebildungskapazität und entfernt gleichzeitig zumeist die ulkustragenden und vielfach narbig veränderten Magenanteile. Resezierende Verfahren kommen vor allem bei rezidivierenden therapierefraktären Ulcera ventriculi in Frage.

Das nicht **resezierende Verfahren** der Wahl ist die *selektive proximale Vagotomie* (SPV). Bei dieser Opertion werden die zum Magen ziehenden Fasern der beiden Hauptstämme des (parasympathischen) N. vagus an der kleinen Kurvatur durchtrennt. Erhalten bleibt nur der letzte Vagusast, der zur Pylorusregion zieht. Hierdurch werden die Magenschleimhaut komplett denerviert und die Säuresekretion reduziert. Ungestört bleibt die Motorik des Magenpförtners. Wird auch dieser Ast verletzt oder eine Nervenhauptstammdurchtrennung durchgeführt (trunkuläre Vagotomie), so ist wegen des resultierenden Pylorusspasmus eine Pyloroplastik erforderlich.

Hauptindikation sind isolierte rezidivierende Ulcera duodeni.

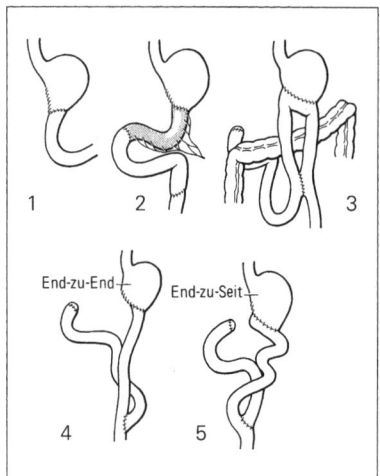

Abb. 11–8: Magenresektion. Rekonstruktion nach *Billroth I:* **1** termino-terminale Gastroduodenostomie, **2** wie 1 mit Interposition einer ausgeschalteten Jejunumschlinge; nach *Billroth II:* **3** Rekonstruktion durch antekolische Gastroenteroanastomose und Braun-Enteroanastomose, **4** Rekonstruktion mit ausgeschalteter Jejunumschlinge nach Roux und termino-terminaler Gastrojejunostomie, **5** wie 4, mit termino-terminaler Gastrojejunostomie

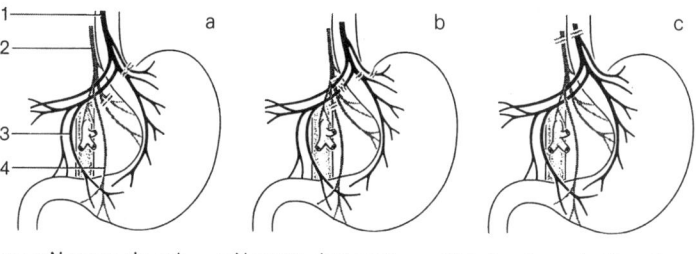

— = N. vagus sin. ant. –– = N. vagus. dext. post. — = Unterbrechung der Vagusfasern

Abb. 11–9: Formen der *Vagotomie:* **a.** Selektive proximale Vagotomie (SPV), **b.** Selektive totale = gastrale Vagotomie (STV), **c.** Trunkuläre Vagotomie (TV)
1 Truncus vagalis anterior sinister, **2** Tr. vagalis post. dex., **3** Ramus antralis et duodenalis trunci vagalis anterius sinstri, **4** R. antralis trunci vagalis post. dextri

Im **Notfall**, also bei der Blutung oder Perforation eines gastroduodenalen Ulkus, wird der kleinstmögliche Eingriff gewählt. So erfolgt bei der Perforation zumeist eine Exzision und anschließende Übernähung des Ulkus. Die begleitende Peritonitis wird durch ausgiebige Spülung (Lavage) und Drainage behandelt.

Beim *blutenden Ulkus* werden die Gefäße am Ulkus direkt umstochen und zuführende Hauptgefäße unterbunden.

Aus Sicherheitsgründen erfolgt nur gelegentlich in gleicher Sitzung eine definitive Sanierung des Ulkusleidens, z. B. durch Resektion.

1.2.3.5 Prognose

Die Ulkuskrankheit verläuft chronisch, Rezidive sind zahlreich.

Durch Eradikation von H. pylori lassen sich wesentlich häufiger Rezidive verhindern als mit der bisher durchgeführten Rezidivprophylaxe mit H 2-Blockern.

Die *Ulkusblutung* ist mit einer Letalität von etwa 5 % belastet. Prognostisch ungünstig sind hierbei hohes Alter (> 60 Jahre), Zweiterkrankungen, insbesondere kardiale und pulmonale, ein massiver Blutverlust mit Schock. Die *Ulkusperforation* ist immer eine lebensbedrohliche Komplikation und erfordert die sofortige Operation.

2. Krankheiten des Dünn- und Dickdarms

Organbezogene **Symptome** sind: Durchfall (Diarrhoe), Verstopfung (Obstipation), blutige Stühle und Darmverschluß (Ileus).

Diarrhoe bedeutet erhöhte Stuhlfrequenz (häufiger als 3mal/Tag) in Verbindung mit verminderter Stuhlkonsistenz (breiig bis flüssig). Von einer *Obstipation* spricht man, wenn weniger als 3mal wöchentlich Stuhl entleert wird. Ursache ist ein verzögerter Stuhltransport im Darm oder eine Störung der Entleerung selbst.

Unter *Ileus* versteht man eine bedrohliche Passagebehinderung durch den Verdauungstrakt. Man unterscheidet den mechanischen (Verlegung des Darmlumens durch

Tumoren, Entzündungen oder Verwachsungen, s. Abb. 2–8, S. 25) vom paralytischen Ileus (fehlende oder deutlich reduzierte Darmperistaltik).

Blutige Stühle treten bei gastrointestinalen Blutungen unterschiedlicher Lokalisation auf.

2.1 Chronisch-entzündliche Darmerkrankungen

Chronisch entzündliche Darmerkrankungen sind die *Enteritis regionalis Crohn* (M. Crohn) und die *Colitis ulcerosa.* Die Ätiologie beider Erkrankungen ist unbekannt.

2.1.1 Morbus Crohn

Definition. Der M. Crohn ist eine diskontinuierlich auftretende chronisch-entzündliche, meist in Schüben verlaufende Erkrankung des gesamten Verdauungstraktes. Sie kann sich auch an extraintestinalen Organen manifestieren, z. B. an der Haut oder den Gelenken. Der Altersgipfel der Erkrankung liegt zwischen dem 20. und 40. Lebensjahr mit einer familiären Häufung.

Prädilektionsstellen sind das terminale Ileum und Kolon (Abb. 11–10).

Makroskopisch handelt es sich um eine Entzündung, die durch alle Wandschichten der Darmwand reicht *(transmural)* und verschiedene Darmabschnitte in unterschiedlicher Intensität befallen kann *(diskontinuierliche Ausbreitung).* Durch die entzündliche Verdickung der Darmwand können segmentale Stenosen entstehen, Fistelbildung in die Umgebung und andere Organe sowie Abszesse sind keine Seltenheit.

Feingeweblich finden sich epitheloidzellige Granulome und mehrkernige Riesenzellen.

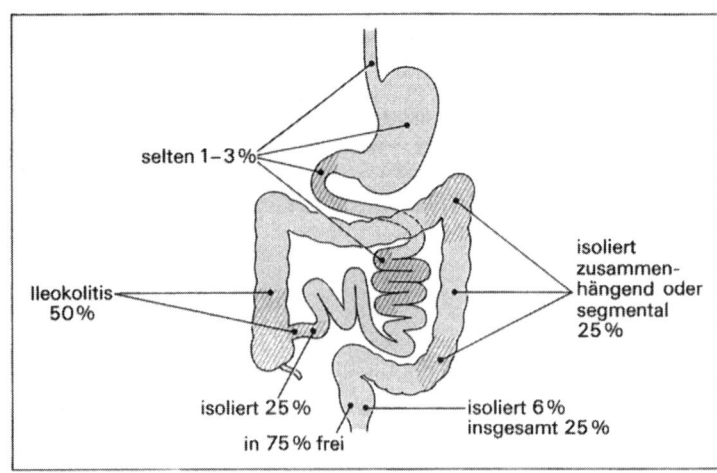

Abb. 11–10: M. Crohn: Befallsmuster und deren Häufigkeit

2.1.1.1 Symptome

Die Symptomatik ist abhängig von Lokalisation (Abb. 11–10), Ausdehnung der Erkrankung und deren **Aktivitätsindices**: Anzahl der Stühle, Schmerzsymptomatik, subjektives Allgemeinbefinden, klinische Befunde (z. B. Gewichtsverhalten, Temperaturen).

Der *Aktivitätsindex nach Best* beinhaltet ein Punktesystem, mit dem der Erkrankung eine fehlende, mittlere oder hohe Aktivität zugesprochen wird.

Wenn die Entzündung akut im *terminalen Ileum* beginnt, können ähnliche Symptome wie bei einer akuten Appendizitis auftreten: kolikartige Schmerzen im rechten Unterbauch, evtl. druckschmerzhaft tastbare Resistenz, Fieber. Bei *schleichendem Beginn* bestehen mehr oder weniger diffuse abdominelle Beschwerden, Flatulenz und meist unblutige Diarrhoen im Vordergrund. Appetitlosigkeit und Gewichtsverlust können sich einstellen. Im Kindesalter kommt es zu Wachstumsstörungen.

Treten extraintestinale Symptome auf, so äußern sie sich an der Haut, z. B. als Erythema nodosum, an den Augen als Iridozyklitis, an den Gelenken als Arthritis oder Spondylitis, an den Gallenwegen als sklerosierende Cholangitis.

Komplikationen: Stenosen, Fisteln oder Abszesse führen zu Ileus oder Perforation mit Akutem Abdomen (selten).

2.1.1.2 Diagnose

Labor. Erhöhung von BSG und Leukozyten, Anämie in Abhängigkeit von der Entzündungsaktivität.

Röntgenuntersuchungen des Dünn- und Dickdarms (Enteroklysma nach Sellink bzw. Doppelkontrastdarstellung des Kolons) zeigen typische Veränderungen wie z. B. das sog. Pflastersteinrelief (Abb. 11–11), Fisteln und Stenosen stellen sich radiologisch dar.

Endoskopisch findet sich eine entzündlich gerötete Schleimhaut mit scharf begrenzten landkartenartigen Ulzera und auch kleinsten hämorrhagischen Läsionen mit diskontinuierlichem Befall. Das Rektum ist meist ausgespart (Abb. 11–10). Ist die Diagnose eines Morbus Crohn einmal gestellt, muß der gesamte Verdauungstrakt auf weitere Manifestationen untersucht werden (auch ÖGD).

Die **Sonographie** ist eine wertvolle Untersuchung zum Nachweis von Wandverdickung (transmurale Entzündung) und Abszeß. Auch für die Beurteilung des Krankheitsverlaufes (z. B. Reduktion der Darmwanddicke unter der Therapie) ist sie gut geeignet.

2.1.1.3 Therapie

Die Behandlung ist vom Aktivitätsgrad der Erkrankung abhängig und in erster Linie konservativ. Komplikationen verlangen oft die chirurgische Intervention (s. u.).

Die **konservative Behandlung** stützt sich auf diätetische und medikamentöse Maßnahmen. Dabei ist der Wert der Therapie nur bei aktiver Erkrankung gesichert, im beschwerdefreien Intervall erfolgt meist keine Therapie.

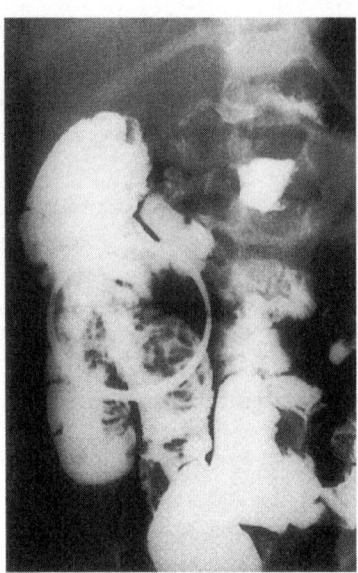

Abb. 11–11: M.Crohn, retrograde *Röntgenkontrastdarstellung*: Charakteristisches Pflastersteinrelief der Schleimhaut an typischer Lokalisation im distalen Ileum (Kreis) mit Verlust der Schleimhautstruktur

Diätetisch schlackenarme Kost, lactosefreie Nahrung. Bei jedem dritten Patienten besteht eine Lactoseintoleranz, im schweren Schub Nahrungskarenz mit parenteraler Ernährung.

Medikamentös wird je nach Befall (meist Dünn- oder Dickdarm oder beide) und Aktivitätsindex mit entzündungshemmenden Medikamenten, wie 5-Aminosalicylsäure oder Glukokortikosteroiden, behandelt. Antibiotika wie Metronidazol können zusätzlich eingesetzt werden. In schweren Fällen kommen *Immunsuppressiva* wie Azathioprin zum Einsatz. Auf eine ausreichende Zufuhr von Vitaminen und Spurenelementen ist in jedem Fall zu achten (insbesondere Vit. B 12 und Zink).

Chirurgische Behandlung. Während die internistische Therapie die Aktivität der Erkrankung zu unterdrücken sucht, kommt die Chirurgie nur bei Komplikationen zum Einsatz. Dabei gilt die Regel, *nur so wenig wie nötig aber doch soviel wie erforderlich zu entfernen* („minimale Chirurgie").

Neben der Resektion von narbig stenosierten Darmabschnitten (häufigste Operation ist die Ileozökalresektion) kommen die Spaltung und Drainage von Abszessen, die Aufdeckelungen von Fisteln, Übernähungen von Perforationen und plastisch erweiternde Eingriffe am Dünndarm (Strikturoplastik) zur Anwendung. Ultima ratio ist die Anlage eines temporären oder permanenten Stomas (meist Ileostoma) zur Ruhigstellung ausgedehnter entzündeter Darmabschnitte oder Fistelsysteme, bzw. bei sekundärer Analsphinkterinsuffizienz.

Die **Prognose** ist durch den chronischen Verlauf mit einer hohen Rezidivrate belastet. Eine Heilung ist nicht möglich; die Erkrankung besteht lebenslang.

Komplikationen zwingen bei fast allen Patienten früher oder später zu einem operativen Eingriff.

2.1.2 Colitis ulcerosa

Definition. Die Colitis ulcerosa ist eine chronisch-entzündliche Erkrankung des Kolons. Auch sie verläuft, wie der Morbus Crohn, in Schüben. Der Altersgipfel liegt zwischen dem 20. und 40. Lebensjahr, ein 2. Altersgipfel jenseits des 60. Lebensjahres. Eine familiäre Häufung ist bekannt.

> Die Entzündung beginnt meist distal im Rektum und breitet sich nach proximal ins Kolon aus: Das Rektum ist regelmäßig, in 50 % der Fälle ist das gesamte Kolon befallen (Pankolitis).

Makroskopisch findet sich eine entzündlich gerötete, verquollene Schleimhaut, die auf Kontakt leicht blutet. Kleine Ulzera sind häufig. Im fortgeschrittenen Stadium ist die Schleimhaut gänzlich zerstört, was zum Verlust des normalen Faltenreliefs führt. Das Befallsmuster der Entzündung ist meist kontinuierlich.

Feingeweblich finden sich entzündliche Schleimhautinfiltrate und gelegentlich Kryptenabszesse.

2.1.2.1 Symptome, Diagnose

Symptome. Auch bei der Colitis ulcerosa ist die Symptomatik von der Ausdehnung und Akuität der Erkrankung abhängig. Leitsymptom ist jedoch wegen des Rektumbefalls der blutig-schleimige Durchfall (bis zu 20 Entleerungen pro Tag). Weiterhin treten z. T. krampfartige abdominelle Schmerzen auf. Appetitlosigkeit, Gewichtsverlust und subfebrile Temperaturen sind zu beobachten. Wie beim M. Crohn können extraintestinale Manifestationen (Erythema nodosum, Iridozyklitis, Arthritis, sklerosierende Cholangitis) die Erkrankung komplizieren. Diese sind bis auf die sklerosierende Cholangitis insgesamt seltener als beim M. Crohn.

Komplikationen: Gefürchtet ist das toxische Megakolon mit Ileus, Peritonitis, septischen Temperaturen und Perforationsneigung, insbesondere im Zökum. Massive Darmblutungen kommen vor. Dickdarmkarzinome sind häufiger, wenn die Krankheitsdauer 10 Jahre überschreitet und eine Pankolitis vorliegt.

Diagnose. Je nach Akuität sind die Entzündungsparameter im Blut verändert (erhöhte BSG, Leukozytose, ggf. Anämie). Endoskopisch ist in erster Linie nach Inspektion des Anus und rektal-digitaler Austastung eine Rektoskopie sinnvoll, um die Schleimhaut zu betrachten und Gewebe zu entnehmen. Mit der Koloskopie bestimmt man die Ausdehnung der Erkrankung. Koloskopisch und radiologisch (Doppelkontrastdarstellung) erkennt man den kontinuierlichen Befall des Dickdarms, multiple konfluierende Ulzera, eine Hypervulnerabilität der Schleimhaut und einen Haustrenverlust im Spätstadium der Erkrankung (sog. Fahrradschlauchkolon, Abb. 11–12).

Im hochfloriden Stadium oder bei toxischem Megakolon sind wegen der erhöhten Perforationsgefahr Kolonkontrasteinlauf und Koloskopie kontraindiziert.

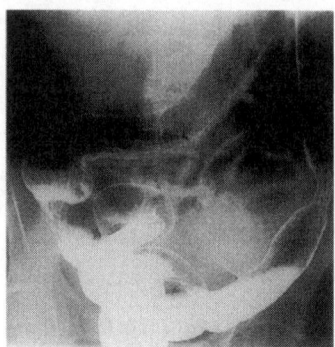

Abb. 11–12: Colitis ulcerosa mit Zerstörung der Dickdarschleimhaut und komplettem Haustrenverlust *(Fahrradschlauch-Phänomen)*

2.1.2.2 Therapie

Die Therapie ist **konservativ**. Die *diätetischen Maßnahmen* entsprechen denen des M. Crohn. *Medikamentös* wird in erster Linie mit Sulfasalazin, 5-Aminosalizylsäure oder Metronidazol behandelt. Schwere Verläufe werden neben voller parenteraler Ernährung zusätzlich mit Glukokortikoiden therapiert.

Bei ausschließlichem Befall von Rektum und Sigma werden 5-Aminosalizylsäure- oder Kortison-Klysmen oder -Suppositorien lokal appliziert. Im Gegensatz zum M. Crohn wird die Colitis ulcerosa auch im symptomfreien Intervall medikamentös, meist mit 5-Aminosalizylsäure, behandelt. Dadurch kann die Anzahl der Schübe reduziert, der chronische Verlauf der Erkrankung jedoch nicht verhindert werden.

Berücksichtigt man jedoch die ausgeprägten und größtenteils irreversiblen Nebenwirkungen einer jahrelangen Kortisontherapie, so ist die chirurgische Forderung nach einer eher zügigen Sanierung der Erkrankung durch komplette Entfernung des Dickdarmes verständlich, zumal neue Operationsverfahren die Stuhlkontinenz bewahren.

Operationsindikation: schwerer Krankheitsverlauf ohne Besserung, häufige schwere Schübe oder lokale oder systemische Komplikationen, z. B. das toxische Megakolon, fulminante Kolitis mit Sepsis, Perforation oder eine nicht beherrschbare Blutung, histologischer Nachweis von schweren Epitheldysplasien (im entzündungsfreien Intervall). Man reseziert Dickdarm und Rektum komplett (Proktokolektomie).

Neuere Operationstechniken mit ileo-analer Anastomose und Anlage eines Dünndarmreservoirs erhalten den natürlichen Darmausgang. Früher schien ein Anus praeternaturalis unumgänglich.

Prinzipiell ist die Colitis ulcerosa durch diese Operation heilbar, da das Zielorgan – ausschließlich der Dickdarm – entfernt wird.

Die chirurgische Therapie beinhaltet die Entfernung der entzündeten oder narbig ausgebrannten Kolonabschnitte. Weil in der Regel jedoch weite Bereiche von Kolon und Rektum befallen sind (zudem Karzinomrisiko!), wird meist der gesamte Dickdarm im Sinne einer subtotalen Kolektomie unter Erhaltung des unteren Rektums (Rektoileostomie) oder bei Rektumbefall durch totale Kolektomie reseziert.

Da die Entzündung histologisch – im Gegensatz zum M. Crohn – nicht die gesamte Darmwand erfaßt, kann bei totaler Kolektomie der Schließmuskel erhalten werden: Nur die Schleimhaut (Mukosa) wird im Schließmuskelbereich ausgehülst (Proktomukosektomie), wobei Läsionen des Analsphinkters vermieden werden. Der Dünndarmstumpf wird mobilisiert und ein Stuhlreservoir gebildet (Pouch), der Pouch durch den erhaltenen Sphinkterapparat gezogen und mit dem Anus anastomosiert (pouchanale Anastomose). Die komplexe chirurgische Rekonstruktion wird durch Anlage eines vorübergehenden Ileostomas bis zum Abschluß der Heilungsvorgänge ruhiggestellt.

Ein definitives endständiges Ileostoma nach totaler Kolektomie, wie es früher die Regel war, sollte heute nur bei einem Versagen der oben angeführten Op.-Methode durchgeführt werden.

Prognose. Patienten mit isoliertem Befall von Rektum und Sigma haben eine gute Prognose mit normaler Lebenserwartung. Patienten mit Pankolitis, bei denen auch die Gefahr der Karzinomentwicklung höher ist, haben eine schlechtere Prognose. Etwa 5 % dieser Patienten versterben innerhalb der ersten 10 Jahre, bei 25 % muß eine Proktokolektomie durchgeführt werden.

2.2 Divertikulose, Divertikulitis

Definition. Divertikel sind Ausstülpungen der Darmschleimhaut durch Gefäßmuskellücken *(Pseudodivertikel)* oder der gesamten Darmwand *(echte Divertikel)*. Im Kolon liegen meist die erworbenen Pseudodivertikel vor, diese wiederum sind in 2/3 der Fälle im Sigma lokalisiert. Echte Divertikel finden sich – oft angeboren – im Zökum. Die Erkrankung nimmt mit dem Lebensalter zu: Über 70jährige haben in ca. 70 % Divertikel. Dabei muß die symptomlose *Divertikulose* (ca. 90 % der Fälle) von der symptomatischen *Divertikulitis* abgegrenzt werden.

2.2.1 Symptome, Diagnose

Symptome. Die Sigmadivertikulitis äußert sich durch Schmerzen im linken Unterbauch, Obstipation und Flatulenz. Evtl. ist in dieser Region eine druckschmerzhafte Resistenz tastbar, dazu können subfebrile Temperaturen bestehen.

Bei der seltenen Zökumdivertikulitis sind die Beschwerden im rechten Unter- und Mittelbauch lokalisiert.

Durch ein Fortschreiten der Entzündung können *Komplikationen* auftreten, die Abbildung 11–13 nennt.

Diagnose. Die Verdachtsdiagnose wird aufgrund der Symptomatik gestellt. *Laborchemisch* finden sich Zeichen der Entzündung (Erhöhung der BSG, Leukozytose).

Sonographie: umschriebene Verdickung der Darmwand mit Darstellung von Divertikeln, Abszeß, freier Flüssigkeit (bei Perforation). Eine Röntgenübersichtsaufnahme gibt Hinweise auf Komplikationen (Spiegelbildung? Freie Luft im Abdomen?). Die *Röntgendiagnostik* ist der Endoskopie in der Darstellung der Divertikel überlegen, soll aber wie die Endoskopie nicht im floriden Stadium (Perforation!) durchgeführt werden.

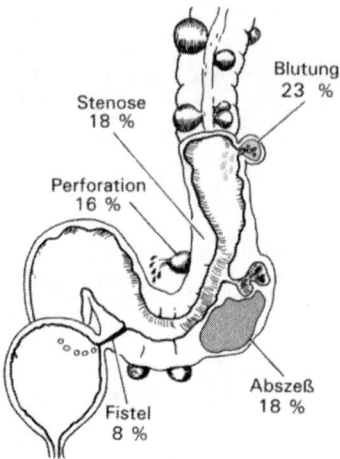

Abb. 11–13: *Divertikulitis,* Komplikationen und deren Häufigkeit (nach Schellerer und Otto)

2.2.2 Therapie, Prognose

Therapie. Die *Divertikulose* erfordert keine Therapie. Die konservative Therapie der *Divertikulitis* beinhaltet Nahrungskarenz mit vollständiger parenteraler Ernährung, Antiphlogistika und Antibiotika (Metronidazol). Bei leichteren Formen sind schlakkenarme Kost sowie Antibiotika angezeigt. Ist die Entzündung vollständig abgeklungen, sollte faserreiche Kost verabreicht und eine Stuhlregulierung durchgeführt werden.

Operation. Die chirurgische Therapie kommt bei der rezidivierenden Divertikulitis, seltener auch notfallmäßig bei der Perforation und der Divertikelblutung zum Einsatz. Man entfernt den befallenen Dickdarmabschnitt. Die Darmkontinuität wird durch End-zu-End-Anastomose wiederhergestellt.

Liegen *Komplikationen* (Abb. 11–13) vor (z. B. Perforation mit Peritonitis), so wird zur Verhütung einer Anastomoseninsuffizienz ein mehrzeitiges operatives Vorgehen gewählt.

In solchen Situationen wird entweder nur ein Stoma angelegt oder der befallene Darm reseziert, danach anstomosiert und ein Stoma vorgeschaltet oder nach Resektion der proximale Darmstumpf als endständiges Stoma ausgeleitet und der Rektumstumpf nur blind verschlossen (Hartmann-Situation). In diesen Fällen müssen später weitere Operationen erfolgen, um die Kontinuität wiederherzustellen.

Die **Prognose** ist gut. Bei Komplikationen mit Notoperation ist die Letalität jedoch hoch.

Wegen der gelegentlich ähnlichen Symptomatik muß bei der Divertikulitis differentialdiagnostisch immer ein Kolonkarzinom ausgeschlossen werden. Daher ist meist eine Koloskopie im beschwerdefreien Intervall notwendig.

2.3 Appendicitis acuta

Die akute Entzündung des Wurmfortsatzes (Appendix vermiformis) ist ein sehr häufiges Krankheitsbild. Sie kann in jedem Alter auftreten, ist jedoch vor dem 30. Lebensjahr am häufigsten. Die *Ursachen* sind nicht geklärt.

2.3.1 Symptome, Diagnose

Charakteristischerweise beginnen die Schmerzen im Oberbauch und wandern in die typische Region im rechten Unterbauch (McBurney-Punkt zwischen Nabel und Darmbeinstachel, Abb. 11–14). Bedingt durch die variable Lage der Appendix können die Beschwerden auch an atypischer Stelle auftreten. Das Krankheitsbild begleiten meist uncharakteristisches Fieber, Übelkeit und Brechreiz. Nicht beweisend ist eine häufige rektal-axilläre Temperaturdifferenz von über 1 °C. Eine Vielzahl nicht chirurgischer Krankheitsbilder kann die Symptomatik imitieren (z. B. Enteritis, Harnweginfekte, Nierensteine, Eileiterentzündungen etc.). Die sichere Diagnose ist oft schwierig, bildgebende Untersuchungen, wie die Sonographie helfen kaum. Die Verdachtsdiagnose ist hinreichender Grund für die stationäre Aufnahme. Im Zweifelsfall wird eher operiert.

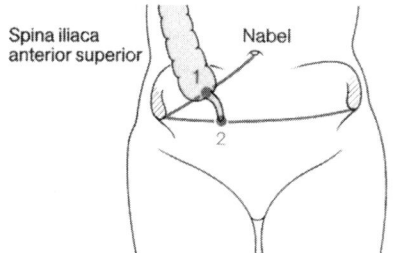

Abb. 11–14: Typische Druckpunkte bei *Appendicitis acuta:* **1** McBurney-Punkt, **2** Lanz-Punkt

2.3.2 Verlauf, Komplikationen, Therapie

Die Appendizitis kann spontan ausheilen. Bei Fortschreiten der Entzündung droht jedoch eine *Perforation* der Appendix mit lokal gedeckter oder, seltener, freier Perforation in die Bauchhöhle mit einer meist letal verlaufenden Peritonitis.

Die entzündliche Perforationsstelle kann auch lokal verkleben und geht mit einem Abszeß im rechten Unterbauch oder an der Bauchwand einher. Die spontan abgeheilte Appendizitis hinterläßt einen vernarbten Wurmfortsatz, welcher zu erneuten späteren Entzündungen Anlaß geben soll.

Operation. Die Therapie der Wahl ist die frühzeitige *Appendektomie.* Die sehr schwierige Diagnose erklärt die vielen Fehldiagnosen mit unauffälligem Wurmfortsatz. Die Abtragung der Appendix erfolgt auch in diesen Fällen zur Verhütung von Komplikationen – im Zweifel operieren!

Technik. Die Operation beinhaltet Eröffnung der Bauchhöhle durch eine kleine Inzision im rechten Unterbauch, die Abtragung der Appendix an der Basis vom Zökalpol und die versenkende Naht des Abtragungsstumpfes. Ist die Appendizitis perforiert, müssen zusätzlich Drainagen eingelegt werden. Zudem ist eine sorgfältige Lavage der Bauchhöhle erforderlich.

2.4 Untere gastrointestinale Blutung

Definition. Unter einer unteren gastrointestinalen Blutung versteht man eine Darmblutung aus dem terminalen Ileum, Kolon oder Rektum. Sie ist im Gegensatz zur oberen gastrointestinalen Blutung (siehe Ulkus- und Ösophagusvarizen) wesentlich seltener (ca. 9 % aller Blutungen des Magen-Darm-Traktes).

Ursache. Den Blutungen liegen verschiedene Erkrankungen zugrunde, die zudem altersbezogene Unterschiede aufweisen.

Bei *Kindern* und Jugendlichen (jünger als 25 Jahre) ist die häufigste Blutungsquelle das Meckel-Divertikel nach chronisch-entzündlichen Darmerkrankungen. Bei *Erwachsenen* (jünger als 60 Jahre) ist die häufigste Blutungsursache die Divertikulose bzw. Divertikulitis nach chronisch entzündlichen Darmerkrankungen, Polypen, dem Dickdarmkarzinom und Angiodysplasien. Beim *älteren* Erwachsenen (älter als 60 Jahre) sind Angiodysplasien nach der Divertikulose, dem Kolonkarzinom und Darmpolypen die häufigste Blutungsquelle. Die Blutungen sind, im Gegensatz zur oberen gastrointestinalen Blutung, nur selten so massiv, daß sie einer sofortigen Diagnostik und Therapie bedürfen, da sie fast immer spontan sistieren.

2.4.1 Symptome, Diagnose

Kardinalsymptom der unteren gastrointestinalen Blutung ist die *Hämatochezie* (Absetzen hell- oder dunkelroten Blutes peranal). Je nach Blutungsintensität können die Patienten in einen Schockzustand geraten, laborchemisch finden sich die Zeichen einer Anämie (Hämoglobin- und Hämatokrit-Abfall).

Die **Diagnose** ergibt sich aus der Symptomatik (Hämatochezie). Dabei darf jedoch nicht außer acht gelassen werden, daß auch massive obere gastrointestinale Blutungen zu einer Hämatochezie führen können. Die genaue Lokalisation der Blutungsquelle ist oft nicht einfach. Die ÖGD schließt Massivblutung aus Speiseröhre, Magen oder Duodenum aus. Danach muß eine endoskopische Untersuchung des unteren Gastrointestinaltraktes erfolgen (Rektoskopie, Koloskopie). Wenn sich dadurch die Blutungsquelle nicht feststellen läßt, sind zusätzliche diagnostische Maßnahmen notwendig (Szintigraphie mit radioaktiv markierten roten Blutkörperchen, Angiographie der die Abdominalorgane versorgenden Arterien (Truncus coeliacus, A. mesenterica superior und inferior).

In verzweifelten Fällen wird man laparatomieren und unter der Operation den Dünndarm endoskopisch inspizieren müssen, auch wenn weniger als 1 % aller gastrointestinalen Blutungen Jejunum und Ileum zugeschrieben werden.

2.4.2 Therapie, Prognose

Therapie. Zunächst muß ggf. eine Kreislaufstabilisation des Patienten erfolgen. Die weitere Therapie richtet sich nach der Lokalisation der Blutungsquelle. Neben der endoskopischen (Injektionstherapie, Thermokoagulation oder Lasertherapie) kann eine Blutungsstillung im Rahmen einer Angiographie erfolgen (gezielte Embolisation des blutenden Gefäßes). Gelegentlich ist eine operative Intervention notwendig mit Lokalisation (s. o.) und gleichzeitiger Therapie der Blutungsquelle (z. B. Resektion von Angiodysplasie-tragenden Darmabschnitten).

Die **Prognose** ist abhängig von der Lokalisation und Intensität der Blutung sowie vom Alter und dem Zustand des Patienten. Sie ist meist besser als bei der oberen Magen-Darm-Blutung.

2.5 Reizkolon (Colon irritabile)

Definition. Das Reizkolon ist sehr häufig. Etwa die Hälfte aller Patienten mit abdominellen Beschwerden leiden an dieser Erkrankung. Es handelt sich dabei um eine enterale *Motilitätsstörung*. Voraussetzung für die Diagnose ist der Ausschluß organischer Darmerkrankungen.

Die **Hauptsymptome** sind Obstipation, oft im Wechsel mit Diarrhoe, z. T. krampfartige abdominelle Schmerzen, Druckgefühl im Unterbauch, Völlegefühl, Blähungen, Rumoren, evtl. schafkotartiger Stuhl mit glasiger Schleimbeimengung (aber ohne Blut). Manchmal ist das Sigma als kontrahierter Strang tastbar.

Diagnose. Da das Reizkolon eine *Ausschlußdiagnose* ist, sollte im Zweifelsfall eine Koloskopie durchgeführt werden. Die Laboruntersuchungen zeigen keine Besonderheiten, der Hämokkult-Test im Stuhl auf Blut ist negativ.

Differentialdiagnose. Insbesondere sollte eine Abgrenzung zur Lactoseintoleranz erfolgen, die infolge eines meist angeborenen Lactasemangels in der Dünndarmschleimhaut ähnliche Symptome wie das Reizkolon verursachen kann. Ein einfaches Verfahren zum Nachweis einer Lactoseintoleranz ist der H_2-Atemtest (vermehrte Abatmung von Wasserstoff nach Gabe von Lactose peroral).

Eine wirksame **Therapie** ist nicht bekannt. Diätetische Maßnahmen und Spasmolytika können im Einzelfall hilfreich sein.

2.6 Ischämische Kolitis

Definition. Die ischämische Kolitis ist eine durch eine Einengung oder einen Verschluß von Mesenterialgefäßen hervorgerufene Durchblutungsstörung eines Darmabschnittes. Meist ist das linksseitige Kolon betroffen. Die Durchblutungsstörung kann zu einer Gangrän des Darmsegmentes führen.

Die Patienten sind meist älter und haben eine schwere Arteriosklerose, oder es handelt sich um Patienten mit Herzrhythmusstörungen (Embolie in das Mesenterialgefäß).

Die **Symptomatik** äußert sich durch plötzlich einsetzende kolikartige Schmerzen, meist im linken Unter- oder Mittelbauch. Blutige Stühle, Übelkeit, Erbrechen und Diarrhoe können auftreten.

Diagnostisch sind die Abdomenübersichtsaufnahme, die Angiographie der Mesenterialgefäße und ggf. eine Koloskopie hilfreich.

Therapie. Bei leichteren Ischämien ohne kompletten Verschluß des Blutgefäßes ist eine konservative Therapie gerechtfertigt. Bei ischämischer Gangrän ist die frühzeitige Operation angezeigt (hohe Letalität).

2.7 Einheimische Sprue

Bei der Sprue (Zöliakie, glutensensitive Enteropathie) handelt es sich um eine immunologische Reaktion auf *Gliadin,* eine Eiweißfraktion des Glutens (Protein verschiedener Getreidesorten wie z.B. Weizen, Gerste oder Roggen), mit Schädigung der Dünndarmschleimhaut.

Feingeweblich imponieren Zottenatrophie und entzündliche Schleimhautinfiltration.

Die Erkrankung betrifft überwiegend Frauen, eine genetische Disposition ist vorhanden.

2.7.1 Symptome, Diagnose

Symptome. Die aufgrund der Zottenatrophie vorhandene Resorptionsstörung führt zur Malabsorption mit Diarrhoe und Absetzen von voluminösem, faulig-riechendem Fettstuhl. Wegen der mangelnden Fettresorption resultiert ein Mangel an fettlöslichen Vitaminen (A, D, E, K). Auch Calcium, Eiweiße und Kohlenhydrate werden schlecht resorbiert. Folgen sind: Gewichtsverlust, Eiweißmangelödemen, Störungen des Elektrolythaushaltes, Osteomalazie (beim Heranwachsenden Rachitis) durch Vit.-D-Mangel, vermehrte Blutungsneigung (Vit.-K-Mangel), Anämie (Eisenmangel) sowie Parästhesien (Calcium- und Magnesiummangel) und Nachtblindheit (Vit.-A-Mangel). Es besteht ein oft ausgeprägter Meteorismus, die Patienten sind in reduziertem Allgemeinzustand.

Die Symptomatik ist variabel, insbesondere beim älteren Patienten sind auch monosymptomatische Verlaufsformen möglich, z.B. als Eisenmangelanämie.

Diagnose. Die beschriebenen Symptome müssen an eine Sprue denken lassen. Es finden sich entsprechende Laborveränderungen (z.B. Anämie, Elektrolytstörungen, Gerinnungsstörungen durch Vit.-K-Mangel, Erhöhungen der alkalischen Phosphatase und andere). Tests, mit denen die Resorptionsfähigkeit des Dünndarms überprüft werden können (z.B. der Xylose-Test), sind pathologisch. Wegweisend sind die Endoskopie mit *Duodenalbiopsie* (Zottenkahlschlag) und der Nachweis von Antigliadin- und Antiendomysium-Antikörpern.

2.7.3 Therapie, Prognose

Bei initial schwerem Krankheitsbild muß eine parenterale Ernährung mit Substitution der Elektrolyte, Spurenelemente und Vitamine erfolgen. Die Grundlage der weiteren Behandlung ist die *glutenfreie Kost.*

Das bedeutet, daß alle glutenhaltigen Nahrungsmittel, z.B. Weizen, Roggen, Gerste und Hafer, aber auch verschiedene Soßen, Speiseeis, Wurstwaren, Konserven oder verschiedene Suppen gemieden werden müssen. Reis, Soja, Mais und Kartoffeln sind erlaubt. Bei Zeichen eines sekundären Lactasemangels durch die Zottenatrophie in der Dünndarmschleimhaut ist zusätzlich – zumeist vorübergehend – eine lactosefreie Kost erforderlich.

Prognose. Bei glutenfreier Kost tritt rasch Beschwerdefreiheit ein. Bei langer Krankheitsdauer besteht Malignisierungstendenz, insbesondere treten vermehrt Dünndarmlymphome, aber auch Ösophagus-, Magen- und Duodenalkarzinome auf.

2.8 Morbus Whipple

Der M. Whipple (intestinale Lipodystrophie) ist eine seltene Erkrankung, die wahrscheinlich bakteriell verursacht wird und neben gastrointestinalen Symptomen (Diarrhoe, Zeichen der Malabsorption) auch extraintestinale Symptome zeigt (z. B. Polyarthritis, Fieber, pulmonale und zentralnervöse Erscheinungen, Lymphknotenschwellungen). Die *Diagnose* erfolgt mittels ÖGD mit Dünndarmbiopsie sowie neuerdings auch durch direkten Nachweis bakterieller Erbsubstanz im Blut durch ein spezielles laborchemisches Verfahren (Polymerase-Kettenreaktion).

Die *Therapie* erfolgt antibiotisch (Tetrazykline, Trimethoprim – Sulfmethoxazol) über mindestens 6 Monate. Eine bioptische Nachkontrolle sollte erfolgen. Die Prognose ist gut.

3. Krankheiten des Bauchfells (Peritonitis)

Die Entzündung des Bauchfells ist kein eigenständiges Krankheitsbild, sondern meist Folge anderer Primärerkrankungen mit akutem Abdomen.

Die häufigsten **Ursachen** sind *Enzündungen, mechanische* und *vaskuläre Erkrankungen.*

• **Entzündungen:** Phlegmonöse oder perforierte Appendizitis, perforiertes Ulcus ventrikuli oder duodeni, Cholezystitis, Morbus Crohn oder Colitis ulcerosa (selten), Divertikulitis, Entzündungen der weiblichen Genitalien, Pankreatitis, Abszesse von Milz und Leber, Durchwanderungsperitonitis bei bakterieller Kolitis.
• **Mechanische Ursachen.** Hernien, Verwachsungen, Stenosen im Magen-Darm-Trakt durch Entzündungen oder Tumoren.
• **Vaskuläre Ursachen:** Ischämien, z. B. bei ischämischer Kolitis, Infekten von parenchymatösen Organen, Rupturen von Gefäßen oder parenchymatösen Organen, z. B. Milzruptur oder Aortenaneurysma.

Symptome sind, je nach Ursache, mehr oder weniger akut auftretende Bauchschmerzen, eine Abwehrspannung und ein mechanischer oder paralytischer Ileus.

In den meisten Fällen handelt es sich um eine lebensbedrohliche Erkrankung, die Patienten befinden sich oft in einem Schock. Dies erfordert eine sofortige Operation.

4. Anorektale Erkrankungen

4.1 Hämorrhoiden

Definition. Unter Hämorrhoiden versteht man unter der Schleimhaut des oberen Analkanals gelegene Gefäßkonvolute (Corpus cavernosum recti). Deren Entstehung wird begünstigt durch familiäre Disposition, Obstipation und chronische Lebererkrankungen (Leberzirrhose).

4.1.1 Symptome, Diagnose

Symptome sind intermittierende peranale Blutungen (hellrote Blutauflagerungen zum Stuhl). Schmerzen und ein Fremdkörpergefühl weisen auf sekundäre entzündliche Veränderungen hin (Fissuren, Ulzera, Thrombosen oder Abszesse).

Die **Diagnose** erfolgt durch die Inspektion und rektal-digitale Untersuchung sowie durch Proktoskopie und Rektoskopie. Dabei können die Hämorrhoiden in 4 Stadien eingeteilt werden:

Hämorrhoiden 1. Grades: Verdickte Hämorrhoidenpolster mit Vorwölbung ins Lumen des Rektums beim Pressen.

Hämorrhoiden 2. Grades: Prolabieren der Hämorrhoidalknoten nur beim Pressen aus dem Analkanal nach außen.

Hämorrhoiden 3. Grades (Abb. 11–15): Prolabierende Hämorrhoidalknoten beim Pressen, wobei es nach dem Preßvorgang nicht zu einer spontanen Reposition kommt und daher eine manuelle Reposition notwendig ist.

Hämorrhoiden 4. Grades: Äußerlich sichtbare Hämorrhoidalknoten, die nicht reponiert werden können und mit Haut oder Schleimhaut bedeckt sind. Sie kommen einem Analprolaps gleich.

Danach sind Hämorrhoiden 2.–4. Grades tastbar und zumindest beim Preßmanöver sichtbar.

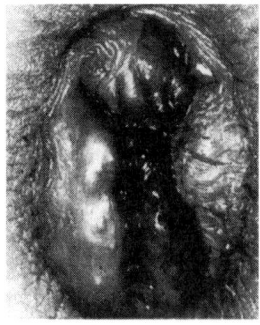

Abb. 11–15: *Hämorrhoiden* III. Grades bei 3, 7 und 11 Uhr

4.1.2 Therapie, Prognose

Eine **Therapie** erfolgt nur bei Beschwerden.

Konservativ: Sitzbäder, Stuhlregulation, sorgfältige Analtoilette. Die endoskopische *Sklerosierung* der Hämorrhoiden ist das am häufigsten verwendete Verfahren zur Behandlung erst- und zweitgradiger Hämorrhoiden. Dabei wird das Sklerosierungsmittel, meist Phenolmandelöl, submukös proximal der Hämorrhoiden injiziert. Alternativ kommen Gummibandligaturen zur Anwendung. Dabei wird der Hämorrhoidalknoten gefaßt oder angesaugt und ein Hartgummiring darüber gelegt.

Hämorrhoiden 3. und 4. Grades müssen chirurgisch behandelt werden *(Hämorrhoidektomie)*.

Die **Prognose** ist gut. Wichtig ist jedoch, daß bei einer Blutung ex ano stets andere Erkrankungen, insbesondere Karzinome, ausgeschlossen werden. Daher ist der gesamte Dickdarm zu koloskopieren.

4.2 Analfissur

Definition. Hierunter versteht man einen sehr schlecht heilenden und äußerst schmerzhaften Einriß der Analschleimhaut, meist genau bei 6 Uhr in Steinschnittlage (hintere Kommissur, Abb. 11–16). Die Sphinktermuskulatur ist angespannt und führt zum weiteren Klaffen des Risses. Aus Angst vor den Schmerzen beim Stuhlgang liegt meist eine psychisch bedingte Obstipation vor. Der harte Stuhl unterhält durch mechanische Reizung die Schleimhautläsion.

Der Teufelskreis wird durch Dehnung des Sphinktermuskels in Narkose und gleichzeitige Verschorfung des Fissurgrundes durchbrochen. Zudem sind stuhlaufweichende Maßnahmen sowie die lokale Applikation von Analgetika von Bedeutung.

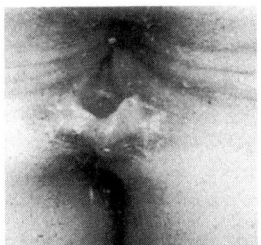

Abb. 11–16: *Fissur* mit typischer Lokalisation bei 6 Uhr in Steinschnittlage. Am äußeren Ende wird ein fibrotischer Hautanhang („Wachtposten") sichtbar

4.3 Analfisteln und Perianalabszeß

Anal- und Perianalfisteln und Perianalabszesse entstehen zumeist durch fortschreitende kleine Abszedierungen im Bereich der Proktodealdrüsen im Analkanal. Die Ausbreitung der abszedierenden Entzündung in die perianalen Weichgewebe führt mit Erreichen der Haut und ihrer Perforation zu einer Perianalfistel, eine nicht verschlossene Gangverbindung zum Analkanal (Eiterkanal). Fistel und Abszeß sind somit nur unterschiedliche Stadien des Krankheitsgeschehens.

Die beschriebenen Fisteln liegen unterhalb des Analsphinkters. Fisteln mit Verlauf durch den Schließmuskel oder oberhalb haben zumeist eine andere Pathogenese. Hier ist immer an das Vorliegen einer entzündlichen Darmerkrankung zu denken.

Chirurgisch werden Abszesse und Fisteln gespalten, d.h. breit aufgedeckelt. Es muß eine offene Wundheilung aufrechterhalten werden. Läsionen des Schließmuskels sind zu vermeiden.

5. Krankheiten von Leber und Gallenwegen

Die Symptome, die auf eine **Lebererkrankung** hinweisen, sind unspezifisch. Meist klagen die Patienten über Abgeschlagenheit und Müdigkeit sowie Leistungsminderung. Schmerzen im Oberbauch, insbesondere rechts, können auftreten sowie Übelkeit und Erbrechen. Ein Ikterus kann vorliegen. Klinische Zeichen einer fortgeschrittenen Lebererkrankung sind eine Vergrößerung des Organs, Leberhautzeichen wie Spider naevi (kleine sternförmige arterielle Gefäßerweiterungen an der Haut) oder ein Palmar- und Plantarerythem (Rötung der Handinnenflächen und Fußsohlen), Lacklippen und -zunge, später Aszites, Gynäkomastie und Foetor hepaticus.

Bei Erkrankungen der **Gallenwege** finden sich oft kolikartige Schmerzen im rechten Oberbauch, die meist nahrungsabhängig auftreten, Übelkeit und Erbrechen sowie Fieber und bei Verschluß der Gallenwege ein Ikterus, Entfärbung des Stuhls (acholischer Stuhl) und Dunkelverfärbung des Urins.

5.1 Chronische Erkrankungen der Leber, Leberzirrhose

Ursache. Chronische Lebererkrankungen entstehen durch Virusinfektionen (Hepatitis B, C und D), bakterielle Entzündungen der Gallenwege mit sekundärer Schädigung der Leber, Autoimmunerkrankungen, toxische Schädigung (insbesondere Alkohol und andere lebertoxische Stoffe, meist Medikamente). Auch chronische Entzündungen bisher ungeklärter Ursache, wie z.B. die primär biliäre Zirrhose oder die primär sklerosierende Cholangitis, vererbte Stoffwechselerkrankungen der Leber wie die Hämochromatose oder der Morbus Wilson, können zu einer chronischen Lebererkrankung führen. Die gefürchtete Folge ist die Leberzirrhose.

5.1.1 Chronische Hepatitis

Definition. Kontinuierliche Entzündung der Leber ohne Besserung der Symptomatik über mindestens 6 Monate (s. Kap. III/3.4, S. 74). Nach dem klinischen Verlauf und histologischen Kriterien unterscheidet man *2 Verlaufsformen*:
- chronisch-persistierende Hepatitis, *CPH* (ohne Übergang in eine Leberzirrhose).
- chronisch-aggressive Hepatitis, *CAH* (Gefahr des Übergangs in eine Leberzirrhose).

Ursache: Die *CPH* ist überwiegend auf eine fehlende Elimination der Hepatitis-Viren B und C zurückzuführen; bei der *CAH* ist das ätiologische Spektrum größer, uneinheitlicher.

5.1.1.1 Symptome, Diagnose

Symptome. Die Beschwerden sind uncharakteristisch, die Patienten, wie oben beschrieben, oft asymptomatisch. Die Leber selbst ist meist vergrößert und verhärtet, Leberhautzeichen können vorhanden sein.

Diagnose. Krankheitsverlauf, Labor und Histologie sind die Säulen der Diagnostik. *Chronische Virushepatitis.* Bei dieser Erkrankung zeigen sich laborchemisch erhöhte Leberenzyme (insbesondere GPT, GOT und Gamma-GT) und gelegentlich eine Cholestase (AP, Gamma-GT, Bilirubin).

Die Lebersyntheseleistung, gemessen an den Gerinnungsparametern, der Cholinesterase und des Albumins, ist meist normal.

Charakteristisch ist eine fehlende Elimination der B-, C- oder D-Viruspartikel aus dem Blut. Durch moderne Laboruntersuchungen sind Teile der Erbsubstanz dieser Viren (DNA, RNA) im Blut nachweisbar.

Die feingewebliche Untersuchung zeigt Veränderungen im Sinne einer chronischen Hepatitis.

Autoimmune chronische Hepatitis: Von dieser Erkrankung sind meist Frauen betroffen. Wie bei der chronischen Virushepatitis finden sich entsprechende Veränderungen der Leberenzyme, zusätzlich finden sich Autoantikörper (antinukleäre Faktoren, Antikörper gegen glatte Muskulatur und andere). Das Gesamteiweiß und die Gamma-Globuline sind meist erhöht. Die Virusmarker sind negativ, das histologische Bild entspricht einer chronisch-aktiven Hepatitis.

Medikamenteninduzierte chronische Hepatitis: Bestimmte Medikamente können eine chronische Hepatitis verursachen, wie z. B. Methyldopa oder Isoniazid. Diagnostisch hilft hier eine genaue Medikamentenanamnese. Histologisch können sich Zeichen der chronischen Hepatitis nachweisen lassen.

5.1.1.2 Therapie, Prognose

Die **Therapie** richtet sich nach der zugrundeliegenden Ursache. Allen Therapieprinzipien gemeinsam ist die körperliche Schonung und das Weglassen evtl. leberschädigender Medikamente sowie absolute Alkoholkarenz.

Chronische Virushepatitis: Die Therapie der chronisch-aggressiven Hepatitis B und der chronischen Hepatitis C besteht in der Gabe von Alpha-Interferon.

Das Medikament wird s. c. über 6 Monate verabreicht. Dadurch kommt es in etwa der Hälfte der Fälle zu einer Normalisierung der Leberenzyme und zu einer Bildung von Antikörpern gegen die Viruspartikel (Serokonversion). In einigen Fällen kann das Virus sogar aus dem Blut eliminiert werden. Der Therapieerfolg ist bei der chronisch-aggressiven Hepatitis B besser als bei der chronischen Hepatitis C.

Autoimmune chronische Hepatitis: Diese Erkrankung wird mit Glukokortikoiden und ggf. in Kombination mit Immunsuppressiva behandelt (meist Azathioprin). Die Behandlung sollte insgesamt über mindestens 2–3 Jahre erfolgen.

Medikamentös induzierte chronische Hepatitis: Absetzen des auslösenden Medikamentes.

Die **Prognose** der chronischen Hepatitis hängt von der Ursache ab. Die *CPH B*, die keiner speziellen Therapie bedarf, hat eine gute Prognose. Hier sind nur regelmäßige Verlaufskontrollen der Laborwerte notwendig, um den seltenen Übergang in eine *CAH B* nicht zu übersehen. Deren Prognose ist wesentlich schlechter. Mehr als 50 % der Patienten entwickeln nach 10 Jahren eine Leberzirrhose. Spätkomplikation kann ein primäres Leberkarzinom sein. Leberzirrhose und hepatozelluläres Karzinom sind bei Patienten mit einer *Hepatitis C* noch wahrscheinlicher. Patienten mit *autoimmuner chronischer Hepatitis* neigen zu etwa 50 % nach Absetzen der Therapie zu einem Rezidiv. Dann sollte ein erneuter Behandlungsversuch erfolgen. Die Prognose unter der Therapie ist relativ gut (nach 10 Jahren leben noch ca. 90 % der Betroffenen).

Die Prognose der *medikamentös induzierten Hepatitis* ist gut. Sie heilt nach Absetzen des auslösenden Medikamentes in der Regel folgenlos aus.

5.1.2 Alkoholtoxische Hepatitis

Bis zu 50 % aller Lebererkrankungen sind in Europa durch Alkoholkonsum verursacht. 3 Stadien der Leberzellschädigung werden unterschieden:

* Fettleber ohne Entzündungszeichen
* Fettleberhepatitis mit Entzündung.
* Fettleberzirrhose, zumeist feinknotig.

Histologie: Verfettung der Leberzellen, intrazellulär gelegenes alkoholisches Hyalin (sog. Mallory-Bodies) und mehr oder weniger stark ausgeprägte Entzündungszeichen.

Die Alkoholmenge, bei der toxische Leberzellschädigungen auftreten, ist dabei individuell sehr verschieden und hängt vom Geschlecht ab. Im Durchschnitt liegt die Grenze bei Männern bei 60 g und bei Frauen bei 20 g Äthylalkohol täglich.

5.1.2.1 Symptome, Diagnose

Symptome. Meist bestehen *keine* Symptome. Die Leber kann tastbar vergrößert sein, Schmerzen im rechten Oberbauch können auftreten. Bei einem entzündlichen Schub kann es zu Ikterus, Fieber, Appetitlosigkeit, Übelkeit und Erbrechen kommen.

Diagnose. Laborchemisch zeigt sich bei der reinen Fettleber oft eine Gamma-GT-Erhöhung und manchmal auch eine Vermehrung des Immunglobulins IgA. Bei zusätzlicher Entzündung steigen die Transaminasen an (GPT und GOT) und meist besteht eine Leukozytose, bei eingeschränkter Syntheseleistung der Leber fallen zusätzlich der Quick-Wert, die Cholinesterase und das Serumalbumin ab.

Sonographisch finden sich ein verstärktes Echomuster der Leber und ein abgestumpfter Leberrand. In Zweifelsfällen ist die histologische Untersuchung erforderlich: Die Biopsie sollte am besten mit einer Laparoskopie gekoppelt werden, um so zusätzlich einen makroskopischen Eindruck zu gewinnen.

Komplikationen*:* Zieve-Syndrom (alkoholtoxischer Leberschaden mit hämolytischer Anämie und Hyperlipidämie), fulminant verlaufende Hepatitis, die jedoch selten ist.

5.1.2.2 Therapie, Prognose

Einzig wirksame **Therapie** ist der Alkoholentzug.

Die **Prognose** in den Stadien I und II (Fettleber mit oder ohne Entzündung) ist, wenn Alkoholkarenz eingehalten wird, gut. Im Stadium der Leberzirrhose, die irreversibel ist, drohen entsprechende Komplikationen (s. Kap. 5.1.7).

5.1.3 Toxische und medikamentöse Leberschäden

Hepatotoxine. Stoffe, die eine Leberzellschädigung hervorrufen, werden in 2 Gruppen eingeteilt: Solche, die immer dosisabhängig die Leber schädigen *(obligate Hepatotoxine)* und andere, die nur manchmal und das dosisunabhängig, nach einer unterschiedlich langen Latenzzeit die Leber schädigen können *(fakultative Hepatotoxine)*. Die Stoffe der zweiten Gruppe sind häufiger. In beiden Gruppen können alle Arten der Leberzellschädigung auftreten; diese werden in *4 Reaktionsformen* untergliedert:
- *Cholestasetyp* mit Erhöhung vorwiegend der Cholestasewerte (Gamma-GT, alkalische Phosphatase und Bilirubin), z. B. bei Antibiotika oder Diuretika
- *Hepatitistyp* mit Erhöhung vorwiegend der Leberenzyme (GOT, GPT und Gamma-GT), z. B. bei Antirheumatika- oder Malariamitteln
- *Granulomatöse* Leberveränderungen mit granulomatöser Leberentzündung, z. B. bei Antibiotika oder Narkotika und
- *Tumortyp* mit Induktion gut- und bösartiger Lebertumoren, z. B. bei Antikonzeptiva oder gewerblichen Giften.

Die **Symptome** sind meist uncharakteristisch. Wesentlich ist die genaue Medikamenten- und Berufsanamnese.

Diagnose. Ein charakteristisches Ultraschallbild gibt es nicht. Im Zweifel sollte eine Laparoskopie mit Biopsie durchgeführt werden. Das feingewebliche Bild gibt dabei Aufschluß über Ausmaß und Reaktionsform der Leberzellschädigung, wobei jedoch ein Rückschluß auf die hepatotoxische Substanz meist nicht möglich ist.

Therapie: Absetzen des hepatotoxischen Medikamentes. Körperliche Schonung sollte eingehalten werden. Die **Prognose** ist insgesamt gut, wenn die Exposition gegenüber dem auslösenden Stoff vermieden wird.

5.1.4 Primär biliäre Zirrhose (PBC)

Definition. Die PBC ist eine chronische, nicht eitrige Cholangitis (Entzündung der kleinen Gallenwege) bisher unbekannter Ursache; vermutet wird eine Autoimmunerkrankung. Frauen sind in mehr als 90 % betroffen. Pathologisch-anatomisch unterscheidet man 4 Stadien. Dabei beschränkt sich das 1. Stadium auf eine umschriebene Entzündung der kleinen Gallenwege, greift im 2. und 3. Stadium auch auf größere Gallenwege und das eigentliche Leberepithelgewebe über und führt im 4. Stadium zur meist kleinknotigen Leberzirrhose.

Symptome. Neben uncharakteristischen Oberbauchbeschwerden klagen die Patienten – oft noch vor Auftreten eines Ikterus – über Juckreiz. Leber und Milz können vergrößert sein. Eine Maldigestion infolge verminderter Gallesekretion kann auftreten. Im 4. Stadium zeigen sich die klinischen Zeichen der Leberzirrhose.

Diagnose. Hepatomegalie, Cholestase (Gamma-GT, alkalische Phosphatase und Bilirubin, Immunglobulin IgM) antimitochondriale Antikörper (AMA) und Leberhistologie sind die Eckpfeiler der Diagnose.

Abgegrenzt werden muß die PBC insbesondere von der *primär sklerosierenden Cholangitis* (PSC). Dies ist eine seltene Erkrankung unbekannter Ursache, von der vorwiegend Männer, manchmal in Kombination mit einer chronisch-entzündlichen Darmerkrankung (Colitis ulcerosa) betroffen sind. Auch hier findet sich eine Cholestase. Die ERCP zeigt Gangunregelmäßigkeiten mit Stenosen kleinerer und größerer Gallenwege. Therapie ist die Gabe von Ursosäure. Gallengangstumoren kommen häufiger vor.

Die **Therapie** beschränkt sich auf symptomatische Maßnahmen. Der Juckreiz kann durch Cholestyramin gebessert werden (bindet die Gallensäuren im Darm und verhindert damit die Anhäufung in der Haut). Durch die verminderte Fettresorption kann es auch zu einem Mangel an fettlöslichen Vitaminen (A, D, E und K) kommen, so daß diese parenteral ersetzt werden müssen. Die Gabe von Ursodeoxycholsäure, einer Gallensäure, kann den Verlauf bessern. Bei weiterem Fortschreiten ist eine Lebertransplantation oft unumgänglich. Die mittlere Überlebenszeit der Patienten beträgt ca. 12 Jahre.

5.1.5 Hämochromatose

Definition. Eine vererbte Erkrankung, bei der es zu einer pathologischen *Eisenspeicherung* in der Leber und anderen Organen kommt. Männer sind im Verhältnis 10:1 häufiger betroffen als Frauen, die Erkrankung tritt meist zwischen dem 40. und 60. Lebensjahr auf. *Feingeweblich* findet sich eine vermehrte Eisenablagerung in der Leber und anderen Organen, wie z.B. der Bauchspeicheldrüse und der Haut.

Die typischen **Symptome** sind die Zeichen einer Lebererkrankung, oft einer Leberzirrhose, sowie die Manifestation eines Diabetes mellitus (*Bronzediabetes* durch Eisenablagerung auch in der Bauchspeicheldrüse) und eine bronzefarbene Hautpigmentierung (Eisenablagerung in der Haut). Ebenso können noch andere Organe von der Eisenablagerung betroffen sein (Herz, Nervensystem, Hormondrüsen und Gelenke).

Diagnose. Laborchemisch finden sich ein erhöhtes Serumeisen und -ferritin sowie eine meist vollständige Absättigung des Transferrins (Eisentransportprotein im Blut, welches nun mit Eisen überladen ist).

Laparoskopie: typisches Bild einer dunkelrostbraunen Leber, meist mit einer Zirrhose.

Therapie der Wahl sind *Aderlässe* zur Reduktion des erhöhten Eisenspiegels. Dabei sollten die Aderlässe so häufig durchgeführt werden, daß ein mittlerer Hämoglobinwert von 12 g % aufrechterhalten wird. Eisenreiche Nahrungsmittel sollten gemieden werden. Wirksame medikamentöse Maßnahmen gibt es nicht.

Prognose. Da die Erkrankung unbehandelt immer zu einer Leberzirrhose führt, ist mit Aderlässen früh zu beginnen. Diese müssen lebenslang durchgeführt werden. Familienangehörige sollten untersucht werden.

5.1.6 Morbus Wilson

Definition. Der M. Wilson ist eine seltene vererbte Störung des Kupferstoffwechsels, bei der es wegen verminderter Ausscheidung über die Leber zu einer erhöhten Kupferablagerung, vor allem in der Leber selbst, im Gehirn und in den Augen kommt. Die Erkrankung tritt meist vor dem 15. Lebensjahr auf.

Die **Symptome** äußern sich durch Kupfereinlagerung in verschiedene Organe mit Leber- und Niereninsuffizienz und neurologischen Erscheinungen.

Diagnostisch wegweisend ist ein erniedrigter Kupferspiegel im Blut (durch vermehrte Einlagerung in die Organe) sowie ein vermindertes Zäruloplasmin (Transportprotein vom Kupfer im Blut).

Therapie sind die kupferarme Diät und der Einsatz von sog. Chelatbildnern (D-Penicillamin) zur Komplexbildung mit Kupfer, was eine erhöhte Mobilisierung des Kupfers aus den Geweben sowie eine vermehrte Ausscheidung über die Niere fördert. Da die Erkrankung meist im Kindesalter beginnt, ist die Prognose ungünstig.

5.1.7 Leberzirrhose

Definition. Bindegewebiger Umbau und Zerstörung der Leberarchitektur aufgrund chronisch-entzündlicher Prozesse. Die funktionellen Folgen sind einerseits die Leberinsuffizienz, andererseits ein Bluthochdruck im Gefäßsystem der Pfortader aufgrund des verminderten Gefäßquerschnittes der Leber. Die Zirrhose ist die Spätfolge chronischer Lebererkrankungen, am häufigsten bei Schädigung durch Alkohol (50 %) gefolgt von der posthepatitischen Leberzirrhose (nach Virushepatitiden, 40 %).

In ca. 10 % der Fälle finden sich seltenere Ursachen wie z.B. die primär biliäre Zirrhose, die Hämochromatose, der M. Wilson sowie andere Speicherkrankheiten, medikamentös induzierte

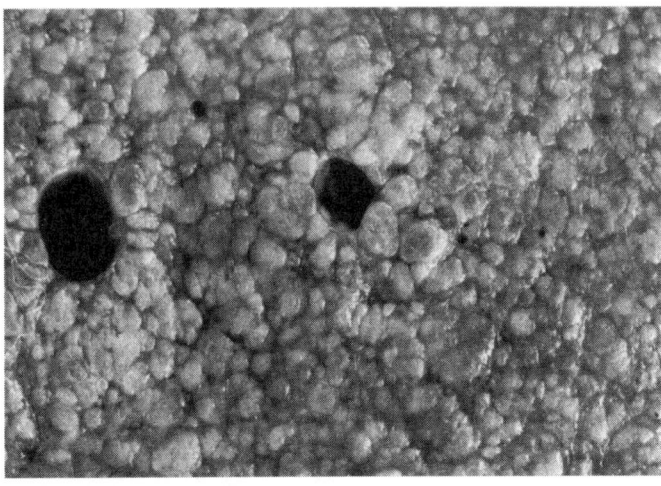

Abb. 11–17: Gemischtknotige *Leberzirrhose*, teils mikronodulär (< 3 mm im Durchmesser), teils makronodulär

toxische Leberschäden und die autoimmunbedingte Leberzirrhose, kardial verursachte Leberzirrhose durch chronischen Blutrückstau bei Herzinsuffizienz. Findet man keine Ursache, so spricht man von einer kryptogenen Leberzirrhose (Ursache unbekannt).

Makroskopisch erkennt man den höckrigen Umbau: fein-, grob- und mittelknotige Leberzirrhosen (Abb. 11–17). Ein Rückschluß auf die Ursache ist nicht möglich. *Histologie:* bindegewebiger Gewebeumbau mit Pseudolobuli.

5.1.7.1 Symptome

Die Patienten können über einen langen Zeitraum asymptomatisch bleiben oder unspezifische Symptome wie Abgeschlagenheit, Müdigkeit, Leistungsminderung, Druck- und Völlegefühl im Oberbauch, Appetitlosigkeit, eine Gewichtsabnahme und Potenzstörungen äußern.

Bei der *Inspektion* können eine Gynäkomastie, eine Hodenatrophie und ein durch Meteorismus oder Aszites aufgetriebener Leib auffallen. An der Haut zeigen sich Leberhautzeichen: Gefäßspinnen (Spider naevi = spinnenförmig erweiterte kleine arterielle Gefäße), ein Palmar- und Plantarerythem (Rötung von Handflächen und Fußsohlen), Lacklippen und -zunge (rötlich glänzend), Weißnägel und evtl. eine Gelbverfärbung der Haut durch Ikterus sowie Kratzeffekte wegen des Juckreizes und Hautblutungen infolge der Gerinnungsstörung sowie ein weiblicher Behaarungstypus bei Männern. Bei der *Palpation* können eine vergrößerte und verhärtete Leber und vergrößerte Milz tastbar sein. Im Endstadium der Erkrankung wird die Leber wieder klein und atrophisch.

5.1.7.2 Diagnose

Eine Verdachtsdiagnose kann durch die *Symptome* in Verbindung mit den klinischen Zeichen gestellt werden. Zur Sicherung der Diagnose sind jedoch weitere Untersuchungen notwendig.

Laborchemisch. Verminderte Syntheseleistung: Abfall der Cholinesterase und des Quick-Wertes (durch verminderte Produktion der Vit.-K-abhängigen Gerinnungsfaktoren in der Leber, eine Verminderung des Antithrombin-III, ein verminderter Serumalbuminspiegel sowie eine Erhöhung der Gamma-Globuline). Bei entzündlichem Schub sind die Leberenzyme erhöht (GOT, GPT, LDH und Gamma-GT) ggf. besteht eine Cholestase (AP, Gamma-GT und Bilirubin).

Je nach Ätiologie kommen weitere Laborbesonderheiten vor, z. B. bei der posthepatitischen Leberzirrhose entsprechende Virusmarker. All diese Veränderungen sind jedoch nicht zwangsläufig vorhanden, die Leberzirrhose kann auch mit normalen Laborwerten einhergehen.

Sonographie: verdichtetes Echomuster, eine höckrige Leberoberfläche, eine Splenomegalie und evtl. Nachweis von Aszites bei Dekompensation der Erkrankung.

In der *ÖGD* können sich Ösophagus-, Kardia- und auch Fundusvarizen des Magens zeigen.

Allein *morphologische* Veränderungen (laparoskopischer Aspekt, Histologie) *beweisen* die Leberzirrhose (s. Abb. 11–17).

5.1.7.3 Komplikationen

Komplikationen sind:
- **Pfortaderhochdruck** mit *Ösophagus-, Kardia-* und *Fundusvarizen, Aszites* sowie *Hypersplenismus* durch Vergrößerung der Milz
- hepatische **Enzephalopathie** und Leberausfallkoma durch Reduktion der Stoffwechselleistung und Entgiftungsfunktion der Leber
- hepatozelluläres **Karzinom.**

Der Pfortaderhochdruck **(portale Hypertension)** ist auf den bindegewebigen Umbau der Leber mit vermindertem portalem Blutfluß zurückzuführen. Dadurch ist der Gefäßquerschnitt reduziert und das Pfortaderblut wird in widerstandsärmere Umgehungskreislaufe geleitet (Abb. 11–18). Der wichtigste führt über die Venen der unteren Speiseröhre oder der oberen Magenabschnitte und verursacht Ösophagus-, Kardia- oder Fundusvarizen. Diese Gefäße können infolge des erhöhten Druckes platzen, was zu *lebensbedrohlichen Blutungen* führen kann (z.B. Ösophagusvarizenblutung).

Weitere Umgehungskreisläufe gibt es z.b. in der Bauchhöhle und an der Bauchhaut (Caput medusae) sowie zum Venengeflecht des Rektums mit vermehrtem Auftreten von Hämorrhoiden (Abb. 11–18).

Als weitere Folge des Pfortaderhochdrucks kann **Aszites** auftreten. Dieser kommt u.a. durch den vermehrten hydrostatischen Druck in den Mesenterialvenen zustande (Abb. 11–18). Dadurch treten flüssige Blutbestandteile in den Bauchraum über.

Andere Entstehungsmechanismen sind eine vermehrte Lymphproduktion, ein verminderter kolloidosmotischer Druck durch die reduzierte Albuminproduktion der Leber (reduzierte Syntheseleistung) und hormonelle Störungen im Wasser- und Salzhaushalt.

20 l Aszites sind keine Seltenheit. Die enorme Raumforderung äußert sich in Dyspnoe durch einen Zwerchfellhochstand, Bauchdecken- und innere Hernien, Refluxösophagitis und spontane bakterielle Bauchfellentzündung als eine schwerwiegende Komplikation.

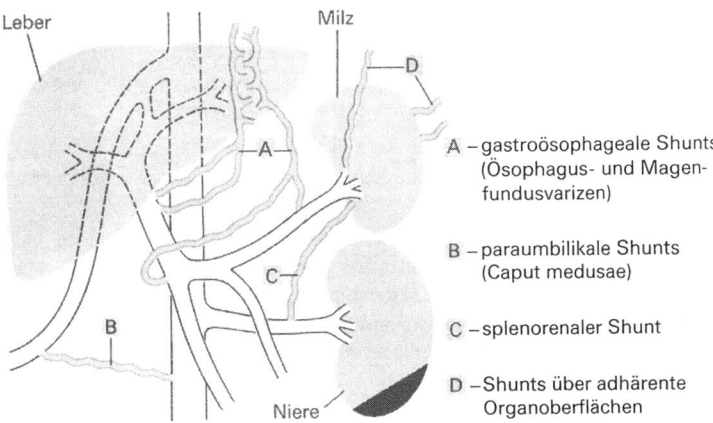

Abb. 11–18: *Pfortaderkollateralkreisläufe* bei Pfortaderhochdruck (portale Hypertension, nach Feist et al.)

Der Rückstau des Pfortaderblutes bedingt eine Splenomegalie mit *Hypersplenismus* (Abfall der Thrombozyten, der Leukozyten und auch der Erythrozyten). Folgen sind eine vermehrte Blutungsneigung und Schwächung der Immunabwehr.

Hepatische Enzephalopathie (hirnorganisches Syndrom mit psychischen und neurologischen Störungen) und Leberausfallkoma sind Folge einer mangelnden Elimination insbesondere von Ammoniak und Buttersäuren. Die hepatische Enzephalopathie wird nach ihrer Ausprägung, von beginnender Schläfrigkeit bis zum tiefen Koma, in 4 Stadien eingeteilt. Klinisch imponiert der typische Lebergeruch (Foetur hepaticus), laborchemisch die Erhöhung des Ammoniakspiegels im Blut.

Die Ammoniakbildung ist eiweißabhängig: Erhöhte orale Zufuhr – einschließlich des eigenen Blutes bei Ösophagusvarizenblutung – erhöht das Ammoniak und verstärkt die Enzephalopathie.

Spätfolge der Leberzirrhose kann ein hepato-zelluläres Karzinom sein. Daher sind regelmäßige sonographische und Laborkontrollen, insbesondere des Alpha-Fetoproteins, ratsam.

5.1.7.4 Therapie

(1) Allgemeinmaßnahmen
Alkoholverbot und Weglassen aller lebertoxischen Medikamente. Bei Bedarf sollte die Substitution fehlender Vitamine erfolgen, die Ernährung ausgewogen sein (keine Eiweißüberladung).

(2) Therapie der Ösophagusvarizenblutung
Die Blutung aus Venenkonvoluten der Speiseröhre oder des Magenfundus ist eine lebensbedrohliche Komplikation mit hoher Sterblichkeit. Die Therapie ist daher eine Notfalltherapie. Die ersten Maßnahmen zielen darauf ab, den Kreislauf zu stabilisieren (Volumen-, Blut- und Plasmasubstitution). Danach erfolgt die Blutstillung: *endoskopisch, Ballonsondentamponade* oder *medikamentös*
• **Endoskopische Blutstillung.** Da nicht jeder Patient mit Varizen auch aus diesen bluten muß – in bis zu 30 % sind andere Quellen Blutungsursache (Magen- und Duodenalulzera, Erosionen) – ist als erstes eine Notfall-ÖGD durchzuführen. Hier wird die Blutungsquelle lokalisiert und gleichzeitig durch Unterspritzung gestillt (z.B. durch Injektion eines Verödungsmittels wie Polidocanol, Abb. 11–19).

> Endoskopisch werden ca. 95 % aller Blutungen zum Stillstand gebracht.

• **Ballonsondentamponade.** Gelingt die endoskopische Therapie der Blutung nicht, bietet sich eine mechanische Kompression der blutenden Varizen durch Ballonsonden an: Sengstaken-Blakemore- (s. Abb. 2–9, S. 26) oder Linton-Nachlas-Sonde. Die Blutungsstillungsrate dieser Therapieform ist zwar ähnlich hoch wie bei der endoskopischen Therapie, jedoch ist die Komplikationsrate, z.B. Einrisse der Speiseröhre oder Perforationen durch den Ballon, wesentlich höher. Außerdem tritt nach Entblocken des Ballons sehr oft eine Rezidivblutung auf.
• **Medikamentös** können gefäßverengende Substanzen wie z.B. Vasopressin eingesetzt werden.

Rezidivblutungen treten in mehr als der Hälfte der Fälle auf. Die Rezidivprophylaxe besteht in der Fortführung der Sklerosierungstherapie in mehreren Sitzungen.

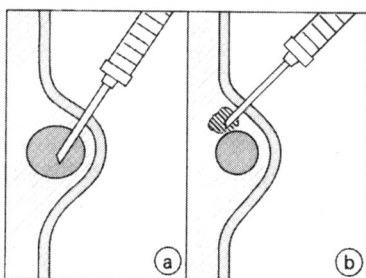

Abb. 11–19: *Sklerosierungstechniken* bei Varizen des Ösophagus mit intravasaler (**a**) und paravasaler (**b**) Injektion des Verödungsmittels

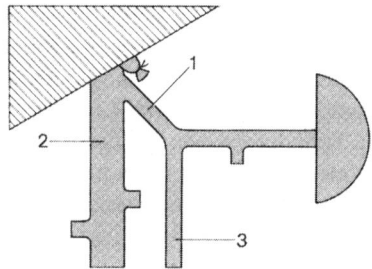

Abb. 11–20: Protokavale *Anastomose* (end-zu-seit) mit Ligatur (Unterbindung) der Pfortader im Leberhilus: **1** V. portae (Pfortader), **2** V. cava inferior (untere Hohlvene), **3** V. mesenterica superior (obere Mesenterialvene)

Betablocker senken den Pfortaderhochdruck und die Rezidivquote. Der *portosystemische Shunt* (Kurzschlußverbindung zwischen dem Pfortadersystem und dem venösen Schenkel des großen Kreislaufs, Abb. 11–20) ist eine chirurgische Option, was neuerdings auch ohne Operation möglich ist (sog. transjugulärer intrahepatischer portosystemischer Stentshunt = TIPS).

(3) Therapie des Aszites

Die Behandlung erfolgt zunächst durch Flüssigkeits- und Natriumrestriktion. Zusätzlich werden Diuretika verabreicht, wie Aldosteronantagonisten (z. B. Spironolacton), oft in Verbindung mit einem Schleifendiuretikum wie z. B. Furosemid. Bei erheblichem Aszites ist die Punktion des Aszites durch die Bauchwand unter gleichzeitiger parenteraler Volumen- und Eiweißsubstitution sinnvoll. Die letztgenannten Maßnahmen wirken einem schnellen Nachlaufen entgegen (intravasales Eiweiß bindet Flüssigkeit).

Zur Therapiekontrolle erfolgt eine Flüssigkeitsbilanzierung bzw. eine tägliche Kontrolle des Körpergewichts.

(4) Therapie der hepatischen Enzephalopathie und des Coma hepaticum

Die symptomatische Behandlung besteht in der Beseitigung auslösender Faktoren (z. B. Darmreinigung bei Blutungen), im Absetzen lebertoxischer Medikamente und in der Reduktion der Ammoniakbildung: Eiweißreduktion bzw. Eiweißkarenz (bei

Komapatienten), Darmreinigung durch Abführmittel und hohe Einläufe, Reduktion ammoniakbildender Bakterien durch Lactulose oder schwer resorbierbare Antibiotika, wie z. B. Neomycin.

Der *Komaprophylaxe* und Langzeittherapie dient Lactulose ebenfalls.

(5) Die **Therapie des hepatozellulären Karzinoms** besteht allenfalls in der Lebertransplantation.

5.1.7.5 Lebertransplantation

Für ausgewählte Patienten kommt bei schwerer Leberfunktionsstörung, z. b. bei endgradiger Leberzirrhose, eine Transplantation in Frage. Hierbei wird das kranke Organ entfernt und an seiner Stelle (orthotop) ein Spenderorgan eines hirntoten Organspenders eingepflanzt. Bei den gegenwärtigen Konservierungsverfahren muß das Lebertransplantat innerhalb von 16–24 Stunden verpflanzt sein. Die komplexe Operation erfordert die Anlage mehrerer Anastomosen (V. cava oberhalb und unterhalb der Leber, Pfortader, Leberarterie und D. choledochus). Eine lebenslange immunsuppressive Therapie muß die Abstoßung des Transplantates verhindern. Limitierend ist in vielen Fällen die geringe Verfügbarkeit von Spenderorganen, so daß nicht wenige Patienten gegenwärtig auf der Transplantationswarteliste versterben. Abhängig von der Grunderkrankung der Patienten überleben ca. 60 % mindestens 5 Jahre nach der Operation. Ein weiteres Problem liegt in der Reinfektion des Transplantates bei Virushepatitis als Primärerkrankung.

5.1.7.6 Prognose

Die Prognose der Leberzirrhose ist abhängig von der Ätiologie der Erkrankung und den entsprechenden kausalen Behandlungsmöglichkeiten. Zum Beispiel ist bei einer alkoholtoxischen Leberzirrhose bei absoluter Alkoholkarenz die Prognose relativ gut. Desweiteren hängt die Prognose ab vom Stadium der Leberzirrhose und von den aufgetretenen Komplikationen.

Die Stadieneinteilung der Leberzirrhose erfolgt nach einem Punktesystem, in das der Albumin- und Bilirubingehalt des Blutes, der Quick-Wert, die Aszitesmenge und das Fehlen bzw. Vorhandensein einer hepatischen Enzephalopathie eingehen (sog. CHILD-Pugh-Kriterien, wobei eine Einteilung in CHILD A, B und C erfolgt, mit kontinuierlicher Verschlechterung der Prognose).

> *Häufigste Todesursachen* bei Leberzirrhose sind *Ösophagusvarizenblutung* und *Leberausfallkoma.*

5.2 Cholelithiasis und Cholangitis

Die *Cholelithiasis* (Gallensteine) ist ein häufiger Befund. Circa 10 % der Bevölkerung sind Gallensteinträger. Die Erkrankung nimmt mit dem Alter zu, das weibliche Geschlecht ist mit einem Verhältnis von 3:1 häufiger betroffen.

Besteht eine Entzündung der Gallenwege, die meist im Rahmen des Steinleidens auftritt, so spricht man von *Cholangitis.*

5.2.1 Cholelithiasis

Steine können sich entweder in der Gallenblase (Cholezystolithiasis) oder in den Gallenwegen (Cholangiolithiasis) oder in beiden befinden.

Gallensteinarten und -häufigkeit: In 20 % der Fälle finden sich reine Cholesterinsteine, 10 % der Steine bestehen aus Bilirubin (Pigmentsteine) und in ca. 70 % handelt es sich um gemischte Steine. Alle diese Steine können zusätzlich noch verkalkt sein.

Die *Steinbildung* begünstigen: hereditäre Faktoren, Geschlecht, Schwangerschaft, das Alter, Ernährung, Fettsucht, Erkrankungen (Diabetes mellitus, chronische Lebererkrankungen, Erkrankungen des Ileums, z. B. M. Crohn oder Ileumresektion und chronische Hämolysen).

5.2.1.1 Symptome

Zwei Drittel aller Gallensteinträger sind *beschwerdefrei.* Beim verbleibenden Drittel treten Erscheinungen auf, die sich entweder durch *funktionelle Beschwerden* äußern: Druck- und Völlegefühl im Oberbauch, Blähungen, Übelkeit und Erbrechen, insbesondere nach fetten und gebratenen Speisen oder Kaffee, oder durch *akute kolikartige Schmerzen,* meist im rechten und mittleren Oberbauch mit Ausstrahlung in den Rücken und in die rechte Schulter. Die akuten Beschwerden entstehen durch einen Abgang von Konkrementen aus der Gallenblase in die Gallenwege, was zu einer plötzlichen Drucksteigerung in den Gallenwegen mit Gallenwegsspasmen führt. Die Steine können entweder auf natürlichem Wege durch die Papilla Vateri abgehen oder in den Gallenwegen steckenbleiben, was zu einem *Ikterus* durch eine Abflußstörung der Galle führt (Verschlußikterus). Dann ist der Stuhlgang meistens hell (acholischer Stuhl) und der Urin dunkel. Bleibt der Stein in der Papille hängen, so kann eine akute Pankreatitis ausgelöst werden (= biliäre Pankreatitis), da Gallen- und Bauchspeicheldrüsengang in einer gemeinsamen Endstrecke in der Papille münden.

5.2.1.2 Diagnose

Eine Verdachtsdiagnose ergibt sich oft aus den geschilderten *Symptomen.* Laborchemisch finden sich entweder keine Besonderheiten, oder bei Cholezystitis oder Cholangitis Entzündungszeichen (Erhöhung der Blutsenkung, Leukozytose), bei Verschluß der Gallenwege eine Cholestase (Erhöhung von Gamma-GT, AP und Bilirubin und evtl. Leberenzyme).

Der empfindlichste und schnellste Nachweis von Gallensteinen ist durch die *Sonographie* zu erbringen (Abb. 11–21).

Hier kann neben der Anzahl und Größe der Steine auch deren Lokalisation (wichtig bei Verdacht auf Verschlußikterus) bestimmt sowie die Frage einer Cholezystitis (Wandverdickung der Gallenblase) beantwortet werden.

Die *radiologische Untersuchung* ist durch die vorteilhaftere Sonographie verdängt worden und nur noch Spezialfällen vorbehalten.

ERCP (s. Abb. 2–10, S. 29). Bei der endoskopischen retrograden Cholangiopankreatographie wird die Papille kanüliert und Kontrastmittel in den Ductus choledochus (Hauptgallengang) injiziert, Gallenwege und -blase werden dargestellt (Abb. 11–22).

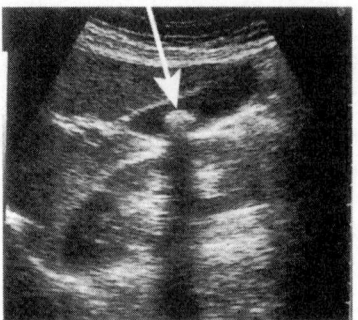

Abb. 11–21: Sonographie der Gallenblase mit Solitärstein: Der Schall wird total reflektiert (sichtbar als heller Reflex). Dorsal von diesem erkennt man den Schallschatten

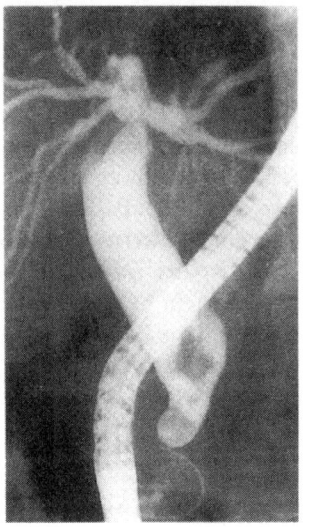

Abb. 11–22: *Choledocholithiasis* mit mehreren Konkrementen im distalen Hauptgallengang. Die Steine stellen sich als Kontrastmittelaussparung (dunkel) dar, der Ductus choledochus ist erweitert. Das Endoskop bildet sich ebenfalls kontrastgebend ab

Die Untersuchung ist das Verfahren der Wahl bei *Choledocholithiasis,* da hierdurch gleichzeitig die Steinentfernung auf nicht operativem Wege möglich ist.

PTC, PTCD (s. Abb. IV/4.3–16, S. 123). Eine weitere diagnostische und therapeutische Möglichkeit bei verhindertem retrogradem Zugang über die Papille, wie z. B. nach Magenoperation, ist die perkutane transhepatische Cholangiographie, ggf. mit Anlage einer Drainage (PTC oder PTCD). Auch hier können die Gallenwege direkt, diesmal perkutan, punktiert und mit Kontrastmittel gefüllt sowie ggf. Konkremente entfernt werden.

Ein *CT* ist nur sehr selten notwendig und dient in erster Linie dem sicheren Nachweis einer Verkalkung von Konkrementen, was verschiedene konservative Therapieformen unmöglich macht.

5.2.1.3 Komplikationen

Der Verlauf des Gallensteinleidens ist nicht vorhersehbar, deshalb müssen die Komplikationsmöglichkeiten bekannt sein (Abb. 11–23).

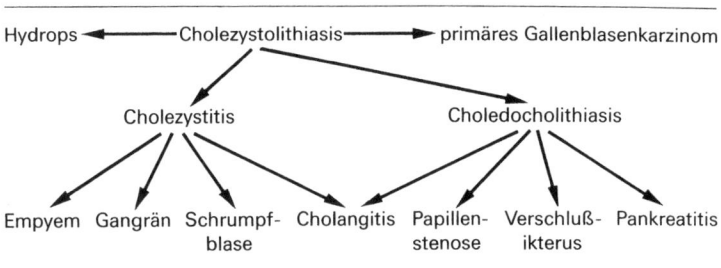

Abb. 11–23: Mögliche Komplikationen der *Cholezystolithiasis*

5.2.1.4 Therapie

Behandelt wird nur das symptomatische Gallensteinleiden, d. h. nur ein Drittel der Gallensteinträger. Prinzipiell gibt es konservative und operative Möglichkeiten. Eine akute Cholezystitis mit oder ohne Komplikationen sollte prinzipiell operativ angegangen werden, wobei die Cholezystektomie heute zunehmend auch laparoskopisch durchgeführt wird.

(1) Konservativ
Indikation: Zur Behandlung der nicht akuten symptomatischen Cholezystolithiasis ohne Komplikationen.

ESWL, extrakorporale Zertrümmerung der Steine mittels Stoßwellen (extrakorporale Stoßwellenlithotripsie = ESWL), oft in Verbindung mit einer zusätzlichen medikamentösen Auflösung der Steine durch Gallensäuren p. o. (meist Ursodeoxycholsäure).

Dieses Therapieverfahren ist jedoch mit ausreichendem Erfolg nur dann anwendbar, wenn nicht mehr als 3 nicht verkalkte Gallensteine bestimmter Größe vorhanden sind und die Gallenblasenfunktion (Kontraktion der Gallenblase nach einer Reizmahlzeit) intakt ist.

Auch eine ESWL der *Gallengangssteine* ist möglich. *ERCP mit endoskopischer Papillotomie.* Bei Wanderung der Steine aus der Gallenblase in die Gallenwege mit entsprechender Symptomatik (Verschlußikterus, Cholangitis, biliäre Pankreatitis) erfolgt die Therapie in erster Linie mittels ERCP.

Dabei wird die Papille auf endoskopischem Wege mittels eines kleines Schnittes erweitert (endoskopische Papillotomie) und das oder die Konkremente mit einem kleinen Körbchen gefaßt und durch die Papille entfernt. Ist das Konkrement zu groß oder eingeklemmt, so kann es durch das Endoskop mechanisch, elektrohydraulisch (Funkenentladung auf den Stein unter Spülung mit Wasser) oder per Laserstrahl zerkleinert und die Bröckel anschließend entfernt werden.

(2) Operativ

> Nach wie vor ist die chirurgische Entfernung (Cholezystektomie) die beste Behandlung der *Cholezystolithiasis* (Abb. 11–24).

Nur die Cholezystektomie beugt einer erneuten Steinbildung in der Gallenblase vor.

Die Entfernung der Gallenblase kann entweder konventionell durch Bauchschnitt oder über kleine Stichinzisionen laparoskopisch erfolgen. Der Ductus cysticus wird vor seinem Eintritt in den Ductus choledochus abgesetzt und unterbunden. Die Gallenblase wird nach Möglichkeit ohne Verletzung der Leber aus ihrem Leberbett herausgeschält. Eine in das Gallenblasenbett eingelegte Drainage zeigt Nachblutungen und Gallenleckagen an. Intraoperativ kann der freie Galleabfluß in das Duodenum kontrolliert werden.

Morbidität und Mortalität des elektiven Eingriffs liegen unter 3 %. Schon am Folgetag ist der Kostaufbau möglich. Die Krankenhausverweildauer sollte im unkomplizierten Fall unter einer Woche liegen.

Choledocholithiasis. Liegen auch Konkremente in den ableitenden Gallenwegen vor, welche präoperativ durch endoskopische Techniken nicht entfernt werden konnten, muß eine Eröffnung des D. choledochus erfolgen (Choledochusrevision, Abb. 11–25).

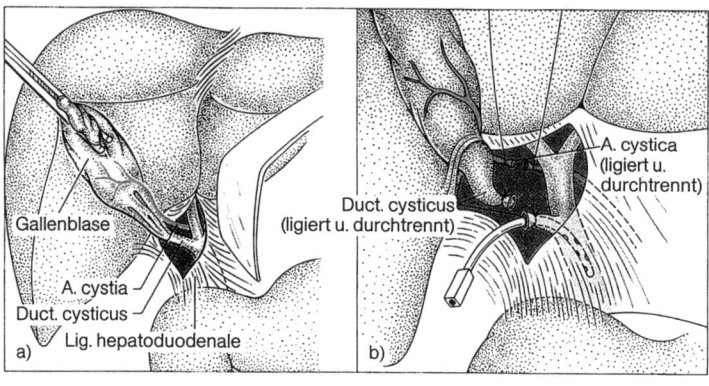

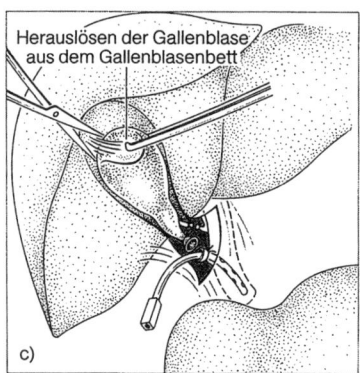

Abb. 11–24: Technik der *Cholezystektomie*

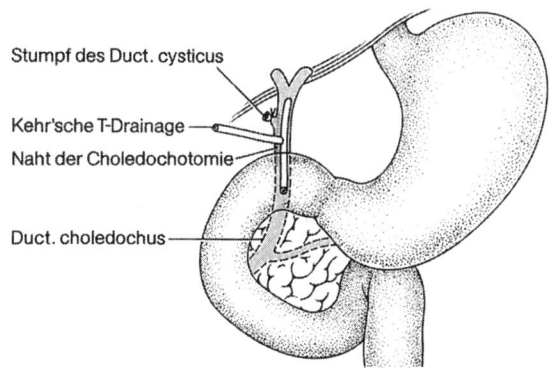

Stumpf des Duct. cysticus

Kehr'sche T-Drainage

Naht der Choledochotomie

Duct. choledochus

Abb. 11–25: Nach Cholezystektomie und Choledochusrevision wird eine *Kehr-T-Drainage* angelegt die ca. 5–7 Tage verbleibt

Die Steine werden dann mit Löffeln oder kleinen Zangen entfernt, gelegentlich auch durch die Papille ins Duodenum gestoßen. Eine T-Drainage schient und entlastet die anschließende Naht der Choledochus-Eröffnungsstelle.

5.2.1.5 Prognose

Die Prognose ist gut, Rezidive möglich (Choledocho- oder Hepatikolithiasis).

Beim *Postcholezystektomie-Syndrom* handelt es sich entweder um übersehene Choledochussteine, die dann die Beschwerden verursachen, eine Papillenstenose durch eine chronische Entzündung, die zu einer Abflußstörung der Galle führt, eine entzündliche Gallenwegsstenose oder um postoperativ neu aufgetretene abdominelle Erkrankungen oder aber andere abdominelle Erkrankungen, die auch schon vor der Cholezystektomie bestanden und postoperativ nun weiter bestehen (Fehlindikation zur Cholezystektomie).

Gallenblasenkarzinome sind bei der chronischen Cholezystitis häufiger.

5.2.2 Cholangitis

Definition. Bei der Cholangitis handelt es sich um eine bakterielle oder abakterielle Entzündung der intra- und/oder extrahepatischen Gallenwege.

Die abakteriell bedingten Entzündungen entsprechen der primär sklerosierenden Cholangitis und der primär biliären Zirrhose (s. Kap. 5.1).

Die bakterielle Cholangitis tritt meist im Rahmen des Gallensteinleidens oder bei Stenosen anderen Ursprungs, z. B. Tumor- oder narbigen Stenosen auf durch Abflußbehinderung der Galle. Die Entzündung kann akut oder chronisch sein.

5.2.2.1 Symptome, Diagnose, Komplikationen

Typische *Beschwerden* sind Schmerzen im Oberbauch, meist rechtsseitig. Wenn Steine vorhanden sind, entspricht die Symptomatik der bei der Cholelithiasis: Juckreiz, Ikterus, Stuhlentfärbung und dunkler Urin sowie Fieber.

Eine *Verdachtsdiagnose* ergibt sich anhand der klinischen Symptome. Laborchemisch finden sich Zeichen der Entzündung (Erhöhung der BSG, Leukozytose), Cholestase (Erhöhung von Gamma-GT, Bilirubin und alkalischer Phosphatase).

Sonographisch zeigen sich meist die verursachenden Erkrankungen, wie z. B. ein Steinnachweis. Die Bildung von Leberabszessen ist möglich.

5.2.2.2 Therapie, Prognose

Die *Therapie* besteht in der Beseitigung des Abflußhindernisses (s. o.) und Chemotherapie (möglichst nach Antibiogramm).

Die *Prognose* ist gut, selten mündet die Cholangitis in eine sekundär sklerosierende Cholangitis.

6. Krankheiten der exokrinen Bauchspeicheldrüse

Die wichtigsten Krankheiten der Bauchspeicheldrüse sind die akute und die chronische Pankreatitis (Pankreaskarzinom, s. Kap. IV/3.4, S. 120).

6.1 Akute Pankreatitis

Ursache. Die akute Pankreatitis wird in ca. 40–50 % der Fälle verursacht durch Gallenwegserkrankungen, meist Choledochussteine *(= biliäre Pankreatitis),* gefolgt von chronischem Alkoholabusus (30–40 %).

An dritter Stelle stehen seltene Ursachen wie z. B. Viren, z. B. das Mumpsvirus und Medikamente, z. B. Zytostatika, ein primärer Hyperparathyreoidismus, Ganganomalien des Pankreasganges, z. B. beim Pancreas divisum und Duodenaldivertikel. Auch nach einer ERCP kann sie in ca. 1–2 % der Fälle auftreten.

Die akute Pankreatitis kann einmalig sein oder rezidivieren (rezidivierende akute Pankreatitis).

Pathogenese. Der Zellschaden des Organs entsteht durch Rückstau von Galle (biliäre Pankreatitis) oder alkoholtoxisch.

Aggressive Verdauungsenzyme wie Trypsin, Lipase und Elastase dauen das Organ an. Sog. Kinine führen zu akutem Schmerz und Schock.

Nach dem Schweregrad unterscheidet man *3 akute* Verlaufsformen: *ödematöse, teilnekrotisierende* und Pankreatitis mit *Totalnekrose.*

6.1.1 Symptome, Diagnose

Symptome. Charakteristisch sind heftigste Schmerzen im Oberbauch mit Ausstrahlung in den Rücken, Übelkeit, Erbrechen, Meteorismus sowie gelegentlich Fieber, ggf. Schocksymptome, Subileus oder paralytischer Ileus.

Diagnose. Eine Verdachtsdiagnose wird aufgrund der klinischen Symptome gestellt. *Laborwerte.* Erhöhung von Lipase (pankreasspezifisch) und Amylase, BSG, Blutzucker; Leukozytose.

Leberenzyme können erhöht, Calcium- und Magnesiumspiegel reduziert sein. Bei biliärer Pankreatitis besteht eine Cholestase (alkalische Phosphatase, Gamma-GT und Bilirubin sind erhöht). Bei schwerem Verlauf verschlechtern sich die Sauerstoffsättigung (Astrup) und Nierenfunktion (Kreatininanstieg). Calcium sowie Gerinnungsparameter (Hinweis auf eine Verbrauchskoagulopathie) fallen ab.

Röntgenübersichtsaufnahme des Abdomens, Sonographie und *CT* stellen dar: Pankreasverkalkungen, Ileus oder freie Luft, die Thoraxübersichtsaufnahme weist einen (pankreatogenen) Pleuraerguß, Atelektasen oder entzündliche Infiltrate nach. Eine biliäre Pankreatitis wird sicher mittels *ERCP,* die gleichzeitig eine Therapie ermöglicht, diagnostiziert.

6.1.2 Verlauf, Komplikationen

Der **Verlauf** einer akuten Pankreatitis ist einerseits bei Beginn der Erkrankung oft schwer abschätzbar, andererseits hat er aber für die Prognose eine entscheidende Bedeutung, da schwere Formen der Pankreatitis, wie z. B. die nekrotisierende mit Totalnekrose in mehr als 50 % der Fälle tödlich enden.

Die **Prognose** ist von den intra- und extrapankreatischen Komplikationen abhängig.

Komplikationen am Pankreas selbst sind *Pseudozysten* in und um das Organ, *Abszesse, Blutung* ins Parenchym und Arrosion von Gefäßen mit Magenblutung.

Komplikationen **außerhalb des Pankreas** sind:
– *Abdomen:* Aszites, Abszesse, Fisteln, Blutungen, Nekrosestraßen, paralytischer oder mechanischer Ileus; *Niere:* Nierenversagen
– *Lunge:* Pleuraergüsse, insbesondere links, Atelektasen, Pneumonie, Schocklunge (ARDS)
– *systemische Komplikationen:* Kreislaufschock, Verbrauchskoagulopathie, Sepsis.

Zur Beurteilung des Schweregrades der Erkrankung zieht man folgende Kriterien heran: Alter des Patienten, Begleiterkrankungen, klinische Befunde sowie Laborparameter, insbesondere die LDH, die Leukozyten, der Calciumwert, der Blutglukosespiegel sowie der Flüssigkeitsbedarf innerhalb der ersten 24 Stunden. Diese Parameter und bildgebende Verfahren ermöglichen frühzeitig eine Stadieneinteilung und haben Bedeutung für die Behandlung: milder, schwerer oder sehr schwerer Verlauf.

6.1.3 Therapie, Prognose

Die **Therapie** ist primär **allgemein konservativ.** Die engmaschige Überwachung (Kreislauf, Laborwerte, Flüssigkeitsbilanzierung, klinischer Befund, sonographische Kontrollen) ist Teil der Behandlung:
• vollständige *Nahrungskarenz* und parenterale Ernährung mit ausreichender Flüssigkeitssubstitution (bis zu 10 l Flüssigkeit pro Tag können nötig werden). Die Flüssigkeitssubstitution richtet sich nach dem zentralvenösen Druck.
• Zur *Schmerztherapie* werden Analgetika verabreicht, wobei Morphinderivate wegen einer Papillenverengung vermieden werden sollten.
• *H 2-Blocker* werden zur Streßulkusprophylaxe verabreicht, eine Magensonde zur Absaugung von Nüchternsekret gelegt.
• Die endoskopische *Papillotomie* erfolgt bei biliärer Pankreatitis mit Gallenwegssteinentfernung.

Spezielle therapeutische Bemühungen erfordern intra- und extrapankreatische Komplikationen: Punktion von Zysten und Abszessen, Intubation und Beatmung bei Ateminsuffizienz sowie die Dialyse bei Nierenversagen und die antibiotische Behandlung bei Sepsis sowie die Substitution von Gerinnungsfaktoren bei einer Verbrauchskoagulopathie. Schocktherapie.

Operationsindikation. Versagen die konservativen Maßnahmen oder treten Komplikationen ein, so ist die operative Intervention in Erwägung zu ziehen, besonders bei schwerer nekrotisierender Pankreatitis mit Organkomplikationen, Abszessen.

Bei der akuten *nekrotisierenden Pankreatitis* ist mit einer bakteriellen Superinfektion der Pankreasnekrosen durch die Verbindung mit dem Duodenum über den Pankreasgang zu rechnen. Sie kann in eine Sepsis münden.

Im septischen Stadium, dessen frühzeitige Erkennung von großer prognostischer Bedeutung ist, muß eine chirurgische Ausräumung der Nekrosen (Nekrosektomie) und ihre Drainage unter Erhaltung des vitalen Pankreasgewebes erfolgen. Die Erkennung der Demarkationsgrenze ist sehr schwierig. Um nicht zu viel zu entfernen, wird sehr vorsichtig vorgegangen und zumeist programmiert, d. h. in kurzen Zeitabständen erneut laparotomiert. Somit kann das Resektionsausmaß der Nekrotisierung angepaßt werden. Im Extremfall ist die Entfernung des gesamten Pankreas erforderlich.

Die **Prognose** ist abhängig vom Schweregrad der Erkrankung und von den Komplikationen. Die *Letalität* liegt insgesamt (alle Pankreatitisformen zusammengenommen) bei etwa 10–15 %.

6.2 Chronische Pankreatitis

Definition. Die chronische Pankreatitis ist eine anhaltende oder rezidivierend (in Schüben) verlaufende Entzündung der Bauchspeicheldrüse mit progressivem Funktionsverlust des Organs. *Ursache* ist in 80 % chronischer Alkoholabusus.

Seltenere Ursachen sind der primäre Hyperparathyreoidismus oder anatomische Anomalien des Pankreasganges, z. B. das Pancreas divisum. Manchmal kann auch keine Ursache eruiert werden (idiopathische Pankreatitis).

Der zunehmende Funktionsverlust des Organs mit Mangel an Verdauungsenzymen löst Resorptions- und Verdauungsstörungen aus. Der Ersatz des Parenchyms durch Bindegewebe ruft einen Diabetes mellitus hervor (Langerhans-Inseln werden bindegewebig durchsetzt) und führt zu einer allgemeinen Gewebsverkalkung (chronisch-kalzifizierende Pankreatitis).

Die Erkrankung betrifft meist Männer zwischen dem 30. und 50. Lebensjahr.

6.2.1 Symptome, Diagnose

Leitsymptom ist der schubweise, meist nicht kolikartige Schmerz im Oberbauch, der oft nach Nahrungsaufnahme auftritt und über Stunden oder Tage andauern kann. Die Beschwerden können auch in den Rücken ausstrahlen. Manchmal klagen die Patienten über einen dumpfen Dauerschmerz im Epigastrium. Dazu können Übelkeit, Erbrechen sowie zunehmender Gewichtsverlust und intermittierender Ikterus durch eine Kompression der Gallenwege auftreten. Im Spätstadium der Erkrankung sind die Patienten oft wieder schmerzfrei. Jetzt steht der exokrine und endokrine Funkti-onsverlust (Maldigestion) mit Mangelerscheinungen im Vordergrund: Diarrhoe, Stea-torrhoe, Gewichtsverlust, Meteorismus, Mangel an fettlöslichen Vitaminen, Diabetes mellitus.

Diagnose. Die typische *Anamnese* ist der wichtigste Schritt zur Diagnose.

Labor. Exokrine Pankreasinsuffizienz: Im Stuhl ist die Ausscheidung des Pankreas-enzyms Chymotrypsin herabgesetzt und der Fettgehalt des Stuhls vermehrt. Verschie-dene Funktionstests (z. B. Pankreolauryl-Test) weisen die exokrine Pankreasinsuffi-zienz nach. Ein latenter Diabetes mellitus wird durch den oralen Glukosetoleranztest (oGTT) aufgedeckt. *Sonographisch* findet sich ein vergröbertes Echomuster, ggf. mit Erweiterung des Pankreasganges und Nachweis von Konkrementen im Gang. Die *Röntgenübersichtsaufnahme* zeigt Verkalkungen der Bauchspeicheldrüse, das CT wei-tere morphologische Veränderungen.

In der *ERCP* (Abb. 2–10, S. 29 zeigt einen normalen Pankreasgang) werden Gangun-regelmäßigkeiten und -erweiterungen oder -einengungen sowie Pankreasgangsteine dargestellt.

6.2.2 Therapie, Prognose

Die **Therapie** ist meist **konservativ**. Kausale Therapie der häufigsten Ursache ist die Alkoholkarenz. Ein akuter Schub einer chronischen Pankreatitis wird nach den glei-chen Richtlinien wie die akute Pankreatitis behandelt.

Im übrigen geht man symptomatisch vor: Analgetika bei Schmerzen, eiweißreiche und fettarme Diät, zusätzlich Einnahme von Pankreasfermenten zu den Mahlzeiten, was auch Schmerzen reduziert, fettlösliche Vitamine müssen substituiert und der Dia-betes mellitus eingestellt werden.

Falls unter Ausschöpfung aller konservativen Maßnahmen keine Besserung besteht, wird eine *endoskopische Therapie* in Erwägung gezogen. Diese besteht in einer Spaltung des Sphinkter-muskels der Bauchspeicheldrüse und ggf. in der Extraktion von Pankreasgangkonkrementen sowie die Einlage einer Drainage in den Pankreasgang oder in den Gallengang, wenn dieser durch die entzündlich bedingte Vergrößerung der Bauchspeicheldrüse von außen eingeengt ist. Zusätzlich besteht die Möglichkeit einer *extrakorporalen Stoßwellenlithotripsie* von Steinen im Pankreasgang sowie die sonographisch gesteuerte *Drainage von Pseudozysten* der Bauchspei-cheldrüse.

Operation (Abb. 11–26). Wird die chronische Pankreatitis durch Abflußhindernisse im Pankreasgang oder im Gallenwegssystem unterhalten, kann die Entlastung der aufgestauten Sekrete durch Konkrementausräumung oder Anastomose des gestauten Ganges mit einer abführenden hochgezogenen Dünndarmschlinge die Erkrankung zum Stillstand bringen (Pankreato-, Choledochojejunostomie). Auch Pankreaspseu-dozysten werden entsprechend innerlich drainiert. Alternativ kommt im Falle einer Beschränkung der Entzündung auf den Schwanzbereich eine Pankreasschwanzresek-tion in Frage.

Liegen ausgeprägte chronische Schmerzen vor, kann die Entfernung des gesamten Pankreas eine Linderung bedeuten und trotz der auftretenden exokrinen und endokrinen Insuffizienz

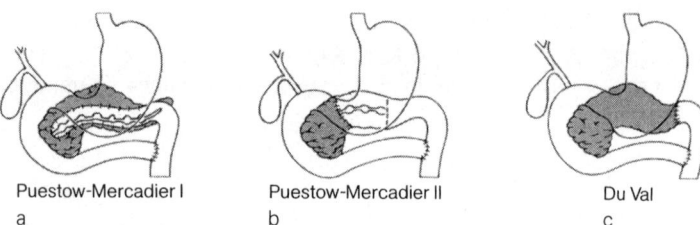

Puestow-Mercadier I   Puestow-Mercadier II   Du Val
a   b   c

Abb.11–26: Drainierende Operationsverfahren bei chronischer Pankreatitis: **a.** Latero-laterale Pankreatojejunostomie nach *Puestow-Mercadier I,* **b.** Pankreatojejunostomie nach *Puestow-Mercadier II* (zusätzlich zu c Spaltung des Pankreasganges), **c.** Pankreatojejunostomie nach *Du Val:* Splenektomie, Resektion der Pankreasschwanzspitze, termino-terminale Pankreatojejunostomie mit ausgeschalteter Roux-Dünndarmschlinge

eine Lebensqualitätsverbesserung bedeuten. Reseziert wird zudem bei Pankreaskarzinom (s. Abb. 4.3–15, S. 122).

Prognose. Bei fortgeschrittener chronischer Pankreatitis ist die Prognose zweifelhaft. Insbesondere der Diabetes mellitus ist außerordentlich schwer zu behandeln.

7. Hernien

7.1 Definition, Pathognese

Definition. Unter einem Bruch (Hernie) wird das Vorfallen von Baucheingeweiden durch eine Bruchpforte an der äußeren Bauchwand *(äußere Hernie)* oder durch eine Bruchpforte im Zwerchfell in den Thoraxraum *(innere Hernie)* bezeichnet. Vorraussetzung sind Schwachstellen in der Bauchwand oder im Diaphragma.

Pathogenese. Besonders lokale anatomische Muskellücken stellen präformierte Schwachstellen dar. Sie sind nur bindegewebig verschlossen und können auch durch Muskeltraining nicht verstärkt werden. Eine angeborene Bindegewebsschwäche kann individuell zur Hernienbildung prädisponieren.

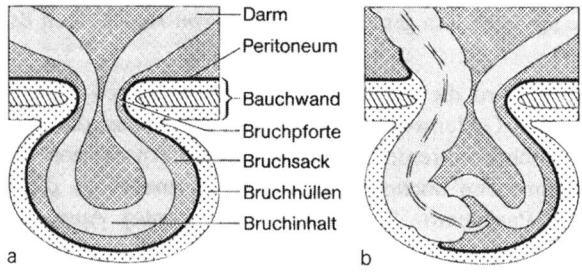

Abb.11–27: Pathologische Anatomie von Hernien: **a.** *Allgemein:* Der Bruchsack (Peritoneum) tritt durch die Lücken in der Bauchdecke (Bruchpforte, Bruchkanal mit innerem und äußerem Bruchring) aus und ist von Bruchhüllen (Haut, Subkutangewebe) bedeckt, **b.** *Gleithernie:* Hier bildet der Bruchinhalt gleichzeitig einen Teil der Bruchsackwand

Im Rahmen des Vorfalls entsteht ein Bruchsack (Abb. 11–27a) durch fingerförmige Ausstülpung der peritonealen Auskleidung der Abdominalhöhle. Der Bruchinhalt variiert und kann je nach Bruchpforte Dünndarm, Dickdarm (Abb. 11–27b), Blase, Netzanteile, nur präperitoneales Fett, beim Kind auch Ovarien und Hoden enthalten.

Motor des Vorfallens ist der intraabdominale Druck, welcher durch Pressen und Husten zeitweise stark erhöht werden kann. Intraabdominale Flüssigkeitsansammlungen (Aszites), Schwangerschaft, große Tumoren, falsche Atemtechnik bei schwerer körperlicher Arbeit oder Sport und vor allem chronischer Husten und Obstipation führen zu chronischen Drucksteigerungen und gehen mit einem gehäuften Auftreten von Hernien einher.

7.2 Symptome, Diagnose, Komplikationen

Soweit der Bruchinhalt im Bruchsack noch nicht entzündlich verklebt ist, kann er durch leichten manuellen Druck am entspannten Patienten in die Bauchhöhle zurückverlagert werden. Es liegt ein *reponibler* Bruch vor. Ist die Rückverlagerung nicht mehr möglich, sprechen wir von einer *irreponiblen* Hernie. Das rezidivierende Vorfallen des Bruches stört den Patienten manchmal nur kosmetisch, ist aber häufig mit lokalen Schmerzen verbunden. Beim Husten und Pressen kann man einen Impuls im Bruchsack tasten.

Komplikationen. Grundsätzlich ist mit einer Einklemmung des Bruchinhalts im Bruchsack beim Durchtritt durch die Bauchwand zu rechnen. Durch Kompression der Blutgefäße kommt es zu Schwellungszuständen und zunehmenden Durchblutungsstörungen der vorgefallenen Eingeweideanteile. Diese bedrohliche Situation wird als eingeklemmter oder *inkarzerierter* Bruch bezeichnet. Ist Darm vorgefallen, liegt oft zugleich ein Darmverschluß vor.

Erfolgt in dieser für den Patienten meist sehr schmerzhaften Situation keine sofortige Rückverlagerung des Bruchinhalts, droht ein Absterben (Nekrose) der vorgefallenen Anteile. Bei Darmbeteiligung tritt aus dem nekrotischen Darmsegment Stuhl aus, mit der Folge einer eitrigen Lokalinfektion, Fistelbildung oder auch Peritonitis (Durchwanderungsperitonitis). Äußerlich fällt in diesem Stadium eine entzündliche schmerzhafte *Bruchvorwölbung* auf.

7.3 Spezielle Hernien

Leistenhernie. Die häufigste Hernie ist die Leistenhernie. Hier folgen die vorfallenden Eingeweide dem Leistenkanal, in welchem beim Mann der Samenstrang, bei der Frau nur ein Aufhängeband des Uterus verläuft. Die Bruchpforte liegt oberhalb des Leistenbandes. Erstreckt sich der Bruch beim Mann bis in die Hoden, spricht man von einer Skrotalhernie.

Schenkelhernie. Hier folgen die vorfallenden Eingeweide den großen inguinalen Blutgefäßen unter dem Leistenband hindurch. Dieser Typ ist vergleichsweise selten und findet sich überwiegend bei Frauen.

Nabelhernie. Die abdominelle Durchtrittspforte für die Nabelschnurgefäße stellt auch beim Erwachsenen noch eine Schwachstelle in der Bauchwand dar.

Narbenhernie. Nach chirurgischen Operationen mit Eröffnung der Bauchhöhle wird das anatomische Gefüge der Bauchwand gestört. Eine Narbenzone verbindet im Heilungsverlauf die durchtrennten Bauchwandschichten. Klafft die Narbe lokal, entsteht eine Schwachstelle, die zum Narbenbruch führen kann. Narbenbrüche sind besonders häufig nach medianer Laparotomie oder vorausgegangenem Wundinfekt mit Sekundärheilung.

7.4 Therapie

Eine Spontanheilung gibt es nicht. Das mechanische Problem der Hernienentstehung erfordert auch eine mechanische Lösung. Bruchbänder und ähnliche Konstruktionen sind auf Dauer wirkunslos. Die Hernien haben die Tendenz sich auszudehnen. Immer droht die Einklemmung. Eine elektive und frühzeitige chirurgische Therapie ist deshalb anzuraten.

Im Rahmen der Bruchoperationen wird immer der Bruchsack eröffnet, der Bruchinhalt gelöst und in die Bauchhöhle zurückverlagert, dann der Bruchsack abgetragen und schließlich die Bruchlücke durch Nähte verschlossen. Viele verschiedene Methoden sind publiziert (z. B. Bassini-Operation).

Bei der Notfallsituation der inkarzerierten Hernie darf keine weitere Zeit bis zur Operation verstreichen, um den einklemmungsbedingten Schaden möglichst gering zu halten. Hier muß intraoperativ die Vitalität der zuvor eingeklemmten Eingeweide kritisch geprüft werden. War Darm beteiligt, muß ggf. eine Segmentresektion durchgeführt werden, um ein Fortschreiten der Entzündung nach Rückverlagerung in der freien Bauchhöhle zu vermeiden. Bis zur festen Narbenbildung nach ca. 3 Monaten muß der Patient auf schwere Arbeit verzichten, um nicht ein Rezidiv durch Nahtlockerung zu provozieren.

XII. Krankheiten der Harn- und männlichen Geschlechtsorgane

T. Kälble

1. Urologisch-nephrologische Diagnostik

Urinentnahme. Essentiell für die Beurteilbarkeit des Urins ist die korrekte Gewinnung. Zum Ausschluß eines Harnweginfektes (HWI) sollte bei Männern Mittelstrahlurin nach vorhergehender Reinigung der Glans mit einem Desinfektionsmittel, bei der Frau nach Möglichkeit Katheterurin gewonnen werden. Bei Säuglingen oder Kleinkindern ist die suprapubische Blasenpunktion mit Hilfe einer dünnen Kanüle anzustreben, bei einer ersten Screeninguntersuchung können spezielle Klebebeutel angebracht werden.

Urinsediment. In einem Reagenzgläschen werden 10 ml Urin einige Minuten zentrifugiert, der Überstand verworfen und das Sediment nach Aufschütteln mit einer Pipette auf einen Objektträger aufgebracht und unter dem Mikroskop bei 100 bis 400-facher Vergrößerung beurteilt.

> Bei 400facher Vergrößerung sind normal (pro Gesichtsfeld): bis zu 5 Erythrozyten, < 10 Leukozyten, vereinzelte Bakterien und Plattenepithelien bzw. Urothelien. Davon abweichende Ergebnisse werden als *Erythrozyturie* bzw. *Mikrohämaturie, Leukozyturie* und *Bakteriurie* bezeichnet.

Mit Hilfe von Farbstoffen können *Bakterien* im Urinsediment dargestellt werden. Die wichtigste Färbemethode ist die Gramfärbung zur Unterscheidung zwischen grampositiven und den meist gramnegativen Bakterien, was bei schweren Sepsen eine wichtige Entscheidungshilfe bei der Wahl des Antibiotikums darstellt.

Sammelurin. Bei Stoffwechseluntersuchungen, beispielsweise wegen rezidivierender Steine oder zum Ausschluß einer Proteinurie (Eiweiß im Urin), z.B. bei Glomerulonephritis, wird der 24-Stunden-Urin gesammelt und mit Hilfe chemischer Reaktionen, meist automatisiert, auf Gesamteiweiß, einzelne Proteine bzw. für die Steinbildung wichtige Bestandteile wie Elektrolyte, Oxalat, Harnsäure, Zystin, untersucht.

Urinstatus. In allen Bereichen der Medizin sind semiquantitative Schnelltests mit Hilfe von Teststäbchen von großer Wichtigkeit, womit Urin-pH, spezifisches Gewicht, Leukozyturie, Mikrohämaturie, Bilirubinurie, Ketonurie, Nitrat, Blutzucker und Protein bestimmt werden.

Sekretdiagnostik. Bei Ausfluß aus der Urethra wird das Sekret auf einen Objektträger aufgebracht, mikroskopisch beurteilt sowie auf Nährböden zur Kultur angelegt. Bei Verdacht auf Prostatitis ist eine Prostatamassage, bei der die Prostata nach rektaler Ertastung von lateral nach medial ausgestrichen wird, notwendig, wobei das austretende Sekret ebenfalls aufgefangen und untersucht wird.

Urinzytologie. Für die zytologische Untersuchung sollte frisch gelassener Urin verwendet werden. Neben der Diagnostik und Verlaufskontrolle bei Urothelkarzinomen und ihrer Vorstadien ist die Zytologie ein wichtiges Verfahren zur Erkennung parasitärer Erkrankungen des Urogenitaltrakts.

Urinkultur. Der entnommene Urin wird auf Nährböden zuerst bebrütet zur Bestimmung der Keimzahl pro ml Urin. Hierbei gilt eine Keimbesiedelung von $> 10^5$/ml als signifikant.

Tuberkulosediagnostik. Bei Tuberkuloseverdacht wird dreimal der erste Morgenurin gesammelt, da hier jeweils die höchsten Konzentrationen an Mykobakterien vorhanden sind. Neben der Mikroskopie mit einer Spezialfärbung nach Ziehl-Neelsen wird eine Kultur auf Spezialnährböden angelegt. Darüber hinaus wird meist ein Tierversuch durchgeführt, da ca. 10 % der Tuberkulosekulturen falsch negativ sind.

Urethrozystoskopie (Spiegelung von Harnröhre und Blase). Zum Ausschluß von Blasentumoren oder zur exakten Beurteilung von Harnröhrenengen, einer Blasenhalssklerose bzw. einer Prostatahyperplasie ist die Urethrozystoskopie die Diagnostik der Wahl. Hierbei wird mit starren Zystoskopen unterschiedlichen Durchmessers zwischen 15 und 24 Charrière (1 Ch. = 3 mm) gearbeitet.

Retrograde Ureteropyelographie. Über einen Arbeitskanal im Zystoskop kann unter Sicht ein Ureterenkatheter in ein Ureterostium eingeführt und Kontrastmittel appliziert werden, so daß röntgenologisch Harnleiter und Nierenbecken dargestellt werden (s. Abb. 12–12).

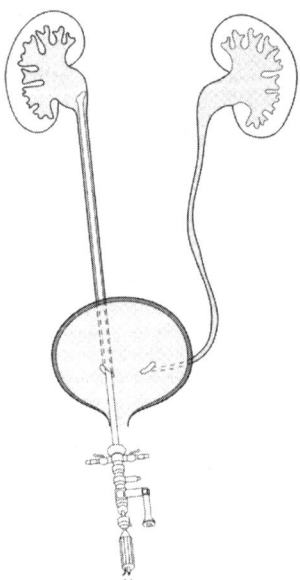

Abb. 12–1: Schema der *Ureterorenoskopie* in situ

Ureterorenoskopie. Nach zystoskopischer Einlage eines Führungsdrahtes röntgenologisch kontrolliert über den Harnleiter in das Nierenbecken kann entlang desselben ein starres oder flexibles Ureterorenoskop unter Sicht in den Harnleiter eingebracht werden zur Beurteilung des Harnleiters oder des Nierenbeckens bei Verdacht auf Tumor oder zur Extraktion eines Harnleitersteins unter Zuhilfenahme von Faßzangen, Dormiakörbchen oder Schlingen (Abb. 12–1).

2. Krankheiten der Niere

T. Kälble und H.-P. Barth

2.1 Interstitielle Nephropathien

Zahlreiche Noxen und Erkrankungen können zu einer vorwiegenden *Schädigung der Nierentubuli und des Interstitiums* führen. Häufig ist die Ursache anamnestisch oder klinisch faßbar: Medikamente (Analgetika, Antibiotika, Diuretika, nichtsteroidale Antirheumatika), Infektionen (Viren, z.B. CMV, Bakterien, z.B. Streptokokken) und Elektrolytstörungen.

Seltenere Ursachen sind z.B. Strahlennephritis, Sarkoidose, Balkannephropathie oder Sichelzellanämie.

Man unterscheidet den *akuten* und *chronischen* Verlauf.

2.1.1 Akute interstitielle Nephritis

Zu den akut verlaufenden interstitiellen Nephritiden zählt die *infektiöse* interstitielle Nephritis, ausgelöst durch Bakterien und Viren. Im Gegensatz zur postinfektiösen Glomerulonephritis (s.u.) tritt sie während der Infektion auf und wird daher auch als parainfektiöse Nephritis bezeichnet. Ebenso akut verläuft die *medikamentös* bedingte interstitielle Nephritis, wobei hier *dosisabhängige* Läsionen des Niereninterstitiums u.a. nach der Gabe von Aminoglykosidantibiotika von der *dosisunabhängigen* Nephritis aufgrund immunologischer Vorgänge im Sinne einer verzögerten Hypersensitivitätsreaktion unterschieden werden.

Symptome: Das Spektrum der klinischen Symptomatik reicht von der passageren leichten Einschränkung der Nierenfunktion bis zum akuten Nierenversagen. Extrarenal zeigen sich häufig Zeichen einer Hypersensitivitätsreaktion wie Fieber, Exanthem und Arthralgien (Gelenkschmerzen).

Diagnose: Laborchemisch kommt es in variabler Ausprägung zu Kreatininanstieg, Eosinophilie und IgE-Erhöhung. Im Urin findet sich häufig eine Hämaturie, Leukozyturie sowie leichte Proteinurie (< 1,5 g/24 Std.).

Therapie: Eine spezifische Therapie ist nicht bekannt. Erkennen und Absetzen des Medikaments führen meist zur raschen Wiederherstellung der Nierenfunktion.

2.1.2 Chronische interstitielle Nephritis

Die **Analgetika-Nephropathie** („Phenacetinniere") wird durch exzessive langdauernde Einnahme analgetisch wirkender Mischpräparate ausgelöst.

Symptome: Neben renalen Veränderungen finden sich häufig eine KHK, Arteriosklerose und Voralterung, gastrointestinale Symptome, eine ausgeprägte Anämie und psychische Auffälligkeit. Typisch ist ein grau-braunes Hautkolorit, hervorgerufen durch Ablagerung eines lipofuszinartigen Pigments besonders in der Haut. *Renale* Symptome sind Koliken bei Harnstauung infolge abgehender Papillen, rez. Harnweginfekte und Urosepsis, renaler Natriumverlust sowie Symptome der zunehmenden Niereninsuffizienz.

Therapie, Prognose: Beendigung des Analgetikaabusus, Behandlung der Hypertonie, antibiotische Therapie bei akuten Harnweginfektionen und Sanierung von Ureterobstruktionen durch abgegangene Nierenpapillen.

Strahlennephritis: Die nach Bestrahlung der Nieren auftretenden glomerulären, tubulären und vaskulären Veränderungen führen nach 6 Monaten bis 10 Jahren zur Strahlennephritis mit renaler Hypertonie und Proteinurie bis hin zur Niereninsuffizienz. Die sorgfältige Eingrenzung des Bestrahlungsfeldes (retroperitoneale Tumoren) und der zunehmende Einsatz von Chemotherapeutika haben dazu geführt, daß die Strahlennephropathie heute nur noch selten beobachtet wird.

Balkan-Nephropathie: Diese in Bulgarien, Rumänien und Jugoslawien auftretende chronisch interstitielle Nephritis unbekannter Ursache führt im 30. bis 60. Lebensjahr bei den Erkrankten zur Niereninsuffizienz.

2.1.3 Glomerulopathien (Glomerulonephritis, GN)

Definition. Glomerulopathien sind Erkrankungen der Nierenglomeruli, die in variablem Ausmaß mit Hämaturie, Proteinurie, Hypertonie und Abnahme der glomerulären Filtrationsrate einhergehen.

Einteilung: *primäre* (= primär an den Glomeruli sich abspielende Affektionen ohne Zeichen von Systemerkrankungen) und *sekundäre* Glomerulopathien (= Beteiligung der Glomeruli bei Systemerkrankungen, Infektionen und Medikamentenexposition).

Pathogenese. Die Schädigung erfolgt durch immunologische oder nichtimmunologische Vorgänge (z.B. Diabetes mellitus, Amyloidose). Bei der *immunologischen Schädigung* werden Antikörper gegen glomeruläre Basalmembranen gebildet (z.B. rapid-progressive GN, Goodpasture-Syndrom) oder zirkulierende Immunkomplexe abgelagert (= Antigen-Antikörper-Komplexe, z.B. Poststreptokokken-GN, perimembranöse GN).

2.1.3.1 Akute Glomerulopathien

Akutes nephritisches Syndrom. *Symptome.* Die Klinik ist charakterisiert durch plötzlichen Erkrankungsbeginn, häufig nach vorausgegangenen Infekten, Hämaturie und Proteinurie unterschiedlichen Ausmaßes, Hypertonie und Ödeme ggf. Oligurie. Nicht immer sind alle Krankheitszeichen nachweisbar.

Akute Poststreptokokken-GN: 6–30 Tage nach einem Streptokokkeninfekt (β-hämolysierende Streptokokken der Gruppe A) fühlen sich die Patienten erneut krank mit

Hämaturie, Proteinurie, Ödemen, Hypertonie. *Urinbefund*: Erythrozyturie, Erythrozytenzylinder, Proteinurie (< 3,5 g/24 Std.). Kreatinin und Harnstoff können ansteigen, evtl. findet sich eine Erhöhung des Antistreptolysin-Titers. Eine kausale *Therapie* ist nicht bekannt. Bettruhe, körperliche Schonung, Kontrolle von Kreatinin und Harnstoff, Behandlung von Komplikationen wie z. B. Hypertonie, Ödemen, Behandlung eines Streptokokkeninfektes mit Penizillin. Während es bei Kindern in über 90 % der Fälle zu einer Ausheilung kommt, tritt bei Erwachsenen nur in 50–70 % eine völlige Heilung ein.

Rasch progrediente Glomerulonephritis (RPGN): Unter einer RPGN versteht man eine Glomerulonephritis mit rascher Verschlechterung der Nierenfunktion, die unbehandelt innerhalb von Wochen bis Monaten zum oligoanurischen Nierenversagen führt. Leitsymptome sind ein nephritischer Sedimentbefund mit Hämaturie und Proteinurie, rascher Abfall der GFR (= glomeruläre Filtrationsrate), geringe Spontanheilungstendenz, sonographisch normal große Nieren.

Die Erkrankung kann entweder langsam beginnen oder einen dramatischen Verlauf mit Niereninsuffizienz nehmen. Die *Diagnosesicherung* erfolgt durch eine Nierenbiopsie. *Therapie*: Kortison-Stoßtherapie, Cyclophosphamid (Chemotherapeutikum) sowie Plasmapherese (= Herausfiltern von Serumantikörpern).

Unter einem **Goodpasture-Syndrom** versteht man die Trias RPGN, Nachweis zirkulierender Antibasalmembran-Antikörper und Hämoptoe („Bluthusten"). Bevorzugt sind Männer zwischen 20 und 40 Jahren betroffen. Die Pathogenese ist unklar. Die Therapie ist wie bei der RPGN.

2.1.3.2 Chronische Glomerulonephritis, nephrotisches Syndrom

Definition. Unter chronischer GN versteht man das chronische Stadium der verschiedenen Glomerulopathien, die im Endstadium zur Urämie führen.

Die Mehrzahl der Patienten hat einen schleichenden Krankheitsbeginn. Die Diagnosestellung findet häufig erst im Stadium der fortgeschrittenen Niereninsuffizienz statt, z. B. wegen Anämie, Hypertonie, Proteinurie. Die Therapie ist rein symptomatisch: eiweißarme Diät, Hypertoniebehandlung, Dialyse (im Endstadium).

Nephrotisches Syndrom: Hierunter versteht man eine erhöhte Permeabilität der glomerulären Kapillaren für Plasmaeiweiße mit einer Proteinurie > 3,5 g/24 Std., woraus sich eine Hypo- oder Dysproteinämie mit Ödemen und Hyperlipoproteinämie (Erhöhung von Cholesterin und Triglyzeriden) ableitet. Thrombosen und thromboembolische Komplikationen sind häufiger. Der renale Verlust von Immunglobulinen führt zu einer erhöhten Infektanfälligkeit.

Ursache sind in etwa 80 %: GN, Diabetes mellitus, Plasmozytom, Kollagenosen oder Toxine (wie z. B. Penicillamin, Goldpräparate etc.). *Diagnose*: Klinik, Labor, Nierenbiopsie. *Therapie*: Kochsalzbeschränkung auf < 5 g NaCl/24 Std., vorsichtige Diuretikatherapie unter täglicher Gewichts- und Laborkontrolle sowie Behandlung der Hypertonie. Wichtig ist ferner eine Thromboseprophylaxe sowie der Versuch einer Verminderung der Proteinurie durch ACE-Hemmer.

Eine spezielle Behandlung der einzelnen für das nephrotische Syndrom verantwortlichen GN-Formen erfolgt durch Kortikosteroide, Immunsuppressiva, Chlorambucil.

2.2 Nierenversagen

Das Nierenversagen wird unterteilt in eine *akute* und *chronische* Form.

2.2.1 Akutes Nierenversagen (ANV)

Definition. Das ANV ist eine akut auftretende Niereninsuffizienz ohne vorbestehende Nierenschädigung, die zum Anstieg harnpflichtiger Substanzen (Azotämie) führt, sehr häufig mit einer Oligo-/Anurie einhergeht und grundsätzlich reversibel ist. Kriterien sind:
– die *GFR-Abnahme* und *Kreatininanstieg*
– *Anurie* (Harnmenge < 100 ml) oder *Oligurie* (Harnmenge < 500 ml/24 Std.)
Seltener sind *normurische* und *polyurische* ANV.

Das ANV wird nach seinen **Ursachen** unterschieden:

(1) *prärenales* ANV durch glomeruläre Minderdurchblutung:
– Volumenverlust (Exsikkose, Blutung, Flüssigkeitssequestration, Diuretikaüberdosierung)
– verringertes Herzminutenvolumen (Herzinsuffizienz, kardiogener Schock)
– Vasodilatation (Sepsis, antihypertensive Therapie)
– Vasokonstriktion (hepatorenales Syndrom, Katecholamininfusion)

(2) *renales* ANV durch akute Tubulusnekrose:
– zirkulatorisch (hämorrhagischer, septischer Schock, Pankreatitis)
– toxisch (Hämolyse, Myolyse, Antibiotika, organische Lösungsmittel, Schwermetalle)
– bei renalen Erkrankungen (Vaskulitis, akute GN, akute interstitielle Nephritis)

(3) *postrenales* ANV durch Obstruktion:
– intrarenal (Ausfällung von Harnsäure, Oxalsäure, Sulfonamiden)
– postrenal (Nierensteine, Koagel, Ureterkompression, Ureter- u. Blasentumoren, Prostatahyperplasie, neurogene Blasenlähmung, Urethrastrikturen).

Verlauf. Das ANV durchläuft *4 Stadien:*
• *Schädigungsphase, oligoanurisches* Stadium
• *polyurisches* und *Restitutionsstadium*

Das oligoanurische Stadium kann wenige Tage bis zu 4 Wochen anhalten. Das polyurische Stadium dauert ca. 8 Tage.

Komplikationen. Gefährdet ist der Patient besonders durch: *Überwässerung*: Flüssigkeitslunge (beginnendes Lungenödem) im Thoraxröntgenbild, *Hyperkaliämie* > 7 mmol/l und Urämie sowie Exsikkose, Hyponatriämie und -kaliämie im *polyurischen Stadium*.

Die **Therapie** konzentriert sich zunächst auf die auslösende Ursache des ANV (Schocktherapie, Obstruktion beseitigen u. a.).

Die Flüssigkeits- und Elektrolytbilanz mit 24-Studen-Urinsammelperioden sind Grundlage der Behandlung. Bei *renalem* Nierenversagen werden in der anurischen Phase Diuretika infundiert. Kommt keine Diurese in Gang, muß *dialysiert* werden bei: Überwässerung, urämischer Perikarditis, Hyperkaliämie, Harnstoffanstieg > 200 mg/100ml. Kalorienzufuhr: 35 kcal/kg KG, beschränkte Einweißzufuhr (40 g täglich).

Prognose. Die Prognose ist abhängig von den Ursachen grundsätzlich gut. Eine vollständige Obstruktion > 3 Wochen führt jedoch zu irreversiblen Nierenschädigungen.

2.2.2 Chronische Niereninsuffizienz (CNI), Urämie

Definition. CNI ist ein fortschreitender, irreversibler Ausfall von funktionstüchtigem Nierengewebe, der allmählich in Monaten bis Jahren entsteht. Das Endstadium ist die Urämie.

Ursachen der CNI sind vor allem chronische Glomerulonephritis, Diabetes mellitus, interstitielle Nephritis und chronische Pyelonephritis, polyzystische Nierenveränderungen.

Symptome, Diagnose. Die *laborchemischen* Veränderungen gehen den klinischen Symptomen meist voraus: Kreatinin- und Harnstoffanstieg, Anämie, Hyperkaliämie, Hyperphosphatämie, Hypokalzämie, metabolische Azidose.

Mit *klinischen* Erscheinungen ist ab einem Kreatinin von 4 mg/100 ml zu rechnen: arterielle Hypertonie in 80 %, renale Anämie durch Erythropoetinmangel, renale Osteopathie (Mangel von Vit.-D-Vorstufen) mit sekundärem Hyperparathyreoidismus.

Urämische Symptome treten ab einem Serumkreatininwert von 7–9 mg/100 ml auf:

Leistungsabfall, Müdigkeit, Brechreiz, Übelkeit, Zeichen der Überwässerung, braunes Hautkolorit, Juckreiz, periphere Neuropathie, Perikarditis, erosive Gastritis u. a.

Die CNI verläuft in *4 Stadien*:
(1) Stadium der Kompensation (leichte Einschränkung der Kreatinin-Clearance und der Konzentrationsfähigkeit bei normalem Serumkreatininwert)
(2) Stadium der kompensierten Retention (Kreatininerhöhung bis 8 mg/dl ohne wesentliche klinische Urämiesymptome)
(3) Stadium der dekompensierten Retention (Präurämie, durch konservative Therapie kann eine Rückführung in Stadium 2 möglich sein)
(4) Terminale Niereninsuffizienz (= urämische Symptome (s.o.) Behandlung durch Dialyse/ Nierentransplantation).

Konservative Therapie (Stadium 1–3): Behandlung der renalen Grunderkrankung, Verminderung des anfallenden Harnstoffs durch Eiweißrestriktion (40 g/die) bei ausreichender Kalorienzufuhr, Steigerung der Diurese auf 2,5–3 l/die, Kontrolle des Wasser-Elektrolyt- und Säure-Basen-Haushalts, konsequente Behandlung der Hypertonie, Anämie (Gabe von Erythropoetin), Osteopathie (Senkung des erhöhten Phosphats durch Phosphatbinder, Vit. D zur Prophylaxe eines sekundären Hyperparathyreoidismus).

Nierenersatztherapie/Transplantation im Stadium der terminalen Niereninsuffizienz.

Indikationen: Harnstoff > 200 mg/dl, unbeherrschbare Hyperkaliämie, Überwässerung. – Bei der *Hämodialyse* (Abb. 12–2) werden harnpflichtige Substanzen und Wasser über eine seminpermeable Membran aus dem Blut entfernt. Dabei diffundieren die harnpflichtigen Stoffe entlang eines Konzentrationsgefälles durch die Membran in eine isotonische/isoionische Dialysatflüssigkeit. Wasser wird über einen Druckgradienten zwischen Blut- und Dialysatseite entzogen (= Ultrafiltrat). Die chronische Hämodialyse erfolgt 3× pro Woche 4–5 Stunden.

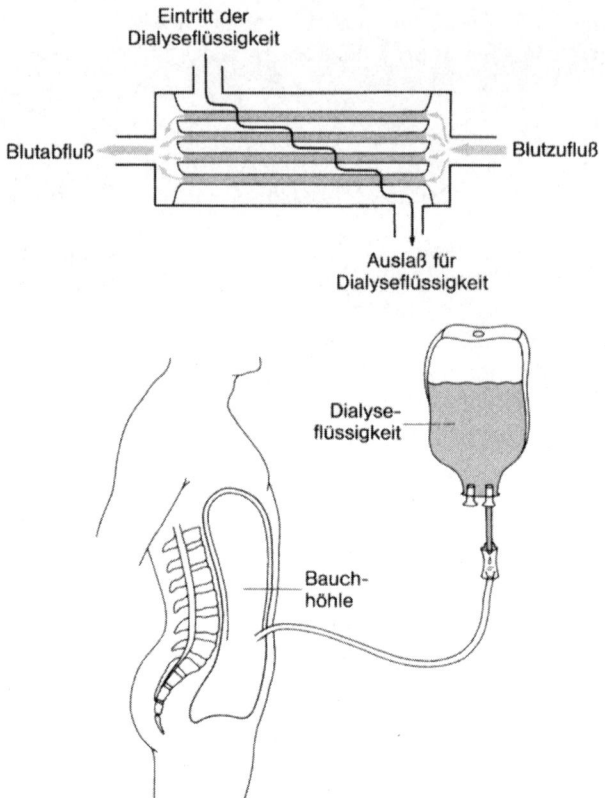

Abb. 12-2: Oben. Bauprinzip eines Hohlfaserdialysators für die Hämodialyse. Das Blut fließt durch ein *Hohlfasersystem*, welches von isotoner Dialyseflüssigkeit umspült wird. Kleinmolekulare Plasmabestandteile und Stoffwechselendprodukte aus dem Blut treten so durch Diffusion in die Dialyseflüssigkeit über. **Unten.** Kontinuierliche ambulante *Peritonealdialyse*, CAPD. In die Bauchhöhle wird isotone Dialyseflüssigkeit geleitet, in die kleinmolekulare Substanzen und Stoffwechselendprodukte übertreten. Nach einigen Stunden wird die Dialyseflüssigkeit gewechselt

– Bei der *CAPD* (= kontinuierliche ambulante Peritonealdialyse, Abb. 12-2) übernimmt das Peritoneum die Funktion der semipermeablen Membran. Die Bauchhöhle dient als Behälter für das Dialysat, das über einen Katheter gewechselt wird. Der Wechsel der 1,5–2 l Dialysatflüssigkeit erfolgt 5–4x täglich. Als Dialysatlösung werden dem Eletrolythaushalt des Serums angepaßte Glukoselösungen benutzt. In der terminalen NI muß die Wasserzufuhr der Ausscheidung angepaßt werden, diätetische Maßnahmen zur Reduzierung von Kalium- und Phosphataufnahme müssen erfolgen. Die Behandlung der Anämie, Osteopathie, Hypertonie s. o.

Die *Nierentransplantation* ersetzt in- und exkretorische Funktion und sollte bei allen Patienten angestrebt werden, die jünger als 65 Jahre sind.

2.3 Fehlbildungen

Fehlbildungen des Harntraktes sind mit ca. 40 % die häufigsten Mißbildungen des menschlichen Körpers, wobei der Harntrakt isoliert oder zusammen mit Mißbildungen anderer Organe oder Körperteile betroffen sein kann.

Die Abb. 12–3 ruft die anatomischen Verhältnisse in Erinnung, die zum Verständnis unerläßlich sind.

Lageanomalien (Nierendystopie) sind selten. Das Organ kann lumbal, iliakal, pelvin oder selten im Thorax dystop liegen (Abb. 12–4). Die Dystopie tritt meist einseitig auf und ist häufig mit zusätzlichen Genitalfehlbildungen wie Kryptorchismus (Hodenhochstand) oder Hypospadie (Harnröhrenfehlmündung) vergesellschaftet.

Wenngleich viele der dystopen Nieren röntgenologische Zufallsbefunde sind, ist die Gefahr der Harnstauung, z.B. durch Steinbildung, im Vergleich zu Normalnieren erhöht.

Nephroptose: Die Nephroptose (Senk- oder Wanderniere) ist eine primär orthotop, d.h. regelrecht gelegene Niere, die sich beim Stehen um mindestens 1 1/2 Lendenwirbelkörper absenkt und bei sehr schlanken, leptosomen Patienten, vorwiegend Frauen zu finden ist. Die Nephroptose hat nur dann pathologische Bedeutung mit entsprechender operativer Konsequenz, wenn es durch Zug am Gefäßstiel bei Lageänderung zu einer starken Durchblutungsminderung, Schmerzen, Harnstau oder zu lageabhängigem Bluthochdruck kommt.

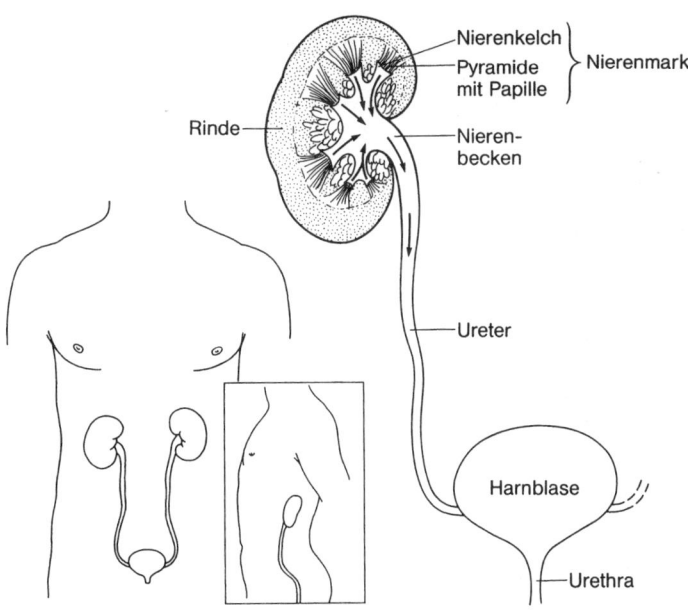

Abb. 12–3: Nierenstruktur. Jede Niere besteht aus *Rinde* (außen) und *Mark* (innen). Der Harn fließt durch die Pyramiden in die Kelche und in das Becken, dann durch den Ureter in die Harnblase. Die Blase entleert sich durch die Urethra

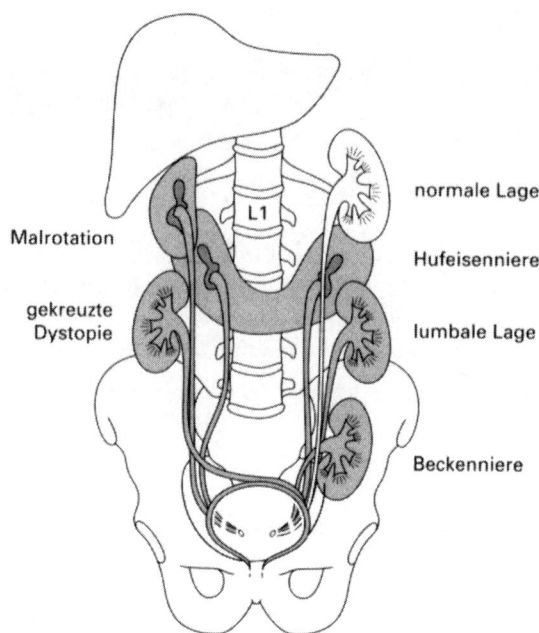

Abb. 12–4: *Lageanomalien* der Nieren

Die Langzeitfolge der unbehandelten, klinisch relevanten Nephroptose mit ausgeprägtem Zug am Gefäßstiel ist die sogenannte fibromuskuläre Hyperplasie, d. h. eine Wandverdickung der A. renalis mit entsprechender Durchblutungsminderung der Niere als Ursache für eine reninbedingte Hyertonie.

Therapie: Operation, Fixation der Nierenkapsel.

Gekreuzte Dystopie (Abb. 12–4): Sehr selten tritt eine gekreuzte Dystopie (Verlagerung) auf, bei der bei auf der richtigen Seite einmündendem Ureter die zugehörige Niere auf der Gegenseite liegt. Meist befindet sie sich kaudal der kontralateralen regelrecht gelegenen Niere. Wenngleich gekreuzt dystope Nieren asymptomatisch sein können, neigt die gekreuzte Niere zu Komplikationen wie Harnstauung, bzw. Steinbildung.

Hufeisenniere (Abb. 12–4): Die Hufeisenniere entsteht durch Verschmelzung der kaudalen Nierenanteile auf Nabelhöhe, wobei die Harnleiter ventral dieser Parenchymbrücke verlaufen mit entsprechender Gefahr der Harnstauung durch Briden (Bindegewebszüge) bzw. durch Kompression mit konsekutiver Steinbildung oder entzündlichen Komplikationen. Die Hufeisenniere per se stellt keine Behandlungsindikation dar. Bei einer Harnstauungsniere durch eine Ureterabgangsenge muß eine Nierenbeckenplastik durchgeführt werden.

Abflußbehinderungen des oberen Harntraktes verursachen die angeborenen Uretermündungsstenosen (primärer Megaureter), Ureterozele (Ausstülpung des distalen Harnleiters in die Blase) und die Ureterabgangsstenose.

Ureterabgangstenose (Abb. 12–4): Die subpelvine Stenose mit konsekutiver Ektasie des Nierenbeckenkelchsystems entsteht durch eine „Texturstörung" der Uretermuskulatur in diesem Bereich. Manchmal sind kreuzende Gefäße oder narbige Bindegewebszüge ursächlich. Immer häufiger wird die Harnstauungsniere bei Ureterabgangsenge bereits intrauterin durch Sonographie diagnostiziert. In ausgeprägten Fällen kann vorwiegend beim Säugling, bzw. Kleinkind die Hydronephrose als tastbarer Tumor imponieren. Im Erwachsenenalter manifestiert sich die Ureterabgangsenge durch intermittierend kolikartige Flankenschmerzen bei Flüssigkeitsbelastung.

Therapie: Nierenbeckenplastik nach Anderson-Hynes. Über einen Flankenschnitt wird der enge pyeloureterale Übergang reseziert und der Ureter an das Nierenbecken neu anastomosiert.

Primärer kongenitaler Megaureter (Uretermündungsstenose, Abb. 12–5): Angeborene Stenose des blasennah gelegenen Ureterabschnitts. In Abhängigkeit vom Stenosegrad liegt eine Erweiterung des prästenotischen Harntraktes vor. Die *Verläufe* sind häufig asymptomatisch und stellen einen Zufallsbefund bei der Sonographie dar. Hochfieberhafte rezidivierende, therapieresistente HWI können auftreten.

Diagnose: Erfolgt heute meist frühzeitg, perinatal durch Sonographie. Die Ausscheidungsurographie sichert den Befund.

Therapie: operativ, sofern die Stenose funktionell wirksam ist.

Ureterozele: Die *orthotope* U. ist eine angeborene Erweiterung des distalen Harnleiters durch eine Ausstülpung der Harnleitermündung in die Blase. Die *ektope* U. (Abb. 12–5) wird im Kindesalter durch häufige Harnweginfekte manifest. Sie kann mit kompletter Doppelung des Hohlsystems der betroffenen Niere vorkommen. Bei Doppelnieren drainiert der distal gelegene, die Ureterozele tragende Harnleiter den oberen Nierenanteil. *Diagnose*: Sonographische Erfassung prä- oder früh postnatal. *Therapie*: Resektion des oberen Nierenpols mit Ureterektomie, in bestimmten Fällen auch eine endoskopische Ureterozelenschlitzung.

Doppelniere: Bei etwa 1 % der Bevölkerung werden Doppelnieren gefunden, wo bei einem einheitlichen Parenchymmantel die oberen und unteren Kelchgruppen in jeweils zwei getrennte

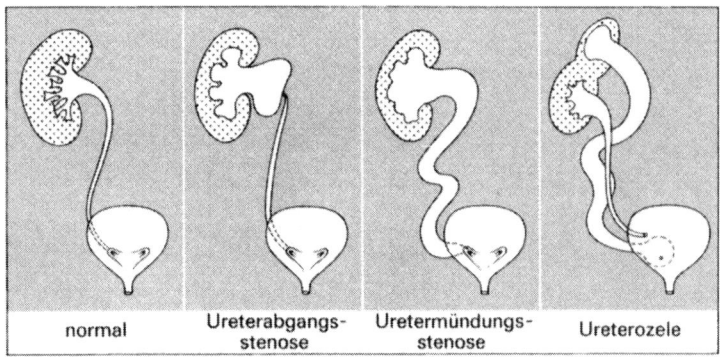

| normal | Ureterabgangs-stenose | Uretermündungs-stenose | Ureterozele |

Abb. 12–5: *Harntransportstörungen* des oberen Harntraktes

Nierenbecken einmünden. Dabei können sich beide Ureter in unterschiedlicher Höhe kranial der Blase vereinigen (Ureter fissus) oder getrennt in die Blase münden (Ureter duplex). Das Problem bei Ureter fissus besteht darin, daß es durch zeitlich unterschiedlich koordinierte Ureterperistaltik (Jo-Jo-Peristaltik) zu einer Urinstase mit Infektionsgefahr oder Gefahr der Urolithiasis kommt. Bei Ureter duplex wird häufig ein vesikoureteraler Reflux, eine Ureterozele (=Ausstülpung der Harnleitermündung, s. Abb.12–5) oder eine ektope Mündung (in Blasenhals, Prostata, Samenblase, Urethra) beobachtet. Dennoch sind die Doppelnieren in den meisten Fällen asymptomatische Zufallsbefunde.

Nierenagenesie: Eine Rarität ist die unilaterale Nierenagenesie, d.h. eine fehlende Anlage einer Niere. Hiervon abzugrenzen ist die ebenfalls angeborene Nierenhypoplasie oder -aplasie, bei der ein funktionsloser Nierenrest vorhanden ist.

2.3.1 Zystische Erkrankungen der Niere

Neben den Nierenzysten haben die polyzystischen Nieren vom infantilen und Erwachsenentyp die größte praktische Bedeutung.

Nierenzysten (Abb.12–6a): Bei ca. 1/3 der Bevölkerung finden sich solitäre, seltener multiple Nierenzysten, die entweder als sog. Rucksackzysten der Niere aufsitzen oder intraparenchymal, d.h. innerhalb der Niere wachsen können. Die Nierenzysten sind sonographische Zufallsbefunde. In seltenen Fällen kommt es zur Verdrängung von Nierenkelchen, bzw. Nierenbecken mit konsekutiver Harnstauung, zu Einblutun-

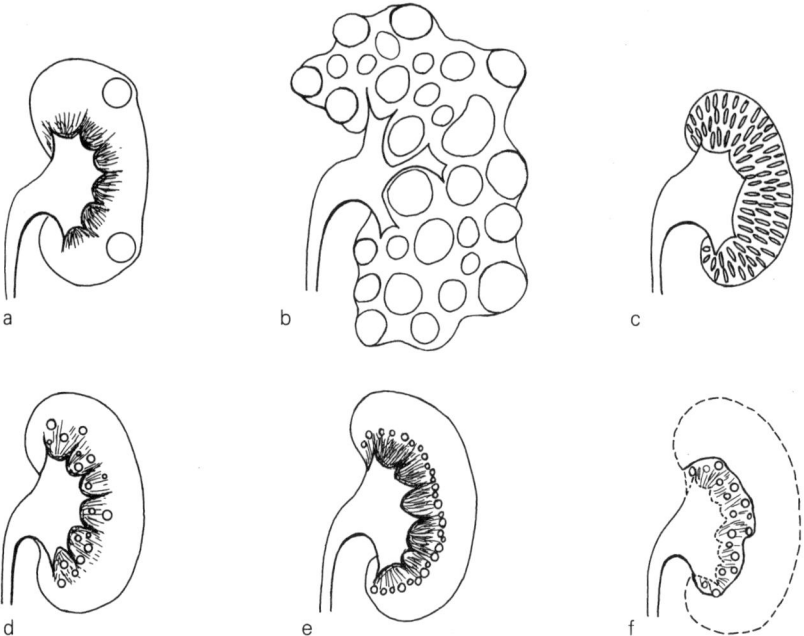

Abb. 12–6: *Nierenzysten* und *Zystennieren*, **a.** Einfache solitäre Nierenzysten, **b.** Polyzystische Niere vom Erwachsenentyp, **c.** Polyzystische Niere vom infantilen Typ, **d.** Markschwammniere, **e.** Nephronophthise-Nierenmarkzysten-Komplex, **f.** Dialysezysten bei Schrumpfniere

gen nach Flankentrauma oder zu Infektionen der Nierenzysten. Bei sonographisch eindeutigen Nierenzysten ohne Klinik genügen in aller Regel jährliche sonographische Kontrolluntersuchungen. Lediglich bei fehlender Echoleere bzw. unregelmäßiger Zystenwand in der Ultraschalluntersuchung muß die CT durchgeführt werden. Nierenzysten mit Verdrängung des Hohlraumsystems können sonographisch gezielt anpunktiert und nach Aspiration des Inhaltes durch Alkohol oder eine andere sklerosierende Substanz verödet werden. Nur in seltenen Fällen ist die operative Abtragung der Zystenwand notwendig. Bei Aspiration von blutigem oder bröckeligem Zysteninhalt, unregelmäßiger Berandung der Zyste bzw. zytologischem Tumorverdacht (maligne Zellen im Punktat) erfolgt die offene Nierenfreilegung im Sinne einer diagnostischen Nierentumorresektion, eventuell Tumornephrektomie.

Bei infizierter Nierenzyste wird ebenfalls sonographisch kontrolliert drainiert.

Die multizystische Nierendysplasie ist eine angeborene, jedoch nicht vererbte zystische Fehlbildung mit funktionslosen Nieren, bei der in Zysten einmündende Sammelrohre mit meist verschlossenen Ureteren vorliegen. Die Nieren sind nicht selten beim Säugling als abdomineller Tumor zu tasten oder imponieren in der intrauterinen Sonographie.

Bei Verdrängungserscheinungen von Nachbarorganen oder seltenen Komplikationen wie Infektion oder Bluthochdruck ist die Nephrektomie angezeigt, ansonsten ist ein konservatives Vorgehen der meist symptomlosen einseitigen Erkrankung gerechtfertigt.

Polyzystische Nierendegeneration vom Erwachsenentyp (Abb. 12–6 b): Häufigste polyzystische Nierenerkrankung. Ab dem 40. Lebensjahr kommt es zu einer zunehmenden zystischen Umwandlung bei der normal angelegten Niere mit zunehmendem Funktionsverlust, so daß die meisten Patienten im 4.–5. Lebensjahrzehnt dialysepflichtig werden. Nur selten erreichen die Patienten ein normales Lebensalter ohne terminale Niereninsuffizienz. Die Erkrankung wird autosomal dominant vererbt und ist fast stets mit meist asymptomatischen zystischen Fehlbildungen anderer Organe wie Leber, Pankreas und Lunge assoziiert. Neben den *Symptomen* der zunehmenden Niereninsuffizienz mit Inappetenz, Hypertonie etc. können die Zysten rupturieren mit konsekutiven Flankenschmerzen und Makrohämaturie, zusätzlich besteht eine potentielle Gefahr der Zysteninfektion.

Infantile Form der polyzystischen Nierendegeneration (Abb. 12–6 c): Bei dieser autosomal-rezessiv vererbten Störung sterben die Kinder meist innerhalb der ersten Lebenstage oder es tritt eine Totgeburt auf. Nur wenige Kinder überleben die ersten Lebensjahre.

2.4 Harnweginfektion (HWI), Pyelonephritis

HWI werden unterteilt in *primäre* Entzündungen bei unauffälligen Abflußverhältnissen sowie in *sekundäre* bei Harnstau oder Reflux (d. h. „Hochsteigen" des Urins von der Blase zur Niere). Das *Erregerspektrum* umfaßt fast ausschließlich gramnegative Keime: E. coli (verursacht 70 % aller HWI), Proteus mirabilis, Klebsiellen und (seltener) Pseudomonas aeruginosa. Enterokokken sind die häufigsten grampositiven Keime. Der *Infektionsweg* ist meist kanalikulär aszendierend über den Ureter bei Infektionen der Harnblase, selten per continuitatem, eventuell auch lymphogen, beispielsweise bei Sigmadivertikulitis oder paratyphlitischem Abszeß.

Aufgrund der sehr kurzen Harnröhre ist die HWI bei Frauen häufiger als bei Männern, bei denen meist erst im höheren Lebensalter durch Restharnbildung bei Prostatahyperplasie Pyelonephritiden auftreten.

Während der *Schwangerschaft* kommt es hormonell bedingt zu einer Weitstellung der Ureter mit einer allgemeinen Auflockerung des Binde- und Stützgewebes, wodurch Zystitiden mit aszendierenden Pyelonephritiden besonders begünstigt werden. Die zusätzliche Kompression des Ureters durch den Uterus, bzw. die Vena ovarica unterstützt diesen Pathomechanismus.

2.4.1 Akute und chronische Pyelonephritis

Die **akute Pyelonephritis** ist eine Entzündung von Nierenbecken und -parenchym und ein schweres, hochfieberhaftes Krankheitsbild mit Flankenschmerzen, die meist mit dysurischen Beschwerden wegen der gleichzeitig vorhandenen Zystitis einhergehen. Typische Laborbefunde sind eine ausgeprägte Leukozytose mit BSG-Erhöhung, eine Erhöhung des C-reaktiven Proteins, eine Leukozyturie und Bakteriurie mit Leukozytenzylindern im Urinsediment.

> *Ätiologie*: 98 % aller akuten Pyelonephritiden beim Mann und 50 % bei der Frau sind *obstruktiven Ursprungs* (Abb. 12–7).

Chronische Pyelonephritis: Ihre *Definition* ist unscharf, sie kann sich primär chronisch oder auch bei insuffizienter Behandlung einer akuten Pyelonephritis entwickeln mit meist unspezifischen *Symptomen* wie fehlende Leistungsfähigkeit, Müdigkeit oder rezidivierende subfebrilen Temperaturen. Das Endstadium der chronischen Pyelonephritis ist die funktionslose Schrumpfniere mit Hypertonie, bei beidseitigen Verlaufsformen die dialysepflichtige Niereninsuffizienz.

Diagnostik: BSG-Beschleunigung, rezidivierende Leukozyturie und Bakteriurie. *Sonographie*: Obligatorisch bei jedem fieberhaften HWI, um die Obstruktion (s. Abb. 12–7) zu erfassen: Dilatation des Hohlraumsystems, Restharnbestimmung in der Blase, vesikoureteraler Reflux (VRU), besonders bei Kindern. *Ausscheidungsurographie* (AUG): Nach i. v. Applikation von Röntgenkontrastmittel können die Abflußverhältnisse aus beiden Nieren mit eventuellen Abflußbehinderungen wie Uretersteine oder -stenosen dargestellt werden. Bei rezidivierenden Entzündungen finden sich verplumpte Kelche mit Parenchymeinziehungen als Folge der Narbenbildung.

Miktionszystourethrogramm (MCU, Abb. 12–8): weist einen vesikoureteralen Reflux nach (Gradeinteilung s. Abb. 12–10).

Die **Therapie** der akuten Pyelonephritis ist antibiotisch, angesichts der meist gramnegativen Keime zunächst Gyrasehemmer oder Cephalosporine, später nach Antibiogramm. Die Antibiotikatherapie sollte mindestens 10–14 Tage dauern und mit Bettruhe und körperlicher Schonung verbunden werden. Einen Kunstfehler begeht, wer nur antimikrobiell und nicht auch die Obstruktion behandelt.

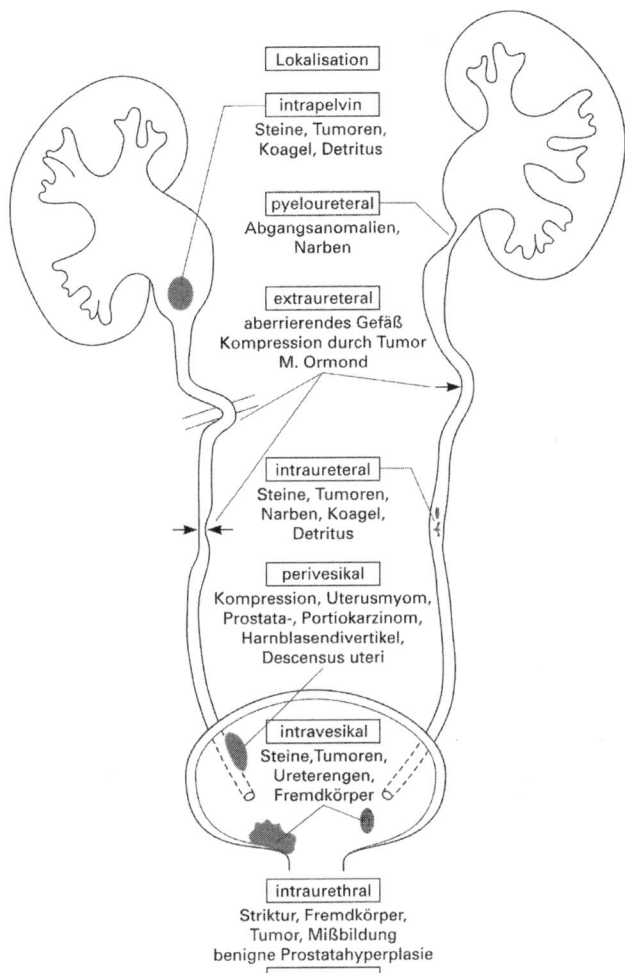

Abb. 12–7: Obstruktive *Pyelonephritis* und ihre Ursachen

Leider werden immer wieder sekundäre Pyelonephritiden ohne Entlastung einer Obstruktion antibiotisch behandelt mit der Folge, daß vor allem alte und geschwächte Patienten gelegentlich fieberfrei mit nur geringer Leukozytose in stark reduziertem Allgemeinzustand im Vollbild der larvierten Urosepsis mit Verbrauchskoagulopathie in die Klinik kommen, wo dann leider auch heute noch trotz sofortiger Intervention und Antibiotikatherapie der letale Ausgang oft nicht mehr zu verhindern ist.

Zur Entlastung bedient man sich heute am besten der *perkutanen Nephrostomie* in Lokalanästhesie (Abb. 12–9 a).

Über die Punktionsnadel wird ein Führungsdraht in das Hohlsystem plaziert, über den der Punktionskanal aufgedehnt und ein Katheter zur temporären und in Einzelfällen auch permanenten Harnableitung eingelegt wird (Abb. 12–9 a).

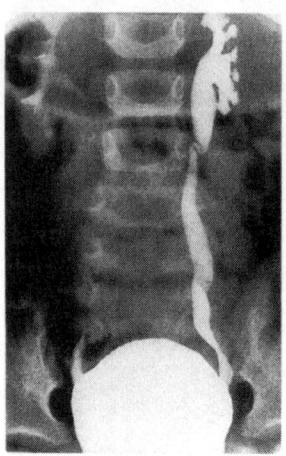

Abb. 12–8: OMCU: *VUR* beidseits, links III, rechts II

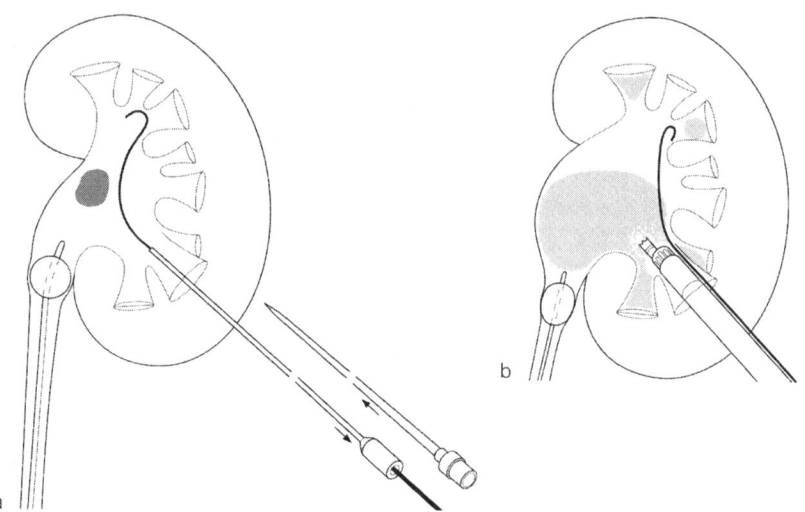

Abb. 12–9: a. Perkutane *Nephrostomie,* **b.** Perkutane *Litholapaxie*

Sollten (größere) Steine im Nierenbecken ursächlich sein, so wendet man die *perkutane Nephrolitholapaxie* an (Abb. 12–9 b, s. Kap. 2.5).

Bei **Urosepsis** sind neben der antibiotischen Therapie die intensivmedizinische Überwachung und die perkutane Nephrostomie (Abb. 12–9 a) erforderlich. Kommt es trotz Entlastung und adäquater Antibiose nicht zu einer Besserung der Urosepsis, so erfolgt als ultima ratio die Nephrektomie.

Vesikoureteraler Reflux: Vesikorenaler oder vesikoureteraler oder vesikoureterorenaler Reflux (VUR) ist das Zurückfließen des Urins von der Blase in den Harnleiter oder in das Nierenbecken (s. Abb. 12–10).

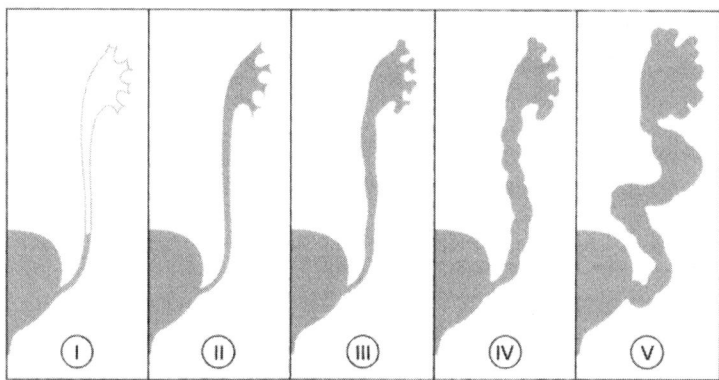

Abb. 12–10: Gradeinteilung des *vesikoureteralen Refluxes* nach der Internationalen Refluxstudie

Ätiologie: Angeborener anatomischer Defekt der vesikoureteralen Verbindung von Ureter und Blase (der intravesikale Ureterabschnitt ist zu kurz, die muskuläre Verbindung des Ureters mit der Blase zu schwach).

Der *sekundäre* VUR ist erworben, z.B. durch chronische Harnblasenentzündung oder subvesikale Obstruktion.

Symptome: Rezidivierende HWI im Säuglings- und Kleinkindalter, Gedeihstörungen, Bauchschmerzen. Beim Kind steht der primäre angeborene VUR im Vordergrund. Mädchen sind häufiger betroffen. Miktionszystourethrogramm (Abb. 12–10, s. Abb. 12–8).

Therapie: Bei Säuglingen und Kleinkindern mit mäßiggradigen Refluxen (Abb. 12–10) und nur wenig veränderten Ostien wird eine Antibiotikalangzeitbehandlung versucht. Die *Operation* schafft einen Antirefluxmechanismus durch Verlagerung des Ureters.

2.5 Nierensteinkrankheit

Häufigkeit: Die Uro- oder Nephrolithiasis ist ein häufiges Leiden, wovon 2–3 % der Gesamtbevölkerung befallen sind, Männer etwa doppelt so häufig wie Frauen.

Steinarten. In der Klinik unterscheidet man
– die am häufigsten vorkommenden *röntgendichten Calciumsteine* (70–80 %): Calciumoxalat, -phosphat
– die *nicht röntgendichten Harnsäuresteine* (10 %)
– die *röntgendichten Infektsteine* (Struvit, 10 %)
– die seltenen *röntgendichten Zystinsteine* (< 1 %).

Die Steinarten haben eine unterschiedliche Ätiologie, Häufigkeit und Klinik (Rezidive, Infekte) und verlangen deshalb unterschiedliche Behandlungsstrategien.

Ätiopathogenese. Die Steine entstehen bei Überschreiten der Löslichkeit durch Ausfallen von Kristallen, die bei entsprechender Veranlagung, bzw. bei anatomischen Gegebenheiten zu manifesten Steinen anwachsen können.

Bei ungenügender Flüssigkeitsaufnahme mit entsprechend konzentriertem Urin kommt es eher zur Löslichkeitsüberschreitung von Kristallen und zur Steinbildung, so daß reichliches Trinken eine der effektivsten Maßnahmen zur Steinprophylaxe, bzw. -metaphylaxe darstellt. Dies gilt v. a. für die *häufigsten Steine, die Calciumoxalatsteine*. Eine einseitige Ernährung mit Einnahme großer Mengen calcium- und oxalathaltiger Nahrungsmittel, eine ausgesprochen alkalische Kost über längere Zeit (Milch-Alkali-Syndrom), eine sehr eiweißhaltige Kost und große Mengen an Vitamin C oder D begünstigen die Steinbildung. Immobilisation, beispielsweise nach Wirbelsäulenfrakturen oder orthopädischen Eingriffen, führt zu einer vermehrten Calciumfreisetzung (Demineralisation) aus dem Skelettsystem mit konsekutiv erhöhter Calciumausscheidung. Harnweginfekte mit harnstoffspaltenden Bakterien wie Proteus oder Escherichia coli führen zu typischen Infektsteinen wie dem Magnesiumammoniumphosphatstein.

Der Urin-pH ist ein entscheidender Parameter bei der Harnsteinbildung. Im sauren Urin (pH 5) fallen Harnsäure- bzw. Uratkristalle, im alkalischen Milieu, (pH 7) Phosphatkristalle aus.

Bei etwa 40 % der Harnsäuresteinträger finden sich normale Serumharnsäurewerte, jedoch ein Urin-pH von 5, als Zeichen dafür, daß der saure Urin-pH wichtiger ist für die Bildung von Uratsteinen.

Bei Zellzerfall nach Zytostatikatherapie, bei myeloproliferativen Erkrankungen oder nach Abmagerungskuren besteht die Gefahr der Harnsäuresteinbildung, sofern nicht auf eine Alkalisierung des Urins geachtet wird.

– Beim *primären Hyperparathyreoidismus* (Adenom oder Hyperplasie der Nebenschilddrüse) ist die Urolithiasis Leitsymptom. Die vermehrte Parathormonausschüttung führt zu einer Hyperkalzämie, weil die Calciumresorption aus dem Darm und den Knochen gesteigert ist mit konsekutiver Hyperkalzurie und Ausfällung von Kristallen. *Diagnose*: Nachweis eines erhöhten Calcium- und erniedrigten Phosphatspiegels im Serum. Die resultierenden calciumhaltigen Steine sind auf der Röntgenleeraufnahme spontan schattengebend.

– Bei der *Zystinurie* liegt eine angeborene erhöhte Ausscheidung der Aminosäure Zystin im Urin mit konsekutiver Zystinsteinbildung vor.

Klinisch unterscheidet man Nieren-, Harnleiter- und Blasensteine. Prostatasteine werden nicht zur Urolithiasis gerechnet. Prädilektionsstellen der Steine gehen aus Abb. 12–11 hervor. Ca. 80 % der Steine gehen spontan, oftmals unbemerkt, ab.

Ist ein Stein zu groß oder aufgrund seiner Form und Oberfläche schwer abgangsfähig, so bleibt er bevorzugt an den 3 physiologischen Ureterengen hängen, d. h. am Ureterabgang (Infudibulumstein), an der Kreuzungsstelle des Ureters mit den Iliakalgefäßen (mittlerer Ureterstein) und vor allem prävesikal an der Einmündungsstelle (intramuraler Stein) des Ureters in die Blase (Abb. 12–11).

Symptome: Eingeklemmte Uretersteine verursachen neben einer akuten Harnstauung und einem lokalen Ödem über vegetative Reflexe einen Ureterspasmus sowie Übelkeit mit Erbrechen. Eine Nieren- oder Ureterkolik manifestiert sich meist „wie ein Blitz aus heiterem Himmel" mit stärksten wehenartigen Schmerzen im Bereich einer Flanke mit Ausstrahlung in den Unterbauch, die Leiste bzw. das Genitale. Die Patienten sind sehr unruhig, werfen sich hin und her, bzw. laufen auf und ab im Gegensatz zu peritonitischen Patienten, bei denen das Abdomen druckdolent und gespannt bis bretthart ist und jegliche Bewegung vermieden wird. Große, nicht abgangs-

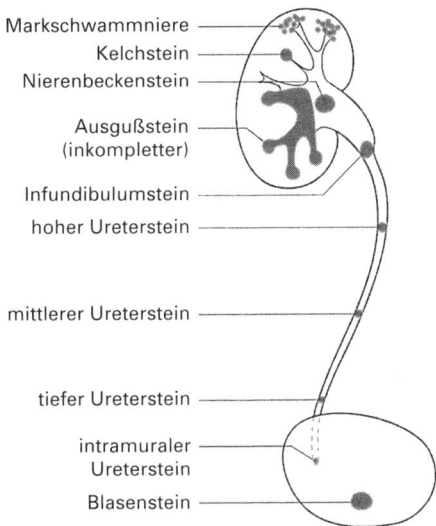

Markschwammniere

Kelchstein

Nierenbeckenstein

Ausgußstein
(inkompletter)

Infundibulumstein

hoher Ureterstein

mittlerer Ureterstein

tiefer Ureterstein

intramuraler
Ureterstein

Blasenstein

Abb. 12–11: Prädilektionsstellen der *Urolithiasis* in Niere und Harnwegen

fähige Nierenbeckenkelchsteine (Abb. 12–11) verursachen keine Koliken, sondern allenfalls unspezifische, u. a. als Lumbago mißgedeutete Beschwerden. Ein typischer Befund bei der Urolithiasis ist eine Mikro-, seltener eine Makrohämaturie.

Komplikationen: Harnstauung und Infektion, da der Urin einen idealen Nährboden für Bakterien darstellt.

Diagnose. *Sonographie* und *Röntgenuntersuchung* (Leeraufnahme und AUG, Abb. 12–12) sind obligat.

Labor: Blutbild, Gerinnung, (Abfall von Thrombozyten und Antithrombin bei Urosepsis), Elektrolyte (insbesondere Calcium) und Retentionswerte, Urinsediment (Mikrohämaturie!) Urinkultur und Bestimmung des Urin-pH stellen die Standarddiagnostik beim Nieren- oder Ureterstein dar. Bei erhöhtem Serumcalcium und niedrigem Serumphosphat wird die Verdachtsdiagnose des primären Hyperparathyreoidismus durch den erhöhten Parathormonspiegel im Serum bestätigt.

Die *Nierensonographie* ist die primäre bildgebende Diagnostik, bei der eine Harnstauung ebenso gesehen wird wie eine Parenchymverschmälerung als Hinweis für eine schon länger bestehende Harnstauung. Darüber hinaus zeigen sich Steine als weiße Reflexe, gefolgt von einem schwarzen Schlagschatten. Es sollte immer bei V. a. Urolithiasis ein *Ausscheidungsurogramm* (AUG) durchgeführt werden. Die häufigsten Steine, die Calciumoxalat- und Calciumphosphatkonkremente sind schattengebend und können daher bereits in der Röntgenleeraufnahme festgestellt werden (Abb. 12–12 a). Insofern rangiert die Röntgenübersichtsaufnahme bei gut entleertem Darm stets vor dem AUG. Zystinsteine sind ab einer Größe von ca. 6 mm als flaue Schatten sichtbar, reine Harnsäure- und Xanthinsteine sind nicht schattengebend.

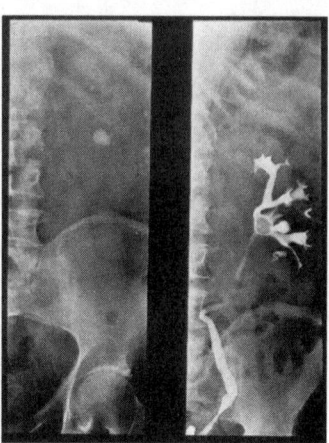

Abb. 12–12: Links: Nierenbeckenstein li. Nierenleeraufnahme: Kalkdichte Verschattung in Projektion auf die Nieren. **Rechts:** Im retrograden Pyelogramm projiziert sich diese in das Nierenbecken. Die Kelche sind zart, der Abfluß über den Ureter frei

Nach Kontrastmittelgabe zeigt sich bei einem Ureterstein eine verzögerte Ausscheidung in ein erweitertes Hohlraumsystem bis zum Kontrastmittelstop in Höhe des Uretersteins. Selten ist die retrograde Pyelographie erforderlich (Abb. 12–12b).

Akutbehandlung ist bei der Steinkolik und der obstruierten septischen Niere erforderlich. *Steinkolik.* Man verabfolgt ein Spasmolytikum (Scopolamin, z. B. Buscopan) *plus* ein Analgetikum (Metamizol, z. B. Novalgin) i. v.

Führt auch dies nicht zur Schmerzfreiheit, so können synthetische Morphinanaloga wie Pentazocin (Fortral), Pethidin (Dolantin) i. v. oder i. m. verabreicht werden.

Obstruktion. Bei infizierter Harnstauungsniere muß eine sofortige Entlastung der Niere am besten durch perkutane Nephrostomie erfolgen (s. Abb. 12–9).

Konservative Steintherapie: Bei potentiell abgangsfähigen Steinen (< 5 mm, glatte Form und fehlenden Infektzeichen) kann der Spontanabgang abgewartet werden unter wöchentlicher Kontrolle von Ultraschall, Urinsediment und Blutbild, wobei zur Steinaustreibung neben reichlicher Flüssigkeitszufuhr viel Bewegung mit Treppensteigen, Hüpfen etc. empfohlen wird.

Extrakorporale Stoßwellenlithotripsie (ESWL): Nierenbeckensteine werden heute mit der ESWL behandelt.

Der Stein wird dabei sonographisch oder röntgenologisch in 2 Ebenen geortet und mit piezoelektrischen, elektrohydraulischen oder elektromagnetischen Stoßwellen zertrümmert (Abb. 12–13).

Perkutane Nephrolitholapaxie (PNL): Bei großen Nierenbeckensteinen (s. Abb. 12–9b) ist die PNL, d. h. die endoskopische Zertrümmerung und Entfernung duch die Haut, die Therapie der Wahl.

In Bauchlage wird sonographisch das Hohlraumsystem punktiert und nach Aufdehnung des Punktionskanals das Nephroskop in das Hohlraumsystem eingeführt. Unter Sicht können Nierensteine und kleinere Steinfragmente mit Faßzangen entfernt werden.

Ureterorenoskopie (Harnleiterspiegelung, Abb. 12–13): Bei Uretersteinen kann mit Hilfe eines Ureterorenoskopes transurethral in den Harnleiter eingegangen werden (s. Abb. 12–1), wo der Stein unter Sicht zertrümmert und abgesaugt oder mit Hilfe des Dormiakörbchens bzw. einer Faßzange extrahiert wird.

Chirurgische Therapie (Abb. 12–13/3, 4, 5)**:** Offene Eingriffe bei Ureter- oder Nierensteinen erfolgen heute nur noch, wenn die o. g. Maßnahmen nicht zum Erfolg führen oder bei einer PNL bzw. Ureterorenoskopie eine Komplikation (Blutung, Perforation, Verletzung von Nachbarorganen) aufgetreten ist.

Technik. Je nach Lage des Steines wird über einen Flanken- oder Pararektalschnitt im Mittel- und Unterbauch der Harnleiter bzw. das Nierenbecken freipräpariert, eröffnet und der Stein mit Hilfe eines Häkchens oder einer Steinfaßzange extrahiert. Ist vom Nierenbecken her bei sog. Ausgußsteinen keine vollständige Steinentfernung möglich, so müssen die Kelchsteine durch eine oder mehrere Inzisionen des Nierenparenchyms, Nephrotomien, entfernt werden.

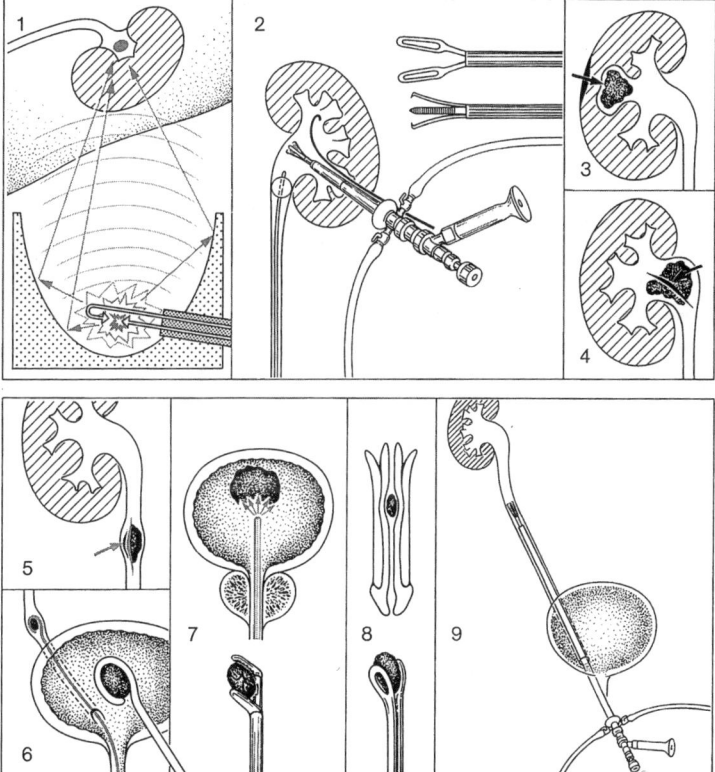

Abb. 12–13: Operative Behandlung der *Urotlithiasis:* **1** extrakorporale Stoßwellenlithotripsie, **2** Litholapaxie, **3** Nephrolithotomie, **4** Pyelolithotomie, **5** Ureterolithotomie, **6** Schlingenextraktion eines Harnleitersteines, **7** Entfernung von Blasensteinen mit Fremdkörperzange, Schlagwelle oder Ultraschall, **8** Entfernung von Harnröhrensteinen mit Fremdkörperzange, **9** Ureteroskopie zur Steinentfernung

Nephrektomie: Bei funktionsloser infekttragender Niere, beispielsweise bei Nierenbeckenkelchausgußstein aufgrund eines chronischen Harnweginfektes mit konsekutiver Nierendestruktion, ist die Nephrektomie Therapie der Wahl. Bei partieller pyelonephritischer Destruktion der Niere, beispielsweise im Bereich eines Pols, ist die Nierenpolresektion indiziert.

Nachsorge von Steinpatienten (Metaphylaxe): Jeder fünfte wegen Nieren- oder Ureterstein behandelte Patient muß mit einem *Rezidiv* rechnen. Insofern ist bei jedem Steinpatienten darauf zu achten, daß der Urin gesiebt und abgegangene Partikel *analysiert* werden, um den Patienten zu beraten. Darüber hinaus sollte der Patient 1–2mal pro Jahr nachuntersucht werden mit Ultraschall der Niere, Urinsediment, -kultur sowie -status mit pH-Bestimmung. Für alle Steinpatienten gilt die reichliche *Flüssigkeitszufuhr* von 2,5–3 l pro Tag zur Verhinderung der Ausfällung von Kristallen. Für die verschiedenen Steinarten gelten darüber hinaus jeweils besondere Maßnahmen.

– So ist dies beim **Harnsäurestein** die Alkalisierung des Urins beispielsweise durch die Einnahme von K-Citrat (Uralyt U®). Dabei stellt der Patient selbst mit Hilfe von Teststreifen den Urin-pH auf 6,2–6,8 ein. Bei erhöhter Serumharnsäure wird zusätzlich Allopurinol verabreicht.

– **Zystinsteine** können durch konservative Maßnahmen nicht aufgelöst, aber ihre erneute Entstehung verhindert werden durch konsequente lebenslange Metaphylaxe. Dazu gehört zum einen eine maximale Flüssigkeitszufuhr, zum anderen eine Alkalisierung des Urins mit einem Urin-pH von 7,5–7,8. Darüber hinaus sollte entweder Thiola (6-Mercapto-propionylglycin) oder Vit. C eingenommen werden, die Zystin in das besser lösliche Zystein überführen und die Steinbildung verhindern.

Bei **Infektsteinen** gilt, den Patienten bis zur Steinfreiheit antibiotisch zu behandeln und gleichzeitig auch kleinste Steine zu beseitigen, da an den Steinpartikeln Bakterien haften und so aufgrund ihrer harnstoffspaltenden Aktivität stets wieder zu Rezidivsteinen führen.

3. Krankheiten der Harnblase und -röhre

3.1 Zystitis

Definition. Zystitis ist eine meist bakteriell bedingte akute oder chronisch-rezidivierende Blasenentzündung. Seltene Sonderformen sind interstitielle, cyklophosphamidinduzierte (Endoxan®) oder Strahlenzystitiden.

Ursache. Das *Erregerspektrum* umfaßt vorwiegend Keime des gramnegativen Bereiches, v. a. Escherichia coli wie beim HWI allgemein. Prädisponierende Faktoren für die rezidivierende Zystitis der Frau sind die kurze weibliche Harnröhre, die angesichts der Nähe zur Analregion Infektionen begünstigt.

Fördernd wirken weiter: Anomalien des Harntraktes wie VUR, Blasenentleerungsstörungen bei Harnröhrenklappen, Meatusengen, der Östrogenmangel im Klimakterium, der zu einer Involution von Blasen- und Harnröhrenschleimhaut führt und damit die lokale Abwehr beeinträchtigt und Ursache dafür ist, daß unkomplizierte Zystitiden fast ausschließlich beim weiblichen Geschlecht vorkommen. Beim Mann ist die Zystitis meist Ausdruck einer Blasenentleerungsstörung (z. B. Prostataadenom) oder einer Fehlbildung (z. B. vesikorenaler Reflux) und muß Anlaß für eine urologische Abklärung sein.

Bei jungen Frauen beginnen die Beschwerden häufig nach dem Geschlechtsverkehr, wo Keime von der Harnröhre in die Blase massiert werden und so zu rezidivierenden Zystitiden führen können („Honeymoon-Zystitis").

Symptome: Obligat sind Pollakisurie, imperativer (d. h. nicht zu unterdrückender) Harndrang bis hin zur Drang (Urge)-Inkontinenz und nächtlichem Einnässen (Enuresis nocturna) bei Kindern. Das Allgemeinbefinden ist nur unwesentlich gestört, Fieber besteht nicht. Gelegentlich tritt eine schmerzhafte Makrohämaturie, d. h. eine hämorrhagische Zystitis, auf.

Diagnostik: Beweisend sind die signifikante *Bakteriurie* (Urinkultur) und *Leukozyturie*. Die Mikrohämaturie tritt oft zusätzlich auf.

Die die Zystitis komplizierende Harnstauung und Urolithiasis verlangen weitere Untersuchung: Sonographie, AUG; bei rezidivierender Zystitis ist ein Blasentumor durch Zystoskopie auszuschließen.

Pädiatrie. Spätestens ab dem zweiten unkomplizierten Harnwegsinfekt bei Mädchen, bei Knaben oder fieberhaften Harnwegsinfekten bereits nach der ersten Infektion, sollte ein vesikorenaler Reflux per *Miktionzystourethrogramm* ausgeschlossen werden (s. Abb. 12–8). Dabei wird die Blase über einen Katheter mit Röntgenkontrastmittel gefüllt und während der Miktion unter Röntgenbildwandler beobachtet. Bei Reflux fließt dabei Urin von der Blase zur Niere, der dann am Ende der Miktion zurückbleibt und zur Infektion führt („Pendelurin").

Therapie: Sofort nach Urinentnahme und Erregerbestimmung wird eine antimikrobielle Einmal- oder Kurzzeittherapie empfohlen: Cotrimoxazo, Amoxicillin, Gyrasehemmer.

Die unkomplizierte akute Zystitis heilt auch spontan mit reichlicher Flüssigkeitszufuhr ab. Zur Linderung der Miktionsbeschwerden eignen sich Parasympatholytika wie Scopolamin (Buscopan®) oder Spasmolytika.

Strahlenzystitis: Nach Radiatio im kleinen Becken, vorwiegend bei gynäkologischen Tumoren kann es zu zystitischen Beschwerden kommen. Die Blasenkapazität, d. h. das Fassungsvermögen, ist auf teilweise unter 100 ml vermindert, was eine Pollakisurie zur Folge hat.

Zytostatikazystitis: Die Endoxanzystitis ist Folge einer Cyklophosphamidbehandlung. Im Vordergrund stehen die zunehmende Blasenschrumpfung und teilweise lebensbedrohende Makrohämaturien.

Interstitielle Zystitis: Ohne bekannte Ursache kommt es bei Frauen im 3.–5. Lebensjahrzehnt zu einer Dysurie mit Schrumpfblasenbildung, die nicht selten eine supravesikale Harnableitung notwendig macht.

4. Krankheiten der männlichen Geschlechtsorgane

4.1 Benigne Prostatahyperplasie (BPH)

Definition. Die BPH ist eine gutartige Gewebeproliferation, die von der periurethralen Region der prostatischen Harnröhre ausgeht. Die Gewebeknoten können die Urethra komprimieren und den Harnabfluß behindern.

> Die BPH ist von hoher gesundheitspolitischer Bedeutung:
> – 1/3 der Konsultationen in urologischen Praxen geht auf die BPH zurück
> – 1/5 der urologischen Operationen erfolgen wegen BPH
> – jeder 4. Mann wird wegen einer BPH behandlungsbedüftig!

Die benigne Prostatahyperplasie (Synonym: Prostataadenom) ist die häufigste urologische Erkrankung des über Fünfzigjährigen, von der jeder zweite Mann dieser Altersgruppe betroffen ist.

Die **Ursache** der BPH ist unklar. Die Arbeitshypothesen sollen hier nicht erörtert werden. Als ursachenbezogene *„Risikofaktoren"* sind lediglich das Alter und die intakte Androgenproduktion bekannt.

Anatomie. Die Prostata (Abb. 12–14) besteht aus der äußeren und inneren Zone. Die innere Zone vergrößert sich mit zunehmendem Lebensalter und komprimiert die Außenzone zunehmend zur sog. *chirurgischen Kapsel* (Abb. 12–15). Die äußere Zone sowie die Übergangszone sind Ursprungsort des Prostatakarzinoms.

Symptome: Zeichen der mechanischen Blasenentleerungsstörung mit zunehmender Miktionsfrequenz und Nykturie (nächtliche Miktion), abnehmendem Harnstrahl mit Verlängerung der Miktionszeit und Restharn (Abb. 12–16). Dabei werden *3 klinische Stadien* unterschieden:

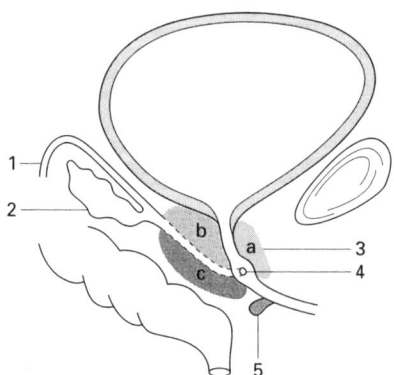

Abb. 12–14: Schematischer Querschnitt durch die *Harn- und Geschlechtsorgane* beim Mann: **1** Samenleiter, **2** Samenblasen, **3** Prostata, **4** Colliculus seminalis, **5** Glandulae bulbourethrales (Cowper-Drüsen); Zonen der Prostata: **a** ventrale Zone, **b** dorso-kraniale Zone, **c** dorso-kaudale Zone (bei der digitalen rektalen Palpation beurteilbar)

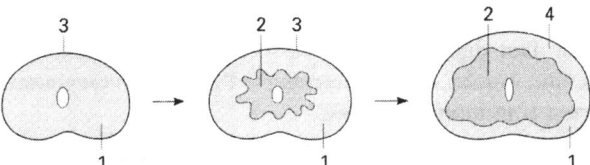

Abb. 12–15: Schematisierte Entwicklung der *Prostataadenomyomatose*. Querschnitt durch die Prostata in verschieden weit (von linksa nach rechts) fortgeschrittenen Stadien der Erkrankung entsprechend etwa einem 30, 50 bzw. 70 jährigen Mann. Das mehr und mehr Volumen einnehmende Adenom verdrängt das Drüsengewebe in die Peripherie: **1** Drüsengewebe der Prostata, **2** Adenomgewebe, **3** anatomische Kapsel der Prostata, **4** sog. „chirurgische Kapsel" (schalenartig verdrängte Prostatadrüse)

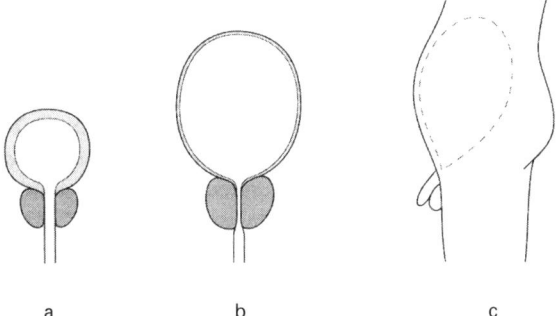

a   b   c

Abb. 12–16: Zunehmende *Blasenerweiterung* bis zur irreversiblen Überdehnung und fibrotische Umwandlungen des Detrusors durch adenombedingte Abflußbehinderung: **a.** normale Blase mit unbehindertem Harnabfluß, **b.** erweiterte, überfüllte Blase mit zunehmender Schädigung der Muskelfasern des Detrusors, **c.** klinischer Aspekt der Überlaufblase

Stadium der Kompensation (I):
– Restharn < 10 % des Miktionsvolumens
– abnehmender Harnstrahl, Pollakisurie (= häufiger Harndrang)
Stadium der beginnenden Dekompensation (II):
– Restharn > 10 % des Miktionsvolumens
– abnehmender Harnstrahl, Nykturie
– Harnweginfektion
Stadium der Dekompensation (III):
– Überlaufblase (= chronische Harnverhaltung)
– Harnstauungsnieren (bei Überlaufblase oder hohem Restharn)
– postrenale Niereninsuffizienz.

Komplikationen. *Akute Harnverhaltung:*

Bei einer kurz vor der Dekompensation stehenden Blasenentleerung aufgrund eines Prostataadenoms kann durch bestimmte Reize wie Kälte, Alkohol oder Streß eine akute Harnverhaltung ausgelöst werden, bei dem der Patient trotz prallvoller Blase und schmerzhaftem Harndrang nicht miktionieren kann.

Weitere Komplikationen sind *HWI, Blutungen, Divertikel.*

Diagnostik: Eine prallvolle Blase (Abb. 12–16) kann getastet oder perkutiert (Klopf-untersuchung) werden. Der digitale rektale Tastbefund (die Technik weist Abb. 4.7–13, S. 171 aus) ergibt eine weiche, diffus vergrößerte Prostata im Gegensatz zum unre-gelmäßigen steinharten Karzinomtastbefund.

Labor: Das *prostataspezifische Antigen* (PSA) ist bei Prostatakarzinomen deutlich, bei BPH weniger stark erhöht.

Die *Uroflowmetrie* zur Objektivierung eines schlechten Harnstrahls gehört zur Stan-darddiagnostik der BPH.

Dabei miktioniert der Patient in einen Trichter, wobei mit Hilfe einer Lichtschranke die Fluß-geschwindigkeit als Kurve aufgezeichnet wird und somit Rückschlüsse auf die Ursache der Er-krankung möglich sind.

Ebenso routinemäßig sollte eine Sonographie von Nieren und Blase (Restharn) sowie eine transrektale Sonographie der Prostata (Prostatagewichtermittlung, Nachweis von Frühkarzinomen, s. Abb. 4.7–15, S. 172) erfolgen.

Therapie: Bei *akuter Harnverhaltung* wird katheterisiert (Abb. 12–17) mit einem Ein-malkatheter. Wenngleich bei den meisten Patienten innerhalb weniger Wochen wie-der eine Harnverhaltung auftritt, kann ein Teil danach restharnfrei miktionieren. Bei palpatorisch vergrößerter Prostata und zunehmenden Miktionsbeschwerden in der Anamnese ist die Anlage eines suprapubischen Blasenkatheters die Sofortmaßnahme der Wahl (Abb. 12–18).

Die Entlastung der *chronischen Harnverhaltung* erfolgt idealerweise durch einen su-prapubischen, bei Kontraindikationen auch durch einen transurethralen Dauerkathe-ter (Abb. 12–17, 18) möglichst unter stationären Bedingungen angesichts der Gefahr der Entlastungspolyurie von teilweise mehreren Litern pro Tag.

Operative Therapie: Die *transurethrale Elektroresektion (TUR)* ist die Therapie der Wahl beim kleinen Prostataadenom *(TURP)*. Mit der elektrischen Schlinge wird dabei das Prostatagewebe bis auf die chirurgische Kapsel zirkulär abgetragen

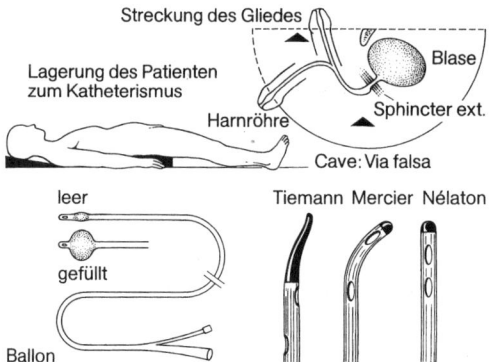

Abb. 12–17: Transurethraler *Katheterismus:* Streckung der penilen Kurvatur durch Hochziehen des Penis, Streckung der bulbären Kurvatur durch Zug am Penis (Via falsa: Prädilektionsort für bulbäre Verletzung)

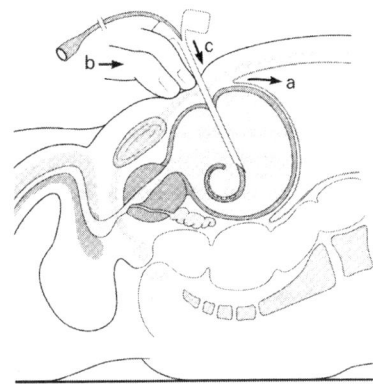

Abb. 12–18: Suprapubischer *Katheterismus:* **a.** Bei voller Blase gleitet die Peritonealfalte nach kranial und gibt den Punktionsweg frei, **b.** Punktionsort median 2 Querfinger oberhalb der Symphyse, **c.** Suprapubische Blasenpunktion im rechten Winkel zur Bauchdecke

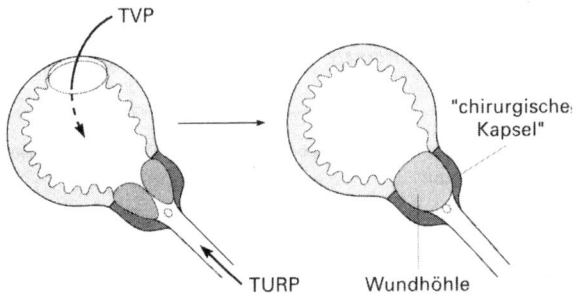

Abb. 12–19: Adenomektomie durch *TVP* (offene Ausschälung mit dem Finger) und *TURP* (elektrochirurgische Abtragung in Spänen): Das Operationsergebnis ist identisch (rechte Abbildung) – zurück bleibt bei beiden Verfahren die „chirurgische Kapsel", die die leere Wundhöhle umgibt

(Abb. 12–19). Der Colliculus seminalis (s. Abb. 12–14) gilt als kaudale Grenze, da sich unmittelbar distal davon der äußere Schließmuskel befindet.

Bei sehr großen Prostataadenomen muß die offene *transvesikale Adenomektomie (TVP)* erfolgen. Nach Eröffnung der Blase wird mit dem Finger das Adenom stumpf aus der chirurgischen Kapsel enukleiert (Abb. 12–19).

Alternative Therapieverfahren wie Wärmetherapie, fokussierter Ultraschall, Ballondilatation, Stenteinlage und Laserung werden in den letzten Jahren viel diskutiert, wobei deren Stellenwert noch nicht genau definiert ist.

4.2 Urethrastriktur

Der Großteil der Urethrastrikturen ist erworben: Entzündung, Trauma, vor allem iatrogen durch Katheterismus oder nach endoskopischen Eingriffen wie beispielsweise nach transurethraler Elektroresektion der Prostata. Die *Symptome* sind die der obstruktiven Miktionsbeschwerden wie beim Prostataadenom bis hin zur akuten Harnverhaltung oder der akuten Epididymitis als Folge von infiziertem Restharn. Die *Therapie* ist die endoskopische Schlitzung, wobei in aller Regel die Sichturethrotomie die Therapie der Wahl darstellt.

Aus einem speziellen Endoskop wird ein kleines Messer ausgefahren und das narbige Strikturgewebe unter Sicht durchtrennt.

4.3 Phimose, Paraphimose, Hydro-, Spermato-, Varikozele, Hodentorsion, Epididymitis

Phimose (Vorhautverklebung). Eine primäre Phimose liegt bei einer angeborenen Enge des äußeren Vorhautringes vor. Dadurch läßt sich das Präputium nicht reponieren und der Präputialsack kann nicht gereinigt werden.

> Bis zum *3. Lebensjahr* soll keine forcierte Lösung der Vorhautverklebung vorgenommen werden.

Im Säuglingsalter und bis zum 3. Lebensjahr ist eine physiologische Vorhautverklebung von der eigentlichen Phimose zu differenzieren.

Komplikationen: Paraphimose (s. Abb. 12–21). Bei hochgradiger Vorhautverengung kann es zur akuten Harnverhaltung, zu chronischen Harnabflußstörungen und zu rezidivierenden Balanitiden (Entzündung der Eichel) kommen.

Therapie: Die komplette Resektion der Vorhaut (Zirkumzision, Abb. 12–20) führt zur Verbesserung der Genitalhygiene und damit Prophylaxe von Portio- und Peniskarzinomen, von den Beschwerden beim Geschlechtsverkehr mit Phimose abgesehen.

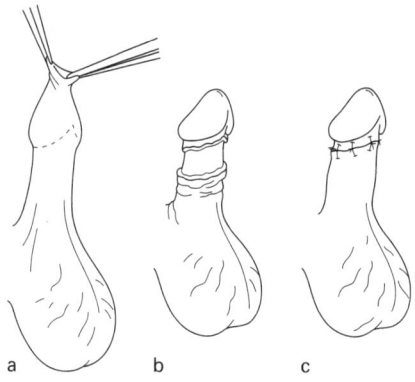

a   b   c

Abb. 12–20: Schnittführung (**a, b**) und Ergebnis (**c**) bei *Zirkumzision*

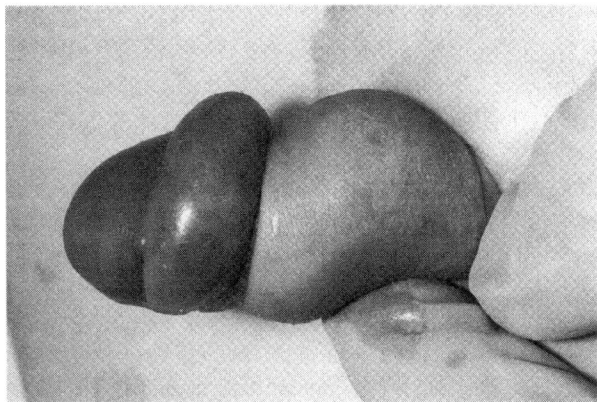

Abb. 12–21: *Paraphimose* eines 6jährigen Jungen

Paraphimose (sog. Spanischer Kragen). Einklemmung der zu engen Vorhaut *(Phimose)* hinter den Eichelkranz mit schmerzhafter ödematöser Schwellung und bläulich-livider Verfärbung der Eichel (Abb. 12–21).

Therapie: Zunächst wird die unblutige Reposition versucht, indem das Ödem ausgepreßt und die Vorhaut zu reponieren versucht wird. Gelingt dies nicht, muß in Peniswurzelanästhesie eine dorsale Inzision durch den Schnürring vorgenommen werden.

Hydrozele (Wasserbruch) ist eine Vermehrung von seröser Flüssigkeit innerhalb der Tunica vaginalis testis. Es wird die Hydrocele testis von einer Hydrocele funiculi spermatici unterschieden. Die Mehrzahl der Hydrozelen entsteht idiopathisch, d. h. sie entwickeln sich ohne erkennbare Ursache im Laufe des Lebens. Darüberhinaus gibt es angeborene Hydrozelen bei einer Persistenz des sich bis zum Ende des 1. Lebensjahres verschließenden Processus vaginalis sowie symptomatische Hydrozelen im Zusammenhang mit Hodentraumen, -torsionen, -tumoren sowie Epididymitiden.

Symptome: Die idiopathische Hydrozele wird langsam schmerzlos größer. Bei offenem Processus vaginalis ist die Zu- oder Abnahme der Hydrozele mit Lageänderungen ebenso typisch wie die Tatsache, daß sie zum Leistenring hin ausgedrückt werden kann.

Diagnose: Palpatorisch findet sich eine prallelastische diaphanoskopiepositive Raumforderung. Mit Hilfe einer Taschenlampe kommt es dabei zum Aufleuchten der Hydrozele im Gegensatz zu einem Hodentumor bzw. dem in der Hydrozele „schwimmenden" Hoden. Sonographisch schließt man eine symptomatische Hydrozele bei Hodentumor aus.

Therapie: Bei Druckbeschwerden oder großen Hydrozelen ist die operative Abtragung angezeigt, die bei fehlendem Verdacht auf einen Hodentumor über einen Skrotalschnitt erfolgt.

Spermatozele: Eine Spermatozele ist eine mit seröser Flüssigkeit gefüllte, glatt abgegrenzte Raumforderung unterschiedlicher Größe im Nebenhodenkopf.

Sie ist meist ein symptomloser palpatorischer Zufallsbefund, wobei eine prall elastische Vergrößerung des Nebenhodens imponiert und ein Spannungsgefühl im Nebenhoden entstehen kann. Bei sehr großen Spermatozelen oder bei Druckschmerzen innerhalb des Nebenhodenkopfes erfolgt die komplette Exstirpation der Spermatozele über einen Skrotalschnitt.

Hodentorsion: Bei der Hodentorsion (Abb. 12–22) tritt nach einer plötzlichen körperlichen Bewegung, aber auch im Schlaf spontan eine Drehung des Samenstrangs um die Längsachse auf. Häufigkeitsgipfel sind das Säuglingsalter und die Pubertät (hier Torsion des Samenstranges innerhalb der Tunica vaginalis, Abb. 12–22).

Symptome: Typisch ist der plötzlich einschießende stärkste Schmerz im Bereich eines Skrotalfaches mit Ausstrahlung in die Leiste und gelegentlich peritonitischen Reizerscheinungen. Der betroffene Hoden steht höher und zeigt eine Achsenfehlstellung. Er ist extrem druckschmerzhaft und zeigt zunächst weder eine Überwärmung noch eine Rötung der Skrotalhaut, wobei sich eine Walze im Bereich des Samenstranges tastet. Im Gegensatz zur Nebenhodenentzündung kommt es zu keiner Schmerzlinderung, sondern zu einer Schmerzzunahme bei Hochheben des Hodens und dadurch verursachtem Zug am Samenstrang (Prehn-Zeichen). Mit zunehmender Dauer der Torsion entwickelt sich eine Begleithydrozele, die Skrotalhaut wird gerötet und ödematös. Die Patienten sind bei einer akuten Torsion fieberfrei.

Therapie: Sofortige operative Freilegung: Der Hoden kann innerhalb der ersten 6 Stunden erhalten werden.

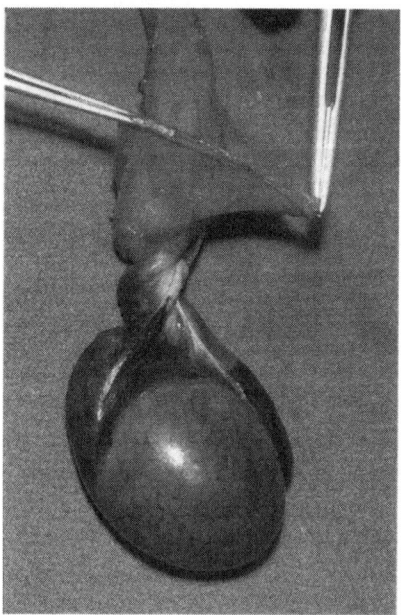

Abb. 12–22: *Samenstrangtorsion* mit hämorrhagischer Infarzierung von Hoden und Nebenhoden. Die Hodenhüllen sind eröffnet, der Torsionsring (360°) ist erkennbar

Epididymitis: Die Nebenhodenentzündung ist eine hochfieberhafte Erkrankung, die sich im Verlauf von einigen Stunden entwickelt. Das betreffende Skrotalfach ist meist gerötet und zeigt oft eine symptomatische Hydrozele. Der extrem druckschmerzhafte Nebenhoden ist überwärmt, aufgetrieben und verdickt. Das Hochheben des Skrotalfaches (Prehn-Zeichen) bringt im Gegensatz zur Hodentorsion Linderung. Der Infektionsmodus ist meist kanalikulär aszendierend, so daß die Nebenhodenentzündung fast immer mit einem akuten Harnweginfekt einhergeht. Insofern ist das Prädilektionsalter der Epididymitis im Gegensatz zur Hodentorsion das höhere Lebensalter bei Patienten mit Restharnbildung, z. B. aufgrund eines Prostataadenoms.

Diagnostik: Labormäßig imponiert eine ausgeprägte Leukozytose und BSG-Erhöhung. Im Urinsediment zeigt sich eine Mikrohämaturie, Leukozyturie sowie Bakteriurie.

Therapie: Hochlagern und Kühlen des Skrotums, bei starker Schmerzhaftigkeit die Infiltration des Samenstranges mit 10–15 ml 1 % Lokalanästhetikum sowie Applikation von Antiphlogistika. Gleichzeitig wird ein Antibiotikum z. B. Gyrasehemmer appliziert. Bei Restharn ist ein suprapubischer Dauerkatheter (s. Abb. 12–18) essentiell zur Verhinderung von Reinfektionen durch infizierten Urin. Differentialdiagnose ist die *Hodentorsion* (s. Abb. 12–22):

Die Hodentorsion setzt schlagartig ein, der Patient ist nicht krank, hat kein Fieber, ein unauffälliges Urinsediment und eine nur diskrete Leukozytose. Auf der anderen Seite kann sich auch eine Epididymitis verhältnismäßig rasch in nur wenigen Stunden entwickeln mit starker Schmerzsymptomatik, nur gering erhöhten Temperaturen sowie nur mäßiggradiger Leukozytose. Insofern gilt als Regel, daß im Zweifel der Hoden freigelegt wird.

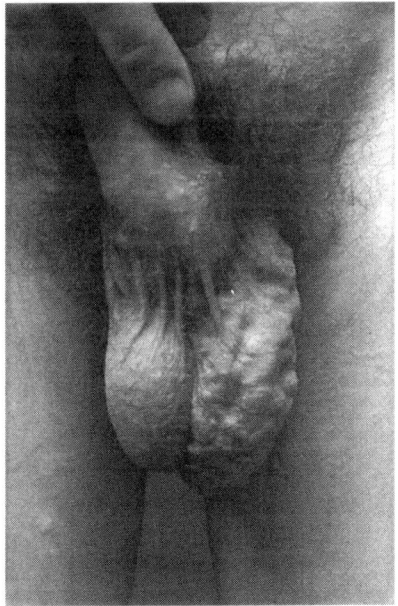

Abb. 12–23: Linksseitige *Varicocele testis*

Varikozele: Der sog. Krampfaderbruch, d.h. die variköse Erweiterung der Hodenvenen tritt meist idiopathisch in den ersten 3 Lebensjahrzehnten auf. Grund ist eine Venenklappeninsuffizienz (ähnlich den Varizen am Bein), in 90 % der linken V. testicularis (Abb. 12–23).

Die Varikozele wird ca. bei jedem 5. und fast bei jedem 2. infertilen Mann beobachtet. Die Hodentemperatur liegt bei Varikozelenträgern nur um ca. 0,8 °C niedriger als die Körpertemperatur. Die normale Hodentemperatur beträgt 35 °C und ist essentiell für eine regelrechte Spermiogenese. Das Spermiogramm dieser Patienten ist demzufolge meist pathologisch (Oligo-Astheno-Teratozoospermie).

Das typische *Symptom* der Varikozele ist ein Schweregefühl mit Ziehen im entsprechenden Skrotalfach, vor allem bei längerem Stehen. Häufig ist die Varikozele jedoch auch ein Zufallsbefund.

Therapie: Ligatur oder Verödung der V. testicularis.

XIII. Schwangerschaft, Geburt, Wochenbett, Empfängnisverhütung

A. Blessing

1. Schwangerschaft

1.1 Schwangerschaftsphysiologie

1.1.1 Entstehung der Schwangerschaft

Beim Eisprung, etwa am 14. Zyklustag (gerechnet vom 1. Tag der letzten Periodenblutung an), wird eine reife Eizelle vom Fimbrientrichter des Eileiters (Tube) aufgefangen. Die Wanderung der Eizelle durch den Eileiter in die Gebärmutterhöhle dauert etwa 5 Tage. Die Eizelle ist für 6–8 Stunden befruchtungsfähig. Die Samenzellen sind etwa 2 Tage lebensfähig. Die Vereinigung von Ei- und Samenzellen führt zur *Zygote* mit 46 Chromosomen. Sie teilt sich mehrfarh. Das 16-Zell-Stadium wird am 3.–4. Tag nach der Befruchtung erreicht. Die befruchtete Eizelle nistet sich nun in der Gebärmutterschleimhaut ein (Abb. 13–1). Mit Hilfe der äußeren Zellschicht gräbt sich die Blastozyste in die Gebärmutterschleimhaut ein, es bilden sich die Primärzotten der Plazenta. Im Zellknoten (Embryoblast) beginnt die Entwicklung des Embryo. Die Plazenta reift ebenfalls weiter. Die reife Plazenta hat eine innere Oberfläche von etwa 12–13 m². Sie ist rund oder etwas oval, ca. 20 cm im Durchmesser und wiegt

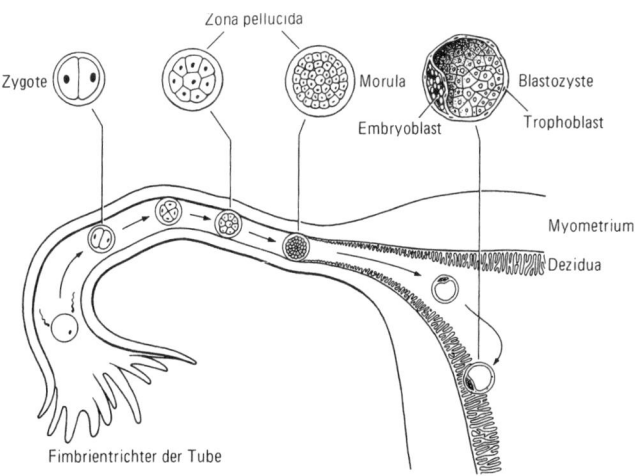

Abb. 13–1: Entwicklung der Eizelle von ihrer Befruchtung im Eileiter bis zur Einnistung in der Gebärmutter

ca. 500 g. In der Nabelschnur laufen 3 Gefäße: 1 Nabelvene und 2 Nabelarterien. In der *Nabelvene* fließt sauerstoffreiches Blut von der Plazenta zum Feten, in den beiden *Nabelarterien* gelangt sauerstoffarmes Blut vom Feten zur Plazenta. In der Plazenta findet der *Gasaustausch* (Sauerstoff und Kohlendioxid) zwischen mütterlichem und kindlichem Blut statt. Die Plazenta ist aber auch wichtig für den *Nährstoffaustausch* (Glukose, Aminosäuren, Fettsäuren, Vitamine, Elektrolyte). Weiterhin werden in der Plazenta *Hormone* gebildet (z. B. HCG, HPL, Östrogene und Gestagene), und sie stellt für das Immunsystem die Barriere zwischen Mutter und Kind dar. Das Fruchtwasser schützt das Kind und beteiligt sich am Austausch von Nährstoffen und Stoffwechselprodukten. Es wird vom Amnion (Eihaut) gebildet, die Urinausscheidung des Feten kommt hinzu. Bildung und Resorption (über die Eihaut und was der Fet schluckt) befinden sich im Gleichgewicht.

1.1.2 Veränderungen des mütterlichen Organismus

Die **Gebärmutter** muß wachsen: Ihr Gewicht steigt von 60 g auf 1000 g. Das Gewebe wird lockerer. Der Fundus der Gebärmutter steht in der 36. SSW am höchsten, nämlich am Rippenbogen (Abb. 13–2). Viele Schwangere klagen über ein Gefühl des Magendrucks oder Sodbrennens. Durch die Senkwehen senkt sich die Gebärmutter etwa 4 Wochen vor der Geburt wieder. Magendruck und Sodbrennen lassen nach.

Die **Brüste** vergrößern sich, es kann schon recht früh in der Schwangerschaft zu einem Spannungsgefühl kommen. Außerdem verändert sich die Form der Brustwarzen, die Warzenhöfe wachsen ebenfalls, Vormilch kann gebildet werden.

Gewichtszunahme. Während der Schwangerschaft vermehrt sich das Flüssigkeitsvolumen in den Blutgefäßen und im Körpergewebe. Insgesamt kommt es zu einer Gewichtszunahme von etwa 11 kg bis zum Ende der Schwangerschaft. Bei den meisten Schwangeren beobachtet man zumindest in der 2. Schwangerschaftshälfte eine gewisse Ödembereitschaft. Auch die Gewichtszunahme der Schwangeren tritt v. a. in der zweiten Schwangerschaftshälfte auf.

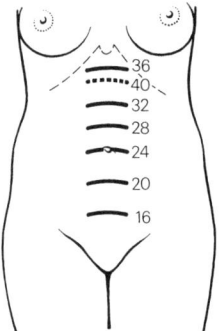

Abb. 13–2: Fundusstand der Gebärmutter während der Schwangerschaft (Angaben in Schwangerschaftswochen = SSW)

Durch die Zunahme des Körperwassers muß das **Herz** vermehrt arbeiten. Es kommt zu einer Steigerung der Herzfrequenz um etwa 20 Schläge pro Minute. Der Blutdruck bleibt im wesentlichen unverändert. Auch das **Blutvolumen** steigt um ca. 1,5 l an. Dabei wird v.a. das Plasmavolumen gesteigert. Hieraus resultiert die häufig zu beobachtende *Anämie*.

In den **Nieren** nimmt die Durchblutung zu, die Urinbildung ist gesteigert. Schwangere haben relativ häufig *Glukose im Urin*, ohne daß das krankhaft sein muß. Bedingt durch die Schwangerschaftshormone (besonders Progesteron) kommt es zu einer Aufweitung der ableitenden Harnwege. So können Keime leichter aufsteigen und zu einer Harnweginfektion führen.

Das **Atemminutenvolumen** steigt deutlich an, viele Schwangere klagen zumindest bei Belastung über Atemnot, die in der 36. SSW am stärksten ist, da der Fundus der Gebärmutter unter dem Rippenbogen steht.

Haut- und Bindegewebeveränderungen. Schwangerschaftsstreifen *(Striae gravidarum)* treten bei der Mehrzahl der Frauen in den letzten 3 Monaten der Schwangerschaft auf. Besonders häufig findet man sie am Unterbauch, an den Hüften und an den Brüsten. Bei einer Erstgebärenden sind die Streifen rötlich-bläulich, da elastische Fasern der Haut auseinanderweichen und einreißen und das blutreiche Unterhautgewebe durchschimmert. Alte Streifen (aus vorherigen Schwangerschaften) sind weiß und gefältet: *Hyperpigmentierung*. Durch vermehrte Einlagerung von Pigmenten färbt sich die Unterbauchmittellinie dunkel, ebenso die Warzenhöfe an den Brüsten. Bei manchen Frauen kommt es auch zu einer Hyperpigmentation im Gesicht. In der Schwangerschaft kann es zu Krampfadern *(Varizen)* kommen, betroffen hiervon sind v.a. die Beine, die Vulva und der Anus *(Hämorrhoiden)*. Durch die hormonellen Einflüsse werden die Bauchdecken schlaffer, die gelenkigen Verbindungen im Becken werden aufgelockert. Besonders das Progesteron, das in der Schwangerschaft in der Plazenta in großen Mengen gebildet wird, bewirkt eine Erschlaffung aller glatten Muskelzellen. So kommt es auch zu einer gewissen *Darmatonie* mit einer Neigung zur Verstopfung.

1.1.3 Entwicklung des Feten

Gewichtszunahme, Organentwicklung. Im Laufe der Schwangerschaft vom befruchteten Ei bis zum reifen Kind kommt es zu einer 40000fachen Gewichtszunahme des Kindes. In der Embryonalphase (bis zum Ende der 10. SSW) sind ein rasches Zellwachstum und die Entwicklung der Hauptorgansysteme zu beobachten. In der sich anschließenden Fetalphase reifen die Organsysteme aus. Dazu gehört besonders auch die Entwicklung der Lungen, die Übernahme der Blutbildung durch das Knochenmark (anfangs ist die kindliche Leber der Hauptbildungsort für das Blut), die Ausreifung der Haut. Ganz zum Schluß (ab der 36. SSW) werden Fettdepots ausgebildet.

Der **Blutkreislauf** des ungeborenen Kindes unterscheidet sich wesentlich von demjenigen nach der Geburt. In der Plazenta geschieht der Stoff- und Gasaustausch von mütterlichem und kindlichem Blut. Der fetale Kreislauf versorgt besonders Gehirn und Herz mit sauerstoffreichem Blut, wobei der Lungenkreislauf des Kindes umgangen wird (in der Lunge findet noch kein Gasaustausch statt). Beachtenswert ist auch, daß das ungeborene Kind einen anderen Typ Hämoglobin bildet, fetales Hämoglobin (Hb-F). Es hat eine besonders gute Fähigkeit, Sauerstoff zu binden.

1.1.4 Diagnose einer Schwangerschaft

1.1.4.1 Schwangerschaftszeichen

Unsichere Schwangerschaftszeichen sind: Übelkeit, Brechreiz, Erbrechen (v. a. morgens), Appetitstörungen, Schwindelgefühl, Ohnmacht, auffällige Müdigkeit, häufiges Wasserlassen, Verstopfung.

Wahrscheinliche Schwangerschaftszeichen sind: Ausbleiben der Periode, Vergrößerung und Auflockerung der Gebärmutter, Vergrößerung der Brüste, bläuliche Verfärbung der Scheidenhaut und des -eingangs (durch die Zunahme der Blutfülle in den Gefäßen), Schwangerschaftsstreifen (rötlich-bläulich) am Bauch, stärkere Pigmentierung der Mittellinie des Bauches und der Warzenhöfe der Brüste, HCG-Nachweis in Urin und Serum (kann auch bei Krankheiten auftreten).

Sichere Schwangerschaftszeichen sind: Wahrnehmung der kindlichen *Herztöne* (ab 12. SSW), Nachweis von *Kindsbewegungen* (ab 20. SSW), Fühlen von *Kindsteilen* (ab 18. SSW), *sonographischer Nachweis* des Kindes und seiner Herzaktionen (ab 5./6. SSW)

Anmerkung: SSW = *Schwangerschaftswochen,* gerechnet ab dem ersten Tag der letzten Periodenblutung.

1.1.4.2 Berechnung des Entbindungstermins

Schwangerschaftsdauer. Ab der Befruchtung dauert eine normale Schwangerschaft 266 Tage (echte Schwangerschaftsdauer). Gerechnet ab dem 1. Tag der letzten Periodenblutung dauert die Schwangerschaft 280 Tage. Man geht deshalb vom 1. Tag der letzten Periodenblutung aus, weil dieser viel sicherer zu bestimmen ist als jener der Befruchtung.

Naegel-Regel (28tägiger Zyklus): Entbindungstermin = 1. Tag der letzten Regel + 7 Tage – 3 Monate + 1 Jahr

Ist der Zyklus kürzer oder länger, so wird wie berechnet: ET = 1. Tag der letzten Regel + 7 Tage – 3 Monate + 1 Jahr +/– X (X = abweichende Tage vom 28tägigen Zyklus).

Beispiel: 32tägiger Zyklus: ET = 1. Tag der letzten Regel + 7 Tage – 3 Monate + 1 Jahr + 4 Tage. Am so berechneten Termin kommen nur etwa 4 % der Kinder zur Welt.

1.1.5 Schwangerenvorsorge

In den ersten 4 Monaten einer Schwangerschaft soll die Schwangerenvorsorgeuntersuchung alle 4 Wochen stattfinden, in den folgenden 3 Monaten alle 3 Wochen, in den folgenden 2 Monaten alle 2 Wochen und im letzten Monat wöchentlich. Die erste Schwangerenvorsorgeuntersuchung sollte möglichst frühzeitig nach Bekanntwerden der Gravidität erfolgen, um eine Risikoschwangerschaft auszuschließen. Außerdem soll die Schwangere beraten werden über Ernährung, Rauchen, Alkohol, Geschlechtsverkehr, Gewichtszunahme, Impfungen, Reisen, Sport und Schwangerschaftsgymnastik, Geburtsvorbereitung, Stillvorbereitung, Gefahren bei Infektionen, Medikamenteneinnahme, Strahlenbelastung, bei besonderer Berufsbelastung (z. B. Krankenschwestern, Kindergärtnerin).

Bei der **ersten Schwangerenvorsorge** muß eine ausführliche **Anamnese** erhoben werden:

– Name und Alter; bei Schwangeren über 35 Jahre ist eine Fruchtwasseruntersuchung zu empfehlen
– Zyklusanamnese (Menarche, Zykluslänge, letzte Periode, Blutungsauffälligkeiten, bisherige Verhütungsmaßnahmen)
– vorausgegangene Schwangerschaften und Geburten (evtl. Komplikationen oder Interruptionen)
– bisherige Krankheiten und Operationen (wichtig vor allem z. B. ein Bluthochdruck, Nierenkrankheiten, Leberkrankheiten, Diabetes, früherer Kaiserschnitt)
– bestehende Schwangerschaftsbeschwerden (Übelkeit, Brustspannen usw.)
– Familienanamnese (Erbkrankheiten usw.)
– Sozialanamnese (Berufstätigkeit, familiäre Belastungen, Akzeptanz der jetzigen Schwangerschaft).

Es folgt eine **allgemeine** und **geburtshilfliche Untersuchung**:

– Körpergewicht, Blutdruck, Urinuntersuchung mit Teststreifen (Nitrit, Erythrozyten, Leukozyten, Eiweiß, Glukose, Ketonkörper)
– Betrachtung der Frau (z. B. fällt ein Kleinwuchs auf, Wirbelsäulenauffälligkeiten, Beckenauffälligkeiten, Unter- bzw. Übergewicht, Ödeme, Krampfadern usw.)
– äußere Beckenuntersuchung (s. Kap. 1.1.6.6)
– vaginale Untersuchung mit Spiegeleinstellung und zytologischem Abstrich (s. Kap. 1.1.6.1)
– Ultraschalluntersuchung
– Labordiagnostik (Blutbild, Lues-Suchreaktion (TPHA-Test), Röteln-Antikörpertiter, HIV-Test (nur mit Einverständnis der Schwangeren), Blutgruppe und Rhesus-Faktor, Antikörpersuchtest (nach irregulären Antikörpern, werden diese nachgewiesen, muß deren Höhe alle 4 Wochen kontrolliert werden), Toxoplasmoseter (bei gefährdeten Frauen), zum Hepatitis-Screening (Hbs-Ag).

Der Schwangeren wird dann der **Mutterpaß** ausgehändigt, in den bei jeder Schwangerenvorsorge die wichtigen Ergebnisse eingetragen werden.

Jede **weitere Untersuchung** erfaßt: Anamnese (Beschwerden, Blutungen), Körpergewicht (Ödeme, Varizen), Blutdruck, Urinuntersuchung mit Teststreifen, vaginale Untersuchung (s. Kap. 1.1.6.1), Fundusstand, Hb-Wert, 2. Antikörpersuchtest in der 28. SSW (falls dieser Test normal ausfällt: Anti-D-Prophylaxe bei Rh-negativen Schwangeren), ab der 24. SSW CTG (s. Kap. 1.1.6.2), nahe am Entbindungstermin: vaginaler Abstrich zur Mikrobiologie auf Pilze und Bakterien, Leopold-Handgriffe (s. Kap. 1.1.6.6), insgesamt sollen während der Schwangerschaft mindestens *3 Ultraschalluntersuchungen* durchgeführt werden (s. Kap. 1.1.6.4).

Risikoschwangerschaften liegen vor bei:

– familiären Belastungen (Hypertonie, Diabetes, Fehlbildungen usw.)
– hypertensiver Erkrankung in der Schwangerschaft (früher: EPH-Gestose)

- Terminüberschreitungen > 7 Tage
- Blutgruppenunverträglichkeit, Diabetes mellitus, drohender Frühgeburt
- belasteter Anamnese von vorausgegangenen Schwangerschaften und Geburten (z. B. Fehlgeburten, Kaiserschnitte).
- später Erstgebärender (> 30 Jahre), später Mehrgebärender (> 40 Jahre), junger Erstgebärender (< 20 Jahre)
- Organerkrankungen (Schilddrüse, Herz, Lunge, Leber, Niere)
- schwerer Schwangerschaftsanämie (Hb < 8 g/100 ml)
- Lageanomalie, Mißverhältnis, Mehrlingsschwangerschaften, Beckenanomalien, Adipositas
- Infektionskrankheiten (Tuberkulose, AIDS, Toxoplasmose, Zytomegalie usw.)
- Blutungen in der Schwangerschaft
- auffälligen Fruchtwassermengen, auffälligem Wachstum des Feten
- Nikotin-, Alkohol-, Drogenabusus.

1.1.6 Untersuchungsmethoden in der Schwangerschaft

1.1.6.1 Vaginale Untersuchung

Die vaginale Untersuchung dient der Beurteilung von *Portio* und *Muttermund*, um Frühgeburtsbestrebungen bzw. die Geburtsreife erkennen zu können. Die Portio wird nach ihrer Länge und Konsistenz beurteilt. Außerdem achtet der Untersucher auf die Öffnung des äußeren Muttermundes: Die Portio soll nicht verkürzt oder weich sein, der Muttermund soll sich in der Schwangerschaft nicht öffnen. Dies wären Zeichen einer Frühgeburtsbestrebung. Unumgänglich ist (zumindest 1 Mal in der Frühschwangerschaft) auch die *Spiegeleinstellung* der Portio, um die Vorsorgeuntersuchung des Zervixkarzinoms durchführen zu können.

1.1.6.2 Kardiotokographie (CTG)

Definition. Bei der CTG werden kindliche *Herzfrequenz* und *Gebärmutteraktivität* (Wehen) simultan registriert.

Die Herzfrequenz kann entweder sonographisch über die mütterliche Bauchdecke oder direkt vom Köpfchen elektrisch abgeleitet werden (erst bei offener Fruchtblase möglich). Die Uterusaktivität wird über einen mechanischen Druckaufnehmer an der mütterlichen Bauchdecke aufgezeichnet. Damit ist keine Aussage über die tatsächliche Stärke der Wehen möglich, man erkennt aber Häufigkeit und Abstand.

Das CTG dient der Überwachung des Kindes und frühzeitigen Erkennung einer intrauterinen Hypoxie (Sauerstoffminderversorgung des Kindes) während der Spätschwangerschaft und unter der Geburt (Abb. 13–3). Ein CTG wird in Seitenlage geschrieben, um einem Vena-cava-Kompressionssyndrom (s. u.) vorzubeugen. Die CTG-Aufzeichnung sollte über jeweils 30 Minuten erfolgen, um die kindliche Herzfrequenz in ihren Veränderungen einschätzen zu können. Die CTG-Überwachung muß vor der Geburt in regelmäßigen Abständen wiederholt werden. Unter der Geburt empfiehlt sich eine mehr oder weniger kontinuierliche CTG-Überwachung.

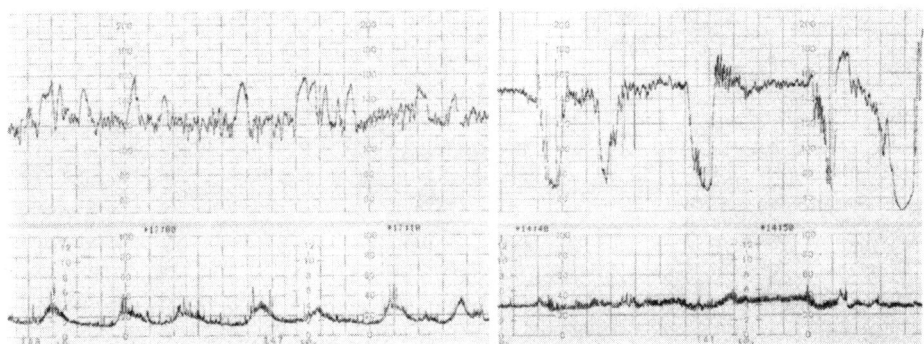

Abb. 13–3: Links: normales *CTG* mit Wehentätigkeit, **rechts:** pathologisches CTG *(Dezelerationen)*

Bewertungskriterien sind:
- *Basalfrequenz des kindlichen Herzens* (normal: 120–160 Schläge pro Minute); Tachykardie (> 160); Bradykardie (< 120)
- *kurzfristige Schwankungen der kindlichen Herzfrequenz* (z. b. im Zusammenhang mit Kindsbewegungen, sind erwünscht)
- *kindliche Herzfrequenzreaktion auf Wehen* (zu unterscheiden sind z. B. Herzfrequenzabfälle *(Dezelerationen)* direkt in der Wehe, zeitlich nach einer Wehe oder unregelmäßig auftretend), die eine kindliche Gefährdung anzeigen können. Ein pathologisches CTG zeigt einen intrauterinen Sauerstoffmangel an. Je nach Befund ist eine mehr oder weniger zügige Entbindung anzustreben.

Das CTG kann vor Geburtsbeginn auch bei einem Belastungstest verwendet werden: Dazu werden mittels Oxytocin (ein Hormon des Hypophysenhinterlappens) eine Wehentätigkeit medikamentös ausgelöst und die kindliche Herzfrequenz unter Wehen beurteilt.

Vena-cava-Kompressionssyndrom. In der fortgeschrittenen Schwangerschaft kann es besonders in Rückenlage zu einer Kreislaufregulationsstörung kommen: Die Gebärmutter mit ihrem Gewicht kann die V. cava inferior komprimieren (Abb. 13–4) und dadurch den venösen Blutstrom aus der unteren Körperhälfte behindern. *Symptome:* Übelkeit, Blässe und Schweißausbruch. In ausgeprägten Fällen kommt es auch zu einer kurzfristigen Minderdurchblutung der Plazenta, was sich im CTG bemerkbar macht. Viele Schwangere meiden spontan die Rückenlage.

1.1.6.3 Amnioskopie

Bei noch nicht gesprungener Fruchtblase kann eine Fruchtwasserspiegelung (Amnioskopie) durchgeführt werden, wenn der Muttermund etwas eröffnet ist. Beurteilt werden *Menge* und *Farbe* (normal: klar bis milchig) des Fruchtwassers, welches man durch die noch stehende Fruchtblase erkennt. Bei einem Sauerstoffmangel kann das Fruchtwasser *grün* werden (bis erbsbreiartig). Das kommt dadurch zustande, daß bei einem Sauerstoffmangel nur noch die lebenswichtigen Organe des Kindes ausreichend durchblutet werden, am Darm wird die Durchblutung reduziert. Dadurch kommt es zu einer vermehrten Darmtätigkeit und zum Absetzen des ersten Stuhles. Dieser wird *Mekonium* genannt und ist grün bis dunkel und relativ klebrig. Er färbt

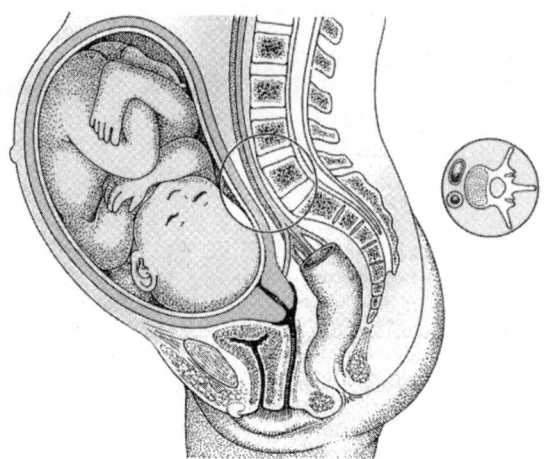

Abb. 13–4: Ursache für ein *Vena-cava-Kompressionssyndrom*: der schwangere Uterus kann die V. cava komprimieren

das Fruchtwasser grünlich. Wenn also bei der Fruchtwasserspiegelung grünes Fruchtwasser gesehen wird, dann heißt das, daß das Kind zumindest einmal ein Sauerstoffproblem gehabt hat.

Komplikationen. Durch die Fruchtwasserspiegelung können in seltenen Fällen Wehen oder ein Blasensprung ausgelöst werden, deshalb wird diese Untersuchung erst gegen Ende der Schwangerschaft durchgeführt.

1.1.6.4 Ultraschalldiagnostik, Hormonbestimmungen

Sonographie. In den letzten Jahren hat sich die Ultraschalldiagnostik als unentbehrlich erwiesen:

Frühschwangerschaft: Die normale, intakte und richtig eingenistete *Schwangerschaft* kann nachgewiesen werden (bereits in der 5.–7. SSW). Ebenso kann der Ultraschall erkennen helfen, ob es sich z. B. um eine nicht richtig eingenistete Schwangerschaft *(Extrauteringravidität)* handelt. Durch den Ultraschall wird eine *Fehlgeburt* erkennbar (kein Wachstum der Schwangerschaft, kein Nachweis von kindlichen Herzaktionen).

Verlauf der Schwangerschaft: Das *Wachstum* des Kindes kann beurteilt werden. Als besonders wichtige Maße gelten der *biparietale Kopfdurchmesser* (BIP) und der *quere Thoraxdurchmesser* (THQ). Mittels Normwerttabellen läßt sich für jede Schwangerschaftswoche ablesen, ob das Kind normal wächst. Es lassen sich *Mehrlinge* früh erkennen, ebenso unnormale *Fruchtwassermengen*. Der Ultraschall weist die *Plazenta* nach (Sitz, Größe usw.) und *kindliche Bewegungen* können beobachtet werden. Um *Fehlbildungen* frühzeitig entdecken zu können, muß besonders auf Wirbelsäule, Kopf, Herz, Lungen, Nieren und Extremitäten geachtet werden. Außerdem werden *Messungen des Blutflusses* in verschiedenen kindlichen Gefäßen, in Nabelschnurgefäßen und in Gefäßen der Gebärmutter durchgeführt.

Hormonbestimmungen. Am häufigsten wird das *HCG* (humanes Choriongonadotropin) gemessen. Dieses Hormon wird in der Plazenta gebildet und z. B. beim Schwangerschaftstest (aus Urin oder Serum) nachgewiesen. Das HCG wird im Blut der Schwangeren noch vor Ausbleiben der erwarteten Regel nachweisbar.

1.1.6.5 Amniozentese

Definition. Untersuchung des Fruchtwassers, das durch eine Punktion durch den Bauch der Schwangeren unter Ultraschallkontrolle gewonnen wird. Die Amniozentese wird allen Schwangeren, die älter als 35 Jahre sind, angeboten. Sie ist nach der 12. SSW möglich. Durch sie können genetische Defekte des Kindes erkannt werden, denn im Fruchtwasser befinden sich kindliche Zellen, die nach Anzüchtung beurteilt werden können.

Die Fruchtwasseruntersuchung deckt folgende Krankheiten auf (s Kap. XVII): *Trisomien*, z. B. das Down-Syndrom, *Erbleiden*, z. B. ein fehlerhaftes X-Chromosom bei der Bluterkrankheit, *Stoffwechselstörungen* z. B. die Mukoviszidose, *Neuralrohrdefekte*, (Alpha-Fetoprotein, das in der kindlichen Leber gebildet wird, gelangt durch das offene Neuralrohr in zu großen Mengen ins Fruchtwasser).

Dagegen können Schädigungen des Kindes z. B. durch Strahlen oder Medikamente im Fruchtwasser nicht erkannt werden. Weiterhin wird eine Untersuchung des Fruchtwassers dann notwendig, wenn die *Lungenreife* des Kindes beurteilt werden soll (Phospholipide gelangen durch kindliche Atembewegungen ins Fruchtwasser) oder wenn es bei einer *Rh*-negativen Mutter zu einer kindlichen Gefährdung kommen könnte (Bilirubin im Fruchtwasser).

1.1.6.6 Äußere Beckenuntersuchung, Leopold-Handgriffe

Beckenmaße werden mit einem Beckenzirkel erfaßt (Abb. 13–5). Sämtliche Beckenmaße, die bei der äußeren Untersuchung bestimmt werden, betreffen die des großen Beckens. Für die Geburt allerdings viel wichtiger ist das knöcherne, das kleine Bekken, daß sich der äußeren Untersuchung jedoch entzieht. Bei Abweichung des großen

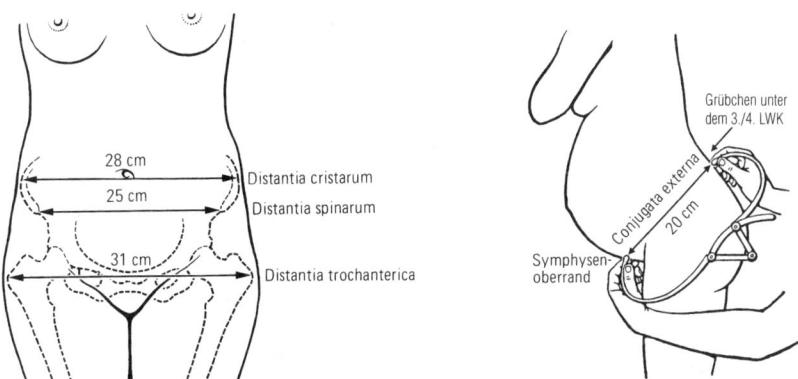

Abb. 13–5: Maße, die bei der äußeren Beckenuntersuchung erfaßt werden *(äußere Beckenmaße)*

Beckens von den Normalwerten muß davon ausgegangen werden, daß auch das kleine Becken verändert sein kann. Wichtige Beckenmaße sind:

- *Distantia spinarum*: Entfernung der Spinae iliacae anterior superior, 25–26 cm
- *Distantia cristarum*: maximale Entfernung der Cristae iliacae, 28–29 cm
- *Distantia trochanterica*: Entfernung der Trochanteren, 31–32 cm
- *Conjugata externa*: Oberster Punkt der Michaeli-Raute bis zur Mitte des Oberrandes der Symphyse, 20 cm.

Die *Michaelis-Raute* ist ein auf die Spitze gestelltes gleichseitiges Viereck auf dem Rücken der Frau in der Gegend des Kreuzbeines. Es sind 4 Grübchen sichtbar: Oberer Punkt: Grube unter dem Dornfortsatz des 3. oder 4. Lendenwirbels. Unterer Punkt: oberster Punkt der Analfurche. Seitliche Punkte: die Spinae inliacae posteriores superiores. Beim normalen Becken ist die Raute fast quadratisch.

Die 4 **Leopold-Handgriffe** (Abb. 13–6) werden in Rückenlage ausgeführt:

1. Leopold-Handgriff: dient der Bestimmung des Fundusstandes und erfaßt den Kindteil im Fundus.

2. Leopold-Handgriff: auf welcher Seite liegt der Rücken des Kindes, wo sind die kleinen Teile (Arme und Beine).

3. Leopold-Handgriff: dient der Klärung, welches der vorangehende Teil des Kindes ist, d. h. welcher Kindteil als erster ins kleine Becken eintreten wird.

4. Leopold-Handgriff: soll die Frage beantworten, wie hoch der vorangehende Teil im Becken ist, ob der vorangehende Teil ins Becken eingetreten ist.

5. Zangenmeister-Handgriff (ohne Abbildung): Eine flache Hand liegt auf der Symphyse der Schwangeren, die andere flache Hand liegt auf dem meist vorangehenden Köpfchen. Damit läßt sich abschätzen, ob das Köpfchen in das Becken hineinpaßt.

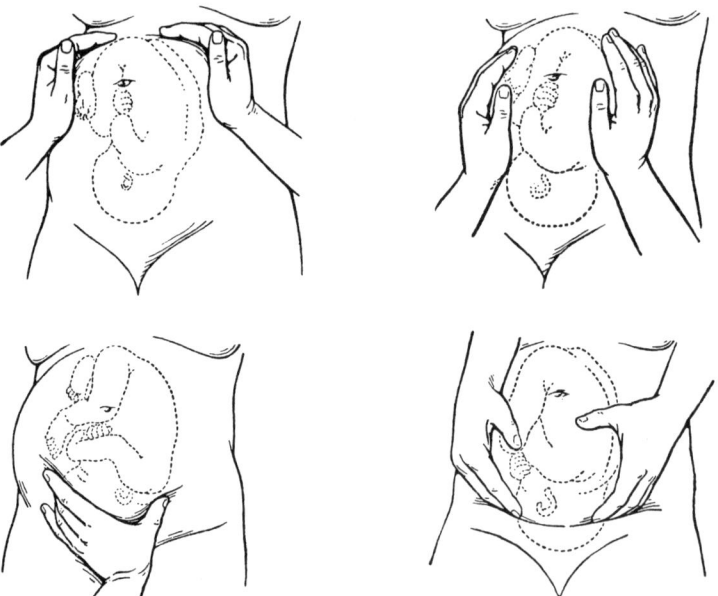

Abb. 13–6: Die *4 Leopold-Handgriffe* zur Erfassung der Kindslage

1.1.6.7 Mikroblutanalyse (MBU)

Definition. Bei der MBU wird vom Köpfchen des ungeborenen Kindes ein Blutstropfen gewonnen und der pH-Wert darin bestimmt. Diese Untersuchung wird unter der Geburt bei offener Fruchtblase durchgeführt und soll über eine mögliche kindliche Gefährdung durch Sauerstoffmangel Auskunft geben. Sie wird bei pathologischem CTG erforderlich, damit der kindliche Zustand besser beurteilt werden kann. Bei einem ernsthaften Sauerstoffmangel sinkt der pH-Wert im kindlichen Blut (normal etwa 7,30) ab. Dann ist eine möglichst zügige Entbindung durchzuführen.

1.2 Pathologie der Schwangerschaft

1.2.1 Fehlgeburten (Aborte)

Definition. Aborte bedeuten vorzeitige Beendigung der Schwangerschaft mit Ausstoßung eines Feten < 500 g.

Ursachen. *Entwicklungsstörungen des befruchteten Eies*, z.B. Chromosomenanomalien. *Mütterliche Ursachen*: Vorliegende Auffälligkeiten an der Gebärmutter wie z.B. Myome (s. Kap. XIV) können das Gebärmutterwachstums behindern. Weiterhin können hormonelle Störungen bei der Schwangeren für eine Fehlgeburt verantwortlich sein: zu niedriges Gelbkörperhormon, Schilddrüsenfunktionsstörungen, aber auch ein Diabetes mellitus.

1.2.1.1 Klinische Formen der Fehlgeburten

Abortus imminens (drohende Fehlgeburt): Die Schwangere hat leichte bis mäßige, meist schmerzlose vaginale *Blutungen*. Bei der vaginalen Untersuchung ist der Muttermund geschlossen, die Portio noch normal lang (3 cm). Sonographisch läßt sich ein lebendes Kind in der Gebärmutter nachweisen. *Therapie*: Bettruhe, um die Fehlgeburt aufzuhalten.

Abortus incipiens (beginnende, nicht mehr aufzuhaltende Fehlgeburt): Die Schwangere hat mittelstarke bis starke vaginale *Blutungen*, ziehende Unterbauchschmerzen, evtl. beobachtet man Gewebeabgang. Bei der vaginalen Untersuchung findet man einen mehr oder weniger geöffneten Muttermund und eine verkürzte Portio. *Therapie*: Evtl. kann durch die Verabreichung von Prostaglandinen die Muttermunderöffnung unterstützt werden. Durch sie sollte durch eine vorsichtige stumpfe Kürettage die Gebärmutterhöhle vollständig geleert werden. Selbstverständlich wird das Schwangerschaftsprodukt zur histologischen Untersuchung eingeschickt.

Abortus completus (vollständige Fehlgeburt): Die Schwangere hat vaginale Blutungen unterschiedlicher Stärke, der Fet und die Plazenta sind vollständig ausgestoßen. *Therapie*: sicherheitshalber Kürettage zur sicheren vollständigen Entleerung des Uterus.

Abortus incompletus (unvollständige Fehlgeburt): Die Schwangere hat ebenfalls unterschiedlich starke vaginale *Blutungen*, die kindliche Anlage ist bereits ausgestoßen. Mehr oder weniger große Reste der Plazenta und der Eihäute befinden sich aber noch in der Gebärmutter. Gefährlich ist diese Situation deshalb, wei ein großer Blutverlust in kurzer Zeit auftreten kann. Außerdem können die Schwangerschaftsreste in der Gebärmutterhöhle zu einer Infektion führen und Gerinnungsstörungen resultieren. *Therapie*: vollständige Entleerung des Uterus, also stumpfe Kürettage.

Missed abortion (abgestorbene, verhaltene Fehlgeburt): Darunter versteht man eine Form der Fehlgeburt, bei der das Kind im Uterus abgestorben ist, jedoch in der Gebärmutter zurückgehalten wurde. Die Schwangere hat keine Beschwerden, der Muttermund ist geschlossen. Gefährlich ist ein verhaltener Abort deshalb, weil es nach einiger Zeit zu lebensgefährlichen *Blutgerinnungsstörungen* kommen kann. *Therapie*: Die verhaltene Fehlgeburt muß nach der (medikamentösen) Muttermunderöffnung mittels stumpfer Kürettage ausgeräumt werden.

Habitueller Abort (3 oder mehr Fehlgeburten sind aufgetreten): Zunächst wird die Fehlgeburt in typischer Weise therapiert, indem die Gebärmutterhöhle entleert wird. Da bei wiederholten Fehlgeburten immer wieder dieselbe Ursache zugrunde liegen könnte, sollte nach dieser gesucht werden. So sollte z. B. eine Chromosomenuntersuchung der Eltern überlegt werden. Weiterhin ist nach chronischen Krankheiten zu suchen (z. B. Diabetes mellitus) oder nach bestehenden Infektionen. Eine Gebärmutterfehlbildung muß ausgeschlossen werden und eine Hormondiagnostik erfolgen (z. B. Gelbkörperhormon-Mangel).

Bei Frauen mit Rh-negativer Blutgruppe muß im Falle einer Fehlgeburt auch eine *Rhesogam*-Prophylaxe erfolgen.

1.2.1.2 Komplikationen

Fieberhafter Abort (Fehlgeburt mit Temperaturerhöhungen zwischen 38 und 39 °C): Die Schwangere hat unterschiedlich starke vaginale Blutungen, der Muttermund kann mehr oder weniger eröffnet sein, Fieber. Verantwortlich sind Bakterien, die durch den Muttermund nach oben in die Gebärmutterhöhle gelangt sind. *Therapie*: Wenn die Blutungsstärke es erlaubt (kein zu großer Blutverlust), wird zunächst eine antibiotische Therapie durchgeführt. Nach Entfiebern wird die stumpfe Kürettage zur kompletten Entleerung des Uterus angeschlossen.

Fieberhafter komplizierter Abort (Fehlgeburt mit Fieber und Druckschmerz im Bereich der Eierstöcke und Eileiter): Die klinischen Zeichen entsprechen denen bei einem fieberhaften Abort. Zusätzlich ist es zu einer Infektionsausbreitung auf Eileiter, Eierstöcke und Bauchfell gekommen *(Peritonitis)*. *Therapie*: Infektionsbehandlung (Antibiotika), danach stumpfe Kürettage.

Septischer Abort (Fehlgeburt mit Allgemeininfektion): Bei dieser Form der Fehlgeburt finden sich Temperaturerhöhungen über 39 °C, evtl. Schüttelfrost, Kreislaufkomplikationen (erniedrigter Blutdruck, beschleunigter Puls). Es ist durch einen infizierten Abort zur Einschwemmung von Giftstoffen von Bakterien (Endotoxinen) in die Blutbahn der Schwangeren gekommen. Diese Giftstoffe aktivieren das Gerinnungssystem. Es handelt sich um ein lebensbedrohliches Krankheitsbild. Die aktivierte Gerinnung führt in allen kleinen Blutgefäßen zur Thrombosierung. Gefährlich ist dies besonders für folgende Organe: Nieren (s. Abb. 6–5, S. 244), Lungen, Gehirn.

Durch den Sauerstoffmangel versagt die *Niere* und bildet keinen Urin mehr. In der *Lunge* kommt es zu einem Ödem, der Gasaustausch ist empfindlich gestört. Der Sauerstoffmangel im *Gehirn* führt zu Unruhe, Verwirrtheitszuständen, Ödemen. Es bilden sich in den Organen Nekrosen durch den Sauerstoffmangel aus, der durch die Thrombosierung der kleinen Blutgefäße bedingt ist. Durch die erfolgende Thrombosierung kommt es zum schnellen Verbrauch von Gerinnungsfaktoren, es entsteht eine Verbrauchskoagulopathie, DIC (s. Abb. 6–6, S. 245) mit *Schock*.

Therapie: Schockbehandlung auf der Intensivstation

1.2.2 Extrauteringravidität (EU)

Definition. Jede außerhalb der Gebärmutter zur Entwicklung kommende Schwangerschaft (Abb. 13–7) ist eine EU. Am häufigsten handelt es sich um eine Schwangerschaft in einem Eileiter *(Tubargravidität)*: lebensgefährliche *Blutungen* drohen!

Ursachen. Eileiterdurchgängigkeit oder Eitransport sind gestört z. B. durch vorausgegangene Eileiterentzündungen, die zu Verklebungen führten, Verwachsungen der Eileiter, z. B. nach Operationen, die die Eileiter verziehen und fixieren. Auch bei Verwendung einer Spirale zur Empfängnisverhütung kann es zu einer Eileiterschwangerschaft kommen. Das befruchtete Ei nistet sich dort ein, wo es sich gerade befindet, wenn es die Einnistungsfähigkeit erlangt hat.

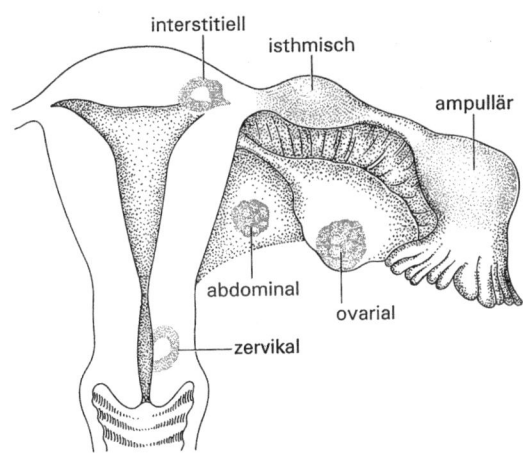

Abb. 13–7: Beispiele für Einnistungsorte einer *Extrauteringravidität*

1.2.2.1 Eileiterschwangerschaft

Die Schwangerschaft kann im Eileiter infolge schlechter Ernährungsbedingungen zugrunde gehen *(Tubarabort)*. Das geschieht, wenn sich die befruchtete Eizelle *im weiten Teil des Eileiters* eingenistet hat. Dort kann sie eine Weile wachsen. Durch die schlechten Umgebungsbedingungen hört das Wachstum aber auf, die Frucht stirbt ab und wird in die freie Bauchhöhle ausgestoßen. Das geht mit Blutungen aus dem

Eileiter in die freie Bauchhöhle einher. So verläuft eine EU am häufigsten. In diesem Fall beobachtet man alle drei klinischen Stadien der EU (s. u.). Wenn sich die Schwangerschaft im *engen Teil des Eileiters* eingenistet hatte, dann kommt es durch ihre Größenzunahme zu einem Zerreißen der Eileiterwand *(Tubarruptur)* und Gefäßen mit lebensgefährlichen Blutungen in die freie Bauchhöhle.

Symptome. *Stadium I:* Zunächst können die klinische Zeichen fehlen oder sehr gering sein: Solange die Schwangerschaft noch sehr klein ist, sich aber normal entwickelt, laufen alle hormonellen Veränderungen wie bei einer normalen Schwangerschaft ab. Die Monatsblutung bleibt aus, die Frau hat subjektive Schwangerschaftszeichen, der Schwangerschaftstest ist positiv.

Stadium II: Etwa 6–8 Wochen nach der letzten Periodenblutung hat die EU eine kritische Größe erreicht, ihre Versorgung wird schlecht, sie beginnt abzusterben. Damit fallen die Schwangerschaftshormone ab und der Körper beginnt, die Gebärmutterschleimhaut, die hoch aufgewuchert war, abzustoßen. Es beginnt also eine (Schmier-)Blutung aus der Gebärmutter. Außerdem klagen die meisten Frauen über einseitige Unterbauchschmerzen (auf der Seite der EU).

> Die vaginale *Blutung in der 6.–8. Woche* nach der letzten Periode ist ein Kardinalsymptom für die EUG!

Stadium III: Sowohl beim Tubarabort als auch bei der Tubarruptur kommt es zu einer Blutung in die freie Bauchhöhle. Diese Blutung bewirkt einen Reiz des Peritoneums und eine Schocksymptomatik. Die Patientin wird kaltschweißig, zittrig, tachykard. Der peritoneale Reiz führt zu einem Akuten Abdomen mit Abwehrspannung aufgrund der starken Schmerzen. Spätestens jetzt muß operativ interveniert werden.

Diagnose. Der *Ultraschall* ist die Methode der Wahl: Zum einen fehlt der Nachweis einer Einnistung in utero. Anderseits kann die Eileiterschwangerschaft in einigen Fällen sonographisch erfaßt werden. Weiterhin kann Blut im Bauch nachgewiesen werden.

Die *Bestimmung des HCG* kann uneindeutig sein. Der *vaginale Tastbefund* muß vor allem in den ersten klinischen Stadien nicht unbedingt typisch sein und zur richtigen Diagnose führen.

Die **Therapie** der Wahl ist die *Bauchspiegelung:* Blutkoagel und extrauterin eingenistete Frucht werden entfernt.

Man versucht, die Tube bei noch in ihr befindlicher EU längs aufzuschneiden und die EU zu entfernen. Gelingt das ohne Nachblutung, kann die kranke Tube belassen werden. Ob sie nach der Abheilung allerdings wieder durchgängig sein wird, kann nicht gesagt werden. Deshalb ist mit weiterer EUG zu rechnen.

1.2.3 Schwangerschaftsspezifische Erkrankungen

Definition. Diese Erkrankungen sind durch die Schwangerschaft bedingt und kommen außerhalb der Schwangerschaft nicht vor. Man unterscheidet *Krankheiten der Frühschwangerschaft* von denen der *Spätschwangerschaft*.

1.2.3.1 Frühgestosen

Frühgestosen treten meist *in den ersten 12 SSW* auf und umfassen das Schwangerschaftserbrechen *(Emesis gravidarum)* und das übermäßige Schwangerschaftserbrechen *(Hyperemesis gravidarum)*.

Emesis gravidarum. Übelkeit mit Brechreiz und Erbrechen (vor allem morgens) sind häufig in der Frühschwangerschaft. Es beginnt in der 5.–6. SSW und dauert gewöhnlich nicht länger als bis zur 12. SSW. Die Emesis gravidarum beeinträchtigt die Schwangere nicht wesentlich, kaum Gewichtsverlust. *Therapie*: keine, Aufklärung.

Hyperemesis gravidarum. Von übermäßigem Schwangerschaftserbrechen spricht man, wenn mehr als 10 mal täglich erbrochen wird. *Exsikkose* durch Wasserverlust, Elektrolytstörungen und *Mangelernährung* mit raschem Gewichtsverlust und Verschlechterung des Allgemeinzustandes können Folgen sein. *Therapie*: Allein schon die stationäre Aufnahme mildert in vielen Fällen die Hyperemesis gravidarum! Flüssigkeit und Elektrolyte werden parenteral zugeführt, zudem Kohlenhydrate und Vitamine.

Mit Medikamenten z. B. gegen Übelkeit sollte vorsichtig umgegangen werden, wie immer in der Schwangerschaft.

1.2.3.2 Spätgestosen: hypertensive Erkrankung in der Schwangerschaft (HES)

Spätgestosen treten erst in der **2. Schwangerschaftshälfte** auf. Leitsymptom ist die Hypertonie: *hypertensive Erkrankung in der Schwangerschaft (HES)*, früher: EPH-Gestose für Ödeme, Proteinurie, Hypertonie (s. u.).

Symptome und Diagnose:

(1) Schwangerschaftshypertension: Blutdruckerhöhung (> 135/85 mmHg) während der Schwangerschaft; keine Proteinurie (übermäßige Eiweißausscheidung über die Nieren)

(2) Schwangerschaftsproteinurie: Proteinurie (> 500 mg Proteine in 24 Stunden) *nur* in der Schwangerschaft bei normalem Blutdruck

(3) Proteinurische Hypertension (= *Präeklampsie*): Bluthochdruck nur in der Schwangerschaft mit Eiweißverlust über die Nieren.

Ödeme wurden früher mit Blutdruckerhöhung und Proteinverlust erklärt. Daher stammt der Begriff der *EPH-Gestose*: (E = Ödeme, P = Proteinurie, H = Hypertonie). Bei *Ödem-Patientinnen* ist insbesondere nach einer Hypertension und einem Eiweißverlust zu fahnden.

(4) Eklampsie: tonisch-klonische Krämpfe der Schwangeren.

Wenn zu dem o. g. *ZNS-Symptome* hinzukommen, Kopfschmerzen, Augenflimmern, Doppelbilder, gesteigerte Reflexe und *Oberbauchbeschwerden*, Übelkeit, Brechreiz, droht ein eklamptischer Anfall mit tonisch-klonischen Krämpfen, die zum Atemstillstand der Schwangeren führen können. Der Krampfanfall kommt durch Spasmen der Hirngefäße zustande und ist ein gefährliches Ereignis für Mutter und Kind mit hoher Sterblichkeitsrate.

(5) Veränderungen an anderen Organen:
Plazentainsuffizienz: durch verminderte Durchblutung von Gebärmutter und Plazenta.
Niereninsuffizienz mit Oligurie (Harnausscheidung < 500 ml/24 Stunden).

Ödemneigung: Der gesteigerte Eiweißverlust führt durch Verminderung des onkotischen Drucks zu einer vermehrten Ödembildung.

Thrombozytopenie: Verminderung der Thrombozyten. Daneben treten andere *Gerinnungsstörungen* mit drohender Verbrauchskoagulopathie (DIC: disseminierte intravasale Gerinnung) auf mit nachfolgender Blutungsneigung.

Hirnödem. Bei der *Präeklampsie* (drohender Krampfanfall) findet sich ein Hirnödem (daher die ZNS-Symptome). Es kann zu Hirnblutungen kommen.

Leber. Eine Mitbeteiligung des Organs ist lebensbedrohlich, man nennt diese Erkrankung *HELLP-Syndrom (Hämolyse, erhöhte Leberwerte, niedrige Blutplättchenzahl = low platelets).* Die Oberbauchbeschwerden, die hier häufig zu finden sind, werden als Leberkapselschmerz gedeutet. Im Serum steigen die Leberwerte an. Im Rahmen eines HELLP-Syndroms kann es rasch zur Eklampsie kommen.

Das *HELLP-Syndrom* kann ein eigenes, sehr schweres Krankheitsbild sein. „Frühsymptome" *(Hypertonie, Proteinurie, drohender Krampfanfall)* können fehlen.

Therapie: schnelle Beendigung der Schwangerschaft.

Risikoschwangere für HES und HELLP-Syndrom sind: junge Erstgebärende und Zwillingsschwangerschaft, Schwangerschaft mit zu großer Fruchtwassermenge, Schwangere mit Vorerkrankungen (besonders Hypertonie, Nierenkrankheiten, Diabetes mellitus): Hier entsteht eine *Propfgestose* und es empfiehlt sich eine besonders engmaschige Schwangerschaftsvorsorge.

In der **Schwangerenvorsorge** zur frühen Erkennung einer Spätgestose kontrolliert man: *Blutdruck, Eiweißausscheidung, Gewicht* (Ödemeinlagerungen), *Blutbild* (Anämie), Thrombozyten, Hämatokrit, der bei einer HES auffällig ansteigt.

Diagnostik der HES:
Mutter: Laboruntersuchungen wie Blutbild (Hb-Wert, Hämatokrit, Anzahl der Thrombozyten), Gesamteiweiß, Harnsäure, Nierenwerte, Elektrolyte, Leberwerte, Gerinnungsstatus, Urinuntersuchung. Außerdem kann durch die Spiegelung des Augenhintergrunds der Grad der Vasokonstriktion an den kleinen Blutgefäßen abgeschätzt werden.

Fet: Sonographie (evtl. Minderentwicklung des Kindes), CTG (zur akuten Zustandsdiagnostik), evtl. Doppler-Untersuchung (damit kann eine plazentare Mangeldurchblutung erkannt werden).

Therapie. Die Behandlung der HES und des HELLP-Syndroms soll möglichst frühzeitig und konsequent beginnen.

Bei *leichten Formen:* je nach Situation evtl. ambulant oder in der Klinik: Schonung, Bettruhe, Abschirmung von Streßfaktoren; eiweißreiche Ernährung; Magnesium und Antihypertensiva (zur Blutdrucknormalisierung, z. B. Alpha-Methyldopa oder Dihydralazin).

Diuretika werden heute nicht mehr verabreicht, besser ist z. B. ein Obst-Reis-Tag bei Ödemen.

Bei *schweren Formen* der Erkrankung: *Einweisung!*
– Verhinderung des eklamptischen Anfalls: Gabe von Magnesium (parenteral), evtl. Diazepam

– Abschirmung von optischen und akustischen Reizen, das Bereitlegen eines Gummikeils o. ä.
– Blutdrucksenkung z. B. mit Dihydralazin i. v.
– Kontrolle der Diurese (Dauerkatheter und Stundenglas)
– evtl. parenterale Eiweißsubstitution
– evtl. Thrombozytenkonzentrate oder andere Gerinnungsfaktoren i. v. (frisches Gefrierplasma)
– evtl. Heparin (je nach Gerinnungssituation) s. c. oder i. v.

Behandlung des eklamptischen Anfalls: Ziel ist die Unterbrechung des Anfalls, die Vermeidung eines weiteren Anfalls, die Senkung des hohen Blutdrucks mit Kreislaufstabilisierung, die Inganghaltung der Nierenfunktion, die *Beendigung der Schwangerschaft*. Dabei ist zu beachten, daß der eklamptische Anfall auch noch in den ersten Stunden nach einer Entbindung auftreten kann. Weitere Maßnahmen: (Diazepam i. v. zur Anfallsunterbrechung, Freihalten der Atemwege, Vermeiden eines Zungenbisses oder einer Aspiration, antihypertensive Therapie, Diureseanregung, evtl. Beatmung, Dialyse.

Das **geburtshilfliche Vorgehen** richtet sich nach dem Schweregrad der Erkrankung, dem Zustand des Kindes und seiner Überlebensfähigkeit bzw. frühgeburtlichen Unreife:

(1) Bei *leichter HES* und fortgeschrittener Schwangerschaft wird die Geburt eingeleitet. Bei früherer Schwangerschaft versucht man, die kindliche Reife zu beschleunigen (besonders die Lungenreife). Eine leichtgradige Erkrankung kann sich in wenigen Tagen so verschlechtern, daß eine akute Beendigung der Schwangerschaft nicht zu umgehen ist.

(2) Ist die *Schwangere akut gefährdet* (z. B. ZNS-Symptome, schlechte Nierenfunktion, HELLP-Syndrom), muß die Schwangerschaft beendet werden, i. d. R. durch Kaiserschnitt. Ganz besonders macht ein eklamptischer Anfall die Entbindung notwendig. Dies ist erst nach Stabilisierung der mütterlichen Situation möglich.

Zu beachten ist, daß sich besonders beim HELLP-Syndrom die Gerinnungssituation schnell verschlechtern kann, so daß ein Kaiserschnitt lebensbedrohlich werden kann. Deshalb sollte die Entscheidung zur Schwangerschaftsbeendigung nicht zu spät fallen.

(3) *Kind*: Ein pathologisches CTG und Hypoxie erfordern eine Schwangerschaftsbeendigung.

1.2.4 Blutgruppeninkompatibilität

1.2.4.1 Pathogenese

Auf den Erythrozyten des Feten befinden sich Antigene, die beim Übertritt in den mütterlichen Blutkreislauf zu einer Antikörperbildung führen, falls sie dem mütterlichen Körper fremd sind. Zu einem Übertritt kindlichen Blutes kann es während der Schwangerschaft und der Geburt kommen.

Rhesus-Inkompatibilität. Am häufigsten tritt Blutgruppenunverträglichkeit auf, wenn die Mutter die Blutgruppe Rh-negativ (Rhesus-negativ) und das Kind die Blutgruppe Rh-positiv hat.

Entscheidend ist das Rh-*Blutgruppenantigen D* des Rh-positiven Kindes. Beim ersten Kontakt damit bildet das mütterliche Immunsystem Antikörper gegen das D-Antigen. Da während der Schwangerschaft ein Übertreten von kindlichem Blut in den mütterlichen Kreislauf (*fetomaternale Transfusion*) sehr selten ist, tritt eine Antikörperbildung in der ersten Schwangerschaft oft nicht auf. Unter der Geburt ist der Blutübertritt häufiger. Dann kann der mütterliche Körper Antikörper bilden, die im Falle einer zweiten Schwangerschaft das ungeborene Kind bedrohen können.

> Wenn eine Rh-negative Frau ein Rh-positives Kind geboren hat, kann es in der zweiten Schwangerschaft, falls auch dieses Kind Rh-positiv ist, zur Rhesus-Inkompatibilität kommen. Die mütterlichen Antikörper gelangen während der Schwangerschaft via Plazenta in den fetalen Kreislauf, erkennen die „fremden" kindlichen Erythrozyten und zerstören diese (*Hämolyse*, Abb. 13–8): *Morbus haemolyticus neonatorum = Neugeborenenerythroblastose.*

Antikörpersuchtest. Antikörper bei der Mutter werden in der Frühschwangerschaft festgestellt (AK-Suchtest). Dieser Test muß zwischen der 25. und 32. SSW wiederholt werden.

Antikörper können auch durch Bluttransfusionen, frühere Fehlgeburten oder Eileiterschwangerschaften gebildet werden.

Folgen für das ungeborene Kind. Wenn ein Rh-positives ungeborenes Kind in der Schwangerschaft durch mütterliche Antikörper bedroht wird, führen die Antikörper zu einer Zerstörung seiner Erythrozyten (hämolytische Anämie, *M. haemolyticus fetalis*). Der kindliche Körper versucht, durch eine beschleunigte Blutneubildung die fehlenden Erythrozyten zu ersetzen. Kann die Anämie nicht ausgeglichen werden,

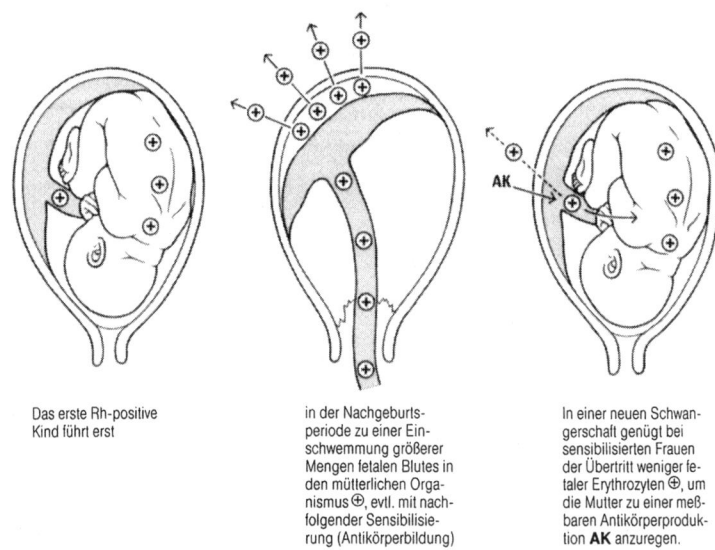

| Das erste Rh-positive Kind führt erst | in der Nachgeburtsperiode zu einer Einschwemmung größerer Mengen fetalen Blutes in den mütterlichen Organismus ⊕, evtl. mit nachfolgender Sensibilisierung (Antikörperbildung) | In einer neuen Schwangerschaft genügt bei sensibilisierten Frauen der Übertritt weniger fetaler Erythrozyten ⊕, um die Mutter zu einer meßbaren Antikörperproduktion **AK** anzuregen. |

Abb. 13–8: Pathogenese der *Rhesus-Inkompatibilität*

kommt es zu einer Flüssigkeitsansammlung (aufgrund des Sauerstoffmangels sind die Blutgefäße vermehrt flüssigkeitsdurchlässig) im Bauch, im Thorax und in der Haut. Dies ist sonographisch zu erkennen. Außerdem versucht das kindliche Herz, die Anämie durch beschleunigte Blutpassage auszugleichen. Es wird dadurch überfordert, es kommt zur Herzinsuffizienz. Auch die Plazenta speichert vermehrt Flüssigkeit: *Polyhydramnion*. Der Kindstod droht.

Folgen für das geborene Kind. Nach Geburt besteht die Anämie weiter, der kindliche Körper versucht immer noch, durch eine überstürzte Blutneubildung die Anämie auszugleichen. Erythrozyten zerfallen weiterhin *(M. haemolyticus neonatorum)*. Ihr Abbauprodukt, das Bilirubin, müßte von der Leber so verstoffwechselt werden, daß es über die Nieren ausgeschieden werden kann. Doch die unreife kindliche Leber ist dazu noch nicht in vollem Umfang in der Lage. Das nicht ausgeschiedene Bilirubin dringt ins kindliche Gehirn und kann hier ernste Schäden anrichten.

1.2.4.2 Diagnose

In der Frühschwangerschaft wird die *mütterliche Blutgruppe* bestimmt und nach gefährlichen *Antikörpern gesucht*. So läßt sich das Risiko für das ungeborene Kind abschätzen. Die *Ultraschalluntersuchung* deckt Flüssigkeitsansammlungen beim Feten im Bauch, im Thorax, in der Haut und in der Plazenta auf. Außerdem werden die Fruchtwassermenge und die Herzaktion beurteilt. Etwa im 7. Monat wird erneut nach *Antikörpern gesucht*. Wenn solche nachgewiesen wurden, muß durch *Amniozentese* Bilirubin im Fruchtwasser bestimmt werden. Die Erythrozytenzerstörung produziert Bilirubin (Abbauprodukt aus den Erythrozyten): die Bilirubinkonzentration im Fruchtwasser ist Gradmesser für die Gefährdung des Feten.

Es ist heute auch möglich, durch eine *ultraschallgesteuerte Punktion der Nabelschnur* kindliches Blut direkt zu gewinnen und dessen Hb-Gehalt zu messen.

1.2.4.3 Therapie und Anti-D-Prophylaxe

Therapie. Bei starker Anämie muß der Fet eine *intrauterine Transfusion* erhalten. Das geschieht unter Ultraschallkontrolle. Die Transfusion kann in die kindliche Nabelschnurvene erfolgen oder in den kindlichen Bauchraum. Nach der Geburt benötigt das Kind evtl. eine *Austauschtransfusion*.

Anti-D-Prophylaxe. Die Verabreichung von Anti-D-Immunglobulin (Antikörper gegen den Rh-Faktor) an eine Schwangere mit Rh-negativem Blut verhindert, daß der Körper der Schwangeren selbst Antikörper bildet. Das Anti-D, i. m. oder i. v. verabreicht, fängt fremde Blutzellen ab und zerstört sie, so daß das Immunsystem mit einer eigenen Antikörperproduktion erst gar nicht beginnt. Diese Prophylaxe ist aber nur sinnvoll, wenn die Schwangere noch keine eigenen Antikörper hat:

In der 28. SSW wird ein Antikörpersuchtest durchgeführt. Fällt er negativ aus, werden Anti-D-Antikörper injiziert. Ebenso wird nach der Geburt (innerhalb von max. 72 Stunden) erneut Anti-D gegeben. Auch nach Fehlgeburten, Eileiterschwangerschaften, Fruchtwasseruntersuchungen oder Blutungen in der Schwangerschaft muß die Anti-D-Prophylaxe bei Rh-negativen Frauen durchgeführt werden.

1.2.5 Diabetes mellitus

1.2.5.1 Formen

In der Schwangerschaft begegnet man *2 Formen* des Diabetes: *Schwangerschaftsdiabetes*: Manifestation eines bisher latenten Diabetes infolge verminderter Insulinwirkung durch insulinantagonisierende Plazentahormone.

Klinisch-manifester Diabetes mellitus: vor der Schwangerschaft bestand bereits ein Diabetes.

1.2.5.2 Pathophysiologie

Die Schwangerschaft stellt eine Stoffwechselbelastung dar, weil in der Plazenta Hormone produziert werden, die in ihren Wirkungen derjenigen von Insulin entgegenstehen. Die erhöhten Blutzuckerwerte der Mutter betreffen auch das ungeborene Kind (in der Plazenta kommt es zum Stoffaustausch zwischen Mutter und Kind, u. a. auch des Zuckers). Die kindliche Bauchspeicheldrüse wirkt dem entgegen und produziert verstärkt Insulin. Die Hyperglykämie löst einen deutlichen Wachstumsschub beim Feten aus: *Riesenkind, Makrosomie.* Trotz des größeren Gewichts leiden die Kinder aber an einer Organunreife: Leber, Lunge und Herz sind besonders betroffen. Auch die Plazenta ist stark vergrößert aber funktionell minderwertig, durch die Behinderung des Sauerstoffaustausches zwischen mütterlichem und kindlichem Blut kann es zum Tod des Kindes kommen. Das Fruchtwasser ist meist vermehrt *(Polyhydramnion).*

Risiken für das Kind:
– *Fehlbildungen* (Embryofetopathia diabetica)
– intrauteriner *Fruchttod* (Risiko steigt stark an, wenn ein Polyhydramnion aufgetreten ist)
– *Frühgeburtlichkeit* wegen Makrosomie und Polyhydramnion
– *Hypoglykämie* (Blutzuckerkonzentration liegt unterhalb der Norm) nach der Geburt mit Folgen z.B. für das Gehirn: Die kindliche Bauchspeicheldrüse hat in der Schwangerschaft vermehrt Insulin gebildet. Nach der Geburt fehlt schlagartig die Glukosezufuhr durch die Nabelschnur, große Mengen an Insulin sind aber vorhanden und bewirken eine Hypoglykämie beim Kind.
– *Atemnotsyndrom* durch mangelhafte Lungenreife. Trotzdem es sich um Riesenkinder handelt, sind sie wie Frühgeborene zu behandeln.

Risiken für die Mutter. Bei diabetischer Stoffwechsellage ist das Risiko für eine *HES* erhöht: Pfropfgestose evtl. bis zur Eklampsie; *Harnweginfekte* nehmen zu; erhöhte *Sektionsrate* bei großem Kind wegen geburtshilflicher Komplikationen; atonische *Nachblutung* sind häufiger; *spätere Manifestation* eines Diabetes mellitus.

1.2.5.3 Schwangerschaftsdiabetes

Diagnose. Anstelle des (ungenauen) Blutzuckertagesprofils wird besser der *orale Glukosetoleranztest (oGTT)* durchgeführt: Man verabreicht (nüchtern) 75 g Zucker (als Lösung). Nach 60 und 120 min mißt man den Blutzucker. Dieser Test sollte zwischen der 20. und 28. SSW durchgeführt werden, besonders:

– bei über 30jährigen und Diabetes in der Familie
– wenn ein Kind mit Fehlbildungen geboren wurde und bei Kindstod kurz vor oder
nach der Geburt
– bei wiederholten Fehlgeburten und Geburtsgewicht > 4000 g
– bei Glukosenachweis im Urin (Teststreifen)
– bei starker Gewichtszunahme in der Schwangerschaft
– bei Bluthochdruck, Polyhydramnion und Nachweis einer Makrosomie im Sono-
gramm.

Fruchtwasseruntersuchung: Durch die Bestimmung des Insulins im Fruchtwasser kann
abgeschätzt werden, wie stark das ungeborene Kind durch den Gestationsdiabetes beeinträchtigt ist.

Ultraschall: Makrosomie und Polyhydramnion veranlassen, nach einem Schwangerschaftsdiabetes zu fahnden.

Therapie. Die *Blutzuckerwerte* sollen in 24 Stunden zwischen 60 und 120 mg/100 ml
liegen. Eine Langzeitkontrolle über die eingestellte Stoffwechsellage erlaubt das Hb-
A 1, welches Auskunft darüber gibt, ob der Blutzucker in den letzten 3 Monaten gut
eingestellt war.

Diät. Zunächst wird es mit Diät versucht: Die Schwangere soll nicht abnehmen, die
Gewichtszunahme soll aber in der schwangerschaftstypischen Norm liegen. Die Nahrung soll fett- und zuckerarm sein.

Insulin. Bleibt das Blutzuckertagesprofil trotz Diät pathologisch oder findet sich im
Fruchtwasser eine erhöhte Insulinkonzentration, muß mit Insulin behandelt werden.

Der gut eingestellte Schwangerschaftsdiabetes ist kein Grund für eine vorzeitige Entbindung. Bei schlecht eingestellter Stoffwechsellage empfiehlt sich ggf. die Schwangerschaftsbeendigung.

Kontraindikation. Orale Antidiabetika sind in der Schwangerschaft wegen möglicher Kinds-
schädigung verboten!

1.2.5.4 Manifester Diabetes mellitus

Definition. Der Diabetes mellitus ist bereits vor der Schwangerschaft existent (manifest). Eine optimale Blutzuckereinstellung sollte bereits vor Schwangerschaftsbeginn
angestrebt werden (sonst auch drohende Fehlgeburt). Im Laufe der Schwangerschaft
verändert sich der Insulinbedarf: eine engmaschige Überwachung ist erforderlich, da
eine *Risikoschwangerschaft* vorliegt.

Eine vorzeitige Schwangerschaftsbeendigung ist heute nicht mehr erforderlich, eine
Terminüberschreitung wird jedoch ungern hingenommen.

1.2.6 Intrauterine Mangelentwicklung (IUM)

Mangelgeborene fallen durch ein zu niedriges Geburtsgewicht *(Hypotrophie)* auf
(< 10. Perzentile), was sonographisch erfaßt werden kann.

1.2.6.1 Ursachen

Fehlbildungen. Je früher in der Schwangerschaft die IUM auftritt, desto eher sind Fehlbildungen ursächlich (genetische Ursachen), z.B. eine Trisomie.

Infektionen können eine IUM verursachen: Zytomegalie, Toxoplasmose, Listeriose oder Röteln.

Plazentainsuffizienz ist eine Minderfunktion der Plazenta, bei der der Stoffaustausch zwischen Mutter und Kind beeinträchtigt ist, wodurch eine IUM resultieren kann.

Akute Plazentainsuffizienz. Hier steht die Hypoxie im Vordergrund. Dies kann rasch zum Absterben des Kindes im Mutterleib führen. Mögliche Ursachen sind eine vorzeitige Ablösung der Plazenta von ihrer Haftstelle oder Infarkte in der Plazenta.

Chronische Plazentainsuffizienz. Für die Mangelentwicklung viel entscheidender ist die chronische Plazentainsuffizienz, die sich über Wochen und Monate hin entwickelt. Im Extremfall kann es auch hierbei zum Kindstod kommen. Für das Kind steht die chronische Unterversorgung mit allen lebenswichtigen Stoffen im Vordergrund. Hinter einer chronischen Plazentainsuffizienz können sich verbergen: Nikotinabusus, Alkohol- oder Drogenmißbrauch, HES, mangelnde Ausreifung der Plazenta u.a.

Mütterliche Ursachen für eine IUM: Eine schwere Anämie der Schwangeren bedingt auch eine Minderversorgung des ungeborenen Kindes mit Sauerstoff. Eine ausgeprägte Mangelernährung kann zu einer IUM führen (dies spielt in Entwicklungsländern eine Rolle).

1.2.6.2 Diagnose

Ein *vermindertes Gebärmutterwachstum* in der Schwangerschaft kann den Verdacht auf eine kindliche Mangelentwicklung aufkommen lassen.

Der **Sonographie** kommt eine zentrale Bedeutung zu: Man erkennt den *zu kleinen Kopf* und *unterentwickelten Bauch*, eine verminderte Fruchtwassermenge *(Oligohydramnie)* und fahndet nach *Fehlbildungen*.

Durchblutungsparameter an Plazenta und fetalen Gefäßen usw. (Doppler) können frühzeitig zur Diagnose beitragen. Durch eine *Fruchtwasseruntersuchung* lassen sich Chromosomenfehler feststellen.

1.2.6.3 Therapie

Eine ursächliche Behandlung ist in vielen Fällen nicht möglich. Ist ein Wachstumsstillstand festzustellen oder kommen andere ungünstige Kriterien dazu (z.B. pathologisches CTG), ist die vorzeitige Entbindung für das Kind evtl. die einzige Überlebenschance. Unterstützend wirken Schonung, ggf. Bettruhe, Meiden von Nikotin, Alkohol.

1.2.7 Terminüberschreitung, Übertragung

Definition. Wird der errechnete und durch Ultraschall gesicherte Entbindungstermin überschritten, nennt man das *Terminüberschreitung*. Eine *Übertragung* liegt vor, wenn der Entbindungstermin um mehr als 7–10 Tage überschritten wird.

Die **Ursache** ist in den meisten Fällen nicht zu klären. Es liegt oft eine mangelhafte Erregbarkeit der Gebärmuttermuskulatur und damit eine Wehenschwäche vor. Auch kindliche Fehlbildungen können ursächlich sein: z. B. Anenzephalus (Schädeldach und Teile des Gehirns fehlen).

Risiken. Bei einer *Übertragung* sind die Kinder gefährdet, denn die Plazentafunktion nimmt deutlich ab. Es kann zur Sauerstoffminderversorgung des ungeborenen Kindes und nachfolgend zum Kindstod kommen.

> Heute wird empfohlen, ab 10 Tage über dem errechneten Entbindungstermin die Geburt einzuleiten.

Praktisches Vorgehen. Ab Erreichen des Entbindungstermins muß die Schwangerschaft noch engmaschiger überwacht werden. Solange keine kindlichen Gefährdungen vorliegen, kann 9 Tage auf die Wehen gewartet werden. Ab 10 Tagen über dem Termin wird aktiv vorgegangen. Bei jeder kindlichen Auffälligkeit (z. B. CTG) wird die Geburt früher eingeleitet.

Geburtseinleitung: Ist die Portio noch in voller Länge erhalten und der Muttermund geschlossen, wird zunächst eine Portioreifung mit Prostaglandinen angestrebt (z. B. Prostaglandin-Tabletteneinlage in die Vagina). Bei reifer Portio wird eine Oxytocin-Dauertropfinfusion verabreicht. Eine Fruchtblasensprengung stellt einen zusätzlichen Reiz für den Wehenbeginn dar.

1.2.8 Vorzeitige Wehen, Zervixinsuffizienz, Frühgeburt

1.2.8.1 Vorzeitige Wehen und Zervixinsuffizienz

Vorzeitige Wehen. Vor der vollendeten 37. SSW treten regelmäßige schmerzhafte Kontraktionen von mindestens 30 sec. Dauer mindestens 2 Mal in 10 Minuten für mindestens eine halbe Stunde auf, unabhängig davon, ob diese Wehen zu einer Verkürzung der Portio und einer Eröffnung des Muttermundes führen (vorzeitige Portioreifung). Die vorzeitige Wehentätigkeit kann durch das CTG entdeckt werden oder durch die Angaben der Schwangeren.

Zervixinsuffizienz. Auffällige Verkürzung der Portio, Weicherwerden der Portio und Muttermunderöffnung ohne Wehen vor der vollendeten 37. SSW. Verlaufskontrollen sind erforderlich.

1.2.8.2 Frühgeburt

Geburt *vor* der vollendeten *37. SSW* (gerechnet vom 1. Tag der letzten Periode).

> Die Frühgeburt ist die häufigste Ursache der Kindersterblichkeit.

Besonders gefährdet sind extreme Frühgeborene mit einem Geburtsgewicht von unter 1500 g. Frühgeborene sind von vielerlei *Komplikationen* bedroht, die sich aus ihrer Unreife ergeben:
– mangelnde Temperaturregulation
– Lungenunreife mit Atemnotsyndrom, das selbst durch eine Beatmung nicht immer beherrscht werden kann

– Kreislaufregulationsstörungen mit Schock, Sauerstoffmangel, Hirnblutung, lebensbedrohlicher Darmerkrankung (nekrotisierende Enterokolitis)
– Ernährungsschwierigkeiten
– Stoffwechselunreife mit Unterzuckerung, Niereninsuffizienz
– mangelnde Immunität mit besonderer Bedrohung durch Infektionen (Pneumonie, Meningitis, Sepsis).

Dank der Intensivmedizin überleben heute selbst extreme Frühgeborene. Über die Prognose für das weitere Leben lassen sich aber nur sehr schwer Aussagen machen (z.B. die neurologische Entwicklung, geistige und körperliche Entwicklung).

Ursachen und Risikofaktoren. Die Ursache für die Frühgeburt bleibt oft *unklar.*

Es können mehrere Faktoren eine Rolle spielen, wenn es zur vorzeitigen Wehentätigkeit mit Eröffnung des Muttermundes kommt:
– psychosoziale Faktoren wie alleinstehende Schwangere, Überlastung, niedriger sozialer Status
– sehr junge oder alte Schwangere (< 18 Jahre oder > 40 Jahre)
– Krankheiten der Schwangeren: Infektionen der Vagina oder Zervix, Auffälligkeiten der Gebärmutter (z.B. Myome), Allgemeinkrankheiten wie Harnweginfekt
– Schwangerschaftskomplikationen wie Mehrlinge, erhöhte Fruchtwassermenge, Blutungen in der Schwangerschaft oder Umstände, die zu einer vorzeitigen Schwangerschaftsbeendigung zwingen, z.B. Präeklampsie/Eklampsie, Diabetes mellitus mit Komplikationen, Mangelentwicklung des Kindes
– belastete Anamnese der Schwangeren wie vorausgegangene Frühgeburten oder Fehlgeburten, häufige Geburten.

Die *Zervixinsuffizienz* (Störung des zervikalen Verschlußapparates) beruht auf einer konstitutionellen Bindegewebeschwäche oder vorausgegangenen Schädigungen bei einer Geburt, einer Kürettage oder einer Konisation.

Diagnose. Die drohende Frühgeburt kündigt sich an durch *schmerzhafte Kontraktionen* oder ein auffälliges *Hartwerden des Bauches.* Das **CTG** gibt Aufschluß über die Wehentätigkeit. Die *vaginale Untersuchung* zeigt die vorzeitige Portioreifung oder Zervixinsuffizienz an.

Labor. Der Urinstatus kann Hinweise auf einen Harnweginfekt liefern. Im Blut werden besonders eine Erhöhung der Leukozytenzahl und CRP-Wertes beachtet als Hinweis auf eine infektiöse Genese.

Mittels **Ultraschall** wird das kindliche Gewicht geschätzt, die Menge des Fruchtwassers beurteilt (möglicher Hinweis auf einen vorzeitigen Blasensprung), kindliche Fehlbildungen erkannt.

Therapie. Behandelt wird mit:
– *Ruhigstellung* bei großer körperlicher und seelischer Belastung (Bettruhe)
– medikamentöser *Wehenhemmung*: Magnesium (oral oder parenteral), ggf. Betasympathomimetika

In der Gebärmuttermuskulatur finden sich Betarezeptoren des sympathischen Nervensystems, deren Erregung zu einer Wehenhemmung führt = *Sympathomimetika.*

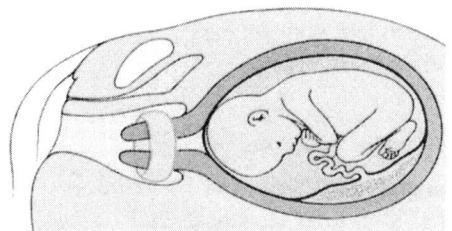

Abb. 13–9: Operative Portioumschlingung *(Cerclage)*

– *Antibiotika*, wenn eine mütterliche Infektion ursächlich ist (z. B. Harnweginfekt, vaginale oder zervikale Infektion)
– evtl. operative Portioumschlingung (*Cerclage*, Abb. 13–9)
– Förderung der kindlichen *Lungenreife* (25.–35. SSW): Kortikoide, an die Schwangere verabreicht, können die Lugenreife des Feten fördern.

Wehenhemmende Medikamenten und Kortikoide machen eine intensive Überwachung notwendig machen: täglich mehrmalige Kontrolle von Blutdruck, Puls, Temperatur, Bilanz; in regelmäßigen Abständen Laborkontrollen, CTG, Muttermundbefund, Ultraschall.

Die *Cerclage* wird maximal bis zur 28. SSW bei drohender vorzeitiger Muttermunderöffnung ohne spürbare Wehentätigkeit (Zervixinsuffizienz) durchgeführt.

Der Wert einer vorbeugenden Cerclage (z. B. bei einer Mehrlingsschwangerschaft) ist umstritten. Eine Cerclage bei vorzeitiger Portioreifung ist möglich, jedoch erst nach Abklingen der vorzeitigen Wehentätigkeit zu empfehlen.

Geburtsleitung. Eine Frühgeburt wird nicht aufgehalten bei:
– vorzeitiger Wehentätigkeit, die nicht erfolgreich behandelt werden kann (trotz Therapie weitere Eröffnung des Muttermundes)
– wenn Kontraindikationen gegen das Aufhalten der Frühgeburt bestehen (z. B. hohes Fieber der Schwangeren und Verdacht auf Amnioninfektion).

Gerade das Frühgeborene ist äußerst empfindlich gegen Sauerstoffmangel, Geburtstraumen und Infektionen. Die Geburtsleitung ist daher besonders schonend vorzunehmen. Die Indikation zum Kaiserschnitt soll sehr großzügig gestellt werden, da er die schonendste Art der Entbindung für das Kind darstellt.

1.2.9 Vorzeitiger Blasensprung

Vorzeitiger Blasensprung: Blasensprung vor dem Auftreten von regelmäßigen Wehen.

Rechtzeitiger Blasensprung: Blasensprung nach vollständiger Eröffnung des Muttermundes.

Frühzeitiger Blasensprung: Blasensprung nach dem Beginn von regelmäßigen Wehen, jedoch noch nicht vollständig eröffnetem Muttermund.

Hoher Blasensprung: Die Fruchtblase springt oberhalb des Muttermundbereiches, man tastet von vaginal her noch die Eihaut, dennoch läuft Fruchtwasser ab.

> Sobald ein Blasensprung stattgefunden hat, befindet sich die Schwangere *unter der Geburt*, auch wenn noch keine Wehen bestehen.

1.2.9.1 Ursachen des vorzeitigen Blasensprungs

– vorzeitige Portioreifung durch vorzeitige Wehen
– vermehrte Fruchtwassermenge und Mehrlingsschwangerschaft
– Infektionen des unteren Eipols (Eihaut im Bereich des Muttermundes) durch aufsteigende Keime aus der Vagina
– bei Amniozentese, Cerclage, Amnioskopie

1.2.9.2 Diagnose und Therapie

Diagnose. Die Schwangere berichtet über *schwallartiges Abgehen von reichlich klarer Flüssigkeit*. Bei der vaginalen Untersuchung mit Spekula kann man gelegentlich den Fruchtwasserabgang aus dem Muttermund sehen. Durch den alkalischen pH-Wert des Fruchtwassers verfärbt sich bei der *Lackmusprobe* der Papierstreifen blau. Der normale Vaginalausfluß hat einen sauren pH-Wert (Milchsäurebakterien in der Scheide). Es muß ein *Vaginalabstrich für die mikrobiologische Untersuchung* abgenommen werden um klären zu können, ob und welche pathologischen Keime sich in der Vagina befinden und nach einem erfolgten Blasensprung durch Aufsteigen das Kind bedrohen können. Bei der *Ultraschalluntersuchung* wird die Menge des Fruchtwassers beurteilt. Das *CTG* soll den Zustand des Kindes klären und Wehentätigkeit nachweisen. Die *Labordiagnostik* (v.a. Blutbild, CRP) gibt Hinweise auf eine Allgemeininfektion der Schwangeren.

Therapie. Ein **Blasensprung in Terminnähe** bedeutet, daß mit einem reifen Kind zu rechnen ist. Da der Blasensprung die Keimaszension begünstigt und z.B. ein Amnioninfektionssyndrom resultieren kann, sollte die Geburt innerhalb der nächsten 24 Stunden erfolgen. Häufig ist mit einem spontanen Einsetzen der Wehentätigkeit nach Blasensprung zu rechnen. Wehentätigkeit und Muttermundreifung werden ggf. medikamentös unterstützt (Prostaglandine, Oxytocin) und eine Antibiotikaprophylaxe durchgeführt. Kommen die Wehen nicht in Gang oder droht ein Amnioninfektionssyndrom (Fieber, Tachykardie der Schwangeren, Leukozytose, CRP-Erhöhung, tachykardes CTG mit kindlicher Herzfrequenz > 160), so ist die Geburtsbeendigung durch Kaiserschnitt notwendig.

Bei einem **Blasensprung vor der vollendeten 37. SSW** bestehen 2 Risiken: *Frühgeburt* und *Infektion* mit ihren Komplikationen.

Je früher der Blasensprung auftritt, umso eher wird man eine Schwangerschaftsverlängerung anstreben, um eine möglichst weitgehende Reife des Kindes zu erreichen. Sobald Zeichen der Infektion bei Mutter oder Kind auftreten, muß die Schwangerschaft beendet werden. Auf eine Infektion weisen hin: Fieber, Tachykardie der Schwangeren, Leukozytose und Erhöhung des CRP, kindliche Tachykardie im CTG. Liegt keine Infektion vor, wird wie folgt behandelt:
– absolute Bettruhe, Lungenreifebeschleunigung mit Kortikoiden
– evtl. Wehenhemmung und Antibiose (v.a. bei B-Streptokokken im Vaginalabstrich)
– evtl. lokale Scheidendesinfektion.

Die Schwangerschaftsbeendigung erfolgt, wenn ein *Amnioninfektionssyndrom* vorliegt. Für die Geburtsleitung gilt dasselbe wie in Kap. (1.3.2.1) angeführt: Je nach geburtshilflicher Situation und Schwangerschaftsalter möglichst schonende Entbindung.

1.2.10 Mehrlingsschwangerschaften, -geburten

Mehrlingsschwangerschaften können *eineiig* (30 %) und *zweieiig* (70 %) sein. Auf 85 Schwangerschaften kommt eine Zwillingsschwangerschaft (häufigste Mehrlingsschwangerschaft). Eineiige Zwillinge entstehen aus einem befruchteten Ei, das sich in den ersten Tagen einmal komplett teilt.

Eineiige Zwillinge haben dasselbe Geschlecht und identische Erbanlagen.

Zweieiige Zwillinge entstehen durch die Befruchtung von 2 gesprungenen Eizellen, sie sind sich so ähnlich wie andere Geschwister auch.

1.2.10.1 Risiken der Mehrlingsschwangerschaften

Die Mehrlingsschwangerschwangerschaft ist besonders belastend: Kreislauf und Atmung werden stärker in Ansprung genommen. Die Schwangerschaftsanämie ist durch den erhöhten Eisenverbrauch ausgeprägter. Die Gebärmutter muß sich sehr viel stärker vergrößern (Atem- und Bauchbeschwerden). Es kommt eher zu vorzeitigen Wehen, einer Frühgeburt und zur hypertensiven Erkrankung in der Schwangerschaft. Für die ungeborenen Kinder besteht ein größeres Risiko, daß Mangelentwicklung eintritt. Bei eineiigen Zwillingen kann es durch Gefäßverbindungen in der Plazenta zu einem krankhaften Blutaustausch zwischen den beiden ungeborenen Kindern kommen *(Zwillingstransfusionssyndrom)*.

Diagnose. Symptome sind: vermehrte Schwangerschaftsbeschwerden schon zu Beginn (Übelkeit, Erbrechen), hoher Fundusstand, hoher Zwerchfellstand und Atembeschwerden, starke Gewichts- und Zunahme des Bauchumfangs, *beweisend ist der Ultraschall.*

1.2.10.2 Betreuung während der Schwangerschaft, Mehrlingsgeburten

Die Schwangerschaftsvorsorge muß wesentlich engmaschiger sein als bei Einlingsschwangerschaften. Die Schwangere muß vor zusätzlichen Überlastungen geschützt werden. Evtl. ist eher eine medikamentöse Wehenhemmung oder eine Cerclage notwendig. Die kindliche Entwicklung muß sehr genau überwacht werden.

Mehrlingsgeburten. Bei Zwillingen ist in etwa der Hälfte der Fälle eine normale Geburt möglich (Abb. 13–10). Durch die massive Überdehnung der Gebärmutter kann es zur Wehenschwäche oder zu verstärkten Blutungen unter und nach der Geburt kommen. Die CTG-Überwachung der Zwillinge während der Geburt ist obligat.

1.2.11 Infektionen in der Schwangerschaft

TORCH-Komplex. Infektionen können das ungeborene Kind während der Schwangerschaft und Geburt bedrohen. Die wichtigsten pränatalen Infektionen sind unter dem Begriff TORCH-Komplex bekannt (s. Kap. XVIII). Dabei resultieren nach Zeit-

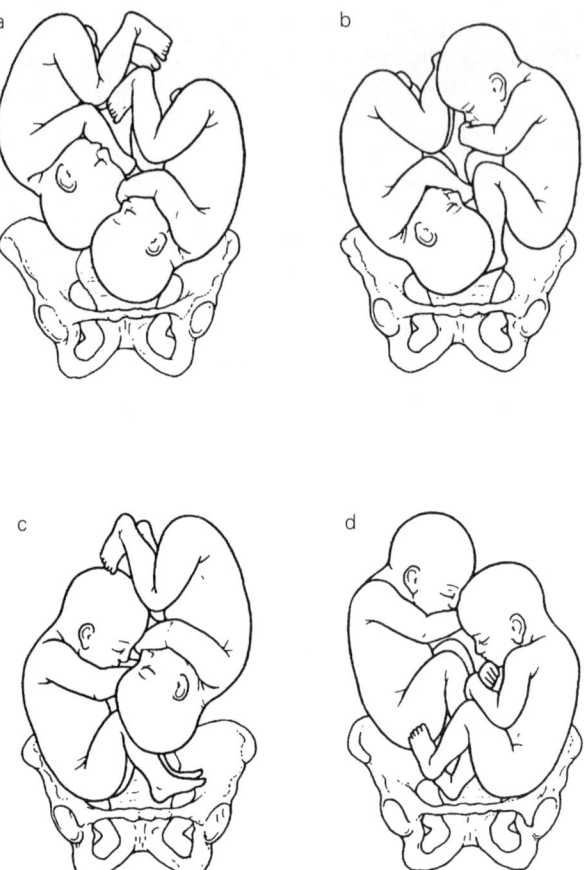

Abb. 13–10: Mögliche *Lage von Zwillingen zueinander,* **a.** Beide in Schädellage, **b., c.** Ein Kind in Schädellage, eines in Beckenendlage. **d.** Beide in Beckenendlage. Befindet sich das führende Kind nicht in Schädellage, ist eine normale Geburt nicht möglich

punkt (wann die Infektion in der Schwangerschaft stattfindet) und Schweregrad entweder der Tod des ungeborenen Kindes, Fehlbildungen oder andere Fruchtschädigungen (Embryo-, Fetopathie). Durch Untersuchung des Nabelschnurblutes läßt sich ermitteln, ob eine pränatale Infektion vorliegt. Bestimmt wird dabei das Immunglobulin *IgM*, das nicht von der Mutter stammen kann (es passiert die Plazentaschranke nicht).

1.2.12 Blutungen in der zweiten Schwangerschaftshälfte

1.2.12.1 Placenta praevia

Die normale Plazenta sitzt weit oben im Gebärmutterkörper (Fundus, Vorder- oder Hinterwand). Die Placenta praevia hat sich atypisch im unteren Segment der Gebärmutterhöhle eingepflanzt und kann den inneren Muttermund am Rand erreichen,

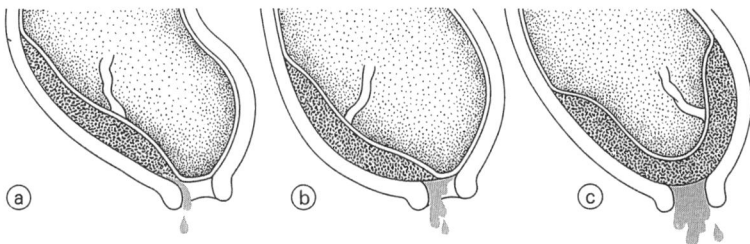

Abb. 13–11: Formen einer *Placenta praevia,* **a.** Placenta praevia marginalis, **b.** Placenta praevia partialis, **c.** Placenta praevia totalis

teilweise oder sogar ganz über dem inneren Muttermund liegen. Es kann in der Schwangerschaft, spätestens aber bei Geburtsbeginn durch die Wehen, zu einer Ablösung von der Haftstelle an der Gebärmutterwand kommen, wodurch Blutungen aus den abgelösten Bereichen entstehen.

Einteilung (Abb. 13–11): Je nach Lage zum inneren Muttermund unterscheidet man:
Placenta praevia marginalis (der Plazentarand erreicht den inneren Muttermund gerade eben)
Placenta praevia partialis (die Plazenta liegt zum Teil über dem inneren Muttermund)
Placenta praevia totalis (die Plazenta überdeckt den inneren Muttermund komplett).

Bei Blutungen aus einer Plazenta praevia handelt es sich um mütterliches Blut, zusätzlich kann auch kindliches Blut verloren werden: Bedroht sind Mutter und Kind durch einen *Volumenmangelschock!*

Ursachen. Eine Placenta praevia wird häufiger bei Schwangeren gefunden, die mehrfache *Ausschabungen* hinter sich haben. Außerdem nistet sich die Plazenta bei *Mehrgebärenden* häufiger zu weit unten ein.

Symptome. Die *Blutung* ist Leitsymptom! Sie beginnt stets vor dem Blasensprung. Die Blutungsstärke steht in direkter Beziehung zum Allgemeinbefinden der Schwangeren.

Diagnose. Der *Ultraschall* dient u. a. der Beurteilung des Plazentasitzes. Eine Placenta praevia sollte bereits vor der Blutung erkannt werden. Dann sind vorbeugende Schritte möglich.

Die *Spekulumuntersuchung* dient eher dem Erkennen anderer Blutungsursachen.

Gelegentlich sieht man durch den teilweise offenen Muttermund dann auf die Plazenta. Ist aber bereits sonographisch die Placenta praevia erkannt worden, sollte auf jede Manipulation in der Scheide verzichtet werden, denn sie könnte zu einer Verschlimmerung der Blutung führen.

Therapie. Bei *leichten vaginalen Blutungen*, mütterlichem und kindlichem Wohlergehen und noch unreifem Kind (vor der abgeschlossenen 38. SSW) wird man abwarten und versuchen, die Schwangerschaft weiter zu erhalten und die Blutung zu beruhigen. Man behandelt mit:
– strenger *Bettruhe*, Kontrolle der *Vorlagen*
– *Wehenhemmung* (Magnesium, Betasympathomimetika)

– *evtl. Lungenreifeförderung*
– Kontrollen von *Blutbild, Gerinnung, CTG.*

> Die *starke Blutung* erfordert die sofortige Entbindung, ungeachtet des Schwangerschaftsalters und damit Reifegrad des Kindes: *Kaiserschnitt!*

1.2.12.2 Vorzeitige Lösung der Plazenta

Definition. Teilweise oder vollständige Ablösung einer normal sitzenden Plazenta vor der Geburt des Kindes, wodurch es zu Blutungen aus mütterlichen und evtl. auch aus kindlichen Gefäßen kommt. Die Blutung muß nach außen nicht unbedingt erkennbar sein: Da es sich um eine normal eingenistete Plazenta handelt, wird diese weit oben in der Gebärmutterhöhle sitzen. Es blutet dann hinter der Plazenta, d. h. zwischen Gebärmutterwand und Plazenta, wo sich ein Bluterguß bildet *(retroplazentares Hämatom)*. Der Bluterguß vergrößert die Ablösung der Plazenta immer mehr (Abb. 13–12). Wenn sich die Ablösungsstelle am Rand der Plazenta befindet, kann auch ein Teil des Blutes zwischen Gebärmutterwand und Eihäuten nach unten und aus der Zervix laufen. Dann fällt eine vaginale Blutung auf.

Die **Ursache** einer vorzeitigen Lösung bleibt häufig unklar.

Möglich sind: stumpfes Bauchtrauma (z. B. Verkehrsunfall), äußere Wendung des Kindes (z. B. bei Beckenendlage), Zug des Kindes an einer sehr kurzen Nabelschnur, nach Geburt eines Zwillings kann es durch die Volumen- und Druckabnahme in der Gebärmutterhöhle ebenfalls zur vorzeitigen Lösung der Plazenta kommen, hypertensive Erkrankungen in der Schwangerschaft (bedingt durch die Gefäßveränderungen, die im Rahmen dieser Krankheiten entstehen).

Symptome. Häufig bemerkt die Schwangere einen plötzlichen starken *Schmerz.* Im weiteren Verlauf entwickelt sich ein *Schock:* allgemeines Unwohlsein, Angst, Schwindelgefühl mit Schwarzwerden vor den Augen, Blässe, Bewußtlosigkeit. Oft werden keine Kindsbewegungen mehr verspürt. Eine vaginale *Blutung* ist häufig, jedoch sagt ihre Stärke nichts über das tatsächliche Blutungsausmaß aus, da es auch zur Ausbil-

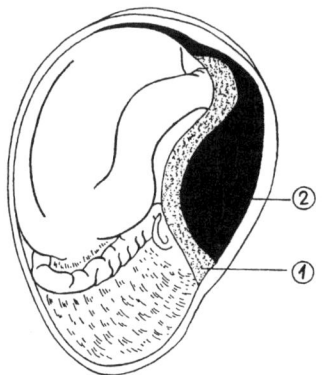

Abb. 13–12: Vorzeitige Lösung der Plazenta: die Plazenta ist vollständig abgelöst, man erkennt ein großes *retroplazentares Hämatom*

dung eines Blutergusses hinter der Plazenta kommt. Der wachsende Bluterguß zwischen Gebärmutterwand und Plazenta führt zu einer Spannung, die *Gebärmutter* fühlt sich *auffallend hart* an und ist sehr *druckempfindlich*. Die Schwangere ist durch den Blutverlust bedroht, das Kind ist in schweren Fällen selten zu retten, denn es erleidet einen starken Sauerstoffmangel oder einen Volumenmangelschock, das CTG ist pathologisch. Oft ist das ungeborene Kind schon tot, bis die Schwangere die Klinik erreicht.

Diagnose. Die *Anamnese* mit plötzlichem Schmerzereignis muß bereits den Verdacht erwecken, insbesondere bei weiterhin auffällig berührungsempfindlichem Uterus. Im *Ultraschall* findet man das typische retroplazentare Hämatom. Das *CTG* ist pathologisch, wenn nicht bereits ein Kindstod festgestellt werden muß.

Komplikationen. *Gerinnungsstörungen* kommen nicht nur im Zusammenhang mit einer vorzeitigen Plazentalösung vor. Sie stellen eine lebensbedrohliche Gefahr für Mutter und Kind dar (s. Kap. 1.1.3) und können in Erscheinung treten:
– bei der vorzeitigen Plazentalösung
– bei Präeklampsie, Eklampsie, HELLP-Syndrom
– bei der Fruchtwasserembolie, Puerperalsepsis
– nach intrauterinem Kindstod (auch beim Missed abortion)
– beim septischen Abort, Amnioninfektionssyndrom.

Therapie. Die *Kaiserschnittentbindung* ist die Therapie der Wahl.

Bei abgestorbener Frucht oder extremer Frühgeburt wird man versuchen, der Mutter einen Kaiserschnitt zu ersparen.

2. Geburt

2.1 Normale Geburt

Funktionelle Anatomie. Das reife Kind ist ca. 52 cm lang und wiegt ca. 3400 g. Man unterscheidet an ihm große und kleine Teile. *Große Teile* sind Kopf, Rücken und Steiß des Kindes. *Kleine Teile* sind die Arme und Beine. Für den Ablauf der Geburt ist der kindliche *Kopf* von besonderer Bedeutung, da er der größte und härteste Teil des Kindes ist. Der Geburtsweg wird auch Geburtskanal genannt. Er ist ein Kanal, der von Knochen und Weichteilen gebildet wird. Die knöchernen Teile sind die knöchernen Wände des kleinen Beckens. Am kleinen *Becken* kann man 3 Etagen unterscheiden: Beckeneingangsraum, Beckenhöhle und Beckenausgangsraum. Dabei ist der Beckeneingang queroval, die Beckenhöhle rund und der Beckenausgang längsoval. Die Weichteile bestehen aus dem unteren Uterinsegment, der Zervix, der Scheide, der Vulva und der Beckenbodenmuskulatur. Sie müssen vom größten kindlichen Teil, nämlich dem Kopf, aufgedehnt werden. Die Wehen der Gebärmutter bewirken, daß sich der Muttermund öffnet und das Kind durch den Geburtskanal hindurchtritt.

Man unterscheidet **3 Geburtsphasen:**
Eröffnungsperiode: beginnt mit regelmäßiger Wehentätigkeit und endet bei vollständig eröffnetem Muttermund,

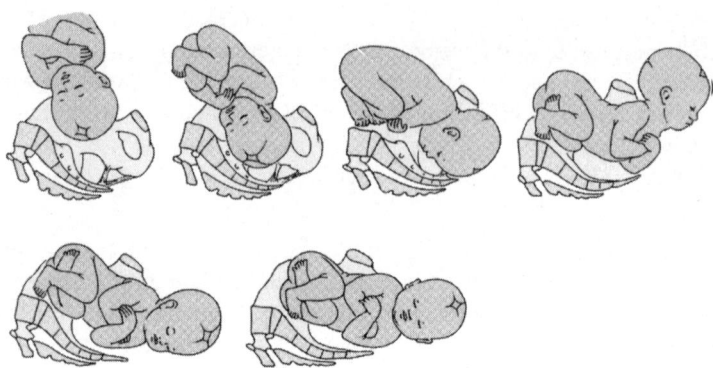

Abb. 13–13: *Geburtsmechanismus:* Bewegungen des Kindes unter der Geburt

Austreibungsperiode: beginnt bei vollständig eröffnetem Muttermund und endet mit der vollständigen Geburt des Kindes,
Nachgeburtsperiode: beginnt nach der Geburt des Kindes und endet mit der vollständigen Geburt der Plazenta *(Plazentarperiode)* bzw. 2 Stunden nach der Geburt (Nachgeburtsperiode).

Geburtsmechanismus. Das ungeborene Kind muß während der Geburt wesentliche Bewegungen durchführen wie z. B. das Senken des Kopfes auf die Brust beim Eintritt ins kleine Becken (Abb. 13–13). Der reibungslose Ablauf führt zur möglichst zügigen und am wenigsten belastenden Geburt für Mutter und Kind. Wesentlich ist, daß das Kind mit dem günstigsten (weil kleinsten) Kopfumfang durch den Geburtskanal durchtritt.

2.1.1 Geburtsbeginn, -leitung, -erleichterung

Geburtsbeginn. Die Geburt hat begonnen, wenn *regelmäßige Wehen alle 10 Minuten* oder häufiger für mindestens eine halbe Stunde bestehen oder die *Fruchtblase gesprungen* ist.

Aufnahme in den Kreißsaal. Bei Geburtsbeginn erfolgt die Aufnahme in den Kreißsaal. Die Schwangere (Kreißende) wird auf die Geburt vorbereitet:
– Entleerung der Harnblase (eine volle Blase stellt eine Wehenbremse dar)
– Entleerung des Enddarms mittels Einlauf (sonst entleert sich später beim Pressen dauernd Stuhl)
– Wannenbad oder Dusche
– Desinfektion der äußeren Geschlechtsteile z. B. durch Rasieren der Schamhaare (Schamhaare sind Keimträger!).

Die Kreißende muß nüchtern bleiben wegen einer evtl. erforderlichen Narkose.

Untersuchung der Kreißenden. *Anamnese* der Kreißenden (wie alt, das wievielte Kind, Besonderheiten der Schwangerschaft, seit wann Wehen, wann war der Blasensprung usw), Einsicht in den *Mutterpaß* (Entbindungstermin, dokumentierte Risiken usw.), *CTG* zur Beurteilung des kindlichen Zustandes und zur Objektivierung der

Wehentätigkeit, *Untersuchung* der Kreißenden (Betrachtung, Leopold-Handgriffe, vaginale Untersuchung), Vitalzeichen, *Ultraschalluntersuchung* (bei schmerzhafter Wehentätigkeit oft nur orientierend möglich), Blutentnahme (am besten gleichzeitiges Legen einer großlumigen Braunüle): Blutbild, Elektrolyte, Quick-Test, Harnstoff und Kreatinin.

2.1.1.1 Leitung der Geburt

Während der **Eröffnungsperiode** (s. o.) muß der Geburtsfortschritt kontrolliert werden: Schreitet die Eröffnung des Muttermundes weiter voran? Kommt das Köpfchen des Kindes im kleinen Becken wie erwartet immer tiefer? Diese Fragen werden in der Regel durch vaginale Untersuchungen beantwortet. Während der Eröffnungsperiode müssen Kreißende und Kind überwacht werden:
– Bei der *Kreißenden* müssen *Blutdruck, Puls und Temperatur* mindestens 2stündlich kontrolliert werden. Außerdem kommt der Zuwendung durch das geburtshilfliche Team eine große Bedeutung zu.
– Das *Kind* wird (möglichst kontinuierlich) *CTG-überwacht*. Nur so ist ein Sauerstoffmangel frühzeitig zu erkennen. Bei fraglichen CTG-Befunden ist evtl. noch der Einsatz der *MBU (Mikroblutuntersuchung)* notwendig. Das CTG gibt außerdem Auskunft über Wehendauer, -pausen und -frequenz.

Leitung der Austreibungsperiode. Zunächst wird das Kind durch die Austreibungswehen soweit durch das kleine Becken nach unten befördert, daß das Köpfchen auf dem Beckenboden zu liegen kommt. Die Bauchpresse erzielt so die größte Wirkung. Das Mitpressen der Kreißenden wird reflektorisch ausgelöst. Entscheidend ist die Anleitung der Kreißenden beim Mitpressen durch die Hebamme. Die Preßperiode ist für das Kind die gefährlichste Zeit während der Geburt, deshalb ist die CTG-Überwachung gerade jetzt wichtig. Während der Austreibung muß ein Dammschutz erfolgen (Abb. 13–14): Er verhindert ein zu schnelles Hindurchtreten des kindlichen Kopfes, was zu unkontrollierbaren Zerreißungen in der Dammuskulatur führen würde.

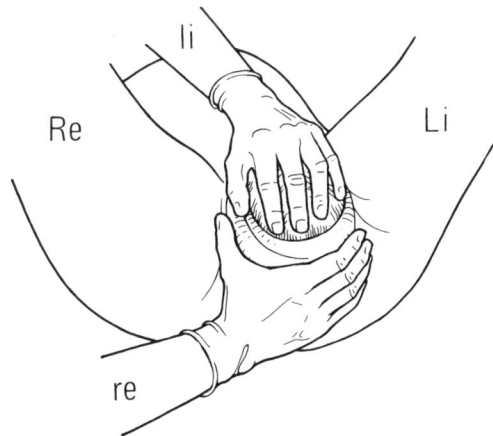

Abb. 13–14: Durchführung des *Dammschutzes* durch den Geburtshelfer bzw. die Hebamme

Der **Scheidendammschnitt** (Episiotomie) wird angelegt bei drohendem *Dammriß*, *Gefährdung des Kindes* (zur Abkürzung der Preßperiode bei pathologischem CTG), bei allen *vaginal-operativen Entbindungen*, bei allen *Frühgeburten* (der Druck auf das Köpfchen wird reduziert), bei *Beckenendlagenentbindungen*, bei *Zwillingsentbindungen*.

Nach der Geburt des Köpfchens müssen die Schultern geboren werden, der Rumpf gleitet mühelos heraus. Es werden nun Mund, Nase und Rachen abgesaugt (Schleim und Fruchtwasser) und die Nabelschnur abgeklemmt (Abnabelung).

Leitung der Plazentarperiode. Die Lösung und Ausstoßung der Plazenta geschieht durch die *Nachgeburtswehen*. Die Nachgeburtswehen wie auch die Nachwehen führen zur Verkleinerung der Gebärmutter, diese fühlt sich hart und fest an. Damit wird die sehr wichtige Blutstillung erreicht, denn an der Ablösungsstelle blutet es aus eröffneten Gefäßen. Lösung und Ausstoßung der Plazenta können von einem starken Blutverlust begleitet sein, der über die normalen 200–400 ml hinaus geht. Lösung und Ausstoßung der Plazenta dauern ca. 20 Minuten. Nach der Ausstoßung der Plazenta muß kontrolliert werden, ob sie vollständig ausgestoßen worden ist. Bei *vollständiger Plazenta* folgt jetzt die Gabe von 3 Einheiten Oxytocin (kontrahiert den Uterus, stoppt die Blutung) i.v., evtl. die Naht von Dammschnitt oder Rißverletzungen und die Überwachung der Entbundenen für 2 Stunden im Kreißsaal (Nachblutung!).

Geburtsdauer. Bei Erstgebärenden dauert die Eröffnungsperiode ca. 10 Stunden, bei Mehrgebärenden ca. 7 Stunden. Bei vollständig eröffnetem Muttermund sollte (grob gesagt) die Geburt des Kindes in etwa 1–2 Stunden erfolgt sein (Gefahr der aufsteigenden Infektion).

Weniger wichtig als die absoluten Zahlenwerte ist aber der *Geburtsfortschritt*: Solange ein Geburtsfortschritt festzustellen ist, kann weiter zugewartet werden.

2.1.1.2 Schmerzausschaltung während der Geburt

Aufklärung. Mit der Schwangeren sollte möglichst schon vor Beginn der Geburt über das Thema Schmerz gesprochen werden (z.B. während des Geburtsvorbereitungskurses). Der Geburtsschmerz ist physiologisch. Durch die evtl. dazukommende Angst wird er aber im Sinne eines Teufelskreises verschlimmert: *Schmerz – Angst – Verkrampfung – Schmerz*. Die Minderung des Geburtsschmerzes kann für den Geburtsverlauf durchaus bedeutsam werden. Andererseits muß daran gedacht werden, daß die Verabreichung von Medikamenten an die Kreißende Auswirkungen auf das ungeborene Kind haben kann (v.a. Atemdepression des Neugeborenen).

Schmerzkomponenten sind: *Wehen*; *Dehnungsschmerz* von Zervix, unterem Uterinsegment, Vagina und Beckenboden.

Möglichkeiten der Geburtserleichterung sind (Abb. 13–15):

(1) **Entspannungsübungen, richtige Atemtechnik**

(2) Die **Periduralanästhesie** (PDA) ist zur Schmerzlinderung besonders geeignet, wenn der Geburtsverlauf in die Länge gezogen erscheint, vaginal-operative Eingriffe

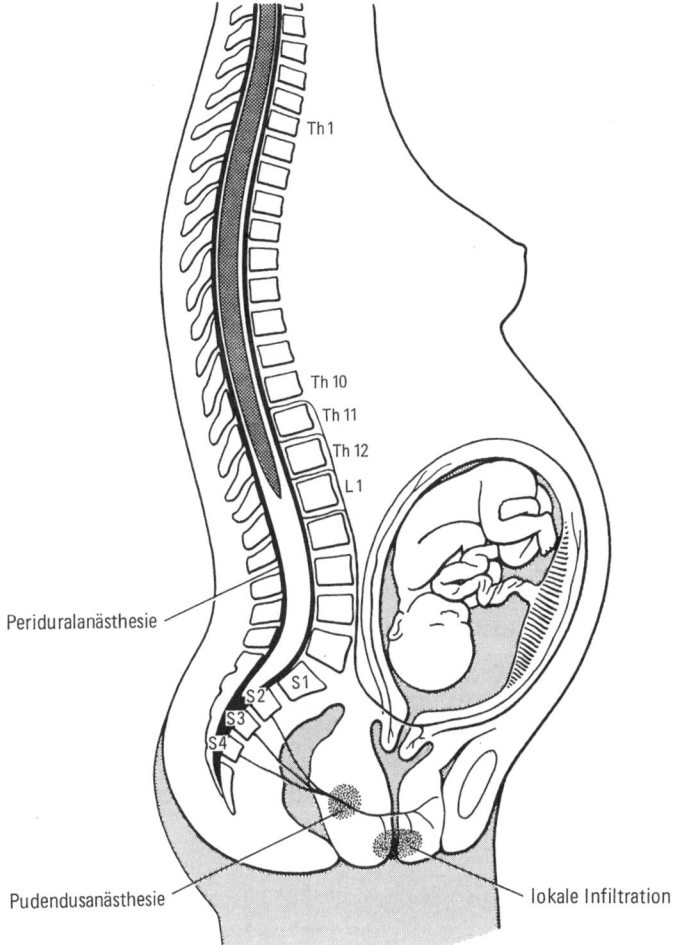

Th 1

Th 10
Th 11
Th 12
L 1

Periduralanästhesie

S 2   S 1
S 3
S 4

Pudendusanästhesie   lokale Infiltration

Abb. 13–15: Mögliche *Schmerzausschaltung* während der Geburt und die zugehörigen Nervenbahnen

zur Geburtsbeendigung angezeigt sind (z. B. Vakuumextraktion, Forceps-Entbindung), ein Kaiserschnitt notwendig ist, oder wegen einer unvollständigen Plazenta eine Nachtastung erfolgen soll. Weiterhin wird die PDA bei Zwillingsgeburten und vaginalen Beckenendlagengeburten häufig verabreicht.

Technik. Der Periduralraum wird zwischen den Wirbelkörpern L 2/3 oder L 3/4 punktiert, ein Katheter eingelegt und ein Lokalanästhetikum injiziert.

Eine *unerwünschte Wirkung* der PDA kann sein: Zu starkes Absinken des arteriellen Blutdrucks der Kreißenden mit Mangelversorgung der Plazenta. Dies kann verhindert werden durch ausreichende i. v.-Gabe von Elektrolytlösungen. Der Blutdruck muß zunächst engmaschig überwacht werden.

(3) Der **Pudendusblock** wird von der Scheide aus durch Injektion eines Lokalanästhetikums in die Nähe des N. pudendus (unter die Vaginalhaut in das lockere Gewebe) im Bereich der Spinae ischiadicae erreicht. Dieser Block kommt v. a. in der Austreibungsperiode zum Einsatz (z. B. auch bei Zangen- und Vakuumentbindungen),
aber auch zum Versorgen eines Dammschnittes oder -risses.

(4) **Spasmolytika** wie z. B. Buscopan oder Spasmo-Cibalgin werden v. a. in der Eröffnungsperiode eingesetzt, um dem Teufelskreis Verkrampfung – Schmerz entgegenzuwirken. Häufig werden sie als Zäpfchen verabreicht.

(5) Bei den **Opiaten** kommt v. a. das *Pethidin* (Dolantin) zur Anwendung. Es wird
i. m. injiziert und macht eine gute Schmerzausschaltung sowie Spasmolyse. Zu beachten ist allerdings, daß es beim Neugeborenen zur Atemdepression kommen kann,
wenn Pethidin mehr als 1 Stunde vor der Geburt gegeben worden ist (besonders gefährlich ist die Geburt 2–3 Stunden nach Pethidin-Gabe).

(6) Die **Lokalanästhesie** des Dammes wird angewendet z. B. vor der Episiotomie,
oder zur chirurgischen Versorgung von Dammschnitten oder -rissen. Dazu wird der
Damm fächerförmig mit einem Lokalanästhetikum infiltriert.

2.1.1.3 Episiotomie und Dammriß

Episiotomie. Das Ziel des Scheidendammschnittes ist die Entlastung des Dammes
(Vermeidung des Einreißens), die Erweiterung des Scheideneingangs und der Schutz
des Beckenbodens vor Überdehnung. Die Situationen, in denen ein Dammschnitt anzulegen sind, wurden im Kap. 2.1.1.1) bereits erwähnt. Man unterscheidet *3 Arten des
Scheidendammschnittes* (Abb. 13–16):

Die *mediane Episiotomie* erreicht mit einem kleinen Schnitt eine sehr gute Erweiterung des Scheideneingangs, blutet gering, Muskeln werden kaum durchtrennt, läßt
sich gut nähen und heilt sehr gut. *Nachteil*: Wenn sie weiterreißt, führt das zu einem
Dammriß 3. Grades (Verletzung des M. sphincter ani).

Die *mediolaterale Episiotomie* durchtrennt die Beckenbodenmuskulatur, ist erweite-
rungsfähig, ein Dammriß 3. Grades kommt sehr viel seltener vor. Dagegen blutet sie
stärker, heilt etwas schlechter und macht häufiger Schmerzen.

Die *laterale Episiotomie* wird nur noch selten angewandt. Sie bringt zwar einen großen Raum-
gewinn, blutet aber stark und ist schmerzhaft, Hämatome entstehen häufiger.

Dammrisse entstehen, wenn auf eine Episiotomie verzichtet wurde, wenn der Scheidendammschnitt weiterreißt oder Verletzung an anderen Stellen trotz Episiotomie
entstehen. Da häufig auch die Scheidenhaut mitreißt, sagt man besser *Scheiden-
dammriß*. Man unterscheidet *3 Schweregrade:*
Dammriß 1. Grades: kurzer Riß der Scheidenhaut, Hautriß des Dammes (ohne Verletzung der Dammuskulatur) bis maximal zur Mitte des Dammes
Dammriß 2. Grades: Einriß der Dammuskulatur bis maximal an den M. sphincter ani
heran (der intakt bleibt!)
Dammriß 3. Grades: kompletter Dammriß: Der M. sphincter ani ist ebenfalls eingeris-
sen, evtl. sind Teile des Rektums gerissen. Der Dammriß 3. Grades verlangt im Wochenbett eine Nachbehandlung, denn die Naht des Sphinkter muß geschont werden.

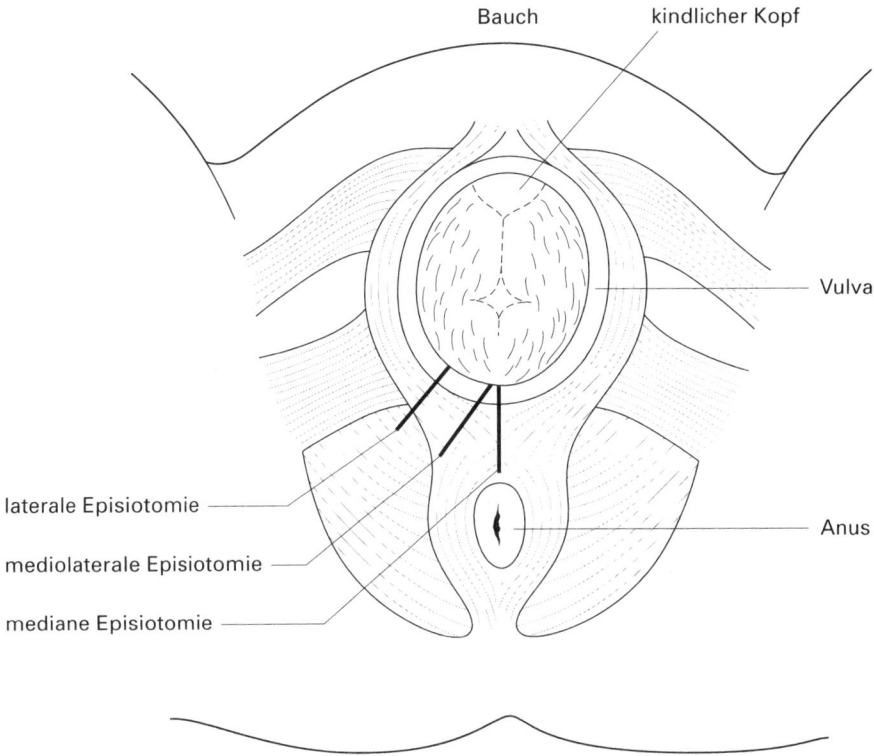

Abb. 13–16: Arten des Scheidendammschnittes *(Episiotomie)*

In vielen Kliniken wird auf weiche (evtl. nur flüssige) Kost geachtet und die Gabe von Abführmitteln für notwendig gehalten. In anderen Kliniken wird in der 1. Woche vollresorbierbare Kost gegeben und die Stuhlentleerung z. B. durch Codein-Tropfen verzögert.

Einläufe, Zäpfchen und rektale Untersuchungen sind verboten.

2.2 Pathologische Geburt

2.2.1 Intrauteriner Sauerstoffmangel

Der Sauerstoffmangel während der Geburt stellt eine Gefahr für das Kind dar. Kompensationsmechanismus ist zunächst eine Kreislaufsparschaltung, um lebenswichtige Organe wie Gehirn und Herz ausreichend mit Sauerstoff zu versorgen. Hält die Hypoxie an, erleidet das Kind bleibende Schäden.

Ursachen. *Mütterliche Ursachen* (verminderte Durchblutung bzw. zu niedriges Sauerstoffangebot in der Plazenta): schwere Anämie, Herzfehler, Lungenkrankheiten, Hypertonie, zu häufige Wehen oder zu starke Blutdrucksenkung (z. B. durch PDA). *Plazentare Ursachen* (ungenügender Gasaustausch in der Plazenta): vorzeitige Plazentalösung, Placenta praevia, hypertensive Erkrankung in der Schwangerschaft, Übertragung. *Kindliche Ursachen* (gestörter Transport von sauerstoffreichem Blut zum Kind): Nabelschnurkomplikationen (Umschlingung, Knoten oder Nabelschnurvorfall), Anämie, Blutungen.

Diagnostik: pathologisches CTG, Mikroblutuntersuchung, grünes Fruchtwasser.

Therapie. Als *intrauterine Reanimation* bezeichnet man das akute Hemmen der Wehentätigkeit durch Betasympathomimetika (i. v. Tokolyse). Dadurch wird unabhängig von der Ursache der Hypoxie zumindest die Wehentätigkeit als verschlimmernder Faktor ausgeschaltet, denn während einer Wehe wird die Blutzufuhr zur Plazenta mehr oder weniger stark gehemmt. In einem zweiten Schritt wird man die mögliche Ursache des Sauerstoffmangels wenn möglich beseitigen (z. B. starker Blutdruckabfall durch PDA). Je nach Ausprägung der intranterinen Hypoxie und geburtshilflicher Situation muß evtl. eine Geburtsbeendigung erfolgen: evtl. Saugglocke, Zange oder eiliger Kaiserschnitt.

2.2.2 Nabelschnurkomplikationen

Man unterscheidet 4 *Nabelschnurkomplikationen*:

Nabelschnurumschlingungen (NSU): Je nach Länge der Nabelschnur und nach Aktivitätsgrad des Kindes kann die Nabelschnur um Hals oder Körper geschlungen sein und durch Zug zur Kompression der darin laufenden Blutgefäße führen.

Nabelschnurvorliegen: Wenn die Fruchtblase noch steht, kann man gelegentlich bei der vaginalen Untersuchung vor oder neben dem kindlichen Köpfchen die Nabelschnur tasten (noch häufiger bei Beckenendlagen vor dem Steiß). Das *Vorliegen der Nabelschnur* ist die direkte Vorstufe zum Nabelschnurvorfall.

Nabelschnurvorfall: Wenn es bei vorliegender Nabelschnur (oder wenn die Nabelschnur neben dem vorangehenden Teil liegt) zum Blasensprung kommt, kann das Fruchtwasser die Nabelschnur herausspülen. Je weiter der führende Kindsteil nun in das kleine Becken heruntertritt, umso mehr wird der Blutfluß in der Nabelschnur unterbrochen. Damit tritt eine akute Notsituation für das Kind ein.

Ursachen des Vorfalls: *Mißverhälnis*, zu große Fruchtwassermenge *(Polyhydramnie)*, *Mehrlingsschwangerschaften, Lageanomalien* (z. B. Querlage).

Nabelschnurknoten: Echte Nabelschnurknoten sind selten und entstehen, wenn bei einer genügend langen Nabelschnur das Kind durch eine Nabelschnurschlinge hindurchgeschlüpft ist. Sie können zugezogen werden, wodurch ebenfalls die Blutzirkulation beeinträchtigt wird.

Diagnose. An eine Nabelschnurkomplikation muß gedacht werden, wenn das *CTG pathologisch* wird und die vaginale Untersuchung einen entsprechenden Befund ergibt (Nabelschnurvorliegen oder -vorfall).

Therapie. *Nabelschnurumschlingungen* und *-knoten* können eine schnelle operative Beendigung der Geburt verlangen.

Nabelschnurvorliegen: unter allen Umständen muß ein Blasensprung vermieden werden. Durch Beckenhochlagerung der Kreißenden kann evtl. das Zurückschlüpfen der Nabelschnur erreicht werden; Wehenhemmung, bis sich die Situation geklärt hat.

Nabelschnurvorfall: Hier ist sofortiges Handeln nötig! Durch die Beckenhochlagerung wird versucht, die Nabelschnurkompression zu vermindern. Die Wehen müssen augenblicklich gehemmt werden (Akut-Tokolyse). Durch eine vaginale Untersuchung wird die Diagnose bestätigt. Mit aller Kraft muß von der Scheide aus der vorangehende Teil des Kindes aus dem kleinen Becken nach oben gedrängt werden, um die Kompression der Nabelschnur zu vermindern. Die sofortige Entbindung, meist per Kaiserschnitt, ist meist angezeigt.

2.2.3 Amnioninfektionssyndrom (AIS)

Definition. Aufsteigende Keime aus der Vagina infizieren Plazenta, Eihäute und Fruchtwasser: Die Gefahr für das *Kind* besteht in der Manifestation der Infektion nach der Geburt: Pneumonie, Meningitis oder Sepsis. Die *Mutter* kann an einer Endometritis erkranken, die über eine Peritonitis bis zur Sepsis führen kann. Häufig sind beim AIS Bakterien aus dem Dickdarm beteiligt: Escherichia coli, Enterokokken, Streptokokken der Gruppe B. Eine eröffnete Zervix begünstigt das AIS, ein vorzeitiger Blasensprung ist häufig die Folge (Infektion des unteren Eipols). Andererseits ist die Gefahr des AIS nach erfolgtem Blasensprung erhöht, da nun die Barriere zur Gebärmutterhöhle wegfällt.

Diagnose. *Temperaturanstieg* und *Tachykardie* bei der Kreißenden, Leukozytose, CRP erhöht (Verlaufskontrolle wichtig), kindliche *Tachykardie im CTG*

Zur gezielten Antibiotikatherapie: Abstrich aus Zervix; Abstriche von Ohr, Nabel, Rachen und Nase des Neugeborenen

Therapie. Entbindung anstreben, evtl. Kaiserschnitt, Antibiotika.

2.2.4 Uterusruptur (Gebärmutterzerreißung)

Definition. Unter der Geburt kann es zur Zerreißung der Gebärmutter im Bereich des Korpus, des unteren Uterinsegmentes, der Zervix kommen oder zum Abreißen der Zervix vom Scheidenrohr. Dies ist für die Kreißende eine höchst gefährliche Situation, das Kind ist häufig nicht zu retten.

Begünstigende Faktoren sind: *Überdehnung der Gebärmutterwand* z. B. bei zu großem Kind, das durch das kleine Becken nicht hindurchpaßt (Mißverhältnis), *geburtsunmögliche Lagen* wie z. B. der Querlage, Überdosierung von *Wehenmittel*, geburtshilfliche Operationen (z. B. Wendung des Kindes), *frühere Op.* (Kaiserschnitt, andere Operationen an der Gebärmutter) durch Wandschädigung, Narbenruptur.

Symptome. Klinische Zeichen der *drohenden Uterusruptur* sind: Zunahme der Wehentätigkeit bis zum *Wehensturm*, der Uterus versucht das Kind mit aller Macht nach unten zu drängen, zunehmende *Schmerzhaftigkeit* des unteren Uterinsegmentes infolge der Überdehnung, unerträgliche *Wehenschmerzen*, zunehmende *Unruhe und Angst* der Kreißenden.

Klinische Zeichen der *erfolgten Uterusruptur* sind: schlagartiges Aufhören der Wehentätigkeit, plötzlicher Rupturschmerz, abdominelle Abwehrspannung, die Kreißende wird auffallend blaß und erleidet einen Schock als Folge der inneren Blutung. Das

Kind ist evtl. direkt unter der Bauchdecke tastbar, das CTG ist pathologisch, Kindsbewegungen fehlen, eine vaginale Blutung (kann sehr diskret sein) tritt auf.

Bei den **Narbenrupturen** fehlen meist die Zeichen der drohenden Uterusruptur. Die Narbe
reißt bei normaler Wehentätigkeit infolge ihrer verminderten Belastbarkeit ein. Selbst die Zeichen der erfolgten Uterusruptur können fehlen *(stille Ruptur)*. Bei allen anderen Fällen, bei denen es zur Uterusruptur kommen kann, liegt ein *Geburtshindernis* (z. B. zu großes Kind, das
durch das Becken trotz aller Wehen nicht hindurchpassen kann) oder eine *gebärunfähige Lage*
des Kindes vor. Die Gebärmutter versucht, durch immer häufigere und stärkere Wehen, das
Kind dennoch auszutreiben. Das kann bis zum *Wehensturm* gehen (eine Wehe nach der anderen
ohne Pausen). Letztlich reißt unter dieser extremen Belastung die Muskulatur des Uterus ein.
Ähnlich verhält es sich, wenn *Wehenmittel überdosiert* werden.

Therapie. Bei der *drohenden Ruptur*: Akute Wehenhemmung, (Tokolyse mit Beta-2-
Sympathomimetika) Entscheidung über den Entbindungsmodus (am ehesten Sectio).
Bei *erfolgter Ruptur*: Der Frau droht der Verblutungstod, ein hämorrhagischer Schock
oder eine Peritonitis mit Sepsis (durch Austritt von infiziertem Fruchtwasser in die
Bauchhöhle). Es muß deshalb unverzüglich operiert werden! Nicht immer ist das
Kind zu retten. In vielen Fällen wird sogar die Entfernung des Uterus notwendig
(v. a. bei problematischer Blutstillung). Schocktherapie, Antibiose.

2.2.5 Blutungen unter der Geburt

Ursachen sind: *Placenta praevia* (s. Kap.1.12.1), *vorzeitige Plazentalösung* (s. Kap.
1.12.2), Insertio velamentosa, Randsinusblutungen und Uterusruptur (s. Kap.2.2.4).

Insertio velamentosa: Die Nabelschnur setzt unmittelbar an der Plazenta an (in der
Mitte, außerhalb der Mitte oder am Rand). Bei einer Insertio velamentosa setzt die
Nabelschnur entfernt von der Plazenta irgendwo zwischen den Eihäuten (in der
Fruchtblasenwand) an, die 3 in ihr enthaltenen Gefäße laufen unabhängig voneinander zur Plazenta (s. Abb.13–17). *Klinische Bedeutung* erhält die Insertio velamentosa
zum Zeitpunkt des Blasensprunges oder der Fruchtblaseneröffnung: Wenn dabei ein
Blutgefäß einreißt, droht dem Kind der Verblutungstod. Außerdem kann ein Gefäß,
das in der Fruchtblasenwand frei verläuft, durch das Kind komprimiert werden, damit
droht eine Hypoxie.

Zu beachten ist, daß es bei der Insertio velamentosa nur aus kindlichen Gefäßen blutet, nie aus
mütterlichen. Die Kreißende wird so auch keine Schockzeichen aufweisen. Außerdem wird eine
vaginale Blutung nicht vor dem Blasensprung auftreten (im Unterschied zur Placenta praevia
und der vorzeitigen Lösung der Plazenta).

Diagnose: Eine akut einsetzende vaginale Blutung zum Zeitpunkt des Blasensprunges
oder der Blaseneröffnung muß an eine Insertio velamentosa denken lassen. CTG-
Veränderungen treten auf, wenn es zu einer Kompression von Blutgefäßen in der
Fruchtblasenwand kommt (z. B. beim Tiefertreten des kindlichen Kopfes).

Therapie: Möglichst rasche Entbindung.

Randsinusblutung: Auch bei der normal sitzenden Plazenta kann es unter der Geburt zu einer Zerreißung von Blutgefäßen am äußeren Rand der Plazenta kommen,
gefolgt von einer leichten, schmerzhaften mütterlichen Blutung. Größere Blutungs-
quellen müssen sonographisch ausgeschlossen werden (Placenta praevia, vorzeitige

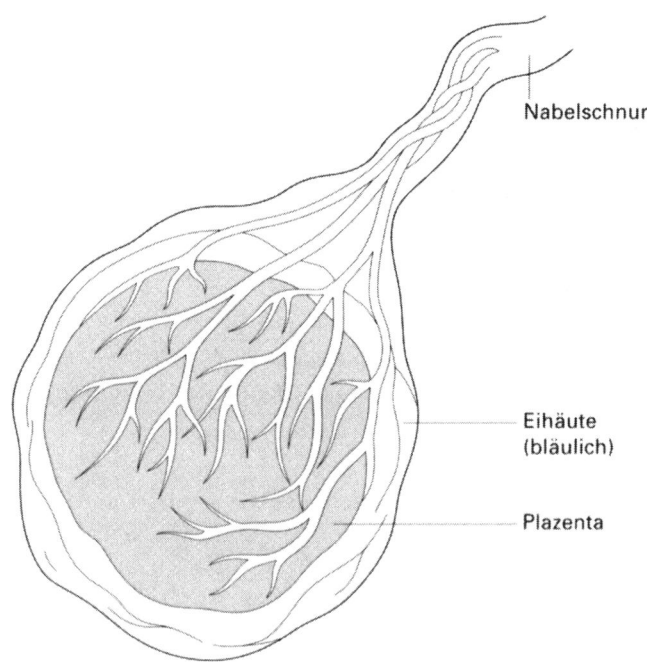

Nabelschnur

Eihäute
(bläulich)

Plazenta

Abb. 13–17: Darstellung einer *Insertio velamentosa*: man erkennt den Verlauf der Nabelschnurgefäße in den Eihäuten

Lösung der Plazenta). Außerdem muß die Blutung aus einer Insertio velamentosa bedacht werden (zum Ausschluß dieser Blutungsursache hilft oft der Zeitpunkt der Blutung, bei der Randsinusblutung ist dies vom Blasensprung völlig unabhängig).

Therapie: Intensivüberwachung der Kreißenden (Puls, Blutdruck), kontinuierliche CTG-Ableitung, meist ist ein abwartendes Verhalten bei normaler Entbindung möglich.

2.2.6 Wehenstörungen

Wehenschwäche: Bei **primärer** Wehenschwäche sind keine ausreichenden Wehen vorhanden oder zu erzielen (Wehenmitteln versagen). Damit bleibt zur Schwangerschaftsbeendigung nur der Kaiserschnitt. Zur Auslösung von Wehen kommen neben *Wehenmitteln* (Oxytocin oder auch Prostaglandine) auch *physikalische Maßnahmen* in Frage: Einlauf, warmes Bad, warme Dusche.

Bei **sekundärer** Wehenschwäche ist Wehentätigkeit vorhanden, die aber im Verlauf der Geburt nachläßt. (Ermüdungserscheinung der Gebärmuttermuskulatur). *Therapie:* Wehenmittel (Oxytocin). Ist damit keine genügende Wehentätigkeit zu erreichen, muß die Geburt operativ beendet werden (je nach bereits erreichter geburtshilflicher Situation per Vakuum- oder Forcepsentbindung oder auch per Kaiserschnitt).

Dabei ist immer daran zu denken, daß eine volle Harnblase eine Wehenbremse darstellt (evtl. Entleerung der Harnblase mit Einmalkatheter). Außerdem kann ein Geburtshindernis vorliegen, an dem sich die Wehenkraft erschöpft (z. B. enges Becken oder zu großes Kind): Wehenmittel sind hier kontraindiziert (Gefahr der Uterusruptur).

Hyperaktivität (Wehen zu häufig, zu stark) behindert die Durchblutung der Plazenta. Daraus folgen können Sauerstoffmangel für das Kind und drohende Uterusruptur. Durch Tokolytika („Wehenhemmer") i. v. kann eine Regulierung häufig erreicht werden.

Hypertonie: Der Grundtonus der Uterusmuskulatur ist zu hoch. Auch dabei kann die Durchblutung der Plazenta derart verschlechtert werden, daß ein kindlicher Sauerstoffmangel entsteht. Vorübergehende Wehenhemmung ist oft hilfreich.

2.2.7 Geburtsstillstand

Ein **Geburtsstillstand in der Eröffnungsperiode** (der Muttermund geht nicht weiter auf oder das Köpfchen tritt nicht tiefer) trotz ausreichender Wehentätigkeit (dies ist wichtig zu klären!) heißt, daß ein *Geburtshindernis* vorliegen muß. *Ursachen* sind: *gebärunfähige Lagen*, die nicht auf vaginalem Wege auf die Welt kommen können (Querlage oder Schräglage), das *Köpfchen des Kindes* hat sich nicht richtig zum Becken eingestellt (s. u.), das Kind ist im Vergleich zum Becken der Frau zu groß, es paßt nicht hindurch *(Mißverhältnis)*

Therapie: In vielen Fällen Geburtsbeendigung durch Kaiserschnitt.

Ein **Geburtsstillstand in der Austreibungsperiode** hat folgende *Ursachen*: *sekundäre Wehenschwäche* (häufig durch Ermüdung), das *Köpfchen des Kindes* hat sich nicht richtig eingestellt (s. u.), der *Widerstand der Weichteile* ist zu stark (z. B. der Damm).

Ein Geburtsstillstand in der Austreibungsperiode kann zur akuten Gefährdung des Kindes führen. Deshalb ist eine lückenlose CTG-Überwachung erforderlich. Die Geburt ist evtl. vaginal-operativ (Vakuum oder Forceps) zu beenden, wenn Wehenmittel keinen ausreichenden Erfolg haben oder das CTG einen Gefahrenzustand des Kindes anzeigt.

2.2.8 Haltungs- und Lageanomalien, Beckenendlage

Haltungsanomalien. Beim Durchtritt durch den Geburtskanal muß das Kind den Kopf gebeugt (flektiert) halten. Durch die Beugung nimmt es das Kinn auf die Brust, das Hinterhaupt geht in Führung, damit tritt das Köpfchen mit seinem kleinsten (und damit günstigsten) Umfang durch das Becken. Abweichungen von dieser Haltung nennt man Haltungsanomalie. Da das Köpfchen dabei mit einem größeren Umfang durch das Becken hindurch muß, werden die Weichteile besonders beansprucht (s. Abb. 13–18). Bei fehlender Beugung kann das Köpfchen verschieden stark gestreckt sein: Bei der **Vorderhauptslage** geht die große Fontanelle in Führung. Die **Stirnlage** ist eine noch deutlichere Streckhaltung, die Stirn ist in Führung. Die **Gesichtslage** ist die stärkste Streckhaltung. Leitstelle ist das Gesicht (Kinn). Der Geburtsverlauf wird verzögert, v. a. die Austreibungsperiode wird verlängert. Bei allen *Deflektionsla-*

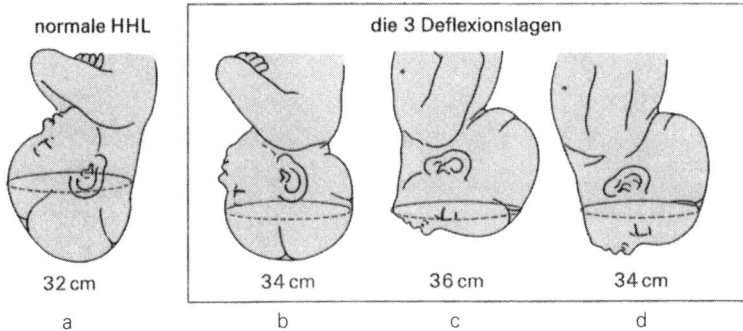

normale HHL   die 3 Deflexionslagen

32 cm   34 cm   36 cm   34 cm

a   b   c   d

Abb. 13–18: *Haltungsanomalien* des kindlichen Kopfes, **a.** Normale Flektion, das Hinterhaupt führt. So ist das Durchtrittsplanum am günstigsten, **b.** Vorderhauptslage, **c.** Stirnlage, **d.** Gesichtslage; das Durchtrittsplanum ist jedesmal ungünstiger

gen ist eine große Episiotomie nötig wegen der starken Belastung der Weichteile und des Dammes, evtl. muß die Geburt durch eine Vakuumentbindung oder Kaiserschnitt beendet werden.

2.2.8.1 Lageanomalien

Definition. Jede *Abweichung von der Längslage* des Kindes wird als Lageanomalie bezeichnet. Dazu gehören die *Schräglagen* und die echten *Querlagen*: beide sind absolut gebärunmöglich.

Ursachen: abnorm große Bewegungsmöglichkeit des Kindes (Frühgeburt, kleines Kind, Polyhydramnie); Hindernis für die normale Einstellung (enges Becken, Placenta praevia).

Diagnose. Der Verdacht auf Quer- oder Schräglage sollte schon durch die äußere Untersuchung und die Leopold-Handgriffe entstehen. Bei der vaginalen Untersuchung findet sich kein Kindsteil im Beckeneingang. *Beweisend ist die Sonographie.*

Therapie. Quer- und Schräglagen können nur durch Kaiserschnitt entbunden werden.

Geburtsrisiken. Wenn nicht rechtzeitig auf die Situation einer Quer- oder Schräglage reagiert wird, drohen hohe Risiken: Im Moment des Blasensprungs kann bei mehr oder weniger vollständig eröffnetem Muttermund ein Arm des Kindes in die Vagina vorfallen, die Schulter wird in der Zervix eingekeilt *(verschleppte Querlage).* Selbst ein Kaiserschnitt rettet das Kind kaum noch. Die *Nabelschnur* kann nach dem Blasensprung ebenfalls vorfallen (s. o.). Bei zunehmender Wehentätigkeit droht eine *Uterusruptur.* Da die Wehen nicht zur Geburt führen können, werden sie immer stärker und kräftiger, es kann zur Zerreißung der Gebärmuttermuskulatur kommen (s. o.).

2.2.8.2 Beckenendlage

Definition. Bei der Beckenendlage führt das Beckenende des Kindes. Etwa 5 % aller Geburten sind Beckenendlagen. *Formen* (s. Abb. 13–19):

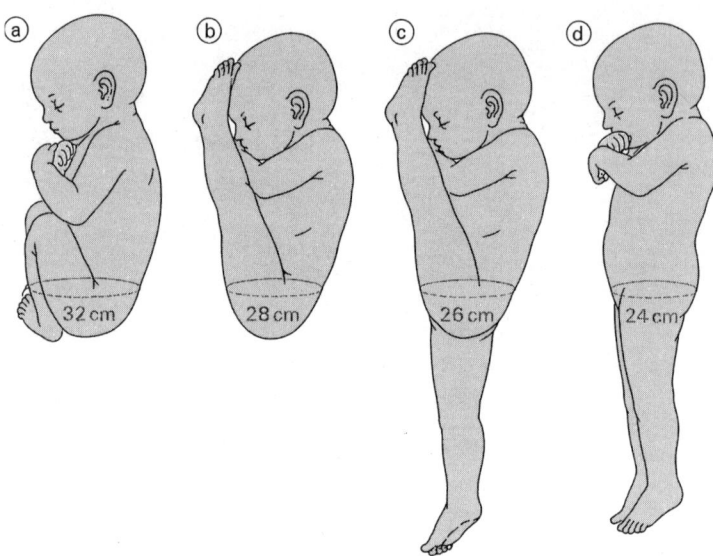

Abb. 13–19: Formen von *Beckenendlagen,* **a.** Steiß-Fußlage, **b.** Reine Steißlage, **c.** Unvollkommene Fußlage, **d.** Vollkommene Fußlage

Reine *Steißlage*: der Steiß führt, beide Beine werden nach oben vor dem Bauch gehalten,

Steiß-Fuß-Lage: das Kind „hockt". Steiß und Füße zeigen nach unten, die Knie des Kindes sind gebeugt. Dabei kann auch nur ein Fuß neben dem Steiß gehalten werden, das andere Bein aber nach oben gestreckt sein (unvollkommene Steiß-Fuß-Lage),

Fußlage: ein Bein oder beide Beine werden nach unten gestreckt und führen somit,

Knielage: das Kind kniet (sehr selten).

Die *Ursachen* sind meist nicht bekannt.

Mögliche Ursachen. *Frühgeburten*: bis zum Ende des 6. Schwangerschaftsmonat liegen sehr viele Kinder in Beckenendlage und drehen sich erst danach in die Schädellage. Bei Frühgeburten kommt es evtl. schon zur Geburt, bevor sich das Kind drehen konnte.

Uterusauffälligkeiten, wie z. B. ein großes Zervixmyom, können durch den Platzmangel eine Schädellage verhindern.

Plazenta: z. B. Placenta praevia, auch hier ist der Platzmangel im unteren Teil des Uterus wohl verantwortlich für das Ausbleiben der Drehung. Auch eine *zu kurze Nabelschnur* kann das Kind hindern, sich in Schädellage zu drehen.

Kind: z. B. sehr großes Kind mit großem Kopf, das zum Zeitpunkt der normalen Drehung dafür schon zu groß war.

Fruchtwasser: beim Polyhydramnion hat das Kind eine zu große Beweglichkeit, beim Oligohydramnion ist der Platzmangel entscheidend.

Diagnose. Die *Leopold-Handgriffe* lassen eine Beckenendlage vermuten: Der Kopf tastet sich von außen anders (groß, rund, hart) als der Steiß (schmal, unregelmäßig, weich). Bei der *vaginalen Untersuchung* tastet sich der Kopf ebenfalls anders als der Steiß. *Beweisend ist der Ultraschall.*

Besonderheiten der Beckenendlagenentbindung. Die Geburtsmechanik ist verändert: Der vorangehende Steiß ist schmaler als der Kopf. Sein geringerer Umfang dehnt den mütterlichen Geburtskanal nicht ausreichend auf. Der große Kopf kommt dann erst hinterher. Sobald der Kopf aber ins kleine Becken eingetreten ist, kommt es zur Kompression der Nabelschnur (die zwischen dem harten kindlichen Kopf und den Beckenknochen zusammengedrückt wird) und damit zur Einschränkung der Sauerstoffversorgung des Kindes. Dies kann nicht lange toleriert werden, die Kopfentwicklung muß zügig erfolgen.

Geburtshilfliche Maßnahmen. Eine **primäre Sectio** wird durchgeführt, wenn eine vaginale Entbindung nicht zügig genug ablaufen kann oder das Kind der etwas erhöhten Belastung durch eine vaginale Beckenendlagengeburt nicht gewachsen sein könnte; also bei relativ großem Kind (mittels Ultraschall geschätztes Geburtsgewicht > 3500 g), engem Becken oder Frühgeburt

Eine **vaginale Entbindung bei Beckenendlage** kann nur von erfahrenen Geburtshelfern sicher genug geleitet werden. Grundbedingung ist, daß zunächst durch klinische Untersuchungen der Geburtskanal und das Geburtsobjekt (Kind) ausreichend beurteilt worden sind. Eine PDA wird häufig zu empfehlen sein, denn durch die Schmerzausschaltung und damit verbundene Entspannung wird der Geburtskanal nachgiebiger. Außerdem muß eine ausreichend große Episiotomie dafür sorgen, daß möglichst viel Platz geschaffen wird. Selbstverständlich ist eine kontinuierliche CTG-Überwachung erforderlich.

Die **Wendung des Kindes von außen** von einer Beckenend- in eine Schädellage sollte etwa 1–2 Wochen vor dem Geburtstermin versucht werden. Sie kommt nur in Frage, wenn das Kind nicht zu groß ist, genügend Fruchtwasser vorhanden ist, die Plazenta an normaler Stelle sitzt und keine anderen Ursachen für eine Beckenendlage vorhanden sind.

Sie ist in etwa der Hälfte der Fälle erfolgreich.

Dazu wird unter Wehenhemmung (Entspannung der Uterusmuskulatur) und CTG- bzw. Ultraschallüberwachung versucht, das Kind durch eine „Rolle rückwärts" oder „Rolle vorwärts" in Schädellage zu drehen. Dazu empfiehlt sich eine PDA, damit die Weichteilwiderstände so klein wie möglich sind. Durch kontinuierlichen und kräftigen Druck von außen auf den Bauch der Frau (an der Stelle, wo der Kopf und der Steiß zu tasten sind) soll das Kind gewendet werden. Dabei muß im Falle von Komplikationen eine Sectio sofort durchführbar sein (entsprechende Vorbereitung).

Mögliche *Komplikationen* sind z.B.: pathologisches CTG, vorzeitige Plazentalösung, Uterusruptur.

2.2.9 Geburtshilfliche Operationen

Operationen unter der Geburt werden durchgeführt, wenn Gefahren für das *Kind* oder für die *Mutter* bestehen. Sie sollen die Geburt beschleunigen.

2.2.9.1 Zangenoperation (Forceps)

Voraussetzungen für die Zangengeburt sind:
- Muttermund muß vollständig offen sein
- Beckenausgang darf nicht zu eng sein
- die Fruchtblase muß offen sein
- kindlicher Kopf muß günstig stehen
- kindlicher Kopf darf nicht zu groß oder zu klein sein
- das Kind muß leben

Indikationen: pathologisches CTG (v. a. anhaltende Bradykardie) mit Hypoxiegefahr, protrahierte Austreibungsperiode, Geburtsstillstand und Wehenschwäche, Erschöpfung der Kreißenden, Fieber unter der Geburt (v. a. Amnioninfektionssyndrom), Erkrankungen der Mutter, die ein starkes Mitpressen nicht erlauben (z. B. Herzfehler, Netzhautablösungen).

Komplikationen. *Weichteilverletzungen* bei der *Mutter*: Die Zange führt zu einer Vergrößerung des Kopfumfanges, dadurch wird die Weichteilbelastung vergrößert. *Verletzungen des Kindes*: Durch die Kompression des Köpfchens können Frakturen und intrakranielle Blutungen entstehen.

2.2.9.2 Vakuumextraktion (VE)

Indikationen: pathologisches CTG, Wehenschwäche und protrahierte Austreibungsperiode, Erschöpfung der Kreißenden, Fieber unter der Geburt, Erkrankungen der Mutter, bei denen eine Erleichterung der Austreibungsperiode günstig ist (Herzfehler, Netzhautablösung).

Kontraindikationen: Gesichtslage des Kindes und extreme Frühgeburten (Gefahr der intrakraniellen Blutung durch den Sog).

Komplikationen Weichteilverletzungen der *Mutter*, intrakranielle Blutungen beim *Kind* (v. a. beim extremen Frühgeborenen).

2.2.9.3 Kaiserschnitt (Sectio caesarea)

Die abdominelle Schnittentbindung umgeht den vaginalen Entbindungsweg. Sie wird gewählt, wenn eine Geburt auf vaginalem Wege (noch) nicht möglich ist, die Geburt aber beendet werden muß. Bei *primärer Kaiserschnitt* hat die Geburt noch nicht begonnen, der *sekundäre Kaiserschnitt* erfolgt nach Geburtsbeginn.

Indikationen: Sauerstoffmangel des Kindes (pathologisches CTG), Nabelschnurvorfall, Beckenendlagen (wenn die vaginale Geburt nicht möglich ist), Mißverhältnis, geburtsunmögliche Lagen (z. B. Querlage), Placenta praevia, Uterusruptur, primäre Wehenschwäche, vorzeitige Plazentalösung, Amnioninfektionssyndrom, Präeklampsie, HELLP-Syndrom, protrahierter Geburtsverlauf.

Komplikationen: Wundinfektionen, Thrombose, Embolie und Nachblutungen.

2.2.10 Blutungen in der Nachgeburtsperiode

2.2.10.1 Unvollständige Plazenta

Nach der Ausstoßung der Plazenta muß diese auf Vollständigkeit überprüft werden. Ist ein Teil der Plazenta noch in der Gebärmutter, wird sich die Gebärmutter nur unvollständig kontrahieren, aus eröffneten Blutgefäßen in der ehemaligen Haftstelle der Plazenta blutet es weiter. Unter Schmerzausschaltung (PDA, Pudendusblock, Vollnarkose) muß mit einer großen Kürette das Uteruskavum entleert werden (instrumentelle Nachtastung). Der Geburtshelfer kann auch mit einer Hand ins Uteruskavum eingehen und das fehlende Plazentastück herausholen (manuelle Nachtastung).

Bestehen Zweifel an der Vollständigkeit der Plazenta, sollte die manuelle und instrumentelle Nachtastung unbedingt ausgeführt werden (sonst Gefahr der verstärkten Nachblutung und der Endomyometritis).

2.2.10.2 Lösungsstörungen der Plazenta

Verstärkte Blutungen vor Ausstoß der Nachgeburt (Plazenta) sind auf eine fehlende Ablösung der Plazenta von der Uteruswand oder gestörte Plazentaausstoßung zurückzuführen.

Ursachen: *mangelnde Uteruskontraktion*, zu *tiefe Implantation der Plazenta*: physiologisch ist die Implantation der Plazenta im Endometrium. Dabei kann sie sich an die Uterusmuskulatur angelagert haben *(Placenta accreta)*, in die Muskulatur eingewachsen sein *(Placenta increta)*, sogar die gesamte Muskelwand durchsetzen *(Placenta percreta)*. Spastische *Kontraktionen* des Muttermundes können die Ausstoßung der Plazenta verhindern.

Symptome: Plazenta noch nicht ausgestoßen, Uterus groß und schlaff, verstärkte Blutung, ohne daß eine Rißverletzung der Weichteile vorliegt.

Therapie: Zunächst muß mit einem Einmalkatheter die *Harnblase entleert* werden (eine volle Blase ist eine Wehenbremse). *Manuelle Plazentalösung*: Der Geburtshelfer löst mit einer Hand die Plazenta und holt sie heraus. Dazu geht er in die Uterushöhle ein, löst die Plazenta vorsichtig mit der Handkante ab und zieht diese vorsichtig heraus. *Wehenmittel* unterstützen die Uteruskontraktion und führen neben der Entleerung der Uterushöhle zur Blutstillung (Oxytocin, Methergin). Ist die manuelle Plazentalösung nicht möglich, liegt eine zu tief implantierte Plazenta vor (Placenta accreta oder increta). In solchen Fällen hilft nur noch die Entfernung der Gebärmutter *(Hysterektomie)*.

2.2.10.3 Atonische Nachblutung

Definition: vaginale Blutung wegen fehlender Kontraktion des Myometriums.

Ursachen: Plazentarest, Myome der Gebärmutter, Überdehnung (z. B. bei Zwillingen, sehr großem Kind oder Polyhydramnion), Ermüdung (protrahierte Geburt, falsche Dosierung von Wehenmitteln erfolgt).

Symptome: verstärkte vaginale Blutung, Uterus fühlt sich groß und weich an.

Therapie: Wehenmitteln (Oxytocin, Methergin, Prostaglandine) i. v., i. m. oder intrakavitär (ins Uteruskavum), manuelle und instrumentelle Nachtastung, um alle Blutkoagel entleeren zu können. Evtl. findet sich sogar noch ein Plazentarest. Manuelle Uteruskompression. Wenn dies versagt, bleibt nur noch die *Hysterektomie*. Dazu sollte man sich rechtzeitig entscheiden, bevor die Entbundene aufgrund des Blutverlustes in einen hämorrhagischen Schock gekommen ist.

Verletzungen der Weichteile des Geburtskanals zeigen sich in verstärkter Nachblutung aus Zervix, Vagina, oder vom Damm, von den Schamlippen oder der Klitoris. In der Nachgeburtsperiode muß an eine Weichteilverletzung gedacht und diese möglichst schnell genäht werden.

3. Wochenbett

3.1 Normales Wochenbett

Definition. Wochenbett *(Puerperium)* bezeichnet die Zeit nach der Ausstoßung der vollständigen Plazenta bis zur Rückbildung aller durch Schwangerschaft und Geburt entstandenen Veränderungen; es dauert ca. 6–8 Wochen.

Klinisch bedeutsam sind:
– Rückbildung (aller schwangerschafts- und geburtsbedingter Veränderungen)
– Wundheilung und Laktation (Produktion und Sekretion von Muttermilch)
– Wiederbeginn der Ovarialfunktion.

Die **Rückbildung** betrifft v. a.: Uterus, Beckenboden, Bauchdecken, Becken, Harnblase, Darm und Wassereinlagerungen. Im Wochenbett werden *Nachwehen* beobachtet, die v. a. für Mehrgebärende relativ stark und schmerzhaft sein können. Die Gebärmutter wird mehr und mehr verkleinert und der Wochenfluß ausgestoßen. Die Rückbildung des Uterus kann durch die *Tastuntersuchung das Bauches* verfolgt werden: Am 1. Tag nach der Entbindung steht der Uterusfundus etwa in Nabelhöhe. Durch die Nachwehen ist der Uterus relativ fest und gut durch die Bauchdecken tastbar. Mit jedem Tag sinkt der Fundusstand etwa 1 Querfinger.

Mit dem Ausstoßen der Plazenta fällt schlagartig deren *Hormonproduktion* aus. HCG-, Plazentalaktogen-, Östrogen- und Progesteronspiegel fallen steil ab, und die Veränderungen am Beckengürtel bilden sich zurück: Auflockerungen des Bindegewebes gehen zurück, die gelenkigen Verbindungen im Beckengürtel werden wieder straffer. Der Hormonwegfall begünstigt auch das Strafferwerden der Bauchdecken. Weiterhin bildet sich die Darmhypotonie zurück, die ableitenden Harnwege werden wieder vermehrt tonisiert. Das während der Schwangerschaft vermehrt eingelagerte Wasser wird ausgeschieden, die Wöchnerin produziert sehr viel Urin.

Wundheilung. Im Uteruskavum entsteht durch die Ausstoßung der Plazenta und der Eihäute eine große Wundfläche. Diese muß heilen. Ausdruck der Heilungsvorgänge ist der Wochenfluß. Durch ihn wird das Wundsekret ausgestoßen. Der Wochenfluß ist in der ersten Woche blutig *(Lochia rubra)*, in der zweiten bräunlich *(Lochia fusca)*, in der dritten Woche gelblich *(Lochia flava)* und in der vierten weißlich *(Lochia* *alba).* Nach 4–6 Wochen hört der Wochenfluß auf, die Uteruswunde ist geheilt. Der Wochenfluß ist immer bakteriell besiedelt. Dammrisse und -schnitte sowie alle weiteren Verletzungen der Weichteile heilen ebenfalls.

Laktation. Während der Schwangerschaft wird manchmal schon etwas Vormilch gebildet *(Kolostrum).* Diese ist auch in den ersten 3 Tagen des Wochenbettes vorhanden. Das Kind sollte nach der Entbindung so früh wie möglich an die Brust angelegt werden. Etwa am 3. Tag nach der Entbindung erfolgt der Milcheinschuß: Die Brüste sind prall, z.T. schmerzhaft, gelegentlich geht der Milcheinschuß mit einer leichten Temperaturerhöhung einher. Bis zum Ende der 2. Wochenbettwoche wird die sog. *Übergangsmilch,* erst danach die *reife Frauenmilch* gebildet.

Die Frauenmilch ist sowohl von ihrer Nährstoffzusammensetzung als auch durch den Immunitätsschutz (enthält Antikörper) die beste Nahrung für den Säugling. Es ist allerdings zu beachten, daß die meisten Medikamente, Alkohol und Nikotin in die Milch übergehen.

Wiederaufnahme der Ovarialfunktion. Nach Ausstoßung der Plazenta fällt die Bremse der Hormonproduktion weg. Die Hypophyse sezerniert Hormone, die die Ovarialfunktion wieder in Gang bringt. Während der Stillzeit tritt keine Periodenblutung auf, zumindest erfolgt häufig noch keine Ovulation. Dennoch bietet das Stillen keinen sicheren Empfängnisschutz, da es nicht vorauszusagen ist, wann der erste Eisprung stattfindet. Bei Frauen, die nicht stillen, tritt die erste Periodenblutung etwa 5–6 Wochen nach der Geburt auf.

3.2 Pathologisches Wochenbett

3.2.1 Subinvolution uteri, Lochiometra, Wundheilungsstörungen

Rückbildungsstörungen des Uterus (Subinvolutio uteri). Wenn die Uterusrückbildung verzögert abläuft, also der Fundus nicht jeden Tag etwa 1 Querfinger tiefer tritt, so nennt man das Subinvolutio uteri. Die Gebärmutter ist außerdem oftmals weich und schlaff.

Ursachen: ungenügende Nachwehen, Uterus war überdehnt (großes Kind, Polyhydramnion, Mehrlinge), Wandschwäche des Uterus (z.B. Uterus myomatosus), Ermüdung der Muskulatur (nach langer Geburtsdauer oder nach operativer Geburt wie z.B. nach Sectio caesarea), kein Stillen (Reizwehen kommen nicht zustande).

Therapie: körperliche Bewegung, regelmäßige Entleerung von Blase und Darm, Eisblase auf den Bauch über den Uterus, Wehenmittel (Oxytocin bei stillenden, Methergin bei nicht stillenden Frauen).

Stauung des Wochenflusses (Lochialstau, Lochiometra). Der Wochenfluß hört zu früh auf. Er staut sich im Uteruskavum und läuft nicht ab. Dabei bemerkt man häufig einen auffallend *schlechten Geruch* der Lochien (die immer bakteriell besiedelt sind), die Uterusrückbildung läuft nicht regelrecht ab (Subinvolutio uteri).

Ursachen: mangelnde Nachwehen, Uterusüberdehnung durch großes Kind, Wandschwäche wie z.B. bei Uterus myomatosus, Ermüdung der Muskulatur nach protrahierter Geburt, kein Stillen, Verklebungen des Zervikalkanales, oder Vorliegen eines Blutkoagels oder von Eihautresten vor dem inneren Muttermund.

Diagnose: Wochenfluß ist auffällig wenig oder fehlt ganz, auffälliger Geruch der Lochien, Fundusstand des Uterus auffällig hoch, Uterus ist druckempfindlich, bei der Spekulumuntersuchung läßt sich ein verschlossener Zervikalkanal feststellen, sonographisch stellt sich das gestaute Wundsekret dar.

Therapie: bei mangelnden Nachwehen: Oxytocin oder Methergin, gelegentlich muß der Zervikalkanal aufgedehnt werden, damit der Wochenfluß abfließen kann (digital).

Wundheilungsstörungen nach Episiotomien, Dammrissen. Infektionen von Episiotomie, Dammrissen oder anderen Verletzungen der Weichteile des Geburtskanals werden begünstigt durch die Nähe zur keimbesiedelten Haut von Damm und Anus. Durch die Infektion entsteht eine Wundheilungsstörung.

Therapie: mehrfach täglich Sitzbäder (z. B. Kamille), kaltes Abspülen oder Eisblase, evtl. Wundrevision oder Sekundärnaht.

3.2.2 Endometritis, Endomyometritis, Puerperalsepsis

Bei der **Endometritis puerperalis** ist die Uterusschleimhaut (das Endometrium) infiziert. Eine Endometritis ist häufig ursächlich bei Fieber im Wochenbett.

Ursachen. Wenn die Plazenta ausgestoßen wird, bleibt die Haftstelle als eine große Wunde zurück. Aus der Vagina können Keime in die Uterushöhle aufsteigen (z. B. Darmkeime), begünstigt durch: vorzeitigen Blasensprung, protrahierten Geburtsverlauf, operative Geburt (v. a. Sectio caesarea), gehäufte vaginale Untersuchungen unter der Geburt, Wundinfektion von Dammriß oder -schnitt, Rückbildungsstörungen des Uterus.

Diagnose: subfebrile Temperaturen bis 38 °C etwa um den 3. postpartalen Tag herum, geringfügige Störung des Allgemeinbefindens, häufig Kopfschmerzen, druckempfindlicher weicher Uterus, zu hoher Fundusstand des Uterus, im Blut: Leukozytose, CRP-Anstieg.

Therapie: Kontraktionsmittel, um die Uterusrückbildung zu fördern, Antibiotika, bis 2 Tage Fieberfreiheit besteht, Eisblase auf den Bauch, eingeschränkte Bettruhe.

Endomyometritis. Die Infektion hat sich ins Myometrium ausbreitet. Dies geschieht meist über Lymphspalten.

Diagnose: Temperaturen, häufig > 38 °C, deutliche Subinvolutio uteri und Druckschmerzhaftigkeit des Uterus, verstärkter Wochenfluß (vermehrtes Wundsekret), Tachykardie, Allgemeinempfinden ist beeinträchtigt.

Therapie: Kontraktionsmittel (Oxytocin oder Methergin), Antibiotika, Bettruhe.

Puerperalsepsis. Jede *Endomyometritis* kann sich über Adnexe, Parametrium, Peritoneum usw. ausbreiten und zur Puerperalsepsis führen. Als Zwischenstufe beobachtet man evtl. Zeichen einer Salpingitis, Pelveoperitonitis oder Peritonitis. Die Puerperalsepsis ist ein ernstes Krankheitsbild: Der Gesamtorganismus wird von einem Sepsisherd aus (z. B. Endomyometritis) mit Keimen überschwemmt.

Symptome: Temperatur > 39 °C, Schüttelfrost, Tachykardie und Tachypnoe, schwere Beeinträchtigung des Allgemeinbefindens, Schockzeichen (septischer Schock durch Endotoxine), Gerinnungsstörungen (wie beim septischen Abort).

Therapie: gezeilte Antibiose, die auch anaerobe Keime berücksichtigt (nach Auste-stung z.B. von Blutkulturen), Schockbehandlung und Behandlung der Gerinnungs-störungen, evtl. wird die Entfernung des Uterus als Sepsisherd notwendig und sollte nicht zu spät bedacht werden.

3.2.3 Symphysenlockerung, -ruptur

Die Symphyse ist eine Knorpelverbindung der beiden Schambeinknochen durch Fa-serknorpel. In der Schwangerschaft kommt es durch den hormonellen Einfluß u.a. zu einer physiologischen Lockerung *(Beckenringlockerung)*. Unter der Geburt kann sich diese Lockerung noch verstärken. Beschwerden können bereits während der Schwangerschaft auftreten (Symphysenlockerung). Die Symphysenruptur entsteht unter der Geburt (s. Abb.13–20).

Ursachen: angeborene Bindegewebeschwäche, Einfluß der Schwangerschaftshormo-ne, Geburt eines großen Kindes.

Symptome: lokale Schmerzen, Druckschmerz über der Symphyse und bei seitlicher Kompression des Beckens, Schmerzen beim Gehen, v.a. beim Treppensteigen Schmerzausstrahlung in Oberschenkel und Kreuzbeingegend, in ausgeprägten Fällen Watschelgang (bei der Ruptur), gelegentlich (nur bei Ruptur) ist das Anheben eines Beines aufgrund von Schmerzen nicht möglich, damit Gehunfähigkeit.

Diagnose: Klinische Zeichen, (s. Symptome), Röntgen der Symphyse zeigt die Spalt-breite.

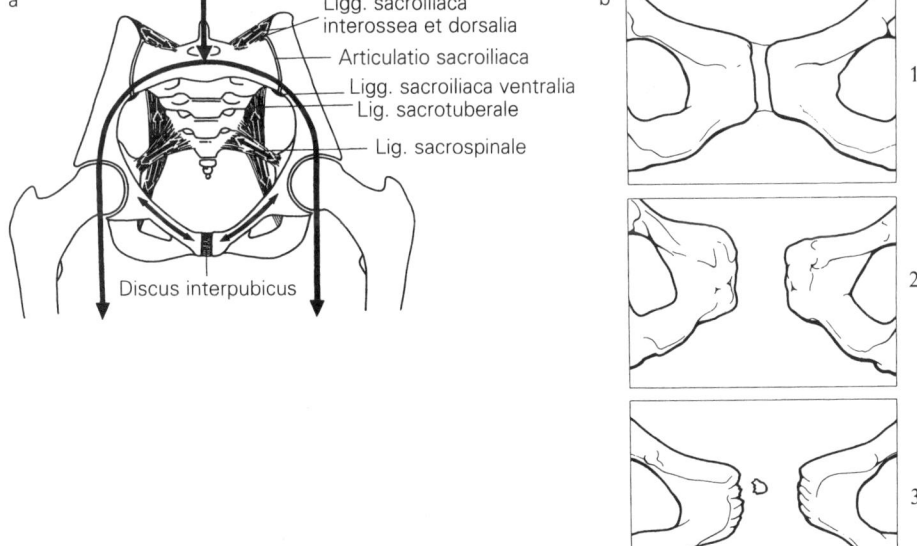

Abb. 13–20: Grade einer Symphysenlockerung. **1** Lockerung der Symphyse, **2** Symphysenruptur, **3** Ruptur mit weitem Abstand und Knochenfragment

Therapie: körperliche Schonung, evtl. Schmerzmittel wie Paracetamol (Vorsicht: Stillen), Beckengurt.

3.2.4 Psychische Störungen im Wochenbett

Kurzzeitige depressive Verstimmungen (sog. *Heultage*) sind häufig und treten in den ersten postpartalen Tagen auf. Begünstigend wirkt eine Erschöpfung durch den Schlafentzug, den die Betreuung des Neugeborenen mit sich bringt. Die Wöchnerin ist weinerlich und müde, hat Kopfschmerzen und Angst, der neuen Situation nicht gewachsen zu sein. Meist verschwinden die Beschwerden spontan. Wichtig ist ein verständnisvoller Umgang von seiten des Pflegepersonals und der Familie.

Die **postpartale Depression** tritt häufiger bei Erstgebärenden und sehr jungen Müttern auf, die der Schwangerschaft evtl. anfangs skeptisch gegenübergestanden haben. Sie wird oft erst nach Abschluß des Wochenbettes offensichtlich (ab 6 Wochen nach der Entbindung). Klinisch äußert sie sich wie andere neurotische Depressionen z. B. mit Schlafstörungen, Appetitverlust, großer Müdigkeit, Inkompetenzgefühl. Die Mütter haben Angst, das Kind nicht gut versorgen zu können, stehen ihm ambivalent gegenüber. Therapeutisch sollte immer ein Psychiater eingeschaltet werden, eine Psychotherapie ist zu empfehlen.

Eine **Wochenbettpsychose** tritt häufig in der 2.–3. postpartalen Woche in Erscheinung. Die Mütter sind sehr unruhig und haben starke Stimmungsschwankungen. Alarmierend sind Realitätsverlust und Halluzinationen. Es handelt sich um ein sehr ernstes Krankheitsbild, das zumindest anfangs stationär in der Psychiatrie behandelt werden muß wegen evtl. Selbstmordgefahr.

Die *Ursachen* der postpartalen psychischen Störungen sind unklar. Angeschuldigt werden die ausgedehnten hormonellen Umstellungen im Zusammenhang mit Geburt und Wochenbett. Wichtig ist die frühzeitige Erkennung von psychischen Störungen (durch die Entbindungsklinik, den niedergelassenen Gynäkologen oder den Kinderarzt).

3.2.5 Mastitis puerperalis

Definition. Die Mastitis puerperalis ist eine (meist einseitige) Brustentzündung der stillenden Frau. Kleinste Stillverletzungen der Brustwarze können zur Keiminvasion führen. Meist handelt es sich um *Staphylococcus aureus haemolyticus*. Da dieser Erreger meist von der Haut und dem Nasenrachenraum des Pflegepersonals auf den Säugling übertragen wird, der beim Anlegen an die Brust dann für die Infektion der Brust sorgt, weist auf die notwendige Stillhygiene hin (häufiges Händewaschen, Sauberkeit, regelmäßige Desinfektion aller Räume und Gegenstände usw.), Wunde Brustwarzen müssen frühzeitig behandelt werden. Ein Milchstau (Brust wird nicht leergetrunken) begünstigt die Infektion.

Symptome: Rötung, Schwellung, Schmerz der Brust, Fieber, schmerzhafte Lymphknoten in der gleichseitigen Achselhöhle. Die Infektion kann zu einem Abszeß führen mit fluktuierendem Tumor in der Brust.

Die **Therapie** sollte so früh wie möglich beginnen, damit keine Abszesse entstehen: Behandlung von Milchstau (Wärmeanwendung, Stilltechnik, evtl. zusätzliches Abpumpen von Milch), Behandlung von wunden Brustwarzen und Rhagaden (z. B. Stillhütchen zum Schutz der Brustwarze, Wundsalbe, Hygiene). Schreitet die Symptomatik der Mastitis puerperalis fort, muß abgestillt (z. B. Pravidel, Einschränkung der Trinkmenge, Brust hochbinden) und Antibiotika eingesetzt werden. Hat sich ein Abszeß gebildet, wird chirurgisch behandelt (Inzision und Gegeninzision, evtl. Wundspülungen).

4. Empfängnisverhütung

Eine Schwangerschaft kann auf verschiedenen Wegen verhütet werden. Wie sicher eine Methode ist, gibt der **Pearl-Index** (PI) an: Zahl der ungewollten Schwangerschaften, die bei einer bestimmten Verhütungsmethode bei 100 Frauen in einem Jahr eintreten (d. h., in 1200 Anwendungsmonaten). Verhütungsmethode und PI sind im folgenden Gegenübergestellt:

Pille: 0,03, Minipille: 0,9, Dreimonatsspritze: 0,3, Spirale: 0,3–6, Kondom: 7–10, Scheidendiaphragma: 10, spermizide Vaginalcremes: 0,8–36, Temperaturmethode: 0,8, Coitus interruptus: 10–38, Sterilisation: 0,02.

4.1 Hormonale Kontrazeption

4.1.1 Kombinationspräparate

Kombinationspräparate, die *Östrogen und Gestagen* enthalten, sind weit verbreitet und gehören zu den sichersten Verhütungsmethoden. Die Pillen (Ovulationshemmer, Antibabypille) wirken empfängnisverhütend durch:
(1) *Hemmung des Eisprungs* (dies steht im Vordergrund).
(2) Die *Spermienaszension* aus der Vagina in die Uterushöhle und in die Tuben wird erschwert, weil die Muttermundöffnung in der Mitte (um die Zeit des Eisprungs) des Zyklus nicht auftritt. Außerdem wird der Zervixschleim verändert.
(3) Die *Einnistung ist erschwert*, da das Endometrium nur ungenügend vorbereitet wird.
(4) Der *Spermientransport* im Eileiter ist *behindert*.

Allgemeine Nebenwirkungen (in etwa 10 %): Übelkeit, Kopfschmerzen, Ödeme, Gewichtszunahme, Müdigkeit, Depression, Libidoverlust, Brustspannen.

Diese Symptome verschwinden in der Regel in den ersten 3 Einnahmemonaten oder sind durch den Wechsel auf ein anderes Präparat zu beheben.

Daneben treten evtl. *Zwischenblutungen* (v. a. in ersten 3 Einnahmemonaten) auf.

Anhaltende **Nebenwirkungen** können sein: Hypertonie, Beeinflußung des Leber- und Fettstoffwechsels, der Schilddrüsenfuktion, Beeinflußung von Blutsenkung, Insulin, Eiweiß, Elektrolyten, erhöhtes Risiko für thromboembolische Erkrankungen, evtl. Entstehung von benignen Leberzelltumoren, evtl. Entstehung von Gallensteinen, bei Nikotinabusus und Pilleneinnahme erhöhtes Risiko für Arteriosklerose und Herzinfarkt, Hautveränderungen wie Hyperpigmentierung im Gesicht, Kohlenhydratstoffwechselstörungen können durch die Pille verschlechtert werden, Antiepileptika und Barbiturate können deren Wirkung aufheben.

Absolute Kontraindikationen sind:
- Schwangerschaft
- kardiovaskuläre Erkrankungen (Thrombose, Embolie, Herzinfarkt, Apoplexia cerebri, zerebrale oder retinale Gefäßleiden)
- latenter Diabetes mellitus
- hämolytische Anämie, Sichelzellanämie
- hormonabhängige Tumoren (z. B. Mammakarzinom, Melanom oder Endometriumkarzinom in der Anamnese)
- ungeklärte Genitalblutungen
- Leber-, Nierenerkrankungen, Migräne, Hypertonie (> 160/95 mm Hg).

Relative Kontraindikationen sind:
- manifester Diabetes mellitus
- Gallenwegserkrankungen, Epilepsie, Chorea, MS, Fettstoffwechselstörungen, Porphyrie
- Adipositas, starke Varikosis
- Rauchen, zumindest ab 35 Jahren
- Bettruhe (z. B. nach größeren Operationen)
- Hyperpigmentierung, Vitiligo
- Ulcus ventriculi, Colitis ulcerosa, Otosklerose
- Uterus myomatosus, Endometriose, Stillzeit.

4.1.2 Minipille

Definition. Die Minipille enthält *nur Gestagen*, muß sehr pünktlich eingenommen werden und verändert und vermindert den Zervixschleim. Damit wird die *Aszension der Spermien* verhindert. In etwa 60 % kommt es auch zu einer zentralen *Hemmung der Ovulation.*

Nebenwirkungen: *Zwischenblutungen* (relativ häufig) und *Zysten* der Eierstöcke.

4.1.3 Dreimonatsspritze (Depot-Gestagene)

Definition. Die Dreimonatsspritze enthält *wie die Minipille nur Gestagene.* Sie werden intramuskulär verabreicht und in der Regel gut vertragen. Meist kommt es zum Ausbleiben regelmäßiger Zyklen, es können Zwischenblutungen auftreten oder auch eine Amenorrhoe. Auch die Dreimonatsspritze vermindert den Zervixschleim und verhindert die Spermienaszension. Es kann zu einer Hemmung der Ovulation kommen.

4.2 Pille danach

Bei der postkoitalen Empfängnisverhütung (Pille danach) wird die Einnistung eines befruchteten Eies verhindert und der Eitransport im Eileiter behindert. Bei der Pille danach werden *Östrogene* und *Gestagene* relativ hoch dosiert, sie soll bis maximal 48 Stunden nach dem Verkehr genommen werden und 12 Stunden später nochmals. In etwa 84 % wird eine Schwangerschaft verhindert. Es kann zu starker Übelkeit und Erbrechen kommen. Nach Einnahme der Pille danach tritt eine uterine Blutung auf, der Zyklus wird also gestört. Es handelt sich um eine *„Notfallmaßnahme"* und nicht um eine regelmäßig anwendbare Methode der Verhütung.

4.3 Mechanische Verhütungsmethoden

4.3.1 Spirale (Intrauterinpessar IUP)

Definition. Spiralen sind Kunststoffkörper, die beschichtet sein können, z. B. mit Kupfer. Sie werden in die Uterushöhle eingebracht und führen dort zu einer geringgradigen chronischen Endometritis, wodurch die Einnistung eines befruchteten Eies verhindert wird. Wenn die Spirale mit Kupfer beschichtet ist, kommt der spermizide Effekt des Metalls hinzu.

Der Muttermund ist zum Zeitpunkt der Menstruation oder in der Mitte des Zyklus (zum Zeitpunkt des Eisprungs) am besten zu passieren. In dieser Zeit sollte die Spirale gelegt werden. Dies sollte streng aseptisch geschehen, um eine Keimaszension zu vermeiden. Sobald der Verdacht auf eine Entzündung der Gebärmutter (Endometritis) oder der Eileiter (Adnexitis) besteht, muß die Spirale entfernt werden, um sie als möglichen Keimherd auszuschließen.

Da es unter der Spirale gehäuft zu *Adnexitiden* kommen kann, deren Folge ein Tubenverschluß (Verklebung) sein kann, ist die Spirale bei jungen Frauen, die später noch eine Schwangerschaft planen, nicht Mittel der ersten Wahl zur Verhütung. Außerdem ist das Risiko einer extrauterinen Gravidität etwas erhöht. Die korrekte Lage der Spirale ist durch Ultraschall zu kontrollieren. Die Menstruationsblutung ist mit der Spirale stärker. Kommt es trotz einer Spirale zu einer Schwangerschaft, so muß sonographisch geklärt werden, ob das Ziehen der Spirale möglich ist, oder ob man sie besser beläßt, um die Schwangerschaft nicht zu gefährden.

4.3.2 Kondom

Das Kondom zählt zu den ältesten Methoden der Schwangerschaftsverhütung und ist weitverbreitet. Es verhindert die Ejakulation des Samens in Vagina und Zervix. Es hat nicht nur den Vorteil einer recht sicheren Verhütung bei richtiger Anwendung, es bietet auch einen entsprechenden Schutz vor Geschlechtskrankheiten und vor HIV.

4.3.3 Scheidendiaphragma

Es handelt sich um einen mit Gummi überzogenen flexiblen Metallring und einer Membran aus dünnem Gummi in verschiedenen Größen. Das Diaphragma wird zwischen hinterem Scheidengewölbe und Hinterwand der Symphyse ausgespannt. Die Frau muß entsprechend angeleitet werden, um das Diaphragma selbständig anwenden zu können. Zur Erhöhung der Sicherheit wird das Diaphragma mit einem Spermizid bestrichen. Das Diaphragma dichtet die Zervix ab und überzieht sie mit einem spermiziden Film, somit wird die Spermienaszension in die Zervix verhindert. Es soll zwischen 10 Minuten und 2 Stunden vor dem Verkehr in die Scheide eingebracht werden. Nach dem Verkehr muß das Diaphragma 6–24 Stunden in der Vagina belassen werden.

4.3.4 Lokalchemische Methoden

Schaum, Zäpfchen, Cremes oder Gels werden in die Vagina eingebracht. Sie sollen die Spermien immobilisieren, abtöten und deren Aszension in das Uteruskavum verhindern. Sie müssen mindestens 10 Minuten vor dem Verkehr verabreicht worden sein (maximal bis 60 Minuten vor Verkehr) und können zu vaginalen Reizerscheinungen und allergischen Reaktionen führen. Lokalchemische Methoden allein sind eine eher unsichere Methode der Empfängnisverhütung.

5. Natürliche Verhütungsmethoden

Natürliche Verhütungsmethoden basieren auf Überlegungen, daß es im weiblichen Zyklus nur eine begrenzte Zeit der Fruchtbarkeit gibt, da Ei- und Samenzelle bestimmte Lebenszeiten aufweisen (s. Kap. XIII/1). Während der fruchtbaren Tagen muß eine sexuelle Abstinenz geübt werden.

Methode nach Knaus und Ogino. Die Frau sollte über 1 Jahr einen genauen Zykluskalender führen. Aus diesem Beobachtungszeitraum werden der kürzeste und der längste Zyklus bestimmt. Berücksichtigt man die Tatsache, daß der Eisprung zwischen dem 16. und 12. Tag vor der nächsten Regel stattfindet (Knaus) bzw. am 15. Tag vor der nächsten Regel (Ogino), daß die Eizelle etwa 6–8 Stunden befruchtungsfähig ist und die Samenzellen etwa 2 Tage lebensfähig, so errechnet sich eine fruchtbare Phase bei 28tägigen Zyklen von Tag 9–17. An allen anderen Tagen ist der ungeschützte Verkehr möglich.

Temperaturmethode. Progesteron, das nach dem Eisprung im sich entwickelnden Corpus luteum des Ovars gebildet wird, hat einen thermogenetischen Effekt. Das nutzt man bei der Temperaturmethode: Die Frau muß täglich direkt nach dem Aufwachen ihre Körpertemperatur messen. Etwa 24–36 Stunden nach dem Eisprung kommt es zum Temperaturanstieg von etwa 0,5 °C über etwa 12 Tage (thermogenetischer Effekt des Progesterons). Etwa ab dem 2. Tag nach dem Temperaturanstieg beginnt die sicher nicht fruchtbare Zeit im Zyklus der Frau.

Billings-Methode. Kurz vor dem Eisprung ist die Menge und die Spinnbarkeit des Zervixschleims auffallend. Sie ist durch den Anstieg des Östradiols bedingt. Bei der Selbstuntersuchung wird der Abgang von flüssigem Schleim beobachtet, der zwischen 2 Fingern zwischen 5 und 10 cm lange Fäden bildet. In der Zeit, in der dieser auffällige Schleim beobachtet wird bis 4 Tage danach sollte sexuelle Abstinenz betrieben werden. Die Methode hat einen hohen Pearl-Index, gilt also als nicht sehr sicher.

Coitus interruptus. Der Partner zieht den Penis aus der Scheide, bevor es zur Ejakulation gekommen ist. Diese Methode ist nicht sehr sicher und führt evtl. zu psychischen Störungen bei den Sexualpartnern.

6. Sterilisation

Sterilisation beim Mann. Der Ductus deferens (Samenleiter) wird auf beiden Seiten unterbunden (Vasektomie). Dies kann in Lokalanästhesie und ambulant geschehen. Es wird also lediglich der Spermientransport vom Hoden (Bildungsstätte) zum Penis unterbunden. Die Hormonproduktion im Hoden, das sexuelle Empfinden und der Geschlechtsakt mit Erektion und Ejakulation bleiben erhalten. Im Ejakulat findet sich nur noch das Sekret aus der Prostata und den Samenbläschen, Spermien sind nicht mehr enthalten.

Dies ist nicht sofort mit dem Eingriff der Fall, da im Bereich der unteren Samenwege noch zeugungsfähige Spermien vorhanden sind. Etwa 6 Wochen nach der Operation wird durch eine Untersuchung des Ejakulates geklärt, ob noch Spermien enthalten sind.

Sterilisation bei der Frau. Operativ werden die Eileiter auf beiden Seiten durchtrennt, koaguliert, (zum Teil) entfernt oder mittels Clips unterbunden. Damit wird der Eitransport vom Ovar ins Cavum uteri und das Zusammentreffen mit den Spermien verhindert. Dies wird laparoskopisch durchgeführt, was eine Vollnarkose und ein entsprechendes Operationsrisiko mit sich bringt. Die Hormonproduktion des Ovars, die sexuelle Erlebnisfähigkeit und der Ablauf der Menstruation bleiben unbeeinflußt. Neben der Entfernung des Uterus ist dies die sicherste Methode der Empfängnisverhütung. Die Frau muß über das Narkose- und Operationsrisiko (z. B. mögliche Verletzung des Darmes) aufgeklärt werden. Ihr muß die Endgültigkeit ihres Schrittes klar sein.

Andererseits muß darauf hingewiesen werden, daß es bei etwa 3–5 von 1000 sterilisierten Frauen trotz einwandfreier Durchführung der Operation dennoch wieder zu einer Schwangerschaft kommen kann und daß dann die Rate an extrauterinen Schwangerschaften erhöht ist.

XIV. Weibliche Geschlechtsorgane

A. Blessing

1. Sterilität und Infertilität

Unerfüllter Kinderwunsch ist für ein betroffenes Paar sehr belastend. Etwa 15 % aller Ehepaare sind ungewollt kinderlos, wobei die Ursache bei der *Frau* (40–50 %), bei dem *Mann* (35–40 %) oder bei *beiden* liegen kann. In 10–15 % der Fälle ist die Ursache der Kinderlosigkeit nicht zu klären.

Sterilität bedeutet, daß die Frau trotz regelmäßigem Geschlechtsverkehr ohne Verhütungsmittel innerhalb von 2 Jahren nicht schwanger wird. *Primäre Sterilität* meint die Tatsache, daß die Frau noch nie schwanger geworden ist. *Sekundäre Sterilität* beschreibt die Situation, daß die Frau bereits einmal schwanger war unabhängig davon, wie die Schwangerschaft ausgegangen ist (Geburt, Fehlgeburt, Extrauteringravidität = EU)).

Infertilität heißt, daß die Frau eine Schwangerschaft nicht austragen kann. Die Schwangerschaft endet, bevor das Kind lebensfähig ist.

Ursachen der weiblichen Sterilität sind:
– Funktionsstörungen der Ovarien (40 %)
– Funktionsstörungen der Eileiter (30 %)
– ungeklärte Störungen (10–5 %)

Andere Störungen sind selten: Uterus (5 %), Vagina (5 %), Zervix (4 %).

Ursachen für eine *verminderte Zeugungsfähigkeit des Mannes* sind:
– z. B. zu wenige Spermien im Ejakulat (Oligozoospermie)
– Varikozele (s. Kap. XII/4.3)
– Entzündungen von Nebenhoden, ableitenden Samenwegen und Drüsen
– Hormonstörungen und Hodenschaden
– Verschluß der Samenwege (z. B. durch Infektion)

1.1 Diagnostik

1.1.1 Basisdiagnostik bei unerfülltem Kinderwunsch

Am Anfang der **Diagnostik bei der Frau** stehen die *Anamnese,* allgemeine und gynäkologische Untersuchung:

Die Entwicklung der sekundären Geschlechtsmerkmale wird beurteilt (z. B. Entwicklung der Brust, der Schambehaarung, des äußeren Genitale). Die Spekulumuntersuchung, die bimanuelle Untersuchung sowie der Ultraschall sollen z. B. Fehlbildungen oder Infektionen ausschließen. Dazu gehört auch die Tastuntersuchung der Brust: Eine Galaktorrhoe (Flüssigkeitsabsonderung aus der Brust außerhalb der Stillzeit) kann einen Hinweis auf eine Hyperprolaktinämie erbringen.

Die **Untersuchung des Mannes** konzentriert sich nach Anamnese und Untersuchung auf das *Spermiogramm*:

Durch Masturbation wird Ejakulat gewonnen, welches mikroskopisch untersucht wird. Vor allem die Menge, Beweglichkeit und Gestalt der Spermien wird dabei beurteilt.

Normwerte: > 20 Mio. Spermien/ml Ejakulat, von denen mehr als 50 % eine Vorwärtsbewegung und mehr als 30 % eine normale Gestalt aufweisen müssen.

Darüber hinaus können beim Mann *Hormonanalysen, Chromosomenanalysen und Hodenbiopsie* zur weiteren Abklärung einer evtl. verminderten Zeugungsfähigkeit notwendig werden.

1.1.2 Weiterführende Diagnostik bei der Frau

Basaltemperaturkurve (Abb. 14–1): Die Frau mißt morgens nach dem Aufwachen die Körpertemperatur. Wenn es zu einem normalen Eisprung gekommen ist, wandelt sich der rupturierte Follikel in den Gelbkörper um und produziert Progesteron. Das Pro-

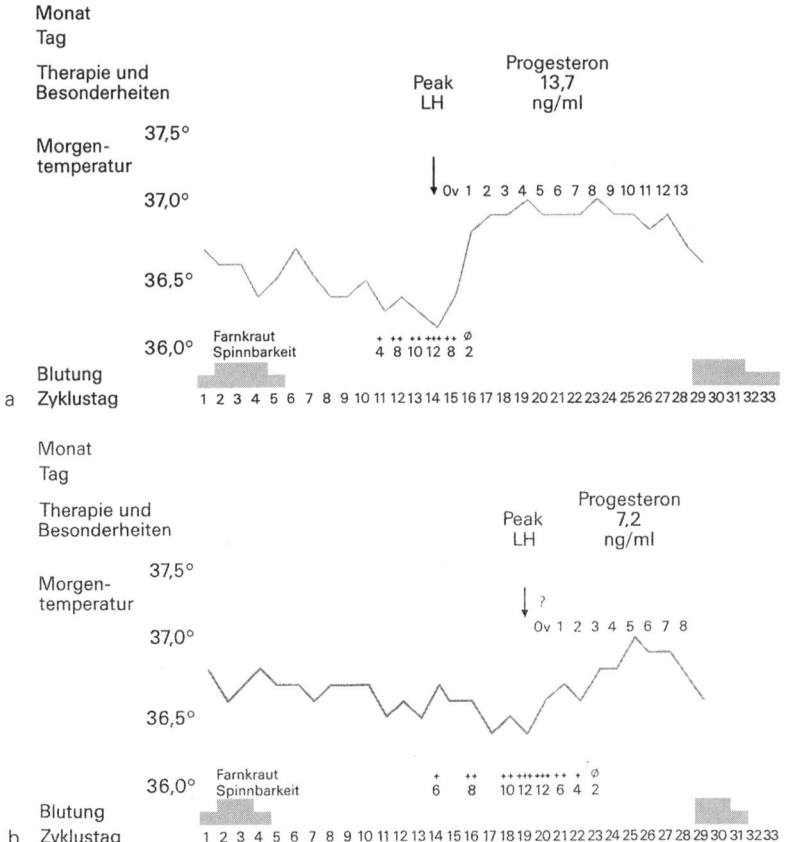

Abb. 14–1: Basaltemperaturkurve: **a.** Normaler Verlauf, wenn ein Eisprung stattfindet, **b.** Verlauf bei verminderter Produktion von Gelbkörperhormon

gesteron hat einen *thermogenetischen* Effekt (Abb. 14–8): Es bewirkt den Anstieg der Körpertemperatur um 0,3–0,5 °C, die in der gesamten 2. Zyklushälfte, also etwa 12–14 Tage erhöht bleibt.

Entsteht kein richtiger Gelbkörper, wir Progesteron nicht produziert, die Körpertemperatur wird nicht ansteigen. Ist die Gelbkörperphase zu kurz oder wird nicht ausreichend Progesteron im Gelbkörper produziert, fällt die Körpertemperatur früher wieder ab oder zeigt nicht den Anstieg mit konstanter Erhöhung über einige Tage. Somit kann mit einer recht einfachen Methode die Ovarialfunktion abgeschätzt werden.

Zervixschleim und Farnkrautphänomen: In der Mitte des Zyklus, zur Zeit des Eisprungs, wird unter dem Östrogeneinfluß der Muttermund etwas geöffnet. Außerdem wird vermehrt flüssiger Schleim in der Zervix produziert, der sich zwischen den Fingern zu langen Fäden spinnen läßt. Nach dem Trocknen auf einem Objektträger gleicht er unter dem Mikroskop *Farnkraut*. Bei ungenügendem Östrogeneinfluß oder Schädigungen der Zervix ist der Schleim verändert: *keine langen Fäden*, kein Farnkrautphänomen.

Hormontests: Gestagen-, Östrogen-Gestagen-, LH-RH-, Dexamethason-, ACTH- und Clomifen-Test. Sie dienen der Abschätzung des Regelkreises Hypothalamus-Hypophyse-Ovar mit dem Erfolgsorgan Uterus. Außerdem sollen sie im Falle einer pathologischen Erhöhung männlicher Geschlechtshormone klären helfen, ob die Ursache im Ovar oder in der Nebennierenrinde liegt.

Hormonanalysen: Die *Hyperprolaktinämie* ist eine häufige Ursache für Zyklusstörungen und Sterilität, da ein zu hoher Prolaktinspiegel den Regelkreis Hypothalamus-Hypophyse-Ovar empfindlich stört.

Folgende Hormone können weiterhin von Interesse sein: FSH, LH, Progesteron, Östrogene, Androgene (s. Abb. 14–10), Schilddrüsenhormone.

Postkoitaltest nach Sims-Huhner: Hiermit wird geprüft, ob die Spermien überhaupt in den Zervikalschleim penetrieren können. 6–10 Stunden nach erfolgtem Geschlechtsverkehr wird Zervixschleim entnommen und unter dem Mikroskop untersucht. Beurteilt werden Menge und Beweglichkeit von Spermien (normal ↑ 10 lebhaft bewegliche Spermien pro Gesichtsfeld bei 400facher Vergrößerung).

Hysterosalpingographie: Es handelt sich um eine Röntgenkontrastdarstellung von Cavum uteri und Tuben.

Dabei wird über einen Portioadapter ein wasserlösliches Kontrastmittel in das Cavum uteri eingespritzt, gleichzeitig wird das kleine Becken durchleuchtet. Man erkennt das Uteruskavum und die Tuben. Sind die Tuben durchgängig, fließt das Kontrastmittel beidseits in die freie Bauchhöhle ab.

Mit der Hysterosalpingographie können Auffälligkeiten im Hohlraum von *Uterus* und Tuben erkannt werden, bzw. läßt sich ein *Verschluß der Tuben* recht gut lokalisieren (z. B. im ampullären oder isthmischen Bereich).

Hysteroskopie. Die Gebärmutterspiegelung dient der Erkennung intrauteriner Auffälligkeiten wie z. B. Septen in der Gebärmutter, Fehlbildungen (s. Abb. 14–2) wie Uterus arcuatus, Myome direkt unter der Schleimhaut oder intrauterine Verklebungen des Endometriums. Man führt eine Optik in das Uteruskavum ein und entfaltet dieses mit Gas oder physiologischer Kochsalzlösung. Septen und Verklebungen werden abgetragen.

Die **diagnostische Laparoskopie mit Chromopertubation** (s. Abb. IV/7–8, S. 162) dient der Abklärung des *Tubenfaktors*: Hat die bisherige Diagnostik keine Klärung erbracht, so kann durch Laparoskopie untersucht werden, ob z. B. eine symptomarme Endometriose vorliegt, die zu Adhäsionen im Bereich des inneren Genitale geführt hat. Auch Infektionen im kleinen Becken können Adhäsionen und die Einschränkung der Tubenbeweglichkeit bedingen. Die Eileiter können fehlgebildet sein.

Zur *Chromopertubation* wird eine Farbstofflösung (Methylenblau) durch einen Portioadapter retrograd in das Uteruskavum gespritzt. Sind die Eileiter durchgängig, kann mit Hilfe der Laparoskopie der Farbstoffaustritt aus den Fimbrienenden in die freie Bauchhöhle beobachtet werden. Hat die Frau evtl. mehrere Adnexitiden mit Salpingitiden durchgemacht, dann kann das Tubenlumen durch Verklebungen undurchgängig sein, was den Eitransport in das Uteruskavum und das Zusammentreffen von Ei- und Samenzelle unmöglich macht.

Liegen *Adhäsionen* im kleinen Becken vor, können diese mittels Laparoskopie gelöst werden und die Eileiter ihre Motilität wiedererhalten. Auch Eileiterverschlüsse können eröffnet werden *(Salpingotomie, Fimbrioplastik)*.

1.2 Therapie

Die Therapie ist *ursachenbezogen*.

Therapie beim Mann. Hier soll nur der Hinweis gegeben werden, daß übermäßiger Nikotin- oder Alkoholabusus noch am leichtesten kausal angegangen werden können. Ihr Einfluß auf eine verminderte Zeugungsfähigkeit ist nicht zu unterschätzen! Infektionen müssen behandelt, eine Varikozele chirurgisch entfernt werden.

Funktionsstörung der Ovarien:
– Finden sich *chromosomale Störungen* mit einer Gonadendysgenesie (z. B. beim Ullrich-Turner-Syndrom, s. Abb. 14–3) oder eine *testikuläre Feminisierung*, dann fehlen funktionstüchtige Eizellen, so ist eine kausale Therapie nicht möglich. Es muß sogar die Entfernung der fehlgebildeten Gonaden erwogen werden, da diese ein erhöhtes Entartungsrisiko aufweisen. Auch bei weitreichenden Fehlbildungen des inneren Genitale *(z. B. Mayer-Rokitansky-Küster-Syndrom)* ist eine Therapie nicht möglich.
– Ist die 2. Zyklusphase gestört *(verkürzte Gelbkörperhormonproduktion)*, wird Progesteron medikamentös ersetzt. Besser noch wirkt HCG (humanes Choriongonadotropin). Meist liegt eine Störung schon zum Zeitpunkt der Follikelreifung vor, so daß auch diese unterstützt werden sollte (z. B. zyklische Gabe von Clomifen).
– Wurde eine *Hyperprolaktinämie* nachgewiesen, liegt eine Störung des Regelkreises Hypothalamus-Hypophyse-Ovar zugrunde. Hier kann eine Therapie mit Dopaminagonisten wie Bromocriptin durchgeführt werden, was den Prolaktinspiegel im Blut senkt.
– Liegt eine *Hypothyreose* zugrunde, muß die Behandlung entsprechend sein.
– Ist der Eisprung gestört, kann mit Hormonen die *Eireifung* gefördert und der Eisprung ausgelöst werden. Meist kommt hier Clomifen zum Einsatz.

Bei *Hypothalamusfunktionsstörung* versucht man mit einer Infusionspumpe die pulsatilen GnRH-Gaben zu imitieren (s. Abb. 14–10).

Funktionsstörungen der Eileiter: Ist die Tubenbeweglichkeit aufgrund von *Adhäsionen* (Verwachsungen mit der Umgebung wie z. B. Uterus, Ovar, Darm, Beckenwand) eingeschränkt, kann dies durch die Adhäsiolyse im Rahmen einer Laparoskopie behandelt werden. Durch *Verklebungen im Lumen* der Tube bedingte Funktionsstörungen sind viel schwieriger zu behandeln. Häufig bleibt nur der Weg der *extrakorporalen Befruchtung* mit *Embryotransfer*:

Dabei werden Eizellen und Samenzellen außerhalb des Körpers zur Befruchtung gebracht (In-vitro-Fertilisierung, IVF), und der entstandene Embryo in die Gebärmutterhöhle eingebracht. Dies gelang erstmals 1978 in England.

– **Störungen im Bereich der Zervix** können durch einen *verminderten Östrogeneinfluß* bedingt sein. Dann wird Östrogen medikamentös ersetzt. *Infektionen* der Zervix müssen antibiotisch behandelt werden (häufig ist eine Infektion mit Chlamydien, hier muß Tetrazyklin verabreicht werden). Ist die Zervix durch Risse, Konisation oder Verklebungen geschädigt, bleibt die Möglichkeit, aufbereitetes Sperma mittels Portiokappe direkt an den Zervikalkanal zu bringen oder in das Uteruskavum zu applizieren.

– **Störungen im Bereich der Vagina** sind meist anatomisch bedingt (Verengungen, Septen, sonstige Anomalien) und müssen chirurgisch beseitigt werden.

– **Störungen im Bereich des Uterus** sind ebenfalls häufig organisch bedingt. Hier können hysteroskopisch Septen oder Verklebungen abgetragen werden. Angeborene schwerwiegende Anomalien sind meist nicht therapierbar (s. Abb. 14–2).

– Wurde **keine Ursache** gefunden, bleibt nur der Weg der extrakorporalen Befruchtung mit In-vitro-Fertilisierung und Embryotransfer. Häufig wird auch versucht, auf einer noch früheren Stufe die befruchtete Eizelle in den weiblichen Körper zu übertragen (Gametentransfer). Insgesamt handelt es sich um ausgesprochen aufwendige und teure Verfahren, die eine erhebliche psychische Belastung für das betroffene Paar bedeuten. Die Schwangerschaftsrate beträgt pro Übertragung etwa 20 %.

Bei **Infertilität** (Unvermögen, eine Schwangerschaft auszutragen) müssen Fehlbildungen des Uterus in Betracht gezogen werden (s. Abb. 14–2). Außerdem können chronische Infektionen des inneren Genitale ursächlich sein, die ebenfalls konsequent behandelt werden müssen. Möglich ist auch, daß eine chromosomale Störung eines Partners vorliegt. Dies muß mittels Chromosomenanalyse ermittelt werden. Auch nach Hormonstörungen muß gesucht werden.

2. Zyklusstörungen, Dysmenorrhoe, prämenstruelles Syndrom

2.1 Zyklusstörungen

Definition. Abweichungen vom normalen Menstruationszyklus sind Zyklusstörungen. Man unterscheidet *3 Gruppen:*

(1) Störungen des Blutungsrhythmus:
– *Amenorrhoe*: Ausbleiben der Regel mehr als 3 Monate
– *Oligomenorrhoe*: zu seltene Regelblutung, Zyklus länger als 35 Tage
– *Polymenorrhoe*: zu häufige Regelblutung, Zyklus kürzer als 22 Tage

(2) Störungen der Blutungsstärke:
– *Hypomenorrhoe*: zu schwache Regelblutung, es werden weniger als 2 Binden oder Tampons täglich benötigt
– *Hypermenorrhoe*: zu starke Regelblutung, es werden mehr als 5 Binden oder Tampons täglich benötigt
– *Menorrhagie*: verlängerte und verstärkte Regelblutung, die 7–14 Tage andauert

(3) Zusatzblutungen (zusätzlich zur Regelblutung):
– *Metrorrhagie*: längere Zwischenblutung (> 7 Tage), sie tritt unabhängig von der normalen Regelblutung auf, das Erkennen des eigentlichen Zyklus kann schwierig sein
– *prä- und postmenstruelle* Blutungen: vor bzw. nach der Regelblutung Schmierblutungen
– *Ovulationsblutung*: zum Zeitpunkt des Eisprungs kurze Schmierblutung
– *irreguläre* Zusatzblutung: kurze Schmierblutungen unabhängig vom sonstigen Zyklus, unregelmäßig auftretend

2.2.1 Amenorrhoe

Physiologisch findet man eine Amenorrhoe während der Schwangerschaft, Stillzeit, nach der Menopause (letzte hormonell gesteuerte Blutung im Leben der Frau).

Definition. Bei einer *primären Amenorrhoe* hat ein junges Mädchen mit 16 Jahren immer noch keine Regelblutungen. Eine *sekundäre Amenorrhoe* tritt im späteren Leben auf, ohne daß eine Schwangerschaft besteht. Die Frau hatte vorher Regelblutungen, die nun länger als 3 Monate ausbleiben.

Ursachen der primären Amenorrhoe sind meist *organisch* bedingt:
– die *Ovarien* fehlen oder sind nur unvollständig angelegt (chromosomale Störungen), die volle Geschlechtsreife wird gar nicht erreicht, da Östrogene und Gestagene von Anfang an fehlen bzw. erniedrigt sind (z.B. Ullrich-Turner-Syndrom, s. Abb.14–3)
– *Uterus* fehlt oder ist nur unvollständig angelegt (z.B. Mayer-Rokitansky-Küster-Syndrom)
– *scheinbare* Amenorrhoe, wenn das Menstrualblut nicht abfließen kann z.B. bei verschlossenem Jungfernhäutchen (Hymenalatresie), das Blut staut sich vor dem Verschluß, es kommt periodisch zu Unterbauchschmerzen.

Häufigste **Ursache der sekundären Amenorrhoe** sind *Dysfunktionen*. *Ovarielle* und *uterine Ursachen* sind seltener und beziehen sich meist auf Tumoren oder werden nach ärztlichen Eingriffen (Bestrahlung, Ovariektomie, Kürettage u.a.) relevant. Adrenogenitales Syndrom (AGS) und Hypothyreose können mit einer Amenorrhoe vergesellschaftet sein, sind aber selten.

Funktionelle Störungen: Der geregelte Ablauf mit Ovulation, Regelblutungen und Produktion von Östrogenen und Gestagenen im Ovar ist nur möglich, wenn der Regelkreis Hypothalamus-Hypophyse-Ovar ungestört abläuft. Durch *psychische oder körperliche Belastungssituationen* kann es zu einer verminderten bzw. gestörten Hormonausschüttung aus Hypothalamus (GnRH) und Hypophyse (FSH, LH) kommen, was die Ovarialfunktion einstellt (s. Abb.14–8,10).

Schilddrüsen-Nebennierenfunktionen und der Zuckerstoffwechsel sind in Belastungsstiuationen wichtiger als der geordnete Ablauf der Ovarialfunktion. Eine mögliche Schwangerschaft (bei erhaltener Ovarialfunktion denkbar) würde in der entsprechenden Belastungssituation eine zusätzliche Belastung für den Körper darstellen. Es fällt bei dieser Funktionsstörung nicht nur die Ovulation eines befruchtungsfähigen Eies weg, es fehlt auch die Regelblutung, die Produktion von Östrogenen und Gestagenen ist vermindert.

Im Gegensatz zu den erwähnten Hormonen ist der Prolaktinspiegel oft erhöht.

Ursachen: starker Streß (z. B. beruflich), Angst (auch große Angst vor einer ungewollten Schwangerschaft), schwere Allgemeinerkrankungen, belastende Umweltfaktoren, schwere Arbeit, Leistungssport und starker Gewichtsverlust (z. B. bei der Anorexia nervosa).

Viele Frauen in Konzentrationslagern des Dritten Reiches hatten eine sekundäre Amenorrhoe. Sie litten unter starkem Untergewicht, außerdem standen sie unter massivem Streß und großer Angst und mußten häufig körperlich sehr schwer arbeiten.

Diagnose. Der *Anamnese* kommt wesentliche Bedeutung zu: Noch niemals Regelblutung gehabt? Wie war die bisherige körperliche Entwicklung? Besondere Belastungen, Streß, Gewichtsverlust?

Klinische und *gynäkologische Untersuchung:* Sind die sekundären Geschlechtsmerkmale vorhanden? Anhalt für chromosomale Störungen? Inneres Genitale normal ausgebildet? Liegt eine Schwangerschaft vor?

Vaginalsonographie: Auffälligkeiten am inneren Genitale?

Hormonelle Diagnostik: Nebennierenrinde, Schilddrüse, Prolaktinspiegel im Serum, Hormontests mit Gestagen, Östrogen, Bestimmung von FSH und LH (s. Abb. 14–8).

Chromosomenanalyse bei primärer Amenorrhoe.

Die **Therapie** ist abhängig von der Ursache:

Primäre Amenorrhoe: Beim Hymenalverschluß Eröffnung des Hymens, bei chromosomalen Störungen oder Fehlbildungen Verabreichung von Östrogenen und Gestagenen (z. B. in Form einer Pille): Damit wird der Osteoporose vorgebeugt, und die Entwicklung der sekundären Geschlechtsmerkmale ermöglicht. Ein Kinderwunsch ist nicht erfüllbar.

Sekundäre Amenorrhoe: Besteht *kein Kinderwunsch,* wird mit einer Hormonsubstitution (z. B. Verabreichung einer normalen Pille) begonnen. Damit können in vielen Fällen uterine Blutungen ausgelöst werden. Bei *Kinderwunsch* wird versucht, eine Ovulation auszulösen.

2.2.2 Oligo- und Polymenorrhoe

Zu seltene oder zu häufige Regelblutungen findet man bei *anovulatorischen Zyklen.* Der Eisprung bleibt aus, damit die Gelbkörperbildung und die Progesteronsekretion. Das Endometrium wird lediglich durch Östrogene stimuliert und proliferiert. Es kommt aber nicht zur Transformation aufgrund des fehlenden Progesterons (s. Abb. 14–8). Der Zyklus läuft nicht regelrecht ab, es kommt zu Blutungsstörungen.

Anovulatorische Zyklen findet man vermehrt in hormonellen Umstellungszeiten der Geschlechtsreife: bei *jungen Mädchen* in der Adoleszenz, nach Geburten und Fehlgeburten, in den Wechseljahren.

Diagnose. In der Basaltemperaturkurve (s. Abb. 14–1) fehlt der thermogenetische Effekt des Progesterons ab Zyklusmitte.

Bei der **Therapie** muß bedacht werden, daß der fehlende Progesteroneinfluß auf das Endometrium mit einem erhöhten Risiko für ein Endometriumkarzinom einhergeht. Progesteron muß also substituiert werden. Bei Kinderwunsch wird die medikamentöse Auslösung des Eisprungs angestrebt.

2.2.3 Hypo-, Hypermenorrhoe, Menorrhagie

Hypomenorrhoe. Zu schwache Regelblutungen können auf 1–2 Tage verkürzt sein. *Ursächlich* muß meist das Endometrium angeschuldigt werden: Viele Pillen führen zu einer reversiblen Atrophie des Endometriums und damit zu einer Hypomenorrhoe. Das Endometrium wird nicht mehr entsprechend aufgebaut, daher kann während der Regelblutung nicht sehr viel Material abgestoßen werden. Auch nach häufigen Kürettagen kann es so stark geschädigt sein, daß es nicht mehr sehr stark proliferieren kann.

Eine *Therapie* ist nur bei Kinderwunsch erforderlich: Östrogene bauen das Endometrium stärker auf, was die Einnistung eines befruchteten Eies fördert und die Regelblutung verstärkt.

Hypermenorrhoe. Zu starke Regelblutungen sind häufig organisch bedingt: Die Kontraktionsfähigkeit der Uterusmuskulatur ist eingeschränkt, dadurch werden die Blutgefäße nicht ausreichend abgeschnürt und es kommt zu einem verstärkten Blutverlust. Häufige *Ursachen* sind: *Myome* (gutartige Muskelknoten der Gebärmutter): An Stelle des Myoms kann sich das Myometrium nicht kontrahieren. Auch eine *Spirale* kann zur Hypermenorrhoe führen.

Eine Hypermenorrhoe kann eine Eisenmangelanämie verursachen, die Frau gibt häufig an, daß Blutgerinnsel (Koagel) abgehen.

Diagnose. Gynäkologische Untersuchung und Sonographie decken die Ursache auf, ggf. ist eine fraktionierte Abrasio erforderlich.

Die *Therapie* ist ursachenbezogen: Spirale entfernen, bei Uterus myomatosus kann zunächst die konservative Therapie versucht werden. In manchen Fällen und bei abgeschlossener Familienplanung muß evtl. die Hysterektomie erwogen werden, bei starken Blutungen die fraktionierte Abrasio.

Menorrhagie. Eine zu starke und zu lange Regelblutung wird meist durch dieselben Ursachen wie die Hypermenorrhoe bedingt. Entsprechend sind Diagnostik und Therapie ähnlich (s. o.).

2.2.4 Zusatzblutungen

Metrorrhagien. Unregelmäßige und langanhaltende Zwischenblutungen, deren Einordnung im Zyklus schwierig sein kann, sind vor allem deshalb bedeutsam, weil sich hinter ihnen *organische Ursachen* verbergen können: Karzinome von Endometrium, Tube, Zervix, Myome des Uterus, Polypen des Endometriums, östrogenbildende Ovarialtumoren, Spirale, gestörte Frühschwangerschaft (Abort, EUG).

Bei den *dysfunktionellen Ursachen* kommt es wegen einer Follikelpersistenz nicht zum regulären Eisprung. Der Follikel bildet noch wochenlang Östrogene, die das Endometrium immer weiter proliferieren lassen. Zur Erhaltung des hoch aufgebauten Endometriums sind immer größere Östrogenmengen notwendig, die der sich zurückbildende Follikel irgendwann nicht mehr liefert. Das Endometrium wird nun abgestoßen, es kommt zu evtl. sehr lang anhaltenden Blutungen (bis zur wochenlangen Dauerblutung). Diese funktionelle Störung findet man ebenfalls gehäuft in Umstellungsphasen der Geschlechtsreife, also während der Adoleszenz, nach Geburten oder Fehlgeburten und während der Wechseljahre.

Diagnose. Grundsätzlich gilt, daß mit Ausnahme junger Mädchen bei jeder Frau mit Metrorrhagien eine diagnostische fraktionierte Abrasio erforderlich ist, um die Ursache der Blutungsstörung zu klären und ein Karzinom zu erkennen! Ist die Metrorrhagie durch eine Follikelpersistenz verursacht, so findet sich histologisch eine glandulärzystische Hyperplasie des Endometriums.

Therapie. Die fraktionierte Abrasio ist gelegentlich auch zur (vorübergehenden) Blutstillung erforderlich, wenn der Blutverlust zu stark ist. Weiterhin ist die Suche nach anderen möglichen Ursachen und deren Behebung bzw. Therapie erforderlich (Myome? Ovarialtumor? Spirale? gestörte Frühschwangerschaft?).

Prä- und postmenstruelle Blutungen beobachtet man vor oder nach der eigentlichen Regelblutung. Sie schließen meist direkt an die Regelblutung an.

Es gibt weiterhin **Ovulationsblutungen** und **irreguläre Schmierblutungen**, die seltener vorkommen.

Funktionelle Ursachen: Bei *prämenstruellen Blutungen* ist häufig die Gelbkörperproduktion unzureichend, so daß der Hormonspiegel zu früh abfällt und es bereits zu einer leichten Schmierblutung vor der eigentlichen Regelblutung kommt. Bei *postmenstruellen Blutungen* regeneriert sich das Endometrium nicht schnell genug. Zu *Ovulationsblutungen* kann es kommen, weil um den Zeitpunkt des Eisprungs der Östrogenspiegel kurzzeitig etwas absinkt.

Therapie. Hormonsubstitution.

Organische Ursachen sind: Myome, Polypen von Endometrium oder Zervix, Karzinome von Vulva, Zervix, Endometrium, Portioektopie, Verletzungen.

Organisch bedingte Blutungen treten unregelmäßig während des Zyklus auf (irreguläre Schmierblutungen). *Diagnose:* gynäkologische Untersuchung, Sonographie und fraktionierte Abrasio (Karzinomausschluß).

2.2 Dysmenorrhoe, prämenstruelles Syndrom

Dysmenorrhoe (= schmerzhafte Regelblutung): Starke Schmerzen bei der Regelblutung, evtl. mit Allgemeinbeschwerden, können seit der Menarche bestehen *(primäre Dysmenorrhoe),* oder sich später manifestieren *(sekundäre Dysmenorrhoe).* Die Frauen klagen über krampfartige Unterbauchschmerzen besonders zu Beginn der Regelblutung, evtl. Übelkeit, Erbrechen, Kopf- und Rückenschmerzen.

Ursachen. Der *primären* Dysmenorrhoe liegen häufig psychische Probleme zugrunde: Viele junge Mädchen empfinden die Regelblutungen als Einschränkung, sie haben zunächst Schwierigkeiten, sich mit ihrem Körper zu identifizieren. Gelegentlich werden starke Beschwerden geschildert, wenn dies sozusagen von Mutter oder älterer Schwester vorgelebt worden ist. Der *sekundären* Dysmenorrhoe können organische Ursachen zugrundeliegen. Besonders häufig ist die Endometriose. Aber auch Myome, Entzündungen und eine Spirale können für die Beschwerden verantwortlich sein.

Therapie: Ursache ausschalten, Wärme und körperliche Betätigung wirken krampflösend, Schmerzmittel, die die Prostaglandinsynthese hemmen (Acetylsalicylsäure, Ibuprofen).

Prämenstruelles Syndrom. Viele Frauen leiden einige Tage vor der Blutung unter verschiedenen psychischen und körperlichen Beschwerden, die mit dem Einsetzen der Regelblutung verschwinden. Mögliche Beschwerden sind: *Brustspannen (Mastodynie), Völlegefühl des Bauches, Blähungen, Ödeme (v. a. Hände und Füße), Schwindel, Kopfschmerzen, Durst- Hungergefühl, depressive Verstimmung, Schlafstörungen.*

Die *Ursachen* dieser Beschwerden sind unklar, entsprechend kann auch nur eine symptomatische *Therapie* versucht werden (evtl. Diuretika, Gestagengabe oder Gestagen-Gel für die Brust, leichte Beruhigungsmittel). Häufig werden die Beschwerden mit Pilleneinnahme gebessert.

3. Fehlbildungen, Lageveränderungen

3.1 Fehlbildungen

Agenesie: vollständiges Fehlen einer Organanlage.

Aplasie: die Organanlage ist vorhanden, die Entwicklung hat aber nicht stattgefunden, z. B. hat sich kein Lumen (Hohlraum) ausgebildet

Atresie: fehlendes Lumen im Bereich des Genitale, was intrauterin (z. B. Hymenalatresie) oder extrauterin (z. B. durch Vernarbung nach Verletzung oder Infektionskrankheit) entstehen kann (z. B. Atresie der Zervix nach Kürettagen, Genitaltuberkulose).

Der Zeitpunkt, an welchem die normale Geschlechtsentwicklung gestört wird, bestimmt die Art der Fehlbildung.

Anmerkung: Bei Fehlbildungen von Uterus (s. Abb. 14–2) und Vagina muß auch an Fehlbildungen der Nieren und der ableitenden Harnwege gedacht werden, da diese Organsysteme entwicklungsgeschichtlich sehr eng miteinander verbunden sind.

3.1.1 Aplasie und Atresie von Vagina und Uterus

Definition. In beiden Organen wird kein Lumen gebildet.

Vaginalagenesie. Erreichen die Müller-Gänge den Sinus urogenitalis nicht, so wird keine Vagina ausgebildet. Auffällig wird eine primäre Amenorrhoe (falls Uterus und Ovarien normal ausgebildet sind), da das Menstrualblut nicht nach außen ablaufen kann.

Partielle Vaginalaplasie. Haben die Müller-Gänge den Sinus urogenitalis zwar erreicht, kann die entstandene Vaginalplatte aber nicht vorwachsen und sich kein Lumen ausbilden, entsteht im distalen Anteil (zur Vulva hin) eine kurze Vagina (aus Sinus urogenitalis), kranial findet sich nur ein solider Strang. Ein Uterus kann normal ausgebildet sein. Nach operativer Therapie sind sogar Schwangerschaften möglich.

Hymenalatresie. Das Vaginalrohr ist nach unten durch eine Hymenalmembran vollständig verschlossen. Die Lumenbildung ist nur im Hymen ausgeblieben. Damit staut sich ab der Menarche die Regelblutung hinter der Membran und kann nicht ablaufen. Bei der gynäkologischen Untersuchung findet sich eine durch eine Membran verschlossene Vagina, hinter der es bläulich schimmert (koaguliertes Blut).

Mayer-Rokitansky-Küster-Syndrom. Aplasie von *Uterus* und *Vagina*. Es fehlt die Lumenbildung von Uterus und Vagina, stattdessen findet man nur einen soliden Strang in diesen Bereichen.

3.1.1.1 Symptome, Diagnose, Therapie

Symptome, Diagnose. Meist wird der Arzt erst aufgesucht, wenn die erste Regelblutung ungewöhnlich lange nicht einsetzt (primäre Amenorrhoe). Ab dem Zeitpunkt der ersten Regelblutung (Menarche) findet sich ein Blutrückstau in der Vagina *(Hämatokolpos)*, im Uterus *(Hämatometra)* und den Tuben *(Hämatosalpinx)* mit Unterbauchschmerzen. Diese werden von Monat zu Monat schlimmer. Außerdem ist der Geschlechtsverkehr bei fehlender, zu kurzer oder verschlossener Vagina nicht möglich.

Treten entsprechende Beschwerden erst auf, nachdem Menstruation und Geschlechtsverkehr vorher normal funktioniert haben, handelt es sich um eine Atresie durch Verletzungen, Verätzungen oder Infektionen, bei denen es zur Verklebung eines vorher normal ausgebildeten Lumens kommt.

Therapie. Bei *Hymenalatresie* muß das Hymen eingeschnitten werden, wodurch das evtl. bereits gestaute Blut aus der Scheide ablaufen kann. Hämatometra und -salpix entleeren sich spontan. Dann sind Geschlechtsverkehr und normale Schwangerschaften möglich.

Eine *partielle Vaginalaplasie* kann dadurch behandelt werden, daß eine künstliche Scheide geschaffen wird. Auch dann sind normale Schwangerschaften möglich.

Beim *Mayer-Rokitansky-Küster-Syndro*m kann zur Herstellung der Kohabitationsfähigkeit eine künstliche Scheide gebildet werden. Eine Therapie der Uterusaplasie ist nicht möglich und damit auch keine Schwangerschaft.

Ist es durch Verletzungen oder Infektionen zu *Atresien* gekommen (z. B. nach forcierter Kürettage im Bereich der Zervix), so muß vorsichtig aufgedehnt werden. Gerade bei Atresien im Vaginalbereich ist neben der Dehnung eine lokale Behandlung mit Östrogen-Salben sinnvoll.

3.1.2 Defekte der Müller-Gänge

Bleibt die *Verschmelzung der Müller-Gänge* während der Embryonalentwicklung aus, resultieren Septen in Vagina und Uterus (Abb. 14–2).

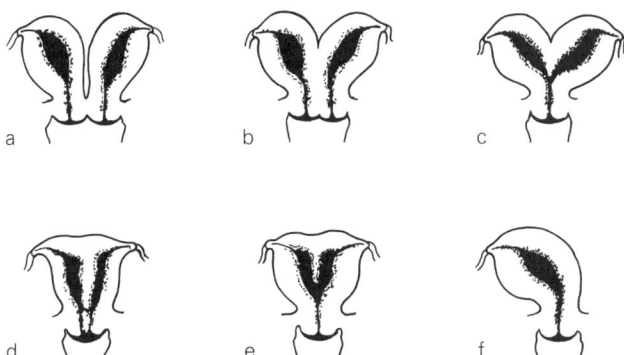

Abb. 14–2: Mögliche Fehlbildungen des Uterus, wenn die Verschmelzung der Müller-Gänge in der Embryonalperiode ausbleibt (nach: Holzner): **a.** Uterus didelphys, **b.** Uterus duplex bicornis, **c.** Uterus bicornis unicollis, **d.** Uterus septus, **e.** Uterus subseptus, **f.** Uterus unicornis

Uterussepten: In leichten Fällen findet sich ein kleines Septum ausgehend vom Fundus uteri, welches in das Uteruskavum hineinhängt (*Uterus subseptus*, Abb. 14–2). Ist die Störung schwerwiegender, sind zwei getrennte Uterushöhlen vorhanden. Das Septum kann sich bis in die Vagina fortsetzen. Häufig ist die äußere Form des Uterus normal, sie kann aber auch verändert sein (z. B. herzförmig, *Uterus arcuatus*). Es können sich auch zwei voneinander getrennte Uterushöhlen entwickeln oder gar zwei völlig getrennte Uteri mit evtl. jeweils eigener Portio *(Uterus duplex)*. Schwerwiegendere Störungen können eine Infertilität bedingen: Das Austragen einer Schwangerschaft ist aufgrund von Platzproblemen des wachsenden Kindes und der Plazenta nicht möglich.

Vaginalsepten: Die Scheide kann unvollständig oder auch komplett von einem Septum geteilt sein. Das macht oft keine Beschwerden und wird zufällig bei einer gynäkologischen Untersuchung entdeckt.

Einseitige Fehlanlage der Müller-Gänge. Entwickelt sich nur 1 Müller-Gang normal, der andere fehlt oder ist nur rudimentär, kommt es zu asymmetrischen Mißbildungen: Es entsteht ein Uterus mit einem Horn (Abb. 14–2 f). Auch hier liegt Infertilität vor, da Platzprobleme in utero entstehen. Eine Therapie ist nicht möglich. Hat der eine Müller-Gang den Sinus urogenitalis erreicht, kann die Vagina normal ausgebildet sein.

Diagnose. *Spekulumuntersuchung*: Vaginalsepten, gynäkologische *Untersuchung*: auffällige Uterusform, *Hysterosalpingographie* (Kontrastmitteldarstellung des Cavum uteri und der Tuben): deckt Septen oder völlig getrennte Kavumhöhlen des Uterus auf, *Hysteroskopie* (Spiegelung der Gebärmutterhöhle): macht Septen oder sonstige Auffälligkeiten im Cavum uteri sichtbar.

Therapie. Vaginal- und Uterussepten können operativ abgetragen werden. Dies ist dann notwendig, wenn der Geschlechtsverkehr behindert wird (Vaginalseptum) oder es zu mehreren Fehlgeburten gekommen ist und man als Ursache ein entdecktes Uterusseptum annimmt. Schwerwiegendere Fehlbildungen des Uterus sind therapeutisch nicht anzugehen.

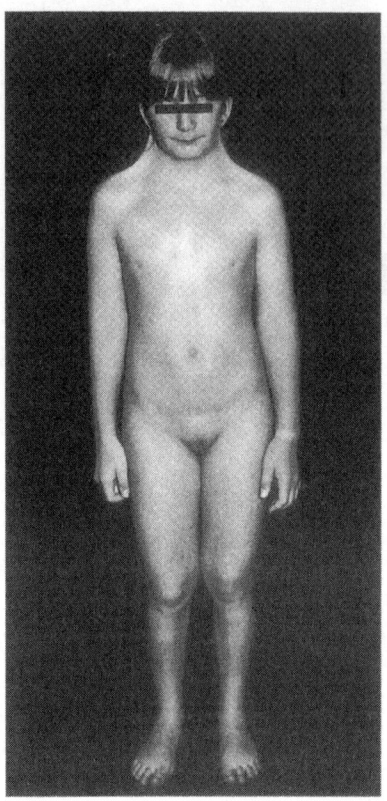

Abb. 14–3: Erscheinungsbild bei Ullrich-Turner-Syndrom (45 XO), man erkennt das Flügelfell (Ptery-gium colli)

Ovarien. Sind keine Ovarien angelegt oder diese fehlgebildet, so liegen meist chromosomale Störungen vor. Dies ist der Fall bei Gonadendysgenesien wie dem Ullrich-Turner-Syndrom mit obligatem Minderwuchs und sexuellem Infantilismus (Abb. 14–3). Hier fehlt das zweite X-Chromosom. An Stelle der Ovarien ist ein bindegewebiger Strang getreten. Östrogen und Gestagene werden nicht gebildet. Damit fallen die Patientinnen schon dadurch auf, daß sie eine primäre Amenorrhoe haben.

Testikuläre Feminisierung. Bei der testikulären Feminisierung handelt es sich um Menschen, die einen männlichen Chromosomensatz mit einem X- und einem Y-Chromosom aufweisen. Es sind Hoden vorhanden, die sich jedoch in der Position von Ovarien befinden (manchmal findet man sie allerdings auch im Leistenkanal). Diese Hoden produzieren zwar das männliche Geschlechtshormon Testosteron, alle Organe aber, die normalerweise auf das Testosteron ansprechen, tun dies nicht. So entsteht das äußerliche Erscheinungsbild einer Frau. Es fehlt ein Uterus, die Scheide ist häufig verkürzt. Eine Therapie gibt es nicht.

3.2 Lageveränderungen des Genitale

Krankheitswert haben in erster Linie Lageveränderungen, bei denen Senkungen oder gar Vorfälle des Genitale vor die Vulva auftreten. Sie entstehen durch eine Insuffizienz des *Halteapparates des Uterus* oder durch *Senkung des Beckenbodens.*

Der **Halteapparat des Uterus** besteht v. a. aus folgenden Bändern: Lig. latum, Lig. sacro-uterinum und Lig. rotundum. Damit ist der Uterus sehr gut beweglich und kann den Nachbarorganen wie Blase und Enddarm Platz machen, wenn diese gefüllt werden. Andererseits kehrt der Uterus in seine typische Lage wieder zurück, wenn Blase oder Enddarm geleert worden sind.

Der **Beckenboden** (Abb. 14–4) besteht von kranial nach kaudal aus 2 Schichten: Das *Diaphragma pelvis* wird hauptsächlich vom M. levator ani gebildet. Darunter liegt das *Diaphragma urogenitale*, eine Platte aus Muskeln und Bindegewebe, zu der v. a. der M. transversus peritonei profundus, der M. sphincter urethrae, das Lig. transversum perinei und das Lig. arcuatum pubis gehören. Der Beckenboden hat *2 Aufgaben:*
– Verschluß des Bauchraums nach unten mit Stützfunktion für das Genitale
– Passage von Harnröhre, Scheide und Enddarm.

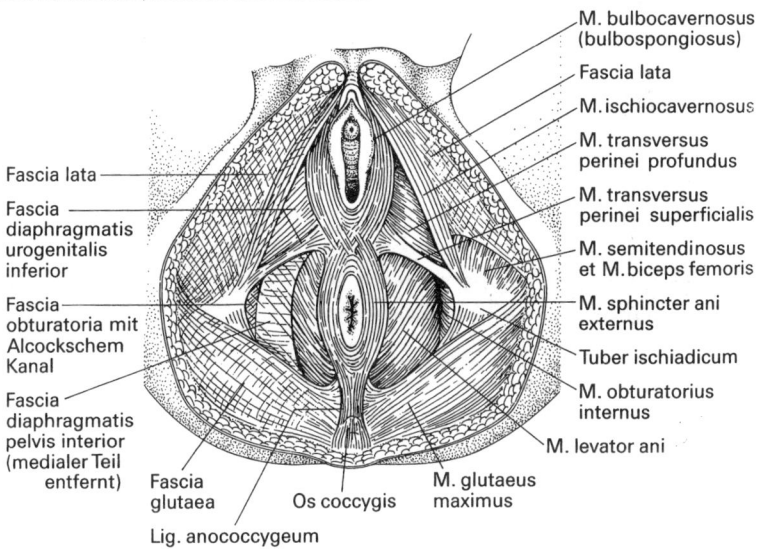

Abb. 14–4: Schichten und beteiligte Muskeln des weiblichen Beckenbodens

Lageveränderungen des Genitale betreffen meist den Uterus. Aber auch Scheidenvorderwand und -hinterwand und damit die Nachbarorgane Blase und Enddarm können betroffen sein: Es gibt Senkungszustände der Scheidenvorderwand und -hinterwand. Blase oder Rektum können aufgrund ihrer engen anatomischen Verbindung mit der Scheide ebenfalls gesenkt sein (Zystozele, Rektozele). Ist der Uterus bis zum Introitus (= Eingang) gesenkt, nennt man das Descensus uteri. Es gibt Senkungszustände, bei denen der Uterus teilweise oder ganz vor die Vulva vorgefallen ist (Partialprolaps, Totalprolaps).

Für *Senkungszustände* und Vorfälle wird eine Schwäche des Uterushalteapparates oder eine mangelnde Stützfunktion des Beckenbodens verantwortlich gemacht. Meist liegt beides vor. *Ursachen:*

– Bei Geburten kann es zu Überdehnungen des Beckenbodens und zu Zerreißungen von Bändern kommen. Besonders häufige Geburten und rasche Schwangerschaftsfolge stellen eine hohe Belastung des Beckenbodens dar.

– Ist der Druck im Bauchraum häufig sehr hoch (und damit der Druck nach unten auf das Genitale und den Beckenboden, bedingt durch den aufrechten Gang), wie z.B. bei Adipositas oder häufigem schweren Heben, kann es zur Senkung des Genitale kommen.

– Manchmal liegt eine Bindegewebsschwäche vor.

Symptome: *Druckgefühl* nach unten, *Blasenbeschwerden* (z.B. Streßinkontinenz durch Insuffizienz des Verschlußmechanismus der Blase oder Entleerungsstörungen der Harnblase durch anatomische Veränderungen), *Kreuzschmerzen, Ulzera* von Portio oder Vagina bei Prolaps.

Diagnose: gynäkologische Untersuchung. Dabei sollte die Frau auch nach unten pressen, damit sich der Arzt ein Bild davon machen kann, was passiert, wenn der intraabdominelle Druck erhöht wird (z.B. beim Husten, Niesen, Tragen usw.).

Die **Therapie** ist vom Grad der Senkung und von den Beschwerden der Frau abhängig:

– Bei leichteren Senkungszuständen und geringen Beschwerden kann konservativ vorgegangen werden. An erster Stelle ist die *Beckenbodengymnastik* zu nennen. Nach qualifizierter Anleitung und konsequenter Durchführung kann der Beckenboden entscheidend gekräftigt werden.

Die Beckenbodengymnastik sollte nach Entbindungen prophylaktisch ausgeführt werden, denn bereits die Schwangerschaft hat zu einer entsprechenden Belastung des Beckenbodens durch das große, auf ihm lastende Gewicht geführt. Die Frauen sollten in der Entbindungsklinik mit der Gymnastik beginnen und diese auch zuhause lange genug weiterführen.

– Bei stärkeren Senkungszuständen, besonders beim Partial- und Totalprolaps, kommt eine *operative Therapie* in Frage: Die Entfernung der Gebärmutter und die plastische Raffung und Stützung der Scheidenwände ist zu erwägen.

– Bei sehr alten oder eingeschränkt operationsfähigen Patientinnen können *Pessare* in die Scheide eingelegt werden, die das Genitale nach unten hin abstützen. Hierbei muß eine regelmäßige Pflege und Kontrolle erfolgen, da solche Pessare zu Druckstellen in der Scheide und an der Portio führen können.

4. Harninkontinenz (HI)

Definition. HI bedeutet *ungewollter Harnabgang*, worunter 10–20 % (!) der Frauen leiden.

Der ungewollte Harnabgang hat für die betroffene Frau große psychische und soziale Konsequenzen.

Die *häufigsten Formen* der HI sind:

– **Streßinkontinenz** (= Belastungsinkontinenz): Unfreiwilliger Harnabgang bei körperlicher Belastung durch Steigerung des intraabdominellen Druckes wie Husten, Lachen, Niesen, Pressen usw. durch eine *Blasenhalsschwäche* (Abb. 14–5).

Der Blasenhals (1) stellt einen der Verschlußmechanismen der Blase dar, dem Beckenboden (2) kommt dabei auch Bedeutung zu. Bei einer Insuffizienz des Verschlußmechanismus (z.B. infolge einer Blasensenkung mit Änderung der Lage des Blasenhalses) kommt es zum unfreiwilligen Harnabgang. Die erstarrte Eigenstruktur der Urethra (3) und Durchblutungsstörungen (4) sind ätiologische Faktoren, die nach Operationen eine Rolle spielen.

Die Streßinkontinenz ist die häufigste Form der HI bei Frauen.

– **Dranginkontinenz** (= Urgeinkontinenz): Zwanghafter Harndrang, der nicht willkürlich unterdrückt werden kann (z.B. häufig bei Harnweginfektionen) infolge *nicht hemmbarer Detrusorkontraktionen.*

Durch die Kontraktion des Detrusormuskels der Blase wird diese entleert, die Bauchpresse kann die Entleerung noch unterstützen. Ist ein Harnweginfekt diagnostiziert, sollte dieser antibiotisch behandelt werden.

– **Urogenitalfisteln**: Nach Operationen im kleinen Becken kann es zur Ausbildung von Fisteln kommen, aus denen permanent Urin ablaufen kann. Hier hilft nur der operative Verschluß der Fistel.

4.1 Streßinkontinenz

Einteilung. Die Streßinkontinenz ist ein häufiges Symptom bei Senkungszuständen des inneren Genitale und wird in *3 Schweregrade* eingeteilt:
– *Grad 1:* Harnverlust beim Husten, Lachen, Niesen (also bei massiver Erhöhung des intraabdominellen Druckes und damit vermehrtem Druck auf die Harnblase)
– *Grad 2*: Harnverlust beim Heben von Lasten und Treppensteigen (also bei mittlerer Erhöhung des intraabdominellen Druckes)
– *Grad 3*: Harnverlust bereits im Stehen (ohne besondere Belastung, die eine intraabdominelle Druckerhöhung bedeuten würde).

Diagnose: *Anamnese* (bei welchen Gelegenheiten geht unfreiwillig Harn ab), *gynäkologische Untersuchung*, bei der die Frau auch nach unten drücken soll (gelegentlich

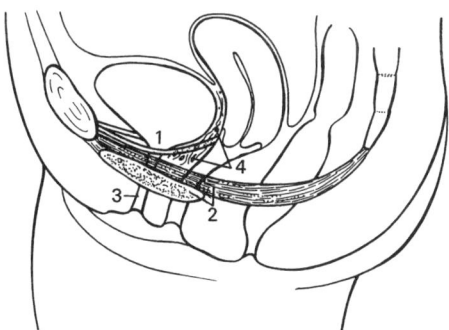

Abb. 14–5: Mögliche Faktoren bei Streßinkontinenz: **1.** Insuffizienz des Blasenhalses z.B. durch Lockerung der ursprünglichen Verankerung, **2.** Verletzungen des Beckenbodens z.B. Geburten, häufiges schweres Heben), **3.** Veränderungen am Gewebe der Harnröhre z.B. durch Alterung oder Narbenbildung, **4.** Störung der Durchblutung oder auch der Nervenversorgung im Blasenbereich z.B. nach Operationen

kann dann ein Urinabgang direkt beobachtet werden), *urodynamische Untersuchung* (z. B. zur Feststellung der Druckverhältnisse in der Blase bei unterschiedlichen Füllungszuständen), laterales *Urethrozystogramm* (radiologische Darstellung der Topographie von Blase, Blasenhals und Harnröhre.

Die Art der HI muß geklärt werden: Eine Urgeinkontinenz (Dranginkontinenz) ist operativ nicht zu beheben, eine Streßinkontinenz kann dagegen operiert werden.

Therapie. Die Behandlung der Streßinkontinenz ist notwendig, wenn sie die Frau belastet.

Man kann sich leicht vorstellen, wie unangenehm es sein kann, wenn unfreiwillig Urin abgeht, ständig Vorlagen gebraucht werden, der typische Geruch die Problematik verrät usw. Viele Frauen mit schwerer Streßinkontinenz trauen sich gar nicht mehr außer Haus, brechen alle sozialen Kontakte ab und leben völlig isoliert.

Leichte Grade der HI werden konservativ behandelt: Eine gute und konsequente *Beckenbodengymnastik* ist hier der erste Schritt. Besonders bei älteren Frauen, die aufgrund der erloschenen Ovarialfunktion einen Mangel an Östrogenen haben, kann durch lokale *Östrogensalben- oder -zäpfchenbehandlung* in der Vagina eine deutliche Besserung erreicht werden. Durch die lokale Östrogenwirkung wird das Scheidenepithel besser aufgebaut und die Durchblutung gesteigert. Aufgrund der engen anatomischen Beziehung zwischen Scheide und Blase bzw. Blasenhals wirkt sich dies auch günstig auf eine Streßinkontinenz aus. Gerade bei alten Frauen oder eingeschränkter Operationsfähigkeit können die Einlagen von *Scheidenpessaren* hilfreich sein. Das Pessar bewirkt eine Anhebung des inneren Genitale und übt eine Stützfunktion aus, wodurch der Verschlußmechanismus der Blase verbessert wird, da der Blasenhals mit angehoben wird. Es ist jedoch immer an die notwendigen Kontrollen und die Pflege zu denken, da Pessare Druckstellen in der Vagina und an der Portio verursachen können. Außerdem kann es durch leichte Vaginalentzündungen zu einem vermehrten Ausfluß (Fluor) kommen.

Bei *Streßinkontinenz 2. und 3. Grades* ist eine *operative Therapie* zu erwägen, wobei der Zugang von abdominal oder vaginal her erfolgt. Da die Streßinkontinenz häufig mit Senkungszuständen des Genitale einhergeht, wird hysterektomiert. Außerdem kann die plastische Raffung und Stützung der Scheidenwände durchgeführt werden, was zur Zurückverlagerung (d.h. Anhebung) von Blase und Blasenhals führt.

Auf die Dranginkontinenz und Urogenitalfisteln soll nicht näher eingegangen werden.

5. Gutartige Erkrankungen des Genitale

5.1 Bartholin-Zyste, -Abszeß

Die *Bartholin-Drüsen* (Glandulae vestibulares majores) sind 2 kleine Drüsen im unteren Drittel der großen Schamlippen (Abb. 14–6). Ihre Ausführungsgänge münden im Vestibulum vaginae auf der Grenze zwischen dem unteren und mittleren Drittel der kleinen Schamlippen. Ihr Sekret feuchtet den Scheideneingang an.

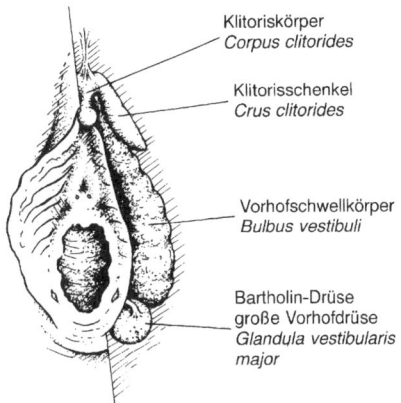

Klitoriskörper
Corpus clitorides

Klitorisschenkel
Crus clitorides

Vorhofschwellkörper
Bulbus vestibuli

Bartholin-Drüse
große Vorhofdrüse
Glandula vestibularis major

Abb. 14–6: Vulva der Frau

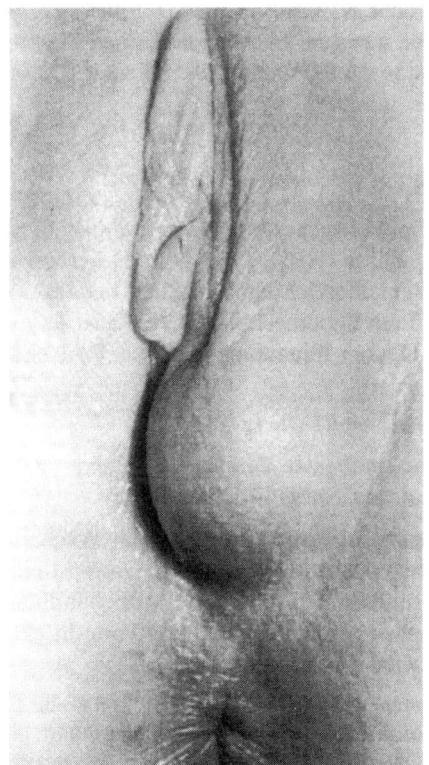

Abb. 14–7: Klinisches Bild eines Bartholin-Abszeß

Bartholin-Zyste. Wenn die Ausführungsgänge durch Entzündungen verkleben, staut sich das Sekret der Bartholin-Drüsen. Es kommt zur Auftreibung von Drüse und Ausführungsgang (Abb. 14–7) mit zunehmender Schwellung im unteren Drittel der großen Labien. Die Schwellung entwickelt sich zum Introitus hin und kann die Größe eines Hühnereies erreichen, Sitzen und Gehen werden behindert. Die *Therapie* besteht entweder in der operativen Ausschälung der Zyste oder der Marsupialisation: Die Zyste wird eröffnet und der Zystenbalg (Zystenwand) mit der Labienhaut vernäht. Dadurch kann das Sekret ungehindert abfließen.

Bartholin-Abszeß. Wenn die Ausführungsgänge verklebt sind und das Sekret aus der Bartholin-Drüse nicht abfließen kann, ist eine Infektion vorprogrammiert.

Die Eiteransammlung findet in einem vorgebildeten Raum (nämlich Drüsengang und Drüsenlumen) statt, so daß es richtiger als Empyem bezeichnet werden müßte.

Klinisch fällt neben der prall-elastischen Schwellung im Bereich der großen Labie, bis zum Introitus reichend, die Hautrötung und der große Schmerz auf. Die *Therapie*, die meist schlagartig Linderung bringt, ist die Inzision und Marsupialisation. Anschließend sollten Sitzbäder mit Rivanol oder Kamillosan durchgeführt werden zur Spülung des infizierten Bereiches. Gerade wenn im hochentzündlichen Stadium operiert werden mußte, können sich die Zystenwände wieder verschließen. Dann droht ein Rezidiv.

5.2 Condylomata acuminata

Definition. Gutartige Epitheliome (Epithelwucherungen), *Feigwarzen*, die durch virale Infektionen mit humanen Papillomaviren (HPV) Typ 6 oder 11 hervorgerufen werden. Sie kommen im Vulva- und Vaginalbereich einschließlich der Portio uteri vor. Die *Übertragung* der Viren erfolgt durch Geschlechtsverkehr. *Risikofaktoren* für die Infektion sind: Chronischer Ausfluß (Fluor), Einnahme der Pille, Rauchen.

Die HPV-Typen 16, 18, 30, 31 und 35 werden als *onkongen* angesehen und angeschuldigt beim Entstehen von Vulva- und Zervixkarzinomen eine Rolle zu spielen.

Symptome. Blumenkohlartige, weiche und spitze Tumoren im Vulva- und Vaginabereich, z. T. finden sich richtige Beete dieser Epithelwucherungen.

Therapie. In Frage kommt die elektrochirurgische Abtragung der Wucherungen oder die Entfernung mittels Laser. Feigwarzen rezidivieren häufig. Dann ist ein Therapieversuch mit Interferon angezeigt. Grundsätzlich sollte eine Mitbehandlung des Partners erfolgen, sonst kommt es immer wieder zu den sog. Ping-Pong-Infektionen: Die Sexualpartner infizieren sich immer wieder gegenseitig.

Da Condylomata acuminata auf eine bestehende Infektion mit HPV Typ 6 und 11 hinweisen und diese Viren bei einem Neugeborenen zur Infektion (Larynxpapillome) führt, muß eine Geburt evtl. durch Sectio caesarea beendet werden, um die Infektion des Neugeborenen zu vermeiden.

5.3 Pruritus vulvae

Definition. Juckreiz im Bereich der Vulva kann ausgesprochen quälend sein. **Ursachen**:
- Dystrophien der Vulva (Craurosis vulvae) (s. Kap. IV/7, S. 152)
- allergisches Kontaktekzem
- Dermatitis z. B. durch mechanische Irritationen
- andere dermatologische Krankheiten, Infektionen z. b. durch Pilze (Candida), Parasiten
- Stoffwechselkrankheiten wie Diabetes mellitus, Ikterus, Urämie
- evtl. bedingt durch Östrogenmangel bei postmenopausalen Frauen

Häufig finden sich sekundär Veränderungen der Vulva durch Kratzen: Kratzspuren, aus denen es bluten kann, Ulzerationen, Superinfektionen.

Die **Therapie** richtet sich nach der Ursache. Findet sich keine Ursache, kommen nach histologischem Ausschluß von epithelialen Dysplasien (Probeentnahmen aus repräsentativen Stellen) lokale Maßnahmen zur Anwendung: *Sitzbäder* z. b. mit Kamille, *Salben* mit Östrogen-, Kortison- oder Testosteronzusätzen, *Vermeidung von reizenden Seifen* oder Deodorantien bei der Intimpflege. Am besten ist immer noch die reine Anwendung von klarem Wasser ohne jegliche Zusätze.

Die *operative Denervierung* der Vulva bleibt therapierefraktären Fällen vorbehalten.

5.4 Hyperplasien des Endometriums, Myome

5.4.1 Endometriumhyperplasie

Das *Endometrium* ist ein hormonabhängiges Gewebe, das den Einflüssen der weiblichen Geschlechtshormone (Östrogene und Gestagene) unterworfen ist, die von den Hypophysenvorderlappenhormonen LH (luteinisierendes Hormon) und FSH (follikelstimulierendes Hormon) gesteuert werden. Östrogene führen zur Proliferation (sonographisch ist eine Verdickung des Endometriums darstellbar). Gestagene bewirken eine sekretorische Umwandlung (Transformation) des Endometriums, die weitere Proliferation hört damit auf (Abb. 14–8). Fehlt der Gestageneinfluß auf das Endometrium und wird dieses von Östrogenen immer weiter zur Proliferation angeregt, tritt Hyperplasie auf. Solche Zustände findet man z. B., wenn der Eisprung nicht stattfindet. Dann wird im Ovar kein Gelbkörper entstehen und damit werden keine Gestagene gebildet. Die Östrogenproduktion geht aber immer weiter.

Künstlich gemacht werden solche Situationen, wenn eine Frau nach der Postmenopause nur östrogenhaltige Hormonpräparate einnimmt. Das Endometrium reagiert mit einer zunehmenden Verdickung, es ist hyperplastisch und kann maligne entarten.

Man unterscheidet *3 Formen der Endometriumhyperplasie;*

Glanduläre und glandulär-zystische Hyperplasie. Bei fehlendem Gestagen- und anhaltendem Östrogeneinfluß findet man histologisch ein *hyperplastisches* (glanduläre Hyperplasie) oder ein *glandulär-zystisches* Endometrium mit erweiterten Drüsenschläuchen. Das Entartungsrisiko ist gering. Klinisch auffällig werden *Blutungsstörun-*

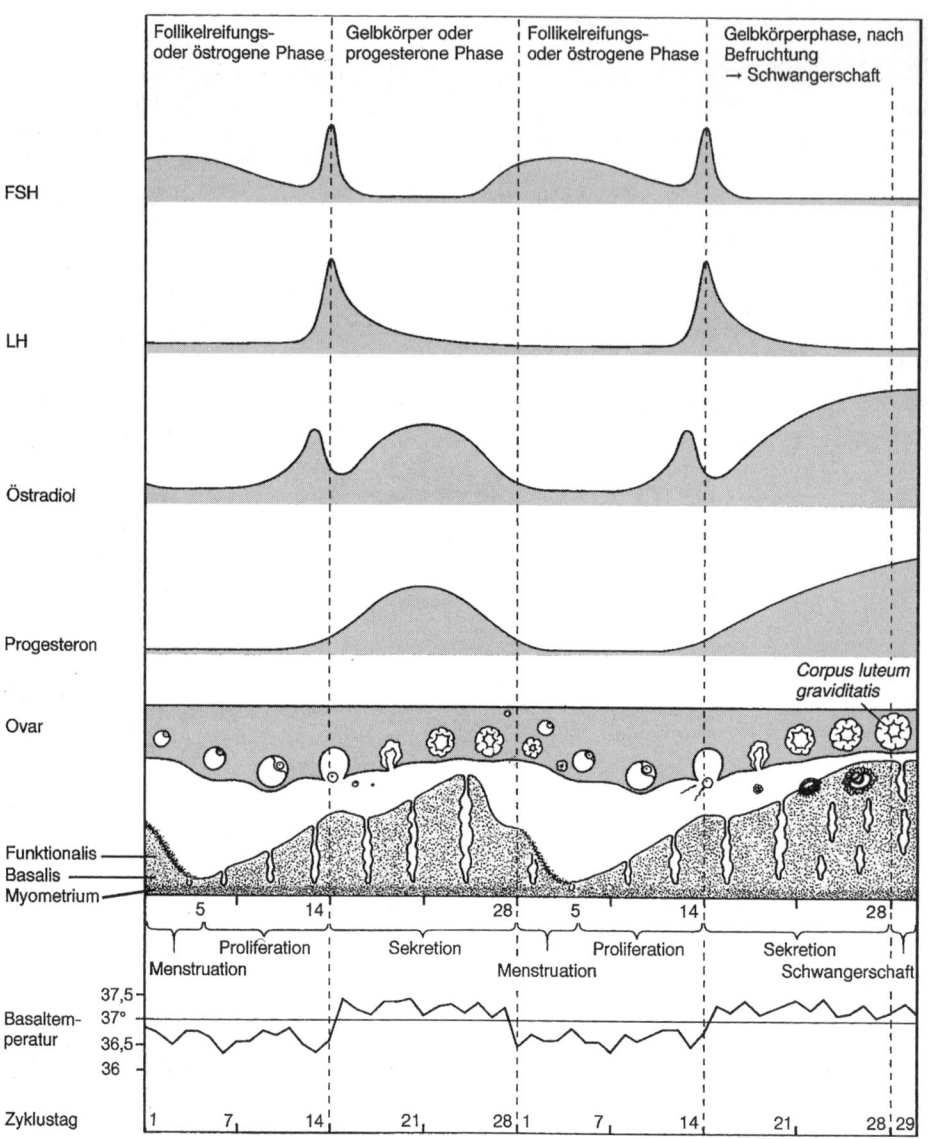

Abb. 14–8: Ablauf eines weiblichen Menstruationszyklus: Beteiligte Hormone, Veränderungen am Ovar, am Endometrium und typischer Verlauf der Basaltemperaturkurve. Im zweiten Zyklus kommt es zur Befruchtung der Eizelle

gen wie Metrorrhagien oder Blutungen in der Postmenopause. Diese müssen durch eine fraktionierte Abrasio histologisch abgeklärt werden.

Adenomatöse Hyperplasie des Endometriums: Hält der alleinige Östrogeneinfluß weiter an, entsteht aus der glandulären oder glandulär-zystischen Hyperplasie eine adenomatöse Hyperplasie, die eine *Präkanzerose* (s. Abb. 4.7–1, S. 152) darstellt. Ihr

Entartungsrisiko ist groß. Auch hier werden *Blutungsstörungen* beobachtet, am häufigsten sind Metrorrhagien und Postmenopauseblutungen.

Polypen des Endometriums. Kommt es lokal begrenzt zu einer Proliferation des Endometriums, entstehen Polypen (umschriebene Wucherungen der Gebärmutterschleimhaut, s. Abb. 4.3–6, S. 114). Klinisch auffällig werden *Blutungsstörungen* wie Menorrhagie, Metrorrhagie oder Blutungen in der Postmenopause. Fraktionierte Abrasio ist erforderlich.

Gelegentlich kommen auch **Zervixpolypen** vor, die sehr groß werden können. Auch diese entstehen durch lokale Proliferation des Zervixepithels. Die Frauen klagen über vermehrten Ausfluß oder Blutungsstörungen. Die Zervixpolypen werden mit einer Kornzange abgedreht, es empfiehlt sich aber, eine fraktionierte Abrasio anzuschließen.

Therapie. Die *fraktionierte Abrasio* stellt eine diagnostische Maßnahme dar, die histologische Untersuchung führt zur Diagnose. Ist eine Hyperplasie des Endometriums nachgewiesen, muß eine Gestagentherapie erfolgen. Etwa nach 3–6 Monaten Behandlung sollte eine Kontroll-Abrasio durchgeführt werden. War die Gestagentherapie nicht in der Lage, die Hyperplasie zu beheben oder sind die histologischen Veränderungen ausgeprägter, muß die Entfernung des Uterus zur Vermeidung eines Endometriumkarzinoms empfohlen werden.

5.4.2 Myome

Definition. Myome sind gutartige Neubildungen der Muskulatur des Uterus. Der Uterus myomatosus ist häufig: Etwa 20–30 % aller Frauen, die älter als 30 Jahre sind, haben Myome. Östrogene fördern das Wachstum von Myomen.

Das Vorkommen von Myomen ist deshalb an die geschlechtsreife Zeit der Frau gebunden. Bei Frauen in der Menopause entstehen keine neuen Myome, bereits bestehende schrumpfen meist. Vor dem 18. Lebensjahr sind Myome eine Rarität.

Die *Myomgröße* variiert stark. Myome sind meist kugelig und von fester Konsistenz, denn sie haben einen mehr oder weniger großen Bindegewebsanteil. Sie können an allen Stellen auftreten, wo Myometrium ist.

Das klinische Bild richtet sich nach der **Lokalisation** (Abb. 14–9):

Submuköse Myome liegen direkt unter dem Endometrium, wölben sich in das Cavum uteri vor und können zu Menorrhagie oder Metrorrhagie führen. Sie sind gelegentlich für starke Nachblutungen in der Nachgeburtsperiode oder mangelnde Rückbildung des Uterus im Wochenbett verantwortlich.

Intramurale Myome liegen in der Uteruswand und sind von allen Seiten mit Myometrium umgeben. Das Myometrium bildet eine Kapsel um das Myom. Auch intramurale Myome können zu Meno- oder Metrorrhagien führen oder Probleme nach einer Geburt oder im Wochenbett verursachen.

Subseröse Myome liegen unter dem Bauchfellüberzug (Serosa, Perimetrium) und wachsen zur Bauchhöhle hin. Sie können sogar gestielt sein. Subseröse Myome können je nach Lage zu Verdrängungserscheinungen führen (z. B. der Tube, was eine Störung des Eitransportes nach sich ziehen kann), oder sich um ihren eigenen Stiel drehen, was zu einem Akuten Abdomen führt. Gestielte Myome können mit Tumoren vom Eierstock verwechselt werden.

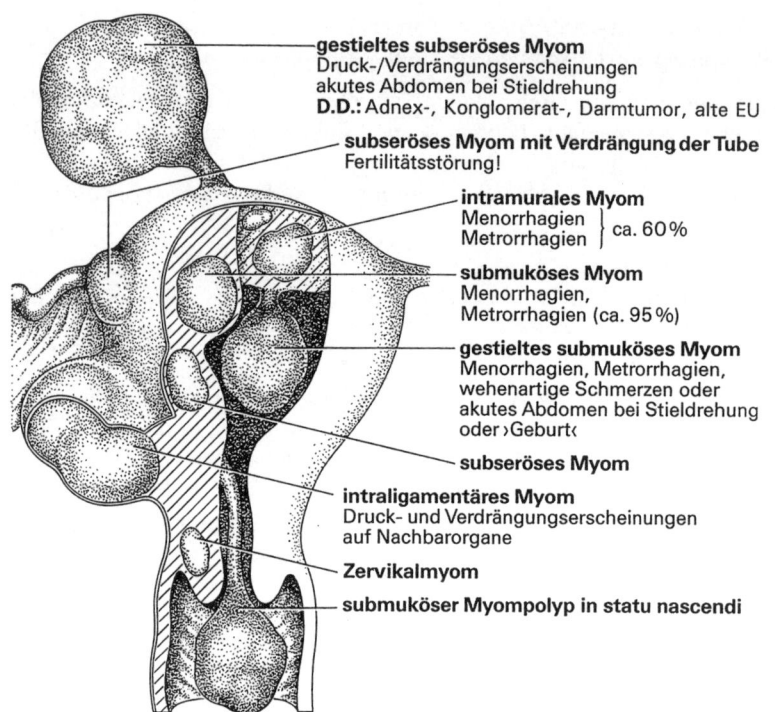

gestieltes subseröses Myom
Druck-/Verdrängungserscheinungen
akutes Abdomen bei Stieldrehung
D.D.: Adnex-, Konglomerat-, Darmtumor, alte EU

subseröses Myom mit Verdrängung der Tube
Fertilitätsstörung!

intramurales Myom
Menorrhagien ⎱ ca. 60 %
Metrorrhagien ⎰

submuköses Myom
Menorrhagien,
Metrorrhagien (ca. 95 %)

gestieltes submuköses Myom
Menorrhagien, Metrorrhagien,
wehenartige Schmerzen oder
akutes Abdomen bei Stieldrehung
oder ›Geburt‹

subseröses Myom

intraligamentäres Myom
Druck- und Verdrängungserscheinungen
auf Nachbarorgane

Zervikalmyom

submuköser Myompolyp in statu nascendi

Abb. 14–9: Verschiedene Typen von Myomen (Lokalisation, mögliche Folgen) (modifiziert nach Netter)

Intraligamentäre Myome sind subseröse Myome, die zwischen die beiden Blätter des Ligamentum latum vorwachsen. Damit kommen sie evtl. in Beziehung mit der Gefäß-Nervenstraße des kleinen Beckens oder mit dem Ureter, was besondere klinische Symptome machen (z.B. Nierenaufstau durch Druck auf den Ureter) und für eine operative Entfernung des Uterus schwierig sein kann.

Symptome sind:
– *Blutungsstörungen*, v.a. Hypermenorrhoe, Menorrhagien, Metrorrhagien, Dauerblutungen.

Blutungsstörungen entstehen, weil die Myomknoten die Kontraktion des Myometriums behindern. Damit werden Blutgefäße nicht ausreichend abgeschnürt, die Blutstillung ist mangelhaft.

– evtl. *Eisenmangelanämie* durch Blutungen
– *Raumforderungen* (z.B. Druck auf die Blase mit Pollakisurie, Druck auf Ureter mit Harnstau, Druck auf den Enddarm mit Obstipation)
– *Sterilität* z.B. durch Tubenkompression mit Störung des Transportes eines befruchteten Eies, Einnistungsstörungen durch submuköse Myome (aber auch Infertilität).

Diagnose: gynäkologische *Untersuchung* (bimanuell), *Ultraschall*, fraktionierte *Abrasio* bei Blutungsstörungen. Dabei findet man einen vergrößerten Uterus (Sondenlänge > 7 cm), bei submukösen Myomen findet man ein unregelmäßiges Kavum, wenn die Kürette an den Wänden entlanggleitet. Das *Ausscheidungsurogramm* und die *Nierensonographie* lassen Ureterverdrängungen erkennen. Diagnostische *Laparoskopie*, wenn die Abgrenzung zwischen Uterusmyom und Adnextumor nicht möglich ist.

Therapie. Entscheidend sind das Alter der Patientin und die Frage, ob Kinderwunsch besteht:

– *GnRH-Analoga* (Abb.14–10). GnRH veranlaßt den Hypophysenvorderlappen nur dann zu einer FSH- und LH-Freisetzung, wenn es *pulsatil* sezerniert wird. Bei *desynchroner* Sekretion oder GnRH-Analoga-Einnahme tritt das Gegenteil ein: Die Freisetzung von FSH und LH wird gehemmt und somit die Ovarialfunktion lahmgelegt. Da das Myomwachstum östrogenabhängig ist, kann durch GnRH-Analoga und damit der Schaffung einer hormonellen Situation wie in der Postmenopause erreicht werden, daß sich die Myome verkleinern. GnRH-Analoga werden zunächst für 6 Monate verabreicht. Danach sind Rezidive möglich. Gut geeignet ist die GnRH-Analoga, um eine Verkleinerung von Myomen zu erreichen, die sich operativ besser entfernen lassen, ohne daß der Uterus exstirpiert werden muß.

– *Hysterektomie*: Die Entfernung der Gebärmutter kann von abdominal und von vaginal her erfolgen. Der vaginale Zugangsweg ist für die Patientin schonender. Er ist aber nur dann möglich, wenn der Uterus nicht zu groß, mobil und die Vagina weit genug ist. So kommt die vaginale Hysterektomie für Frauen, die nie geboren haben, nur selten in Betracht.

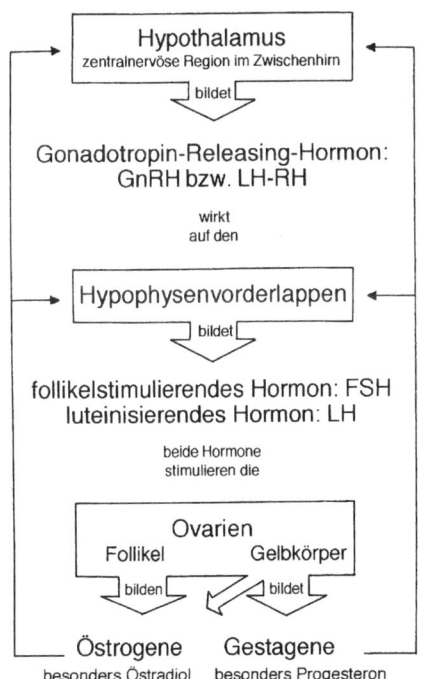

Abb. 14–10: Regelkreis Hypothalamus-Hypophyse-Ovarien; zugeordnete Hormone und Rückkopplung: Mangel z. B. an Östrogen stimuliert Hypothalamus und Hypophyse

5.5 Zysten und gutartige Tumoren der Ovarien

Jede 7. Geschwulst der Frau geht von den Eierstöcken aus, jede 4. ist bösartig.

Das Ovar ist aus verschiedenen Geweben zusammengesetzt, so daß die Tumoren eine große Vielfalt aufweisen (Abb. 14–11, s. Kap. IV/7, Abb. 7–6). Zu beachten ist weiterhin, daß einige Ovarialtumoren Hormone bilden:

Östrogene. Bei unkontrollierter Östrogenbildung entsteht eine Hyperplasie des Endometriums mit dem Risiko der malignen Entartung, weiterhin können Blutungsstörungen oder Blutungen in der Postmenopause auftreten.

Androgene. Bei Androgenproduktion (männliche Geschlechtshormone) wird eine Vermännlichung der Patientin beobachtet: männlicher Behaarungstyp, tiefe Stimme, Klitorishypertrophie u. a.

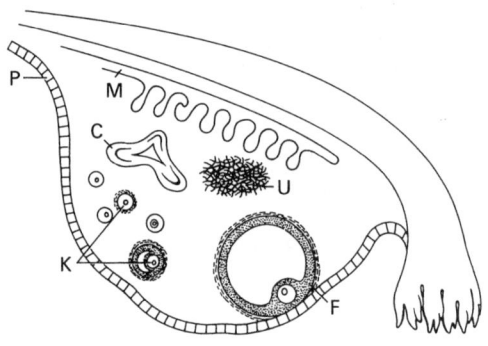

P = paramesonephrisches Oberflächenepithel
K = Keimzellen
F = sexuell differenziertes Gonadenmesenchym (Follikelepithel)
U = undifferenziertes Gonadenmesenchym (Ovarialstroma)
M = mesonephrische Strukturen
C = Corpus luteum

Abb. 14–11: Ovarien bestehen aus verschiedenen Geweben (Matrixgewebe), woraus sich die Vielfalt der Ovarialgeschwülste erklärt

5.5.1 Häufige benigne Ovarialtumoren

Muzinöse Tumoren (Muzinkystome). Sie sind die *häufigsten Neubildungen* der Eierstöcke und entstehen aus Geweberesten der Urniere (M in Abb. 14–11), die sich im Ovar befinden. Diese Geschwülste können extreme Größen erreichen, bestehen meist aus vielen Kammern, die einen schleimigen Inhalt haben. Gelangt der Schleim in den freien Bauchraum, dann können sich schleimbildende Zellen auf dem Peritoneum ansiedeln und große Mengen Schleim produzieren, was zu einem Gallertbauch führt (Pseudomyxoma peritonei). Deshalb muß vermieden werden, daß bei einer Operation der fadenziehende, zähflüssig-schleimige, farblose Inhalt solcher Muzinkystome in den Bauchraum gelangt.

Seröse Tumoren entstehen aus dem Oberflächenepithel der Ovarien (P in Abb. 14–11), enthalten eine klare Flüssigkeit und können auch relativ groß werden.

Keimzelltumoren (Dermoidzyste, Abb. 14–12). Eine Dermoidzyste entsteht aus einer Eizelle nach der ersten Reduktionsteilung im Rahmen der Meiose, ist also angeboren. Es handelt sich um einkammrige Zysten mit teigigem Inhalt (talgartig). Man findet in den Dermoidzysten Knorpel, Zähne, Haarbüschel, Knochen, Darm u. a. Nicht selten findet sich sogar Schilddrüsengewebe. Die Vielfalt der Gewebe ist begründet in der Tatsache, daß sich diese Zysten von einer pluripotenten Eizelle ableiten, die alle Gewebsanteile ausprägen kann.

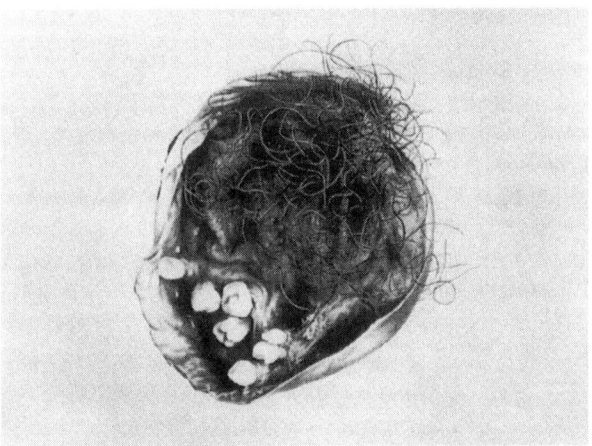

Abb. 14–12: Dermoidzyste, abgeleitet vom häufigsten Keimzelltumor, dem Teratom: Faust bis mannkopfgroße, kugelige, oft beiderseitige Geschwülste mit fester Kapsel. Der Inhalt ist dickflüssig, fettig-ölig oder talgähnlich und mit verfilzten Haaren durchsetzt. Gelegentlich findet man auch Zähne und rudimentäre Organteile

5.5.2 Ovarialzysten

Den Funktionszysten des Ovars liegt *kein autonomes Wachstum* wie den Tumoren zugrunde:

Follikelzysten. Bei der Follikelzyste (F in Abb. 14–11) bleibt der Eisprung aus, der herangewachsene Follikel bleibt bestehen, es entsteht eine einkammrige Zyste (Follikelpersistenz). In ihrem Inneren sammelt sich immer mehr Follikelflüssigkeit an, wodurch die Follikelzyste immer größer wird (bis Hühnereigröße). Es wird Östrogen gebildet. Die Follikelzyste wird innerhalb von 1–2 Monaten dann wieder zurückgebildet. Follikelzysten sind häufig in den Umstellungsphasen der Geschlechtsreife, also z. B. bei jungen Mädchen, die noch keinen stabilen Zyklus haben oder Frauen, die sich in den Wechseljahren befinden. Es liegt eine zentrale Steuerungsstörung des Eisprungs zugrunde (s. Kap. 2).

Corpus-luteum-Zysten (C in Abb. 14–11). Wenn nach dem Eisprung ein Gelbkörper entstanden ist, dann kann es in ihn einbluten, es entsteht eine einkammrige Corpus-

luteum-Zyste. Es werden Gelbkörperhormone gebildet. Dies kann sowohl im normalen Zyklus geschehen wie auch während einer Frühschwangerschaft, bei der das Corpus luteum ja ebenfalls erhalten bleibt. Auch die Corpus-luteum-Zyste bildet sich
meist spontan wieder zurück.

5.5.3 Symptome, Diagnose

Symptome sind erst in Spätstadien zu erwarten. Daher werden auch maligne Neubildungen des Ovars häufig erst spät entdeckt:
– Schmerzen im Unterleib wie Ziehen oder Stechen oder Schmerzen im Kreuz (etwa
durch Druck oder Zug)
– akute Schmerzen können auftreten, wenn z. B. eine funktionelle Zyste platzt (Ruptur) oder sich ein Ovarialtumor um die eigene Achse dreht (Stieldrehung), dies kann
bis zur Ausprägung eines Akuten Abdomens führen
– Verdrängungserscheinungen (Völlegefühl, Druck auf Blase oder Darm, evtl. Ner-
ven- oder Ureterkompression, evtl. Behinderung des Blutabflusses der Beckengefäße
und Beckenvenenthrombose)
– Zunahme des Leibesumfangs (dicker Bauch, Hosen und Röcke werden im Bund zu
eng) z. B. bei riesigen Muzinkystomen
– bei hormonproduzierenden Tumoren fallen Zyklusstörungen auf (Östrogenproduktion) bzw. andere Wirkungen wie Virilisierung der Patientin (Androgenproduktion)
oder Hyperthyreose (Dermoidzysten)

Diagnose. Jeder Ovarialtumor muß untersucht werden bis die Dignität geklärt ist:
Anamnese (Schmerzen, Zyklusstörungen, Zunahme des Leibesumfangs usw.), *Inspektion* (Behaarungstyp, Anzeichen für Hyperthyreose, Bauchform), *gynäkologische Untersuchung*, v. a. bimanuelle Palpation (Beurteilung der Adnexbereiche, Erkennen
von Tumoren, wenn möglich Abgrenzung zu Myomen), *Ultraschall*, evtl. *CT*, diagnostische *Laparoskopie*.

5.5.4 Therapie

Zysten. Handelt es sich um einkammrige Zysten ohne solide Anteile und sind diese
Zysten maximal hühnereigroß, darf zunächst abgewartet werden, ob sich diese Zysten
nicht spontan zurückbilden, wie das funktionelle Zysten häufig tun (Follikelzysten,
Corpus-luteum-Zysten). Erst wenn dies nach der nächsten und übernächsten Regelblutung nicht der Fall ist, werden diese Zysten (meist laparoskopisch) entfernt. Dabei
sollte bei schleimigem Inhalt darauf geachtet werden, daß sich dieser nicht in die freie
Bauchhöhle ergießen kann (Muzinkystom).

Tumoren. Solide Tumoren des Ovars sollten operativ entfernt werden, da ihre Dignität nicht anders als durch die histologische Untersuchung zu klären ist. Möglich ist
hier das laparoskopische Vorgehen oder die Laparotomie. Häufig muß bereits intraoperativ versucht werden, die Dignität des Ovarialtumors abzuschätzen (Beurteilung
des Situs, Schnellschnitt-Untersuchung). Hiervon ist abhängig, auf welche Organe
die Operation noch ausgedehnt werden muß.

5.6 Endometriose

Definition. Funktionstüchtige Gebärmutterschleimhaut (Endometrium) außerhalb des Cavum uteri ist Endometriose.

Die Endometriose ist eine Krankheit des geschlechtsreifen Alters, nach der Menopause verschwinden die Beschwerden. Sie ist *häufig*: 2–3 % aller Frauen sollen eine Endometriose haben. Bei Patientinnen mit unerfülltem Kinderwunsch wird sie besonders oft diagnostiziert.

Nach der Lokalisation der Endometrioseherde unterscheidet man (Abb. 14–13):
Endometriosis genitalis interna: Endometrioseherde finden sich im Myometrium des Uterus oder in den Tuben
Endometriosis genitalis externa: Endometrioseherde finden sich im übrigen Genitale oder dessen Umgebung, z. B. in den Ovarien (Abb. 14–13).
Endometriosis extragenitalis (nicht im Bild): Endometrioseherde finden sich in genitalfernen Regionen wie z. B. im Darm, im Ureter, in der Bauchwand, im Nabel, in der Pleura, in der Lunge oder in anderen Organen.

Wie die Endometriose entsteht, ist auch heute noch unklar.

> Endometrioseherde reagieren wie das normale Endometrium: Östrogene bewirken eine *Proliferation*, Gestagene eine *Transformation*, der Abfall der ovariellen Hormone führt zum Ödem im Endometrioseherd und zur *Blutung*.

Bei den Endometrioseherden kann das Abbluten der Schleimhaut nicht nach außen geschehen, wie das im Cavum uteri der Fall ist. Ödem (prämenstruell) und Blutung (Menstruation) verursachen eine Raumforderung mit Schmerzen, die prämenstruell und zur Zeit der Regelblutung am stärksten sind und von Monat zu Monat zunehmen (sekundäre Dysmenorrhoe). Brechen Endometrioseherde auf, kommt es zu entzündlichen, später narbigen Reaktionen mit dem umliegenden Gewebe. Hierdurch können eisenharte Verwachsungen entstehen, die zu Dauerschmerzen führen können.

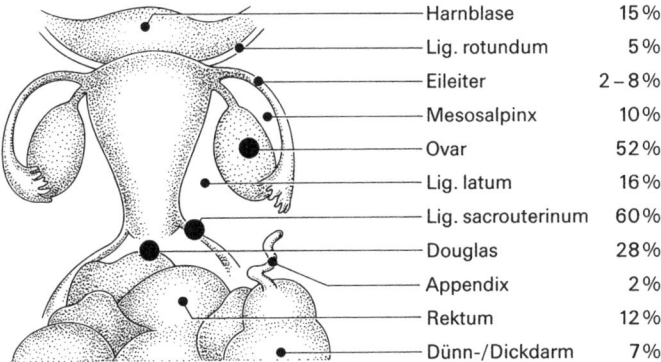

Harnblase	15 %
Lig. rotundum	5 %
Eileiter	2 – 8 %
Mesosalpinx	10 %
Ovar	52 %
Lig. latum	16 %
Lig. sacrouterinum	60 %
Douglas	28 %
Appendix	2 %
Rektum	12 %
Dünn-/Dickdarm	7 %

Abb. 14–13: Lokalisation der Beckenendometriose (nach Schweppe)

Symptome. Charakteristische Beschwerden sind:
- Dysmenorrhoe, prä- und perimenstruell (v. a. sekundär auftretend und sich zunehmend verschlimmernd)
- diffuse Bauch- oder Kreuzschmerzen, die zyklusabhängig auftreten, aber auch später zyklusunabhängig sein können
- schmerzhafter Geschlechtsverkehr (besonders bei Endometrioseherden im Douglas-Bereich), sekundäre Dyspareunie
- Obstipation oder schmerzhafte Defäkation (bei Douglas-Endometriose, Abb. 14–13)
- Blutungsstörungen wie Meno-/Metrorrhagie (bei Endometrioseherden im Myometrium und daraus resultierender mangelnder Kontraktionsfähigkeit der Uterusmuskulatur)
- Blutungen nach Geschlechtsverkehr (bei Endometriose in der Vagina oder an der Portio)
- Sterilität (durch ausgeprägte Adhäsionen, die durch die Endometriose entstehen und in die die Tuben einbezogen sein können).

Die *Dysmenorrhoe* (Schmerzen im Zusammenhang mit der Regelblutung) beginnt kurz vor Beginn der Regelblutung und ist in den ersten beiden Tagen am stärksten. Dabei werden die Beschwerden von Mal zu Mal stärker. Sie können so stark sein, daß die Frau das Bett hüten muß und arbeitsunfähig ist.

Auffallend ist andererseits, daß das Ausmaß der Beschwerden nicht mit dem Schweregrad der Endometriose korrelieren muß. Außerdem können die Beschwerden im Einzelfall so uncharakteristisch sein, daß es zu Fehldiagnosen kommt. Deshalb sollte an die Endometriose immer gedacht werden, sie ist häufig.

Diagnose. Der *Anamnese* kommt eine zentrale Bedeutung zu (sekundäre Dysmenorrhoe, sekundäre Dyspareunie, Sterilität), *gynäkologische Untersuchung* (eine Douglas-Endometriose ist z. T. palpabel als derbe Knötchen, eine Ovarialendometriose kann zur Ausbildung einer Schokoladenteerzyste führen), *Ultraschall* (Schokoladenzysten sind besonders eindrucksvoll), diagnostische *Laparoskopie* mit Biopsie aus verdächtigen Herden zur histologischen Sicherung:

Man findet bläulich-rote, bläulich-schwarze oder bläulich-braune Flecken oder Knötchen. Gelegentlich sind die Endometrioseherde jedoch auch sehr schwer als solche zu erkennen, v. a. dann, wenn die typische Farbe fehlt. Handelt es sich um Endometrioseherde im Ovar, können große Zysten entstehen, in die es zyklisch einblutet mit typischem „Schokolade- oder Teerinhalt": Bei der Eröffnung einer solchen Zyste quillt das angesammelte Menstrualblut wie zähflüssige Schokolade oder wie Teer heraus.

Therapie. Man versucht, die Endometrioseherde zu entfernen *(Operation)*:
- Exzision an der Vulva, in der Scheide, am Nabel usw.
- Intraabdominell kann versucht werden, die Endometrioseherde zu koagulieren, wenn die Exzision nicht möglich ist.
- Endometrioseherde in den Ovarien sollen ausgeschält werden.
- Bei ausgeprägten Befunden ist die Entfernung des betroffenen Organes nicht zu umgehen: Ovar, Resektion des Douglas-Raumes, Darmteilresektion usw.

Medikamentös. Dabei ist das Ziel, die Endometrioseherde zur Atrophie zu bringen. Wirkungsvoll sind: Gestagene (mit und ohne Östrogenzusatz), Danazol (Winobanin),

GnRH-Agonisten. Die Behandlung sollte mindestens 6–9 Monate durchgeführt werden. Die Rezidivneigung ist relativ hoch.

5.7 Adnexitis, pelvine Infektionen (PI)

Die Adnexitis ist die häufigste gynäkologische Infektionskrankheit der nichtschwangeren Frau. Mehr als 70 % der Betroffenen sind jünger als 25 Jahre. Ihre Folgen können schwerwiegend sein: *Kinderlosigkeit aufgrund tubarer Sterilität* (Tuben verkleben).

Mit *Adnexe* werden *Tube* und *Ovar* bezeichnet, so betrifft die Adnexitis auch diese beiden Organe, weshalb man auch von pelviner Infektion spricht.

Pathogenese (Abb. 14–14). In der Regel sind es aufsteigende Infektionen, die zu einer Adnexitis führen. Dies bedeutet, daß die Erreger die Zervix passieren, über das Endometrium in die Tube gelangen, auf das Ovar übergreifen und schließlich zu einer Infektion des umgebenden Peritoneums führen können.

Eine *Keimaszension von der Vagina* wird begünstigt durch: Menstruation (dabei ist der Muttermund leicht geöffnet); Geburt, Wochenbett; Kürettagen nach Schwangerschaftsabbruch oder Abort; beim Einsetzen einer Spirale; nach Pertubationen oder Hysterosalpingographie.

Die Infektion der Tubenschleimhaut führt zur Absonderung von Sekret *(Tubenkatarrh)*, welches aus dem Fimbrientrichter in den freien Bauchraum abfließt und so auf das Peritoneum des kleinen Beckens gelangt, wo es eine Bauchfellentzündung hervorruft. Dies bedingt die heftigen Schmerzen und die Druckempfindlichkeit des Unterbauches. Wenn jetzt nicht konsequente Abhilfe geschaffen wird, kommt es zur Zerstörung der Schleimhautfalten in der Tube und zur Verklebung des Lumens. Damit ist der Eitransport vom Ovar ins Cavum uteri nicht mehr möglich. Es verkleben auch die Fimbrientrichter, so daß die Tube zur Bauchhöhle hin verschlossen wird. Damit kann das Exsudat aus der Tube nicht mehr abfließen.

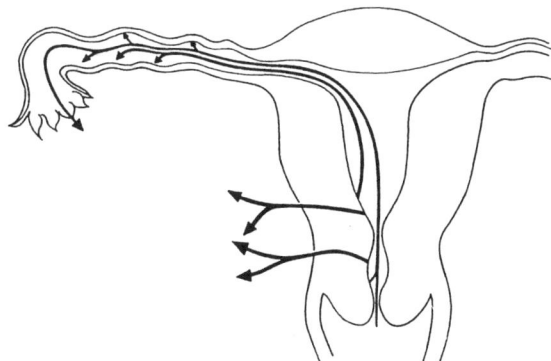

Abb. 14–14: Aszendierender Infektionsweg bei Adnexitis über Vagina, Zervix, Endometrium, Tube, Ovar

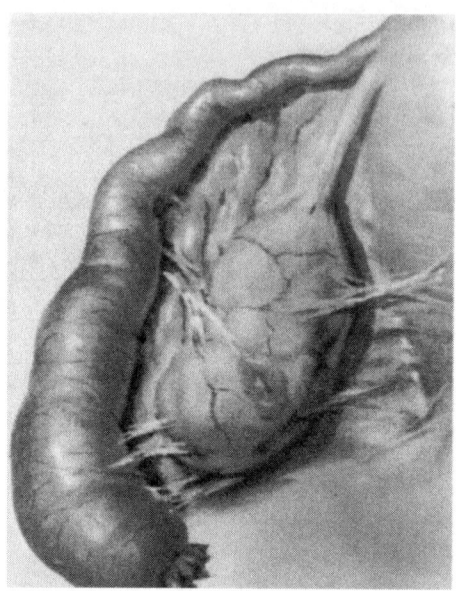

Abb. 14–15: Akute Salpingitis, Hydrosalpinx (nach Netter)

Das Exsudant ist bei der *Hydrosalpinx* (Abb. 14–15) serös, bei der *Pyosalpix* eitrig und bei der *Hämatosalpinx* blutig.

In die folgenden Verwachsungen sind Tube, Ovar, Peritoneum, Netzteile und Darm einbezogen. Dabei verbacken Tube und Ovar sehr fest miteinander. Gelegentlich brechen die trennenden Wände unter dem Druck des entzündlichen Sekrets in der Tube ein, es entsteht ein Tuboovarialabszeß (Abszeß im Bereich von Tube und Ovar).

5.7.1 Symptome, Diagnose

Symptome. Die Adnexitis läuft in *4 Stadien* ab: akutes, subakutes, chronisches Stadium, Folgeerscheinungen.

Akute Adnexitis. Bei der akuten Form stehen im Vordergrund: heftige *Unterbauchschmerzen* (evtl. ein-, meist aber beidseitig, peritoneale Reizung), *Fieber, beeinträchtigtes Allgemeinbefinden,* Leukozytose, Beschleunigung der BSG.

Treten diese Erscheinungen nach Einlage einer Spirale, Kürettagen oder Schwangerschaftsabbruch auf, ist immer an eine Adnexitis zu denken!

Subakute Adnexitis. Das subakute Stadium dauert einige Wochen: Druckempfindlichkeit des Unterbauches; evtl. noch leichte ziehende oder stechende Schmerzen im Unterbauch; subfebrile Temperaturen; Tuben sind verdickt tastbar; evtl. findet sich der Tastbefund eines Tuboovarialabszesses.

Chronische Adnexitis. Das chronische Stadium verläuft milde: geringe Druckempfindlichkeit der Adnexe, keine erhöhten Temperaturen. Es kann immer wieder zum Aufflackern eines akuteren Krankheitsstadiums kommen *(Schwelbrand).*

Folgeerscheinungen werden erst ab dem chronischen Stadium offensichtlich: *Sterilität* durch Tubenverschluß, *Eileiterschwangerschaft* bei unvollständigem Verschluß, *Verwachsungen* im kleinen Becken, die für chronische *Schmerzen* verantwortlich sind.

Diagnose. *Anamnese* (sind z.B. Kürettagen vorausgegangen), *gynäkologische Untersuchung* (Druckschmerz, aufgetriebene Tuben, Tuboovarialabszeß), Temperaturkontrolle, *Labor:* BSG, Blutbild, CRP, *Sonographie* (Tuboovarialabszeß), *Laparoskopie* (entzündliche Rötung des inneren Genitale, Verwachsungen, Tuboovarialabszeß), *mikrobiologischer Abstrich* zum Nachweis der Erreger.

Differentialdiagnose. Die Adnexitis kann mit anderen Krankheiten verwechselt werden. Dies geschieht u.a. deshalb, weil die gynäkologische Untersuchung während einer Adnexitis sehr schmerzhaft sein kann und aufgrund der Abwehrspannung der Patientin gelegentlich keine eindeutigen Befunde erhoben werden können: Appendizitis, Tubargravidität, Endometriose, Ovarialkarzinom, stielgedrehter Ovarialtumor, stielgedrehtes Myom, Divertikulitis, Zystitis.

5.7.2 Therapie, Prognose

(1) Im *akuten Stadium* ist die Therapie in der Regel konservativ, eine Laparoskopie dient höchstens dem Nachweis der Adnexitis bzw. dem Ausschluß anderer Ursachen.

Allgemeinmaßnahmen: strikte Bettruhe, Eisblase auf den Unterbauch, Spasmolytika oder Schmerzmittel, leichte Kost, Entfernung einer evtl. liegenden Spirale (obligat!), da es die Infektion zumindest unterhält, keine Kürettage.

Infektionsbehandlung (richtet sich nach dem Erreger): Antibiotika (bis zur Entfieberung i.v.), evtl. Partnermitbehandlung (bei Gonorrhoe, Chlamydien).

Die **operative Therapie** ist zwingend bei Tuboovarialabszeß (Eröffnung und Entfernung), evtl. angezeigt, wenn die konservative Therapie nicht erfolgreich ist (zuvor ist evtl. der Wechsel des Antibiotikums zu überlegen), Vorgehen je nach Situs, eher im chronischen Stadium sinnvoll zur Lösung bestehender Verwachsungen.

(2) Ab dem *subakuten Stadium* (Folge einer zu späten oder insuffizienten Behandlung eines akuten Stadiums):
– Resorptionsfördernde Maßnahmen wie Wärmeapplikation durch Kurzwelle, Fango- oder Moorpackungen (zur Vermeidung von ausgedehnten Verwachsungen), die ausreichend lange durchgeführt werden müssen.
– Bettruhe, erneut Antibiotika, wenn die Temperatur wieder steigt.

(3) Im *chronischen Stadium* bestehen Beschwerden v.a. aufgrund von Verwachsungen:
– Wärmebehandlungen und Therapie wie bei akuter Adnexitis, wenn die Infektion wieder aufflackert
– evtl. operativ zur Beseitigung von Verwachsungen
– evtl. diagnostische Laparoskopie und Chromopertubation zur Abklärung des Tubenfaktors bei Kinderwunsch (Gefahr des Tubenverschlusses oder erhöhtes Risiko für EUG).

Die **Prognose** hängt davon ab, ob die Diagnose frühzeitig genug gestellt und die Therapie konsequent durchgeführt worden ist. Es drohen *Sterilität*, erhöhtes Risiko für *Eileiterschwangerschaften* und chronische *Schmerzzustände* durch Verwachsungen.

6. Mastitis (Brustdrüsenentzündung)

Mastitis puerperalis (Entzündung der Brust während der Stillzeit) s. Kap. XII.

Die *Mastitis nonpuerperalis* (Entzündung der Brust außerhalb der Stillzeit) ist nicht so selten. Sie tritt v. a. zwischen dem 20. und 40. Lebensjahr auf, nach der Menopause nicht mehr.

Ursachen: Häufig ist eine *gesteigerte Sekretion der Brustdrüse* zu finden, wobei sich das Sekret in der Brust staut.

Bei einigen Frauen findet man auch einen erhöhten Hormonspiegel für Prolaktin, das auf das Brustdrüsengewebe einwirkt und dafür verantwortlich ist, daß dieses eine milchige Absonderung aufweist, obwohl die Frau nicht stillt (Galaktorrhoe).

Jede Flüssigkeitsabsonderung aus der Brustwarze außerhalb der Stillperiode ist pathologisch und wird als *Galaktorrhoe* bezeichnet. Sekretstau oder Galaktorrhoe begünstigen eine Infektion.

Komplikationen sind häufige Rezidive, der chronische Verlauf, Milchgangsfisteln und vor allem der Abszeß unterschiedlicher Lokalisation (Abb. 14–16).

Die **Diagnose** ergibt sich aus dem klinischen Bild:
- lokale Rötung an einer Brust, Fieber (nicht obligat)
- schmerzhafte Schwellung in diesem Bereich
- geschwollene Lymphknoten in der gleichseitigen Achselhöhle

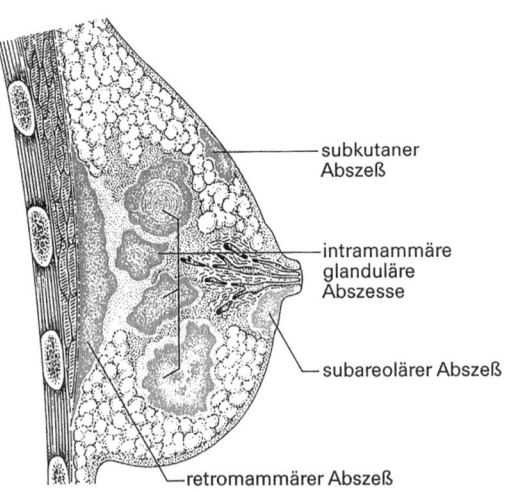

subkutaner Abszeß

intramammäre glanduläre Abszesse

subareolärer Abszeß

retromammärer Abszeß

Abb. 14–16: Abszeßlokalisation bei Mastitis puerperalis

– der Abszeß fällt durch tastbare Verhärtungen (Infiltrate), Fluktuation (Schmerz-haftigkeit hat dann nachgelassen) auf und ist gut sonographisch nachweisbar
– BSG und Leukozyten sind erhöht

Differentialdiagnose. Ein inflammatorisches Mammakarzinom kann ähnliche Erscheinungen verursachen. Deshalb ist eine Mammographie erforderlich, sobald die akute Symptomatik abgeklungen ist.

Therapie: Ist noch *kein Abszeß* entstanden, wird antiphlogistisch behandelt: Kühlende Umschläge, Antibiotika (anfänglich i. v.), außerdem hat sich die Verabreichung von Medikamenten bewährt, die den Prolaktinspiegel senken. Dies sind dieselben Medikamente, die zum Abstillen eingesetzt werden: z. B. Pravidel®.

Ist jedoch mit den genannten Maßnahmen keine Besserung zu erreichen gewesen und es entsteht ein *Abszeß,* so wird dieser operativ behandelt: Inzision und Gegeninzision, ausreichende Drainage des Wundgebietes. Nachfolgend wird die Wunde täglich gespült (z. B. mit Wasserstoffperoxid, Rivanollösung) und darauf geachtet, daß sie von innen nach außen heilt.

XV. Krankheiten der Haut und des Unterhautzellgewebes

F. Nosbusch

1. Grundlagen von Prävention, Diagnostik, Therapie, Rehabilitation

Funktionelle Anatomie (Abb. 15–1). Die Haut ist mit 1,6–1,8 m² nicht nur ein sehr großes Organ; ihr Polymorphismus ermöglicht sämtliche Funktionen, sie grenzt das Körperinnere von der Außenwelt ab, dient dem Schutz des Organismus vor äußeren Noxen wie Hitze, Kälte, Licht, Mikroorganismen, chemischen Substanzen, spielt eine wichtige Rolle in der Kommunikation mit der Umwelt, unter anderem durch zahllose feine Nervenendungen und sensible Tastkörperchen.

Fett- und Schweißdrüsen sind mit dem Durchblutungssystem bei Stoffwechsel und Temperaturregulierung von großer Bedeutung.

Prävention. In zunehmendem Maße werden Umweltverschmutzung, der Gebrauch von immer neuen Chemikalien, Medikamenten, Kosmetika und Seifenprodukten, das Verlangen nach stets braungebranntem Teint zum Erzfeind der Haut.

Mögen die Kontrollen auch strenger, gefährliche Produkte verboten werden, unsere Haut, die die verschiedensten Empfindlichkeitsgrade aufweist, kommt täglich mit

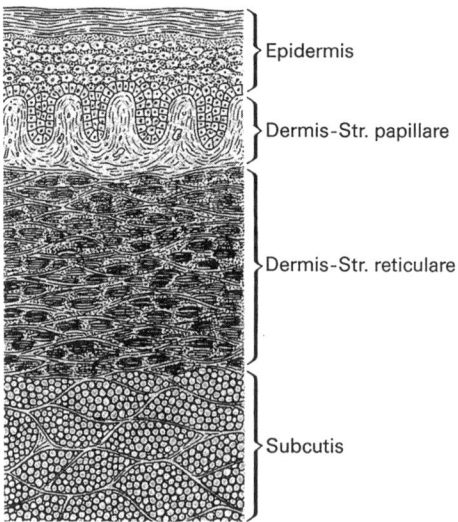

Abb. 15–1: Aufbau der Haut aus den *3 Hauptschichten* Epidermis, Dermis, Subcutis

zahlreichen Schadstoffen in Berührung, dies nicht allein im Beruf, wo sich die Problematik der Berufserkrankungen stellt.
Die Warnungen vor den negativen Folgen von Sonnenstrahlen und Solarien nehmen bis heute nur wenige Menschen wahr, statt dessen stehen unkontrollierte Sonnenbäder auf dem Programm.

1.1 Diagnose

Die Diagnose einer Hautkrankheit (= *Dermatose*) stellen wir, indem wir die Hautveränderungen genau beschreiben.

> Die Grundelemente von Hautkrankheiten sind die Effloreszenzen, wobei *4 Haupt-* oder *primäre* Effloreszenzen und *6 sekundäre* Effloreszenzen unterschieden werden (Abb. 15–2).

Primäre Effloreszenzen sind:
(1) *Macula = Fleck* ist eine umschriebene Hautverfärbung, im Hautniveau liegend. Sie kann rot sein (= Erythem), z. B. Verbrennung ersten Grades oder Storchschnabelbiß (= flaches Angiom v. a. im Nacken beim Neugeborenen).
Sie kann durch Fehlen von Melanin (z. B. Vitiligo = Weißfleckenkrankheit) weiß sein.
Sie kann durch Ansammlung von Pigmentzellen (Muttermal = Nävus) braun sein.
(2) *Urtica = Quaddel* ist eine flüchtige, juckende, beetartige Erhabenheit, die einem Serumaustritt aus den Gefäßen entspricht. Sie verkörpert die Nesselsucht oder Urtikaria.
(3) *Vesicula = Bläschen, Blase* ist ein mit Flüssigkeit gefüllter Hohlraum. Das Bläschen kann epidermal oder subepidermal sein; es kann Serum oder Blut enthalten; bei Eiter sprechen wir von einer Pustel.
Beispiele: Fieberbläschen (Herpes), Windpocken, Dyshidrose (= Bläschenekzem an Handtellern und Fußsohlen).
Die *Zyste* ist ein Hohlraum, der durch Retention von Drüsenprodukt entsteht (z. B. Schleimzyste, Grützbeutel).
(4) *Papula = Knötchen, Knoten* besteht aus einer mehr oder weniger scharf begrenzten Erhabenheit die sich durch Zellvermehrung oder Zellansammlung bildet. (Ablagerungen von festen Substanzen, z. B. Gichtknoten, Xanthome).

Sekundäre Effloreszenzen sind (Abb. 15–2):
(5) *Erosio = Erosion, Abschürfung* ist ein umschriebener Verlust des Oberflächenepithels. Da die Dermis nicht betroffen ist, bleibt keine Narbe zurück.
(6) *Crusta = Kruste* folgt auf die Erosion und besteht in ausgetrocknetem Sekret (Serum, Blut o. Eiter).
(7) *Squama = Schuppe.* Locker zusammenhängende Hornlamellen haben sich angesammelt oder zu schnell gebildet.
Beispiele: Die Ichthyose = Fischschuppenkrankheit gehört zur ersten, die Schuppenflechte zur zweiten Gruppe.
(8) *Ulkus = Geschwür*, ein Hautdefekt auf vorgeschädigter Haut, der bis in die Dermis reicht. Es heilt also mit einer Narbe ab. Zudem ist die Heilung schlecht (z. B. Ul-

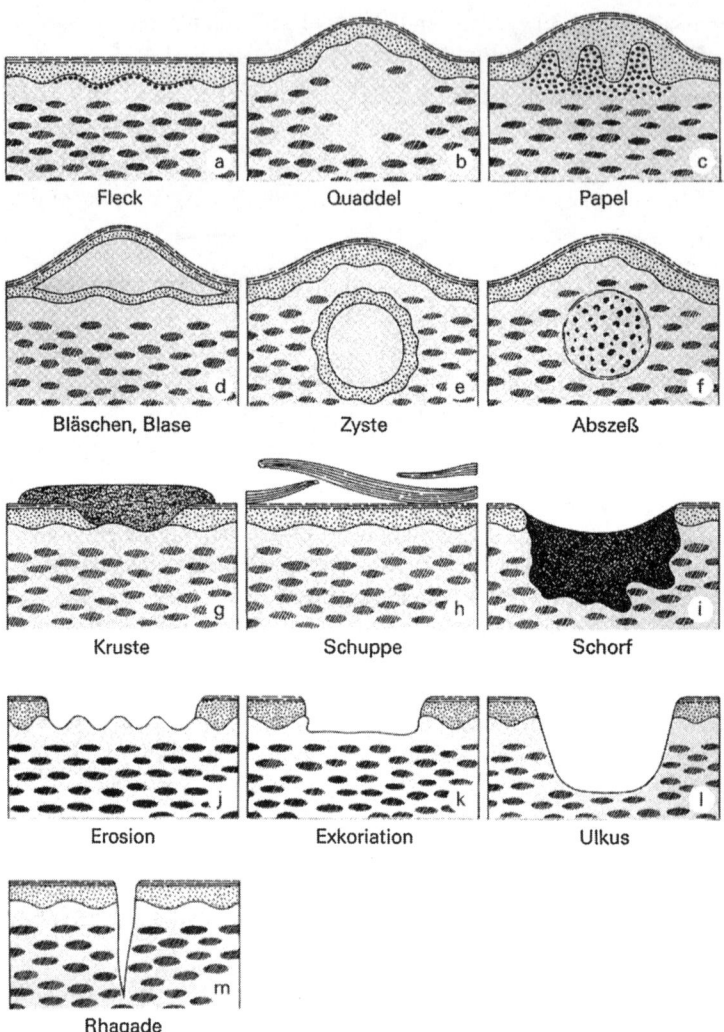

Abb.15–2: Darstellung der *Effloreszenzen* im Schema

cus cruris auf variköser Insuffizienz). Das Ulkus ist nicht zu verwechseln mit einer Wunde, die auf gesunder Haut vorkommt.

(9) *Rhagade = Fissur = Riß*. Durch Dehnung krankhaft veränderter Haut reißt dieselbe mehr oder weniger tief ein (z. B. Faulecken an Mundwinkeln = Perleche).

(10) *Cicatrix = Narbe,* ein minderwertiger Bindegewebeersatz eines Hautdefekts, der bis in die Dermis reicht.

Die Wulstnarbe oder das Keloid ist eine überschießende Narbenbildung. Sie kann ohne Wunde spontan auftreten. Sie ist häufiger bei schwarzer Haut und bei jungen Menschen. Prädilektionsstellen sind Brust- und Schulterbereich.

Zur Vervollständigung der Diagnose gehört eine gründliche **Anamnese**. Zu beachten sind Lokalisation und Ausdehnung der Hautveränderungen. *Allergietestungen* können Aufschluß beim Ekzem geben. Der *Glasspatel* hilft bei einer Hauttuberkulose. Die Identifizierung eines Erregers ermöglicht das schnelle Einsetzen eines Gegenmittels.

Eine kostbare, zusätzliche Hilfe gibt die **Histologie**, d. h. die mikroskopische Untersuchung der Hautveränderungen.

Innere Krankheiten äußern sich z. T. durch Hautveränderungen.

Beispiele: *Acanthosis nigricans*: reibeisenartige Veränderung v. a. in Falten bei innerem Krebsleiden; *Vespertilio*: rote Herde in schmetterlingsähnlicher Form an Nase und Wangen beim akuten Lupus erythematodes.

1.2 Dermatotherapie

Haut- und Schleimhauterkrankungen sind vielfältig; so auch ihre Behandlungsmöglichkeiten.

Externe Therapie. Da die Haut das am leichtesten zugängliche Organ ist, wird der lokalen Therapie eine große Bedeutung zugeschrieben, zumal sehr viele Dermatosen so erfolgreich behandelt und geheilt werden können. Die Behandlung besteht im Auftragen von Grundsubstanzen, die den eigentlichen Wirkstoffen als Vehikel dienen.

Hauptvehikel sind *Fett*, *Puder* und *Flüssigkeit*. Ihre Kombinationen entsprechen Pasten, Emulsionen und Schüttelmixturen:
– *Fett* glättet, ermöglicht eine gleichmäßige Verteilung und ein optimales Eindringen der Wirkstoffe in die Haut.
– *Puder* kühlt, trocknet, wirkt entzündungshemmend und juckreizstillend, fördert das Granulieren und somit das Abheilen einer Wunde.
– *Flüssigkeit* trocknet durch Verdunstung, läßt sich gleichmäßig verteilen. Feuchte Umschläge wirken entzündungshemmend, erfrischen und trocknen nässende Ausschläge.
– *Paste* entsteht durch Vermischen von Fett und Puder. Sie schützt die Haut und verhindert das Austrocknen.
– *Emulsionen* sind angenehm aufzutragen und bilden den Hauptbestandteil der heutigen Lokalbehandlung von Hautkrankheiten. Sie sind ein Gemisch von Fett und Flüssigkeit. Man unterscheidet v. a. 2 Arten:
– *Salben*, die Emulsionen von Wasser in Fett entsprechen (man vergleicht sie mit Butter) und
– *Cremes* die Fett in Wasser Emulsionen sind (man vergleicht sie mit Milch). Salben haben eine tiefe Wirkung, verhindern das Austrocknen, Cremes verdunsten, erfrischen und trocknen die Haut.
– *Schüttelmixtur* besteht aus Puder und Flüssigkeit; sie trocknet nässende Stellen, erfrischt, lindert den Juckreiz, haftet gut, läßt sich gleichmäßig auftragen.

Die am häufigsten benutzten Wirkstoffe sind:
Steroide: entzündungshemmend, helfen u. a. bei Ekzem. *Teer*: bei der Schuppenflechte wirkt er proliferationshemmend; in hoher Dosierung fördert er die Entzündung

(Zugsalbe bei Abszessen). *Salizylsäure* wirkt gegen Schuppen. *Schwefel* hemmt den Talgfluß.

Resorzin enschuppt. Ebenso werden *Antibiotika, Antimykotika, Zytostatika, durchblutungsfördernde Mittel* u. a. angewandt.

Desweiteren besteht die lokale Dermatotherapie in der Behandlung mit:
– *Kälte*: Kryotherapie und Kryochirurgie (bei Warzen und Neubildungen).
– *Hitze*: Thermokauter und Laser bei Neubildungen.
– *Chirurgie*: bei Neubildungen
– *Klima- und Bäder-* oder Balneotherapie helfen bei chronischen Dermatosen.
– *Strahlentherapie*: IR-Licht = *Rotlicht* bei Abszessen; UV-Licht bei Akne und Psoriasis. PUVA (= UV-A-Phototherapie) bzw. SUP (= selektive UV-Phototherapie) bei Psoriasis u. a.
– *Röntgenbestrahlungen* bei bösartigen Geschwulsten.

Die **interne Dermatotherapie** besteht im Verabreichen von *Antibiotika* und *Antimykotika* (bei Infektionen); *Kortison* (bei Urtikaria, Allergien), *Antihistaminika, Analgetika, Diuretika, Zellhemmer* u. a.

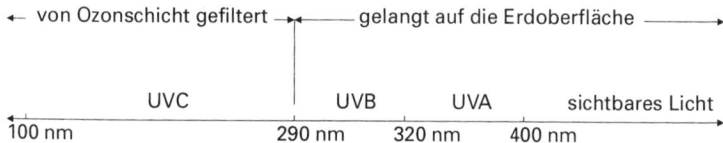

Abb. 15–3: Das *Ultraviolettspektrum* der Erdoberfläche umfaßt den Bereich 290–400 nm. Wellenlängen < 290 nm (UV-C) werden von der Ozonschicht in der oberen Stratosphäre (15–35 km) absorbiert. Die verbleibende UV-Strahlung umfaßt: UV-B (290–320 nm) und UV-A (320–400 nm)

2. Allergische Erkrankungen

2.1 Ekzem

Definition. Das Ekzem ist die *häufigste* Hauterkrankung. Es handelt sich um eine nicht ansteckende Dermatose, die mit mehr oder weniger starkem Juckreiz einhergeht. Sie tritt in Schüben auf; eine Besonderheit ist ihre Tendenz zur Streuung.

Ursache. Obwohl in sehr vielen Fällen keine Ursache festgestellt werden kann, muß stets nach einer Allergie gefahndet werden: Bei den zahlreichen, vermeintlich nichtallergischen Ekzemformen besteht meist doch eine allergische Diathese (= Verfassung) oder eine Sensibilisierung auf Mikroorganismen (Abb. 15–4).

Symptome. Das Ekzem äußert sich durch eine Entzündung der Epidermis (Oberhaut), die in 4 Phasen abläuft: Zuerst entsteht ein *juckendes Erythem* (Rötung); die Haut ist bei genauer Beobachtung schon etwas angeschwollen; dieses *Ödem* wird stärker; es entspricht einer *Vesikelbildung* in der Epidermis. (In der Histologie sprechen wir von „Spongiosis"). Lösen sich hierdurch die obersten Hautzellen, entsteht ein

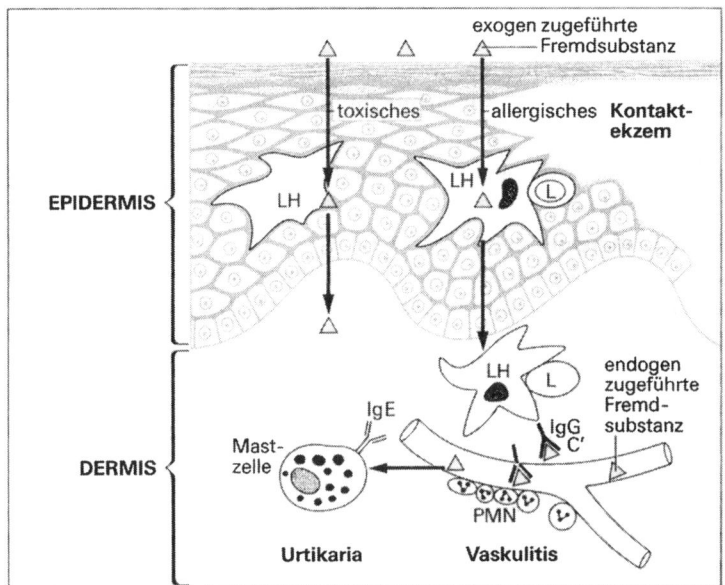

Abb. 15–4: 2 Zugangswege für Fremdsubstanzen zu Epidermis- und Dermiszellen: Das *Kontaktekzem* entsteht transepidermal, *Urtikaria* und *Vaskulitis* werden auf endogenem Wege ausgelöst. LH: Langerhans-Zelle, L: Lymphozyt, PMN: neutrophiler Granulozyt

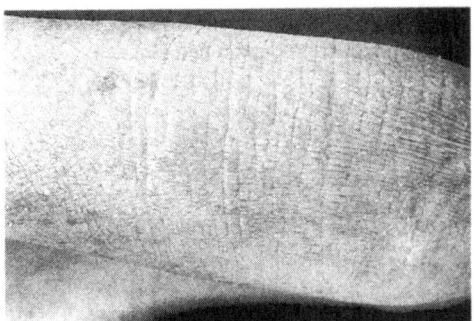

Abb. 15–5: Chronisches *Ekzem* mit livider Rötung, massivem Ödem, feiner Schuppung und einer Vergröberung der Hauttäfelung (Lichenifikation)

nässendes Ekzem, das langsam verkrustet, ansonsten trocknet die Haut normalerweise ohne sichtlich nässende Phase. Bei längerem Bestehen tritt eine Vergrößerung der Hauttäffelung *(Lichenifikation)* auf (Abb. 15–5). Die Abheilung erfolgt stets *ohne Narben.*

Ekzemformen sind: Kontaktekzem, Neurodermitis oder atopisches Ekzem, seborrhoisches, dyshidrotisches Ekzem, nummuläres oder mikrobielles Ekzem.

2.1.1 Kontaktekzem

Definition. Die Hauterscheinungen werden durch Chemikalien des Alltags oder des Berufslebens, durch Pflanzen, Medikamente, Salbenbestandteile ausgelöst (Abb. 15–4). An der Kontaktstelle selbst entsteht das Ekzem, es heilt erst ab nach Abbruch des Kontaktes. Wirkt das Allergen immer wieder ein, breitet sich das Ekzem aus. Man sagt das Ekzem streut.

Die häufigsten **Allergene** sind (Abb. 15–6):
– Nickel (v. a. in Modeschmuck) und Gummibestandteile
– Dichromat (in Zement: löst bei Maurern die sog. Zementkrätze aus, in Leder: bei Arbeitern in Gerbereien).
– Neomycin und Penizillin (Medikamente, die vor Jahren allzuoft zur lokalen Behandlung benutzt wurden), so auch Chloramphenicol.
– Perubalsam, Lanolin und Eucerin (Salben, die häufig Sensibilisierungen hervorrufen.
– Wollwachsalkohole (Konservierungsmittel in Salben) u. v. a.

Zur Klärung einer solchen Allergie verfügt jeder Hautarzt über eine Palette von Testsubstanzen.

Durch Aufkleben derselben, v. a. auf den Rücken des Patienten, kann nach 24– 36 Stunden die Reaktion abgelesen werden, wobei die allergisierende Substanz eine kleine Ekzemstelle hervorruft.

Differentialdiagnose. Nicht zu verwechseln mit dem Kontaktekzem ist das *toxisch degenerative Ekzem*. Diese Dermatose entsteht durch Einwirken scharfer Produkte (Seifen, Desinfektionsmittel, u. a.), die die Haut schädigen und Ekzemerscheinungen bewirken, so z. B. das Hausfrauenabwaschekzem mit juckenden Rötungen und Rhagaden an den Händen.

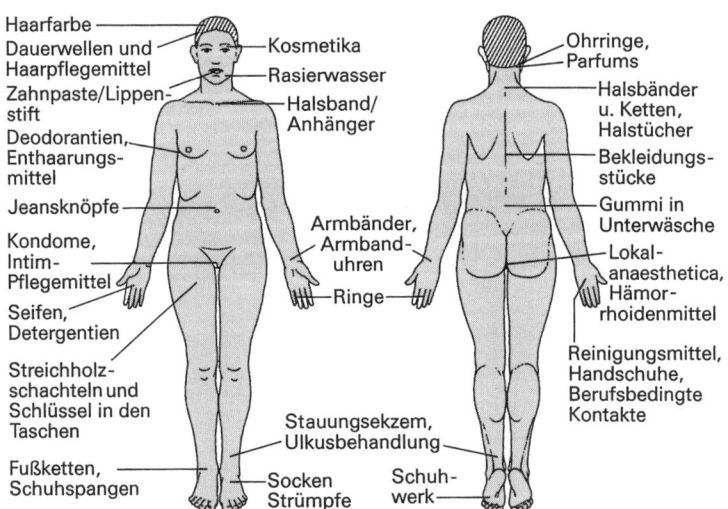

Abb. 15–6: Verteilungsmuster des *allergischen Kontaktekzems* am Körper nach Kontakt mit den Auslösern in den jeweiligen Bereichen

2.1.2 Neurodermitis atopica

Definition. Die Neurodermitis (= endogenes oder chronisches Ekzem) ist *vererblich*. Diese Dermatose äußert sich beim Kleinkind durch Milchschorf (Rötung, Schuppung, Nässen, Krustenbildung am beharrten Kopf und an der Wange; spätere Prädilektionsstellen sind die Gelenkbeugen (Ellbeugen, Kniekehlen u. a.) verbunden mit hartnäckigem Juckreiz bei allgemeiner Trockenheit der Haut (Sebostase).

Die Krankheit ist saisonabhängig. Schübe treten eher im Herbst und Frühjahr auf; sie dauert oft bis zur Pubertät an. Allerdings sind nicht wenige Erwachsene befallen; hier wirkt Streß fördernd. Eine Schleimhautüberempfindlichkeit mit Bindehautentzündung, Rhinitis, Asthmaanfällen kann hinzu kommen. Die Epikutantestungen bleiben in den meisten Fällen erfolglos. Lediglich die Schleimhautallergie entspricht des öfteren einer Pollen- oder Hausstaubunverträglichkeit.

2.1.3 Weitere Ekzemformen

Das **seborrhoische Ekzem** befällt eher den Erwachsenen. Es tritt auf an Stellen, die die meisten Talgdrüsen aufweisen, d. h. am beharrten Kopf, in der Gesichtsmitte, an Brust und oberer Rückenpartie.

Ursache ist eine Fehlfunktion dieser Fettdrüsen. Klima und Nervosität sind hier ausschlaggebend.

Das **dyshidrotische Ekzem** befällt Handteller und Fußsohlen und besteht aus gruppierten Schweißbläschen, die mehr oder weniger stark jucken. Ursache kann ein Allergen sein (kontaktbedingt). Auch schwüles Wetter kann Schübe auslösen. Schließlich kann es sich um eine Reaktion auf Pilzbefall handeln.

Das **nummuläre Ekzem** besteht in münzgroßen Ekzemherden, die v. a. Gliedmaßen aber auch den Stamm befallen (Abb. 15–7).

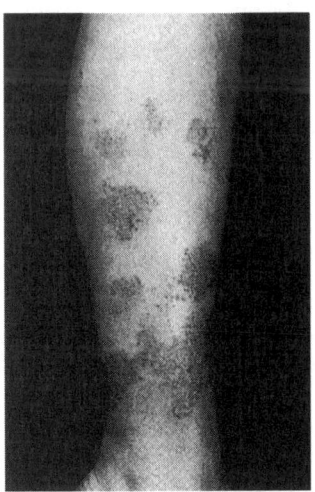

Abb. 15–7: Nummuläre Ekzemherde unterschiedlicher Größe am Unterschenkel, die z. T. konfluieren

2.1.4 Ekzembehandlung

Das Ekzem wird vor allem mit kortisonhaltigen Salben behandelt; bei *nässenden Formen* werden erst feuchte Umschläge mit milden Desinfektionsmitteln empfohlen.

Seifen sind zu meiden, da sie dazu tendieren, den Säureschutzmantel der Haut zu zerstören und die Haut auszutrocknen.

Bei der *Neurodermitis* bewähren sich Ölbäder und Klimakuren, besonders in einem Reizklima, so etwa an der Nordsee. Das *Kontaktekzem* ist nur zu beheben mit Beseitigung der Noxe. Hier stellt sich oft die Problematik der Berufserkrankungen (Maurer, Friseur, Arbeiter in Gummifabrik, u. a.).

2.2 Urtikaria (Nesselsucht)

Definition. Die Nessel- oder Quaddelsucht befällt Haut und Schleimhaut, akut, einmalig oder chronisch-rezidivierend, umschrieben oder generalisiert, das ganze Integument betreffend. Oft ist sie mit allgemeinem Unwohlsein verbunden.

Symptome. Klinisch handelt es sich um eine juckende, flüchtige, beetartige Hauterhabenheit, eine Quaddel, die einem Serumaustritt aus den Gefäßen in die Haut entspricht. Auslösend ist eine Antigen-Antikörper-Reaktion, wobei Histamin oder eine andere allergisierende Substanz aus den Mastzellen (s. Abb. 15–4) in den Körper gelangt.

Spezielle Formen sind: *Quincke-Ödem*, bei dem z.B. eine Gesichtshälfte angeschwollen ist; *angioneurotisches Ödem*, das vererblich ist und auf einem Enzymmangel beruht; *Anaphylaxie*.

Äußerliche Ursachen sind:
– Insektenstiche, verschiedene Pflanzen (durch Berühren), manche Tierhaare

Darüber hinaus unterscheidet man die Kälte-, Wärme-, Druck- und Sonnenurtikaria.

Hierbei spielen, genau wie bei der Schweißurtikaria, Hautnerven eine große Rolle.

Innere Ursachen sind Magen-Darm-Erkrankungen, Lebensmittel, Medikamente, sowie Infektionen und Parasitosen.

Therapie. Bei leichteren Formen genügt ein Antihistaminikum innerlich. Bei Hartnäckigkeit ist Kortison erforderlich. Bei Anaphylaxie wird Adrenalin subkutan gespritzt. Von Nutzen ist oft eine strenge Diät.

2.3 Arzneimittelexantheme

Jedes Medikament kann Haut- und Schleimhautreaktionen hervorrufen, deren Ausdrucksformen nicht auf bestimmte Substanzen schließen lassen:

Häufig finden sich röteln-, masern-, oder scharlachähnliche Exantheme, die großflächig auftreten (z.B. *Penizillinallergie*).

Sehr oft bewirken *Medikamente* ein urtikarielles Exanthem, das im schlimmsten Fall als anaphylaktischer Schock auftritt (z.B. nach Seruminjektionen, bei Penizillinallergie).

Eine *Arzneimittelallergie* kann sich durch Blasenbildung manifestieren, wobei die extreme Form dem Lyell-Syndrom (Syndrom der verbrühten Haut) entspricht (z. B. Sulfonamidallergie, auch Reaktion auf Antiphlogistika).

Unter anderem Acetylsalizylsäure (Aspirin) löst manchmal das *fixe Arzneiexanthem* aus.

Dies ist meist eine alleinige, brennende Rötung, die stets bei Genuß desselben Mittels an derselben Stelle auftritt. Diese Rötung, die oft nur ästhetisch stört, kann bullös werden und klingt nach einer graubraunen Verfärbung ab.

Durch *Vit.-B 12* und *Kortisoneinnahme* kann eine Akne auftreten.

Therapie. Nach Ausschließen der Noxe heilen die Veränderungen in ein paar Tagen bis 6 Wochen ab. Mit Kortisongaben bzw. Antihistaminika verkürzt sich diese Zeit mehr oder weniger.

3. Erythematosquamöse Erkrankungen – Psoriasis

Die wichtigste Krankheit dieser Gruppe ist die *Schuppenflechte* oder Psoriasis, die zweithäufigste Dermatose.

Die Schuppenflechte tritt häufiger in Städten auf als auf dem Land; je höher der Lebensstandard, desto mehr Psoriasisfälle.

Allerdings spielt nicht der Streß die alleinige Rolle. Der „Boden" ist vererbt.

Zudem werden manche Fälle durch eine akute Infektion (z. B. Angina) ausgelöst, dies vor allem bei Kindern.

Allgemein ist die Krankheit im Alter von 20–40 Jahren am hartnäckigsten.

Symptome. Die Schuppenflechte besteht in roten mit silbriger Schuppung überdeckten Herden (Abb. 15–8). Meist bleibt der Juckreiz aus. Prädilektionsstellen sind Druck- und Reibungsstellen (Ellbogen, Knie, behaarter Kopf). Eine Besonderheit ist dazu das sog. *Köbner-Phänomen*: neue Herde können durch Reibungen oder Blessuren hervorgerufen werden.

Psoriasis tritt in Schüben auf, eher während der kalten Jahreszeit. Der Fettmetabolismus spielt eine wichtige Rolle. Die Herde entstehen dadurch, daß sich die Oberhaut

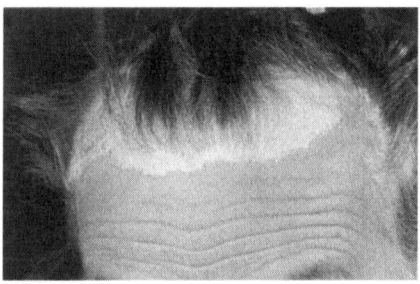

Abb. 15–8: *Psoriasis vulgaris*, Befall des Capillitiums

zehnmal schneller erneuert als die gesunde Haut (in 3 statt in 28 Tagen). Die Abheilung erfolgt ohne Narben: die **Prognose** ist stets gut.

Formen:
- Psoriasis guttata (kleine fleckige – tropfenartige – Form v. a. nach Infektionen)
- Psoriasis pustulosa (Abb. 15–9): palmo-plantaris *(lokal)*; Psoriasis pustulosa von Zumbusch; v. a. nach Kortisonbehandlungen *(generalisiert)*
- Psoriasis inversa (in Falten, wo sich eher Rötung und Fissuren zeigen, viel weniger die Schuppung)
- Psoriasis der Nägel (mit Ölflecken und Tüpfelung, Abb. 15–10)
- Psoriasiserythrodermie (= Rötung des ganzen Integumentes, v. a. beim Alkoholiker; die Heilungschancen sind klein)
- Psoriasis arthropathica. Diese Psoriasis ist von Arthropathien begleitet; kleinere Gelenke sind v. a. befallen, die Rheumafaktoren sind negativ.

Therapie. Man unterscheidet die lokale und systemische (innerliche) Behandlung.

Lokale Therapie: Seit jeher hat sich *Sonnenbestrahlung* bewährt.

In den letzten Jahren entwickelten sich so verschiedene, selektive UV-Therapien: v. a. die PUVA d. h. UVA-Licht mit der vorherigen innerlichen Gabe oder lokalem Auftragen von Lichtsensibilisatoren = Psoralene, und die SUP (UVB-Licht, Abb. 15–3)

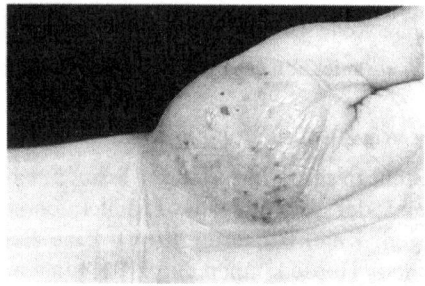

Abb. 15–9: Psoriasis pustulosa palmaris et plantaris

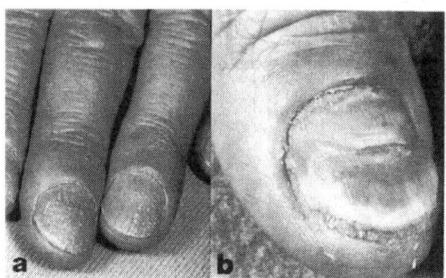

Abb. 15–10: *Nagelpsoriasis*: **a.** Unregelmäßig verstreute Grübchen in den Nagelplatten, **b.** Querrille in der Nagelplatte und Pseudoverdickung des Nagels durch hyponychiale Hyper-/Parakeratose

– *Klimakuren* im sonnigen Süden sind sehr beliebt, desgleichen Kuren in spezialisierten Zentren, wo Heliotherapie und lokale Behandlung kombiniert werden.

– *Salben* mit Salizylsäure zum Entschuppen.

– *Teersalben*, Cignolin = Dithranol wird seit fast 90 Jahren benutzt, allerdings hinterläßt die Substanz definitive, dunkle Flecken an Kleidern; wohl kam deswegen in letzter Zeit die Minutentherapie zur Geltung: der Wirkstoff wird in höheren Konzentrationen (etwa 0,5–3 %) während einigen Minuten aufgetragen und danach beim Duschen entfernt.

Harnstoffsalbe, Calzipotriol, ein Derivat des Vitamin D ist neu und vielversprechend.

Kortisonsalben und Lotionen v. a. schwache für Gesicht und Kopfhaut.

Starke Steroide können nur kurzfristig am Körper angewandt werden. Die Krankheit kann sich verschlimmern.

Innerliche Therapie: Seit etwa 20 Jahren wird die Psoriasis oft mit Erfolg mit einem *Vit.-A-Säure-Derivat* behandelt: Acitretin (Neotigason R), wird über einige Monate verabreicht (ca. 1/2 mg/kg Körpergewicht). Die *Nebenwirkungen* sind durchaus nicht gering. Zudem ist das Produkt teratogen.

Empfängnisverhütung ist bei der Frau noch 2 Jahre nach dem Absetzen notwendig.

Methotrexat (Zellhemmer) sollte heute nicht mehr gegeben werden. Auch mit *Kortison* sowie *ACTH-Injektionen* sollte sparsam umgegangen werden. Erprobt wird zur Zeit *Ciclosporin A*, ein Immunosuppressivum, in einer Dosis von etwa 3 mg/kg/Tag. Sollte die Psyche Hauptursache der Krankheit sein, ist *Psychotherapie* angebracht.

Weitere erythematosquamöse Dermatosen sind: sämtliche *Ichthyosen* = Fischschuppenhauterkrankungen (Abb. 15–11) und der *Lichen ruber planus*.

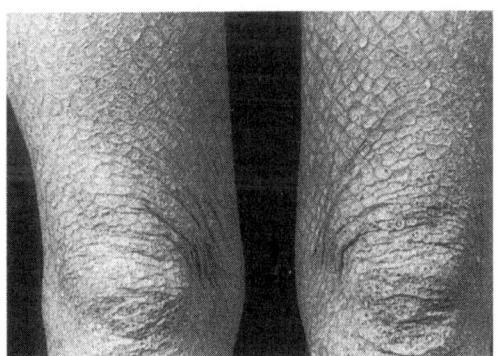

Abb. 15–11: Nichtbullöse ichthyotische *Erythrodermie*: grobe, lamelläre Schuppen

4. Nagel- und Kopfhauterkrankungen, Akne, Stomatitis

4.1 Onychomykose

Besonders wenn ein Nagel beschädigt ist, kann er von Pilz befallen werden. Dies zeigt sich in der Verfärbung des Nagels, dem Auftreten einer Verdickung oder Brüchigwerden der Nagelplatte (Abb. 15–12). Der Aspekt ist abhängig vom Erreger.

Der *Hefepilznagel* verfärbt sich schwefelgelb oder grünlich, der Nagel ist weniger bröckelig. Des öfteren geht diese Mykose mit einer Entzündung der Peripherie einher, Paronychie, mit schmerzhaftem, rötlichem Ödem. Durch etwas Druck kann eine weiße, klebrige Masse aus dem Nagelfalz hervortreten, die sich problemlos auf Pilze untersuchen läßt. Beim *Fadenpilz* splittert der Nagel und ist verdickt.

Die **Diagnose** erfolgt mikroskopisch.

Allerdings benötigt man zur Differenzierung der Erreger eine *Pilzkultur*, die Hefe- oder Fadenpilze näher charakterisiert.

Bleibt die Behandlung aus, schreitet die Krankheit sehr langsam fort, manchmal kommt es zur spontanen Nagelentfernung.

Früher wurden die befallenen Nägel gezogen, allerdings kam es dabei oft zu Rezidiven. Heute werden Antimykotika über mehrere Monate lokal verabreicht; falls ein positives Resultat ausbleibt, verabreicht man ein Antimykotikum per os (v. a. Imidazolderivate wie Daktar R, Nizoral R, in Erprobung befindet sich Lamisil R).

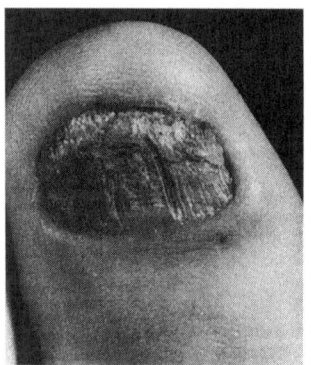

Abb. 15–12: *Nagelmykose*, Tinea unguium: Der Nagel ist verdickt, gelblich und erscheint aufgerauht, am Rande bröckelig

4.2 Alopezien

Beim Haarausfall (Alopezie) unterscheiden wir die *diffuse* und die *lokale* Form.

Der **diffuse Haarausfall** kann akut oder chronisch sein. *Akute* Alopezien sind nervösen Ursprungs: emotionaler Schock, chirurgischer Eingriff, Geburt oder postinfektiös bedingt: nach hohem Fieber, bei Grippe, Typhus, Scharlach, u. a.

In diese Kategorie gehört zudem der mottenfraßartige Haarausfall der *Syphilis*.
Weitere Ursachen sind Medikamente: Immunsuppressiva, koagulationshemmende Mittel, Lipidsenker, Amphetamine und Berufserkrankungen v. a. Thalliumvergiftungen.

Chronische Alopezien treten auf bei: Hyper- und Hypothyreose, Nebenniereninsuffizienz, Gewichtsabnahme bei schlechtem Allgemeinzustand.

Einen Haarverlust erleiden *Seborrhoiker*; der Mann ist eher und früher betroffen als die Frau. Nach der Pubertät tritt hier diffuser Haarausfall v. a. an seitlichen Stirnpartien und auf der Scheitelhöhe auf. Diese Glatzenbildung ist definitiv.

Lokaler Haarausfall (Abb. 15–13). Der *kreisrunde* Haarausfall oder Alopecia areata ist der häufigste; er kann sich bis zur völligen Alopezie entwickeln (Alopecia totalis). Mehr oder weniger große, kahle Stellen treten urplötzlich auf dem behaarten Kopf, im Bartbereich oder an anderen behaarten Stellen des Körpers auf. Die Haut selbst ist völlig normal. Die Abheilung erfolgt, sobald die Ursache behoben ist: Infektion, Schilddrüsenerkrankung, neurovegetative Störungen.

Bei einer Hirnanhangsdrüsenatrophie bleibt der Erfolg allerdings aus.

Pseudopelade Brocq = Alopecia atrophicans. Allmählich bilden sich kleine, entzündliche Herde um die Haarfollikel; es kommt zu kahlen, atrophischen Narben, die sich langsam ausweiten. Die Ursache ist unbekannt.

Die *Trichtillomanie* finden wir beim Kind. Durch ständiges Zupfen oder Drehen der Haare an dergleichen Stelle entsteht ein mehr oder weniger kahler Herd mit Haaren verschiedener Länge. Die Haut ist nicht geschädigt.

Die *Alopezien nach Pilzerkrankungen*, Lupus erythematodes, Lichen ruber, Sklerodermie. Nur bei Pilzbefall sind die Haarfollikel meist nicht zerstört, d. h. die Haare wachsen nach der Behandlung wieder.

Die **Behandlung** besteht im Ausschließen der Noxe. Ansonsten kommen Vitamine (z. B. B-Vitamine, Bepanthen), Eisenpräparate, Kortison zur Geltung.

Bei *Frauen* bewähren sich oft weibliche Hormone, denen man ggf. Antiandrogene hinzufügt. Vor allem beim *männlichen Haarausfall* wird Minoxidil, ein Bluthochdrucksenkungsmittel lokal angewandt.

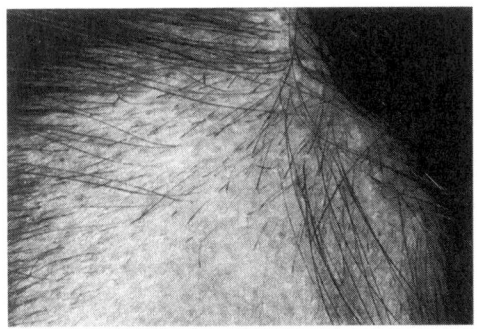

Abb. 15–13: *Alopecia areata*: Herdrand mit „Ausrufungszeichenhaaren"

Kurz nach Einnahme des Bluthochdruckmittels hatten Frauen über Hirsutismus (= Bartwuchs) geklagt.

Die *männliche Glatze* muß mit Minoxidil zweimal pro Tag und über Jahre betupft werden, da die Haare sonst erneut ausfallen.

Hyperämisierende Substanzen werden bei Alopecia areata und Pseudopelade Brocq eingesetzt.

4.3 Acne vulgaris oder Acne juvenilis

Definition. Die Acne vulgaris besteht in polymorphen Follikelentzündungen v. a. in der Pubertät. Die Entzündungen sind bedingt durch die bakterielle Hydrolyse der Triglyzeride, die im Talg vorhanden sind; letzterer wird durch Androgene stimuliert (Abb. 15–14).

Symptome. Klinisch tritt an seborrhoischen Hautarealen (Stirn, Nase, Kinn, Brust und Schultern), wo sich die meisten Talgdrüsen befinden, zuerst Talgfluß = Seborrhoea oleosa auf; es entstehen *Komedonen*, die sich mit Hilfe von Bakterien, v. a. Corynebacterium acnes und Staphylokokken, zu Papeln und Pusteln entwickeln (Abb. 15–15).

Man unterschwidet: *Acne comedonica* (Abb. 15–16), *papulo-pustulosa, conglobata.* Letztere ist durch Vernarbung, Knoten und Zystenbildung gekennzeichnet.

Ausgelöst oder begünstigt wird die Akne:
– durch *Androgene*, die die Talgproduktion stimulieren
– die Konstitution spielt eine wichtige Rolle
– Veranlagung ist vererblich.
– Hormonelle Störungen bei jungen Mädchen. Außerdem gibt es die Akne durch Auftragen von fetthaltigen Salben (= *Schmierakne*)
– Medikamente können Akneerscheinungen bewirken: z. B. Vit. B 12, Kortison.
– Berufsakne: Chlor-, Teer- und Ölakne

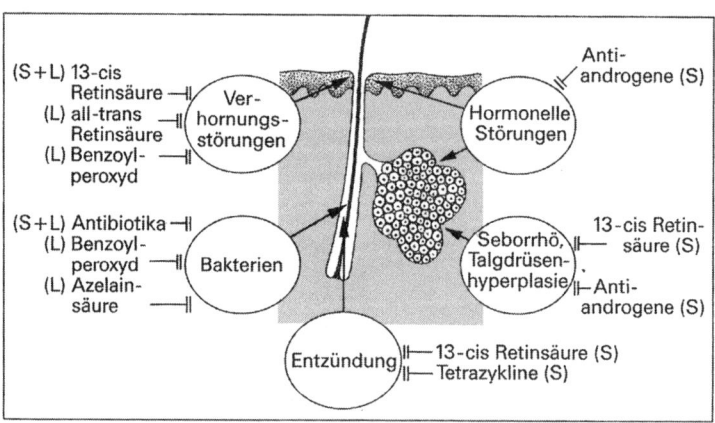

Abb. 15–14: Pathogenese der *Akne* im Schema sowie die entsprechenden Therapieansätze (L: lokal, S: systemisch)

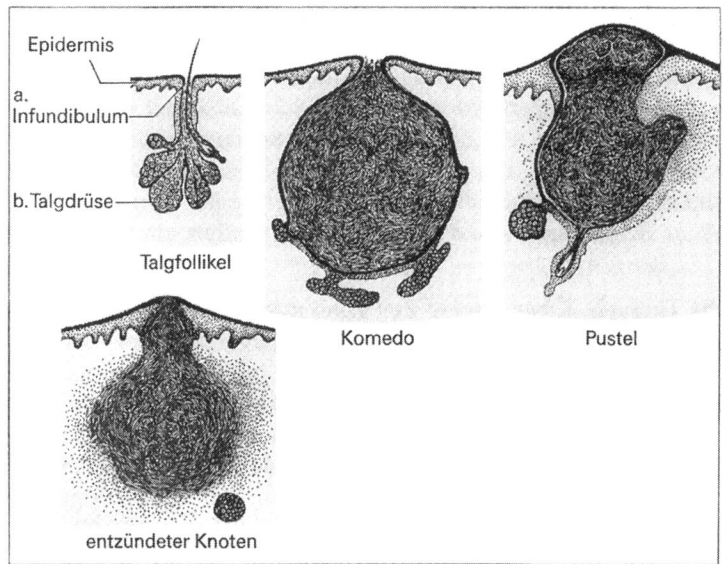

Abb. 15–15: Schematische Darstellung eines *Talgfollikels*, eines daraus entstandenen *Komedos*, einer *Pustel* und eines nach Ruptur der Follikelwand entstandenen entzündeten *Knotens*

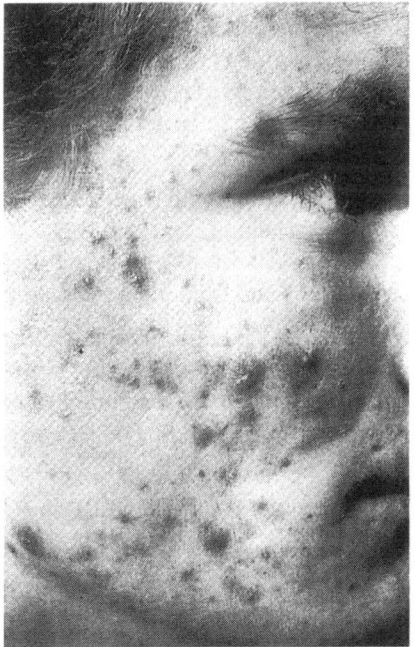

Abb. 15–16: Acne vulgaris mit zahlreichen schwarzen und weißen *Komedonen* und einigen entzündlichen *Knoten*

Lokale Therapie. Die Haut muß regelmäßig entfettet werden. Man sollte sie mit Salizyl- und Resorzinpräparaten säubern. Lokal können auch alkoholische Antibiotika, Aureomyzin- und Erythromyzinlösungen, angewandt werden. In den letzten Jahren wurde v. a. mit Benzoylperoxyd und Vit.-A-Säure behandelt. Diese Produkte trocknen allerdings die Haut sehr aus und können Sonnenallergien bewirken. Letzteres ist nicht der Fall mit dem relativ neuen Acidum acelaicum. Schälkuren können eine zufriedenstellende Wirkung haben. Während der heißen Jahreszeit verzeichnet sich spontan eine Besserung, was auf einen positiven Einfluß von UV-Bestrahlungen hinweist.

Innerliche Therapie. Über längere Zeit kann man Antibiotika verabreichen, v. a. Tetracycline. Zinktabletten werden von anderen bevorzugt. Bei hartnäckigem Befall sollte Vit.-A-Säure per os versucht werden: 0,5 mg pro kg Körpergewicht und pro Tag während 4 Monaten. Da die Substanz, genau wie das Neotigason gegen Psoriasis teratogen ist, muß auf Empfängnisverhütung geachtet werden, dies während der Behandlung und bis 4 Wochen nach Absetzen des Medikamentes. Bei Mädchen können auch verschiedene Kontrazeptiva versucht werden, v. a. wenn Hormonstörungen vorliegen.

Auf eine gesunde Ernährung ist zu achten: Süßspeisen, Fett und starke Gewürze sind zu meiden.

4.4 Mundschleimhautentzündungen (Stomatitis)

Definition. Einmalig oder chronisch-rezidivierend, schmerzhaft oder nur unangenehm, können sie die Mukosa teilweise oder in der Gesamtheit betreffen. Exogene Formen bessert man durch eine perfekte Mundhygiene, endogene sind des öfteren Begleiterscheinungen innerer Erkrankungen. Am häufigsten sind: *Soor, Herpes-Stomatitis und Aphthen*

(1) **Soor** oder **Candida-Mykose.** Dieser Hefepilz (Candida) befindet sich als Saprophyt auf der Mundschleimhaut. Klinisch in Erscheinung tritt er u. a. bei Diabetes mellitus; Behandlungen mit Antibiotika, Kortison, Zytostatika; während der Schwangerschaft; bei Bluterkrankungen (u. a. Leukämien) und Immunschwäche (z. B. AIDS).

Symptome. An Wangen, Zunge und Rachenbereich befinden sich im *akuten Stadium* weiße Bläschen, die leicht abwischbar sind und einen etwas geröteten Boden aufweisen; der Patient klagt über leichtes Brennen. Die *chronische Form* zeigt sich eher in begrenzten, erythematösen Herden, die infiltriert sein können, sich papulös verändern und mit Hornlamellen überlagern.

Die **Therapie** besteht in Bepinseln oder Einnahme von Mykolytika, so Nystatin lokal und per os, oder auch Daktar R Gel.

(2) **Herpes-Stomatitis.** Nach einer oft im Kindesalter vorgekommenen „Primärinfektion" entstehen, auf geröteter Haut, mehr oder weniger schubweise klare Bläschen, die konfluieren und erosiv werden. Die Stellen mazerieren und werden gelblich. Befallen sind v. a. Gaumen und Gingiva. Nach allgemeinem Unwohlsein klagt der Patient über lokale Schmerzen und Schluckbeschwerden mit Lymphadenitis.

Behandelt wird im Mund mit antiseptischen Mundlösungen, innerlich kommen Acyclovir sowie Immunstimulanzien zur Geltung.

(3) **Aphthen** sind flache Ulzera, überlagert mit gelblicher Nekrose; der Rand ist gerötet; die Schmerzen sind konstant. Die Läsionen treten schubweise auf, heilen spontan in 8–14 Tagen ab, dies ohne Narben, meist multipel auftretend (1–5), etwa 1–9 mm groß. Sehr oft besteht nur ein Herd, *Solitäraphthe*. Gelegentlich treten Schübe mit multiplen, miliaren Aphthen mit (= „herpetiform ulcers") kleinen Ulzerationen auf, die < 1 mm messen. Selten sind große Solitäraphthen mit bis zu 5 cm Durchmesser (Abb. 15–17). Sie brauchen mehrere Wochen zum Abheilen und hinterlassen unschöne Narben.

Die **Behcet-Krankheit** geht mit Aphthen der Mund- und Zungenschleimhaut und der Genitalien einher. Zusätzlich sind Augen und Hirnhaut sowie die Gelenke betroffen.

Die **Ursache** der Aphthen ist unbekannt.

Histologisch liegt eine Vasculitis allergica vor. Einige Lebensmittel fördern Aphthen: Nüsse, Mandeln, Aprikosen, manche Käsesorten.

Die **Therapie** besteht in Mundspülungen mit Desinfektionsmitteln, Antibiotika, Kortison; Lokalanästhetika helfen gegen Schmerzen. Innerlich verabreicht man in akuten Fällen Kortison sowie Antibiotika.

Bei rezidivierenden Aphthen hat sich Colchicin per os über längere Zeit bewährt.

Im äußersten Fall darf man an Thalidomid denken, ohne allerdings die sämtlichen Nebenwirkungen zu übersehen.

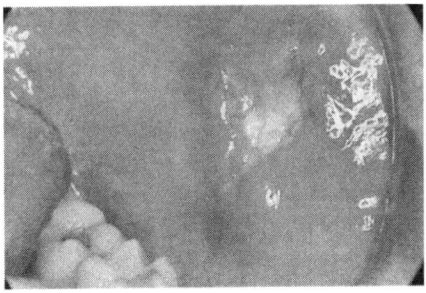

Abb. 15–17: (Major) *Aphthe*: Großes Ulkus mit nekrotischem Grund

5. Lupus erythematodes (LE)

Definition. Der Lupus erythematodes ist eine Autoimmunkrankheit mit unterschiedlicher Organmanifestation. Er tritt in *2 Formen* auf:

– *chronischer diskoider LE* (CDLE; früher LE chronicus integumentalis oder LE discoides). Er befällt die Haut allein.

– *systemischer LE* (SLE), befällt innere Organe, aber manchmal auch die Haut.

Beide Formen können getrennt oder gleichzeitig auftreten.

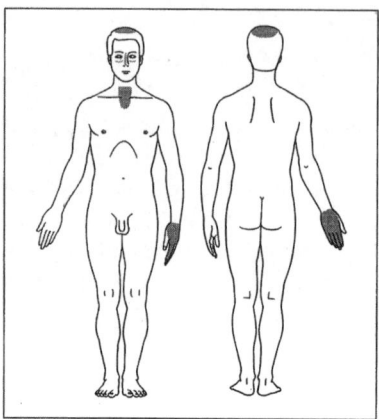

Abb. 15–18: Chronischer diskoider *Lupus erythematodes* mit bevorzugter Lokalisation der Effloreszenzen

Der **CDLE** äußert sich durch Erythem und Hyperkeratosen an lichtexponierten Stellen (Abb. 15–18: behaarter Kopf, Gesicht, Ohren, Dékolleté und Handrücken). Für das Gesicht ist ein *Schmetterlingserythem* typisch. Frauen sind gefährdeter als Männer. Die Krankheit nimmt einen chronischen Verlauf. Exazerbationen treten im Sommer auf.

Symptome. Zu Beginn sieht man teils einzelne, teils mehrere konfluierende, scharf begrenzte Rötungen, die langsam zur Verhornung neigen; später wird das Zentrum atrophisch, die Peripherie verfärbt sich bräunlich.

Beim Entfernen der Hornlamellen lassen sich an der Unterseite Zapfen feststellen, die bewirken, daß die Schuppen sehr fest haften und sich nur mit Schmerzen loslösen *(Tapeziernagelphänomen).*

Der **SLE** entwickelt sich eher spontan, kann allerdings selten aus der chronischen Form hervorgehen. Es handelt sich um eine Krankheit, deren Ursprung unbekannt ist; sie tritt schubweise auf, mit mehr oder weniger langen Remissionen. Frauen erkranken neunmal häufiger. Sämtliche Organe können zusammen oder nacheinander betroffen sein. Die Blutwerte zeugen von stark entzündlichen Vorgängen, man findet Autoantikörper (LE-Zellen im Blutbild sind bei 80 % der SLE-Patienten).

Symptome. Klinisch liegen schwere Störungen des Allgemeinbefindens vor; es besteht Fieber, der Patient klagt über schmerzhafte Gelenkschwellungen. Klassisch werden Rippenfellentzündungen, peripherer Nervenbefall, Myokarditis, Perikarditis u. a. beschrieben. Das wichtigste Organ allerdings ist die *Niere:* in 80 % der Fälle finden sich hier mikroskopische Veränderungen; letztere entscheiden größtenteils über den Verlauf der Krankheit.

Ursache. Genau wie beim CDLE scheint die Sonne eine Rolle zu spielen; hinzu kommt die Theorie von viralen, hormonellen (Verschlimmerung während der Schwangerschaft) und medikamentösen (INH, Hydralazin, Procaïnamid) Ursachen.

Behandlung des CDLE:
- strikter Schutz vor Sonneneinwirkung, d. h. Sonne meiden, Sonnenschutzsalben mit hohem Schutzfaktor auftragen,
- Kortisonsalben,
- Vit.-A-Säure (Etretinat, Isotretinoïn, respektiv Acitretin) per os hilft bei stark keratotischen Hauterscheinungen,
- Antimalariamittel, v. a. Chloroquin oder Hydroxychloroquin per os.

Behandlung des SLE: Sonne meiden, innerlich Antimalariamittel, Kortison sowie Zytostatika.

XVI. Krankheiten der Stütz- und Bewegungsorgane

B. Schüle

1. Grundlagen von Prävention, Diagnostik Therapie, Rehabilitation

Die Stütz- und Bewegungsorgane sind das größte Organsystem des menschlichen Körpers. Die Prävention von Erkrankungen ist ein wichtiges Aufgabengebiet des Orthopäden.

Bei der **Primärprävention** wird versucht, die durch unphysiologische Belastungen verursachten Erkrankungen zu verhüten. Das bedeutet z. b. im Hinblick auf die Zivilisationskrankheiten *Kreuzschmerz* und *Gelenkarthrose*: Vermeidung von langdauernder, gleichförmiger Belastung, Haltungskonstanzen, mangelnder Bewegung und ungeeigneten Sitzmöbeln sowie Durchführung von Übungsprogrammen zum Erlernen rückengerechten und gelenkschonenden Verhaltens.

Die **Sekundärprävention** besteht in der Früherkennung von Erkrankungen, da die Prognose, besonders im Säuglings- und Kleinkindesalter, um so günstiger ist, je früher die Erkrankung erkannt wird. So kann z. b. eine Hüftluxation, die unmittelbar nach der Geburt diagnostiziert und behandelt wird, in relativ kurzer Zeit ausgeheilt werden, während eine nicht erkannte Hüftluxation zu einem schweren Gelenkschaden und zu langdauernder Behandlung führt.

Die **Tertiärprävention** besteht in der Aufklärung des Patienten, wie das Fortschreiten oder das Wiederauftreten einer Erkrankung vermieden werden kann.

1.1 Diagnostik, Therapie, Rehabilitation

1.1.1 Orthopädische Diagnostik

Nach der *Anamneseerhebung* und der *klinischen Untersuchung* folgt zur Diagnosesicherung die Anwendung technischer Untersuchungsverfahren. Dabei spielen die bildgebenden Verfahren die wichtigste Rolle.

Mit Hilfe von **Röntgenaufnahmen** können Veränderungen des *Knochenaufbaus* und der *Knochenstruktur* erkannt werden (s. Abb. IV/5–2, S. 138). Weichteilveränderungen lassen sich nur unzureichend beurteilen.

Die **Ultraschalluntersuchung** bietet die Möglichkeit, die *Weichteile* der Bewegungsorgane und deren Veränderungen darzustellen: z. B. *Flüssigkeitsansammlungen*, *Sehnenrupturen*, *Weichteiltumoren*. Das Verfahren hat den Vorteil, daß keine Nebenwirkungen bekannt sind, so daß die Untersuchung beliebig oft wiederholt werden kann.

Bei der **Knochenszintigraphie** können Stoffwechselaktivitäten aufgezeichnet werden. Dem Patienten wird eine radioaktiv markierte Substanz i.v. verabreicht, die sich im Knochen an den Stellen anreichert, an denen ein erhöhter Stoffwechsel stattfindet. Mit einem Scanner wird nach 2 bis 3 Stunden die Dichte der Radioaktivität gemessen. Pathologischer Knochen mit erhöhtem Stoffwechsel reichert die Radioaktivität schneller und intensiver an als gesunder Knochen. Manche Veränderungen werden mit diesem Verfahren schon entdeckt, wenn das Röntgenbild noch unauffällig ist. Eine wichtige Indikation ist die Suche nach *Skelettmetastasen* von malignen Tumoren. Erhöhte Aktivitäten finden sich auch bei *entzündlichen Prozessen.*

Die **Computertomographie (CT)** ermöglicht die Darstellung des Körpers in horizontalen Schichten. *Weichteile* und *knöcherne Strukturen* sind gut beurteilbar und voneinander abgrenzbar. Eine klassische Indikation auf orthopädischem Fachgebiet ist z.B. der Verdacht auf einen *Bandscheibenvorfall.*

Die **MRT** (= Magnetresonanztomographie) erlaubt die Beurteilung von Veränderungen in den *Weichteilen* und im *Knochen.* Die Darstellung kann in sämtlichen Ebenen erfolgen, so daß räumliche Lagebeziehungen gut erfaßt werden können. Belastend für den Patienten ist die lange Liegezeit (bis zu 1 Stunde) in einer engen Röhre.

Laboruntersuchungen spielen nur eine untergeordnete Rolle. *Die Entzündungsparameter* (BSG, C-reaktives Protein (CRP), Leukozytenzahl) dienen zur Untermauerung der Diagnose „Entzündung" und zur Verlaufsbeurteilung. Die *Rheumaserologie* (Rheumafaktor, antinukleäre Faktoren, Antikörper gegen mikrobielle Antigene, HLA-B 27) ist hilfreich bei der Abklärung entzündlich-rheumatischer Erkrankungen. Für die Differentialdiagnose von systemischen Knochenerkrankungen werden die *Knochenstoffwechselparameter* (Kalzium, Phosphat, alkalische Phosphatase) bestimmt.

Die **Knochendichtemessung** dient zur Bestimmung des *Mineralsalzgehalts* im Knochen, z.B. zur Diagnose und *Therapieverlaufskontrolle* bei der Osteoporose.

Die **Elektromyographie** (EMG) ist ein wertvolles Verfahren zur Differenzierung von *Muskelerkrankungen,* zur Unterscheidung zwischen *nerval* bedingter und *muskulär* bedingter Muskelschwäche und zur Verlaufsbeobachtung nach Nervenverletzungen.

Die bisher genannten Verfahren sind für den Patienten wenig belastend und nebenwirkungsfrei. Bei Röntgenaufnahmen, beim CT und bei der Knochenszintigraphie ist die *Strahlenbelastung* zu berücksichtigen. Die Indikation sollte deshalb nicht zu großzügig gestellt werden; sie muß medizinisch zwingend sein.

Die folgenden **invasiven Untersuchungsverfahren** (meistens in Lokalanästhesie durchgeführt) stellen für den Patienten einen schmerzhaften Eingriff dar. Hauptkomplikation ist die Infektion. Daher ist ein steriles Arbeiten erforderlich.

Die *Gelenkpunktion,* d.h. die Gewinnung von Flüssigkeit aus einem Gelenk, dient der differentialdiagnostischen Klärung eines Ergusses und gleichzeitig der Entlastung des Gelenks. Die gewonnene Flüssigkeit kann laborchemisch, zytologisch und bakteriologisch untersucht werden.

Bei der *Arthrographie* wird ein Röntgenkontrastmittel in das Gelenk injiziert; anschließend wird das Gelenk röntgenologisch untersucht.

Bei der *Myelographie* wird ein Röntgenkontrastmittel in den Subarachnoidalraum injiziert und anschließend röntgenologisch untersucht. Sie dient dem Nachweis von Verengungen oder raumfordernden Prozessen im Spinalkanal. Häufig wird die Myelographie mit einem CT kombiniert *(Myelo-CT).*

Direkten Einblick in ein Gelenk erhält man bei der *Arthroskopie* (Gelenkspiegelung). Knie-, Sprung-, Schulter-, Ellenbogen- und Handgelenk können von innen betrachtet werden. In manchen Fällen können pathologische Veränderungen in der gleichen Sitzung behoben werden (arthroskopische Operation). Arthroskopien werden teilweise ambulant durchgeführt.

Bei der *Biopsie* wird eine Gewebeprobe durch Exzision, Gewebestanzung oder arthroskopisch gewonnen. Diese Gewebeprobe wird histologisch untersucht und dient der Diagnosesicherung z.B. bei Verdacht auf einen Tumor.

1.1.2 Orthopädische Therapie, Rehabilitation

1.1.2.1 Konservative Therapie

Konservative Therapiemaßnahmen an den Stütz- und Bewegungsorganen stellen nur selten eine kausale Therapie dar. Das Ziel dieser symptomatischen Maßnahmen ist die Schmerzlinderung oder -beseitigung, die Funktionsverbesserung oder die Korrektur von Deformitäten.

Immobilisation. Eine einfache und schnelle Methode zur Schmerzbeseitigung und zur gleichzeitigen Förderung des Heilungsprozesses ist die Immobilisation, d.h. die Ausschaltung der Funktion eines Skelettabschnitts. Durch eine gleichzeitige Fixierung kann eine pathologische Beweglichkeit am Knochen (z.B. Knochenbruch) oder an Gelenken (z.B. Bandruptur) ausgeschaltet werden. Die Immobilisation wird erreicht durch *Schienen, Verbände* (z.B. Gips, Tape), *Korsettzurichtungen* oder *Bettruhe.*

Eine gefürchtete *Komplikation* bei fixierenden Verbänden sind *Druckläsionen*, die zu Hautnekrosen, Nervenschädigungen oder Durchblutungsstörungen führen können. Besonders gefährdet sind Knochenvorsprünge (z.B. Fibulaköpfchen, Beckenkamm, Innen- und Außenknöchel am Sprunggelenk). Diese gefährdeten Regionen müssen deshalb gut gepolstert werden. Um Druckläsionen zu vermeiden, muß jeder nach einem frischen Trauma oder nach einer Operation angelegte Gipsverband bis auf die letzte Faser gespalten werden, damit ein möglicherweise auftretendes Ödem genügend Platz zur Ausdehnung hat und so eine Druckläsion vermieden wird. Sobald ein Patient über Beschwerden im Gipsverband klagt, muß die Ursache ermittelt und beseitigt werden!

Die Immobilisation begünstigt *Thrombosen:*

> Bei immobilisierenden Verbänden an der unteren Extremität wird eine medikamentöse Thromboseprophylaxe eingeleitet; bei bettlägrigen Patienten ist dieses Vorgehen obligat.

Orthopädische Hilfsmittel sind teils konfektioniert, teils vom Orthopädietechniker individuell angefertigt. Sie werden eingesetzt zur:

- dauerhaften Ruhigstellung eines Skelettabschnitts (z. B. Arthrodesen-Schuh),
- Entlastung überlasteter Skelettabschnitte (z. B. Weichbettung der Ferse bei Fersensporn),
- Stützung und Führung von Gelenken (z. B. Bandagen, Einlagen),
- Korrektur von Deformierungen (z. B. Korsett bei Skoliose).

Krankengymnastik. Zur Wiederherstellung der Funktion eines Skelettabschnitts sind häufig krankengymnastische Maßnahmen erforderlich. Dadurch soll die Beweglichkeit verbessert, die Muskulatur gekräftigt und die Koordinationsfähigkeit gefördert werden. Hierbei kommen unterschiedliche Verfahren zur Anwendung: z. B. nach Vojta, Bobath, Brügger, Cyriax; „manuelle Therapie".

Ergotherapie. Patienten mit Erkrankungen der Stütz- und Bewegungsorgane leiden im täglichen Leben häufig unter funktionellen Problemen. Durch die Ergotherapie sollen funktionelle Abläufe eingeübt und unterstützt werden, um den Patienten zur Selbständigkeit zu verhelfen. Zum Beispiel:

- Einüben von Kompensationsmechanismen, wenn bestimmte Funktionen ausfallen (z. B. Umschulung eines Rechtshänders auf die linke Hand nach Amputation)
- Versorgung mit Hilfsmitteln und Schulung in der Anwendung (z. B. Strumpfanziehhilfe).

Der Ergotherapeut muß eine Funktionseinbuße erkennen und für den Patienten individuelle, funktionsverbessernde Lösungen entwickeln.

Die **physikalische Therapie** umfaßt Maßnahmen, die die Durchblutung fördern, Schmerzrezeptoren blockieren und den Stoffwechsel anregen. Die Wirkmechanismen und die Tiefenwirkung der Verfahren sind unterschiedlich, was bei der Planung berücksichtigt werden muß:
- *Kältebehandlung* ist indiziert bei akut entzündlichen Erkrankungen, frischen Verletzungen und postoperativ;
- *Wärmeapplikation* ist zur Erzielung einer Hyperämie bei chronischen Erkrankungen indiziert;
- *Hydrotherapie* (Unterwasserbehandlung) ermöglicht die Mobilisierung von Gelenken unter besonders schonenden Bedingungen, da im Wasser das Körpergewicht durch den Auftrieb auf ein Zehntel reduziert ist;
- *Massagen* werden zur Behandlung von Muskelhärten (Myogelosen) und Lymphabflußstörungen im Bindegewebe eingesetzt;
- *Elektrotherapie* wird mit verschiedenen Stromarten durchgeführt, die unterschiedliche biologische Wirkungen erzielen (Gleichstrom; Wechselstrom: nieder-, mittel-, hochfrequent). Dadurch wird eine Wärmeentwicklung (Hyperämie), eine schmerzlindernde Wirkung oder eine Stimulierung der Muskulatur angestrebt, um nach einer Verletzung oder Operation einer Muskelatrophie vorzubeugen;
- *Ultraschallbehandlungen* führen zur oberflächlichen Wärmeentwicklung und dienen der Auflockerung von Geweben und Lösung von Muskelspasmen.

Medikamentöse Therapie. Verschiedene Behandlungsziele können durch den Einsatz von Medikamenten erreicht bzw. unterstützt werden:
- symptomatische Schmerzbehandlung durch Schmerzmittel (Analgetika, Antiphlogistika),

– entzündungshemmende und abschwellende Behandlung (Antiphlogistika, Kortikosteroide),
– Muskelentspannung durch Muskelrelaxanzien,
– Behandlung bakterieller Infekte (z. B. Osteomyelitis, Weichteilentzündungen) und perioperative Infektionsprophylaxe durch Antibiotika.

1.1.2.2 Operative Therapie und Pflege

Die *Indikation* zur *Operation* wird gestellt, wenn die konservativen Therapiemethoden ausgeschöpft sind oder durch sie von vornherein kein Erfolg zu erwarten ist, und wenn die wissenschaftlichen Erkenntnisse und die klinische Erfahrung durch eine Operation Heilung oder Besserung erwarten lassen. In die Überlegungen muß die Langzeitprognose der betreffenden Erkrankung und ihr Spontanverlauf einbezogen werden.

Beispiel: Knochen- und Gelenkfehlstellungen führen beispielsweise häufig zur vorzeitigen Arthrose, was u. U. durch eine *Umstellungsosteotomie* (s. S. 657) verhindert oder hinausgezögert werden kann.

Bei der *ärztlichen Aufklärung* wird der Patient vom Arzt über die Operation, ihre Erfolgsaussichten, alternative Behandlungsverfahren und ihre möglichen Komplikationen genauestens aufgeklärt. Dazu gehören die allgemeinen Operationsrisiken (Thrombose, Embolie, Wundheilungsstörung, Infektion, Nachblutung, Verletzung benachbarter Strukturen wie Gefäße, Nerven, Weichteile, Organe) sowie die operationsspezifischen Risiken.

In der chirurgischen Orthopädie werden folgende Verfahren routinemäßig durchgeführt:

Osteotomie bedeutet Durchtrennung des Knochens. Osteotomien werden z. B. durchgeführt, wenn eine knöcherne Fehlstellung oder ein Beinlängenunterschied korrigiert werden sollen. Nach einer Osteotomie an der unteren Extremität darf der Patient das Bein bis zur knöchernen Konsolidierung nicht voll belasten. Wenn eine Osteotomie nicht knöchern ausheilt, entsteht ein Falschgelenk *(Pseudarthrose)*.

Osteosynthese. Wenn die Kontinuität eines Knochens unterbrochen ist (sei es durch eine Fraktur oder durch eine Osteotomie) oder wenn ein Gelenk versteift werden soll, müssen die beiden Fragmente fest miteinander verbunden werden, damit eine knöcherne Heilung erfolgen kann und der Patient rascher und einfacher zu mobilisieren ist. Die Stabilisierung (Osteosynthese) erfolgt mit Hilfe von Schrauben, Platten, Nägeln (Marknagel) oder Drähten.

Arthroskopie. Mit Hilfe eines Arthroskops können verschiedene Gelenke von innen betrachtet und Operationen durchgeführt werden (arthroskopische Operation).

Arthroskopische Operationen sind weniger belastend als eine konventionelle Gelenkeröffnung und können teilweise ambulant durchgeführt werden.

Arthrotomie ist die operative Eröffnung eines Gelenks.

Arthrodese bedeutet Versteifung eines Gelenks. Die Gelenkflächen werden entknorpelt, so daß Knochen auf Knochen zu liegen kommt. Anschließend erfolgt eine

Osteosynthese. Das Risiko besteht in der Überlastung der an die Arthrodese angrenzenden Gelenke.

Arthroplastik. Ziel ist die funktionelle Wiederherstellung eines zerstörten Gelenks. Die Mobilität kann gesichert werden durch Einlegen von körpereigenem Gewebe zwischen die Gelenkflächen oder durch die Implantation eines künstlichen Gelenks (s. S. 657)

Synovektomie bedeutet die Entfernung erkrankter Gelenkschleimhaut. Dieser Eingriff ist vor allem bei entzündlichen Erkrankungen indiziert (z. B. chronische Polyarthritis (s. S. 660)), um das immunkompetente Gewebe zu reduzieren.

Die **pflegerischen Maßnahmen** *im Vorfeld einer Operation* müssen nach den Aufgabestellungen geplant werden: z. B: Hygiene-Vorbereitung durch Waschen, Baden; Abführen; Rasur; präoperative Medikation; Vorbereitung von Stütz-, Lagerungs- und Entlastungs-Hilfsmitteln in Absprache mit dem Arzt; psychische Operationsvorbereitung.

Die *postoperativen* pflegerischen Maßnahmen entsprechen den allgemeinchirurgischen Hinweisen (s. S. 766). Für die orthopädische Chirurgie gelten die bereits gegebenen Hinweise bezüglich Ruhigstellung, Lagerung, Polsterung, Entlastung, Dekubitusprophylaxe usw.

Unter **Rehabilitation** versteht man die bestmögliche Wiederherstellung der für den Lebensalltag erforderlichen Funktionen. Sie erfolgt im Anschluß an die medizinische Therapie und hat vor allem bei Erkrankungen mit bleibenden Behinderungen eine große Bedeutung:
- die *medizinische* Rehabilitation muß individuell auf die Behinderung abgestimmt sein (Physiotherapie, Ergotherapie, medizinische Hilfsmittelversorgung etc.);
- die *psychische* Rehabilitation soll die bestmögliche Wiederherstellung der personalen Integrität erreichen und dadurch zugleich psycho-physische Störungen abbauen;
- die *berufliche* und die *soziale* Rehabilitation umfassen z. B. die Anpassung des Arbeitsplatzes an die Behinderung, die Durchführung von Umschulungsmaßnahmen, das Einrichten einer behinderungsgerechten Wohnung und die Versorgung mit Hilfsmitteln für den Alltag.

Bei der Rehabilitation ist eine enge, abgestimmte Zusammenarbeit verschiedener Fachdisziplinen unerläßlich. Dem Behinderten kann auf diese Weise häufig die Teilnahme am gesellschaftlichen Leben erhalten bzw. wiedergegeben werden.

2. Atrophie, Hypertrophie, Nekrose

Unter **Atrophie** versteht man die Abnahme einer Gewebsmasse, u. U. mit Verlust bestimmter Funktionen. Die Atrophie kann lokalisiert ein Organ oder einen Gewebsbezirk betreffen, oder generalisiert den Gesamtorganismus.

Man unterscheidet die *physiologische Atrophie* (z. B. Altersatrophie) von der *pathologischen Atrophie*. Ursachen einer pathologischen Atrophie sind:
- Mangelernährung, Resorptionsstörungen,
- Inaktivität (z. B. bei Muskelatrophie und Osteoporose nach Ruhigstellung),

- Druck (z. B. bei Dekubitus),
- Nervenläsion (z. B. bei Muskelatrophie),
- Gefäßstenose mit nachfolgender Minderperfusion eines Organs (z. B. bei Arteriosklerose).

Hypertrophie bedeutet die Zunahme einer Gewebsmasse. Die spezifischen Gewebsfunktionen sind gesteigert. Ursache ist meist eine Mehrbeanspruchung.

Eine *physiologische Hypertrophie* entsteht z. B. an der Skelettmuskulatur durch sportliches Training. Eine *pathologische Hypertrophie* findet man z. B. am Herz bei Hypertonie (weil eine höhere Herzmuskelleistung erforderlich ist) oder an der Speiseröhre oberhalb einer Stenose (durch erhöhten Kraftaufwand für die Peristaltik).

Nekrose bezeichnet den lokalen Gewebstod eines Gewebsbezirks oder eines Organs.

Nekrosen entstehen durch:
- mangelnde Blutversorgung (z. B. Kompartment-Syndrom (s. S. 664), Herzinfarkt (s. S. 370))
- chemische Gifte (z. B. Säuren, Laugen)
- Hitze, Kälte
- Strahlen (z. B. Röntgenstrahlen)
- mechanische Einwirkung (z. B. Druck)
- Drüsensekrete, die fehlerhafterweise in andere Gewebe gelangen (z. B. Pankreassekret bei Pankreatitis).

3. Knochenerkrankungen

Das Knochenskelett erfüllt (unter orthopädischen Gesichtspunkten) eine Stütz- und Schutzfunktion (z. B. Wirbelsäule für Rückenmark).

Der Knochen paßt sich in seiner Form und Struktur durch Knochenauf- und -abbau den geforderten Aufgaben an. Minderbelastung führt zur Knochenatrophie.

Stoffwechsel. Knochen besteht zu 70 % aus anorganischen Bestandteilen (davon 95 % Kalziumsalze in Form von Hydroxylapatit), zu 30 % aus organischen Bestandteilen. Er dient als Reservoir zur Aufrechterhaltung des Kalziumspiegels im Blut. Die Regulation des Knochenstoffwechsels erfolgt durch *Hormone* (Parathormon, Calcitonin, Östrogene, Kortikosteroide, somatotropes Hormon (STH), Schilddrüsenhormon) und *Vit. D.*

Knochenerkrankungen können lokalisiert, das heißt nur auf eine Stelle begrenzt, oder generalisiert sein. Nach der Ursache werden folgende Krankheitsgruppen unterschieden:
- *metabolische* z. B. durch Vit.-D-Mangel oder Störung der endokrinen Regulation,
- *zirkulatorische* mit Störung der Durchblutung: aseptische Knochennekrosen s. S. 651,
- *toxische* z. B. durch Fluorintoxikation,
- *infektiös-entzündliche* z. B. Osteomyelitis (s. S. 650),
- *tumorös-neoplastische* (s. S. 137).

3.1 Osteoporose

Definition. Osteoporose bezeichnet einen pathologischen Knochenschwund. Dabei wird mehr Knochen abgebaut als aufgebaut. Die Dichte des Knochens ist deshalb im Vergleich zur alters- und geschlechtsentsprechenden Norm reduziert (Abb. 16–1).

Ätiologie. Es wird zwischen der primären und sekundären Osteoporose unterschieden. Bei der *primären Osteoporose* ist die Ursache unbekannt. Sie kann in jedem Lebensalter auftreten. Da ca. 25 % aller Frauen nach dem 60. Lebensjahr an einer Osteoporose leiden, ist ein Zusammenhang mit der nachlassenden Ovarialfunktion in der Menopause wahrscheinlich.

Die *sekundäre Osteoporose* wird nach ihren Ursachen folgendermaßen eingeteilt:
– Inaktivitätsosteoporose bei Immobilisation oder Paresen,
– Mangelernährungsosteoporose bei Malabsorption, Eiweiß- und Kalorienmangel, Alkoholismus,
– endokrine Osteoporose beim Cushing-Syndrom (Überproduktion von Kortisol), bei Diabetes mellitus, Hyperthyreose, Hyperparathyreoidismus, Östrogenmangel,
– medikamentöse Osteoporose durch Steroide, Heparine usw.,
– kongenitale Osteoporose.

Klinik. Hauptsymptome der Osteoporose sind *Schmerzen*, die vor allem im Rücken lokalisiert sind, und eine *Haltungsänderung*, die durch asymmetrische Wirbelsinterungen bedingt ist. Es entsteht ein Rundrücken. Die Gesamtkörpergröße nimmt ab. Da-

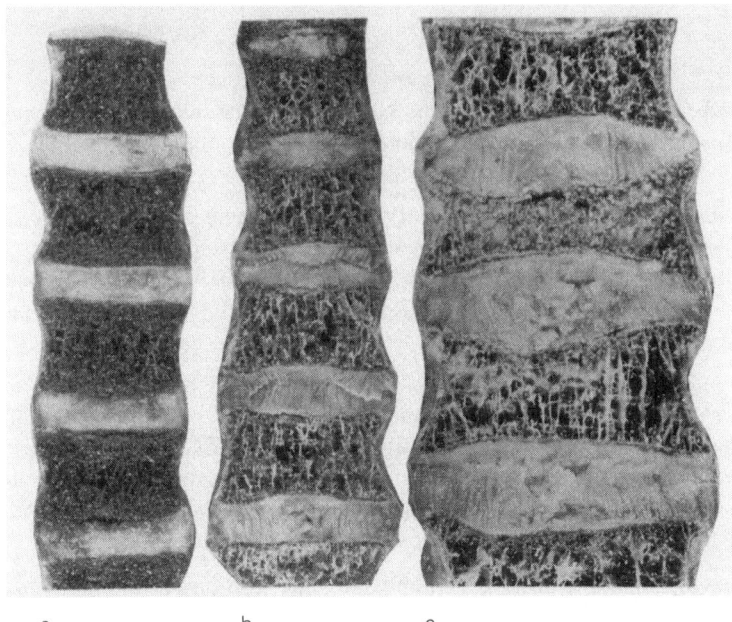

a   b   c

Abb. 16–1: Normale (**a**) und osteoporotisch veränderte *Wirbelsäule,* **b.** Beginnende Osteoporose ohne Sinterung, **c.** Manifeste Osteoporose mit Sinterungsfraktur

durch tritt der Bauch stärker hervor. Der Rippenbogen kann den Beckenkamm berühren. Am Rücken entstehen Hautfalten, die an einen Tannenbaum erinnern *(Tannenbaumphänomen)*. Die Stabilität des Knochens ist deutlich vermindert, so daß es bereits bei leichten Stürzen zu Frakturen kommt *(Schenkelhals-, Radiusfraktur)*.

Diagnose. Bei der *Untersuchung* finden sich druck- und klopfempfindliche Dornfortsätze. Die Rückenmuskulatur ist verspannt. Die *Röntgenaufnahme* zeigt aufgrund der verminderten Knochendichte eine vermehrte Transparenz und eine Erweiterung der Trabekel (s. Abb. 4.11–4, S. 200). Die Wirbelkörper sacken an den Punkten größter Belastung in sich zusammen und zeigen keilförmige und fischförmige Deformierungen. Zur Objektivierung wird die *Knochendichte* gemessen. Die Ergebnisse dienen zur Diagnosestellung und zur Beobachtung des Therapieverlaufs. Die *Laborwerte* liegen im Normbereich.

Therapie. Die Behandlung des gestörten Mineralstoffwechsels erfolgt medikamentös mit Fluoriden, Calcium, Vit. D, Östrogenen und Calcitonin. Schmerzen werden mit Analgetika, evtl. zusätzlich mit einem Korsett behandelt. Die Bettruhe sollte auf ein Minimum reduziert werden, um eine zusätzliche Inaktivitätsosteoporose zu vermeiden. Krankengymnastik zur Muskelkräftigung und physikalische Maßnahmen sind weitere Therapiemöglichkeiten. Behandlungsziel ist die Erhaltung der Mobilität des Patienten.

Die **Prophylaxe** sollte möglichst früh beginnen. Eine ausgewogene Ernährung mit mindestens 1 g Calcium täglich (enthalten in 1 l Milch) kombiniert mit regelmäßiger sportlicher Betätigung, sorgen für den Erhalt der Knochenmasse.

3.2 Osteomyelitis

Definition. Die Osteomyelitis ist eine bakterielle, entzündliche Erkrankung des Knochens. Besonders häufig werden die langen Extremitätenknochen (Tibia, Femur, Humerus) betroffen.

Ätiologie. Krankheitserreger ist in 90 % Staphylococcus aureus. Bei der *endogen/hämatogenen* Infektion kommen die Keime aus Streuherden (z. B. Furunkel, Panaritien, Otitis, Tonsillitis) über die Blutbahn in den Knochen. Bei der *exogenen* Infektion dringen die Keime von außen in den Knochen ein (z. B. posttraumatisch nach offenen Frakturen, während einer Operation).

Klinik. Die endogene Osteomyelitis, die hauptsächlich Kinder und Jugendliche betrifft, verläuft meist akut. Die Patienten zeigen die typischen Entzündungszeichen mit Schwellung, Rötung, Überwärmung und Schmerz. Der eitrige Prozeß kann sich in die Weichteile ausbreiten *(Abszeß)* und nach außen entleeren *(Fistel)*. Die lokalen Symptome können von Allgemeinreaktionen begleitet werden: Reduktion des Allgemeinzustands, Fieber, Schüttelfrost.

Die exogene Osteomyelitis geht häufig in eine chronische Verlaufsform über. Es kommt zu keiner Ausheilung. Der Infekt kann noch nach Jahren erneut aufflackern.

Diagnose. *Klinisch* finden sich Entzündungszeichen (s. o.). Die *laborchemischen* Entzündungsparameter (BSG, Leukozyten, CRP) sind erhöht. Das *Röntgenbild* ist in den Frühstadien unauffällig. Erst ca. 10–14 Tage nach Beginn der Erkrankung findet man Zeichen der Knochenzerstörung und des reaktiven Knochenanbaus. Nekrotischer Knochen kann sich als Sequester demarkieren. Das *Knochenszintigramm* zeigt typischerweise eine Mehrspeicherung. Durch *Abstrich* bzw. *Punktion* sollte Material zur bakteriologischen Keimdifferenzierung gewonnen werden. Durch Anlegen eines Antibiogramms kann die Empfindlichkeit der Keime gegen Antibiotika getestet und das optimal wirksame Antibiotikum herausgefunden werden.

Therapie. Sobald die Diagnose gestellt ist, wird eine gezielte *antibiotische Therapie* (i. v.) eingeleitet. Wenn damit nicht innerhalb weniger Tage ein Abklingen des Infekts erreicht wird, ist in der Regel die *operative Eröffnung* und Ausräumung des Entzündungsherdes indiziert. Anschließend wird eine *Spül-Saug-Drainage* zur mechanischen Reinigung angelegt. Dabei wird der Knochen einige Tage lang über eine Drainage ständig mit Flüssigkeit (ca. 4–6 l/Tag) gespült; über eine zweite Drainage wird die Flüssigkeit wieder abgelassen. Der Flüssigkeitsdurchsatz muß bilanziert werden, um einen Verlust in die Weichteile rechtzeitig festzustellen.

Die Osteomyelitis ist eine gefürchtete Komplikation bei Knochenoperationen. Zur Vermeidung eines postoperativen Infekts hat es sich bewährt, eine perioperative Antibiotikaprophylaxe durchzuführen.

3.3 Aseptische Knochennekrose

Definition. Die Gruppe der aseptischen Knochennekrosen umfaßt eine Reihe von Knochenerkrankungen, bei denen (bevorzugt in Gelenknähe) eine Durchblutungsstörung zu einer Knochennekrose führt. Die Krankheitsbilder ähneln sich. Sie entstehen häufiger vor Wachstumsabschluß als danach.

Durch eine verringerte lokale Blutzufuhr entsteht am Knochen eine Nekrose. Am noch wachsenden Skelett kann die angrenzende Wachstumsfuge mitbetroffen sein. Bei stärkerer Belastung kann das geschädigte Gewebe deformiert werden. Die körpereigenen Reparationsmechanismen beginnen mit dem Einsprossen von Blutgefäßen und dem Abbau der Nekrose. Anschließend erfolgt die Knochenneubildung.

Die aseptische Knochennekrose betrifft im Wachstumsalter am häufigsten den Hüftkopf (Morbus Perthes).

Weitere häufige Lokalisationen sind: Capitulum humeri: *M. Panner*; Os lunatum: *M. Kienböck*; Femurkondylus: *M. Ahlbäck*; Tuberositas tibiae: *M. Osgood-Schlatter*; Os naviculare pedis: *M. Köhler I*.

Ätiologie. Bei der Krankheitsentstehung im *Wachstumsalter* wird angenommen, daß eine ungenügende, lokalisierte Blutversorgung zur Nekrose führt, wobei körperliche Überlastungen, eine Minderanlage der Blutgefäßversorgung und konstitutionelle Faktoren als Auslöser angenommen werden. Im *Erwachsenenalter* spielen Risikofaktoren wie Traumen (z. B. Hüftkopfnekrose nach Schenkelhalsfraktur), lang andauernde Kortisontherapie (z. B. bei Rheumatikern, nach Organtransplantation), Zytostatikatherapie, Fettstoffwechselstörungen, Alkoholabusus, Zustand nach Strahlentherapie usw. eine bedeutende Rolle.

Klinik. Eine Knochennekrose kann symptomlos verlaufen. Meist klagen die Patienten jedoch über mäßige, sich bei Belastung verstärkende Schmerzen über Wochen bis Monate. Bei Erkrankungen der unteren Extremität entsteht ein hinkendes Gangbild.

Diagnose. Bei der *Untersuchung* sind fast immer Bewegungseinschränkungen festzustellen, sowie eine lokale Druckschmerzhaftigkeit. Im *Röntgenbild* sind die Stadien der Nekrose und der Reparation zu erkennen (Abb. 16–2).

Therapie. Eine kausale Therapie ist nicht bekannt. Neben der Behandlung der Schmerzen soll der betroffene Skelettabschnitt geschont und entlastet werden (aber keinesfalls ruhiggestellt). Die Krankengymnastik (auch als Unterwassertherapie) ist eine wesentliche Maßnahme zur Verbesserung der Beweglichkeit. Die operativen Methoden haben zwei Zielsetzungen: Verlagerung der Nekrose aus der Belastungszone (Umstellungsoperationen), Förderung der Zirkulation.

Prognose. Die *vor Wachstumsabschluß* entstehenden Knochennekrosen sind günstiger zu bewerten als im Erwachsenenalter. Es können aber bleibende Deformierungen mit Gelenkinkongruenz (= nicht zueinander passende Gelenkflächen) entstehen – mit der Gefahr einer frühzeitigen Arthrose. Die *nach Wachstumsabschluß* auftretenden Nekrosen heilen nicht aus. Als Folge entsteht ebenfalls eine Arthrose.

3.3.1 Morbus Perthes

Der M. Perthes ist eine der häufigsten aseptischen Knochennekrosen im Wachstumsalter und betrifft den Hüftkopf. Bevorzugt betroffen sind Knaben zwischen dem 5. und 7. Lebensjahr. Der Verlauf dauert bis zu 5 Jahren. Es gibt leichte und schwere Verlaufsformen, abhängig vom Auftreten von Risikofaktoren (z. B. Zerstörung der Hüftkopfepiphyse).

Klinik. Die Kinder fallen meist durch Hinken auf. Schmerzen werden bei weniger als der Hälfte angegeben, nicht selten zunächst im Kniegelenk. Die Oberschenkelmusku-

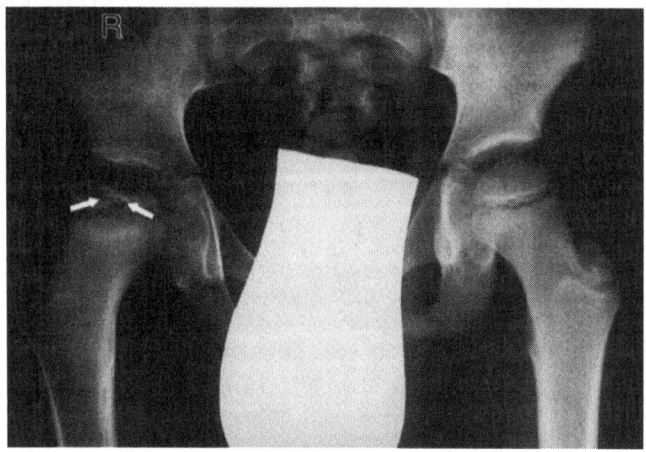

Abb. 16–2: *Morbus Perthes* rechts: der Hüftkopf ist deutlich abgeflacht, die Gelenkpfanne überdeckt den Hüftkopf nicht mehr vollständig

latur atrophiert. Mit zunehmender Ausdehnung des Hüftkopfbefalls entsteht eine u. U. erhebliche Bewegungseinschränkung.

Therapie. Ziel der Behandlung ist die Erhaltung einer normalen Gelenkbeweglichkeit sowie die ausreichende Zentrierung des Hüftkopfs in der Gelenkpfanne. Bei der *leichten Verlaufsform* sind das Vermeiden von körperlicher Überlastung und Krankengymnastik meist ausreichend. Bei der *schweren Verlaufsform* sind zusätzlich u. U. aufwendige orthopädische Apparate oder operative Maßnahmen (z. B. eine intertrochantäre Varisierungsosteotomie, Abb. 16–3) notwendig.

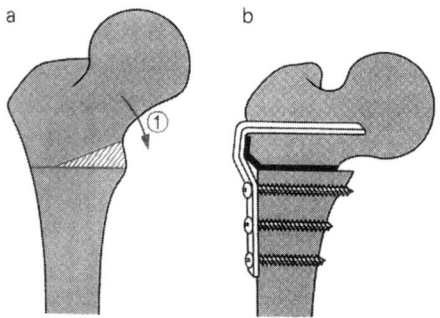

Abb. 16–3: Intertrochantere *Varisierungsosteotomie* am koxalen Femur vor (**a**) und nach (**b**) Osteosynthese (Derotation nicht dargestellt)

3.3.2 Hüftkopfnekrose des Erwachsenen

Die idiopathische Hüftkopfnekrose ist auch im Erwachsenenalter eine der **häufigsten aseptischen Knochennekrosen**. Die Durchblutung des Hüftkopfes ist schon unter normalen Bedingungen begrenzt. Wenn die Blutzufuhr zusätzlich eingeschränkt wird, entsteht eine aseptische Knochennekrose, meist in der Belastungszone. Eine Rückbildung ist nur im Anfangsstadium der Nekrose möglich. Im Spätstadium kann die Gelenkfläche einbrechen, die Deformierung bleibt bestehen und begünstigt eine frühzeitige Arthrose.

Klinik. Häufig treten Schmerzen in der Leiste auf, die gelegentlich in die Kniegelenksregion projiziert werden. Durch eine reaktive Entzündung der Gelenkschleimhaut (Synovitis) können die Schmerzen so stark sein, daß das betroffene Bein nicht mehr belastet werden kann. Im weiteren Verlauf wird die Bewegung zunehmend eingeschränkt.

Diagnose. Im *Frühstadium* ist das Röntgenbild unauffällig. Die Diagnose kann lediglich mit dem Szintigramm, der CT oder der MRT gestellt werden. Im *Spätstadium* kann die Nekrose und die eingebrochene Gelenkfläche auch röntgenologisch erkannt werden (Abb. 16–4).

Therapie. Im Frühstadium ist Entlastung, Krankengymnastik und Schmerztherapie angezeigt. Zusätzlich kann der Markraum des Schenkelhalses und des Hüftkopfes angebohrt werden, um eine intraossäre Druckentlastung zu erzielen. In späteren Stadien

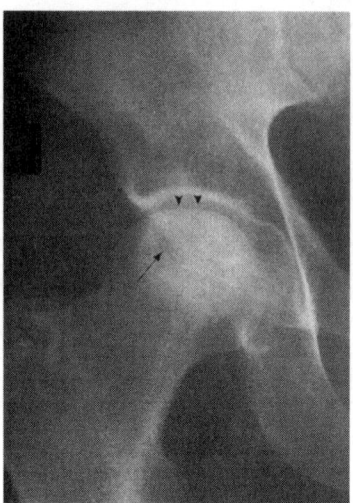

Abb. 16–4: Idiopathische *Hüftkopfnekrose*. Verdichtungen am Femurkopf mit einzelnen Aufhellungen (Pfeil), leichte Abplattung der kranialen Femurkopfkontur (Pfeilkopf)

wird versucht, durch Umstellungsoperationen den Nekroseherd aus der Belastungszone zu verlagern. Wenn die genannten therapeutischen Maßnahmen erfolglos sind, ist der Gelenkersatz durch eine Endoprothese (s. S. 657) erforderlich.

3.3.3 Osteochondrosis dissecans

Definition. Wenn durch eine Durchblutungsstörung eine Knochennekrose unmittelbar unterhalb einer Gelenkfläche entsteht, liegt eine Osteochondrosis dissecans vor. Die Nekrose demarkiert sich. Ein Knorpel-Knochen-Stück löst sich, gelangt als „freier Gelenkkörper" („Gelenkmaus") in die Gelenkhöhle und kann zu Einklemmungserscheinungen führen. Das „Mausbett" stellt einen Defekt in der Gelenkoberfläche dar, der eine Arthrose begünstigt. Die häufigsten Lokalisationen sind: Knie-, Sprung- und Ellenbogengelenk. Bevorzugt erkranken Kinder und Jugendliche.

Klinik. Leitsymptom sind die Einklemmungserscheinungen. Zusätzlich treten belastungsabhängige Gelenkschmerzen und Reizergüsse auf.

Therapie. Der freie Gelenkkörper wird entfernt. Falls der Körper noch nicht vollständig aus dem Verband gelöst ist, kann mit Bohrungen durch die Demarkationslinie und evtl. Anlagerung von Spongiosa versucht werden, eine Einheilung zu erreichen. Ein sich lösender Körper kann zusätzlich mit Schrauben oder Metallstiften fixiert werden.

4. Gelenkerkrankungen

Gelenke sind aufgebaut aus zwei knöchernen Gelenkkörpern, die von einer Knorpelschicht überzogen sind, und der Gelenkkapsel, deren innere Schicht (Synovialmembran) die Bestandteile der Gelenkflüssigkeit (Synovia) produziert. Nach Wachstumsabschluß haben die Knorpelzellen ihre Teilungsfähigkeit verloren. Der Gelenkknorpel wird nur durch Diffusion aus der Gelenk- (Synovial-)flüssigkeit ernährt. Diese Konstellation begünstigt die Entstehung von Knorpelschäden.

Pathogenese. Gelenkerkrankungen entstehen durch degenerative *(Arthrose)* und entzündliche Prozesse *(Arthritis)*.

Beide Prozesse führen zur Zerstörung des Gelenkknorpels. Die Zerstörung des Knorpels verursacht keine Schmerzen, da Knorpelgewebe nicht innerviert ist. Schmerzen entstehen erst, wenn es zu einer begleitenden Gelenkinnenhautentzündung *(Synovitis)* kommt.

Die Knorpelschädigung beruht auf zwei Pathomechanismen: Störung der *Gelenkmechanik* und Störung der *Gelenkbiologie.*

Mechanisch bedingte Knorpelschäden entstehen z. B. durch Überlastung aufgrund von Deformitäten, durch Achsenfehlstellungen oder durch Gelenkinstabilitäten. Da diese Veränderungen über einen längeren Zeitraum auf die Gelenkflächen einwirken, versucht der Körper, sich den veränderten Belastungsverhältnissen anzupassen. Reaktiv bilden sich knöcherne Randwülste **(Osteophyten)**. Der unmittelbar unter der Gelenkfläche liegende Knochen verdichtet sich **(Sklerosierung)**.

Eine *Störung der Gelenkbiologie* entsteht, wenn der Knorpel durch Ernährungsstörungen oder durch knorpeldestruierende Enzyme geschädigt wird, z. B. bei eitriger Gelenkentzündung, entzündlich-rheumatischen Gelenkerkrankungen und Stoffwechselerkrankungen. Da die knorpelschädigenden Vorgänge relativ rasch ablaufen, verbleibt dem Körper nicht genügend Zeit, auf die Schädigung zu reagieren: es finden sich daher keine Anpassungsreaktionen.

4.1 Degenerative Gelenkerkrankungen (Arthrose)

Definition. Unter Arthrose versteht man die Degeneration von Knorpelgewebe, verursacht durch ein Mißverhältnis zwischen Belastung und Belastbarkeit des Knorpels. Nach der Knorpelschädigung entstehen Veränderungen am Knochen und eine entzündlich bedingte Schrumpfung der Gelenkkapsel. Oft besteht eine erhebliche Diskrepanz zwischen den ausgeprägten, objektiven Veränderungen einerseits, der diskreten klinischen Symptomatik andererseits. Bevorzugt betroffen sind die großen Gelenke der unteren Extremität (Hüfte, Knie) und die Wirbelsäule.

Ätiologie. Die Bezeichnung *primäre* oder *idiopathische Arthrose* wird gewählt, wenn die Ursache der Arthrose unbekannt ist.

Bei der *sekundären Arthrose* ist die Ursache bekannt:
– Überlastungsschäden: z. B. bei Gelenkdeformierung, Achsenfehlern (O-Bein, X-Bein), Gelenkinstabilität,
– Traumen: z. B. Frakturen mit Gelenkbeteiligung,

- Folgeschäden nach Entzündungen: z.B. eitrige rheumatische Arthritis,
- Stoffwechselerkrankungen: z.B. Gicht.

Klinik. Die Arthrose kann trotz bereits erkennbarer Knorpeldegeneration lange symptomlos bleiben. Der Verlauf ist schleichend und wellenförmig: Phasen mit massiven Beschwerden können abgelöst werden von Phasen ohne Beschwerden. Typisch für das Anfangsstadium sind belastungsabhängige Schmerzen und ein „Einlaufschmerz" nach längerem Sitzen oder Liegen. Reflektorisch entstehen Muskelverspannungen. Der betroffene Skelettabschnitt wird geschont. Die Muskulatur atrophiert. Die Gelenkkapsel und die betroffenen Muskelgruppen verkürzen sich. Klinisch äußert sich dieser Komplex in einer Bewegungseinschränkung. Wenn durch Knorpelabriebprodukte eine Kapselreaktion mit Gelenkschleimhautentzündung entsteht, können erhebliche klinische Symptome auftreten: massive Schmerzen, Gelenkschwellung, Erguß und Überwärmung *(„aktivierte Arthrose")*.

Die zunehmende Gelenkzerstörung, verbunden mit den nachfolgenden knöchernen Reaktionen, können entweder zu einer fortschreitenden Versteifung des Gelenks führen oder zum Schlottergelenk infolge einer Fehlstellung durch Abschliff des Knorpels, durch Einbruch der Gelenkflächen und Kapselbandüberdehnung.

Die **Diagnose** kann oftmals bereits aufgrund der *Anamnese* und der *klinischen Untersuchung* gestellt werden. Gesichert wird sie durch die *Röntgenuntersuchung*: Verschmälerung des Gelenkspalts, Knochenanbau *(Osteophyten)*, Verdichtung des subchondralen Knochens *(Sklerosierung)* und evtl. Zysten (Abb.16–5).

Therapie. Die Behandlung der Arthrose erfolgt durch konservative oder operative Maßnahmen.

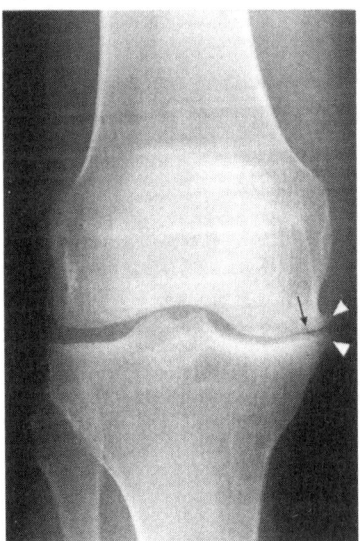

Abb.16–5: *Gonarthrose.* Arthrotische Veränderungen am medialen Gelenkspalt mit Verschmälerung, subchondralen Sklerosen, kleiner zystischer Aufhellung (Pfeil) und marginalen Osteophyten (Pfeilkopf)

Die *konservative Therapie* umfaßt:
- physikalische Maßnahmen (z.B. Bewegungsbad, Elektrotherapie),
- krankengymnastische Maßnahmen,
- medikamentöse Therapie (Analgetika),
- Orthopädie-technische Maßnahmen (Schuhzurichtungen, Einlagen usw. zur Verbesserung der Statik),
- Entlastung (z.B. reduziert ein Handstock auf der nicht betroffenen Seite die Belastung der Gelenke der Gegenseite und erhöht dadurch die Gangsicherheit),
- Gewichtsreduktion bei Übergewichtigen.

Die *operative Therapie* umfaßt gelenkerhaltende oder gelenkzerstörende Maßnahmen:

(1) *Gelenkerhaltende Maßnahmen:*
- Die Entfernung der entzündeten Gelenkschleimhaut *(Synovektomie)* und der mechanischen Hindernisse *(Osteophyten)* sowie die anschließende ausgiebige Gelenkspülung bewirkt häufig eine Schmerzlinderung.
- *Umstellungsosteotomie*: Durch die Herstellung normaler Achsenverhältnisse und damit normaler Belastungsverhältnisse wird die Gelenkmechanik verbessert. Dieses Verfahren wird vor allem an der unteren Extremität eingesetzt.

Die *Varisierung* wird zur Korrektur einer X-Fehlstellung eingesetzt (s. Abb. 16–3). Es wird ein Knochenkeil mit einer medialen Basis entnommen. Die *Valgisierung* wird zur Korrektur einer O-Fehlstellung eingesetzt. Es wird ein Knochenkeil mit einer lateralen Basis entnommen.

(2) *Gelenkzerstörende Verfahren:*
- Gelenkversteifung *(Arthrodese)*: Durch die Versteifung soll ein bewegungsbedingter Schmerz ausgeschaltet werden. Versteifungsoperationen werden an Gelenken der Hand, des Fußes, am Sprunggelenk und an der Wirbelsäule eingesetzt.
- Künstlicher Gelenkersatz *(Arthroplastik):* Die Indikation besteht, wenn bei schweren Arthrosen sämtliche Möglichkeiten ausgeschöpft sind und der Patient durch seine Beschwerden stark belastet ist. Dieses Verfahren stellt an den Hüft- und Kniegelenken einen Routineeingriff dar.

Das künstliche Gelenk besteht aus Metall, Kunststoff oder Keramik bzw. aus Kombinationen. Man unterscheidet 2 Verankerungsverfahren:
- *Verankerung mit Knochenzement* (einem speziellen Kunststoff): die Endoprothese ist nach der Operation sofort fixiert. Dadurch ist frühzeitig die volle Belastbarkeit gegeben, was vor allem bei älteren Patienten wünschenswert ist.
- *Zementfreie Verankerung*: die Endoprothese ist so beschaffen, daß Knochengewebe in die Oberfläche einwachsen kann. Diese Verankerung hat jedoch den Nachteil, daß das Gelenk postoperativ einige Wochen lang nicht voll belastet werden darf.

Eine schwerwiegende **Komplikation** ist die *Infektion* der Endoprothese. Sie führt zur Prothesenlockerung. Eine infizierte Endoprothese muß entfernt werden. Der Infekt wird mit einer Spül-Saug-Drainage (s. S. 651) und Antibiotika behandelt. Nach Ausheilung des Infekts kann erneut eine Endoprothese implantiert werden.

Die *Lebensdauer einer Endoprothese* beträgt durchschnittlich 10–15 Jahre. Durch Knochenresorption entsteht allmählich eine Lockerung der Prothese. Sie kann dann durch eine neue Endoprothese ersetzt werden.

Arthrosen des Hüft- und Kniegelenks werden in den folgenden Abschnitten besprochen, die degenerativen Veränderungen der Wirbelsäule im Kap. 6.4.

4.1.1 Koxarthrose

> Die Arthrose des Hüftgelenks ist eine der häufigsten degenerativen Gelenkerkrankungen.

Klinik. Die Patienten klagen über belastungsabhängige Schmerzen, die hauptsächlich in der Leiste lokalisiert sind. Die Gehstrecke nimmt ab, der Patient hinkt, die Gelenkbeweglichkeit ist reduziert. Die Oberschenkelmuskulatur atrophiert.

Therapie. Wenn die beschriebenen konservativen Maßnahmen (s. S. 644) nicht zum Erfolg führen, werden operative Verfahren eingesetzt. Gelenkerhaltende Eingriffe sind indiziert, wenn dadurch die gestörte Mechanik des Gelenks verbessert werden kann und wenn die Arthrose noch nicht weit fortgeschritten ist. Dies wird erreicht durch intertrochantäre Umstellungsosteotomien (Valgisierung/Varisierung, s. Abb. 16–3) oder durch Beckenosteotomien.

Bei fortgeschrittener Arthrose wird das Gelenk entfernt und eine Endoprothese eingesetzt.

Bei der *postoperativen Pflege* muß vor allem die richtige Lagerung des operierten Beins beachtet werden: leichte Abspreizung ohne Außenrotation. Im Hüftgelenk ist eine Beugung bis 90° erlaubt. In den ersten postoperativen Wochen ist das Übereinanderschlagen der Beine strengstens verboten, ebenso das tiefe Sitzen. Es besteht Luxationsgefahr!

4.1.2 Gonarthrose

Die Arthrose des Kniegelenks kann das ganze Gelenk betreffen oder nur ein einzelnes Kompartiment (lateral, medial, femoro-patellar).

Ätiologie. Als Ursache der arthrotischen Veränderungen wird häufig eine vorbestehende Deformität gefunden. Bei Beinachsenfehlstellung (X-/O-Bein) entsteht durch die einseitige Belastung ein unilateraler Gelenkverschleiß. Weitere Faktoren wurden bereits auf S. 655 beschrieben.

Klinik. Leitsymptome sind belastungsabhängige Schmerzen und Bewegungseinschränkung. Osteophyten und ein Gelenkerguß sind meist zu palpieren.

Eine Besonderheit des Kniegelenks besteht darin, daß als Folge des Verschleißes eine Kapsel-/ Bandinstabilität auftreten kann, die wiederum sekundär Achsenabweichungen (X-/O-Bein) begünstigt.

Therapie. siehe Behandlungsgrundsätze für Arthrosen (s. S. 656)

Bei mäßiggradiger Arthrose mit Achsenfehlstellung ist eine *Umstellungsosteotomie* (Varisierung/Valgisierung an Femur oder Tibia indiziert, damit der überlastete, bereits geschädigte Gelenkabschnitt entlastet wird.

Bei schwerer Gonarthrose wird eine *Endoprothese* eingesetzt.

Wenn das gesamte Gelenk betroffen ist, wird das gesamte Gelenk ersetzt. Wenn nur ein Gelenkkompartiment betroffen ist, kann eine Teilprothese (eine sog. *Schlittenprothese*) implantiert werden.

4.2 Entzündliche Gelenkerkrankungen (Arthritis)

Eine entzündliche Gelenkveränderung bezeichnet man als Arthritis. Sie kann abakteriell (rheumatische Arthritis) oder aber durch Bakterien (eitrige Arthritis) bedingt sein. Sie kann isoliert an einem Gelenk auftreten *(Monarthritis)* oder generalisiert *(Polyarthritis), akut* oder *chronisch* verlaufen.

4.2.1 Entzündlich rheumatische Gelenkerkrankungen (rheumatische Arthritis)

Eine entzündliche Gelenkveränderung wird als Arthritis bezeichnet. Bei den entzündlich-rheumatischen Gelenkerkrankungen handelt es sich um abakterielle Arthritiden. Diese Krankheitsgruppe umfaßt ca. 400 Krankheitsbilder, die sich in ihrem Verlauf, ihrer Ursache, ihrem Befallsmuster und in ihrer Prognose unterscheiden.

Ätiologie. Die genaue Ursache der entzündlich-rheumatischen Gelenkerkrankungen ist unbekannt. Es ist anzunehmen, daß zu einer genetischen Disposition weitere Faktoren hinzukommen, die eine immunologische Reaktion des Körpers auslösen. Diese Immmunantwort erfolgt bevorzugt an der Synovialmembran, jedoch können in den Prozess auch andere Organe einbezogen sein.

Abakterielle Arthritiden können im Rahmen verschiedener Krankheitsbilder auftreten (z.B bei Stoffwechselerkrankungen (Gicht), Kollagenosen, Hauterkrankungen (Psoriasis), Magen-Darm-Erkrankungen (Colitis ulcerosa, M. Crohn), Infektionskrankheiten).

Klinik. Leitsymptome der Arthritis sind die rezidivierend auftretenden, klassischen Zeichen der Entzündung am Gelenk: Schmerzen (die auch in Ruhe vorhanden sind), Schwellung, Erguß und Überwärmung. Durch zunehmende Zerstörung des Knorpels und des Knochens, sowie durch Überdehnung des Kapsel-/Bandapparats entsteht eine Instabilität des Gelenks. Sekundär treten arthrotische Veränderungen auf. Die Deformierungen nehmen zu. Im Endstadium ist das gesamte Gelenk zerstört. Die Arthrose schreitet fort. Die Beweglichkeit wird zunehmend eingeschränkt (Prinzip: s. Abb. 16–5).

Bei der **Diagnostik** ist die klinische Symptomatik richtungsweisend. Die exakte Zuordnung zu den verschiedenen Krankheitsbildern kann allerdings schwierig sein. Sie gelingt aber meist aufgrund von anamnestischen Hinweisen, durch Feststellung einer Grundkrankheit (Gicht, Psoriasis usw.), durch den Krankheitsverlauf und die *Laborbefunde* (Rheumaserologie, Entzündungsparameter (s. S. 643)). Die *Röntgendiagnostik* trägt zur Erkennung des primären Krankheitsbildes wenig bei, erfaßt jedoch gut die Sekundärveränderungen am Knochen.

Therapie. Im *akuten* Stadium wird die Entzündung behandelt: Kälteapplikation, Medikamente (Antiphlogistika, Kortikosteroide). Bei rasch progredientem Verlauf werden die sog. Basistherapeutika (Goldsalze, Penicillamin, Zytostatika) eingesetzt. Sie beeinflussen die Immunreaktion, haben aber viele Nebenwirkungen (Niere, Leber, Blutbild).

Im *subakuten* und *chronischen Stadium* sind unterstützend krankengymnastische, physikalische und ergotherapeutische Maßnahmen nötig. Diese Maßnahmen sollen die Selbständigkeit des Patienten möglichst lange erhalten.

Im *Frühstadium* können operative Maßnahmen zur Verminderung des immunkompetenten Gewebes eingesetzt werden. Dazu wird die entzündete Gelenkschleimhaut an den betroffenen Gelenken (teilweise arthroskopisch) möglichst vollständig entfernt *(Synovektomie)*. Die Reduktion des entzündeten Schleimhautgewebes kann auch durch die Injektion von radioaktiven oder chemischen Pharmaka in die Gelenke erreicht werden *(Synoviorthese)*.

Im *Spätstadium* kann durch eine Arthrodese, Arthroplastik oder eine Gelenkersatzoperation die Funktion verbessert werden.

4.2.1.1 Chronische Polyarthritis

Die **chronische Polyarthritis** (= rheumatoide Arthritis) betrifft bevorzugt Frauen im 30.–50. Lebensjahr. Die chronisch destruierende Entzündung nimmt ihren Ausgang von der Schleimhaut der Gelenke (Synovialmembran).

Klinik. Der Verlauf der Erkrankung ist charakterisiert durch einen schleichenden Beginn mit uncharakteristischen Gelenkbeschwerden und der sog. *„Morgensteifigkeit"*. Hinzu kommen Allgemeinsymptome wie Appetitlosigkeit, rasche Ermüdbarkeit und Gewichtsabnahme. Zunächst sind die kleinen Gelenke der Hände (vor allem die Fingergrund- und Mittelgelenke) und der Füße (vor allem die Zehengrundgelenke) symmetrisch betroffen. Von dort greift die Erkrankung auf die großen Gelenke über. Typische Symptome sind Gelenkschmerzen, -schwellungen und Bewegungseinschränkungen. Die Muskelatrophie aufgrund der Inaktivität läßt die Gelenkschwellung besonders stark hervortreten. Im Spätstadium sind die Gelenke massiv zerstört und durch Subluxations- oder Luxationsstellungen erheblich deformiert (Abb. 16–6).

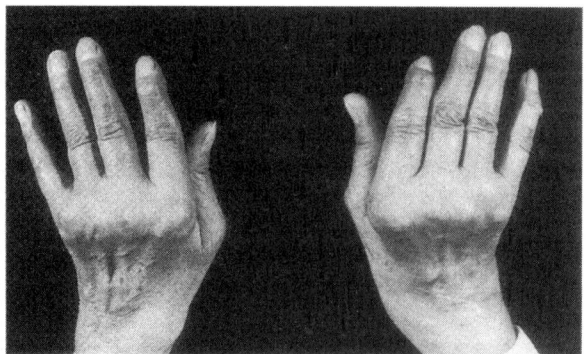

Abb. 16–6: Charakteristische Deformitäten der Hand bei *rheumatoider Arthritis* mit Ulnardeviation der Finger und Schwellung der Fingergrundgelenke

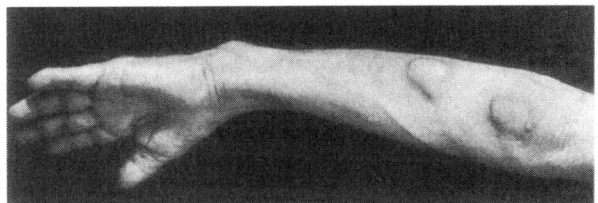

Abb. 16–7: *Rheumaknoten* in loco typico: Streckseite der Gelenke (Stellen mit verstärkter Beanspruchung)

Die Sehnenscheiden und die Sehnen sind ebenfalls in den entzündlich-destruktiven Prozeß miteinbezogen *(Tendosynovitis)*: es entstehen Schwellungen, schmerzhafte Bewegungseinschränkungen und u. U. eine Sehnenruptur. Am häufigsten sind die Strecksehnen des Handgelenks betroffen.

Ein weiterer typischer Befund sind die *Rheumaknoten* (Abb. 16–7), die subkutan liegen. Gelegentlich werden an dem Prozeß innere Organe (Niere, Herz, Lunge, Leber) beteiligt.

Die **Diagnose** wird aufgrund der *Anamnese* und der *klinischen Befunde* gestellt. Das *Röntgenbild* zeigt im Frühstadium keine typischen Veränderungen. Später finden sich Gelenkspaltverschmälerungen, subchondrale Knochenzysten, eine gelenknahe Osteoporose und Gelenkfehlstellungen. *Laborchemisch* wird die Diagnose durch den Nachweis von Rheumafaktoren gestützt.

Rheumafaktoren sind Autoantikörper, die gegen das menschliche Immunglobulin G (IgG) gerichtet sind. Sie sind jedoch nicht beweisend für eine chronische Polyarthritis. Im akuten Schub sind die Entzündungsparameter erhöht.

Die **Therapie** entspricht den im allgemeinen Teil dargestellten Richtlinien für die Behandlung entzündlich-rheumatischer Gelenkerkrankungen (s. S. 659). Die Patienten benötigen eine besonders intensive psychische Zuwendung, da ihre Stimmungslage oft depressiv ist. Die Teilnahme an Selbsthilfegruppen kann zur Bewältigung des Schicksals beitragen.

Bei der *Pflege* ist zu beachten, daß u. U. nahezu alle Gelenke schmerzhaft sind und daß deshalb bei allen Manipulationen Vorsicht geboten ist.

4.2.1.2 Morbus Bechterew (Spondylitis ankylosans)

Die Spondylitis ankylosans (Bechterew-Strümpel-Marie-Krankheit) ist ein entzündlicher Prozeß, der vorwiegend die Iliosakralgelenke und die Wirbelsäule befällt; diese können im Endstadium völlig versteift sein. Gelegentlich sind auch die großen Gelenke der unteren Extremitäten in den Krankheitsprozeß einbezogen. Die Krankheit befällt vor allem Männer und beginnt zwischen dem 20. und 40. Lebensjahr. Eine genetische Disposition ist wahrscheinlich: in 90 % der Fälle läßt sich ein positives *HLA-B 27* nachweisen.

Klinik. Im *Frühstadium* werden uncharakteristische Kreuzschmerzen angegeben, die vor allem nachts auftreten, sowie eine „Morgensteifigkeit". In *späteren Stadien* versteift die Wirbelsäule fortschreitend von kaudal nach kranial, weil die Bänder und

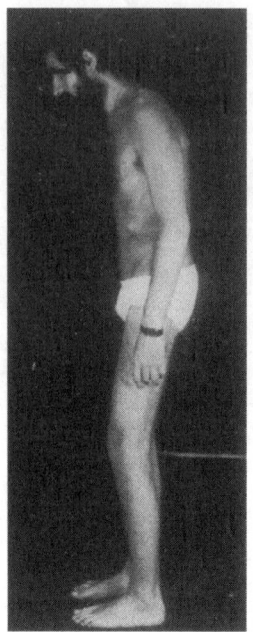 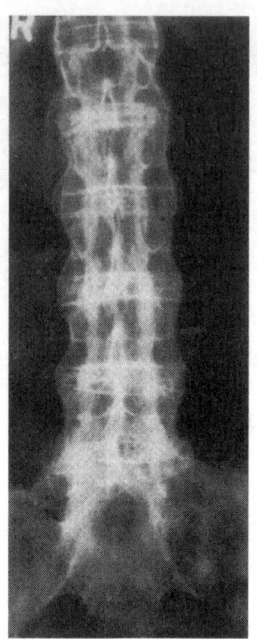

a   b

Abb. 16–8: M. Bechterew. **a.** typische klinische Erscheinungsform **b.** *Bambusstab* der Wirbelsäule:
Die Bänder und Gelenkkapseln sind verknöchert

Gelenkkapseln zunehmend verknöchern. Es bildet sich u. U. ein so starker Rundrücken *(Kyphose)* aus, daß der Patient nicht mehr nach vorne blicken kann (Abb.
16–8 a). Die Einschränkung der Beweglichkeit führt im Thoraxbereich zur Thorax-
starre mit Behinderung der Atmung.

Diagnose. Das *Röntgenbild* zeigt die Verknöcherung der Iliosakralgelenke und der
Wirbelsäule. Im Endstadium gleicht die Wirbelsäule einem Bambusstab (Abb.
16–8 b). Der Nachweis von *HLA-B 27* unterstützt die Diagnose.

Therapie. Im akuten Schub wird eine Entzündungsbehandlung durchgeführt. Die
krankengymnastische Behandlung strebt die Erhaltung bzw. Verbesserung der Beweglichkeit an und soll der Kyphosierung entgegenwirken. Besonders wichtig sind
tägliche Atemübungen. Bei Einsteifung in hochgradiger Fehlstellung ist eine operative Aufrichtung der Wirbelsäule indiziert.

4.2.1.3 Eitrige Arthritis

Ätiologie. Das Eindringen von pyogenen Keimen in das Gelenk kann von außen
durch ein Trauma, eine Operation oder Punktion bzw. Injektion erfolgen, oder über
die Blutbahn. Die Entzündung läuft zunächst an der Synovialmembran ab. Es bildet
sich ein eitriger Erguß *(Gelenkempyem)*. Von der Gelenkkapsel aus kann sich die
Entzündung auf das periartikuläre Gewebe ausbreiten. Die Entzündung kann innerhalb kurzer Zeit zu einer massiven Zerstörung des Gelenkknorpels führen.

Klinik. Ein infiziertes Gelenk zeigt alle Zeichen der Entzündung: Schmerz, Schwellung, Rötung, Überwärmung, eingeschränkte Funktion.

Diagnose. Meist ist die Diagnose schon aufgrund des *klinischen Befunds* klar. Bereits beim geringsten Verdacht auf eine eitrige Gelenkinfektion muß sofort eine *Punktion* vorgenommen werden. Im Anfangsstadium kann das Punktat vom Aspekt her noch zweifelhaft sein. Die bakteriologische Untersuchung kann jedoch den Infekt beweisen. Die *Laborwerte* (Leukozyten, CRP, BSG) unterstützen die Diagnostik und dienen der Verlaufskontrolle.

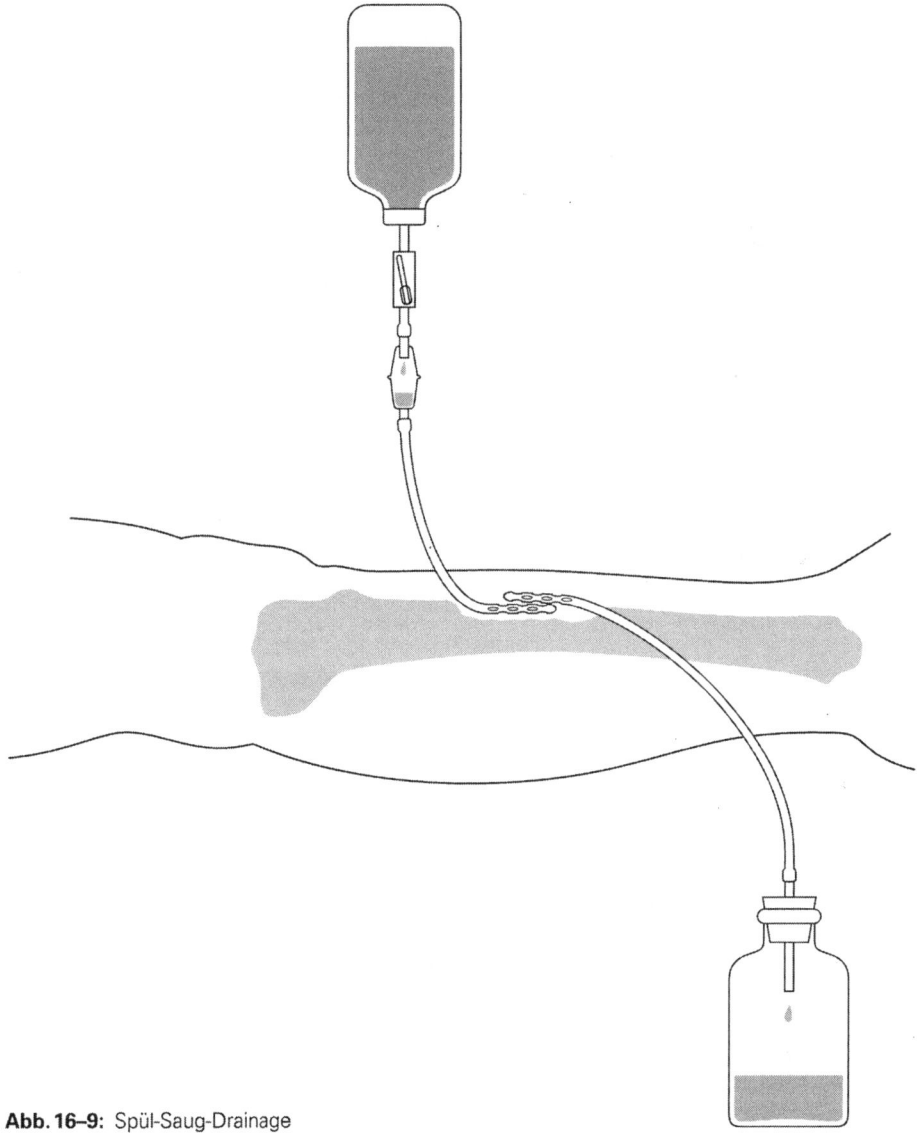

Abb. 16–9: Spül-Saug-Drainage

Therapie. Das infizierte Gelenk muß operativ eröffnet und die entzündete Schleimhaut sorgfältig entfernt werden *(Synovektomie)*. Durch eine Spül-Saug-Drainage (Abb. 16–9) wird das Gelenk einige Tage lang kontinuierlich gespült. Begleitend wird eine antibiotische Therapie (i. v.) durchgeführt.

Wenn der Infekt im Frühstadium behandelt wird, ist eine Ausheilung möglich. Bei längerer Dauer ist jedoch der Knorpel durch die Entzündung irreversibel geschädigt. Es entwickelt sich dann eine Arthrose. Durch bindegewebige Verklebungen und spätere knöcherne Verbindungen kann das Gelenk versteifen (**Ankylose**).

> Eine eitrige Gelenkinfektion ist eine schwerwiegende Erkrankung, die einer konsequenten Therapie bedarf! Wichtig ist deshalb die Vermeidung eines Gelenkinfekts: Bei jeder intraartikulären Injektion oder Punktion sowie bei sämtlichen operativen Eingriffen an Gelenken ist auf strenge Sterilität zu achten!

5. Erkrankungen von Muskulatur und Sehnen

Die Muskulatur hat die Aufgabe, Gelenke zu bewegen und zu stabilisieren.

Muskelfunktionstörungen äußern sich als:

Myalgie. Leitsymptom ist der Schmerz in der Muskulatur. Die Myalgie kann entweder generalisiert die Muskulatur des gesamten Körpers betreffen oder nur einen Muskel bzw. eine Muskelgruppe. Generalisierte Myalgien treten auf bei Infekten (z. B. Erkältungskrankheiten), Überanstrengung, Stoffwechselstörungen (z. B. Diabetes, Gicht), Kollagenosen.

Muskelatrophie. Die Muskelmasse und damit die Muskelkraft nehmen ab. Folgen sind Wackelgelenke (aufgrund verminderter, muskulärer Stabilisation) oder Gelenkkontrakturen (aufgrund einer Dysbalance zwischen Agonisten und Antagonisten).

Myogelosen („Hartspann") sind Verhärtungen in der Muskulatur, die reflektorisch durch einen Dauertonus entstehen. Einen Hartspann findet man häufig paravertebral als Folge von Erkrankungen der Wirbelsäule (z. B. beim Bandscheibenvorfall: der Körper versucht reflektorisch über die Muskulatur den erkrankten Wirbelsäulenabschnitt ruhigzustellen). Medikamente (Muskelrelaxanzien), Wärmeanwendungen und Massagen lösen die Myogelosen wieder.

„Muskelkater". Als Ausdruck einer Überbeanspruchung der Muskulatur kann ein „Muskelkater" auftreten: ein bis zwei Tage nach der Belastung ist die Muskulatur schmerzhaft, berührungsempfindlich und unfähig zu maximaler Anspannung. Durch Schonung und Wärmeapplikation gehen die Beschwerden rasch wieder zurück.

5.1 Kompartmentsyndrom (ischämische Muskelnekrose)

An den Extremitäten sind die Muskeln, Gefäße und Nerven zu sog. Kompartments zusammengefaßt, die von bindegewebigen Faszien umgeben sind. Wenn innerhalb des Kompartments eine Volumensteigerung stattfindet (z. B. durch ein Hämatom nach einer Fraktur oder Operation), erhöht sich der Gewebsdruck. Dadurch wird die Durchblutung der Muskulatur vermindert. Diese Minderversorgung führt zum Ödem, dadurch zur weiteren Erhöhung des Gewebedrucks und schließlich zur weiteren Reduktion der Durchblutung. Im Endeffekt kann die Muskulatur nekrotisch werden *(ischämische Muskelnekrose)*.

Klinik. Der Patient klagt über ständige, zum Teil krampfartige Schmerzen, die sich bei Muskelanspannung verstärken. Die betroffene Muskelloge fühlt sich prall an. Im fortgeschrittenen Stadium werden sensible und motorische Ausfälle beobachtet. Häufige Lokalisation ist die *Tibialis anterior-Loge*; in diesem Fall ist keine aktive Zehenhebung möglich.

Therapie. Das Kompartmentsyndrom ist ein Notfall! Nur durch schnellstmögliche Faszienspaltung kann eine ausgedehnte Muskelnekrose und eine Nervenschädigung verhindert werden.

Prophylaxe. Nach Operationen bzw. Traumen sollen abschwellende Maßnahmen eingesetzt werden: Hochlagerung, Kühlung,

Antiphlogistika. Gipsverbände müssen bis auf die letzte Faser gespalten werden, um eine Kompression zu vermeiden. Regelmäßige Kontrollen von Sensibilität und Motorik sind zur Früherkennung erforderlich.

5.2 Myasthenia gravis pseudoparalytika

Charakteristisches Kennzeichen einer Myasthenie ist die *abnorme Ermüdbarkeit* der quergestreiften Muskulatur. Eine Normalisierung der Muskelfunktion tritt erst nach längeren Ruhephasen wieder ein.

Ursache ist vermutlich eine Störung der neuromuskulären Übertragung an der Synapse durch autoimmunologische Prozesse.

Klinik. Die abnorme Ermüdbarkeit setzt zuerst an der oberen Extremität und im Kopfbereich ein. In späteren Stadien ist die gesamte Muskulatur, einschließlich der Atemmuskulatur, betroffen. Die Myasthenie kann aber auch auf einzelne Körperregionen beschränkt sein. Bei Ruhe erholt sich die Muskulatur. Es bestehen keine Schmerzen.

Therapie. Die Behandlung erfolgt medikamentös: Cholinesterasehemmer, Immunsuppressiva.

Differentialdiagnose. Eine myasthenische Reaktion kann auch symptomatisch im Rahmen anderer Erkrankungen auftreten (z. B. bei Tumoren, Kollagenosen, Autoaggressionskrankheiten, Stoffwechselerkrankungen, Viruserkrankungen), oder nach Einnahme von gewissen Medikamenten.

5.3 Tendopathie

Durch die Überbeanspruchung von Sehnen entstehen Abnutzungserscheinungen und entzündliche Reaktionen, die an den Sehnen *(Tendopathie)*, an den Insertionsstellen *(Insertionstendopathie)* oder an deren Gleitlager *(Tendovaginitis)* lokalisiert sind.

Klinik. Typisch ist ein Druck- und Belastungsschmerz im betroffenen Sehnengebiet. Die Schmerzen verstärken sich bei Dehnung der Sehne und bei Anspannung der zugehörigen Muskulatur. Am häufigsten betroffen ist die *obere Extremität*.

Ein klassischer Vertreter dieser Krankheitsgruppe ist die *Epicondylopathia humeri radialis* (Tennisellenbogen). Die Patienten klagen über Schmerzen an den Ursprungsstellen der Sehnen am lateralen Epikondylus, die sich bei Anspannung der Unterarmmuskulatur verstärken. Häufige „Insertionstendopathien" sind: *Supraspinatussyndrom* der Schulter und *Achillodynie* in der Ansatzzone der Achillessehne am Kalkaneus.

Therapie. Tendopathien werden konservativ behandelt: Ruhigstellung im akuten Stadium, Antiphlogistika, Krankengymnastik mit Dehnung der Muskulatur, Wärme-/Kälte-, Elektro-, Ultraschalltherapie, Injektionen (z. B. Kortikosteroide). Die Beschwerden können sehr hartnäckig sein. Bei Beschwerdepersistenz werden in Abhängigkeit von der Lokalisation verschiedene Operationsverfahren angewandt.

6. Erkrankungen der Wirbelsäule

6.1 Skoliose

Definition. Die Skoliose ist eine fixierte Seitverbiegung der Wirbelsäule, die mit einer Torsion der Wirbelkörper verbunden ist.

Ätiologie. In ca. 90 % der Fälle ist die Ursache unbekannt (idiopathische Skoliose).

Bekannte Ursachen sind:
– neuromuskuläre Erkrankungen (z. B. Poliomyelitis, Zerebralparese), bei denen es durch eine einseitige Lähmung der Rumpfmuskulatur zur Seitverbiegung kommt
– primäre Muskelerkrankungen
– knöcherne Deformierungen: kongenitale, postentzündliche, posttraumatische oder tumoröse Wirbelkörperasymmetrien
– Stoffwechselerkrankungen.

Klinik. Die idiopathische Skoliose entsteht während des Wachstums, bevorzugt bei Mädchen, und wird meist im Alter zwischen 10 und 12 Jahren diagnostiziert. Als Folge der Krümmung verkürzen sich die Weichteile auf der Konkavseite. Die Wachstumsfuge wird einseitig geschädigt. Dadurch bilden sich asymmetrische Wirbelkörper. Unterschieden wird zwischen C-förmiger und S-förmiger Krümmung. Die Wirbelkörper sind zusätzlich gegeneinander verdreht. Im Thoraxbereich treten dadurch die Rippen stärker hervor, so daß ein *„Rippenbuckel"* entsteht, der vor allem beim Vornüberbeugen deutlich sichtbar wird. Im Lendenwirbelbereich tritt die Rückenstreckmuskulatur deutlicher hervor: es entsteht der *„Lendenwulst"*. Rippenbuckel und Lendenwulst sind ästhetisch sehr störend (Abb. 16–10).

Die Skoliose selbst ist nicht schmerzhaft. Beschwerden können jedoch durch die überbeanspruchten Muskeln und durch vorzeitig einsetzende, degenerative Veränderungen entstehen.

Eine sehr schwere Skoliose (> 90°) kann aufgrund der Thoraxdeformierung zur Funktionsbeeinträchtigung von Herz und Lunge führen.

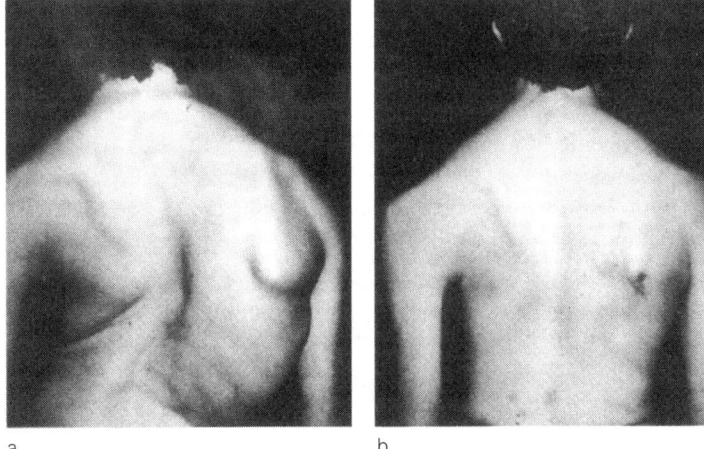

a   b

Abb. 16–10: *Skoliose* der Wirbelsäule vor (**a**) und nach (**b**) operativer Korrektur

Die **Diagnose** „idiopathische Skoliose" wird gestellt, wenn erkennbare Ursachen ausgeschlossen wurden. Das *Röntgenbild* zeigt die Krümmung und deckt eventuelle knöcherne Deformierungen auf. Es ermöglicht die Bestimmung des Skoliosewinkels, der für die Wahl des Therapieverfahrens entscheidend ist und eine Verlaufsbeobachtung ermöglicht.

Die **Therapie** wird nach dem Alter des Patienten, nach Ätiologie und Ausmaß der Skoliose („Skoliosewinkel") geplant. Zu den therapeutischen Möglichkeiten gehören Krankengymnastik, Korsettversorgung und Operation.

– Bis zu einem Skoliosewinkel von *20°* wird Krankengymnastik verordnet.
– *Zwischen 20°* und *50°* ist im Wachstumsalter zusätzlich zur Krankengymnastik ein Korsett indiziert, das täglich 23 Stunden lang getragen werden muß (die 24. Stunde bleibt für die Körperpflege usw. reserviert). Ziel ist die Streckung der Wirbelsäule und die Entlastung der Konkavität, um dort ein relatives Mehrwachstum zu erzielen. Durch das Korsett kann das Fortschreiten der Skoliose meistens verhindert werden; gelegentlich gelingt auch eine Korrektur.
– *Ab ca. 50°* ist eine operative Therapie in Erwägung zu ziehen. Mit einem speziellen Distraktions- und Stabilisierungssystem wird der Skoliosewinkel in der Regel um 50–70% korrigiert. Ohne Operation würde die Skoliose massiv zunehmen.

6.2 Morbus Scheuermann

Defintion. Der M. Scheuermann (Adoleszentenkyphose) ist eine Wachstumsstörung an den knorpeligen Grund- und Deckplatten der Wirbelkörper, die zum Rundrücken (Kyphose) meist im Bereich der Brustwirbelsäule führt. Kompensatorisch entsteht oft eine verstärkte Lendenlordose mit keilförmigen Wirbeln. Die Erkrankung tritt während der Hauptwachstumsperiode zwischen dem 8. und 13. Lebensjahr auf und betrifft vorwiegend das männliche Geschlecht.

Die *Ursache* ist unbekannt. Eine genetische Disposition ist wahrscheinlich. Die *Progression* wird durch Überlastung während der Präpubertät und Pubertät (z.B. Schwerarbeit, Leistungssport, Kunstturnen) gefördert.

Klinik. Rückenschmerzen treten nur bei ca. 20 % der betroffenen Jugendlichen auf. Bei der Untersuchung erkennt man einen Rundrücken (Abb.16–11). Dieser ist zunächst noch teilweise aktiv oder passiv ausgleichbar, bleibt jedoch später fixiert. Als Spätfolge treten Beschwerden auf, vor allem im Bereich der Lendenwirbelsäule durch Überlastung und Überdehnung der Muskulatur, der Bänder und der Gelenke.

Diagnose. Beweisend für die Erkrankung sind die Veränderungen im *Röntgenbild*: Keilwirbel; wellig konturierte Grund- und Deckplatten; Schmorl-Knötchen als Korrelat für Bandscheibengewebe, das in die Wirbelkörper eingebrochen ist; Verschmälerung des Bandscheibenraums.

Therapie. Während des Wachstums ist eine Korrektur des Rundrückens, zumindest teilweise, durch folgende Maßnahmen möglich:
– entkyphosierende Krankengymnastik,
– Kräftigung der Rückenmuskulatur,
– Korsett (bei starker Ausprägung),
– aufrichtende Operation mit Versteifung (nur in seltenen Fällen bei extrem ausgeprägtem Rundrücken nach Wachstumsabschluß erforderlich).

Der fixierte Rundrücken stellt keine wesentliche Behinderung dar. Durch Aufrechterhaltung eines guten „Muskelkorsetts" (regelmäßige Gymnastik und Rückenschwimmen zur Kräftigung der Rückenmuskulatur) können Schmerzen vermieden werden.

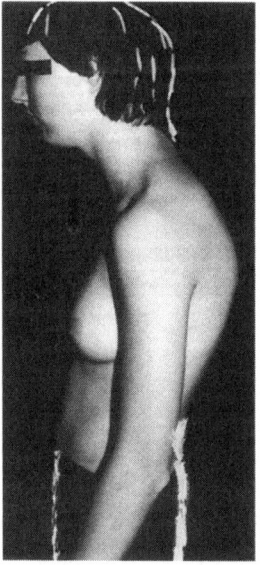

Abb. 16–11: *Rundrücken* bei M. Scheuermann

6.3 Spondylolyse, Spondylolisthesis

Definition. Mechanische Überbeanspruchung durch wiederholte lordosierende Bewegungen (z. B. bei Kunstturnern) kann im Bereich der unteren LWS bei Kindern und Jugendlichen zur Spaltbildung im Wirbelbogen *(Spondylolyse)* führen. Der Wirbelkörper verliert seinen Halt und kann mit der darüberliegenden Wirbelsäule nach ventral gleiten *(Spondylolisthesis)*.

Klinik. Die meisten Patienten haben keine oder nur geringe Rückenschmerzen. Der Gleitvorgang führt zu einem verstärkten Hohlkreuz *(Hyperlordose)* und kann eine Nervenwurzelkompression mit erheblichen, ins Bein ausstrahlenden Schmerzen (Lumboischialgie, s. S. 317) sowie neurologische Ausfälle verursachen.

Diagnose. In den *Röntgenaufnahmen* ist auf den Seit- und Schrägaufnahmen die Spaltbildung im Wirbelbogen sowie das Ventralgleiten zu erkennen (Abb. 16–12).

Therapie. Die *konservativen Maßnahmen* sind meist erfolgreich und umfassen:
– entlordosierende Krankengymnastik,
– Kräftigung der Rückenmuskulatur,
– vorübergehende Ruhigstellung im Korsett bei frisch aufgetretener Spondylolyse.

Sämtliche Sportarten, die wiederholt mit lordosierenden Bewegungen einhergehen (z. B. Kunstturnen, Gewichtheben, Speerwerfen) müssen vermieden werden.

Eine *Operation* mit Reposition des nach ventral dislozierten Wirbelkörpers ist indiziert bei therapieresistenten Beschwerden, fortschreitendem Gleitprozeß und neurologischen Ausfällen.

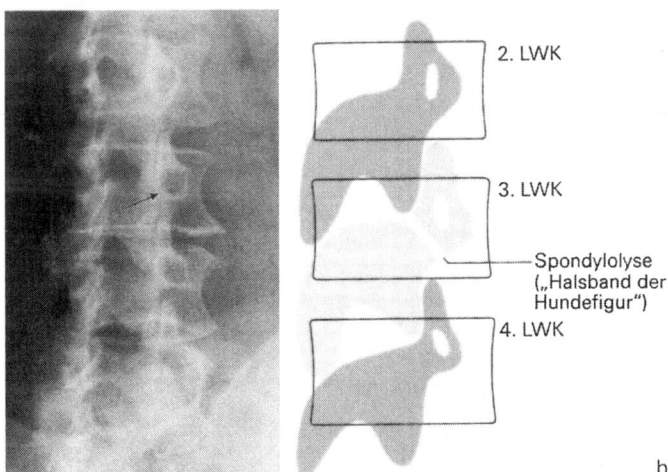

2. LWK

3. LWK

Spondylolyse ("Halsband der Hundefigur")

4. LWK

b

Abb. 16–12: Spondylolyse. **a.** 45-Grad-Schrägaufnahme der LWS, Aufhellungslinie im re. Wirbelbogenabschnitt von LWK 3 (Pfeil), **b.** Schematische Darstellung der Spondylolyse, in der Schrägprojektion erscheint der Wirbelbogendefekt als *„Hundehalsband"*

6.4 Spondylitis, Spondylodiszitis

Definition. Die Spondylitis ist eine bakterielle Infektion des Wirbelkörpers, die meist in der Bandscheibenregion beginnt und diese zerstört *(Diszitis)*, ehe sie auf den Wirbelkörper übergreift *(Spondylodiszitis)*.

Ätiologie. Die Spondylodiszitis wird meist durch Staphylococcus aureus verursacht. Ein tuberkulöser Infekt ist heute selten. Die pathogenen Keime gelangen über die Blutbahn in den Wirbelkörper. Eine Infektion von außen ist als Komplikation einer vorangegangenen Operation möglich.

Klinik. Die Spondylodiszitis kann lange Zeit symptomarm verlaufen. Die Patienten klagen über Rückenschmerzen. Allgemeinsymptome sind Appetitlosigkeit, Müdigkeit, evtl. Nachtschweiß und Fieber. Durch zunehmende Destruktion entsteht eine keilförmige Deformierung des Wirbelkörpers und dadurch ein *Gibbus* (Buckel).

Wenn sich der entzündliche Prozeß in den Spinalkanal ausdehnt, kann das Rückenmark komprimiert werden *(Myelokompression)* und eine Querschnittssymptomatik entstehen. Die Ausbreitung des Infekts in die Weichteile führt im Bereich der Lendenwirbelsäule zu einem Abszeß, der sich entlang des M. iliopsoas bis in die Leiste erstrecken kann.

Diagnose. Wegen des schleichenden Beginns der Erkrankung vergehen häufig Wochen oder Monate, bis die Diagnose gestellt wird.

Die *Entzündungswerte* (BKS, Leukozyten, CRP) sind erhöht. *Röntgenaufnahmen* zeigen eine Erniedrigung des Bandscheibenraums und destruierende, osteolytische Veränderungen an den angrenzenden Wirbelkörpern. Das *Knochenszintigramm* läßt bereits im Anfangsstadium eine Mehrspeicherung erkennen. *CT* und *MRT* zeigen die genaue Ausdehnung des Prozesses. Die *Punktion* des Wirbelkörpers oder des Bandscheibenraums ermöglicht meistens den Nachweis des Erregers.

Therapie. Der Patient wird immobilisiert. Die Ruhigstellung der Wirbelsäule (je nach Situation z.B. durch Bettruhe, Korsett, Gips u.ä.m.) fördert das Abheilen der Entzündung und verhindert den Zusammenbruch der betroffenen Wirbelkörper. Medikamentös erfolgt eine antibiotische Therapie, bei Tuberkulose mit Tuberkulostatika. Eine operative Revision mit Ausräumung des Entzündungsherdes, evtl. gleichzeitiger Spananlagerung und Versteifung (Spondylodese) ist indiziert bei anhaltenden septischen Temperaturen, Querschnittssymptomatik und ausgedehnter Destruktion.

6.5 Degenerative Wirbelsäulenveränderungen

Degenerative Wirbelsäulenerkrankungen haben eine große sozialmedizinische Bedeutung: Sie sind der *häufigste Grund für eine Rente*. Prädilektionsstellen sind der *untere Halswirbelsäulenabschnitt* und der *lumbosakrale Übergang*.

Mit dem Alter reduziert sich der Wassergehalt der Bandscheibe. Es bilden sich Risse im äußeren Bandscheibenring. Die Bandscheibe wird dünner. Es entsteht eine Gefügelockerung (Instabilität) im Bewegungssegment (= kleinste Funktionseinheit, bestehend aus zwei Wirbeln und einer Bandscheibe). Diese Instabilität hat Auswirkungen auf den *vorderen* und *hinteren Wirbelsäulenabschnitt.*

Am *vorderen Wirbelsäulenabschnitt* kann Bandscheibengewebe durch die Risse im äußeren Faserring austreten. Es entsteht ein Bandscheibenvorfall (Diskusprolaps, s. Abb. 16–13). Die Bandscheibe verliert aufgrund des Wasserverlusts ihre Puffereigenschaft. Dadurch werden die Wirbelkörperabschlußplatten vermehrt belastet. Durch knöcherne Anbauten *(Spondylophyten)* versucht der Körper, die vermehrte Belastung abzufangen. Auf diese Weise wird zwar die Beweglichkeit vermindert, gleichzeitig aber auch die klinische Beschwerdesymptomatik.

An den *hinteren Wirbelsäulenabschnitten* führt die Gefügelockerung zur Dehnung der Gelenkkapseln, so daß die Gelenkflächen nicht mehr ordnungsgemäß zueinander stehen. Dadurch werden die kleinen Wirbelgelenke vermehrt belastet. Es entsteht eine Arthrose *(Spondylarthrose)* mit reaktivem Knochenanbau (Osteophytenbildung). Durch diese knöchernen Anbauten können der Spinalkanal eingeengt *(Spinalstenose)* und die austretenden Spinalnerven komprimiert werden (Folge: Schmerzen, sensible und motorische Ausfälle).

Diagnose. Das *Röntgenbild* zeigt die degenerativen Veränderungen (Bandscheibenverschmälerung, Spondylophyten, Spondylarthrose). Im *CT* und *MRT* sind der Diskusprolaps oder die Spinalstenose meist gut zu sehen. Durch den Grad der Einengung kann die Kompression von Rückenmark und Nervenwurzeln beurteilt werden. Die Informationen werden noch differenzierter, wenn zusätzlich ein Kontrastmittel injiziert wird *(Myelo-CT).*

Therapie. Wichtigster Faktor ist die Prophylaxe: wirbelsäulenfreundliches Verhalten entsprechend der Regeln der „Rückenschule", bei Übergewichtigen die Gewichtsreduktion.

Die *konservative Therapie* strebt die Entwicklung eines inneren „Muskelkorsetts" mittels krankengymnastischer Übungsbehandlung an. Zur Schmerzlinderung werden Medikamente (Antiphlogistika, Muskelrelaxanzien), Injektionen (z.B. Lokalanästhetika, Kortikosteroide), physikalische Therapiemaßnahmen und Massagen eingesetzt. In schweren Fällen ist die Ruhigstellung mittels einer Orthese hilfreich.

Operative Maßnahmen sollten erwogen werden, wenn die konservative Behandlung ohne Erfolg bleibt, wenn eine Blasen-/Mastdarmlähmung auftritt (Notfall!) oder eine Lähmung progredient ist.

6.5.1 Diskusprolaps

Definition. Bei einem Diskusprolaps (Bandscheibenvorfall) verlagert sich Bandscheibengewebe nach dorsal in den Spinalkanal. Die Vorstufe des Prolapses ist die *Protrusion,* bei der sich das Bandscheibengewebe nur nach dorsal vorwölbt, ohne durch die äußere Schicht auszutreten.

Prädilektionsstellen. An der *Halswirbelsäule* (HWS) sind am häufigsten die Segmente C 5/6 und C 6/7 betroffen. An der Brustwirbelsäule (BWS) sind Bandscheibenvorfälle extrem selten. An der *Lendenwirbelsäule* (LWS), wo Bandscheibenvorfälle am häufigsten auftreten, betreffen sie *in 90 % L 4/5 oder L 5/S 1* (Abb. 16–13).

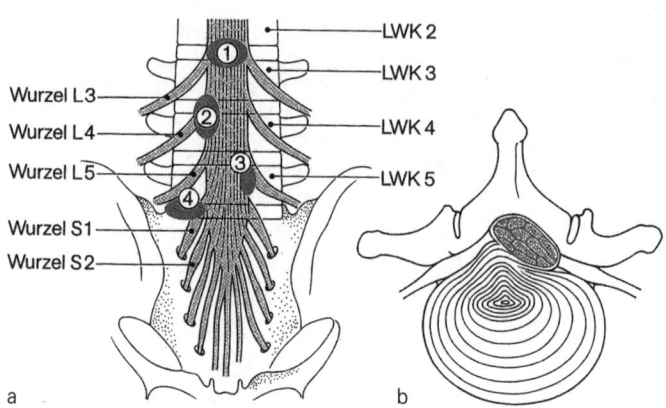

Abb. 16–13: Lokalisation von *Bandscheibenvorfällen:* **1** medial, **2**, **3** lateral, **4** intraforaminal mit Bedrängnis der Wurzeln L 5/S 1), **b.** Querschnittzeichnung eines Bandscheibenvorfalls (s. Abb. 8–12, S. 316)

Klinik. Frühsymptome sind Schmerzen im betroffenen Wirbelsäulenabschnitt. Die Muskulatur ist verspannt. Im Bereich der LWS bezeichnet man diesen Zustand als *Lumbalgie.* Wenn das Bandscheibengewebe auf eine Nervenwurzel drückt, entsteht ein ausstrahlender Schmerz entsprechend dem Versorgungsgebiet der betroffenen Nervenwurzel *(Zervikobrachialgie:* ausstrahlender Schmerz von der HWS in den Arm; *Lumboischialgie:* ausstrahlender Schmerz von der LWS ins Bein). Zusätzlich können neurologische Ausfallserscheinungen auftreten. Die Sensibilität im betroffenen Dermatom ist herabgesetzt. Die zur Nervenwurzel zugeordnete Muskulatur zeigt Lähmungserscheinungen, Reflexabschwächung oder -ausfall. Beim Husten oder Niesen wird der Schmerz durch die Erhöhung des intraduralen Drucks verstärkt. Die Patienten nehmen die für sie am wenigsten schmerzhafte Position ein (Zwangshaltung).

Komplikationen. An der HWS kann durch den Bandscheibenvorfall nicht nur ein Druck auf die Nervenwurzel ausgeübt werden, sondern sogar eine Rückenmarkkompression *(Myelonkompression)* entstehen. Dadurch kann sich ein inkomplettes oder sogar komplettes Querschnittssyndrom entwickeln.

An der LWS kann durch Kompression der Cauda equina das *Kaudasyndrom* mit Blasen-/Mastdarmstörungen (Inkontinenz) entstehen.

Diagnose. Neben der *orthopädischen* Beschwerdeanalyse ist eine *neurologische Untersuchung* zur Feststellung von sensiblen und motorischen Ausfällen notwendig. Besteht der Verdacht auf eine Blasenstörung, muß eine Restharnbestimmung (Messung der Harnmenge in der Blase nach spontaner Blasenentleerung) erfolgen.

Der Nachweis eines Bandscheibenvorfalls gelingt mit dem *CT* oder der *MRT.*

Therapie. Im akuten Stadium wird die HWS mit einer Halskrawatte ruhiggestellt. Die Ruhigstellung der LWS erfolgt durch Bettruhe und erhöhte Lagerung der Unterschenkel *(Stufenbettlagerung,* Abb. 16–14). Durch Extension und Traktion wird der betroffene Wirbelsäulenabschnitt entlastet. Begleitend werden Schmerzmittel verab-

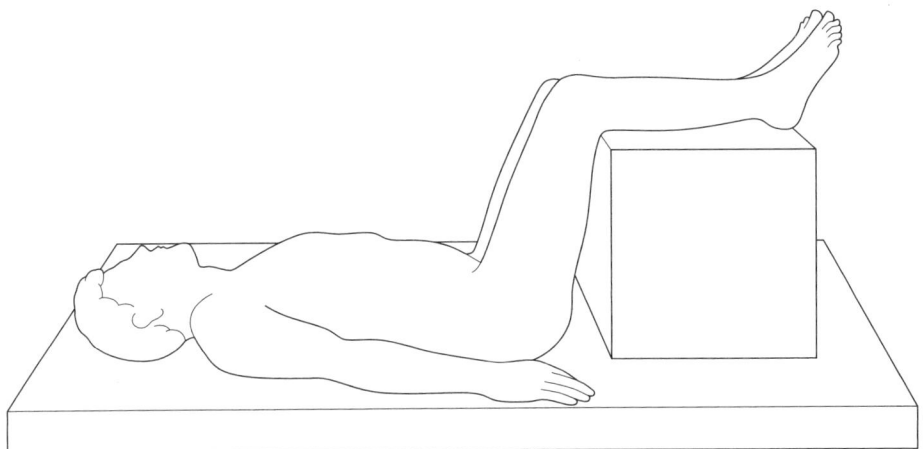

Abb. 16–14: Lagerung im *Stufenbett*

reicht. Sobald das akute Stadium überwunden ist, wird auf die beschriebenen konservativen Maßnahmen umgestellt (s. S. 671).

Die Indikation (Nukleotomie = Entfernung des Bandscheibenprolapses) ist gegeben bei ungenügendem Erfolg der konservativen Therapie oder progredienter Lähmung. Bei einem Querschnitts- oder Kaudasyndrom muß sofort operiert werden, um bleibende Schäden zu verhindern!

Bei der *postoperativen Pflege* muß darauf geachtet werden, daß die Wirbelsäule bei der Lagerung immer gerade bleibt und daß vor allem keine Rotationsbewegungen stattfinden. Der Patient muß „en bloc" gedreht werden. Außerdem sollte auf die gelegentlich auftretende Blasen- und Darmatonie geachtet werden.

Die **Prognose** ist in den meisten Fällen gut. Gelegentlich kann ein chronisch-persistierendes Schmerzsyndrom *(Postnukleotomiesyndrom)* auftreten, bedingt durch Vernarbungen, degenerative Veränderungen und die Instabilität. Rezidive sind möglich, da nicht die ganze Bandscheibe entfernt wird.

6.5.2 Spinalstenose

Die degenerativ bedingte Spinalstenose ist meist im Bereich der unteren LWS lokalisiert.

Ätiologie. Eine Verengung des Spinalkanals entsteht häufig durch die sich bei degenerativen Prozessen bildenden Osteophyten. Andere Ursachen sind angeborene Mißbildungen, intraspinale Tumoren usw.

Klinik. Neben den dumpfen Schmerzen im Bereich der LWS gilt als charakteristisches Symptom die *Claudicatio spinalis*: die Patienten gehen eine bestimmte Strecke; sie bekommen dann Schmerzen im Bereich der LWS, die häufig in beide Beine ausstrahlen; evtl. treten zusätzlich Kribbelparästhesien und eine Muskelschwäche auf. Diese Erscheinungen bessern sich durch Hinsetzen oder Stehenbleiben und Vornüberbeugen. Nervale Ausfälle sind möglich aber nicht obligat.

Diagnose. Symptomatik, Myelo-CT.

Therapie. Zunächst wird das *konservative Wirbelsäulenprogramm* durchgeführt. Sollte dies erfolglos sein, ist eine operative Dekompression erforderlich. In der postoperativen Phase sind die gleichen Maßnahmen indiziert wie bei bandscheibenoperierten Patienten.

7. Erkrankungen der Extremitäten

7.1 Angeborene Hüftdysplasie

Definition. Die Hüftdysplasie ist eine Reifungsstörung der Hüftpfanne, die vor allem Mädchen betrifft. Die Gelenkpfanne ist zu steil ausgebildet (dysplastisch). Sie überdacht den Hüftkopf nur unvollständig. Im Extremfall findet der Hüftkopf keinen Widerhalt und kann nach kranial aus der Pfanne gleiten *(Hüftluxation)*. Als Folge bleibt der Hüftkopf in seinem Wachstum zurück. Seine Form verändert sich. Wenn keine Therapie erfolgt, bildet sich oberhalb der eigentlichen Pfanne ein neues Widerlager, die sog. Sekundärpfanne. Die Erkrankung tritt in ca. 50 % doppelseitig auf.

Ätiologie. Die genaue Ursache ist unbekannt. Eine erbliche Komponente ist sicher.

Klinik. Eine gering ausgeprägte Dysplasie kann durch die klinische Untersuchung nicht festgestellt werden.

Hinweise auf eine Hüftluxation beim Neugeborenen sind:
Ortolani-Einrenkungsphänomen: durch Beugung und Abspreizung des Hüftgelenks kann man ein Schnappen im Gelenk fühlen und gelegentlich auch hören;
Abspreizbehinderung; Geburt in *Beckenendlage*;
Faltenasymmetrie an den Beinen;
scheinbare Beinverkürzung auf der betroffenen Seite.

Bei älteren Kindern fallen zusätzlich ein *Watschelgang* und ein *Hohlkreuz* auf.

Diagnostik. Die *Ultraschalluntersuchung* ermöglicht als Methode der Wahl die Diagnose einer Hüftdysplasie/-luxation (bis ungefähr zum 1. Lebensjahr durchführbar).

Therapie. Die Behandlung unterscheidet folgende Phasen:
– *Reposition.* Die luxierte Hüfte muß zunächst „eingerenkt" (reponiert) werden. In der Regel wird dies durch eine Extensionsbehandlung erreicht. Nur in seltenen Fällen ist dazu eine Operation erforderlich.
– *Retention.* Im Anschluß an die Reposition muß die Hüfte in der korrekten Stellung mit einer Schiene oder einem Gipsverband gehalten (retiniert) werden, bis das Pfannendach seinen Reifungsrückstand aufgeholt hat. Dies gelingt am besten in einer Sitz-Hock-Stellung. Die Schiene darf die ersten 4 Wochen nach der Reposition nicht (auch nicht zum Baden!) abgelegt werden, da sonst eine erneute Luxation entstehen könnte. Die Behandlung wird bis zur weitgehenden Normalisierung der Gelenkpfanne fortgeführt.

Bei alleiniger Pfannendysplasie ohne Luxation des Hüftgelenks kann mit einer *Spreizhose* die Pfannennormalisierung erreicht werden. Sie muß ebenfalls ständig getragen werden, darf aber zum Wickeln ausgezogen werden (Abb. 16–15).

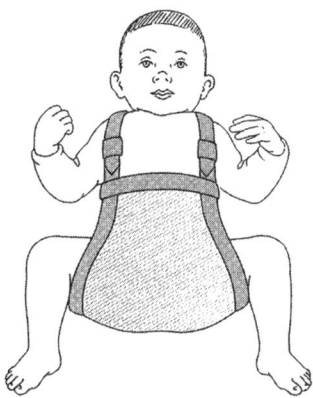

Abb. 16–15: *Spreizhosen* bei Hüftdysplasie

Der Therapieverlauf muß durch regelmäßige Ultraschalluntersuchungen kontrolliert werden.

Je früher die Hüftdysplasie/-luxation erkannt wird, um so besser ist die Prognose. *Jedes Neugeborene sollte sonographiert werden!*

Wird die Hüftluxation erst nach dem 1. Lj. diagnostiziert, ist meist allein mit konservativen Methoden keine Heilung zu erzielen. Ziel operativer Verfahren ist eine Korrektur der Gelenkpfanne (Beckenosteotomie) und eine gute Zentrierung des Hüftkopfs in die Pfanne (Varisierung am proximalen Femur).

7.2 Epiphyseolysis capitis femoris

Definition. Die Epiphysenlösung führt zum Abrutschen der Femurkopfepiphyse vom Schenkelhals. Knaben (Durchschnittsalter 13 Jahre) sind doppelt so häufig betroffen wie Mädchen (Durchschnittsalter 12 Jahre). Die betroffenen Kinder sind meist deutlich übergewichtig. Nicht zuletzt dadurch kommt es zu einer Überlastung der knorpeligen Wachstumsfuge, die in der Präpubertät durch das rasche Wachstum geschwächt ist, mit der Gefahr der Epiphysenlösung. Es wird zwischen einer *akuten* und einer *schleichenden* Verlaufsform unterschieden.

Klinik. Die Kinder klagen über ziehende Schmerzen in der Leiste und im Kniegelenk. Es besteht eine Bewegungseinschränkung. Das Bein wird in Außenrotationsstellung gehalten. Die Kinder hinken. Bei der akuten Verlaufsform, dem plötzlichen Abrutschen der Epiphyse, sind die Schmerzen extrem: Das Bein kann überhaupt nicht mehr belastet werden.

Die **Diagnose** wird durch Röntgenaufnahmen der Hüfte in 2 Ebenen gestellt, auf denen man die abgerutschte Epiphyse erkennen kann.

Therapie. Bei der *akuten* Epiphysenlösung wird die Epiphyse sofort (notfallmäßig) reponiert und mit Kirschnerdrähten fixiert. Bei der schleichenden Lösung erfolgt die Fixation der Kopfepiphyse mit Kirschnerdrähten. Bei schwerer Fehlstellung wird u. U. eine korrigierende Osteotomie nötig, um einer späteren Koxarthrose vorzubeugen.

7.3 Fußdeformitäten

Der Fuß ist als Gewölbe konstruiert. Das *Längsgewölbe* spannt sich zwischen dem Fersenbein (Calcaneus) und den Köpfchen der Mittelfußknochen (Metatarsalia) aus und ist an der Fußinnenseite am stärksten ausgeprägt. Das *Quergewölbe* bildet sich zwischen dem 1. und 5. Metatarsale-Köpfchen.

Durch die Gewölbekonstruktion sind die Ferse und die Köpfchen des 1. und 5. Mittelfußknochens die Hauptbelastungspunkte des Fußes.

Für die Ausbildung des Fußskeletts ist eine ausgewogene Muskelfunktion (vor allem während des Wachstums) von großer Bedeutung. Bei Ausfall von einzelnen Muskeln (z. B. aufgrund von Lähmungen) entstehen ausgeprägte Fußdeformitäten. Diese können angeboren oder erworben sein. Die Diagnose wird aufgrund der klinischen Symptome gestellt.

Folgende Fußdeformitäten werden unterschieden:
- *Klumpfuß* (s. Kap. 7.3.1) und
- *Spitzfuß* (s. Kap. 7.3.2),
- *Spreizfuß* (s. Kap. 7.3.3)
- *Hackenfuß* (vermehrte Dorsalextension bei behinderter Plantarflexion),
- *Sichelfuß* (vermehrte Vorfußadduktionsstellung),
- *Plattfuß* (Abflachung des Längsgewölbes),
- *Hohlfuß* (Erhöhung des Längsgewölbes),
- *Knick-Senk-Fuß* (Abflachung des Längsgewölbes und Valgusstellung der Ferse).

Therapie. In den ersten Lebenswochen und -monaten findet ein ausgeprägtes Wachstum des Fußes statt. In dieser Phase können daher angeborene Fußdeformitäten erfolgreich mit *redressierenden Gipsverbänden* korrigiert werden. Mit der Behandlung sollte so früß wie möglich nach der Geburt begonnen werden. Durch regelmäßige Gipswechsel und Weiterführung der Redression können sogar hochgradige Deformitäten korrigiert werden.

Orthopädietechnische Hilfsmittel (Einlagen, Schuhzurichtungen, Schienen) werden im Kindesalter zusätzlich zur Korrektur eingesetzt. Bei Erwachsenen dienen Einlagen zur Abstützung oder zur Entlastung vermehrt druckbelasteter Stellen.

Durch *krankengymnastische Übungsbehandlung* sollen die verkürzten Weichteile gedehnt und die der Deformität entgegenwirkenden Muskeln gekräftigt werden.

Wenn durch die konservativen Maßnahmen keine ausreichende Korrektur erreicht wird, kann durch *Operationen* an Sehnen und Gelenkkapseln eine Verbesserung erzielt werden. Bei Erwachsenen sind zur Fußkorrektur meist zusätzliche Eingriffe am Knochen (korrigierende Osteotomien oder gelenkversteifende Operationen (Arthrodesen)) erforderlich.

In den folgenden Abschnitten werden die wichtigsten Fußdeformitäten besprochen.

7.3.1 Klumpfuß

Definition. Der Klumpfuß ist eine komplexe Fußdeformität mit 4 Komponenten: Spitzfuß, Hohlfuß, Sichelfuß sowie Supinationsfuß mit Fersenvarus. *Ursache* ist ein erhöhter Tonus des M. tibialis posterior *("Klumpfußmuskel")*. Die Achillessehne ist verkürzt, die Wadenmuskulatur atrophiert *("Klumpfußwade")*. Die Deformität ist passiv nicht ausgleichbar. Die Diagnose wird bei Geburt durch die klinische Untersuchung gestellt (Abb. 16–16).

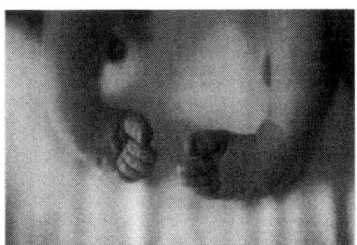

Abb. 16–16: Beidseitiger kongenitaler *Klumpfuß*

Ätiologie. Als Ursache des *angeborenen Klumpfußes* werden intrauterin wirkende, mechanische Faktoren sowie lokale neuromuskuläre Defekte diskutiert. Bei ca. einem Drittel sind erbliche Faktoren nachzuweisen. Knaben sind doppelt so häufig betroffen wie Mädchen. Der *sekundäre Klumpfuß* tritt auf als Begleiterscheinung neuromuskulärer Erkrankungen mit schlaffen oder spastischen Lähmungen (z.B. bei Poliomyelitis, Spina bifida, frühkindlichen Gehirnschäden).

Therapie. Die Behandlung soll sofort nach der Geburt mit krankengymnastischen Übungen und redressierenden Gipsverbänden beginnen. Die Gipsverbände werden im Abstand von wenigen Tagen erneuert, wobei die Redression kontinuierlich weitergeführt wird. Wenn im Alter von 3 Monaten noch eine Deformität besteht – meist die Spitzfußkomponente – erfolgt die operative Korrektur. Zur Vermeidung eines Rezidivs muß eine intensive Nachbehandlung durchgeführt werden: krankengymnastische *Muskelkräftigung, Nachtschienen,* spezielle *Einlagen.*

Rezidive können während der gesamten Wachstumsphase auftreten und zu schwerwiegenden Folgen führen. Der Patient läuft auf dem Außenrand des Fußes, im Extremfall auf dem Fußrücken. Dort bilden sich Schwielen und Druckulzera. Die Fußgelenke werden übermäßig belastet und zeigen frühzeitig arthrotische Veränderungen. In diesen Fällen ist oft ein ausgedehnter operativer Eingriff erforderlich.

7.3.2 Spitzfuß

Definition. Beim Spitzfuß besteht eine Beugekontraktur im oberen Sprunggelenk, so daß der Fuß nicht mehr eben aufgesetzt werden kann. Betroffen sind vorwiegend Patienten, die lange Zeit bettlägerig, an den Beinen gelähmt oder aus sonstigen Gründen bewegungsunfähig sind. Wenn keine sorgfältige Abstützung des Fußes in rechtwinkliger Stellung des Sprunggelenks durchgeführt wird, entsteht der Spitzfuß.

Der Spitzfuß führt bei einseitigem Befall zu einer funktionellen Überlänge des betroffenen Beins mit nachfolgender Behinderung beim Gehen, dadurch zur Lumbalskoliose.

Therapie. Durch Krankengymnastik soll die verkürzte Achillessehne gedehnt werden. Gelingt dies nicht, muß sie operativ verlängert werden.

Prophylaxe. Die Vermeidung des Spitzfußes ist eine wichtige Aufgabe jeglicher Krankenpflege! Bei bewegungsunfähigen Patienten müssen die Füße mit Hilfe eines Fußbretts oder Kissens so gelagert werden, daß der Fuß in einem Winkel von 90° zum Unterschenkel steht (funktionelle Nullstellung).

7.3.3 Spreizfuß

Definition. Der Spreizfuß ist charakterisiert durch eine Abflachung des Quergewölbes. Risikofaktoren sind: Bindegewebsschwäche, Übergewicht, unzweckmäßiges Schuhwerk (hohe Absätze). Rückfuß- und Mittelfußdeformitäten sowie entzündlich-rheumatische Erkrankungen führen ebenfalls zu einem Spreizfuß.

Klinik. Durch das Absinken des Quergewölbes entsteht eine Verbreiterung des Vorfußes. Die Köpfchen der Mittelfußknochen 2–4 werden dadurch vermehrt belastet. Es bilden sich schmerzhafte Schwielen. Durch die veränderte Statik ändert sich die Zugrichtung der an den Zehen inserierenden Sehnen. Dies führt zu Zehendeformitäten:
– *Hallux valgus* (Abweichung der Großzehe nach lateral, Abb.16–17),
– *Hammerzehe* (fixierte Beugung im Endgelenk, Abb.16–18),
– *Krallenzehe* (fixierte Beugung in Mittel- und Endgelenk bei überstrecktem Grundgelenk, Abb.16–18).

Durch den Druck des Schuhs entstehen schmerzhafte Schwielen. Die Fehlbelastung und Überbelastung begünstigt degenerative Gelenkveränderungen.

Therapie. Die *krankengymnastische Übungsbehandlung* soll die Kräftigung der Fußmuskulatur und Dehnung der verkürzten Sehnen anstreben. Durch stützende *Einlagen* wird das Quergewölbe abgestützt. Bei Beschwerdepersistenz sind *operative Eingriffe* an den Weichteilen oder am Knochen erforderlich.

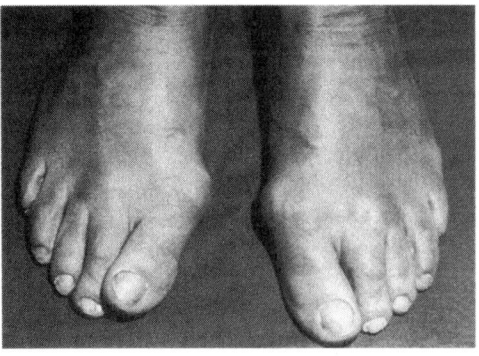

Abb. 16–17: *Hallux valgus*, rechts stärker ausgeprägt als links

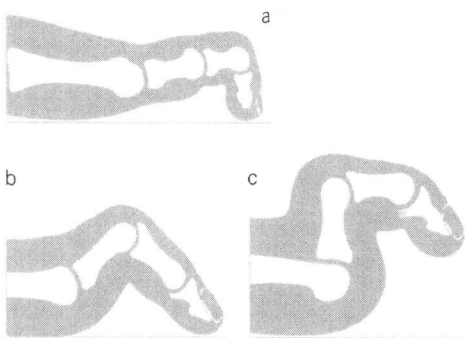

Abb. 16–18: Formen der *Hammerzehe* (**a**, **b**), **c.** Krallenzehe (Überstreckung im Grundgelenk)

7.4 Morbus Dupuytren

Definition. Der M. Dupuytren ist gekennzeichnet durch eine Proliferation und Schrumpfung der Palmaraponeurose. Dadurch entsteht, stetig zunehmend, eine Beugekontraktur der Finger (meist am 4. und 5. Finger, bevorzugt bei Männern ab dem 40. Lebensjahr (Abb. 16–19). Die Ursache ist unbekannt.

Die **Therapie** besteht in der operativen Entfernung der befallenen Palmaraponeurose.

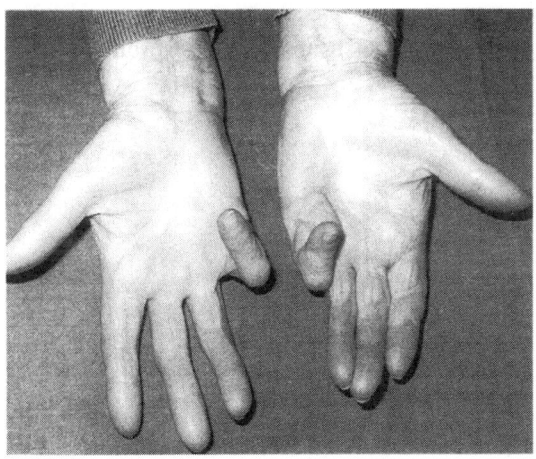

Abb. 16–19: *Dupuytren-Kontraktur* beider Hände mit besonderem Befall der Kleinfinger

7.5 Karpaltunnelsyndrom (KTS)

Definition. Beim KTS wird der N. medianus im Karpalkanal komprimiert z. B. durch: Verletzungen der Handwurzel, Synovitis der Sehnenscheiden oder andere raumfordernde Prozesse (Abb. 16–20).

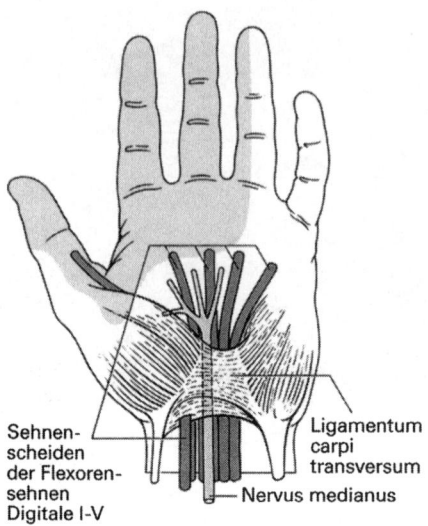

Abb. 16–20: *Karpaltunnelsyndrom* mit Sensibilitätsstörungen

Klinik. Die Nervenkompression führt zu typischen klinischen Symptomen :
– *Schmerzen* (meist nachts auftretend),
– *Gefühlsstörungen* im Ausbreitungsgebiet des N. medianus,
– *Atrophie* des Daumenballens.
Die **Therapie** besteht in der Spaltung des Retinaculum flexorum.

XVII. Klinische Genetik und Teratologie

L. Pelz

Definition. Die *klinische Genetik* beschäftigt sich mit der Wechselwirkung von Erbanlagen und Krankheit. Sie ist am Krankenbett entstanden und nutzt genetische Gesetzmäßigkeiten für Diagnostik, Therapie und Prävention. Ihr Handlungsspielraum ist durch ethische Normen der Medizin abgesteckt. Es handelt sich um ein ätiologisch ausgerichtetes *medizinisches Querschnittsfach*. Im Gegensatz dazu beschreibt die *Teratologie* Abweichungen der typischen Gestalt des menschlichen Körpers. Beide Spezialgebiete überschneiden sich naturgemäß teilweise.

Häufigkeit. Bei Geburt sind:
- 2 % der Neugeborenen *körperlich und geistig* schwer behindert
- 3 % der Neugeborenen *körperlich* fehlgebildet
- 6 % der Neugeborenen haben eine *Chromosomenstörung*, 1 % eine *monogene Erbkrankheit*. Der Anteil genetischer und teratologischer Erkrankungen an der Säuglingssterblichkeit liegt zwischen 30–40 %.

---

1. Molekulare Primärveränderungen

Traditionsgemäß wird zwischen *genetischen* (= endogenen) und *umweltbedingten* (= exogenen) Einflüssen bei der Entstehung von Krankheiten und Leiden unterschieden. Zwischen genetischen und umweltbedingten Wirkungen besteht ein sollspezifisches Gleichgewicht, welches bei Krankheit gestört ist. Sog. genetische Erkrankungen und sog. umweltbedingte Leiden stellen nur die beiden Pole dieser Genotyp-Umwelt-Beziehungen dar.

DNS. Das Muster für die morphische und funktionelle Entwicklung des Menschen ist durch die Anordnung molekularer Einzelbausteine im genetischen Material der doppelsträngigen Desoxyribonukleinsäure (DNS) verankert. Sie speichert die erforderlichen Erbinformationen nach Art eines Morse-Alphabetes (genetischer Code), ist die Schlüsselsubstanz zur Bildung von Aminosäuren und Eiweißen und damit Grundlage allen Lebens. Sie entstehen in einem enzymabhängigen Regulationssystem. Die örtliche Trennung zwischen der Speicherung von genetischer Information in Zellkern und von Eiweißsynthese im Zellplasma macht Transport- und Erkennungssysteme (Transkription, Translation) notwendig. Der Transport genetischer Information von einer Zelle zur anderen wird durch spezielle Erbträger (= Chromosomen) bei jeder Zellteilung gewährleistet.

Eine Systematik angeborener Entwicklungsstörungen hat *Ort* und *Zeit* der Schädigung sowie die Art der *Noxe* zu berücksichtigen:

(1) Der **Ort der Störung** kann verschieden sein. Entsprechend dem hierarchischen Aufbau des Organismus ist zwischen *isolierten* und *kombinierten* Organbildungsfeh-

lern zu unterscheiden. Einmal sind sie eine eigenständige Erkrankung, im anderen Fall nur Symptom einer komplexen Störung, z. B. eines Syndroms.

So unterscheidet man endogene und exogene Ursachen. *Endogene* Schädigungen entstehen z. B. durch Mutation der DNS (Gen-, Chromosomen-, Genommutation). Auch sind Ei- und Samenzellschädigungen (Fruktosedefizit in der Samenflüssigkeit, Sperma-Antikörper) endogen bedingt.

Exogene Ursachen sind z. B. Sauerstoffmangel (Nidationsstörungen, Plazentainsuffizienz u. a.), Infektionen (Röteln, Zytomegalie u. a.), Vergiftungen, mütterliche Fehlernährungen, radioaktive Strahlen, hormonelle Dysregulation (z. B. Embryopathie bei Diabetes mellitus der Mutter).

(2) Die **Zeit der Störung** kann in unterschiedliche Perioden (Pro-, Blastogenese, Embryonal- und Fetalzeit) der Keimesentwicklung fallen.

Phasenspezifische Reaktionsweisen (Tab. 17–1) gelten für teratogene Noxen als auch für die aktive Wirkung von Genen. Eine Fehlbildung kann nur während einer *teratogenetischen Terminationsperiode* entstehen, d. h. in jenem Zeitabschnitt, in welchem *spätestens* ein schädigendes Agens eingewirkt haben muß, soll ein Zusammenhang zwischen Noxe und Erkrankung anerkannt werden.

Dagegen sind *sensible Phasen* Abschnitte mit besonders ausgeprägter Anfälligkeit gegenüber schädigenden Stoffen.

Der phasenspezifische Entwicklungsablauf bietet vielfache Möglichkeiten der Beeinträchtigung sich zeitlich überlappender entwickelnder Organsysteme (Abb. 17–1). Je früher dabei die Störung einsetzt, desto schwerer und komplexer ist das Krankheitsbild.

(3) Auch für die **Art der Noxe** besteht in Abhängigkeit der Entwicklungsphase eine *relative Spezifität*.

Im Vergleich zu den vielen Schädigungsmöglichkeiten sind noxenspezifische Entwicklungsstörungen selten. Gut bekannt sind Embryopathien nach Rötelninfektion, bei mütterlicher Zuckerkrankheit, Phenylketonurie und Alkoholkrankheit, nach Einwirkung radioaktiver Strahlen und Arzneimitteln, z. B. Zytostatika, Antiepileptika.

Tab. 17–1: Klinik der Rubeolenembryopathie in Abhängigkeit vom Zeitpunkt der Infektion (mod. nach Töndury, 1962)

Organ	Schwangerschaftsmonat (als Ovulationsalter)			
	I	II	III	IV
Auge (5. SSW) Katarakt, Mikrophthalmus, Pseudoretinitis pigmentosa	++++	++++		
Herz (3.–7. SSW) Scheidewanddefekte im Vorhof und Kammer	++	+++	–	–
Ohr (4.–12. SSW) Innenohrschwerhörigkeit		++	+++	+
Gehirn (6.–10. SSW) Mikrozephalie, Debilitas, psychomotorische Störungen		++	+	(+)
Zähne (7.–11. SSW) Hypoplasie und Aplasie des Zahnschmelzes, Oligodontie		++	+	(+)
Weitere Organanlagen Niere		++	+	

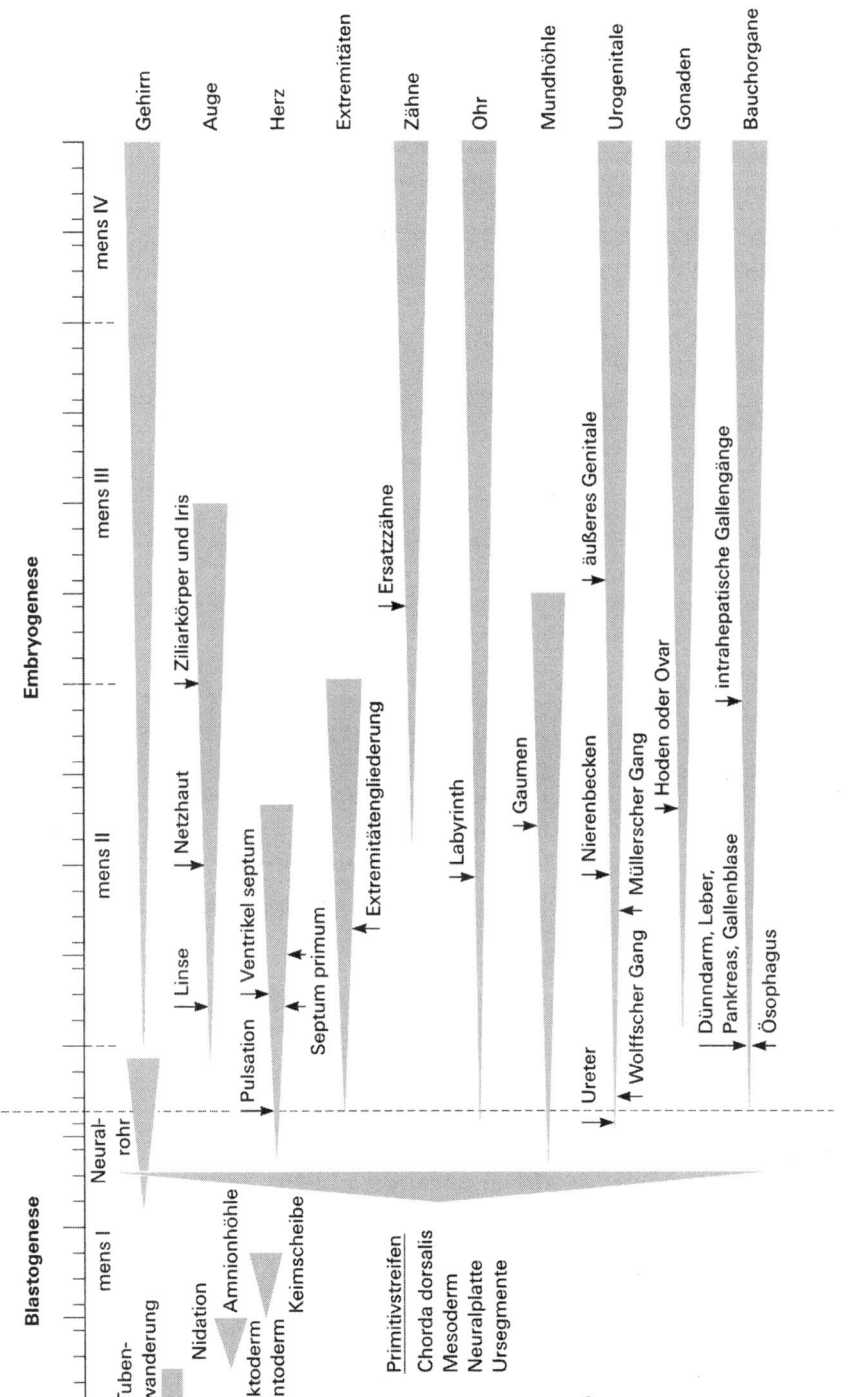

Abb. 17–1: Kalender früher intrauteriner Entwicklung (aus L. Pelz 1980)

Tab. 17–2: Pathogenetische Kategorien bei Störungen der Morphogenese

Bezeichnung	Erläuterung	Beispiel
Malformation	Fehlbildung der *primären* Organanlage bzw. korrespondierender Keimbezirke infolge *innerer* Krankheitsursache	Vitium cordis bei Down-Syndrom, Polydaktylie
Disruption	*Sekundäre* Zerstörung einer sich primär normal entwickelten Anlage infolge *äußerer* Krankheitsursache	Vitium cordis bei Embryopathie; Thalidomid-Embryopathie
Deformation	Form-, Gestalt- und/oder Lageanomalien durch ungewöhnliche mechanische prä- oder postnatale Krafteinwirkung	Klumpfuß bei Oligohydramnion, Plagiocephalus hypotoner Säuglinge
Sequenz	Multiple, zeitlich und räumlich kaskadenartig nacheinander auftretende Anomalien infolge bekannter Pathogenese, aber unbekannter Ätiologie	Potter-Sequenz, Robin-Sequenz
Syndrom	multiple Anomalien mit bekannter Ätiologie bei unbekannter Pathogenese	Chromosomenaberrationen, hereditäre Knochendysplasie

Die internationale Empfehlung zur Klassifizierung morphologischer Störungen bietet eine pathogenetische Grundlage zu einer differenzierten epikritischen Bewertung (Tab. 17–2).

2. Monogene Erbleiden

Ca. 5710 monogenetische Erbleiden sind bekannt, davon 3700 autosomal-dominante, 1650 autosomal-rezessive und 350 X-gebundene.

Monogene Erbleiden setzen *eine* spezifische Genmutation voraus, d. h. eine spezifische Veränderung im genetischen Code durch *Verminderung* (Defizienz, Deletion), *Vermehrung* (Duplikation, Amplifikation) oder durch *Austausch einer spezifischen Base* innerhalb der DNS (Punktmutation).

Genmutationen sind Ergebnis von Fehlern bei der stufenweisen Aktivierung eines spezifischen DNS-Abschnittes. Ob sie eine krankmachende Wirkung erhalten, hängt von der Art der Kopierfehler bei der Informationsübertragung ab. Dabei gibt es im biologischen Regulationsmechanismus vielfältige Sicherungen, die insgesamt der Aufrechterhaltung spezifischer, lebenserhaltender Funktionen dienen.

Genmutationen können *rezessiv* oder *dominant* wirken. Diese Wirkungen werden nur durch einen Vergleich der vorliegenden Mutation mit dem speziellen Krankheitsbild erkannt. Sie folgen den *Mendel-Gesetzen*.

2.1 Rezessive Genwirkung

Definition, Wirkungsweise. Eine Genwirkung wird als *rezessiv* bezeichnet, wenn für das Auftreten einer Erkrankung Mutationen in doppelter Dosis (= *Homozygotie*) vorliegen müssen, d. h. sie von Mutter *und* Vater auf die Nachkommen übertragen wurde. *Heterozygotie* besteht bei Mischerbigkeit; sie führt nicht zur gesundheitlichen Beeinträchtigung ihrer Träger.

Genetische Leiden mit rezessiver Genwirkung sind vorwiegend auf fehlende oder unwirksame Produktion von Enzymen, Gerinnungsfaktoren oder anderen Proteinen zurückzuführen; klinisch sind ihnen die meisten angeborenen Störungen des *Intermediärstoffwechsels* zuzuordnen.

Rezessiv wirkende Gene spielen bei folgenden Stoffwechselerkrankungen eine Rolle: Phenylketonurie, Ahornsirupkrankheit, Homozystinurie, Histidinämie, familiäre zystische Fibrose, angeborene Hypothyreose, Galaktose-, Fruktoseintoleranz, Glykogenspeicherkrankheit, Lipid- und Mukopolysaccharidspeicherkrankheit.

2.1.1 Autosomale Vererbung mit rezessiver Genwirkung

Da 22 Nichtgeschlechtschromosomen (Autosomen) nur 2 Geschlechtschromosomen (Gonosomen) gegenüberstehen, ist der größte Anteil von Genen auf den Autosomen lokalisiert. Je nach den genetischen Ausgangssituationen der Eltern haben ihre Kinder entsprechend den Mendel-Regeln eine *berechenbare Wahrscheinlichkeit* krank oder gesund zu sein.

Gewöhnlich werden heterozygote Eltern durch die Geburt eines homozygot kranken Kindes als Träger einer krankmachenden Mutation erkannt (Abb 17–2); unerkannt

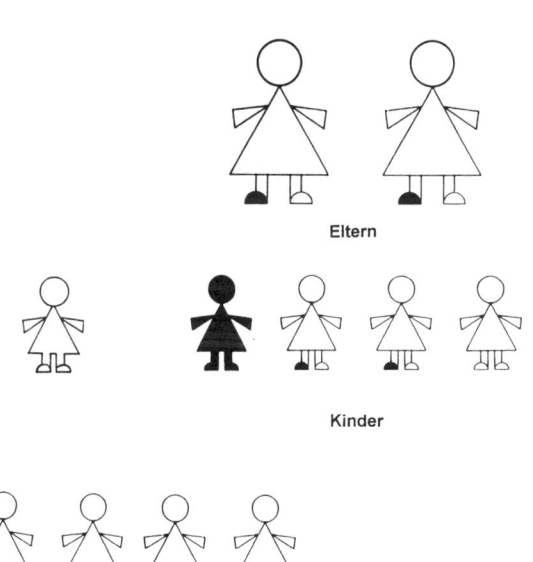

Eltern

Kinder

Enkel

Abb. 17–2: A priori-Wahrscheinlichkeiten für Kinder und Enkel der häufigsten genetischen elterlichen Ausgangssituation bei autosomaler Vererbung und rezessiver Genwirkung (schwarz = krank, weiß = gesund; die Farbe der Schuhe symbolisiert Hetero- bzw. Homozygotie). Die Weitergabe der Mutation und die Ausprägung des Leidens ist unabhängig vom genetischen Geschlecht.

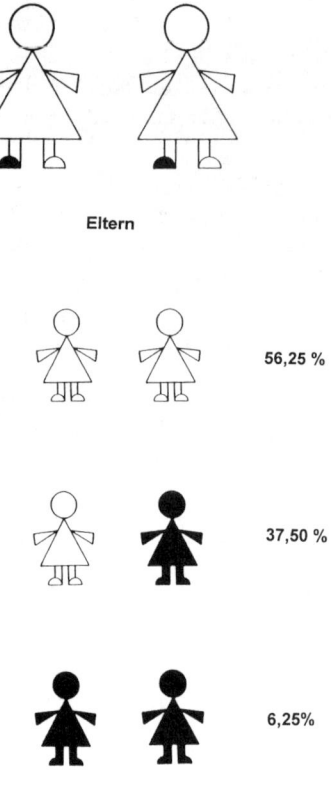

Eltern

56,25 %

37,50 %

6,25%

Kinder

Abb. 17–3: Verteilungshäufigkeiten unterschiedlicher Zusammensetzung von Zweikindfamilien bei heterozygoten Eltern für autosomal vererbtes Leiden mit rezessiver Genwirkung. Die elterliche Mischerbigkeit (Heterozygotie) bei gesunden Nachkommen bleibt meistens unerkannt

bleiben alle jene potentiellen Risikoeltern, welche bei gleicher Ausgangssituation klinisch gesunde Nachkommen haben. Das ist bei der durchschnittlichen Familiengröße mit 1 bis 2 Kindern und einer Erkrankungswahrscheinlichkeit von 0,25 relativ oft der Fall, nämlich bei 75 % aller Einkind- und in mehr als 56 % aller Zweikindfamilien (Abb. 17–3). Bei der Prüfung von Erbganghypothesen ist dieser Besonderheit Rechnung zu tragen. In der Mehrzahl aller Familien treten autosomal vererbbare Leiden mit rezessiver Genwirkung heutzutage sporadisch auf. Deshalb wird ihre genetische Ursache auch oftmals nicht in Betracht gezogen.

2.1.2 X-chromosomale Vererbung mit rezessiver Genwirkung

Frauen und Männer unterscheiden sich genetisch durch ihre Geschlechtschromosomen; Frauen haben 2 X-Chromosomen (46, XX), Männer je 1 X- und 1 Y-Chromosom (46, XY).

> Krankheitsauslösende Mutationen sind bisher nur auf dem *X-Chromosom* nachgewiesen; dadurch erklärt sich bei rezessiver Genwirkung, daß nur Knaben und Männer erkranken, ihre Söhne aber alle gesund sein müssen *(Lossen-Regel)*, weil sie ihr einziges X-Chromosom nur von ihrer Mutter erben können (Abb. 17–4).

Gesunde Überträgerinnen der Mutation (Konduktorinnen) können mehrere Generationen unerkannt bleiben, wenn unter ihren Nachkommen kein kranker Knabe geboren wurde. Dann können nur umfangreiche Familienerhebungen oder direkte molekulargenetische Untersuchungsmethoden diagnostisch weiterhelfen.

Beispiele: Hämophilie und infantile progressive Muskeldystrophie (Typ Duchenne) sind typische Beispiele X-chromosomaler Vererbung mit rezessiver Genwirkung. Weitere klinisch bedeutsame X-chromosomale Leiden sind:
– *rezessive Genwirkung*: Adrenoleukodystrophie, Farbenblindheit, Glukose-6-Phosphatase-Dehydrogenase-Mangel, Thrombozytopenie mit Radiusaplasie (Landolt-Syndrom), Syndrom der Androgenresistenz (auch autosomal vererbbar)
– *dominante Genwirkung*: Diabetes insipidus neurohormonalis (auch autosomal vererbbar), oro-fazio-digitales Syndrom (Typ I), Amelogenesis imperfecta (hypoplastische Form), Alport-Syndrom (auch dominant vererbbar), kongenitale Aquäduktstenose mit Hydrozephalus (auch dominant vererbbar).

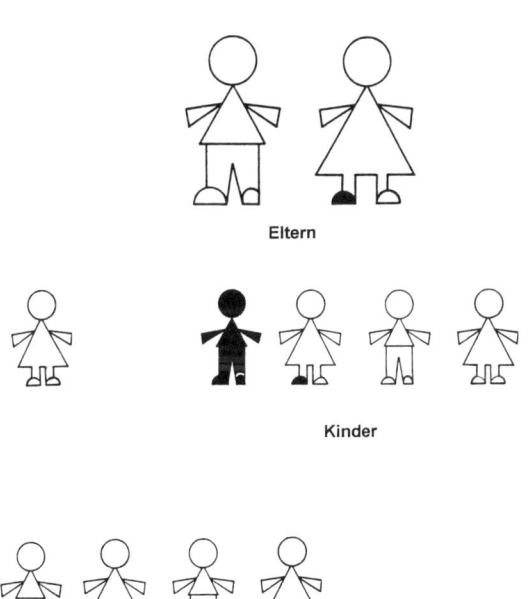

Eltern

Kinder

Enkel

Abb. 17–4: A priori-Wahrscheinlichkeiten für Kinder und Enkel der häufigsten genetischen elterlichen Ausgangssituationen bei X-chromosomaler Vererbung und rezessiver Genwirkung. Knaben kranker Väter sind obligat gesund (schwarz = krank, weiß = gesund; ein schwarzer Schuh symbolisiert die gesunde Überträgerin der Mutation)

2.2 Dominante Genwirkung

Definition, Wirkungsweise. Eine Genwirkung wird als dominant bezeichnet, wenn ein Leiden bereits bei Mischerbigkeit auftritt. In der Regel werden durch dominant wirkende Gene *abnorme Strukturproteine* gebildet. Sie führen zu abnormer Zell- und Gewebsstruktur mit morphischen Entwicklungsstörungen unterschiedlicher Ausprägungsgrade (s. o.):

Beispiele: Achondroplasie, Rh-Blutgruppensystem, Taubheit, Friedreich-Ataxie, Chorea Huntington, Hyperlipoproteinämie Typ II, maligne Hyperthermie, Arachnodaktylie, juvenile spinale Muskelatrophie, Myotonia congenita (Thompsen), Neurofibromatose, polyzystische Nieren, Retinoblastom.

Durch isolierte Mutation einer elterlichen Keimzelle (Samen- oder Eizelle) kann *ein* Erkrankter bereits „sporadisch" in der 1. Nachkommensgeneration auftreten, ohne daß für die Eltern ein gesteigertes familiäres Risiko besteht (Neumutation). Da die Anamnese keinerlei Hinweise auf Familiarität bietet, werden diese Leiden häufig noch als „idiopathische" Fehlbildungskomplexe angesehen.

2.2.1 Autosomale Vererbung und dominante Genwirkung

Je nach den elterlichen Ausgangssituationen ist die Häufigkeit der Leiden in der Nachkommenschaft unterschiedlich (Abb. 17–5); die Eltern sind jedoch immer durch mindestens einen kranken Partner gekennzeichnet; ihre Kinder brauchen allerdings nicht zwangsläufig zu erkranken.

Einige genetische Leiden mit dominanter Genwirkung korrelieren mit erhöhtem väterlichen Alter, u. a. Akrozephalosyndaktylie-, Marfan-Syndrom, Myositis ossificans. Durch vorwiegend im 3. Lebensjahrzehnt stattfindende Familiengründungen könnte ein Häufigkeitsrückgang dieser altersabhängigen Erkrankungen erreicht werden.

2.2.2 X-chromosomale Vererbung mit dominanter Genwirkung

Wie bei autosomaler Vererbung erkranken heterozygote Mädchen und alle Knaben, wenn die Mutation auf dem X-Chromosom liegt und dominant wirkt. Deshalb ist die Abgrenzung gegenüber autosomaler Vererbung bei dominanter Genwirkung schwierig; einzig *beweisend sind gesunde Söhne kranker Väter* (Lossen-Regel)! Einige X-chromosomale Leiden mit dominanter Genwirkung sind in Kap. 2.1.2 aufgeführt.

2.2.3 Polygene Erbleiden

Zahlreiche isolierte und komplexe pränatale Entwicklungsstörungen, aber auch sich erst im späteren Leben manifestierende Leiden sind nicht durch eine einzige Mutation erklärbar. Praktisch wichtige polygene Leiden sind:

- Angeborene Pfannendachdysplasie des Hüftgelenkes
- Angeborene Herzfehler (ASD und VSD)
- Asthma bronchiale einschl. Heuschnupfen
- Diabetes mellitus und essentielle Hypertonie
- Dorsale Schlußstörungen des Neuralrohres (Anenzephalie, Spina bifida occulta, Spina bifida aperta)
- Ekzema infantum und Lippen-Kiefer-Gaumen-Spalte

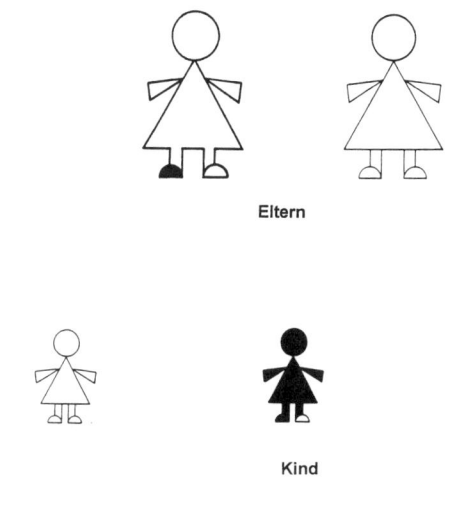

Eltern

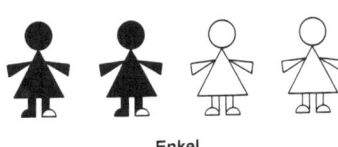

Kind

Enkel

Abb. 17–5: A priori-Wahrscheinlichkeiten für Kinder und Enkel der häufigsten genetischen elterlichen Ausgangssituation bei autosomaler Vererbung und dominanter Genwirkung
(schwarz = krank, weiß = gesund; die Farbe der Schuhe symbolisiert Hetero- bzw. Homozygotie). In den Keimzellen eines gesunden Elternteiles liegt eine Neumutation vor,
die zunächst zum sporadischen Auftreten des Leidens führt. In der Enkelgeneration treten dann erstmals familiäre Häufungen auf.

– Idiopathische Adoleszentenskoliose und Klumpfuß
– Kongenitale hypertrophische Pylorusstenose und kongenitale Inguinalhernie.

Hier hilft das *Konzept der polygenen Vererbung* theoretisch und praktisch weiter. Es
bedeutet, daß für die Ausbildung eines normalen oder pathologischen Merkmals
mehrere Gene (Polygenie) notwendig sind. Polygenie ist die Grundlage für die individuell unterschiedliche Ausprägung normaler Strukturen und deren Eigenschaften,
z.B. die Hautfarbe, die Körpergröße, das Blutdruck- und Blutzuckerverhalten. Da
nicht Merkmale, sondern nur kodierte Informationen für ihre Ausbildung vererbt
werden, hängt es besonders bei Polygenie ganz wesentlich von zusätzlichen exogenen
Einflüssen ab, ob, wann und in welchem Ausmaß Krankheiten auftreten. Erwartungs-
gemäß entspricht das Verhältnis von Kranken zu Gesunden in einer Familie nicht den
Erwartungsziffern nach den Mendel-Regeln wie bei Monogenie. An ihre Stelle treten
empirische Häufigkeitszahlen.

3. Chromosomale Leiden

3.1 Allgemeine klinische Zytogenetik

Chromosomenanalyse. Die Möglichkeit, Chromosomen des Menschen eindeutig numerisch und weitgehend strukturell zu beurteilen bietet die Voraussetzung, eine relativ große Gruppe von angeborenen Entwicklungsstörungen diagnostisch zuordnen zu können.

Voraussetzung für Chromosomenanalysen sind sich in Teilung befindliche Zellen, meistens *Blutlymphozyten,* aber auch Bindegewebe- und Fruchtwasserzellen sowie Biopsiematerial von Chorionzotten. Chromosomenaberrationen können sowohl die Geschlechts- als auch die Nichtgeschlechtschromosomen isoliert oder kombiniert betreffen.

Als einfacher **Suchtest** für chromosomale Störungen (Chromosomenaberrationen) kann die *Heterochromatin-Diagnostik an Interphasezellen* (Wangenschleimhautabstriche, Vaginalabstriche oder Blutausstriche u.ä.) dienen; sie gewinnt durch insitu-Hybridisierung mit spezifischen DNS-Sonden einen hohen diagnostischen Wert.

3.1.1 Formal- und Kausalgenese

Formalgenese. Zahlenmäßige Veränderung der 46 menschlichen Chromsomen Polysomien und Monosomien entstehen in der Keimzellentwicklung durch Fehler der Chromosomen-Paarung *(non-conjunction),* beim Auseinanderweichen der einzelnen Chromatiden *(non-disjunction)* oder durch Chromosomenverlust während der späten Zellteilungsphase *(anaphase-lag;* Abb.17–6).

Chromosomenaberrationen brauchen nicht in allen Geweben und innerhalb einer Gewebeart nicht in allen Zellen nachweisbar zu sein *(zytogenetisches Mosaik).* Dabei können sowohl normale und aberrante als auch verschiedene aberrante Zellinien in unterschiedlicher Mischung gemeinsam vorkommen.

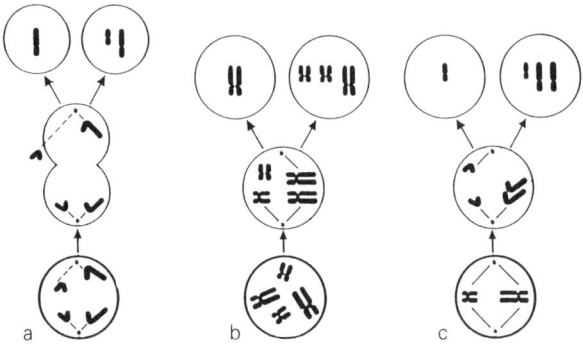

Abb. 17–6: Chromosomenverteilungsstörungen als Ursache für numerische Aberrationen: **a.** Anaphase lag, **b.** Non-conjunction, **c.** Non-disjunction (mod. nach L. Pelz und W. Mieler 1972).

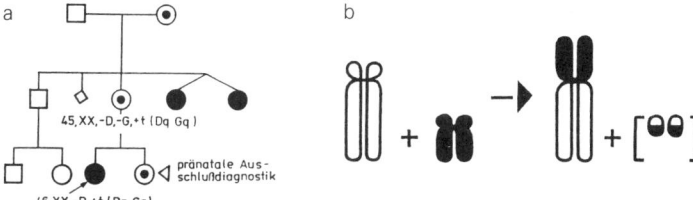

Abb. 17–7: Familiäres Down-Syndrom als Folge einer Translokationstrisomie zwischen den Chromosomen 15 und 21: **a.** Stammtafel, **b.** Prinzip der Entstehung eines Translokationschromosoms

Die **Kausalgenese** der numerischen und auch strukturellen Chromosomenaberrationen ist ungeklärt. Für prophylaktisches ärztliches Handeln bedeutungsvoll ist der Zusammenhang zwischen der relativen Häufigkeit von Polysomien und dem mütterlichen Konzeptionsalter. Am gründlichsten ist die Beziehung bei der Trisomie 21 untersucht (s. Kap. 3.2.1). Sie gilt aber auch für andere autosomale und gonosomale Trisomien, z. B. die Chromosomen 13, 18 und X-chromosomale Polysomien.

Die Mehrzahl aller Leiden mit zahlenmäßigen Chromosomenabweichungen tritt als Neumutationen sporadisch auf; strukturelle Aberrationen können allerdings von Generation zu Generation weitergegeben werden und zu familiärer Krankheitshäufung führen (Abb. 17–7); deshalb ist ihre sorgfältige zytogenetische und evtl. zusätzliche molekulargenetische Klärung stets geboten.

3.1.2 Indikation für zytogenetische Untersuchungen

Chromosomenanalysen können 3 Grundprobleme lösen helfen:
– *Abnorme* Chromosomenbefunde bieten wesentliche differentialdiagnostische Anhaltspunkte bei komplexen Fehlbildungen.
– *Normale* Chromosomenbefunde können bei abnormem klinischem Bild differentialdiagnostisch wesentliche Stütze sein, z. B. bei Störungen der Geschlechtsdifferenzierung.
– In der klinischen Onkologie sind *Therapie* und *Prognose* vielfach von speziellen Chromosomenbefunden abhängig.

Indikationen für zytogenetische Untersuchungen sind:

(1) Klinischer Verdacht auf ein bekanntes chromosomal bedingtes Leiden
(2) Psychomotorische Entwicklungsstörungen mit extrazerebralen Organbildungsfehlern oder multiplen Anomalien, sofern sie keinem anderen bekannten Fehlbildungssyndrom zuzuordnen sind
(3) Verzögerte oder ausbleibende Pubertätsentwicklung (primäre Amenorrhoe, Mikrotestes)
(4) Nichtkonstitutioneller Hochwuchs beim Knaben, insbesondere bei gleichzeitiger herabgesetzter Schulleistungsfähigkeit
(5) Nichtkonstitutioneller Minderwuchs und Leistenbrüche bei Mädchen
(6) Lymphangiektatische Ödeme neugeborener Mädchen
(7) Kryptorchismus (nicht: Retentio testis!)
(8) Genitale Differenzierungsstörungen

(9) Herabgesetzte Schulleistungsfähigkeit, insbesondere bei gleichzeitigen Symptomen eines Hypogonadismus
(10) Fehlbildungskomplexe unbekannter Ätiologie.

3.2 Spezielle klinische Zytogenetik

Es gibt etwa 1000 verschiedene Formen und Unterformen chromosomaler Erkrankungen; es werden hier *exemplarisch* wichtige Leiden beschrieben, soweit sie in den übrigen Kapiteln unberücksichtigt sind.

> Die häufigsten chromosomalen Erkrankungen sind: *Down-, Martin-Bell-, Ullrich-Turner-* und *Klinefelter-Syndrom.*

3.2.1 Down-Syndrom

Dreifaches statt zweifaches Vorkommen des Chromosoms 21 (Trisomie 21) ist Grundlage des Down-Syndroms (Abb. 17–8). Dabei ist es gleichgültig, ob eine nichterbliche (freie Trisomie) oder eine erbliche (Translokations-Trisomie) Form vorliegt.

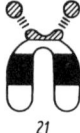 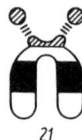 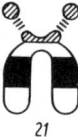

21   *21*   *21*

Abb. 17–8: Freie Trisomie 21: 3 faches Auftreten eines Chromosoms 21 in einer Körperzelle

Symptome. Die Kinder werden häufig untergewichtig geboren. Schräg verlaufende Lidachsen, Epikanthus, weiße bis gräuliche punktförmige Irissprenkelung (Brushfield-Flecken), Brachyzephalie, dysplastische Ohrmuscheln, häufig Wangenrötung, Makroglossie und schlaffe Hautwulstbildung im Nacken, muskuläre Hypotonie mit Überstreckbarkeit der Gelenke, Rektusdiastase, Tatzenhände, abgespreizte Großzehen (Sandalenlücke) sowie abnorme Fingerbeerenmuster und Vierfingerfurche bei etwa der Hälfte der Patienten bilden markante Krankheitszeichen (Abb. 17–9). Der Schwachsinn erreicht meist den Grad 2 (Imbezillität) der geistigen Behinderung; er nimmt mit dem Alter zu. Bei Patienten ab 5. Lebensjahrzehnt finden sich hirnmorphologisch ausnahmslos irreparable Veränderungen, die mit einem deutlichen Abbau sozialer Integrationsfähigkeit einhergehen. Es fallen Minderwuchs, Thymushypoplasie und Störungen der zellulären Immunabwehr auf; Infek-

Abb. 17–9: Down-Syndrom: Unterschiedliche Ausprägungsgrade bei freier Trisomie 21: **a.** Gesicht eines Frühgeborenen, **b.** Gesicht eines 4 Wochen alten Knaben, **c.** Gesicht und Körperhaltung eines 14 Monate alten Mädchens, **d.** Gesicht einer 27 jährigen Patientin; **e.** Klassische Vier-Finger-Furche **f.** Sandalenlücke sowie Sandalenfurche (Pfeil) bei einem 9 Tage alten Säugling

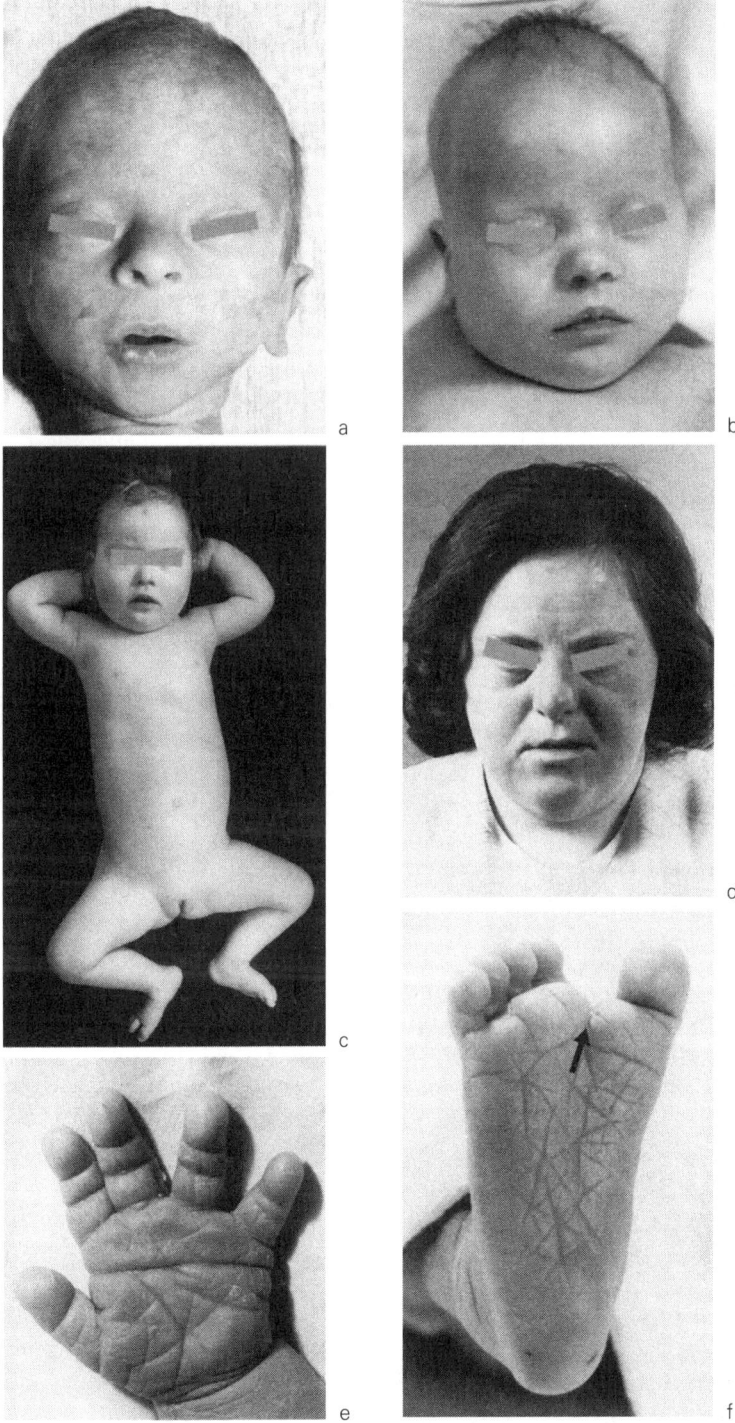

tionen jeder Art belasten daher die Patienten erheblich. Sie altern vorzeitig. *Frauen* mit Down-Syndrom können schwanger werden; die Hälfte ihrer Kinder leidet gesetzmäßig wiederum an einem Down-Syndrom; *Männer* sind nicht zeugungsfähig.

Diagnose. Besonders bei Neugeborenen bestehen klinisch häufig diagnostische Zweifel; sie sollten stets durch zytogenetische Untersuchung geklärt werden.

Differentialdiagnose. Schwierigkeiten in der Abgrenzung von *konnataler Hypothyreose* können klinisch in diesem Alter bestehen.

Die **Prognose** ist im wesentlichen abhängig von Begleiterkrankungen, z. B. angeborenem Herzfehler, Stenosen des oberen Dünndarms, aber auch Megacolon congenitum mit akuten Ileuszuständen.

Die **Therapie** der *Grundkrankheit* kann nur symptomatisch sein. Bei Säuglingen sollte mit regelmäßigen heilpädagogischen Frühförderungsmaßnahmen begonnen werden. Die Festigung sozialer Verhaltensnormen innerhalb der Familie stellt zunächst das zweckmäßigste Betreuungsziel dar, um eine partielle soziale Integration zu erreichen. Zusätzliche Hörstörungen können allerdings erhebliche Grenzen setzen. Die *Behandlung sekundärer Begleitzustände*, z. B. akute Insuffizienz des Herzens, Schilddrüsenunterfunktion ist erforderlich.

Bei allen Entscheidungen zu *operativen Behandlungen*, einschließlich kardiochirurgischer Therapie, sollten die therapeutischen Risiken sowie die medizinische und soziale Prognose sorgfältig abgewogen werden. Schwangerschaften sollte durch individuell akzeptable kontrazeptive Maßnahmen vorgebeugt werden.

Das *Wiederholungsrisiko* hängt von der Art des zytogenetischen Befundes ab. Bei freier Trisomie ist das mütterliche Alter zu berücksichtigen. Das Risiko bei Translokationstrisomien wird von der Art der Translokation und der Tatsache, ob diese mütterlicher oder väterlicher Herkunft ist, bestimmt.

3.2.2 Martin-Bell-Syndrom

Definition. Diese spezielle Form *X-chromosomalen Schwachsinns* ist durch eine folsäureabhängige Brüchigkeit am langen Arm des X-Chromosoms und molekular durch eine sog. Amplikationsmutation charakterisiert. Sie hat die Eigenart, daß von Generation zu Generation ein spezifisches Muster von Erbanlagen mengenmäßig zunimmt, bis ein Schwellenwert überschritten wird und die Krankheit zum Ausbruch kommt.

Symptome. Das klinische Bild ist besonders im Kindesalter variabel, immer aber durch Schwachsinn mit und ohne dysmorphe(n) Entwicklungsstörungen geprägt. Im Säuglings- und frühen Kindesalter bestehen nur uncharakteristische Symptome (Abb.17–10). Verzögerte psychomotorische Entwicklung, oftmals mit Schwierigkeiten beim Erlernen der Sprache und der sprachlichen Ausdrucksfähigkeit, Verhaltensstörungen mit motorischer Unruhe, Störungen der Konzentrationsfähigkeit und mit Bewegungsstereotypien runden das klinische Bild. Es kann nur durch zytogenetische und molekulargenetische Verfahren gesichert werden.

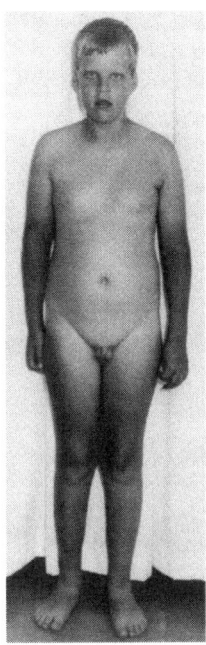

Abb. 17–10: Martin-Bell-Syndrom bei 13jährigem Knaben

Ein großer langer Kopf mit prominenter Stirn, hypoplastisches Mittelgesicht, vorstehendes Kinn, hoher Gaumen, große dysplastische Ohren und große Hodenvolumina treten bei älteren Knaben und Jugendlichen stärker hervor und sind im Mannesalter diagnostisch verwertbar.

Eine **Kausaltherapie** ist nicht möglich, häufig ist Unterbringung in einem Pflegeheim unumgänglich.

3.2.3 Ullrich-Turner-Syndrom

Definition. Das Ullrich-Turner-Syndrom beruht auf dem Verlust eines Geschlechtschromosoms, so daß neben *22 Autosomen nur 1 X-Chromosom* vorhanden ist.

Symptome. Vorgeburtliche komplexe Entwicklungsstörung, die beim *Neugeborenen* durch pränatale Hypotrophie, Ödeme an den Extremitäten, schlaffe ödematöse Nackenhautfalte und zahlreiche, insbesondere faziale Dysmorphien gekennzeichnet ist (Abb. 17–11). Mit zunehmendem Alter werden zunächst Minderwuchs und ein psychischer Infantilismus *Leitsymptom*, bis dann im Jugendalter mangelnde Ausbildung sekundärer Geschlechtsmerkmale und Amenorrhoe nach medizinischer Hilfe verlangen (s. Abb. 14–3, S. 600).

Komplikationen: Angeborene Aortenisthmusstenose und Hufeisenniere (s. Abb. 12–4, S. 508) sowie Hörstörungen sind zu berücksichtigen.

Differentialdiagnostisch ist besonders das autosomal vererbte *Noonan-Syndrom* abzugrenzen.

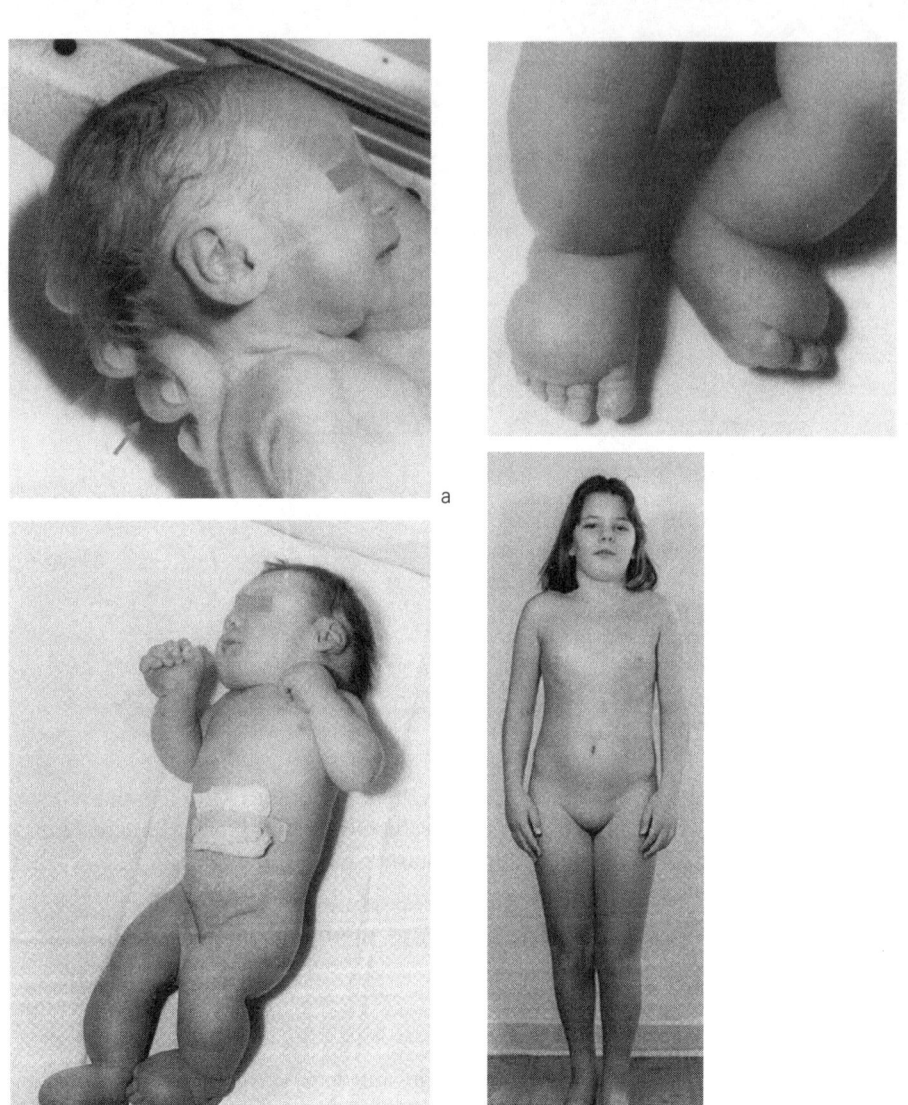

Abb. 17–11: Ullrich-Turner-Syndrom, **a.** Frühgeborenes mit ausgeprägter schlaffer Nackenhaut; **b.** Reifgeborenes mit lymphangiektatischen Ödemen der Extremitäten, insbesondere an Hand und Fußrücken (**c**); **d.** 11 jähriges infantiles minderwüchsiges Mädchen (Körperhöhe 119 cm) mit weitem Mamillenabstand

Therapie. Eine Hormonersatzbehandlung mit weiblichen Geschlechtshormonen ist bei Jugendlichen und Erwachsenen lebenslang indiziert; vielfach wird auch zusätzlich Wachstumshormon verabreicht, um dem extremen Minderwuchs entgegenzusteuern. Bei der Führung dieser Kranken ist auf ihre veränderte Persönlichkeitsstruktur zu achten und das Bestreben nach angemessener sozialer Integration zu fördern.

3.2.4 Klinefelter-Syndrom

Definition. Das Klinefelter-Syndrom beruht auf einem *Zuviel an X-Chromosomen* gegenüber dem normalen Chromosomensatz des Mannes, in der Regel liegen 47 Chromosomen vor (47, XXY). Es besteht ein deutlicher Zusammenhang zwischen der Häufigkeit des Leidens und dem mütterlichen Alter.

Symptome. Schwachsinn vom Ausmaß einer Debilitas und testikuläre Unterfunktion (Hypogonadismus) mit Zeugungsunfähigkeit sind prägend. Es ist im Säuglings- und frühen Kindesalter wenig charakteristisch, so daß erst im Jugendalter durch vermindertes Hodenvolumen und überschießende Brustentwicklung (Gynäkomastie) ein Verdacht geäußert werden kann (Abb 17–12). Durch *Chromosomenanalyse* kann die Diagnose eindeutig gesichert werden.

Therapeutisch sind vom Jugendalter an steigende Dosen männlicher Geschlechtshormone lebenslang zur Vermeidung vorzeitiger *Osteoporose* und damit zur Prävention von Erwerbsunfähigkeit indiziert. Sonderschulpädagogische Maßnahmen dienen im Jugendalter einer Förderung der sozialen Integration.

Prognose. Den zytogenetischen Erkrankungen ist *verminderte Lebensfähigkeit* bei ausgeprägten Fehlbildungskombinationen gemeinsam. Ausnahmslos bestehen schwere *Differenzierungsstörungen des Gehirns*, verbunden mit *Mikrozephalie* oder *Hydrozephalie*, so daß eine psychomotorische Retardierung schon im frühen Säuglingsalter auffällt, die therapieresistent in Schwachsinn mündet.

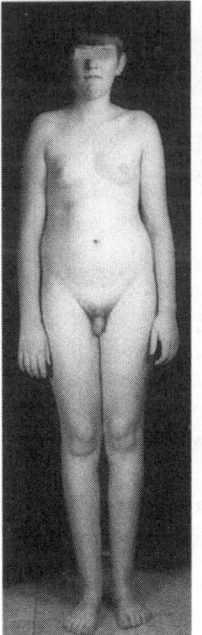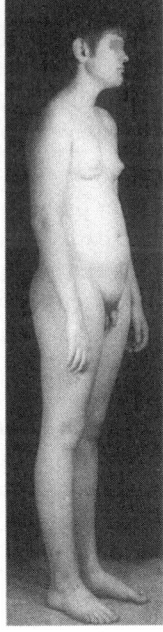

Abb. 17–12: Klinefelter-Syndrom: 14jähriger Knabe mit bilateraler Gynäkomastie, disproportioniertem Hochwuchs und horizontaler Begrenzung der Schamhaare

Pflege. Sie alle erfordern spezielle Maßnahmen der Krankenpflege, um nicht zusätzliche Schädigungen (Dekubitus!) zu erfahren. Häufig müssen sie gefüttert oder die Nahrung mittels Sonden zugeführt werden. Bei größeren Säuglingen und Kleinkindern kann es erforderlich werden, daß zwei Krankenschwestern gleichzeitig verfügbar sein müssen.

4. Genetische Beratung, pränatale Diagnostik, Therapie

Genetische Beratung ist Bestandteil einer modernen prophylaktischen Medizin. Sie dient einer verantwortungsbewußten Entscheidungsfindung von (prospektiven) Eltern zur Förderung gesunden Nachwuchses *trotz* eines individuell gesteigerten, spezifischen genetischen Risikos. Ihr obliegen im allgemeinen vier Aufgaben:
– *Erstens* die zweifelsfreie Klärung der genetischen Ursache eines Leidens
– *Zweitens* die Berechnung von Wiederholungsrisiken
– *Drittens* das Gespräch mit den Ratsuchenden und die sachliche Aufklärung über einzelne genetische Situationen und das spezielle Leiden, um ungerechtfertigte Sorgen beseitigen zu helfen. Wichtigster Grundsatz ist: *Es gibt keine allgemeinen, sondern nur krankheitsspezifische genetische Risiken für einen Menschen*
– *Viertens* beinhaltet genetische Beratung auch ärztliches Engagement zur Lösung vielfältiger sozialer Probleme, die in Verbindung mit einem chronisch kranken Kind auftreten können und Zusammenarbeit mit Elternverbänden, Selbsthilfegruppen und Sozialarbeitern erfordern.

Im Gegensatz zu der ausschließlich patientenorientierten kurativen Medizin ist genetische Beratung präventiv *familienorientiert*.

Pränatale Diagnostik und Therapie. Die Möglichkeiten einer pränatalen Diagnostik genetischer Leiden bieten einen wichtigen Ansatz zu planbarer *lückenloser postnataler Therapie*.

Im Falle eines pathologischen Ergebnisses der pränatalen Untersuchung ist die Form der Therapie festzulegen; die Verantwortung dafür trägt grundsätzlich der Frauenarzt. Keineswegs darf sich „automatisch" ein Schwangerschaftsabbruch anschließen, sondern *pränatal* lebenserhaltende Maßnahmen sind in Betracht zu ziehen, z. B. intrauterine Therapie der schweren hämolytischen Fetalerkrankung, die intrauterine Entlastung obstruktiver Harnwegerkrankungen und medikamentöse Therapie ausgewählter hereditärer Stoffwechselleiden. *Postnatal* seien beispielhaft konservative Behandlungsmaßnahmen bei hereditären Blutungsleiden (Hämophilie, Willebrand-Jürgens-Syndrom), das adrenogenitale Salzverlustsyndrom und chirurgische Intervention, vor allem bei obstruktiven Erkrankungen des Magen-Darm-Kanals, Zwerchfellhernien, konnatalen Kardiopathien sowie angeborenen Tumoren genannt.

Wesentliche Bedeutung zur *Prävention disruptiver Entwicklungsstörungen in genetischen Risikofamilien* erlangen *prä- und postkonzeptionelle* Behandlungsverfahren, z. B. phenylalaninarme Diät der schwangeren Phenylketonurikerin zur Prophylaxe des maternalen Phenylketonurie-Syndroms, die strenge Stoffwechselführung der schwangeren Diabetikerin bzw. der Schwangeren mit adrenogenitalem Syndrom.

Zur Prophylaxe vertikaler Gesichtsspalten und dorsaler Schlußstörungen des Neuralrohres wird die protektive Wirkung von Multivitaminpräparaten und Folsäure nach Applikation an Schwangere im ersten Trimester diskutiert.

Die nichtinvasive *selektive Sonographie* steht an der Spitze aller methodischen Verfahren; sie läßt wie auch die *Amnio- und Fetographie* eine morphologische Beurteilung des Keimlings zu. Die *Chorionzottenbiopsie* in der 10.–12. SSW oder die *Fruchtwasserpunktion* (Amniozentese) unter Ultraschallkontrolle in der 14.–16. SSW dienen der Gewinnung fetaler Zellen. Mittels *Fetoskopie* kann fetale Haut entnommen werden.

Unter den krankenpflegerisch zu betreuenden Schwangeren sind 2 Gruppen zu unterscheiden. Die Mehrzahl wird *während* ihrer Schwangerschaft mit einem anomalen Befund konfrontiert; sie stehen immer unter Zeitdruck einer persönlichen Entscheidung und werden erheblichen psychischen Belastungen ausgesetzt. Darauf ist nicht nur ärztlich, sondern auch krankenpflegerisch Rücksicht zu nehmen und psychologischer Beistand zu leisten.

Der Anteil bereits *präkonzeptionell* beratener Schwangeren ist demgegenüber gering. Sie hatten Zeit, die individuellen Risiken für ihr Kind zu erfahren und psychisch weitgehend zu verarbeiten. Sie sind mehrheitlich überzeugt, daß pränataldiagnostischen Methoden ein wichtiges alternatives Angebot darstellen, um sich ihren berechtigten Wunsch nach einem gesunden Kind trotz eines bekannten genetischen Risikos zu erfüllen, lebt doch meistens bereits ein kranker Verwandter mit bzw. unter ihnen.

Bei Nachweis eines Leidens mit fehlenden Voraussetzungen zu einer medizinischen und sozialen Rehabilitation besteht die Möglichkeit eines *Schwangerschaftsabbruches*. Dadurch kann einer unzumutbaren individuellen mütterlichen Belastungssituation Rechnung getragen werden.

Ein solcher Schwangerschaftsabbruch berührt immer direkt das Problem des lebensunwerten Lebens und erfordert hohes Verantwortungsbewußtsein aller Beteiligten. Eine Begrenzung dieser ethischen Konfliktsituation könnte dadurch erreicht werden, daß sich (prospektive) Mütter in einer bekannten genetischen Risikosituation für *geplante* Schwangerschaften entscheiden würden, damit alle notwendigen Vorkehrungen getroffen werden.

5. Klinische Teratologie

Im folgenden werden ausgewählte, klinisch umschriebene und ätiologisch begründete Embryo- und Fetopathien besprochen werden.

5.1 Spezielle klinische Teratologie

5.1.1 Entwicklungsanomalien durch Viren und Protozoen

Die **Rubeolenembryofetopathie** ist das typische Beispiel einer viralen pränatalen Erkrankung. Die Infektion einer bisher noch nicht mit Rubeolenvirus infizierten Schwangeren führt zunächst zu einer persistierenden Entzündung der Plazenta mit

Nekrosen. Diese nekrotischen Partikel gelangen in das kindliche Herz, verursachen dort abermals Nekrosen, die abgestoßen und hämatogen im kindlichen Organismus verbreitet werden. Weitere entzündliche Reaktionen mit partiellem Gewebeuntergang sind die Folge. Das Virus persistiert auch postnatal bei Neugeborenen und jungen Säuglingen über Wochen und Monate, so daß eine sichere klinische Diagnose durch den Antikörpertiterverlauf möglich ist. Spezifische neutralisierende Antikörper vom IgM-Typ beim Neugeborenen beweisen die Infektion, da IgM-Globuline nicht diaplazentar übertragen werden. Auch der direkte molekularbiologische Virusnachweis ist möglich.

Symptome (s. Tab. 17–1). Der zeitlich unterschiedliche Infektionsablauf führt zu verschiedenen Symptomenkombinationen. Bei typischer Anamnese und „klassischem" Krankheitsbild bestehen keine diagnostischen Schwierigkeiten, wohl aber bei mütterlicher Infektion mit uncharakteristischem oder gar fehlendem Exanthem oder bei oligosymptomatischer Embryofetopathie. Stets sollte daher die Diagnose serologisch gesichert werden. Kombinationen von embryonaler mit fetaler Rötelnerkrankung sind möglich.

Mikrobiell bedingte pränatale Entwicklungsanomalien entstehen auch durch *Zytomegalie-, Varizellen-* oder *Herpes simplex-Viren* sowie durch *Toxoplasma gondii* (zusammengefaßt in dem Kunstwort *TORCH-Komplex*).

Sowohl Mikrozephalie als auch Hydrozephalie sind vorherrschende Symptome. Sie können besonders bei Zytomegalie auch mit angeborenen Herzfehlern kombiniert sein. Die Differentialdiagnose kann jeweils nur mikrobiologisch oder molekulargenetisch geklärt werden.

5.1.2 Weitere pränatale Entwicklungsanomalien

Alkoholembryofetopathie. Mütterlicher Alkoholabusus und chronische Alkoholkrankheit während der ersten Schwangerschaftswochen führen zu einer charakteristischen intrauterinen Fehlentwicklung (Abb. 17–13). Die Kinder werden bei annähernd normalem Geburtstermin untergewichtig und untermaßig geboren. Die bestehenden Wachstumsdifferenzen werden nicht ausgeglichen, bei ausgeprägter Alkoholschädigung des Keimlings nehmen sie sogar postnatal noch zu. Mikrozephalie und psychomotorische Störungen sind vorherrschend. Das Mittelgesicht ist hypoplastisch. Ein kurzer Nasenrücken mit aufgeworfenen „steckdosenartigen" Nasenlöchern und scharf begrenzten Nasolabialfalten lassen bei Beachtung der weiteren Befunde einen klinischen Verdacht zu. Ptosis, Epikanthus und kurze Lidspalten bei „antimongoloidem" Verlauf runden das klinische Bild. Entwicklungsstörungen finden sich zusätzlich an anderen Organsystemen, z. B. am Herzen, Skelett, an der Haut usw.

Antiepileptika-Embryofetopathie. Kinder von Müttern mit unbehandeltem zerebralen Anfallsleiden zeigen eine etwa auf das Dreifache erhöhte Rate an Entwicklungsstörungen. Von antikonvulsiv eingestellten Schwangeren wurden ebenfalls fehlentwickelte Kinder geboren, wobei man je nach der Art des Antikonvulsivums unterschiedliche Syndrome abgrenzen zu können glaubte, z. B. als *fetales Hydantoinsyndrom* bzw. *fetales Trimethadion-Syndrom*. Dysmorphien des Gesichtsschädels und

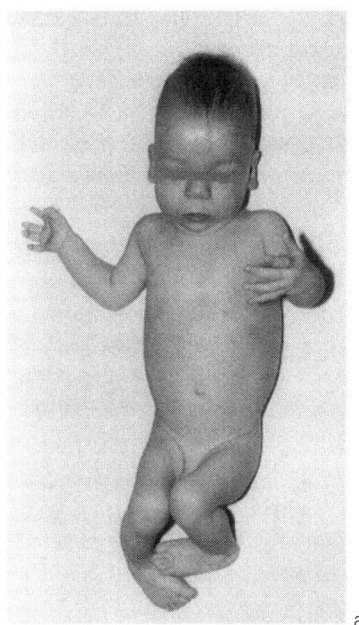
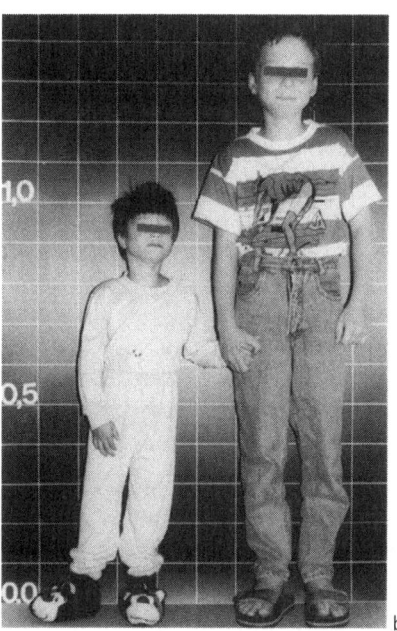

a   b

Abb. 17–13: Alkoholembryofetopathie, **a.** 8 Wochen alter weiblicher Säugling mit typischem Gesichtsausdruck bei Alkoholkrankheit der Mutter; **b.** 10 Jahre alter minderwüchsiger Knabe mit Mikrozephalus im Vergleich zu einem altersgleichen Gesunden

der Extremitäten werden bei einem Drittel bis einem Viertel aller Kinder beobachtet, deren Mütter entweder eines der beiden erwähnten Antikonvulsiva, aber auch Carbamazepin-, Diazepam-, Phenobarbital-, Primidon- oder Suxemid- und Valproatpräparate erhielten.

> **Diabetische Embryopathie.** Das *kaudale Regressionssyndrom* ist die bekannteste diabetische Embryopathie bei Nachkommen insulinabhängiger Diabetikerinnen (Typ I-Diabetes mellitus).
>
> Die Hauptmerkmale bestehen in einer Aplasie oder Hypoplasie des Steiß- und Kreuzbeines mit gleichzeitiger bilateraler Aplasie oder Hypoplasie der Oberschenkel, vereinzelt auch der Oberarme.

Vor allem sind bei Kindern von Diabetikerinnen unspezifische Fehlbildungen wie konnatale *Herzfehler* und vertikale *Gesichtsspalten* wesentlich häufiger als in der Normalbevölkerung. Strenge prä- und postkonzeptionelle Stoffwechselführung der Mutter kann das Vorkommen der diabetischen Embryopathie drastisch senken.

Maternales Phenylketonurie-Syndrom. Kinder von phenylketonurischen Müttern sind nahezu ausnahmslos heterozygot und müßten daher klinisch gesund sein. Mindestens 90 % von ihnen sind jedoch schwerst geschädigt: Mikrozephalie, Oligophrenie und intrauterine Hypotrophie sind die vorherrschenden Symptome, aber auch Herzfehler und Wirbelanomalien sind beschrieben worden. Die Entwicklungsstörungen werden als direkte Folge toxischer Stoffwechselprodukte, u. a. Phenylalanin, Phenylbrenztraubensäure nicht mehr diätetisch behandelter erwachsener phenylketonurischer Frauen gedeutet. Konsequenterweise liegen therapeutische Ansätze in einer strengen präkonzeptionellen diätetischen Wiedereinstellung der potentiellen Schwangeren und Weiterführung der Therapie während der gesamten Schwangerschaft.

Retinsäure-Embryopathie. Embryotoxische Umwandlungsprodukte des Vitamin A (Retinol) führen auch beim Menschen zu kraniofazialen Enwicklungsstörungen mit Mikrotie oder Anotie und Agenesie oder Stenose der äußeren Gehörgänge; prominente Stirn, flache Nasenbrücke, tiefe Orbitae, Mikrogenie und Gaumenspalte, sowie Kardiopathien, Thymusanomalien und disruptive Störungen des Schädels und Zentralnervensystems als Hydrozephalus, Mikrozephalus, zerebellare Hypoplasie und Agenesie des Kleinhirnwurmes sind charakteristische Symptome. Kurze Halbwertszeiten des Medikamentes bis 12 Stunden bieten einen Weg der Prävention.

Die **Thalidomidembryopathie** wurde zum Prototyp einer medikamentös ausgelösten embryonalen Entwicklungsstörung, als vor reichlich 30 Jahren schlagartig eine Häufung von Stummelextremitäten (Phokomelien) bei Nachkommen von Müttern registriert werden mußte, welche in der Frühschwangerschaft dieses Medikament als Sedativum eingenommen hatten.

Aminopterin-Embryofetopathie. Alle Zytostatika dürften teratogen sein. Wegen der Schwere des mütterlichen Grundleidens bei malignen Neoplasien sind Schwangerschaften dabei selten. Demzufolge handelt es sich bei der Aminopterin-Embryopathie bisher um Einzelbeobachtungen. An der teratogenen Wirkung von Aminopterin und seinem Derivat Methotrexat besteht aber kein Zweifel. Bei der Behandlung einer Mutter in der Frühschwangerschaft tritt meistens eine Fehlgeburt ein. Überleben die Keimlinge intrauterin, weisen sie häufig schwere Fehlbildungen des Kopf- und Achsenskeletts, einschließlich der Akren auf. Die Hirnschädelknochen sind klein oder fehlen teilweise ganz, im Bereich des Gesichtes finden sich vertikale Spaltbildungen, Mikrogenie und Mikrognathie. Einzelne Finger oder Zehen können fehlen. Außerdem können die inneren Organe in die Entwicklungsstörung einbezogen sein und die extrauterine Lebensfähigkeit einschränken.

Bei der **Strahlenembryopathie** handelt es sich um die direkte teratogene Wirkung von radioaktiven Strahlen auf den Keimling. Sie ist daher von der mutagenen Wirkung energiereicher Strahlung zu unterscheiden. Durch strenge Sicherheitsvorschriften bei der Anwendung radioaktiver Strahlen zu diagnostischen und therapeutischen Zwecken ist diese iatrogene Möglichkeit zur Entstehung einer Strahlenembryopathie selten. Sie besitzt daher nur noch historisches Interesse. Da sie bei Nichtbeachtung der Sicherheitsvorschriften aber jederzeit wieder auftreten kann, sei sie erwähnt. Störungen der Entwicklung des Schädels mit Mikrozephalie, Hydrozephalie und Spaltbildungen des dorsalen Achsenskeletts, Mikrophthalmie mit Katarakta oder Ankyloblepharon, außerdem ausgeprägte pränatale Wachstumshemmung mit Untergewichtigkeit, Untermaßigkeit, ausgeprägte mentale Retardierung und Hypoplasie der Milchzähne sind in ihrer Kombination charakteristische Symptome.

Amnionschnürfurchen-Embryopathie. Aminonstränge und Verwachsungen zwischen rupturierter Eihaut und Keimanlage können zu beeinträchtigter Keimesentwicklung führen, z. B. durch Interposition zwischen die Kieferanlagen, aber auch durch zirkulä-

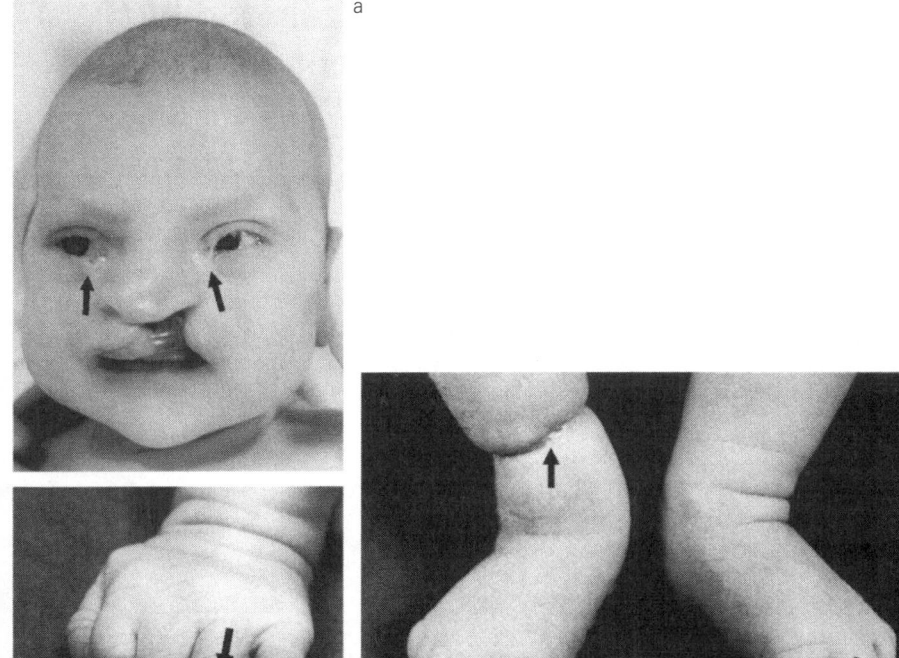

Abb. 17–14: Amnionschnürfurchensequenz: **a.** Lippen-Kiefer-Gaumen-Spalte und Liddefekte; **b.** Diskrete Schnürfurche am linken Ringfinger; **c.** Zirkuläre Gliedmaßeneinschnürung am Bein sowie Verlust des Großzehenendgliedes

re Druckwirkungen. Es entsteht ein vielfältiges klinisches Bild, welches von zirkulären Schnürfurchen an peripheren Extremitäten und Gliedmaßen bis zu Amputationen und schweren, teilweise mit dem Leben unvereinbaren kraniofazialen Störungen mit Lippen-Kiefer-Gaumenspalten, Schädeldefekten und Hirnanomalien reichen kann (Abb. 17–14).

XVIII. Störungen in der Perinatalzeit und häufige Erkrankungen des Neugeborenen

M. Uhlemann

1. Gesundes Neugeborenes

Definitionen. *Gestationsalter:* Schwangerschaftsdauer vom 1. Tag der letzten normalen Regelblutung der Mutter bis zur Geburt des Kindes, normal ca. 280 Tage.

Reifes Neugeborenes: Gestationsalter 259–293 Tage (vollendete 37. bis Ende der 41. Schwangerschaftswoche, SSW).

1.1 Postnatale Anpassung

Die Trennung des kindlichen vom mütterlichen Organismus zum Zeitpunkt der Geburt erfordert eine Reihe von Umstellungsvorgängen:
– Umstellung von Atmung und Kreislauf
– Übernahme der Temperaturregulation, Verdauungsfunktion und Stoffwechselregulation.

Umstellung von Atmung und Kreislauf. Die Sauerstoffversorgung des Feten erfolgt in utero durch die Plazenta. Das O_2-angereicherte Blut gelangt über die Nabelvene und die untere Hohlvene ins rechte Herz, von dort zu ca. 90 % über das offene Foramen ovale (Vorhofebene) und den Ductus arteriosus nach links in den Körperkreislauf unter Umgehung der Lunge. Wegen des hohen Drucks in der Lunge fließt nur ca. 10 % des Blutes durch die flüssigkeitsgefüllte Lunge.

Bereits ab der 11. SSW lassen sich Atembewegungen beobachten. Kälte, Licht, mechanische Reize, Sauerstoffmangel und CO_2-Anstieg lösen nach der Geburt den *ersten Atemzug* aus. Die Lungenflüssigkeit wird abtransportiert und resorbiert. Mit Beginn der Atmung steigt der arterielle Sauerstoffgehalt, der Gefäßwiderstand in der Lunge sinkt. Das rechte Herz kann jetzt das Blut leichter durch die Lunge pumpen. Mit zunehmender Lungendurchblutung steigt der Druck im linken Vorhof und in der linken Kammer. Das Foramen ovale schließt sich innerhalb weniger Minuten. Der Anstieg des Sauerstoffpartialdrucks im Blut verursacht den funktionellen Schluß des Ductus arteriosus. Der vollständige Verschluß kann sich über Tage bis Wochen hinziehen.

Temperaturregulation. Nach der Geburt muß das Neugeborene durch Oxidation von Fettsäuren im braunen Fettgewebe Wärme selbst produzieren. Dieser Vorgang ist sauerstoffabhängig. Neugeborene mit Sauerstoffmangel, Frühgeborene und untergewichtige Neugeborene, die wenig subkutanes Fettgewebe bzw. wenig braunes Fettgewebe besitzen, können deshalb ihre Körpertemperatur nicht aufrechterhalten. Sie entwickeln eine Untertemperatur *(Hypothermie)*, die zu einer Gegenregulation mit vermehrtem Sauerstoff- und Glukoseverbrauch führt.

Übernahme der Verdauungsfunktion. Der Verdauungstrakt übernimmt seine Funktion nach der Geburt. Er füllt sich in kurzer Zeit mit Luft. Gleichzeitig beginnt die Besiedlung mit Darmbakterien. Die Darmperistaltik wird durch den Sauerstoffmangel unter der Geburt angeregt. Das erste *Mekonium* (sog. *Kindspech*) wird unter der Geburt bzw. in den ersten 48 Lebensstunden abgesetzt. Es besteht aus abgeschilferten Hautzellen, Lanugohärchen, eingedicktem Gallensaft und Absonderungen der Drüsen des Darmes. Der Darm stellt eine wichtige Barriere dar. Die Darmbakterien sollen die Darmwand möglichst nicht durchwandern. Die Abwehrstoffe in der Muttermilch haben die beste Schutzfunktion.

Die *Stuhlhäufigkeit* bei gestillten Kindern kann sehr schwanken, von mehreren Stuhlportionen pro Tag bis einmal pro Woche. Künstlich ernährte Kinder haben meist ein bis zwei festere Stühle pro Tag.

Übernahme der Stoffwechselfunktionen. Die wichtigsten Aufgaben der *Niere* nach der Geburt sind die Regulierung des Wasser- und Elektrolyt-Haushaltes, die Ausscheidung harnpflichtiger Substanzen und die Steuerung des Säure-Basen-Haushaltes.

Die Harnproduktion setzt bereits in der 16.–18. SSW ein. Die erste Harnentleerung des Neugeborenen kann unter der Geburt, kurz danach, aber auch erst nach 24 Stunden erfolgen.

Viele Stoffwechselfunktionen der *Leber* müssen vor der Geburt nicht aktiv sein, da die meisten Nährstoffe über die Plazenta in optimaler Form angeboten werden. Die Aktivität des Enzymsystems für den weiteren Abbau des aus dem Hämoglobin stammenden Bilirubins ist noch vermindert, d.h. Bilirubin wird langsamer in die wasserlösliche Form umgewandelt (s. Abb. 18–12). Es resultiert der physiologische *Ikterus* des Neugeborenen, der an der Gelbfärbung der Haut zu erkennen ist (s. Kap. 6.3).

1.2 Postnatale Anpassung und Reifezustand

Für die **Beurteilung der postnatalen Anpassung** des reifen Neugeborenen hat sich das von Virginia Apgar 1952 erarbeitete Schema, das sog. *Apgar-Schema*, bewährt (Tab. 18–1). Die Beurteilung wird 1, 5 und 10 Minuten nach der Geburt vorgenommen, die maximale Punktzahl beträgt 10. Besondere prognostische Bedeutung hat der *5-Minuten-Apgar-Wert*.

Tab. 18–1: Apgar-Schema zur Beurteilung von Neugeborenen

Apgar-Zahl Symptom	0	1	2
Hautfarbe	blau oder weiß	Akrozyanose	rosig
Atmung	keine	langsam, unregelmäßig	ungestört
Herzfrequenz	keine	< 100	> 100
Muskeltonus	schlaff	träge Flexion	aktive Bewegung
Reflexe beim Absaugen	keine	Grimassieren	Schreien

Bestimmung nach 1, 5, 10 Minuten

Apgar-Werte von 7–10 sind normal. Werte von 4–6 zeigen eine leichte und Werte < 4 eine schwere Depression nach der Geburt an.

Der *Nabelarterien-pH-Wert* stellt eine wichtige Ergänzung dar.

Bestimmung des Reifezustandes. In der Schwangerschaft kann das Gestationsalter entweder durch nichtinvasive Ultraschalluntersuchung festgestellt oder berechnet werden (1. Tag der letzten Regelblutung). Nach der Geburt kann man aufgrund äußerer körperlicher Zeichen oder neurologischer Zeichen das Reifealter mit einer Genauigkeit von etwa 2 Wochen bestimmen. Meist werden folgende *körperliche Reifezeichen* beurteilt: Ohrmuschelknorpel, Ohrform, Brustwarzenhof, Brustdrüsendurchmesser, Hautdurchsichtigkeit, Fingernägel, Fußsohlenfalten, Lanugobehaarung, Hodendeszensus, Größe der Labien.

1.3 Untersuchung, Screening, Prophylaxe, Ernährung

Bei der *Erstuntersuchung U 1* unmittelbar nach der Geburt gilt das Interesse hauptsächlich der Zustandsbeurteilung, der Reife, der Erkennung von akut bedrohlichen Erkrankungen, von Fehlbildungen und Geburtsverletzungen. Da die Anpassungsvorgänge zu diesem Zeitpunkt noch nicht abgeschlossen sind, können Herz, Kreislauf, Atmung und andere Organfunktionen noch nicht sicher beurteilt werden. Bei den meisten Neugeborenen wird man einen Normalbefund erheben, denn mehr als 95 % der reifgeborenen Kinder sind gesund. Eine gründliche körperliche Untersuchung gehört zu jeder Vorsorgeuntersuchung, wobei die *U 2 als Neugeborenen-Basisuntersuchung* (3.–10. Lebenstag) gilt und vom Kinderarzt durchgeführt wird. Sie schließt eine erste neurologische Untersuchung ein. Der Fragebogen (U 2) gliedert sich in *erfragte* (A) und *erhobene Befunde* (B) und „schließt mit ergänzenden Angaben" ab.

Die weiteren Vorsorgeuntersuchungen bis ins Vorschulalter werden zu folgenden Zeitpunkten durchgeführt: 3.–6. Woche U 3, 3.–4. Monat U 4, 6.–7. Monat U 5, 10.–12. Monat U 6, 21.–24. Monat U 7, 3,5–4 Jahre U 8, 5–5,5 Jahre U 9.

Screening-Untersuchungen (s. Kap. XIX)

Prophylaktische Maßnahmen. Durch routinemäßige Gabe von Vitamin K an alle Neugeborenen lassen sich *Vitamin-K-Mangelblutungen* (s. Kap. 6.4) vermeiden. Bei der oralen Prophylaxe lautet die aktuellste Empfehlung: 2 mg nach der Geburt und jeweils bei U 2 und U 3.

Ernährung des Neugeborenen (s. Kap. XIX)

1.4 Besonderheiten beim Neugeborenen

Gewichtsverlust: Viele Neugeborene verlieren in den ersten Lebenstagen an Gewicht. Ein Gewichtsverlust von 7–10 % ist jedoch normal. Verluste über 10 % sollten durch ausreichende Flüssigkeit ausgeglichen werden. Das Geburtsgewicht wird meist um den 10. Lebenstag wieder erreicht.

Hautschuppung: Bei einigen Neugeborenen, besonders bei übertragenen Kindern, kommt eine ausgedehnte Hautschuppung am ganzen Körper vor. Dies hat keine besondere Bedeutung und läßt auch keine Rückschlüsse auf die spätere Hautbeschaffenheit zu. *Blasenbildende Hauterscheinungen* müssen jedoch davon abgegrenzt werden und bedürfen einer weiteren Diagnostik.

Milien: An der Nasenspitze vieler Neugeborener sind 1–2 mm große weiße, etwas erhabene Pünktchen, sog. Milien, zu finden. Es handelt sich um kleine Zysten in Talg- oder Schweißdrüsen, die sich spontan ohne Behandlung zurückbilden.

Reaktionen durch mütterliche Hormone sind: *Brustdrüsenschwellungen*, meist doppelseitig, werden bei Mädchen und Knaben am Ende der ersten Lebenswoche beobachtet und können bis zu 4 Wochen anhalten. Eine Behandlung ist nicht notwendig. Einseitige Brustdrüsenschwellungen sollten genau beobachtet werden, da sich in den meisten Fällen eine Entzündung (Abszeß) dahinter verbirgt. Eine antibiotische Behandlung ist erforderlich.

Vaginalblutungen und *Schleimabsonderungen,* meist um den 3.–6. Lebenstag, sind bei weiblichen Neugeborenen häufig. Es handelt sich um Abbruchblutungen, die durch den Entzug mütterlicher Hormone bedingt sind.

1.5 Erkennung von Risikopatienten

Die meisten Erkrankungen in der Neugeborenenperiode haben bei rechtzeitiger Erkennung und Behandlung eine gute Prognose. Hebammen, Kinderkrankenschwestern und Krankenschwestern sollten wesentliche Krankheitszeichen und ihre Bedeutung kennen und erkennen.

Schnelle Atmung (Tachypnoe): Eine beschleunigte Atmung ist ein unspezifisches Zeichen. Wenn die Ruhe-Atemfrequenz über 60/min liegt, muß das Kind überwacht werden. Eine Tachypnoe kann Hinweis für folgende Erkrankungen sein: Atemnotsyndrom, Fehlbildungen der Lunge, Lungenentzündungen, Pneumothorax, Sepsis, selten Stoffwechselerkrankungen oder Skelettfehlbildungen.

Einziehungen: Bei allen Atemnotzuständen gibt der weiche Thorax bei der Einatmung nach. Es entstehen atemsynchrone Einziehungen am Brustbein, zwischen den Rippen (Atemhilfsmuskulatur) und am Hals (oberhalb des Brustbeins). Es besteht die Gefahr der Erschöpfung der Atmung, d. h. der akuten Ateminsuffizienz. Als Ursache kommen die im Abschnitt Tachypnoe genannten Erkrankungen in Frage.

Apathie: Die Apathie (Bewegungsarmut) ist ebenfalls ein Zeichen, das bei vielen Erkrankungen zu beobachten ist. Läßt sich ein Neugeborenes nicht wecken, wird es durch Hunger nicht wach, so kann das auf verschiedene Störungen hinweisen: Sauerstoffmangel, Infektionen, Hyperbilirubinämie, Anämie und zerebrale Erkrankungen (Entzündungen, Blutungen, Hirndruckerhöhung, Fehlbildungen u. a.).

Gelbes Aussehen (Ikterus): Erscheint ein Kind bereits in den ersten Tagen gelb, so liegt ein pathologischer Ikterus (s. Kap. 6.3.1) vor. *Differentialdiagnostisch* muß auch an Infektionen, Fehlbildungen der Gallenwege und Stoffwechselerkrankungen gedacht werden.

Blaues Aussehen (Zyanose): *Periphere Zyanose:* Hände und Füße sehen blau aus, der Stamm ist rosig. Meist liegen nur harmlose Ursachen vor, wie Unterkühlung oder Polyglobulie. Aber auch Infektionen können solche Hautfärbungen verursachen. *Zentrale Zyanose*: Das Kind sieht blau aus, auch am Stamm. Es liegt eine allgemeine Unterversorgung des Körpers mit Sauerstoff vor. Bei kardialer Ursache, z. B. zyanotische Herzfehler, bessert sich die Zyanose durch Sauerstoffgabe nicht, bei pulmonaler Ursache bessert sich dagegen der Zustand unter Sauerstoffgabe.

Grau-blassem Aussehen liegt meist eine ernste Erkrankung vor, die mit einer verminderten Hautdurchblutung einhergeht. Sie kann entweder durch eine verminderte Blutmenge (z. B. nach einer Blutung) oder durch eine Zentralisation des Kreislaufs (z. B. bei schweren Infektionen) verursacht werden.

Trinkstörungen kommen häufig vor. Eine schlecht getrunkene Mahlzeit ist nicht von Bedeutung. Trinkt das Neugeborene mehrere Mahlzeiten schlecht, ist es meist eine Begleiterscheinung einer Erkrankung. Eine genaue Beobachtung des Kindes ist unbedingt erforderlich.

Erbrechen: Kleinere Nahrungsmengen werden häufig gespuckt und haben bei ausreichender Gewichtszunahme keine pathologische Bedeutung. Wenn ganze Mahlzeiten erbrochen werden, sogar mehrfach hintereinander, dann muß die Ursache gesucht werden, wie z. B. Fehlbildungen des Magen-Darm-Trakts, bakterielle Allgemeininfektionen, zerebrale Erkrankungen.

Vorgewölbtes Abdomen: Wenn der Bauch in den ersten Lebenstagen vorgewölbt bzw. gebläht erscheint, müssen Fehlbildungen des Magen-Darm-Trakts und Entzündungen des Darmes ausgeschlossen werden. Dieses Symptom tritt häufig in Kombination mit Erbrechen auf.

Krampfanfälle sind von harmlosen Muskelzuckungen zu unterscheiden. Ein rhythmisches, über längere Zeit andauerndes Zucken deutet eher auf einen Krampfanfall hin. Aber auch schmatzende Mundbewegungen und starre Blickrichtung weisen auf Krampfanfälle hin. Die Ursachen sind vielgestaltig, wie Sauerstoffmangel, Infektionen, Stoffwechselerkrankungen mit niedrigem Blutzucker, Calcium-, Magnesium-, Natrium- und Vit.-B 6-Mangel.

2. Asphyxie

Definition. Asphyxie bedeutet im eigentlichen Sinne des Wortes Pulslosigkeit. Unter Asphyxie wird heute in der Neonatologie aber der Sauerstoffmangel lebenswichtiger Organe verstanden, der intrauterin oder nach der Geburt (postnatal) entstehen kann.

Der Sauerstoffmangel unter der Geburt (perinatal) ist die schwerwiegendste Bedrohung des Feten und Neugeborenen und kann lebenslange Behinderungen nach sich ziehen.

Ursachen. Wesentliche Ursachen für einen perinatalen Sauerstoffmangel sind:
Mutter: Gestose, Diabetes, Amnioninfektion, Rauchen, Medikamente
Plazenta: vorzeitige Lösung, Vorderwandplazenta, Plazentainsuffizienz
Nabelschnur: Vorfall, Umschlingung, Knoten

Geburt: Sturzgeburt, traumatische Geburt

Kind: extreme Unreife, Anämie, Infektionen, Erkrankungen der Atemwege, neuromuskuläre Erkrankungen.

Hinweiszeichen für einen intrauterinen Sauerstoffmangel sind (Abb. 18–1): pathologisches Herzfrequenzmuster im Kardiotokogramm, Abfall der fetalen Herzfrequenz, grünes Fruchtwasser (vorzeitiger Abgang von Mekonium), kindliche Bewegungsarmut, fetale Azidose (Übersäuerung des Blutes)

Postnatale klinische Zeichen (Abb. 18–2). Nach der Geburt fallen die Kinder entweder durch Dyspnoe oder Atemstillstand, Zyanose und niedrige Herzfrequenz (früher auch *„blaue Asphyxie"* genannt) oder durch Blässe, niedrige Herzfrequenz und niedrigen Blutdruck (früher *„weiße Asphyxie"* genannt) auf.

Hinweiszeichen für einen neonatalen Sauerstoffmangel (Hypoxie) sind:

• Apgar-Wert 1 min < 4, 5 min < 6
• verminderte Spontanatmung, Atemstillstand (Apnoe)
• Herzfrequenz < 100/min
• Azidose (Nabelarterien-pH-Wert < 7,15)

Wenn ein Sauerstoffmangel unter der Geburt vorgelegen hat und erfolgreich behandelt wurde, erholt sich das Neugeborene je nach Dauer des Sauerstoffmangels unterschiedlich schnell. Gelingt es nicht, eine schwere Asphyxie zu behandeln, ist mit einer Beeinträchtigung oder bleibenden Schädigung zu rechnen. Dabei können folgende Organsysteme betroffen sein: Gehirn, Niere, Lunge, Darm, Leber und Nebenniere.

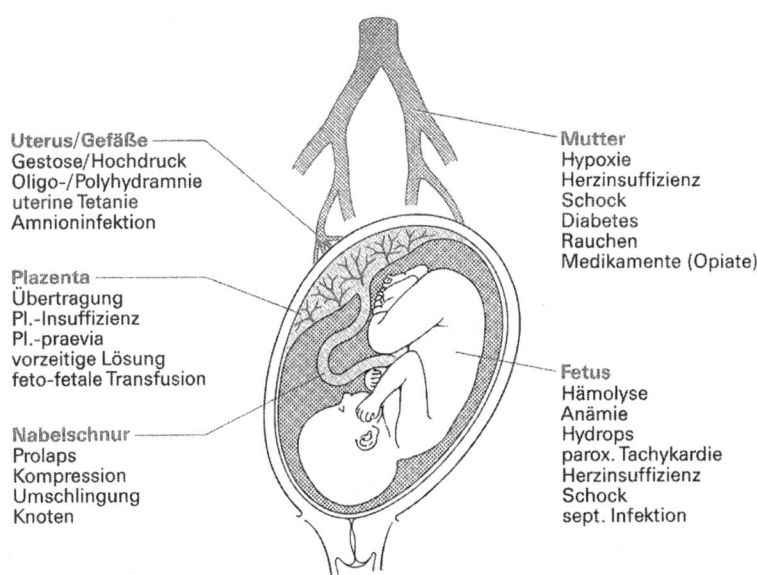

Abb. 18–1: *Fetale Blutversorgung* und Ursachen für einen intrauterinen Sauerstoffmangel *(Asphyxie)*

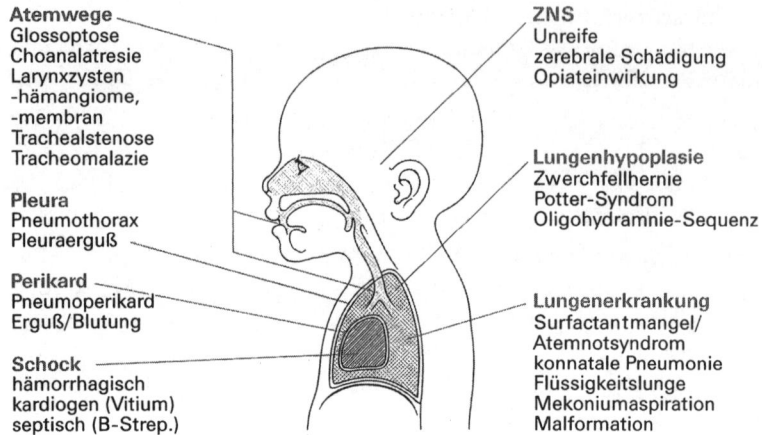

Atemwege
Glossoptose
Choanalatresie
Larynxzysten
-hämangiome,
-membran
Trachealstenose
Tracheomalazie

Pleura
Pneumothorax
Pleuraerguß

Perikard
Pneumoperikard
Erguß/Blutung

Schock
hämorrhagisch
kardiogen (Vitium)
septisch (B-Strep.)

ZNS
Unreife
zerebrale Schädigung
Opiateinwirkung

Lungenhypoplasie
Zwerchfellhernie
Potter-Syndrom
Oligohydramnie-Sequenz

Lungenerkrankung
Surfactantmangel/
Atemnotsyndrom
konnatale Pneumonie
Flüssigkeitslunge
Mekoniumaspiration
Malformation

Abb. 18–2: Postnatale (respiratorische) Ursachen der *Asphyxie*

Behandlung. Die Behandlung der Asphyxie hat unmittelbar zu erfolgen und umfaßt die wesentlichen Schritte der primären Reanimation:

- *Wärmezufuhr:* Strahler, Abtrocknen, Zudecken
- *Absaugen:* Freimachen der Atemwege, Vagusreiz!, Auskultation
- *Beutel-Masken-Beatmung* bei unregelmäßiger oder fehlender Atmung, Herzfrequenz < 100/min und fehlendem Muskeltonus
- *endotracheale Intubation* bei bleibender Apnoe und Bradykardie
- *Herzmassage* bei Herzfrequenzen < 60/min
- *Adrenalin* bei bleibender Bradykardie in den Tubus
- *Humanalbumin* bei Volumenmangel
- *Azidosebehandlung* mit Natriumbikarbonat: nach strenger Indikation, kein Bolus, Gefahr der Hirnblutung.

> **Merke:** *Primäre Intubation* (keine Beutel-Masken-Beatmung) bei Verdacht auf Zwerchfelldefekt, Fehlbildungen der Lunge und Speiseröhre, Mekonium- und Blutaspiration und schwerster Asphyxie (Apgar 0–3).

3. Geburtsverletzungen

Erfreulicherweise sind Geburtsverletzungen des Neugeborenen selten geworden. Einige von ihnen sind harmlos und bedürfen keiner Therapie, andere dagegen sind ernst zu nehmen.

3.1 Verletzungen von Haut und Muskulatur

Die **Geburtsgeschwulst** (Caput succedaneum) ist eine teigige-ödematöse bläulich verfärbte Schwellung der Haut über der Schädelkalotte. Sie zeigt den vorangehenden Teil an, hält sich nicht an Knochengrenzen und bildet sich innerhalb weniger Tage zurück. Eine Behandlung ist nicht notwendig.

Die **Kopfblutgeschwulst** (Kephalhämatom) ist ein Bluterguß zwischen Knochenhaut und Schädelknochen. Das Hämatom entsteht durch Verletzung von Gefäßen beim Durchtritt des Kindes durch das knöcherne Becken. Diese prallelastische Vorwölbung geht nicht über die Knochengrenze hinaus und kann sich in den ersten Lebenstagen vergrößern. Eine Rückbildung setzt häufig erst nach Organisation und Verkalkung ein, dieser Prozeß kann Monate dauern.

Oberflächliche Hautabschürfungen am Kopf können bei Mißverhältnissen zwischen Kopf und Geburtskanal und nach Vakuumextraktion auftreten.

Ein **Hämatom des „Kopfnicker-Muskels"** M. sternocleidomastoideus) entsteht durch Zerrung am Kopf, meist nach Geburt aus Beckenendlage. Es fällt meist erst einige Zeit nach der Geburt durch eine derbe Schwellung der entsprechenden Muskelpartie und einen Schiefhals auf. Der Kopf ist zur Seite geneigt, die Blickwendung zur Gegenseite gerichtet. Eine intensive krankengymnastische Behandlung ist notwendig.

3.2 Verletzung des Nervensystems

Die **periphere Fazialislähmung**, meist eine Druckschädigung im Geburtskanal oder durch Zangenextraktion hervorgerufen, ist eine schlaffe Lähmung der Augenmuskulatur und der mimischen Muskulatur. Eine einseitige Lähmung fällt beim Schreien durch einen hängenden Mundwinkel auf. Bei fehlendem Lidschluß muß das Auge vor Austrocknung geschützt werden. Eine weitere Behandlung ist meist nicht notwendig.

Lähmungen am Arm **(Plexus brachialis)** entstehen überwiegend durch Zerrung oder Ödembildung, selten durch Nervenausriß.

Bei der *oberen Plexuslähmung* nach Erb (Nervenfasern der Halssegmente C 5, 6) hängt der Arm des Neugeborenen schlaff herunter, ist leicht nach innen gedreht und im Ellenbogengelenk gestreckt. Der Greifreflex ist auslösbar. Bestehen gleichzeitig Luftnot und Zyanose, kann zusätzlich eine Lähmung des *Zwerchfells* bestehen. Die Prognose, abgesehen von kompletten Wurzelausrissen, ist gut. Gelegentlich wird eine physiotherapeutische Behandlung notwendig. Bei der *unteren Plexuslähmung nach Klumpke* (Nervenfasern C 7, 8, Th 1) sind die Hand- und Fingermuskeln befallen. Das Handgelenk wird schlaff gebeugt gehalten, der Greifreflex ist nicht auslösbar. Bei Mitbeteiligung sympathischer Nervenfasern entsteht der *Horner-Symptomkomplex* mit Herabhängen des Oberlides (Ptosis), Pupillenverengung (Miosis) und Zurücksinken des Augapfels (Enophthalmus). Die Behandlung der unteren Plexuslähmung erfolgt initial durch Schienung der Hand (Vermeidung von Kontrakturen) und physiotherapeutische Maßnahmen.

Schwere **Rückenmarksverletzungen** sind selten und werden nach Zugbelastungen bei traumatisierenden Geburten (z. B. Beckenendlage und Zangenentbindung) beobachtet. Die klinischen Zeichen sind von der Schwere und Höhe der Rückenmarksverletzung abhängig; Querschnittslähmungen sind möglich.

3.3 Verletzungen der Knochen, Organverletzungen

Der *Schlüsselbeinbruch* (Klavikulafraktur) wird häufig als Zufallsbefund diagnostiziert (Kallusbildung). Die Heilung erfolgt spontan ohne besondere Maßnahmen. Das Kind sollte jedoch nicht auf die betroffene Seite gelagert werden.

Seltener sind Brüche der langen Röhrenknochen (Arme und Beine) und die Epiphysenlösung, die durch Abriß oder Zerrung im Bereich der unteren Wachstumsfuge des Oberarmes entsteht.

Brüche werden durch eine Röntgenaufnahme diagnostiziert. Die Behandlung erfolgt durch Ruhigstellung, die Prognose ist gut. Bei der Epiphysenlösung wird der Orthopäde hinzugezogen.

Schädelbrüche (meist Berstungsbrüche), u. U. unter Kephalhämatomen verborgen, sind ebenfalls selten und heilen in der Regel spontan. Impressionsbrüche erfordern eine chirurgische Behandlung.

Eine Gefahr stellt die *„wachsende Fraktur"*, die durch Verlagerung von Hirnteilen in den Bruchspalt entsteht, dar. Hirnblutungen in Kombination mit Schädelbrüchen sind sonographisch auszuschließen.

Organverletzungen. Bei schweren Geburtsverletzungen können lebensbedrohliche *Leber- und Milzrisse* sowie *Nebennierenrindenblutungen* auftreten, die mit Zeichen eines schweren Blutungsschocks einhergehen können.

Die Prognose hängt vom Zeitpunkt der Diagnosestellung (Abdomensonographie) und der Schwere der Blutung ab.

4. Frühgeborenes

Definition. Frühgeborene sind Kinder, die vor der vollendeten 37. SSW (Gestationsalter < 259 Tage) geboren werden.

Häufigkeit. Ungefähr 7 % aller Neugeborenen werden vor der vollendeten 37. SSW geboren. Etwa 1,5 % der Lebendgeborenen sind sehr untergewichtige Neugeborene (Geburtsgewicht < 1500 g) und etwa 0,4–0,6 % der Lebendgeborenen sind extrem untergewichtige Neugeborene (Geburtsgewicht < 1000 g).

Die Ursachen für die Frühgeburtlichkeit lassen sich häufig nur bei einem Teil der Patienten ermitteln. Dazu gehören: vorzeitige Wehentätigkeit, vorzeitiger Blasensprung, Amnioninfektionssyndrom, Mehrlingsschwangerschaften, akute Plazentalösung, mütterliche Erkrankungen (z. B. Gestose), Plazentainsuffizienz, Infektionen (z. B. Zytomegalie, Toxoplasmose), Streß u. a.

Die **Überlebenschancen** sind in den letzten Jahrzehnten deutlich gestiegen. In den 70iger Jahren überlebten nur ca. 15–40 % der Frühgeborenen mit einem Geburtsgewicht < 1500 g. Die Überlebenschance bei Frühgeborenen mit einem Geburtsgewicht von 1000–1499 g liegen heute bei > 85 %, bei Geburtsgewichten von 600–1000 g bei > 50 %.

Von Bedeutung ist jedoch nicht nur die Verbesserung der Überlebenschancen sehr kleiner Frühgeborener, sondern die Verbesserung der Überlebensqualität, das bedeutet Senkung der Häufigkeit von schweren chronischen Erkrankungen bei diesen Kindern.

4.1 Folgen der Unreife

Die **Unreife von Organsystemen und -funktionen** stellt das Grundproblem sehr kleiner Frühgeborener dar. Ab 35. SSW kommen die meisten Organfunktionen ohne größere Probleme in Gang. Frühgeborene vor der 32. SSW bereiten größere Schwierigkeiten.

Nach der Geburt stehen zunächst die Funktionen von Kreislauf und Lunge im Vordergrund.

• Der **Kreislauf** funktioniert schon in der frühen Fetalzeit praktisch genauso wie kurz vor der Geburt. Eine Ausnahme dabei bildet der *persistierende Ductus arteriosus* (PDA). Er ist bis ca. zur 34. SSW noch nicht bereit, sich durch Anstieg des Sauerstoffpartialdrucks nach der Geburt zu schließen. Ein wesentlicher Faktor dürfte die Unreife der Muskulatur des Ductus arteriosus sein, so daß er bei sehr unreifen Kindern offenbleibt. Als Folge kann sich eine Herzinsuffizienz mit Auswirkung auf andere Organsysteme entwickeln (s. Kap. 4.4.2).

• Die **Reifung der Lunge** ist bei Frühgeborenen zum Zeitpunkt der Geburt noch nicht abgeschlossen. Atemstörungen treten um so häufiger auf, je unreifer ein Kind ist. Die Elastizität des Lungengewebes ist gering, es besteht ein Mangel an pulmonaler oberflächenaktiver Substanz, *Surfactant*. Dieses Surfactant trägt zur Stabilität des Alveolarsystems bei und beugt einem Zusammenfallen der Alveolen in der Ausatmung vor.

> Bei *Surfactant-Mangelsyndrom* (= Membransyndrom = Krankheit der hyalinen Membranen, KHM) entsteht die häufigste Erkrankung des Frühgeborenen, das **Atemnotsyndrom** (s. Kap. 4.4.1).

• Die Unreife des **Gehirns** ist von großer Bedeutung. Sie bedingt Störungen der zentralen Atemregulation (periodische Atmung, Apnoen) und wichtiger Reflexe (Saug- und Schluckreflex). Das Stützgewebe und die Gefäße haben noch nicht die Stabilität wie bei reifen Neugeborenen. Es können *Hirnblutungen* (s. Kap. 4.4.3) und *hypoxische Schädigungen* entstehen.

Durch Sauerstoffmangel, Blutdruckschwankungen, Streß, Anämie und Infektionen kann sich das Risiko erhöhen. Bei sehr kleinen Frühgeborenen können diese Faktoren häufig in Kombination auftreten.

• Die **Leber** mit ihren Enzymsystemen, als zentrales Stoffwechselorgan, ist ebenfalls unreif. Bei Frühgeborenen wird deshalb häufiger als bei reifen Neugeborenen eine behandlungsbedürftige *Neugeborenengelbsucht* (Hyperbilirubinämie, s. Abb. 18–12) beobachtet. Auch die Synthese von Gerinnungsfaktoren ist vermindert. Durch den Glykogenmangel in der Leber haben die Frühgeborenen bei unzureichender Glukosezufuhr schneller eine Hypoglykämie (Erniedrigung des Blutglukosespiegels).

• Der **Magen-Darm-Trakt** des Frühgeborenen ist für das extrauterine Leben zwar bereits vorbereitet, jedoch liegt meist in Abhängigkeit der Unreife eine verminderte Verdauungsfähigkeit vor. Dabei spielt die Qualität der Nahrung, d. h. ihre Zusammensetzung, und die Quantität eine entscheidende Rolle.

• Die unreifen **Nieren** haben eine noch geringere Konzentrationsfähigkeit als die des reifen Neugeborenen. Daher ist die Regulationsfähigkeit beim Frühgeborenen eingeschränkt. Schwankungen im Wasserhaushalt lassen sich schlechter ausgleichen. Eine sehr genaue Bilanzierung der Flüssigkeitszufuhr ist bei Frühgeborenen unbedingt zu beachten.

• Das **Immunsystem** ist unreif. Sehr kleine Frühgeborene haben kaum Abwehrfunktionen und sind deshalb Bakterien und anderen Infektionserregern hilflos ausgesetzt (strengste Hygiene auf Intensivstationen!).

• Eine weitere Besonderheit stellt die **Temperaturregulation** dar. Frühgeborene können durch ihr vermindertes subkutanes Fettgewebe und den geringen Gehalt an braunem Fettgewebe ihre Temperatur nicht aufrechthalten. Zusätzlich sind sie durch ihre große Körperoberfläche im Verhältnis zum Gewicht durch Wärmeverlust gefährdet.

Viele dieser genannten Organstörungen können sich wechselseitig verstärken, so daß großes Augenmerk auf die Prophylaxe solcher Störungen gerichtet sein muß.

4.2 Maßnahmen vor der Geburt

Die Verhinderung einer Frühgeburt ist die wichtigste Prophylaxe. Dabei spielt die Qualität der Schwangerenvorsorge eine entscheidende Rolle.

Läßt sich die Frühgeburt vor der 36. SSW nicht aufhalten, sollte die Risikoschwangere in eine Klinik verlegt werden, an die ein **Perinatalzentrum** mit entsprechender personeller und technischer Ausstattung angeschlossen ist *(Regionalisierung der Risikoschwangeren)*. Ein Transport der Schwangeren ist mit geringeren Risiken für das Frühgeborene verbunden als eine postnatale Verlegung.

Bei drohender Frühgeburt vor der 34. SSW sollte unter maximaler wehenhemmender Therapie eine Lungenreifungsbehandlung mit Glukokortikoiden durchgeführt werden. Durch diese Behandlung wird versucht, die fetale Synthese von Surfactant anzuregen.

Bei operativer Entbindung (Sectio caesarea) sollte die mütterliche Narkose so schonend wie möglich, die Geburt der Risikokinder so atraumatisch wie möglich erfolgen.

4.3 Erstversorgung des Frühgeborenen

Bei der Erstversorgung von Frühgeborenen ab 35. SSW treten meist keine wesentlichen Probleme auf. Folgende Besonderheiten sind jedoch zu beachten: *Vermeidung einer Auskühlung, Überwachung der Atmung, Zufuhr von Glukose.*

Bei Frühgeborenen vor der 35. SSW werden in der Geburtsklinik nur die Erstmaßnahmen bis zur Stabilisierung vorgenommen. Der Transport der Kinder in die Kinderklinik muß sehr schonend erfolgen.

Sehr kleine Frühgeborene (< 1500 g) werden nach Erstversorgung und Stabilisierung lebenswichtiger Funktionen auf eine neonatologische Intensivtherapiestation verlegt. Die Pflege erfolgt dort entweder in einem Inkubator oder auf einem offenen Intensivpflegeplatz (Abb. 18–3).

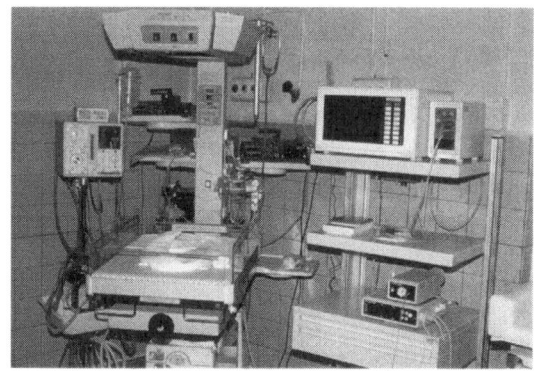

Abb. 18–3: Offener *Intensivpflegeplatz*

Zur Überwachung der Frühgeborenen werden Herz- und Atemmonitore eingesetzt. In Abhängigkeit vom Zustand des Kindes (Notwendigkeit einer Beatmung) erfolgt eine kontinuierliche nichtinvasive transkutane Messung des Sauerstoff- und Kohlendioxidpartialdrucks, eine Überwachung der Sauerstoffsättigung und des Blutdrucks.

Stabile, nur gering unreife Frühgeborene können primär enteral ernährt werden. Sehr kleine Frühgeborene werden initial parenteral ernährt, am 2. Lebenstag wird langsam mit einem zusätzlichen enteralen Nahrungsaufbau über eine Magensonde begonnen.

4.4 Häufige Erkrankungen des Frühgeborenen

4.4.1 Atemnotsyndrom

Das Atemnotsyndrom ist eine typische Erkrankung des Frühgeborenen. Nur ungefähr 1 % aller reifen Neugeborenen erkranken daran. Die Häufigkeit steigt mit abnehmendem Gestationsalter.

4/5 aller Frühgeborene mit einem Gestationsalter unter 30. SSW entwickeln ein Atemnotsyndrom, das die *häufigste Todesursache* der Neugeborenenperiode (1.–28. Lebenstag) darstellt.

Ursache des Atemnotsyndroms ist der *Mangel an pulmonalem oberflächenaktivem Surfactant*, einer Substanz, die in den Alveolarraum ausgeschieden wird und die Oberflächenspannung der Alveolen herabsetzt. Es trägt somit zur Stabilität des Alveolarsystems bei und beugt einem Zusammenfallen der Alveolen in der Ausatmung vor (Antiatelektasefaktor).

Eine ausreichende Surfactantbildung besteht in der Regel von der 35. SSW an. Kinder diabetischer Mütter können eine verzögerte Lungenreifung aufweisen. Eine beschleunigte Lungenreifung wird dagegen bei intrauterinem Streß (vorzeitiger Blasensprung, mütterliche Infektionen oder tokolytische Therapie) beobachtet.

Pathogenese. Beim Atemnotsyndrom kommt es unmittelbar nach der Geburt zur mangelnden Entfaltung der Lunge. Bereits eröffnete Lungenbezirke können wieder zusammenfallen. Der Strömungswiderstand für das Blut wird größer. Das Herz muß das Blut mit größerem Druck in die Lunge pumpen. Dies hat zur Folge, daß ein Teil des Blutes über die fetalen Kreislaufwege vom rechten zum linken Herzen fließt. Es tritt ein Sauerstoffmangel auf, der zur Übersäuerung (Azidose) führen kann.

Die Lunge wird durch den Sauerstoffmangel und die Azidose geschädigt, die Alveolarmembranen werden durchlässig, Flüssigkeit und Eiweiße entweichen aus den Gefäßen in die Alveolen. Dadurch bilden sich membranartige Auskleidungen, hyaline Membranen *(= Krankheit der hyalinen Membranen, KHM).*

Die **klinischen Symptome** treten unmittelbar nach der Geburt oder innerhalb der ersten 3–4 Lebensstunden auf:
- Atemfrequenz > 60/min = Tachypnoe
- stöhnende Ausatmung = Knorksen
- Nasenflügeln, Einziehungen, abgeschwächtes Atemgeräusch
- grau-blasse Hautfarbe, blaue Hautfarbe = Zyanose

Diagnose. Bei der röntgenologischen Untersuchung der Lunge finden sich charakteristische Veränderungen. Die Anfangsstadien zeigen eine feingranuläre Streifenzeichnung mit Entwicklung eines positiven Luftbronchogramms. Unter zunehmender Verdichtung der Lunge mit Auslöschung der Herz- und Zwerchfellgrenzen entwickelt sich das Bild der *„weißen Lunge"* (Abb. 18-4).

Die klinischen und radiologischen Zeichen sind unspezifisch und können Ausdruck anderer Erkrankungen sein, wie z.B. Infektion mit Streptokokken der Gruppe B, Lungenentzündungen anderer Ursache, Fehlbildungen der Lunge und der Speiseröhre.

Folgende **akute Komplikationen** können beim Atemnotsyndrom auftreten: Infektionen, Luftaustritt in den Pleuraspalt (Pneumothorax), persistierender Ductus arteriosus, Hirnblutungen.

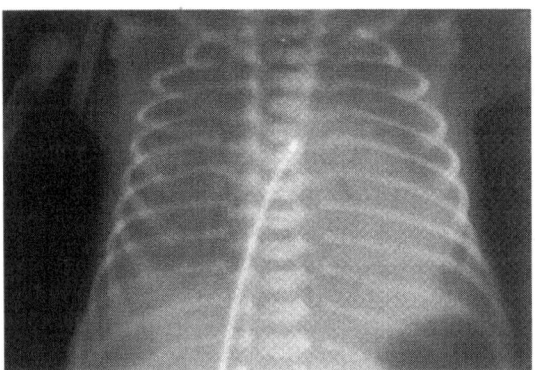

Abb. 18–4: Radiologische Veränderungen bei schwerem Atemnotsyndrom. *„Weiße Lunge":* Verdichtetes Lungengewebe, Auslöschung der Herz- und Zwerchfellgrenzen

Als Folge der Lungenunreife, der Langzeitbeatmung und der Sauerstofftoxizität kann es zu Umbauprozessen in der Lunge mit bindegewebiger Umwandlung kommen. Diese chronische Lungenerkrankung wird *bronchopulmonale Dysplasie* (BPD) genannt. Frühgeborenen mit einer BPD haben typische radiologische Veränderungen und einen erhöhten Sauerstoffbedarf (> 21 % O_2). Leichte Formen können ausheilen. Bei schweren Formen ist die Belastbarkeit herabgesetzt, schwere Atemwegsinfektionen und ein Asthma bronchiale werden häufiger beobachtet.

Die **Behandlung** des Atemnotsyndroms hängt vom Schweregrad ab. Bei *leichten Formen* kann eine gezielte Sauerstofftherapie über eine „Kopfbox" oder Nasen-CPAP *(CPAP = continous positive airway pressure = kontinuierlicher positiver Atemwegsdruck)* ausreichend sein.

Bei schweren Atemstörungen ist eine kontrollierte maschinelle Beatmung über einen trachealen Tubus notwendig. Eine Kontrolle der Blutgase, eine kontinuierliche nichtinvasive Überwachung des pO_2 und pCO_2 und die Dokumentation der Daten ist unbedingt erforderlich.

Der Blutdruck muß ggf. mit Humanalbumin oder Plasma bzw. mit blutdrucksteigernden Medikamenten normalisiert werden. Die Flüssigkeit muß sorgfältig bilanziert werden.

Behandlungsprinzip sehr kleiner Frühgeborener mit Atemnot ist eine möglichst geringe Belastung durch diagnostische und therapeutische Maßnahmen *(minimal handling)*.

In den letzten Jahren konnten durch den Einsatz von verschiedenen Surfactant-Präparaten Fortschritte in der Behandlung des schweren Atemnotsyndroms erzielt werden. Natürliche Surfactant-Präparate werden aus Rinder- bzw. Schweinelungen hergestellt. Nach Applikation des Surfactants über eine Sonde durch den Tubus wird in den meisten Fällen eine Verbesserung der Sauerstoffversorgung und des Gasaustausches in der Lunge beobachtet. Diese Behandlung sollte unter strengster Indikation und intensivmedizinischer Überwachung durchgeführt werden.

Als **präventive Maßnahme** sind anzusehen: Lungenreifungsinduktion mit Glukokortikoiden oder Ambroxol, schonende Geburtsleitung, optimale primäre Reanimation der Risikokinder.

4.4.2 Persistierender Ductus arteriosus (PDA)

Der Ductus arteriosus verschließt sich in den ersten Lebenstagen (s. Kap. 1.1, 4.1). Bei sehr kleinen Frühgeborenen bleibt er häufig aufgrund der Unreife der Muskulatur des Ductus und eines gefäßerweiternden Effektes der Prostaglandine (bei Frühgeborenen erhöht) offen. Zunächst besteht meist ein *Rechts-Links-Shunt*. Mit Rückbildung des Atemnotsyndroms sinkt der Gefäßwiderstand in der Lunge. Es kommt zu einem *Links-Rechts-Shunt*. Die Folge ist eine Überflutung der Lunge und eine *akute Herzinsuffizienz*. Der Zustand der Patienten verschlechtert sich, sie benötigen wieder mehr Sauerstoff.

Symptome: systolisches *Herzgeräusch*, gelegentlich kontinuierlich, springende Pulse *(Pulsus celer et altus)*, Lebervergrößerung *(Hepatomegalie)*, *Störungen der Organdurchblutung* (Niere, Darm).

Diagnose:
- *Röntgenthorax*: Vergrößerung des Herzens, vermehrte Lungengefäßzeichnung
- *Doppler-Sonographie*: negativer Flow in den renalen Gefäßen
- *Echokardiographie mit Farbdoppler*: Shuntnachweis, Ausschluß Ductus abhängiger Herzfehler

Therapie: initial *Verringerung der Flüssigkeitszufuhr, medikamentöser Verschluß* mit Indometacin (Prostaglandin-Synthesehemmer), *operativer Verschluß* bei Kontraindikationen oder Nichtansprechen auf Indometacin.

4.4.3 Hirnblutung und periventrikuläre Leukomalazie

Die **Hirnblutung** stellt ein weiteres Problem sehr kleiner Frühgeborener unter der 32. SSW dar. Bei etwa 40 % dieser Kinder lassen sich Blutungen unterschiedlichen Ausmaßes nachweisen (Abb. 18–5). Bis zu 90 % der Blutungen treten in der Regel in den ersten 3 Lebenstagen auf.

Symptome: Geringgradige Blutungen verlaufen symptomlos. Bei schweren Blutungen können die verschiedensten Symptome auftreten, wie z. B. Atemstillstand, Krampfanfälle, vorgewölbte Fontanelle, Bewegungsarmut, schlaffe Lähmungen, Blässe, Blutdruckabfall oder Störungen der Temperaturregulation. Die Blutung läßt sich durch keine Behandlungsmaßnahme rückgängig machen. Durch zusätzliche Maßnahmen kann nur versucht werden, das Ausmaß zu begrenzen.

Die *Langzeitprognose* hängt vom Schweregrad der Blutung, der möglichen Entwicklung eines Hydrocephalus internus (Abb. 18–6, 7) bzw. zusätzlicher hypoxischer Schädigung des Gehirns ab und ist für den einzelnen Patienten vorher nicht abzuschätzen.

Die **periventrikuläre Leukomalazie** ist eine weitere zerebrale Erkrankung des Frühgeborenen. Sie entsteht durch Minderdurchblutung des Gehirns. Es entwickeln sich

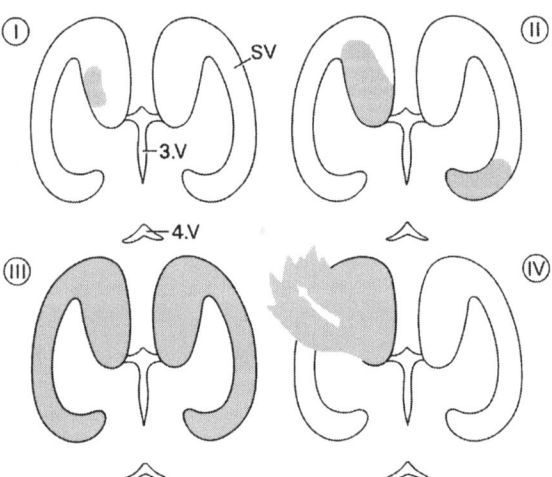

Abb. 18–5: Ventrikelsystem des Neugeborenen und Schweregradeinteilung der *intraventrikulären Blutungen* (SV: Seitenventrikel, V: Ventrikel)

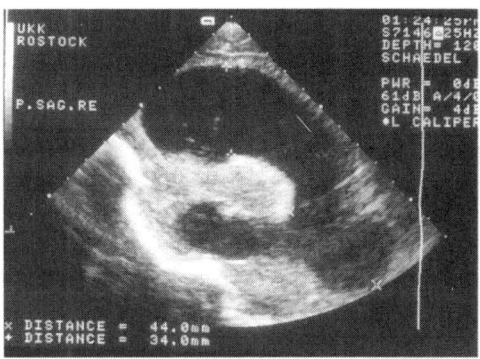

Abb. 18–6: Hydrocephalus internus, Schädelsonographie *(Sagittalschnitt)*

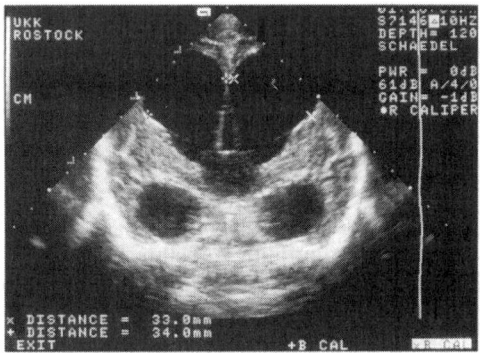

Abb. 18–7: Hydrocephalus internus, Schädelsonographie *(Koronarschnitt)*

Defekte in der weißen Substanz, die sonographisch nachweisbar sind. Bei den Kindern können motorische Störungen, besonders der Beine, auftreten.

4.4.4 Nekrotisierende Enterokolitis (NEC)

Definition. Die nekrotisierende Enterokolitis ist eine schwere entzündliche Erkrankung des Dünn- und Dickdarmes kleiner Frühgeborener. Bei der Enterokolitis wandern Darmbakterien durch die Schleimhautbarriere und bilden unterhalb der Schleimhaut Gasblasen. Die Durchblutung des Darmes ist behindert. Es kann zu Perforationen nach außen in die freie Bauchhöhle und zur Bauchfellentzündung (Peritonitis) kommen.

Risikofaktoren sind: Asphyxie, Schock, persistierender Ductus arteriosus, Blutaustauschtransfusionen, Nabelgefäßkatheter, Ernährung mit zu konzentrierten Zubereitungen (hyperosmolare Nahrungen) bzw. Nahrungszusätzen und Medikamente.

Symptome: Temperaturlabilität, galliges Erbrechen, erhöhte Magenreste, geblähter Bauch, schmerzhaft gespannte Bauchdecken, schleimig-blutige Stühle, grau-blasse Hautfarbe, Schock.

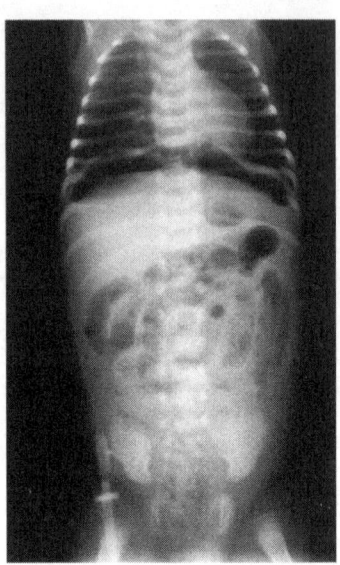

Abb. 18–8: Röntgenaufnahme im Hängen: *freie Luft* unter dem Zwerchfell nach Darmperforation

Diagnose. Die *röntgenologische Untersuchung* des Bauches zeigt in Abhängigkeit der Schwere und des Stadiums der Erkrankung auffällig geblähte Darmschlingen, Luftbläschen in der Darmwand oder bei Darmperforation freie Luft (Abb. 18–8).

Die **Behandlung** der nekrotisierenden Enterokolitis beginnt mit Nahrungskarenz, parenteraler Volumentherapie, antibiotischer Therapie. Die Darmperforation ist eine absolute Indikation für ein chirurgisches Eingreifen.

4.4.5 Retinopathia praematurorum

Definition. Die Frühgeborenen-Retinopathie ist eine schwere Komplikation bei der Behandlung von Frühgeborenen. Sie wird im wesentlichen durch die akute und chronische Toxizität von Sauerstoff auf die sich entwickelnden Gefäße der Netzhaut verursacht. Es ist aber auch bekannt, daß Frühgeborene ohne eine Sauerstofftherapie eine Retinopathie entwickeln können.

Weitere *Risikofaktoren*, wie Unreife, Bluttransfusionen, Blutaustauschtransfusionen, Vitamin-E-Mangel u. a., spielen eine Rolle.

Verlauf und Behandlung: Die Veränderungen an der Netzhaut können bis zur Netzhautablösung führen. *Leichte Formen* bilden sich ohne Beeinträchtigung des Sehvermögens zurück, *schwere Formen* können bis zur Erblindung führen. Um diese schweren Verlaufsformen der Frühgeborenen-Retinopathie zu vermeiden, ist eine sorgfältige Überwachung des Sauerstoffpartialdrucks bei allen Frühgeborenen, die Sauerstoff erhielten, notwendig. Engmaschige ophthalmologische Untersuchungen sind unverzichtbar. Durch Kryo- oder Lasertherapie kann ein Fortschreiten teilweise verhindert werden.

4.4.6 Apnoen

Definition. Eine Apnoe ist eine Atempause von mehr als 15 Sekunden. Sie ist häufig kombiniert mit einem Abfall der Herzfrequenz und der Sauerstoffsättigung. Man unterscheidet *zentrale Apnoen* (Fehlen von Atembewegungen), *obstruktive Apnoen* (fehlender Luftfluß, Atembewegungen vorhanden) und *gemischte Apnoen* (Kombination beider Formen).

Von den Apnoen ist die *periodische Atmung* abzugrenzen. Sie zeichnet sich durch einen Wechsel von Atempausen und Phasen schneller Atmung aus.

Apnoen treten bei Frühgeborenen unter der 36. SSW bis zu 30 % auf. Von *idiopathischen Apnoen* darf nur gesprochen werden, wenn alle anderen Ursachen ausgeschlossen worden sind. Dazu gehören pulmonale, zerebrale, kardiale, gastrointestinale, metabolische und infektiöse Ursachen.

Therapie. Konsequente Behandlung der Grunderkrankung. Bei *akuter Apnoe* ist eine mechanische Stimulation erforderlich. Bei *wiederholten Apnoen* wird häufig eine medikamentöse Behandlung mit Theophyllin notwendig, manchmal sogar eine Atemhilfe oder erneute Beatmung.

5. Hypotrophes Neugeborenes

Definition. Hypotrophe Neugeborene sind Neugeborene, deren Geburtsgewicht unter der 5. bzw. 10. Perzentile (abhängig von der gewählten Perzentilkurve, s. Abb. 19–2, S. 738) des intrauterinen Wachstums liegt. Diese Kinder werden als *small for gestational age* (SGA) bezeichnet. Sie sind zu leicht für ihr Gestationsalter. Dabei ist die Wahl der „richtigen" Wachstumskurve nicht immer einfach (abhängig von Population, Region, Unsicherheit der Bestimmung des Gestationsalters).

Ursachen:
* *mütterlich*: Bluthochdruck, Diabetes, chronische Herz-, Lungen-, Nieren- und Gefäßerkrankungen, falsche Ernährung Medikamente, Genußgifte, wie Alkohol, Nikotin, Drogen
* *plazentar*: Plazentainsuffizienz, Mehrlingsschwangerschaften
* *kindlich*: Infektionen (Zytomegalie, Toxoplasmose, Röteln), Fehlbildungen, chromosomale Erkrankungen. Bei der körperlichen Untersuchung fällt der in Relation zum Körper recht große Kopf auf. Das Kind hat durch das fehlende Unterhautfettgewebe einen greisenhaften Gesichtsausdruck und viele Falten am Hals und am Gesäß.

Auf folgende **postnatale Probleme** ist besonders zu achten:
* *Hypoglykämie* – erniedrigter Blutglukosespiegel
* *Hypothermie* – Untertemperatur
* *Polyglobulie* – Eindickung des Blutes.

Behandlung. Wenn eine intrauterine Wachstumsretardierung festgestellt wurde, sollten schädigende Einflüsse, wenn möglich, ausgeschaltet werden. Kommt es zum Wachstumsstillstand, muß eine *vorzeitige Beendigung* der Schwangerschaft angestrebt werden.

Unter der Geburt muß eine Überwachung erfolgen. Bei schwerer Hypotrophie wird das Kind nach Versorgung und Stabilisierung in eine Kinderklinik verlegt. Auch dort muß das hypotrophe Neugeborene gut überwacht werden, am besten im Inkubator. Blutglukosewerte und Körpertemperatur sind engmaschig zu kontrollieren. Für eine ausreichende Kohlenhydratzufuhr (Muttermilch, Formelnahrung oder Glukoseinfusion) muß gesorgt werden. Die Ursache der Wachstumsretardierung sollte geklärt werden.

6. Häufige Erkrankungen des Neugeborenen

6.1 Erkrankungen der Lunge

6.1.1 Mekoniumaspiration

Durch eine Mekoniumaspiration sind überwiegend reife Neugeborene und hypothrophe Neugeborene gefährdet. Der Nachweis von mekoniumhaltigem Fruchtwasser weist auf eine fetale Hypoxie (*Asphyxie*, s. Kap. XVIII/2) hin.

Ein fetaler Sauerstoffmangel führt zu einer Verengung der Gefäße im Darm und verursacht eine Minderdurchblutung des Darmes. Die Darmtätigkeit wird angeregt, Mekonium vorzeitig ins Fruchtwasser abgesetzt. Durch vorzeitige intrauterine Atemtätigkeit bzw. mit den ersten Atemzügen unmittelbar nach der Geburt können mekoniumhaltige Partikel in die Lunge gelangen. Kleinere Lungenabschnitte werden verlegt, überblähte Lungenbezirke und nichtbelüftete Areale *(Atelektasen)* können sich bilden: Es drohen *Pneumothorax* (s. Kap. XVIII/6.1.2) und *Pneumonie*.

Symptome: Die Kinder fallen nach der Geburt durch eine Schnappatmung oder eine schwere Atemdepression, eine niedrige Herzfrequenz oder niedrigen Blutdruck auf. Bei Spontanatmung treten Dyspnoe und Zyanose auf.

Diagnose. Auf der *Röntgenthoraxaufnahme* sind dichte fleckige und überblähte Bezirke erkennbar.

Therapie. Bei Verdacht oder Hinweiszeichen auf Mekoniumaspiration muß möglichst *vor dem ersten Atemzug* das mekoniumhaltige Fruchtwasser aus den oberen Luftwegen entfernt werden bzw. das Neugeborene sofort intubiert und eine tracheobronchiale Spühlung mit physiologischer NaCl-Lösung durchgeführt werden. *Keine Maskenbeatmung!*

Durch diese Maßnahmen kann die Überlebenschance von Patienten mit Mekoniumaspiration erheblich verbessert werden. Nach erfolgreicher Reanimation wird die meist sehr *schwierige Behandlung* der Neugeborenen auf einer neonatologischen Intensivstation fortgesetzt.

Die **Prognose** nach Mekoniumaspiration hängt vom Schweregrad der Erkrankung ab. Ist eine Beatmung nicht notwendig, erholen sich die Kinder schnell. Bei schweren Formen können bleibende Schäden durch den Sauerstoffmangel entstehen. Rechtzeitiges Erkennen und konsequentes Handeln ist die beste Prophylaxe.

6.1.2 Pneumothorax

Definition. Bei einem Pneumothorax ist Luft in den Pleuraraum eingedrungen. Ein Spontanpneumothorax wird bei ca. 1 % aller Neugeborenen beobachtet und kann völlig ohne klinische Symptome verlaufen. Der Pneumothorax ist jedoch häufig eine *Komplikation* einer anderen Grundkrankheit, wie z. B.: *Atemnotsyndrom, Mekoniumaspiration, Zwerchfellhernie, Staphylokokkenpneumonie, Fehlbildungen der Lunge.*

Bei einer Überblähung der Lunge (z. B. bei hohem Beatmungsdruck) kann eine Alveolarwand platzen. Baut sich ein Ventilmechanismus auf, indem die Luft aus der Lunge zwar in den Pleuraspalt gelangt, aber nicht mehr zurück kann, so entwickelt sich ein *Spannungspneumothorax* (Abb. 18–9). Es folgt meist sehr schnell die Verdrängung des Herzens auf die gesunde Seite. Man kann eine akute Verschlechterung des Zustandes mit schwerer Atemnot, Zyanose, Tachykardie, Thoraxasymmetrie und Verlagerung der Herztöne beobachten.

Therapie. In lebensbedrohlichen Situationen muß sofort eine Pleurapunktion mit Entlastung des Pneumothorax erfolgen. Anschließend wird eine Pleurasaugdrainage unter sterilen Bedingungen gelegt. Die austretende Luft wird kontinuierlich über mehrere Tage abgesaugt. Wenn die Drainage keine Luft mehr fördert und der Pneumothorax bei der Röntgenkontrolle nicht mehr nachweisbar ist, kann die Drainage entfernt werden.

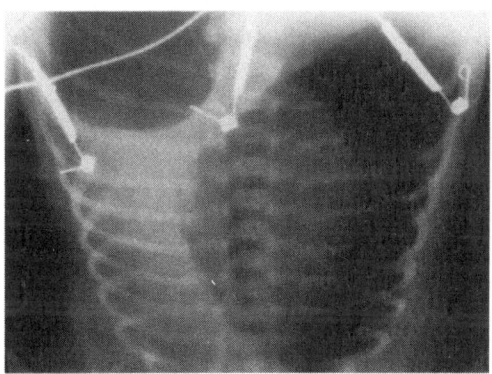

Abb. 18–9: *Spannungspneumothorax* rechts mit Verdrängung des Herzens nach links

6.1.3 Neonatale Pneumonien

Die **Symptome** einer Lungenentzündung (Pneumonie) in den ersten Lebenstagen sind vom klinischen Bild eines Atemnotsyndroms nicht zu unterscheiden.

Risikofaktoren für eine neonatale Pneumonie sind: ein vorzeitiger Blasensprung über 24 Stunden und ein mütterliches *Amnioninfektionssyndrom.*

Die häufigsten **Erreger** sind: Streptokokken der Gruppe B, Escherichia coli, Staphylokokken, Listerien, Chlamydien. Bei beatmeten Früh- und Neugeborenen findet man häufiger Pseudomonas- und Klebsiellenarten.

Im Unterschied zum Atemnotsyndrom haben diese Kinder Infektionszeichen, typische Blutbildveränderungen und eine Erhöhung des C-reaktiven Proteins. Eine solche Pneumonie muß sehr schnell mit *Antibiotika* behandelt werden.

6.2 Fehlbildungen

6.2.1 Zwerchfelldefekt

Ein Defekt im Zwerchfell (Zwerchfellhernie) kann zu einer Verlagerung sämtlicher Bauchorgane in die Thoraxhöhle führen. Er ist meist mit einer Verkleinerung der Lunge *(Lungenhypoplasie)* auf der betreffenden Seite kombiniert.

Die Kinder fallen nach der Geburt schnell durch folgende **Symptome** auf: schwere Atemnot, Zyanose, Schock, Verlagerung der Herztöne, asymmetrischer Thorax, fehlendes Atemgeräusch, eingefallenes Abdomen, evtl. Darmgeräusche im Thorax.

Die **Diagnose** wird durch eine Röntgenaufnahme bestätigt (Abb.18–10). Die Kinder werden sofort in ein kinderchirurgisches Zentrum verlegt. Die Zwerchfellhernie ist der dringlichste Notfall in der Neugeborenenchirurgie.

Die **Prognose** wird entscheidend vom Grad der Lungenhypoplasie, der Erstversorgung, der chirurgischen und der anschließenden neonatologischen intensivmedizinischen Behandlung bestimmt.

Eine **pränatale Diagnose** ist durch fetale Ultraschalldiagnostik möglich. Das Kind sollte dann in einem entsprechenden Behandlungszentrum geboren werden.

6.2.2 Angeborene Fehlbildungen des Herzens und der Gefäße

Etwa 1 % aller Neugeborenen haben einen angeborenen Herzfehler bzw. 0,1 % einen „kritischen" Herzfehler, d.h. er ist bereits in der Neugeborenenperiode lebensbedrohlich.

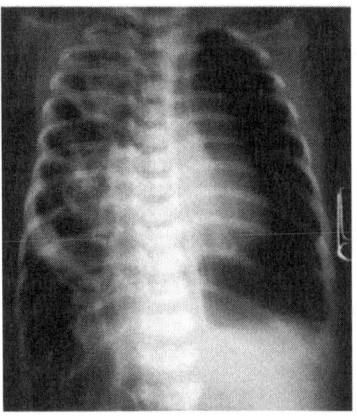

Abb. 18–10: *Zwerchfellhernie* rechts mit Verlagerung des Darmes in den Thorax, Pneumothorax links

Mütterliche Erkrankungen in der Frühschwangerschaft können zu komplexen Herzfehlbildungen führen, z. B. Röteln. Aufgrund der speziellen intrauterinen Kreislaufsituation haben einige Herzfehler, wie z. B. die *Transposition der großen Gefäße* (Aorta aus rechter Kammer, Pulmonalarterie aus linker Kammer entspringend), die *Pulmonalstenose und die Aortenisthmusstenose* keinen Einfluß auf die intrauterine Entwicklung des Feten. Erst nach der Geburt und dem Verschluß des Foramen ovale und des Ductus arteriosus treten die ersten klinischen Zeichen auf.

Folgende **Symptome** lassen an einen Herzfehler denken: generalisierte Zyanose (keine Besserung durch Sauerstoff), Trinkschwäche, Tachypnoe, Lebervergrößerung, Ödeme (Flüssigkeitseinlagerungen), Herzgeräusch, Schwitzen.

Einige Beispiele für Herzfehler mit akuter Verschlechterung des Neugeborenen in den ersten Lebenstagen:

- **Transposition der großen Gefäße** (TGA). Häufigkeit: etwa 6 % aller angeborenen Herzfehler
Die Aorta entspringt aus der rechten Herzkammer, die Pulmonalarterie aus der linken Kammer. Es existieren zwei getrennte Kreisläufe, die keine Verbindung miteinander haben. Auf diese Weise kann kein Sauerstoff in das Kind gelangen. Ein Überleben ist nur möglich, wenn es eine Querverbindung zwischen den Kreisläufen gibt.

- **Pulmonalatresie**. Häufigkeit: etwa 1–3 % aller angeborenen Herzfehler
Die Pulmonalklappe ist vollständig verschlossen. Das Blut kann aus der rechten Kammer nicht in die Lunge fließen. Ein kleiner Teil des Blutes fließt aus dem rechten Vorhof in die rechte Kammer und zurück in den Vorhof. Der größte Teil des Blutes fließt über das Foramen ovale oder einen Defekt in der Vorhofscheidewand in den linken Vorhof und in die linke Kammer. Die Lungendurchblutung erfolgt fast ausschließlich über den Ductus arteriosus persistens. Wenn dieser sich in den ersten Lebensstunden schließt, verschlechtert sich das Kind akut.

- **Hypoplastisches Linksherzsyndrom**. Häufigkeit: ca. 1–2 % aller angeborenen Herzfehler
Es umfaßt eine Verkleinerung der linken Kammer, der Aorta bis zum Ductus arteriosus und der Klappen im Bereich des linken Herzens. Über einen Links-Rechts-Shunt gelangt das Lungenvenenblut über das Foramen ovale in den rechten Vorhof und in die rechte Kammer, von dort in die Arteria pulmonalis und über den Ductus arteriosus in den Körperkreislauf. Bei Ductusverschluß nach der Geburt tritt ebenfalls eine akute Verschlechterung mit schwerer Herzinsuffizienz und Azidose ein. Eine operative Therapie ist nur in anatomisch günstigen Fällen möglich.

Diagnose. Bei Verdacht auf einen Herzfehler sollte das Neugeborene eine *kinderkardiologische Diagnostik* erhalten: Auskultation, Röntgen, EKG, Echokardiographie, ggf. Herzkatheter-Untersuchung.

Durch die **Echokardiographie** in Verbindung mit der farbdoppler-sonographischen Untersuchung kann heute immer häufiger auf eine invasive Diagnostik (Herzkatheteruntersuchung) verzichtet werden.

Therapie der Herzfehler im Neugeborenenalter:
- *Allgemeinmaßnahmen*: eingeschränkte Flüssigkeitszufuhr, Ruhigstellung (Sedierung), evtl. Beatmung
- *ausscheidungsfördernde Maßnahmen*: Diuretika
- *Herz-Kreislauf-Medikamente*: Digitalis, Katecholamine
- *Vermeiden des Ductusverschlusses*: Prostaglandine
- *Vergrößern von bestehenden Kurzschlußverbindungen*: Einreißen des Vorhofseptums mittels Ballonkatheter (Ballonatrioseptostomie)

Die beiden letzten Punkte stellen bei einigen Herzfehlern (z. B. Transposition der großen Gefäße) eine Notfallmaßnahme dar.

Herzchirurgische Eingriffe können bei einigen Herzfehlern bereits in der Neugeborenenperiode zur Normalisierung der Herz-Kreislauf-Verhältnisse führen. Häufig erfolgen aber erst vorübergehende Maßnahmen (Palliativoperationen). Die Korrekturoperation bzw. -operationen werden zu einem späteren Zeitpunkt vorgenommen.

6.2.3 Fehlbildungen des Magen-Darm-Traktes

6.2.3.1 Ösophagusatresie

Bei der Ösophagusatresie handelt es sich um einen angeborenen Verschluß der Speiseröhre. Häufig ist diese Fehlbildung mit einem Fistelgang zur Luftröhre kombiniert. Es werden verschiedene Typen beschrieben. Der *Typ III b nach Vogt* mit einer Fistel zum unteren Speiseröhrenblindsack tritt am häufigsten auf.

Bei der Mutter besteht meist ein Hydramnion (vermehrtes Fruchtwasser).

Frühsymptome: Das Neugeborene fällt durch verstärkten Speichelfluß, Ansammlung von schaumigem Sekret im Nasen-Rachen-Raum, Husten und Niesen auf.

Spätsymptome: Wird die Diagnose zu spät gestellt, kann es zur Nahrungsaspiration mit Erstickungsanfällen und zur Pneumonie kommen.

Die Kinder werden nach der Erstversorgung sofort in ein kinderchirurgisches Zentrum verlegt. Bis zur Operation erfolgt eine Linksseitenlage mit erhöhtem Oberkörper unter fortlaufendem Absaugen des Speichels. Bis zu 20 % der Kinder versterben an operativen und postoperativen Komplikationen.

6.2.3.2 Atresien im Bereich des Darmes

Verschlüsse des Dünndarmes (**Dünndarmatresie**) sind selten und kommen am ehesten im Zwölffingerdarm (**Duodenalatresie**) vor. Auch hier weist ein Hydramnion der Mutter auf die Diagnose hin.

Bei den ersten Fütterungsversuchen erbrechen die Kinder große Mengen angedauter Nahrung und haben gleichzeitig wenig Mekoniumabgang. In Abhängigkeit der Lage des Verschlusses kann galliges Erbrechen auftreten. Je tiefer der Verschluß sitzt, um so später wird meist das Erbrechen beobachtet.

Die Diagnose kann prä- bzw. postnatal durch Ultraschall gestellt werden, ggf. durch eine Röntgenaufnahme des Abdomens im Hängen gesichert werden.

Mit einer Infusion und einer Magenentlastungssonde versorgt, werden die Kinder in ein kinderchirurgisches Zentrum zur Operation verlegt.

Die wichtigste Fehlbildung am Enddarm ist der komplette Verschluß des Darmausgangs, die **Analatresie**. Der fehlende Mekoniumabgang ist neben dem äußerlich nicht immer sichtbaren Verschluß ein erstes Zeichen.

Nach der Erstversorgung wird das Neugeborene zur Operation verlegt. Meist wird in einer ersten Operation ein künstlicher Darmausgang angelegt, um den Abgang von Mekonium und Stuhl zu gewährleisten. Der Korrektureingriff ist je nach Länge des Darmverschlusses unterschiedlich aufwendig. Nach einigen Monaten wird der künstliche Darmausgang meist wieder verschlossen werden. Durch Narben, aber auch durch Fehlanlage der Muskulatur des Darmausgangs, kann die Funktion des Enddarms beeinträchtigt sein.

6.2.4 Bauchwanddefekte

Der **Nabelschnurbruch** (Omphalozele) ist eine Hemmungsfehlbildung der Bauchdecke, bei dem durch Vorfall Darmschlingen, aber auch Anteile der Leber, in einem bruchsackartigen Gebilde im Bereich der Nabelschnur vor der Bauchdecke liegen. Häufig ist diese Erkrankung mit anderen Fehlbildungen kombiniert. Sie ist durch Ultraschall meist pränatal bekannt. Die Kinder werden durch Sectio geboren.

Der Bruchsack wird mit angefeuchteten (sterile physiologische Kochsalzlösung) Tupfern, Tüchern oder Plastikfolie abgedeckt. Darüber kommt eine trockene Schicht, um das Kind vor Auskühlung zu schützen.

Mit einer Infusion und einer Magenentlastungssonde versorgt, wird das Neugeborene unverzüglich in ein kinderchirurgisches Zentrum verlegt.

Gastroschisis. Hierbei handelt es sich um einen seltenen Bauchwanddefekt, der meist rechts, seltener links neben dem Nabel liegt. Darm, Magen, Leber liegen offen außerhalb der Bauchhöhle. Die Darmschlingen sind meist ödematös geschwollen und manchmal miteinander verklebt.

Die Erstversorgung der Gastroschisis entspricht der des Nabelschnurbruchs. Die chirurgische Versorgung ist oft schwierig und hängt von der Größe der verlagerten Bauchorgane ab.

Die Prognose wird durch Ausmaß und Schweregrad der Darmschädigung beeinflußt.

6.2.5 Fehlbildungen der Niere und der ableitenden Harnwege
s. Kap. XII/2.3, S. 507

6.2.6 Fehlbildungen des Nervensystems

Häufige Fehlbildungen sind *Hydrozephalus* und *Myelomeningozele*.

Ein **Hydrozephalus** liegt vor, wenn die Liquorräume erweitert sind und vermehrt Flüssigkeit (Liquor) enthalten.

Ursachen können z. B. Fehlbildungen, Infektionen oder schwere Blutungen sein. Der Hydrozephalus kann in Abhängigkeit der Ursache bereits pränatal oder postnatal entstehen.

Die *Diagnose* wird durch Ultraschalluntersuchung gestellt.

Symptome: vergrößerter Kopfumfang, schnelles Wachstum des Kopfes, klaffende Schädelnähte und große Fontanellen.

Die *Behandlung* hängt von der Ursache ab. Beim inneren Hydrozephalus besteht die Gefahr, daß durch den erhöhten Hirndruck weitere Hirnsubstanz geschädigt werden kann. Über ein Shuntsystem, als Ventil bezeichnet, wird ein Ersatzabfluß des Liquors geschaffen. Das eine Ende der Ableitung liegt im Seitenventrikel, das andere in der

Bauchhöhle. Verstopfungen des Ventils oder bakterielle Infektionen sind die Hauptkomplikationen.

Myelomeningozele. Die Myelomeningozele ist ein Neuralrohrdefekt. Man findet eine Aussackung (Zele) an der unteren Schlußstelle des Neuralrohrs (im Lumbalbereich), sehr viel seltener im thorakalen Bereich. Die Wirbelsäule ist in diesem Bereich gespalten, die Dornfortsätze fehlen, das Rückenmark liegt offen. Die Ausstülpung ist meist mit einer dünnen Haut bedeckt. Der Körper ist unterhalb des Versorgungsbereiches, in dem die Zele liegt, vollständig oder teilweise gelähmt. In 80 % der Fälle entwickelt sich ein Hydrozephalus.

Diagnose. Beim pränatalen Ultraschall-Screening während der Schwangerschaft ist auf diese schwere Fehlbildung zu achten. Eine pränatale Diagnostik ist bei Verdacht möglich.

Therapie. Nach der Geburt wird das Kind nach Erstversorgung in eine kinderchirurgische Einrichtung verlegt.

Die *Prognose* ist vom Ausmaß der Lähmung abhängig. Blasen- und Darmlähmungen führen zu schweren sozialen und psychischen Problemen. Nur 10 % aller Patienten können normal laufen. Die geistige Entwicklung hängt vom Grad des Hydrozephalus ab.

Verwandt mit der Myelomeningozele, nur sehr viel seltener, ist die **Enzephalozele**, eine Aussackung des Gehirns mit einem Defekt der Schädelkalotte.

6.3 Hyperbilirubinämien

Bilirubinstoffwechsel (Abb. 18–11). Mehr als 75 % des Bilirubins stammt aus dem Abbau von Hämoglobin. Zunächst entsteht *wasserunlösliches unkonjugiertes Bilirubin*, das sich im Blut an Albumin bindet und von der Leber aufgenommen wird. Dort erfolgt die Konjugation des Bilirubins durch Kopplung an Glukuronsäure. Dazu ist ein Enzym, die *Glukuronyltransferase*, notwendig. Das entstandene *konjugierte Bilirubin* ist nun wasserlöslich und wird über das biliäre System in den Darm ausgeschieden. Ein Teil des in den Darm ausgeschiedenen Bilirubins wird rückresorbiert und gelangt erneut in die Leber. Diesen Vorgang nennt man *enterohepatischen Kreislauf*, er wird sogar durch eine verzögerte Mekoniumpassage und fehlende Darmbakterien verstärkt.

Besonderheiten beim Neugeborenen:
- *2 bis 3 fach höhere Bilurubinproduktion* durch höhere Erythrozytenkonzentrationen
- *verkürzte Erythrozytenüberlebenszeit* (Neugeborene 70–90 Tage, Erwachsene 120 Tage)
- *erhöhter enterohepatischer Kreislauf* in den ersten Lebenstagen.

Physiologischer Ikterus. Mehr als die Hälfte aller reifen Neugeborenen entwickelt in den ersten 2–3 Lebenstagen eine „*Gelbsucht*", d. h. eine Erhöhung des Bilirubins. Sie erreicht am 4.–5. Lebenstag ihren Höhepunkt und klingt dann langsam ab. Diese sogenannte „Neugeborenengelbsucht" darf nicht mit einer infektiösen Gelbsucht (Hepatitis) verwechselt werden.

Als *Ursachen* sind die Unreife der Leberenzyme (für die Glukuronidierung) und die erhöhte Rückresorption aus dem Darm anzusehen.

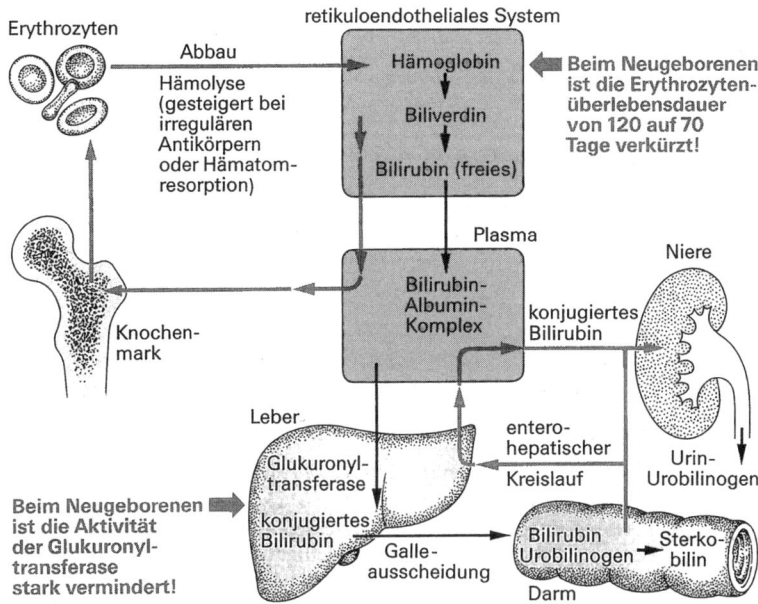

Abb. 18–11: *Bilirubinstoffwechsel* und Hauptursachen des Neugeborenenikterus

Gefährlich wird das Bilirubin besonders bei Frühgeborenen und kranken Neugeborenen, bei denen ein Albuminmangel oder eine Konkurrenz um das Albumin durch Medikamente vorliegen kann. Das unkonjugierte, nicht an Albumin gebundene Bilirubin kann leicht in das Nervensystem gelangen und zur irreversiblen Schädigung *(Kernikterus)* führen.

Ein physiologischer Ikterus liegt vor, wenn das **Bilirubin** *langsam ansteigt, 12 mg/dl am 3.–6. Lebenstag nicht überschreitet* (Abb. 18–12) und *überwiegend unkonjugiert* (indirekt) ist.

Die Kinder mit einem physiologischen Ikterus bedürfen keiner Therapie. Ausreichende Flüssigkeit und frühes Füttern wirken sich günstig auf den Verlauf aus.

6.3.1 Pathologischer Ikterus

Um einen *pathologischen Ikterus* handelt es sich, wenn folgende Grenzwerte überschritten werden:
- *Icterus praecox („verfrühter" I.):* Gesamtbilirubin > 7 mg/dl in den ersten 24 Lebensstunden
- *Icterus gravis („verstärkter" I.):* Gesamtbilirubin bei Neugeborenen > 15 mg/dl, bei Frühgeborenen > 10 mg/dl
- *Icterus prolongatus („verlängerter" I.):* erhöhte Bilirubinwerte über den 10. Lebenstag hinaus.

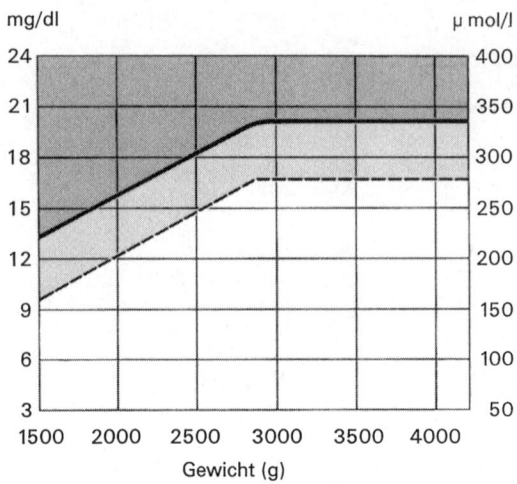

mg/dl

µ mol/l

Abb. 18–12: Grenzwerte der *Bilirubinwerte* im Serum für Neugeborene (ohne Hämolyse). Durchgezogene Linie ohne, gestrichelte Linie mit Risikofaktoren. Zwischen den beiden Linien ist die Indikation zur Fototherapie, abhängig vom Einzelfall, zu stellen

Beim Icterus praecox und gravis liegt meist eine hämolytische Erkrankung, d. h. ein verstärkter Zerfall der Erythrozyten (Blutgruppenunverträglichkeit, hämolytische Anämie) oder eine Infektion vor.

Der Icterus prolongatus kann durch einen verzögerten Galleabfluß oder durch verzögerte Stoffwechselreaktion, z. B. bei Schilddrüsenunterfunktion (Hypothyreose), entstehen. Aber auch Blutungen und Hämatome können zu einem vermehrten Anfall von Bilirubin führen.

6.3.2 Morbus haemolyticus neonatorum

Die wichtigste **Ursache** für die Neugeborenenerythroblastose sind die Blutgruppenunverträglichkeiten zwischen Mutter und Fetus. Wenn fetale blutgruppenverschiedene Erythrozyten während der Schwangerschaft oder wenn vorherige Transfusionen mit nicht blutgruppengleichen Erythrozyten in den mütterlichen Organismus gelangen, reagiert das mütterliche Immunsystem mit einer spezifischen Antikörperbildung. Diese Antikörper (IgG) sind plazentagängig und binden sich an fetale Erythrozyten. Es kommt zu einem vorzeitigen und vermehrten Zerfall der fetalen Erythrozyten (Hämolyse). Das vermehrt gebildete indirekte Bilirubin wird über das mütterliche Enzymsystem abgebaut und ausgeschieden. Durch die Hämolyse der Erythrozyten entsteht eine Anämie. Der Fet reagiert mit einer Steigerung der Blutbildung, vorwiegend in Leber und Milz. Beide Organe sind vergrößert.

Man unterscheidet Unverträglichkeiten im *Rhesus-System* und im *ABNull-System*.

6.3.2.1 Rhesus-Unverträglichkeit

Das D-Antigen des Feten sensibilisiert die rh (d)-negative Mutter, die mit einer Antikörperbildung (Anti-D-Antikörper) reagiert.

Wenn keine Fehltransfusionen bzw. Fehlgeburten vorangegangen sind, sensibilisiert das erste Kind die Mutter. Die Erkrankung manifestiert sich erst in der 2. Schwangerschaft, wenn die plazentagängigen Anti-D-Antikörper zum Feten gelangen und eine Hämolyse verursachen.

Man unterscheidet 3 *Schweregrade:*
– *Anaemia neonatorum:* niedrige Hämoglobin- und Hämatokrit-Werte, erhöhte Retikulozytenzahl durch gesteigerte Blutbildung
– *Icterus gravis:* schneller Anstieg des Bilirubins in den ersten Lebensstunden, Gefahr des Kernikterus (Bilirubineinlagerung in die Kerngebiete des Zentralnervensystem)
– *Hydrops fetalis:* schwere Anämie, niedrige Eiweißwerte, generalisierte Ödeme, Höhlenergüsse (Pleura und Perikarderguß, Aszites)

Diagnostik: Im Rahmen der Schwangerschaftsvorsorgeuntersuchungen wird bei allen Schwangeren nach irregulären Antikörpern gesucht. Beim Nachweis von Antikörpern ist die Gewinnung von Fruchtwasser (Amniozentese) zur Bilirubinbestimmung indiziert.

Therapie: Bei ausgeprägter fetaler Anämie besteht die Indikation zur *intrauterinen Transfusion* über die Nabelvene. Bei schwerer Hämolyse wird in der Regel die Schwangerschaft vorzeitig durch Sectio beendet.

Bei leichten Verläufen kann die Hyperbilirubinämie mit einer *Phototherapie* ausreichend behandelt werden. Durch blaues Licht wird das in der Haut vorhandene Bilirubin ausscheidungsfähig (Galle, Urin) gemacht. Die Indikation zur Phototherapie hängt vom Gestationsalter, vom Lebensalter, vom Bilirubin-Wert und von zusätzlichen Erkrankungen ab.

Eine *Austauschtransfusion* wird zur Vermeidung eines Kernikterus bei Überschreiten von Grenzwerten für reife Neugeborene bzw. Frühgeborene durchgeführt. Dabei wird zur Eliminierung des Bilirubins und mütterlicher Antikörper das zwei- bis dreifache Blutvolumen eines Neugeborenen ausgetauscht.

Prävention: Durch *Anti-D-Immunglobulin-Applikation innerhalb von 72 Stunden nach Geburt* kann die Sensibilisierung einer rh-negativen Mutter häufig vermieden werden. Diese Prophylaxe muß auch nach Fehlgeburten, Fruchtwasseruntersuchungen und unsachgemäßen Transfusionen mit Rh-positivem Blut durchgeführt werden.

6.3.2.2 ABNull-Unverträglichkeit

Im Gegensatz zur Rhesus-Unverträglichkeit tritt die AB0-Unverträglichkeit bereits in der ersten Schwangerschaft bei Müttern mit der Blutgruppe 0 und Feten mit der Blutgruppe A, B oder AB auf.

Diese Sensibilisierung erfolgt erst gegen Ende der Schwangerschaft. Die Hämolyse (bereits beim ersten Kind) ist milder, meist ist eine Phototherapie ausreichend. Eine Austauschtransfusion muß wesentlich seltener durchgeführt werden.

6.3.3 Direkte Hyperbilirubinämie

Wenn das konjugierte Bilirubin erhöht ist, handelt es sich um eine direkte Hyperbilirubinämie. Sie kann durch eine Leberzellschädigung, nach Virusinfektionen, bei Stoffwechselerkrankungen oder durch Abflußstörungen bei Fehlbildungen der Leber bzw. bei Gallengangsatresie entstehen.

Die Behandlung solcher Störungen kann weder durch Phototherapie noch durch Austauschtransfusionen befriedigend erfolgen, sondern kann nur in der Beseitigung der Ursache liegen. Ist dies nicht möglich, ist die Prognose sehr ungünstig.

6.4 Vit.-K-Mangelblutung

Die Gerinnungsfaktoren sind nicht plazentagängig. Durch die funktionelle Unreife der Leber besteht beim Neugeborenen eine Erniedrigung fast aller Gerinnungsfaktoren. Außerdem entwickeln die Kinder sehr schnell einen Vit.-K-Mangel, da die Muttermilch nur geringe Mengen Vitamin K enthält, die Darmbakterien noch wenig Vit. K produzieren und die körpereigenen Depots schnell aufgebraucht sind. Dadurch vermindern sich die Vit.-K-abhängigen Gerinnungsfaktoren II, VII, IX und X (s. Abb. 6–4, S. 240).

• Blutungen am *1. Lebenstag* werden nach mütterlichen Medikamenteneinnahmen beobachtet (Phenytoin, Salizylate, Phenobarbital u. a.).
• Die typische Vit.-K-Mangelblutung (Frühform) tritt vom *3.–7. Lebenstag* überwiegend bei Muttermilch ernährten Kindern auf. Bei Früh- und Neugeborenen mit Antibiotika-Behandlung können bedrohliche Blutungen resultieren (Wachstumshemmung der Vit.-K-bildenden Bakterien durch Antibiotika).
• Eine *Spätmanifestation (4.–12. Woche)* kann ebenfalls bei gestillten Säuglingen und bei Kindern mit gestörter Vitamin-K-Aufnahme auftreten.

Eine Vit.-K-Mangelblutung ist zu vermuten, wenn ein gesund wirkendes Kind *spontane Blutungen* entwickelt.

Um diese Blutungen zu vermeiden, wurde die orale Vit.-K-Prophylaxe eingeführt. Die Neugeborenen erhalten bei *U 1, U 2 und U 3 jeweils 2 mg Vit. K.* Bei Risikopatienten, bei Vitamin-K-Mangelblutung, bei Gerinnungsstörungen, bei Sepsis und nach schwerem Sauerstoffmangel muß unverzüglich Vit. K i.v. verabreicht werden. Zusätzlich kann sogar die Gabe von Frischplasma notwendig sein.

6.5 Wichtige Infektionen

6.5.1 Sepsis

Definition. Sepsis (sog. Blutvergiftung) ist eine schwere Allgemeininfektion durch Mikroorganismen, meist Bakterien, die durch einen Nachweis von Bakterien in der Blutkultur und durch klinische Symptome einer allgemeinen Infektion charakterisiert ist.

In Abhängigkeit vom zeitlichen Auftreten unterscheidet man *3 Verlaufsformen*:
- *Frühform*: schwere Verlaufsform in den ersten 3 Lebenstagen
- *Spätform*: meist erst nach der 1. Lebenswoche
- *nosokomiale Form*: überwiegend bei intensivmedizinisch behandelten Früh- und Neugeborenen nach dem 3. Lebenstag

Risikofaktoren: vorzeitiger Blasensprung > 24 Stunden, Amnioninfektionssyndrom (Fieber, Leukozytose) und Frühgeburtlichkeit.

Die häufigsten **Erreger** bei Früh- und Spätformen sind Streptokokken der Gruppe B, E. coli, Staphylokokken und Listerien, bei nosokomialen Infektionen Klebsiellen, Pseudomonas, Staphylokokken und Candida.

Die **Symptome** sind unspezifisch. Neben Störungen der Atemfunktion (Apnoe, Tachypnoe) und der Temperaturregulation (Hypothermie, Hyperthermie) können Erbrechen, Durchfall, aufgetriebenes Abdomen, Trinkschwäche, grau-blasse Hautfarbe, kalte Extremitäten, Krampfanfälle, septischer Schock beobachtet werden.

Zur **Diagnostik** sind umgehend Kulturen von Haut, Schleimhäuten, Harn, Blut und Liquor anzulegen. Verschiedene Entzündungsparameter, wie Blutbild, C-reaktives Protein, können wichtige Hinweise zur Früherkennung geben.

Therapie. Schon bei Verdacht auf eine Sepsis sollte unverzüglich mit einer intravenösen Antibiotikabehandlung begonnen werden, häufig wird sogar eine Beatmung und Schockbehandlung notwendig.

6.5.2 Nichtbakterielle Infektionen

Neben den bakteriellen Infektionen des Neugeborenen gibt es eine Gruppe von nichtbakteriellen Infektionen, die unter der Bezeichnung „*TORCH*" zusammengefaßt werden. Sie können unter einem ähnlichen klinischen Bild verlaufen. Die Infektion erfolgt meist während der Schwangerschaft von der Mutter auf den Embryo oder Feten, so daß eine Embryo- oder Fetopathie (abhängig vom Zeitpunkt) entstehen kann.

Die Bezeichnung TORCH entsteht durch T = Toxoplasmose, O = others (andere virale Infektionen), R = Röteln, C = Zytomegalie, H = Herpes.

Typische **Symptome** für eine Toxoplasmose-, Zytomegalie- oder Herpes-Infektion sind: Leber- und Milzvergrößerung, flohstichartige Hautblutungen, intrakranielle Verkalkungen, Entzündungen der Netzhaut, Entzündungen des Hirnhäute und des Gehirns (Meningoenzephalitis), Hydrozephalus, Mikrozephalus (kleiner Kopf), Mikrophthalmus (kleiner Augapfel) und bläschenartige Hauterscheinungen.

Bei einer in der Schwangerschaft erworbenen **Rötelninfektion** (Rötelnembryopathie) findet man eine Linsentrübung (Katarakt), Herzfehler und Taubheit als typische Veränderungen.

Die **Diagnose** kann durch Erregernachweis bzw. erhöhte spezifische IgM-Konzentrationen gestellt werden.

Durch eine frühzeitige Diagnosestellung bei der Mutter und rechtzeitige Behandlung können möglicherweise schwere Folgeschäden verhindert werden.

XIX. Erkrankungen im Säuglings- und Kindesalter

M. Radke

1. Kind im Krankenhaus

Schwere Erkrankungen erfordern die Hospitalisierung in kindgerechter Umgebung:
- Kinder gehören nicht auf Erwachsenenabteilungen
- speziell in der Pflege von kranken Kindern ausgebildetes Personal sollte vorhanden sein
- offene Kinderabteilung, die einen ganztägigen Besuch von Bezugspersonen gewährleisten, sind erforderlich
- Mitaufnahme eines Elternteils und das Stillen sollten im Krankenhaus ermöglicht werden.

2. Ernährung im Säuglingsalter

Die bedarfsgerechte Ernährung hängt von der Beachtung physiologischer Besonderheiten des Säuglings ab:
- Die *Körperoberfläche* eines Säuglings ist im Vergleich zum Erwachsenen relativ größer. Daraus resultiert ein relativ höherer Flüssigkeits- und Energiebedarf.
- Die funktionelle Unreife von *Nieren* und *Leber* erfordert die Vermeidung eines stoffwechselbelastenden Nahrungsangebotes.

Aus diesen Zusammenhängen ergibt sich der **Flüssigkeitsumsatz pro Tag**, der im 1. Lebensjahr ca. 10–15 %, bei Erwachsenen nur etwa 2–4 % des Körperpergewichts beträgt. Ein Säugling nimmt im 1. Trimenon ein Flüssigkeitsvolumen auf, das etwa 1/6, im 2. Trimenon 1/7, im 3. Trimenon 1/8 und im 4. Trimenon etwa 1/10 des Körpergewichts entspricht.

Entsprechend ist auch der relative **Energiebedarf** eines Säuglings mit 80–120 kcal/d höher als bei Erwachsenen (30–40 kcal/kg/d).

Faustregel: Der tägliche Flüssigkeitsbedarf kann abgeschätzt werden: Lebenstag – 0,5 × 70 = Milchmenge in ml/d. Daraus ergibt sich z. B. für den 4. Lebenstag: 4–0,5 × 70 = 245 ml/d.

2.1 Brustmilchernährung

Die natürliche Form der Säuglingsernährung ist das Stillen. Im Krankenhaus dürfen keinerlei Bedingungen geduldet werden, die das Stillen oder zumindest die Verfütterung abgepumpter Muttermilch behindern (grundlegende Forderung eines sog. babyfreundlichen Krankenhauses).

Die Muttermilchernährung hat eine Vielzahl ernährungsphysiologischer, biologischer, immunologischer und psychologischer Vorzüge, weshalb alle Angehörigen medizinischer Berufe das Stillen unterstützen sollten.

Für die **Stillpraxis** gelten folgende Prinzipien:
– frühes und mehrmaliges Anlegen des Neugeborenen unmittelbar nach der Geburt. Mit dem Einschießen der Milch kann in den ersten 3–4 postpartalen Tagen gerechnet werden, die volle Milchmenge wird nach dem 7. postpartalen Tag produziert
– in den ersten postnatalen Tagen Beschränkung der Zufütterung auf 10–20 %ige Maltodextrinlösungen oder geringen Mengen Hydrolysatlösungen. Die Anleitung der Wöchnerinnen zum Stillen gehört zu den Aufgaben jeder Hebamme und Kinderkrankenschwester.
– ein ad libidum-Stillen kommt den biologischen Bedürfnissen am ehesten nahe
– das ausschließliche Stillen ist bis zum Ende des 5. Lebensmonats möglich, danach schrittweise Zufuhr von Beikost.

Gradmesser für die adäquate Ernährung ist die *Zunahme des Körpergewichts*, die im 1. Trimenon ca. 200, im 3. Trimenon ca. 100 g/Woche betragen soll.

Kontraindiziert ist das Stillen bei nachgewiesener hoher Schadstoffbelastung der Milch, bei Medikamenteneinnahme der Mutter (Chemotherapeutika, Hormonpräparate, Antiepileptika, Nuklearpharmaka), bei HIV-Infektionen, Sepsis und anderen schweren Infektionen.

Stillhindernisse. *Mütterliche* Stillhindernisse sind Hohlwarzen, Rhagaden und schwere Mastitis. Bei *kindlichen* Stillhindernissen (Sepsis, Schock, angeborene Herzfehler, Lippen-Kiefer-Gaumen-Spalte) kann – soweit das Kind sonst enteral ernährbar ist – Milch per nasogastraler oder enteraler Sonde appliziert werden.

Prophylaxe. Rachitis- und Kariesprophylaxe sind erforderlich (Vit. D-Konzentration der Muttermilch ist geringer als die konfektionierter Säuglingsmilchnahrungen).

2.2 Künstliche Säuglingsernährung

Sofern das Stillen nicht möglich ist, stellen konfektionierte Säuglingsmilchnahrungen eine Alternative dar. Kommerzielle Formelnahrungen haben gegenüber der Selbstherstellung der Säuglingsmilch aus Trinkmilch erhebliche Vorteile, da sie aus hygienischen, vor allem aber aus ernährungsphysiologischen Gründen eine bilanzierte Ernährung gewährleisten. Alle relevanten Makro- und Mikronährstoffe sind enthalten.

Entsprechend den jüngsten EU-Richtlinien für Säuglingsmilchnahrungen beträgt ihre *Proteinkonzentration* < 2,5 g/100 kcal bei einem Molkenprotein-Kasein-Verhältnis von mindestens 50:50 (Muttermilch ca. 80:20). Laktose stellt, wie bei Muttermilch, die einzige *Kohlenhydratquelle* dar, und auch der *Fettkörper* wird durch Zusatz langkettiger, mehrfach ungesättigter Fettsäuren mehr und mehr den Verhältnissen in der Frauenmilch angepaßt. Alle auf dem deutschen Markt befindlichen Säuglingsmilchnahrungen enthalten Vit. D_3.

Zur wirksamen Prävention einer Rachitis ist ergänzend die tägliche Zufuhr von 400–500 IE *Vit. D_3* notwendig. Zur Karies-Prophylaxe wird die Zufuhr von 0,25 mg *Fluor/ Tag* gefordert.

Bei vorschriftsgemäßer Herstellung und Verfütterung künstlicher Säuglingsmilchnahrungen ist mit einem bei Muttermilchernährung vergleichbaren Gedeihen der Kinder zu rechnen. Die Stühle künstlich ernährter Säuglinge sind meist etwas voluminöser und fester. Das Stuhl-pH ist meist nicht sauer wie bei Muttermilch, sondern neutral oder alkalisch (Prüfung mit pH-Teststreifen).

Im 5. Lebensmonat wird eine Flaschen- durch eine Beikostmahlzeit ersetzt, beginnend mit Gemüse- oder Obstbreien bzw. Fleischzubereitungen und pürierter Leber (Eisenversorgung). Ab 6. Lebensmonat gibt man täglich Vollmilch- und Gemüsebreie, ab 7. Lebensmonat Ernährung mit 3 Breien und einer Milchmahlzeit.

3. Ernährungs- und Gedeihstörungen, Erkrankungen des Magen-Darm-Traktes

3.1 Akute Ernährungsstörung

3.1.1 Akute Gastroenteritis

Definition. Die akute Gastroenteritis (Synonym: akuter Brechdurchfall) ist eine im Säuglings- und Kleinkindesalter häufige Erkrankung, die sich bei inadäquater oder verzögert einsetzender Therapie zu einem lebensbedrohlichen Krankheitsbild entwickeln kann.

Ätiologie: Viren (besonders Rotaviren), Bakterien, Parasiten. Ein sicherer Erregernachweis gelingt oft nur in einem Drittel der Fälle.

Folgende pathogenetische Wirkprinzipien werden unterschieden:
- *Keiminvasion* in die Mukosazelle (z. B. Shigellen)
- *Endotoxinwirkung* mit gesteigerter intestinaler Flüssigkeitssekretion (z. B. Choleravibrionen)
- *Keimvermehrung* und Alteration der Lamina propria unter Erhalt der morphologischen Integrität der Mukosazelle (z. B. Salmonellen-Enteritiden)
- hyperregeneratorischer *Mukosaschaden* bei Rotaviren (sehr häufig).

Leitsymptom sind Durchfälle, die wässrig, blutig oder blutig-schleimig sein können sowie Erbrechen. Unabhängig vom Erreger kommt es nahezu ausnahmslos zu einer Dehydratation:
- Flüssigkeitsverlust < 5 % des Körpergewichts: *leichte Dehydratation*
- Flüssigkeitsverlust 5–10 % des Körpergewichts: *mittelschwere Dehydratation*
- Flüssigkeitsverlust > 10 % des Körpergewichts: *schwere Dehydratation* mit folgender Symptomatik:
Reduzierter Hautturgor, verzögert verstreichende Bauchhautfalte (Abb. 19–1 a), eingesunkene Fontanelle, halonierte Augen (Abb. 19–1 b) und Kreislaufzentralisation bzw. -dekompensation, marmorierte Haut, kühle Extremitäten, Schockzeichen mit Tachykardie und Apathie. Es kommt zur dekompensierten metabolischen Azidose (Astrup) und Verschiebungen im Elektrolythaushalt, was sich klinisch durch eine *tiefe Azidoseatmung* manifestiert.

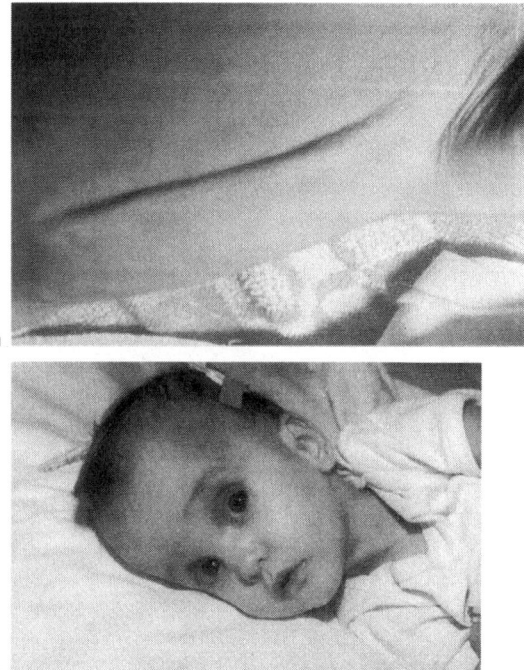

a

b

Abb. 19–1: a. Extreme Exsikkose mit „stehender" Bauchhautfalte bei einem 2 jährigen Kind mit Gastroenteritis, **b.** 1 jähriges Mädchen mit schwerer Dehydratation (beachte u. a. die halonierten Augen und die marmorierte Haut)

Therapie. In leichten Fällen erfolgt eine ambulante orale Rehydratation und Realimentation. Bei schwerem Verlauf Klinikeinweisung und intravenöse Rehydratation, die bei dekompensierter Azidose von einer intravenösen Puffertherapie begleitet wird. Essentiell ist die ständige Überwachung des Allgemeinzustandes durch das Pflegepersonal: Hierzu gehört eine exakte Bilanzierung des Flüssigkeitshaushaltes, u. a. durch mehrmaliges *tägliches Wiegen*.

Bei schwerem Verlauf (Toxikose) Primärbehandlung auf einer Intensivtherapiestation.

3.2 Chronische Gedeihstörungen

Ernährungsstörungen durch unzureichendes Nahrungsangebot kommen in entwickelten Industriestaaten kaum mehr vor. Treten sie dennoch auf, sind sie meist Folge einer *unzulänglichen Nahrungszubereitung* oder Ausdruck *sozialer Deprivation*. Das gemeinsame klinische Erscheinungsbild von Ernährungsstörungen oder Mangelernährung ist die *Dystrophie*, bei schwerem Verlauf die *Atrophie*. Letztere ist Ausdruck einer Vita minima mit zunehmendem Verlust von Organfunktionen.

Ursachen. Lassen sich Fehler bei der Herstellung oder Applikation der Nahrung ausschließen, sind organische Ursachen der Dystrophie zu suchen. Ätiologisch kommt eine Vielzahl von Ursachen in Frage, die der genauen differentialdiagnostischen Klärung bedürfen. Grundlage der Beurteilung des Ernährungszustandes ist die Dokumentation der Gewichts- und Längenentwicklung mit Hilfe der *Perzentilkurven*, mit denen sowohl die aktuelle Situation als auch die jeweilige Tendenz der Entwicklung von Körpergewicht und -länge abschätzbar ist (Abb. 19–2). Prinzipiell sind alle

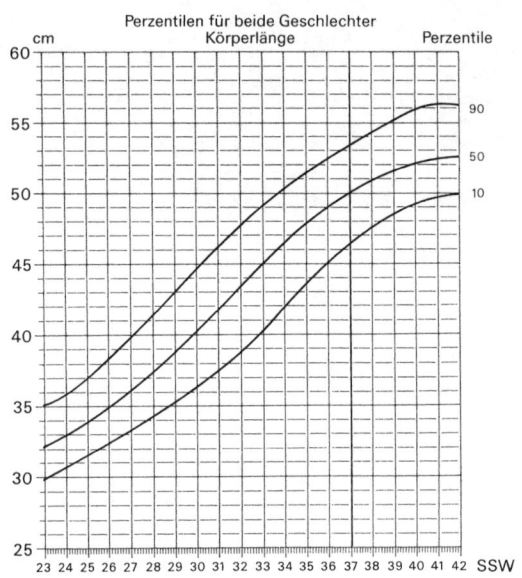

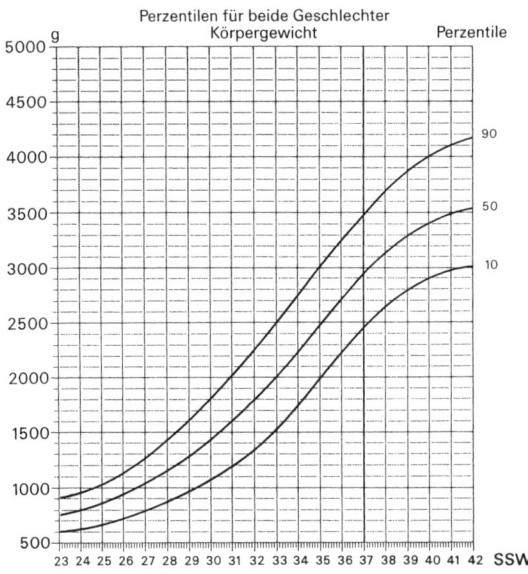

Abb. 19–2: Perzentilenkurven für beide Geschlechter am Beispiel des Körpergewichts zum Zeitpunkt der Geburt (nach Kattner, J. Perinat. Med. 4, 1992, 118–121)

Meßwerte außerhalb der doppelten Standardabweichung als pathologisch einzustufen.

Die Prinzipien der Diagnostik und Therapie bei organischen Gedeihstörungen werden am Beispiel der Malabsorption (Zöliakie) und Maldigestion (zystische Fibrose) erörtert.

3.2.1 Malabsorptionssyndrom – Zöliakie

Wichtigstes Beispiel für die Malabsorption (Aufnahme von Nahrungsstoffen vom Darm in die Blutbahn gestört) ist die Zöliakie.

Inzidenz ca. 1:2200.

Ätiopathogenese. Grundlage des wahrscheinlich genetisch bedingten Krankheitsbildes ist eine immunpathologische Reaktion zwischen der Dünddarmmukosa und den mit der Nahrung zugeführten Klebereiweißen einheimischer Getreidearten. Resultat ist eine Schädigung der Dünndarmmukosa (Zottenatrophie).

Symptome. Stillstand der Gewichts- und Längenentwicklung, Dystrophie (großes Abdomen, schlanke, muskelreduzierte Extremitäten, faltiges Gesäß). Bereits erworbene motorische Fähigkeiten (Laufen) können verlorengehen, die psychologische Stimmungslage ist beeinträchtigt.

Die **Diagnose** wird durch Bestimmung von Antigliadin-Antikörpern gestellt, ist aber nur durch histologischen Nachweis der Atrophie der Dünndarm-Schleimhaut mittels *Dünndarmsaugbiopsie* zu sichern.

Therapie: glutenfreie Ernährung nach ausführlicher Beratung. Idealerweise wird der bei Beginn der Erkrankung auffällige „Wachstumsknick" von einem schnellen Aufholwachstum nach Glutenelimination aus der Nahrung abgelöst. Differentialdiagnostisch ist die Zöliakie von anderen Ursachen einer Schädigung der Dünndarmmukosa abzugrenzen (Lambliasis, Rotavirusinfektion, Kuhmilchproteinintoleranz).

3.2.2 Maldigestionssyndrom – zystische Fibrose

Definition. Hierunter werden Verdauungsstörungen mit chronischen Gedeihstörungen ohne morphologische Schädigung der Dünndarmschleimhaut verstanden. Die häufigste Erkrankung mit Maldigestionssyndrom ist die *zystische Fibrose (CF)* oder *Mukoviszidose* (Inzidenz ca. 1:3000).

Ätiopathogenetisch handelt es sich um eine genetisch determinierte Erkrankung, die zur Produktion eines hochviskösen, zähen Schleimes der meisten exokrinen Drüsen führt: Pankreas, Bronchial- und Kolonschleimhaut. Der schwerste klinische Verlauf einer CF ist der *Mekoniumileus*, im Neugeborenenalter lebensbedrohlich. Bei meist vorherrschendem chronischem Verlauf ist die Krankheit durch erhebliche Dystrophie infolge unzureichender Digestionsleistung gekennzeichnet. Hinzu kommen chronisch-rezidivierende Atemwegserkrankungen, meist durch Pseudomonas aeruginosa (Abb. 19–3). Die **Diagnose** wird durch den Nachweis einer erhöhten *Natriumchlorid-Konzentration im Schweiß* (> 60 mmol/l) gestellt. Durch genomische Diagnostik kann die Diagnose gesichert und eine Pränataldiagnostik angestrebt werden.

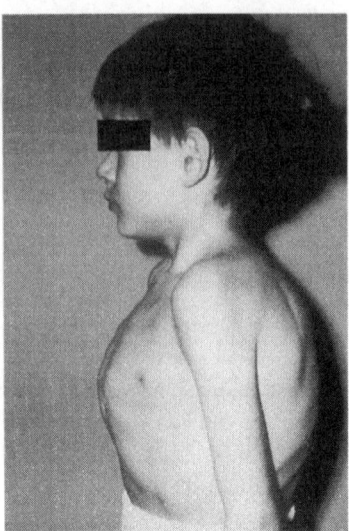

Abb. 19–3: Thoraxdeformität bei zystischer Fibrose infolge Überblähung der Lunge: Initiale Lungen-veränderungen treten bereits kurz nach der Geburt auf: Erweiterung der Drüsenendstük-ke mit Hypertrophie und Hyperplasie der Becherzellen und massiver Sekretproduktion gefolgt von Sekretstase, mikrobieller Besiedlung, Destruktion des Lungengewebes (Bronchitis, Bronchiolitis), Bronchiektasen, Zysten, Atelektasen

Therapie: Substitution der Pankreasenzyme, hyperkalorische Ernährung, konsequen-te und frühzeitige Antibiotikatherapie bei rezidivierenden bakteriellen Infektionen. Die zystische Fibrose ist ein exemplarisches Beispiel für die zunehmende Verlagerung prophylaktischer und therapeutischer Bemühungen in den ambulanten, d.h. in den häuslichen Bereich der Patienten.

Auf Grund folgender medizinischer Maßnahmen trägt es zum Verständnis für die spe-zifischen Aufgaben der Pflegeberufe in der Kinderheilkunde bei:
– Anleitung bei der Selbstmedikation von Medikamenten über intravenöse Langzeit-kathetersysteme
– Durchführung *physiotherapeutischer Maßnahmen* (Klopfmassagen, Inhalationsthe-rapie)
– Durchführung eines akzeptablen *Hygieneregimes*
– Durchführung von oder Unterweisung bei der *supportiven Ernährungstherapie* (Plazierung von Sonden, Auswahl von geeigneter Sondenkost)
– *psychologische Führung* der chronisch leistungsgeminderten Patienten und psycholo-gische Begleitung Sterbender gemeinsam mit dem Arzt und anderen Bezugspersonen.

3.3 Erkrankungen des Magen-Darm-Traktes

Die funktionelle Aufgabenvielfalt des Magen-Darm-Traktes und seiner Anhangsge-bilde (Leber, Gallenblase, Pankreas) bedingt eine große Vielfalt funktioneller und morphologischer Störungen mit Krankheitswert. Es kann daher an dieser Stelle exemplarisch nur auf weniger pädiatriespezifische, häufige und praxisrelevante Krankheitsbilder eingegangen werden.

(Fehlbildungen im Bereich des Magen-Darm-Traktes s. Kap. XVIII/6.2.3, S. 726)

3.3.1 Pylorushypertrophie, Kardiainsuffizienz

Beide Krankheitsbilder können besonders im jungen Säuglingsalter zu akuten Ernährungsstörungen durch massives Erbrechen führen.

Die **Pylorushypertrophie** ist eine häufige Erkrankung mit deutlicher Knabenwendigkeit. Grundlage ist eine ätiologisch ungeklärte *Hypertrophie* des Pylorus, die klinisch in der 2.–4. Lebenswoche auftritt.

Leitsymptom: schwallartiges, massives Erbrechen nach der Nahrungsaufnahme. Der verdickte Muskel läßt sich klinisch (Palpation), vor allem aber sonographisch (Abb. 19–4) nachweisen. Die *Therapie* der Wahl ist die Pylorotomie. Ein konservativer Versuch mit häufigen Mahlzeiten und Scopolamin-Präparaten kann zuvor unternommen werden.

Kardiainsuffizienz beschreibt einen ätiologisch differenten Symptomenkomplex, dessen Leitsymptom schlaffes Erbrechen ist. Grundlage können morphologische Störungen (Hiatusgleithernien) oder Funktionsstörungen (Zerebralparesen, unzureichende Sphinkterfunktion) sein.

Bei massivem Reflux, vor allem von saurem Magensaft, besteht die Gefahr rezidivierender *Aspirationspneumonien* oder sogar des *plötzlichen Kindstodes* (SIDS, sudden infant death syndrome).

Therapie: häufige kleine Mahlzeiten, Andicken der Nahrung, leichte Kopfhochlage, Prokinetika (peristaltikfördernd), bei großer Hiatushernie Operation.

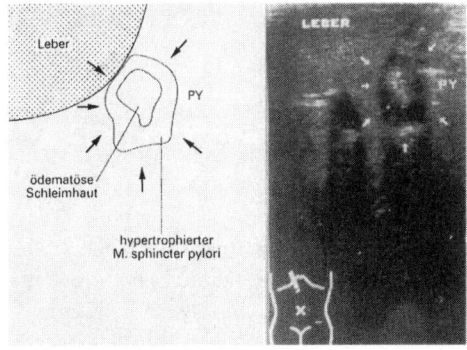

Abb. 19–4: Sonographisch nachweisbare Verdickung des Pylorusmuskels bei einem 4 Wochen alten männlichen Säugling

3.3.2 Invagination

Invaginationen (Einstülpung eines Darmabschnitts in einen anderen) sind die häufigste Ursache von Darmobstruktionen im Säuglingsalter. Die Ätiologie ist ungeklärt. Am weitaus häufigsten findet man *ileokolische* (Ileum → Kolon), sehr viel seltener *kolokolale* oder *ileoileale* Invaginationen.

Symptome. Beginn mit plötzlich („aus heiterem Himmel") einsetzendem Schreien und Weinen infolge eines offenbar starken Abdominalschmerzes, der in Intervallen rezidivieren kann. Die Kinder sind durch nichts zu beruhigen. Bei Ausbleiben der Spontanlösung des Invaginates bzw. bei verzögerter therapeutischer Intervention kommt es zum Absetzen blutiger Stühle und zum galligen Erbrechen mit Kreislaufschock und Bewußtseinsverlust. Im rechten Mittelbauch ist gelegentlich ein walzenförmiger „Tumor" palpabel. Eine Klinikeinweisung ist in jedem Fall notwendig.

Diagnose. Notfallmäßig sonographisch und röntgenologisch durch Bariumkontrasteinlauf (Abb. 19–5).

Therapie. Diese diagnostische Maßnahme stellt in vielen Fällen gleichzeitig eine therapeutische dar: Durch den hydrostatischen Druck des einlaufenden Kontrastmittels kann das Invaginat reponiert werden. Mißlingt diese konservative Maßnahme, wird operiert.

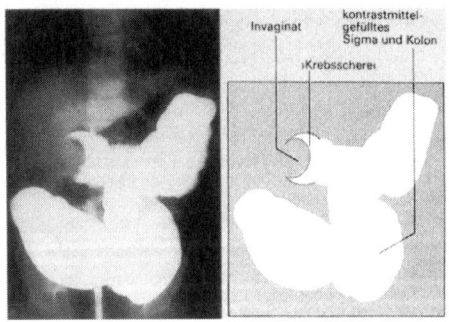

Abb. 19–5: Typisches „Krebsscheren"-Phänomen bei kolokolaler Invagination

3.3.3 Akute Appendizitis

Wegen der Vielzahl ätiologisch unterschiedlichster Beschwerden im Abdominalbereich, der häufig bestehenden Unkooperativität der Patienten (Säuglinge) und der unzureichenden Lokalisationsfähigkeit von Bauchschmerzen im Kindesalter gehört die akute Appendizitis zu den diagnostisch schwierigsten Erkrankungen in der Kinderheilkunde und Kinderchirurgie überhaupt. Je jünger ein Patient, desto schwieriger ist die Diagnosestellung. Diese ist aber andererseits besonders wichtig, da sich bei einer Fehlinterpretation einer akuten Appendizitis ein durch Peritonitis und Schock kompliziertes, lebensbedrohliches Krankheitsbild entwickeln kann. Bei Appendizitisverdacht erfolgt *Klinikeinweisung* mit dem Ziel der Untersuchung und ständigen Krankenbeobachtung.

Symptome (s. Abb. 11–14, S. 469). Das klinische Bild kann sehr vielfältig sein. Neben starken Schmerzen und Erbrechen sind zu beobachten: Einnahme einer Schonhaltung bei älteren Kindern (Patienten gehen gekrümmt oder liegen mit angezogenen Beinen im Bett). Bei Säuglingen können Erbrechen, ein druckschmerzhaftes und abwehrgespanntes Abdomen die einzigen Hinweiszeichen auf die Erkrankung sein. Wiederum bei älteren Kindern können der typische Loslaßschmerz nach tiefer Palpation in der linken Fossa iliaca und eine Schmerzäußerung nach Palpation am McBurney-Punkt ausgelöst werden. Biologische Entzündungsreaktionen (Leukozytenzahl, Differentialblutbild, BKS, CRP) werden ebenso zu Rate gezogen wie bildgebende Verfahren (Sonographie, Leukozytenszintigraphie)

Die wiederholte abdominelle und rektale Untersuchung durch Kinderarzt oder Kinderchirurgen bilden nach wie vor die am meisten verläßliche Entscheidungsgrundlage für die **Therapie** der Wahl, die Appendektomie.

4. Häufige Stoffwechselstörungen

4.1 Grundlagen der Diagnostik, Begriffsbestimmungen

In diesem Rahmen sollen Grundlagen der Ätiopathogenese und der Diagnostik angeborener Stoffwechselstörungen dargestellt und am Beispiel einer Aminosäurenstoffwechselstörung (Phenylketonurie) und einer Störung des Galaktosemetabolismus (Galaktosämie) erläutert werden.

Der großen Anzahl hereditärer Stoffwechselstörungen mit zumeist autosomal-rezessivem Erbgang liegen vollständige oder partielle *Enzymdefekte* zugrunde, die Störungen im Intermediärstoffwechsel verursachen. Diese führen einerseits zur Verarmung an Substraten, andererseits zur intrazellulären Anschoppung toxischer Stoffwechselprodukte.

Zur Früherfassung angeborener Stoffwechselstörungen bedient man sich der Screening-Verfahren (Siebtests). Screenings auf *Phenylketonurie* und *Galaktosämie* werden bereits seit Jahrzehnten erfolgreich durchgeführt.

Voraussetzung eines erfolgversprechenden Massenscreenings sind
– Suche nach einem klinisch relevanten und ausreichend häufigen Krankheitsbild
– Existenz einer aussagekräftigen, zentralisierbaren und damit kostengünstigen sowie patientenfreundlichen Labormethode
– prophylaktische und therapeutische Beeinflußbarkeit des zu diagnostizierenden Krankheitsbildes.

Zunehmend erlangt die genetische, d.h. genomische Diagnostik auch bei angeborenen Stoffwechselstörungen Bedeutung, da sie Grundlage der genetischen Beratung ist.

4.2 Phenylketonurie

Definition. Infolge des autosomal-rezessiv vererbten und somit genetisch determinierten *Mangels an Phenylalaninhydroxylase* kann die Aminosäure „Phenylalanin" nicht zur Synthese von Tyrosin und seiner Metabolite verwendet werden, sondern wird in Phenylbrenztraubensäure und andere Stoffwechselprodukte abgebaut.

Symptome. Bei Versagen des Screenings (Guthrie-Test am 5. Lebenstag, bei Frühgeborenen und kranken Neugeborenen unter parenteraler Ernährung Testwiederholung!) und sehr später Diagnosestellung entwickelt sich im Säuglingsalter folgende typische Befundkonstellation: psychomotorische Retardierung, Anfallsleiden, schwach pigmentierte, helle Haut und blaue Iris infolge gestörter Melaninsynthese. Die Inzidenz des Krankheitsbildes liegt bei etwa 1:10000.

Die **Diagnose** ist erst nach Proteinzufuhr möglich, d.h. bei Screeninguntersuchung bereits vor dem 5. Lebenstag ohne ausreichende Zufuhr von Milch als Eiweißquelle muß mit falsch negativen Ergebnissen gerechnet werden. Bei positivem Screening-Ergebnis erfolgt eine genaue Bestimmung der Phenylalaninkonzentration im Blut.

Therapie. Diätetisch-vegetarische Kost, speziell hergestellte phenylalaninreduzierte Proteinhydrolysate oder synthetische Aminosäurelösungen unter Reduktion von Phenylalanin. *Prognostisch* bedeutsam ist die Einhaltung einer strengen phenylalaninarmen Diät.

Weitere, jedoch weniger häufig angeborene Aminosäurenstoffwechselstörungen sind: Hypertyrosinämie, Homozystinurie, Ahornsirupkrankheit (Störung des Abbaus verzweigtkettiger Aminosäuren) und Hyperglyzinämie.

4.3 Galaktosämie

Definition, Häufigkeit. Neben der hereditären Fruktoseintoleranz (Häufigkeit ca. 1:20000) ist die Galaktoseabbaustörung infolge des Mangels an Galaktose-1-Phosphat-Uridyltransferase-Mangels die häufigste Monosaccharidstoffwechselstörung (Inzidenz ca. 1:50000). Das durch den Stoffwechselblock bei Enzymmangel intrazellulär angeschoppte Galaktose-1-Phosphat führt bereits in den ersten Lebenstagen zur Linsentrübung (Katarakt). Diese ist reversibel, sofern eine Frühdiagnose gestellt und die Milchzuckerzufuhr, d.h. auch das Stillen, unterbunden werden. Erfolgt keine rechtzeitige Diagnosestellung durch Screening (Guthrie-Test) und durch Nachweis des Enzymdefektes in den Erythrozyten, resultieren irreversible, toxisch bedingte ZNS-Schäden und Leberzirrhose.

Symptome. Das klinische Vollbild ist gekennzeichnet durch: ZNS-Störungen (Apathie, Krampfanfälle), großes Abdomen infolge Hepatomegalie, Ikterus, Gerinnungsstörungen, Sepsis. Werden die Säuglinge nicht rechtzeitig mit Spezialnahrungen laktosefrei ernährt, sterben sie an den Folgen des Leberversagens.

Differentialdiagnostisch sind Galaktoseabbaustörungen durch Galaktokinase-Mangel (Katarakt einziges Symptom) und der meist harmlose Epimerasemangel zu berücksichtigen.

5. Besonderheiten des Diabetes mellitus im Kindesalter

Der Diabetes mellitus im Kindesalter ist *immer insulinpflichtig (Typ I-Diabetes)!*

Ursache ist eine Destruktion der B-Zellen des Pankreas infolge einer immunpathologischen Reaktion, wobei eine genetische Prädisposition diskutiert wird.

Leitsymptome. Polydipsie, Polyurie, Polyphagie (pathologisch erhöhte Flüssigkeitsaufnahme- und ausscheidung, erhöhte Nahrungsaufnahme mit Heißhunger), Gewichtsabnahme wegen unzureichender Kohlenhydratverwertung. Diese Symptome lassen sich aus der gestörten Glukoseverwertung herleiten. Der Diabetes mellitus Typ I kann bereits bei Säuglingen auftreten und setzt hier eine besonders gute Krankenbeobachtung voraus.

Die **Diagnose** wird durch Blutzuckerbestimmungen, im Zweifelsfall durch einen oralen Glukosetoleranztest (oGTT) gestellt.

Therapie: subkutane Insulinapplikation. Orale Antidiabetika sind im Kindesalter wirkungslos und daher nicht indiziert. Weitere wichtige Therapiekomponenten in der Langzeitbetreuung, die von einem geschulten Pädiater geführt werden soll, sind eine ausgewogene Ernährung (Reduktion der Kohlenhydrate zugunsten der Eiweiße in der Nahrung) und eine abgestimmte Bewegungsaktivität. Entscheidend für den Erfolg der Behandlung ist jedoch die Hilfe zur Selbsthilfe, d.h. die fachgerechte Anleitung bei der Selbstmedikation des Insulins, der Beachtung der Ernährungsempfehlungen und der Selbstkontrolle der Stoffwechsellage (kommerzielle Testkits).

Komplikationen. Neben den auch bei Kindern bestehenden Langzeitkomplikationen sind insbesondere das Coma diabeticum und der hypoglykämische Schock gefürchtete Akutsituationen. Das *Coma diabeticum* ist als eine Stoffwechselentgleisung mit Notfallcharakter einzuordnen. Therapeutische Erstmaßnahmen sind der Ausgleich der immer bestehenden metabolischen Azidose und der Dehydratation, die in einen Kreislaufschock übergeht. Ein *hypoglykämischer Schock* (Unterzuckerung) kann infolge einer zu hohen Insulindosis, einer unzureichenden Kalorienzufuhr (Inappetenz) und durch übermäßige körperliche Bewegung entstehen. Aus diesem Grunde sollen Diabetiker immer leicht verfügbare Kohlenhydrate (Würfelzucker, Schokolade) mit sich führen. Die Notfallbehandlung besteht hier in der Glukosezufuhr oder der Gabe von Glukagon.

6. Endokrinopathien im Neugeborenen- und Säuglingsalter

Endokrinopathien sind in der modernen Kinderheilkunde eine Domäne der ambulanten Betreuung und Führung. Fast alle diagnostischen und therapeutischen Maßnahmen werden heute auf Tagesstationen oder in der Sprechstunde eines speziell ausgebildeten Pädiaters durchgeführt. Dies betrifft auch den Ausschluß einer Endokrinopathie durch endokrinologische Stimulations- oder Suppressionstests. Sie dienen der Diagnostik zugrundeliegender pathologischer Regelmechanismen (Biofeedbacks).

6.1 Hypothyreose

Die angeborene Hypothyreose ist eine häufige Erkrankung (Inzidenz ca. 1 : 3500) und Beispiel für den Erfolg einer frühen Diagnosestellung, die durch das TSH- (thyreoideastimulierendes Hormon)-Screening am 5. Lebenstag erfolgt.

Ursachen:
- Aplasie und Hypoplasie, d. h. vollständig fehlende oder unzureichende Anlage der Schilddrüse (ca. 70 % der Fälle)
- Dystopie, d. h. fehlerhafte Lokalisation des Schilddrüsengewebes (20–25 %)
- Jodverwertungsstörungen (5–10 %).

Pathogenese. Das biologisch wirksamste Schilddrüsenhormon ist das *Thyroxin* (T_4). Es hat eine universelle Bedeutung für die Stimulation der Stoffwechselprozesse und Thermogenese und beeinflußt die Gehirnentwicklung. Nicht erkannte T_4-Mangel-Situationen führen in der Neonatal- und frühen Säuglingszeit zu irreversiblen Hirnschäden.

Symptome. Klinische Zeichen der *angeborenen Hypothyreose* in der Neonatalzeit: Icterus prolongatus, Nabelhernie, motorische Inaktivität, vergrößerte kleine Fontanelle.

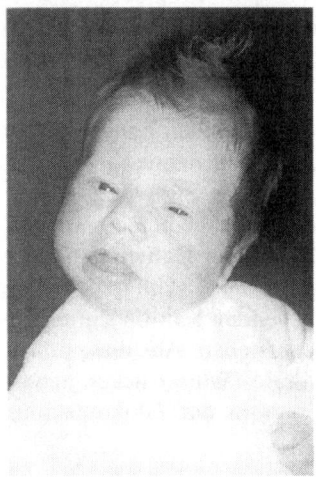

Abb. 19–6: Angeborene Schilddrüsenunterfunktion bei einem 1monatigen Kind

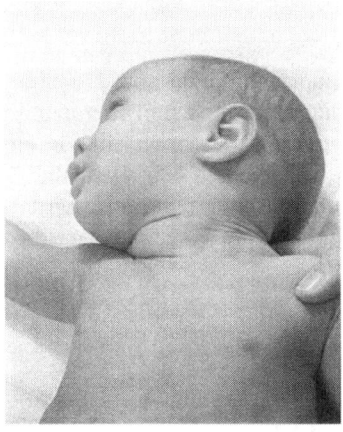

Abb. 19–7: Struma bei einem jungen Säugling mit Schilddrüsenunterfunktion

In der Säuglingszeit fallen auf (Abb. 19–6): Makroglossie, trockene und kalte Haut, Myxödem, Hypotonie der Muskulatur, Obstipation, Bradykardie. Eine Neugeborenenstruma ermöglicht zunächst keine Aussage über eine Schilddrüsendysfunktion. Sie weist aber zumindest auf vorhandenes und offenbar auch stimulierbares Schilddrüsengewebe hin.

Therapie: frühestmögliche Substitution von Schilddrüsenhormonen (T_4) bereits bei klinischem Verdacht, ohne die weitere Sicherung der Verdachtsdiagnose abzuwarten. Bei sicherer Medikation (Compliance) ist die Entwicklungsprognose günstig.

Erworbene Hypothyreosen sind im Kindesalter selten und entstehen postentzündlich oder durch gravierenden Jodmangel. Da Deutschland ein Jodmangelgebiet ist, wird die flächendeckende Verwendung jodierten Speisesalzes in Haushalt und Lebensmittelherstellung empfohlen.

Hyperthyreosen sind bei Kindern ebenfalls selten, sie bedürfen wegen unterschiedlicher therapeutischer Konsequenzen einer genauen differentialdiagnostischen Klärung.

6.2 Adrenogenitales Syndrom (AGS)

Häufigkeit. Das kongenitale AGS ist die in der Kindheit wichtigste und häufigste (Inzidenz ca. 1 : 7000) Erkrankung der Nebenniere (Abb. 19–8).

Nebennierenrindenhormone steuern vielfache Stoffwechselprozesse (Kortisol) sowie den Elektrolythaushalt (Aldosteron). Die ebenfalls in der Nebennierenrinde synthetisierten Androgene stimulieren die Eiweißsynthese und gewährleisten somit das Körperwachstum.

Definition. Das AGS ist eine isolierte Form der Nebennierenrindenunterfunktion. Der Erkrankung liegen 3 verschiedene autosomal-rezessiv vererbte Enzymdefekte zugrunde, die eine unzureichende Kortisolsynthese verursachen.

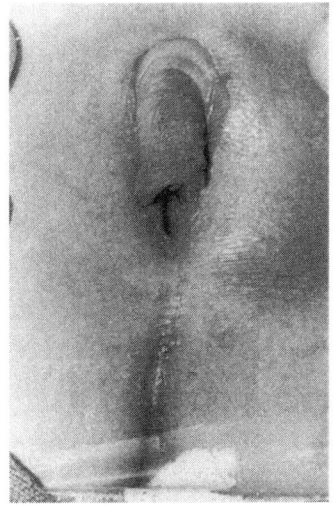

Abb. 19–8: Intersexuelles Genitale beim adrenogenitalen Syndrom

Symptome. Die schwerste klinische Verlaufsform ist das *klassiche AGS mit Salzverlust*. Es ist bereits in den ersten Lebenswochen durch lebensbedrohliche Salzverlustkrisen gekennzeichnet, wobei Hyponatriämie, Hyperkaliämie und Erbrechen im Vordergrund stehen. Dieses ist u. U. so dramatisch, daß es mit einer Pylorushypertrophie verwechselt werden kann. Infolge der blockierten Kortisolsynthese wird als Ausdruck der Dysregulation der Nebennierenrinde vermehrt Testosteron gebildet, das beim Mädchen zur Klitorishypertrophie und zum intersexuellen Genitale führt und fälschlich z. B. mit einer Hypospadie verwechselt wird. Es kann bereits im Kreißsaal zu Problemen der Geschlechtszuordnung führen.

Leichter verlaufende Formen des AGS (unkompliziertes AGS) und sog. nicht-klassische Formen beginnen im Kindes- und Pubertätsalter. Sie verlaufen symptomarm und sehr heterogen. Bei Jungen wecken ein vorzeitiger Pubertätsbeginn sowie ein hyperpigmentiertes und vergrößertes äußeres Genitale den Verdacht auf die Erkrankung, bei Mädchen stehen zunehmende Virilisierung (Klitorishypertrophie, Hirsutismus, Amenorrhoe) klinisch im Vordergrund.

Diagnose. Bestimmung des 17-Hydroxyprogesterons im Plasma und Stimulationstest zur Messung der Nebennierenrindenfunktion.

7. Entzündliche Erkrankungen der Atemwege und der Lunge

Wegen der Häufigkeit und der unter Umständen dramatischen Verläufe haben entzündliche Erkrankungen der Atemwege und der Lunge eine große praktische Relevanz.

Folgende *anatomische und funktionelle Besonderheiten* im Säuglings- und Kleinkindesalter komplizieren den klinischen Verlauf ausgedehnter entzündlicher Atemwegsaffektionen:
- Kehlkopfhochstand, Neugeborene und Säuglinge sind obligate Nasenatmer. Aus diesem Grund kann hier bereits eine banale Rhinitis zu erheblichem Kranksein führen, da Nahrungsaufnahme und Atmung simultan erfolgen
- geringes Bronchuslumen und weiche Tracheal- und Bronchialknorpel
- relativ hohe Atemfrequenz und höherer Sauerstoffbedarf.

Ätiologisch sind bei der Mehrzahl infektiöser Atemwegserkrankungen virale Infektionen (Adeno-, Parainfluenza- und RS-Viren) von Bedeutung. Pneumonien sind dagegen meist bakteriell (Staphylokokken, Haemophilus influenzae, Pneumokokken) verursacht.

7.1 Akute Laryngitis, Kruppsyndrom und Epiglottitis

Leitsymptom entzündlicher Larynxaffektionen ist der *inspiratorische Stridor*, der bei einer akuten Laryngitis nicht zu überhören ist.

Er kommt auch bei Kehlkopffehlbildungen und Laryngomalazie vor und kann ferner extralaryngeal oder tracheobronchial (hier meist exspiratorischer Stridor) verursacht sein.

Im Säuglings- und Kleinkindesalter sind virale Laryngitiden die häufigste Ursache des Stridors.

In der pädiatrischen Praxis hat sich für alle subglottischen Affektionen, so auch für jene entzündlicher Genese, der Begriff „Kruppsyndrom" eingebürgert, der allerdings keine ätiologische Zuordnung der Krupp-Ursachen zuläßt.

Symptome: inspiratorischer Stridor, geringer aphonischer Husten, Heiserkeit, *thorakale Einziehungen* als Ausdruck der Dyspnoe, geringe *Temperaturerhöhungen*.

Pseudokrupp. Zu differenzieren ist der *akute virale Krupp* vom sog. *spastischen Krupp* unbekannter Genese. Beide werden in der pädiatrischen Praxis als Pseudokrupp bezeichnet.

Echter Krupp. Bakterielle Laryngotracheobronchitiden durch Staphylokken, Pneumokokken und Haemophilus influenzae sind wiederum vom echten, diphtherischen Krupp (heute sehr selten) abzugrenzen, der mit Pseudomembranen und Aphonie einhergeht.

Das Kruppsyndrom entsteht meist in den Abend- und Nachtstunden mit laut hörbarem Stridor und Dyspnoe. Es führt besonders bei erstmaligem Auftreten zu großer Beunruhigung und Verunsicherung der Eltern, die mit ihren Angstreaktionen das Krankheitsbild ihres Kindes verschlechtern können, wo seine Beruhigung eine effiziente Erstmaßnahme wäre.

Therapie. Sind Eltern oder andere Bezugspersonen mit dem Krankheitsbild unvertraut, ist primär eine Klinikeinweisung zu veranlassen, da die weitere Entwicklung der Entzündungsreaktion nicht abzuschätzen ist. Sedierung, Zufuhr angefeuchteter Luft und Inhalation von Adrenalin unter Überwachungsbedingungen sind wirkungsvolle Maßnahmen, die zum schnellen Abklingen der Symptomatik führen. Bei bakteriellen Infektionen ist eine antibiotische Therapie notwendig.

Die **Epiglottitis** ist demgegen sehr viel seltener, aber ungleich problematischer. Die massive, perakut verlaufende und durch *Haemophilus influenzae* ausgelöste Kehldeckelentzündung fällt durch hohes Fieber, kloßige Sprache („heiße Kartoffel im Mund") auf.

Ausgedehnte und wiederholte Racheninspektionen verbieten sich (cave Erstickungstod). Sofortige *Notfalleinweisung* unter Sauerstoffapplikation und intravenöser Antibiotikatherapie (Ampizillin), Intubation in Narkose. Eine wirksame prophylaktische Maßnahme ist die *Schutzimpfung* gegen Haemophilus influenzae Typ B (HIB-Impfung).

7.2 Bronchitis, Bronchiolitis bei Säuglingen und Kleinkindern

In diesem Rahmen soll auf die *Besonderheiten* der **akuten Bronchitis** im Säuglings- und Kleinkindesalter hingewiesen werden.

Definition. Der Begriff Bronchitis ist eine rein deskriptive Beschreibung entzündlicher Prozesse an der Bronchialschleimhaut, ohne die vielfältigen *Ursachen* näher zu definieren:
– infektiöse Bronchitis (Viren, Bakterien, Pilze)
– allergische Bronchitis (obstruktive, asthmoide Bronchitis)
– Bronchitis durch Umweltnoxen.

Bei den engen Bronchien jüngerer Kinder führen entzündliche Schleimhautschwellungen, Hypersekretion, Ödem und Infiltrationen sehr schnell zur Bronchusobstruktion mit den entsprechenden klinischen Folgen. Die im Kindesalter sehr häufige akute banale Bronchitis tritt meist im Rahmen von Entzündungen der oberen Luftwege (Rhinitis, Laryngitis, Tracheitis) auf, ursächlich sind in der Regel Viren (in mehr als 90 % der Fälle).

Symptome. Leitsymptome sind Husten und grobblasige Rasselgeräusche, gelegentlich besteht mäßiges Fieber. Spezifische diagnostische Maßnahmen erübrigen sich bei einem komplikationslosen Verlauf.

Therapie: symptomatisch, d. h. Mukolytika, Antipyretika, evtl. Antitussiva (cave Atemstillstand durch Kodeinüberdosierung).

Chronische Bronchitiden sind durch mehr als 8 Wochen andauernden, therapieresistenten Husten definiert. In diesen Fällen macht sich eine u. U. ausgedehnte bronchologische Diagnostik erforderlich: Ausschluß von Fehlbildungen oder eines Immundefektes, Lungenfunktionsdiagnostik, Szinitigraphie, CT.

Die **Bronchiolitis,** d. h. die vorwiegend auf kleine Bronchiolen ausgedehnte Entzündung ist eine schwere Erkrankung mit einem Häufigkeitsgipfel um den 6. Lebensmonat. In mehr als 80 % der Fälle sind RS-Viren (respiratory syncytial virus), in etwa 20 % Parainfluenza-Viren Auslöser, wobei in seltenen Fällen auch eine allergische Genese diskutiert wird.

Symptome, Diagnose. Beginn mit einem banalen Luftweginfekt, zunehmende Atemnot mit Pfeifen, Tachypnoe und Einziehungen sowie Nasenflügeln- und Zyanoseanfällen. Im Röntgenbild erhöhte Transparenz als Zeichen der Überblähung der Lunge.

Therapie: Krankenhauseinweisung, Sauerstoffzufuhr, Bronchodilatatoren, nicht belastende Physiotherapie. In schweren Fällen ist eine Inhalationstherapie mit Ribavirin über spezielle Inhalatoren indiziert. Hierbei sind wegen teratogener Nebenwirkungen spezifische Schutzmaßnahmen für das weibliche Pflegepersonal zu beachten.

7.3 Pneumonien

Durch die Erfolge der Antibiotikatherapie haben Pneumonien selbst bei sehr jungen Kindern den Schrecken vergangener Jahrzehnte (primär abszedierende Pneumonie des Säuglings) verloren.

Die überwiegend bakteriell bedingte Entzündung der Lunge erfordert in vielen Fällen eine stationäre Behandlung.

Erreger. Mit Ausnahme des Neugeborenenalters unterscheidet sich das *Erregerspektrum* der Pneumonien im Kindesalter grundsätzlich nicht von dem bei Erwachsenen (s. Kap. X/2.2, S. 421):
– Bakterien (Pneumo-, Staphylo-, Streptokokken, Haemophilus influenzae, Enterobakterien, Chlamydien, Legionellen)
– Viren (RS-Viren, Adeno-, Influenza-, Parainfluenza-, Enteroviren)
– Pilze: Pneumonien durch Candida albicans oder Aspergillus treten meist nur nach langdauernder Antibiotikatherapie oder bei immunsupprimierten Patienten auf
– Protozoen (Pneumocystis carinii, Toxoplasma).

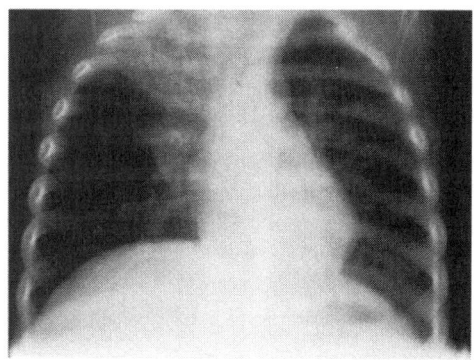

Abb. 19–9: Atelektatische Bronchopneumonie mit Verschattung im rechten Oberfeld bei einem Kleinkind

Symptome. Leitsymptom bei jungen Kindern ist die *Dyspnoe,* die sich durch Nasenflügeln, Einziehungen und Zyanose bemerkbar macht. Meist nehmen Pneumonien im Kindesalter ihren Ausgang von den Bronchien (Bronchopneumonien), (Abb. 19–9)

Diagnose. Klinisch und röntgenologisch werden unterteilt (s. Kap. X/2.2 S. 421): *Aspirationspneumonien* (meist nach Nahrungsaspiration), abszedierende Pneumonie (primär abszedierende Pneumonie durch Staphylokokken heute selten), hilifugale Pneumonien (Prädilektionsalter 1. Lebensjahr). Auskultatorisch findet man feinblasige Rasselgeräusche, die jedoch nicht immer nachweisbar sind. Aus diesem Grunde muß bei Verdacht eine Röntgendiagnostik erfolgen.

Therapie: Neben einer möglichst gezielten Antibiotikatherapie (Antibiogramm) sind besonders bei jungen Säuglingen folgende pflegerische Maßnahmen therapieunterstützend: *Ruhe* (Vermeidung häufiger Pflegemaßnahmen), *Oberkörperhochlagerung* und Polsterung der Kniekehlen (sog. Pneumonielagerung), Frischluft oder angefeuchtete Luft, mehrere kleine Mahlzeiten oder Sondenernährung.

8. Erkrankungen der Nieren und ableitenden Harnwege
(Fehlbildungen s. Kap. XII/2.3, S. 507).

8.1 Harnweginfektionen (HWI)

Definition. HWI sind durch Nachweis einer *signifikanten Bakteriurie* (Keimzahl > 10^5/ml) definiert, ohne daß primär Aussagen über Verlauf oder Prognose möglich wären.

Besonderheiten im Kindesalter sind:
– hohe Inzidenz: 3–5 % der Mädchen und 1–2 % aller Jungen erkranken bis zur Pubertät an einer klinisch relevanten HWI
– Pathogenese: Bei Neugeborenen und jungen Säuglingen vorwiegend hämatogene, bei älteren Kindern aszendierende Infektion
– klinische Symptomatik ist bei jungen Säuglingen durch unspezifische Allgemeinsymptome bis hin zum septischen Krankheitsbild gekennzeichnet

- hohe Rezidivrate
- E. coli ist mit 75–80 % der dominierende Erreger
- möglicher Übergang in chronische Niereninsuffizienz bei unzureichender oder fehlerhafter Diagnostik einer zugrundeliegenden Fehlbildung.

Symptome. Je nach Lokalisation der Entzündung können Urethritis (im Kindesalter selten), *Zystitis* (Dysurie) und *Pyelonephritis* (hohes Fieber, Flankenschmerz, Erbrechen, septisches Krankheitsbild bei Neugeborenen und jungen Säuglingen) unterschieden werden. Erbrechen ist bei Säuglingen zwar ein unspezifisches, aber bei HWI sehr häufiges Symptom. Nahrungsverweigerung, Zyanose, grau-schmutziges Hautkolorit, meningitische Reizung, Ikterus sind weitere Hinweise.

Diagnose: Der klinische Verdacht wird durch Nachweis einer signifikanten Bakteriurie (Beutelharn, suprapubische Blasenpunktion, Blasenkatheterisierung) gestellt (s. Abb. 12–17, Kap. XII, S. 524). Zur Früherkennung eignet sich der Nachweis einer Leukozyturie im frischen, nicht zentrifugierten Harn. Bei jeder erstmals auftretenden HWI sind Fehlbildungen der Nieren und ableitenden Harnwege sonographisch (s. Abb. 12–5, Kap. XII, S. 509) oder ggf. röntgenologisch (i. v.-Urogramm, Miktionszystoureterogramm, s. Abb. 12–8, Kap. XII, S. 514) auszuschließen.

Therapie: Initial ohne Erregernachweis Antibiotika, ggf. Umstellung nach Antibiogramm. Bei zugrundeliegenden Fehlbildungen operative Korrektur, bei Blasenentleerungsstörungen (neurogene Blase) intermittierender Katheterismus.

8.2 Akutes Nierenversagen: Hämolytisch-urämisches Syndrom

Definition. Das akute Nierenversagen (ANV) ist durch eine Einschränkung aller Nierenfunktionen (globale Funktionseinschränkung) definiert. Klinisch dominiert die Reduktion der Harnproduktion, d. h. eine Oligo- oder Anurie bei ca. 90 % aller Patienten. Als deren Folge kommt es zur Azotämie (Anstieg von Kreatinin und Harnstoff im Serum).

Ursachen (s. Kap. XII/2.2.1) Einem ANV im Kindesalter liegen zugrunde:
- prärenale Ursachen (ca. 50 % der Fälle): renale Perfusionsstörungen durch Schock, Vitien, Sepsis, Gerinnungsstörungen
- renale Ursachen (ca. 40 %): entzündliche Erkrankungen, Urosepsis, hämolytischurämisches Syndrom, Malformationen
- postrenale Ursachen (ca. 10 %): meist Harntraktfehlbildungen.

Hämolytisch-urämisches Syndrom (HUS). Das HUS ist die häufigste Ursache für ein akutes Nierenversagen im Kleinkindesalter. Es ist durch folgenden *Symptomentrias* gekennzeichnet: hämolytische Anämie mit Fragmentozytenbildungen, Thrombozytopenie und *ANV*.

Die **Ätiopathogenese** ist unbekannt, wahrscheinlich liegt eine Endozytotoxin-Wirkung nach einer meist bakteriellen Infektion (Verotoxin von E. coli 0157) zugrunde.

Symptome. Meist zweiphasiger Verlauf, primär gastrointestinale Infektion (Durchfall oft blutig, Erbrechen). Im Intervall nach Stunden oder Tagen Oligo- oder Anurie. Da es sich um eine systemische Erkrankung mit *thrombotischer Mikroangiopathie* handelt, können alle Organsysteme betroffen sein (Hepatosplenomegalie, Krampfanfälle, Koma, Kardiomyopathie, Pankreatitis).

Prognose: Abhängig vom Ausmaß des Nierenversagens und der extrarenalen Organbeteiligung. Ausgedehnte hämorrhagische Kolitiden erzwingen nicht selten Kolonresektionen. Der Verlauf ist durch Chronifizierung und Übergang in chronisches Nierenversagen mit Dialysepflicht gekennzeichnet.

8.3 Chronisches Nierenversagen, Nierenersatztherapie

Die häufigsten **Ursachen** für ein chronisches Nierenversagen im Kindesalter sind:
– angeborene Nierenerkrankungen
– chronische HWI, meist bei zugrundeliegenden Harntraktfehlbildungen (s. Kap. XII, 2.3, S. 507)
– Glomerulonephritiden und HUS.

Symptome. Unabhängig von der Ursache entwickelt sich ein klinisch homogener Symptomenkomplex, der von unspezifischen Initialsymptomen (Leistungsverminderung, Müdigkeit, Kopfschmerzen) in eine spezifische renale Symptomatik übergeht:

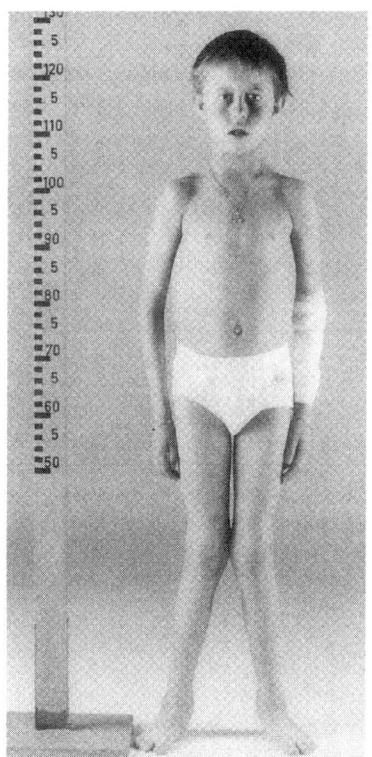

Abb. 19–10: 16jähriger Junge mit terminaler Niereninsuffizienz bei deutlichem Minderwuchs, fehlender Pubertätsentwicklung und schweren Knochenfehlstellungen

Polyurie, Polydipsie, später Ödeme, Azidose und Oligurie/Anurie. Da alle Funktionen der Nieren betroffen sind, entwickeln sich im Verlauf eine *renale Anämie* infolge reduzierter Erythropoetinproduktion sowie Wachstums- und Knochenstoffwechselstörungen (Abb. 19–10).

Bei Dekompensation der Azotämie (Überwässerung, Hyperkaliämie, Enzephalopathie, Hypertonus) sind extrakorporale Nierenersatzverfahren (Hämodialyse, Peritonealdialyse) indiziert. Die Peritonealdialyse ist heute im Kleinkindesalter das Mittel der Wahl (s. Abb. 12–2, Kap. XII, S. 506). Nach Implantation eines Peritonealkatheters wird die Entgiftungsleistung des Bauchfells therapeutisch genutzt. Die Peritonealdialyse ermöglicht es bei guter Pflege und Krankenbeobachtung weitgehend, die Patienten unter Beibehaltung in häuslicher Umgebung zu behandeln. Speziell ausgebildetes Personal ist hierbei für die psychologische Führung und die Gewährleistung einer regelrechten Behandlung mittels der aufwendigen Technik unerläßlich. Ziel der Dialysetherapie ist die Kompensation des Nierenversagens bis zur Nierentransplantation, die heute bereits im Säuglingsalter durchführbar ist.

9. Chronisch krankes Kind: Krebs im Kindesalter

Etwa seit Mitte der 60er Jahre rückt das chronisch kranke Kind zunehmend in das Blickfeld wissenschaftlichen Interesses. Im Mittelpunkt stehen dabei die Gestaltung speziell auf seine Bedürfnisse zugeschnittener Betreuungsregimes und die Gestaltung eines optimalen Verhältnisses zwischen Patient, seinen Eltern und dem Pflegepersonal. Der Personenkreis chronisch kranker Kinder und Jugendlicher stellt keine homogene, sondern eine heterogene Gruppe dar, auf welche – den Einzelfall betreffend – alle medizinischen und psychologischen Bemühungen zu richten sind. Die ätiologische Heterogenität chronischer Krankheiten ergibt sich aus den vielfältigen Ursachen.

Weiterhin lassen sich folgende Gründe hierfür anführen:
– altersgruppen-spezifische chronische Krankheitszustände treten in allen Entwicklungsstadien bzw. Altersgruppen im Kindes- und Jugendlichenalter von der Säuglingszeit bis zur Adoleszenz auf und bedürfen einer entsprechenden differenzierten Betreuung
– chronische Krankheiten können je nach Ausmaß und Organbezogenheit von unterschiedlicher Dauer und Prognose sein. Ein Kind im 1. Lebensjahr mit einem inoperablen Herzfehler wird diesbezüglich anders einzuordnen sein, als etwa ein Kind gleichen Alters mit dem klinischen Vollbild einer Mukoviszidose.
– chronische Erkrankungen im Kindesalter können angeboren oder erworben sein. Der Zeitpunkt ihres Auftretens im Entwicklungsalter ist ebenso differenziert zu betrachten, wie die aktuellen Möglichkeiten ihrer Therapie.
– funktionelle Störungen sind anders einzuordnen als somatische, maligne Krankheiten anders als benigne.

Die Tabelle 19–1 gibt einen Überblick über die Häufigkeit ausgewählter **chronischer Krankheitszustände im Kindesalter.**

Krebs im Kindesalter. Nach *Unfällen* nehmen *Krebserkrankungen* bei Kindern die *zweite Stelle* in der Todesursachenstatistik in entwickelten Industrienationen ein.

Sie erfahren wie kaum eine andere Krankheitsgruppe öffentliches Interesse und Aufmerksamkeit. Bösartige Systemerkrankungen, *Leukämien und maligne Lymphome,*

Tab. 19–1: Häufigkeit ausgewählter Diagnosen, die im Kindesalter zu chronischen Krankheitszuständen führen können

Betroffenes System	Krankheitsbild	Häufigkeit
Neubildungen	Leukämie und maligne Lymphome	1 : 2000
	ZNS-Tumoren	1 : 2500
	Wilms-Tumor	1 : 10000
	Neuroblastom	1 : 20000
	Retinoblastom	1 : 25000
	Lymphogranulomatose	1 : 10000
Herz	Herzfehler	1 : 120 – 1 : 200
Lunge	Asthma bronchiale/asthmoide Bronchitis	1–4 % aller Kinder
Nieren	chronisches Nierenversagen	3 Kinder/1 Mill. Einw./Jahr
	nephrotisches Syndrom	20 Kinder/1 Mill. Einw./Jahr
	Vitamin D-resistente Rachitis	1 : 20000
Stoffwechsel	Phenylketonurie	1 : 10000
	Galaktosämie	1 : 50000
	Diabetes mellitus	1 : 1700
	Glykogenosen	1 : 100000
	Zöliakie	1 : 2200
	Mukoviszidose	1 : 3000
Endokrinum	Hypothyreose	1 : 3500
	adrenogenitales Syndrom	1 : 7000
ZNS	Anfallsleiden (alle Formen)	1 : 150
	Hydrozephalus	1 : 1000
Bewegungsapparat	juvenile chronische Arthritis	1 : 5000
Blutgerinnung	Hämophilie A (Knaben)	1 : 5000
	Hämophilie B (Knaben)	1 : 60000

sind bei Kindern die häufigsten Tumorleiden, gleichzeitig haben sie unter ihnen durch die Erfolge der antineoplastischen Therapie (Polychemotherapie, Bestrahlung, operative Intervention) mit 60–70 % dauerhaften Heilungschancen die beste Prognose. In Deutschland erkranken jährlich etwa 1700 Kinder und Jugendliche bis zum 15. Lebensjahr an einem Malignom.

Ihre Betreuung wird aus folgenden Gründen in *pädiatrisch-onkologischen Zentren,* d. h. in Spezialabteilung größerer Kinderkliniken durchgeführt:
– Realisierung kooperativer Therapiestudien mit dem Ziel der permanenten Therapieoptimierung
– Akkumulation von Erfahrungen zur optimalen Patientenbetreuung
– Zentralisierung aufwendiger diagnostischer und therapeutischer Voraussetzungen und Ausrüstungen
– Verfügbarkeit von ausgebildetem und erfahrenem Personal, einschließlich Psychologen, Sozialarbeiter etc.
– optimale Vernetzung stationärer und ambulanter Tätigkeiten.

ALL. In diesem Rahmen soll exemplarisch auf die **akute lymphatische Leukämie** (ALL) als häufigste bösartige Erkrankung bei Kindern eingegangen werden (s. Kap. IV/11.2, S. 201).

Symptome. Klinisch ist die Erkrankung durch Proliferation maligner Zellen im Knochenmark gekennzeichnet, die zu folgenden Symptomen führt:
- allgemeine Symptome: Fieber unklaren Ursprungs, Gewichtsabnahme, nächtliches Schwitzen
- Anämie: Leistungsinsuffizienz, Müdigkeit, Inappetenz
- Infektanfälligkeit: häufige, meist fieberhafte Infekte
- Blutungsneigung an Haut, Gelenken, Hämatome
- Organinfiltrationen besonders in Leber, Milz, Lymphknoten, Knochen und Gelenken.

Diagnose. Die klinische Verdachtsdiagnose kann zwar durch Untersuchung des peripheren Blutes erhärtet, aber nur durch Knochenmarkpunktion ausgeschlossen oder bewiesen werden (Abb. 19–11). Die **Behandlung** wird nach speziellen Therapieprotokollen und dem individuellen Risikofaktor eines jeden Patienten geplant und gliedert sich in mehreren Behandlungsphasen: *Remissions-Induktionsphase*, *ZNS-Prophylaxe* zur Vorbeugung oder Behandlung einer Hirnhautbeteiligung (Meningeosis leucaemica), *Remissions-Erhaltungsphase*. Das komplexe, oft invasive diagnostische und therapeutische Procedere erfordert von allen Angehörigen des medizinischen Personals ein hohes Maß an Einfühlungsvermögen und psychologischem Geschick.

Dazu gehören u. a.
- eine wahrheitsgemäße Information von Patienten und deren Eltern über die Krankheit und ihren Verlauf

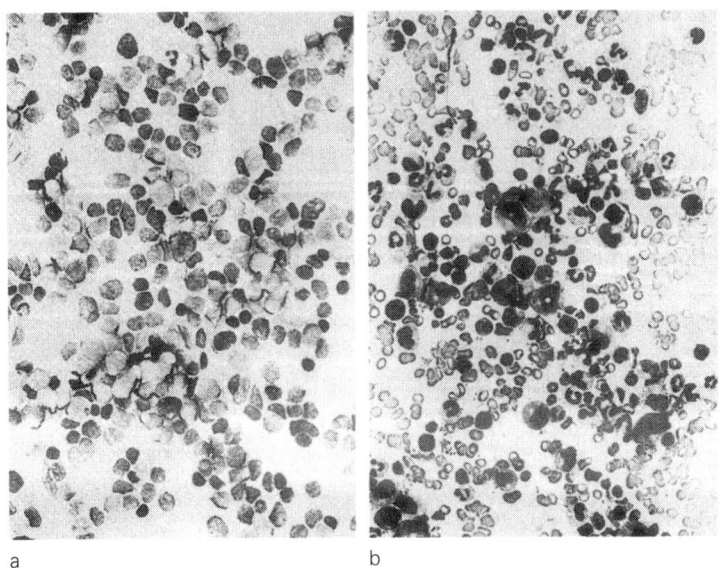

a   b

Abb. 19–11: a. Knochenmark bei akuter lymphatischer Leukämie: Es überwiegt eine uniforme Population von Zellen, die fast ausschließlich aus dem Zellkern bestehen, das Zytoplasma ist kaum sichtbar, **b.** Normales Knochenmark: Es zeigen sich viele kernhaltige Zellen, die in bezug auf Zellgröße, Kern-Zytoplasma-Relation und Anfärbbarkeit sehr unterschiedlich sind

– die Mitarbeit von Angehörigen des medizinischen Personals in speziellen Elterngruppen zur gegenseitigen Stimulation der Problembewältigung
– die Gestaltung einer optimalen Zusammenarbeit zwischen pädiatrisch-onkologischem Zentrum und Hausarzt.

Bei der Führung von Kindern in Rezidiv- bzw. behandlungsfreien Intervallen ihrer chronischen Krankheit oder auch in Phasen mit ambulanter Therapie gibt es keine Veranlassung, Belastungen von ihnen fernzuhalten. In Absprache mit dem Arzt sind Schul- oder Kindergartenbesuche möglich und notwendig. Körperliche Belastungen müssen individuell gestaltet werden. Die Betreuung chronisch krebskranker Kinder schließt auch den Umgang mit dem sterbenden Kind und seinen Eltern ein.

Der Wunsch des Kindes oder der Eltern bei ihrem Kind oder zumindest in seiner Nähe zu sein, ist unbedingt zu respektieren. Möchten die Eltern ihr sterbendes Kind zu Hause betreuen und ist dies medizinisch vertretbar, sollte diesem Wunsch stattgegeben werden. Eltern bedürfen in dieser emotional und psychisch außerordentlich belastenden Zeit des besonderen Verständnisses und der ständigen Verfügbarkeit der mit der Betreuung ihres Kindes vertrauten medizinischen, psychologischen und pädagogischen Mitarbeiter.

10. Häufige Erkrankungen des ZNS

10.1 Meningitis bei Säuglingen

Obwohl bei Entzündungen der Hirnhäute das Enzephalon in den meisten Fällen mit beteiligt ist (Meningoenzephalitis), hat der Begriff Meningitis aus praktisch-klinischen, aber auch aus ätiologischen Gründen seine Berechtigung.

Ätiologisch lassen sich *2 Hauptgruppen* unterscheiden: *bakterielle* (eitrige) Meningitis durch B-Streptokokken besonders bei Neugeborenen, E. coli, Klebsiellen, Listerien, Meningo- und Pneumokokken, Haemophilus influenzae, *virale* Meningitiden durch Mumps-, Herpes- und Enteroviren.

Symptome. Am häufigsten sind *Trinkschwäche* und *Nahrungsverweigerung*; ein eigenartiges Wimmern und Störungen der Temperaturregulation (oft Hypothermie) treten hinzu. Nicht selten komplizieren Atemantriebsstörungen (Apnoen) und Krämpfe das Krankheitsbild. Die bei älteren Kindern und Erwachsenen typische Nackensteifigkeit (und andere Reizsymptome) fehlen bei jungen Kindern oft, statt dessen müssen Apathie, Unruhezustände, graues Hautkolorit und vor allem eine gespannte oder gar vorgewölbte *große Fontanelle* zur sofortigen weiteren Diagnostik führen.

Diagnose. Lumbalpunktion (s. Abb. 8–3, S. 292) und Liquoruntersuchung bereits bei geringstem Verdacht auf Meningitis. Zuvor ist der Hirndruck abzuschätzen. Der Liquor zeigt im Fall einer bakteriellen, d. h. eitrigen Meningitis: Trübung, Pleozytose (Leukozytenzahlerhöhung), erhöhter Eiweiß- und Laktatgehalt. Mittels Schnelltest (Latex-Test) wird eine orientierende ätiologische Einordnung vorgenommen.

Therapie des im Neugeborenen- und Säuglingsalter oft septisch verlaufenden und lebensbedrohlichen Krankheitsbildes: Aufrechterhaltung vitaler Funktionen, Antibiotika, u. U. Respirator-Therapie.

Prognose: Bei rechtzeitiger und adäquater Behandlung meist gut, jedoch hohe Rate von Residualzuständen und Defektheilung mit der Folge von Hör-, Sprach- und Verhaltensstörungen, geistiger Retardierung, Krampfanfällen.

10.2 Zerebrale Anfallsleiden

Häufigkeit. Zerebrale Anfälle sind im Kindesalter häufig; in der Gesamtbevölkerung haben etwa 5 % aller Personen epileptische Anfälle durchgemacht. Meist handelt es sich dabei um die besonders bei Kleinkindern auftretenden *Gelegenheits- oder Okkasionskrämpfe.* An einem manifesten Krampfleiden (Epilepsie) leiden ca. 1 % der Bevölkerung.

Ätiopathogenese von Krampfanfällen und Epilepsie:
- genetische Disposition
- Fehlbildungen des Gehirns, intrauterine Infektionen
- frühkindliche Hirnschäden, intrakranielle Blutungen
- schwere postnatale Infektionen (Sepsis), Tumoren, Stoffwechselstörungen.

Aus praktischen Gründen werden chronische *Anfallsleiden* unterschieden von *Gelegenheitskrämpfen* bei fieberhaften Infekten (Infekt- oder Fieberkrämpfe), akuten Stoffwechselstörungen (Hypoglykämie) und Elektrolytimbalanzen (Hypokalzämie, Hyponatriämie).

Gelegenheitskrämpfe kommen als generalisierte Anfälle mit meist simultanem Auftreten von tonischen (Starre) und klonischen Zuständen, d. h. Muskelzuckungen vor. Kurzzeitige Bewußtlosigkeitszustände und Zyanose sind häufig.

Epilepsien (s. VIII/1.7, S.318). Die bei Kindern häufigsten Anfallsleiden sind
- große oder *Grand mal-Anfälle*, gekennzeichnet durch plötzliche Bewußtlosigkeit und generalisierte tonisch-klonische Muskelsensationen, oft tritt Schaum vor den Mund, die Kinder nässen oder koten ein. Typisch ist ein postkonvulsiver Schlaf (Nachschlaf) von unterschiedlicher Dauer.
- *Blitz-Nick-Salaam-Krämpfe* (BNS-Anfallsleiden). Häufigkeitsgipfel ist das Säuglingsalter. Klinisch fallen blitzartige Zuckungen der Augenlider und Kopfnicken auf. Die Prognose ist meist schlecht.
- *Absencen:* kurzzeitige Abwesenheits- oder Bewußtlosigkeitszustände; das vorhergehende Spiel wird für diese Zeit unterbrochen, um nach dem Anfall fortgesetzt zu werden.

Diagnose. Die Berücksichtigung des Alters und eventuell bestehender zugrundeliegender Krankheiten erklären in vielen Fällen das Auftreten von Anfällen. Entscheidende diagnostische Informationen werden ferner durch eine möglichst genaue Beschreibung der Anfälle erlangt. Unerläßlich ist das EEG zur Klassifizierung der Anfallsbereitschaft oder auch zur Herddiagnostik. Hierzu werden auch bildgebende Verfahren (Sonographie, CT, MRT) hinzugezogen. Neuerdings ermöglicht die EEG-gesteuerte Videoaufzeichnung die genaue Beobachtung des klinischen Bildes eines Anfalls.

Die **Behandlung** gehört in die Kompetenz speziell ausgebildeter Kinderärzte *(Neuropädiater).* In den meisten Fällen erfolgt eine antikonvulsive Pharmakotherapie, bei zugrundeliegenden Krankheiten muß die Ursache behandelt werden.

Differentialdiagnose. Abzugrenzen von den Anfallsleiden ist das sog. Wegbleiben der Kinder *(Affektkrämpfe)*, die gelegentlich mit zerebralen Anfallsleiden verwechselt werden. Affektkrämpfen geht meist ein Erregungszustand des Kleinkindes voraus, der Anlaß zu einem krampfähnlichen Zustand mit Augenverdrehen, Atemstillstand, kurzer Bewußtlosigkeit und Konvulsionen infolge Sauerstoffmangels ist. Die Prognose ist gut. Eine spezifische Behandlung ist nicht notwendig.

11. Infektionskrankheiten, Impfung, Helminthosen

Die Notwendigkeit von Schutzimpfungen mit ausreichend hoher Immunisierungsquote ist heute allgemein anerkannt.

Gleichwohl werden immer wieder einzelne Impfungen in ihrer Indikation durch Impfgegner in Frage gestellt, meist als Folge von Impfkomplikationen, die bei den modernen Impfstoffen heute jedoch sehr selten vorkommen.

11.1 Antiinfektiöse Impfprophylaxe

Die aktive Impfprophylaxe wird heute nach Empfehlungen eines Expertengremiums (Ständige Impfkommission = STIKO) des Bundesgesundheitsamtes durchgeführt. Auf Grund dieser Empfehlung wird ein Impfplan (Impfkalender) erstellt, der sich länderspezifisch unterscheidet und den aktuellen epidemiologischen Daten angepaßt wird (Impfplan, Tab. 19–2).

Die antiinfektiöse Impfprophylaxe ist als aktive Gesundheitsschutzmaßnahme von allen Angehörigen des medizinischen Personals zu unterstützen, um den Erfolg von Schutzimpfungen durch Erreichen einer „kritischen" Immunisierungsrate zu gewährleisten, die bei den meisten Impfungen bei ca. 85–90 % Geimpfter liegt.

Zu unterscheiden sind:
– *aktive Immunisierung:* Impfschutz durch nach Tagen oder Wochen selbst gebildete Antikörper, Impfstoffe bestehen aus attenuierten (abgeschwächten) Erregern oder Toxiden (Toxoide), Applikation ist oral oder parenteral (i.m., s.c., i.c.) möglich
– *passive Immunisierung:* sofortige Wirkung durch parenterale (i.v., i.m.) Applikation von Antikörpern, Nachteil einer nur kurzen Leihimmunität.

11.2 Wichtige bakterielle Infektionen

11.2.1 Pertussis (Keuchhusten)

Definition. Die Pertussis ist eine extrem ansteckende Infektionskrankheit, deren Risiko durch eine aktive Immunisierung deutlich vermindert werden konnte.

Erreger: Bordetella pertussis.

Symptome. Nach einer Inkubationszeit von 1–2 Wochen treten Keuchhustenanfälle meist im jungen Säuglingsalter auf. Die Hustenattacken sind typisch stakkatoartig und werden von tiefer Inspiration (Reprise) abgelöst, um in eine noch intensivere

Tab. 19–2: Impfkalender nach den Empfehlungen der Ständigen Impfkommission (STIKO) des Bundesgesundheitsamtes (aktueller Stand)

Alter	Impfung
ab 3. Lebensmonat	Diphtherie-Tetanus-Pertussis 3mal im Abstand von 4 Wochen (Beginn nicht nach vollendetem 1. Lebensjahr) Polio 2mal Schluckimpfung im Abstand von mindestens 6 Wochen (bei U 4 und U 5 möglich) HiB (Haemophilus influenzae Typ B) 2mal im Abstand von 6–8 Wochen (bei U 4 und U 5 möglich)
2. Lebensjahr (ab 15. Lebensmonat)	Masern-Mumps-Röteln 1mal als Kombinationsimpfung Polio 3. Schluckimpfung Diphtherie-Tetanus 3. Impfung oder Diphtherie-Tetanus-Pertussis 4. Impfung HiB 3. Impfung
6.–8. Lebensjahr	Nachholimpfungen (bisher versäumte Impfungen außer gegen Pertussis) Tetanus-Diphtherie Auffrischimpfung mit verringerter Diphtherie-Dosis (Td)
10. Lebensjahr	Polio (Wiederimpfung)
11.–15. Lebensjahr	Röteln für alle Mädchen, auch wenn im Kleinkindalter gegen Röteln geimpft wurde Tetanus Auffrischimpfung und Diphtherie Auffrischimpfung (zweckmäßig als Kombinationsimpfung mit Td-Impfstoff)

Hustenattacke überzugehen (Abb. 19–12). Die Krankheit kann trotz Antibiotikatherapie mehrere Wochen anhalten und schweres Kranksein verursachen.

Komplikationen: Pneumonie, Enzephalitis, Krampfanfälle.

Diagnose: klinisch (typisches Stadium convulsivum – krampfartiger Hustenanfall), Leuko- und Lymphozytose, Keimnachweis aus tiefem Rachenabstrich (Hustenplatte obsolet).

Therapie: Erythromycin bereits in der Inkubationszeit, symptomatisch, supportive Ernährungstherapie.

Die gegenwärtig leider nachlassende Impffrequenz führt zu einem Anstieg der Häufigkeit der Erkrankung (auch mit Todesfolge) und in Ostdeutschland zu einem Wiederauftreten der hier seit Jahren durch Impfprophylaxe erfolgreich bekämpften Infektion.

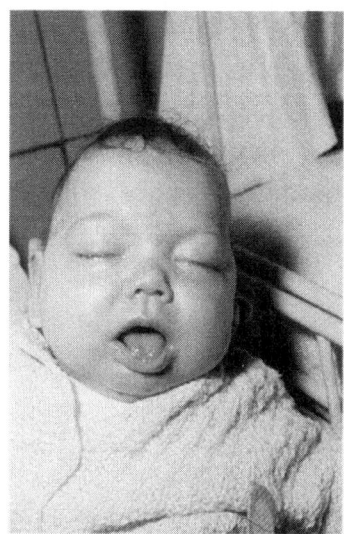

Abb. 19–12: Krampfartige Hustenattacke bei Pertussis

11.2.2 Diphtherie

Definition. Das hochtoxische Toxin des Diphtherie-Erregers *Corynebacterium diphtheriae* führt nicht selten zu einem lebensbedrohlichen Krankheitsbild mit neuro-, kardio- und nephrotoxischen Komplikationen. Alle betroffenen Schleimhäute, besonders die Tonsillen, weisen membranöse, nur schwer ablösbare Beläge auf. Durch eine konsequente Impfprophylaxe ist der letzte Diphtherie-Fall in Ostdeutschland 1963 beobachtet worden. Bei nachlassender Impfhäufigkeit werden zur Zeit aus osteuropäischen Ländern vermehrt Todesfälle gemeldet.

Symptome. Nach kurzer Inkubationszeit (3–5 Tage) Fieber und unterschiedliche Organbeteiligung: Nasen-, Tonsillen- und Kehlkopf-Diphtherie (diphtherischer Krupp). Auf den beteiligten Schleimhäuten hämorrhagisches Sekret und Membranfetzen. Eine Herzbeteiligung fällt durch Tachykardie, systolische Herzgeräusche, Arrhythmie und Herzinsuffizienz auf.

Diagnose. Erregernachweis, Intrakutantest (Schick-Test).

Therapie: Antitoxin-Gabe, Penicillin, Bettruhe, bei massivem Larynxbefall (Krupp) Intubation.

11.2.3 Scharlach

Definition. Der Scharlach ist eine durch *A-Streptokokken* hervorgerufene Infektion mit einer Inkubationszeit von 1–7 Tagen.

Symptome. Das von den Bakterien produzierte Toxin verursacht Allgemeinsymptome (Fieber, Erbrechen, Kopfschmerzen) und führt im typischen Fall zu einem exanthematischen Verlauf. Das kleinfleckige Scharlachexanthem beginnt meist in den Lei-

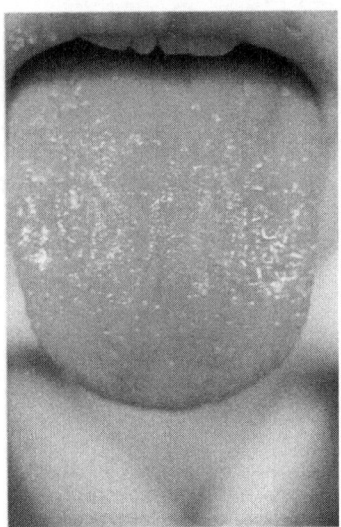

Abb. 19–13: Typische „Himbeerzunge" bei Scharlach infolge entzündlicher Hyperplasie der Zungen-papillen

stenbeugen, den Axillen und subklavikulär. Das Mund-Nase-Dreieck ist blaß. Nach etwa einer Woche zeigt sich eine kleieförmige, an den Händen und Füßen lamelläre Hautschuppung.

Wie die Haut, sind auch die Schleimhäute betroffen: belegte Zunge (Abb. 19–13) und hyperplastische Zungenpapillen (Himbeerzunge (Abb. 19–13), gerötete Mund-schleimhaut, gerötete und geschwollene Uvula, Pharyngitis und vor allem Tonsillitis mit Belägen.

Komplikationen: Pneumonie, Erysipel, Sepsis, seltener Meningitis, Osteomyelitis, Pyelonephritis, Endokarditis.

Diagnose: Klinisch, kultureller Nachweis von A-Streptokokken.

Therapie: Penicillin V für 8–10 Tage, bei Penicillin-Allergie orales Cephalosporin.

11.3 Wichtige Virusinfektionen

11.3.1 Masern

Definition. Die Masern (Erreger: Masern-Virus) sind eine exanthematische Infekti-onskrankheit mit „normierter" Inkubationszeit (9–11 Tage) und phasenhaftem Ver-lauf. **Symptome:**
– *Prodromi* (ca. 4 Tage): hohes Fieber, katarrhalische Erscheinungen, Konjunktivitis, Koplik-Flecke (kalkspritzartige Flecke an der Wangenschleimhaut)
– kurzzeitiger *Fieberabfall*
– *zweiter Fieberanstieg* mit typischem *Masernexanthem* (Abb. 19–14), das zunächst kleinfleckig, später konfluierend und gelegentlich hämorrhagisch ist.

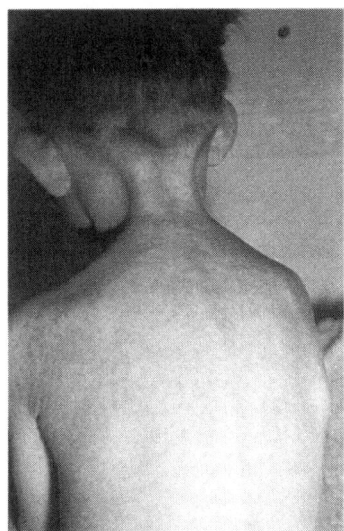

Abb. 19–14: Mittelfleckiges, zum Teil konfluierendes Masernexanthem

Diagnose: klinisch, Blutbild (Leukozytopenie), serologisch.

Differentialdiagnose: Abzugrenzen sind die Masern gegen exanthematische Infektionskrankheiten: Röteln, Scharlach, 3-Tage-Fieber und gegen Arzneimittelexantheme.

Therapie: antipyretisch.

Prophylaxe: aktive und passive Immunisierung (s. Impfkalender, Tab. 19–2).

11.3.2 Röteln

Definition. Die Röteln sind eine blande verlaufende, exanthematische Infektionskrankheit (Erreger Röteln-Virus), die nach einer Inkubationszeit von bis zu 3 Wochen zu einer unkomplizierten **Symptomatik** führt:
– leichte Prodromi: Nasen-Rachen-Infekt, Husten, Konjunktivitis
– nuchale und retroauriculäre Lymphknotenschwellungen, am Folgetag kleinfleckiges, nicht konfluierendes Exanthem am gesamten Körper, gelegentlich Splenomegalie.

Diagnose: klinisch (pathognomisch: *nuchale Lymphknotenschwellungen*), Leukozytopenie mit relativer Lymphozytose, serologisch.

Therapie: symptomatisch.

Klinisch bedeutsam ist die Rötelnexposition nicht immunisierter Schwangerer, die zur **Rötelnembryopathie** mit schweren Störungen der Organogenese führt. Aus diesem Grund sollen alle Mädchen, die keine Röteln durchgemacht haben, vor Pubertätsbeginn immunisiert werden.

Eine bereits erfolgte Immunisierung durch eine Rötelninfektion (lebenslange Immunität) oder durch Impfung muß serologisch durch Antikörpernachweis gesichert werden.

11.3.3 Varizellen (Windpocken)

Die Varizellen (Inkubationszeit 14–21 Tage) werden durch Herpes-Viren verursacht, die Übertragung der hochkontagiösen Viren erfolgt durch direkten Kontakt oder Tröpfcheninfektion. Der Name „Windpocken" deutet ferner auf die aerogene Übertragung der Viren hin. Die Varizellen sind eine typische Erkrankung des Kleinkindalters mit folgenden **Symptomen:**
– Prodromi: Fieber, Gelenkschmerzen, Lymphknotenschwellungen
– schubweiser, exanthematischer Verlauf mit Ausbildung von rötlichen Hautflecken, Papeln, Bläschen und schließlich Krusten (Abb. 19–15). Das unterschiedliche Stadium der Effloreszenzen wird als „Sternenhimmel" bezeichnet.

Typischerweise sind neben dem gesamten Körper auch der behaarte Kopf, manchmal die Schleimhäute befallen. Mit einem besonders schweren Verlauf ist bei älteren Patienten zu rechnen, bei immunsupprimierten Patienten können Varizellen lebensbedrohlich sein.

Diagnose: klinisch, serologisch.

Therapie: symptomatisch, Antipyretika, externe Therapie (Lotiones) zur Juckreizstillung, bei gefährdeten Patienten (Immunsuppression), virostatische Therapie mit Aciclovir, bei bakteriellen Superinfektionen Antibiotika.

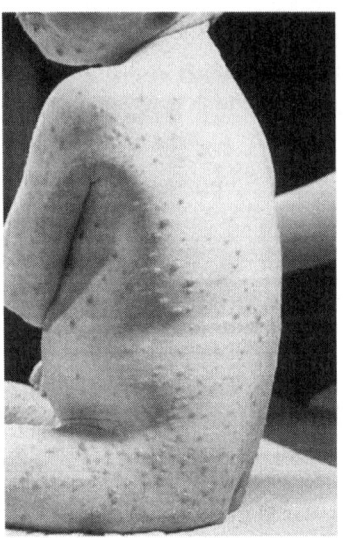

Abb. 19–15: „Sternenhimmel" mit rötlichen Flecken (Maculae), Papeln und Bläschen bei Varizellen

11.4 Helminthosen

11.4.1 Oxyuriasis

Oxyuren (Madenwürmer) zählen zu den Fadenwürmern (Abb. 19–16). Ihre Übertragung auf den Menschen verläuft fäkal-oral. Die Madenwürmer leben im Kolon und legen ihre Eier nachts perianal ab.

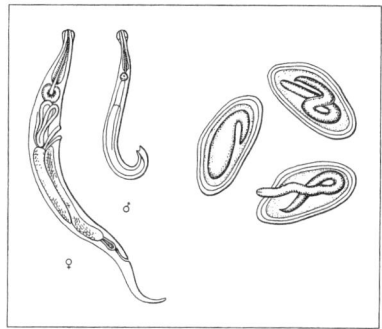

Abb. 19–16: männlicher und weiblicher Madenwurm (syn. Oxyuris vermicularis, Enterobius vermicularis) **(links)**, Eier mit ausgebildeten Embryonen **(rechts)**

Symptome: starker perianaler Juckreiz, der zu Kratzeffloreszenzen im Perianalbereich und nicht selten zu Schlafstörungen führt. Bei massivem Befall werden zahlreiche Oxyuren mit dem Stuhl ausgeschieden.

Die **Diagnose** erfolgt ferner durch mikroskopischen Nachweis von Oxyuren-Eiern auf einem perianal plazierten Klebestreifen. Im Blutbild findet sich oftmals eine starke Eosinophilie.

Therapie: einmalige orale Applikation von Mebendazol.

11.4.2 Askaridiasis

Spulwurminfektionen erfolgen nach oraler Eiaufnahme (Abb. 19–17 a), Hauptwirte dieses Wurmes sind Katze, Hund und Schwein. Spielplätze sind daher die häufigste Infektionsquelle. Spulwürmer (Abb. 19–17 b) verursachen eine meist nur leichte abdominelle Symptomatik. Komplikationen entstehen jedoch auf Grund des Lebenszyklus der Askariden, die die Darmwand durchbohren und die Lunge befallen. Husten, blutiges Sputum und Eosinophilie sowie ein röntgenologisches eosinophiles Infiltrat der Lunge führen zur Diagnose.

Therapie: orale Applikation von Piperazin.

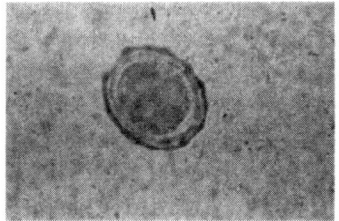
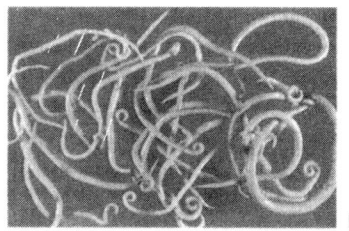

Abb. 19–17: a. Ascaris lumbricoides: Nativpräparat eines befruchteten Eies, **b.** Ausgewachsene Spulwürmer (Ascaris lumbricoides)

XX. Verletzungen, Unfälle und Vergiftungen

T. Kraus

1. Wunde

Definition, Einteilungen. Unter einer Wunde versteht man eine Gewebezerstörung durch äußere Einflüsse. Je nach der einwirkenden Energie unterscheiden wir *mechanische, thermische, chemische* und *strahlenbedingte* Verletzungen, nach der damit einhergehenden Körperoberflächenläsion *offene* und *geschlossene Verletzungen*. Die Analyse des Unfallmechanismus durch Beobachten oder durch Befragung des Patienten läßt oft Vermutungen über das Verletzungsausmaß zu. Viele Verletzungen entsprechen jedoch Mischtypen der aufgeführten Wunden. Praktisch wichtig ist zudem eine Betrachtung unter dem Aspekt der von der Verletzung betroffenen Gewebegruppen.

1.1 Wundheilung

Regeneration von Geweben. Jeder gesunde Körper hat die Fähigkeit zur Wundheilung. Die Wundheilung führt zur Regeneration, oft jedoch nur zum Ersatz bzw. zur Abdichtung von Gewebsdefekten nach außen. Der Körper besteht aus vielen spezialisierten Geweben. Nicht alle Gewebe sind zu erneuter Zellteilung und Wachstum in der Lage, können sich also regenerieren. Voll regenerationsfähig sind beim Menschen nur das Bindegewebe und Knochengewebe, die Schleimhäute und die Muskulatur. Andere Gewebe werden nach ihrer Zerstörung durch ein funktionell minderwertiges Ersatzgewebe, das Bindegewebe ersetzt. Es verbleibt eine Narbe.

1.1.1 Phasen der Wundheilung, Narbe

Die Wundheilung verläuft immer nach einem strengen Prinzip, unabhängig von Ort und Art der Verletzung. Drei Phasen werden *unterschieden: Exsudations-, Proliferations- und Differenzierungsphase.*

Exsudationsphase (0–4. Tag). Unmittelbar nach der Verletzung kommt es zu Blutungen und Lymphaustritt aus eröffneten Gefäßen. Diese eiweißreichen „Exsudate" füllen alle Defekträume aus. Durch die Gerinnung der Exsudate und Hämatome bildet sich ein festes, die Verletzung deckendes und verklebendes Koagel aus. Oberflächliche vertrocknete Anteile werden als Wundschorf bezeichnet. Im Rahmen der Zellzerstörung werden verschiedene Botenstoffe (Mediatoren = Gewebehormone) freigesetzt.

Diese chemischen Lock- und Regulationsstoffe induzieren eine Einwanderung von weißen Blutkörperchen in das verletzte Gebiet.

Gleichzeitig werden Kapillaren erweitert und Gefäßporen vergrößert. Es bildet sich eine Entzündungsreaktion mit allen klassischen Entzündungszeichen aus. Die weißen Blutkörperchen phagozytieren nekrotische Gewebsanteile, Bakterien und Schmutzpartikel oder lösen sie durch Ausschüttung von Enzymen auf. Aus dem Randgebiet sprossen Bindegewebs- und Blutgefäßzellen ein.

Proliferationsphase (5–14. Tag). Das Einsprossen von Bindegewebszellen und Kapillaren führt zur Ausbildung eines blutgefäßreichen Zellverbandes, welcher zunehmend das wunddeckende Koagel und die zerstörten Gewebsanteile durchdringt und ersetzt. Das junge Gewebe ist sehr verletzlich und blutet bei Berührung leicht. Wir sprechen wegen der optisch feinen Körnung von einem Granulationsgewebe. Von Bindegewebszellen werden Kollagenfasern ausgeschieden und vernetzen in Bündeln den Zellverband. Hierdurch nimmt die Stabilität des Gewebes zu.

Differenzierungsphase, Narbenbildung (ab 3. Woche). Das zellreiche Gewebe wird zunehmend durch ein zellarmes jedoch kollagenreiches und deshalb straffes Gewebe ersetzt. Gleichzeitig wandeln sich Bindegewebszellen in das spezifische Gewebe um, soweit eines besteht. Bei regenerationsunfähigen Geweben ist dieser Prozeß meist unvollständig; es entsteht eine Narbe.

Narben sind funktionell minderwertiges Gewebe, ihr Hauptstrukturmerkmal ist die Festigkeit. Gut erkennen wir ihre Minderwertigkeit im Bereich der Haut. Im Narbenbereich fehlen Anhangsgebilde wie Haare, Schweißdrüsen und Pigmente. Narben haben die Tendenz zu schrumpfen. Kosmetische Hautverziehungen und narbige Kontrakturen im Gelenkbereich können Spätfolgen sein.

1.1.2 Wundheilungsdauer, Heilungsstörungen

Je nach Gewebe dauert der Heilungsprozeß unterschiedlich lange. Die Haut ist nach etwa 12 Tagen sicher verschlossen, ihre maximale Festigkeit wird nach etwa 3 Monaten erreicht. Schleimhäute regenerieren innerhalb weniger Tage. Organverletzungen verkleben und verwachsen bindegewebig innerhalb von 2 Wochen, Frakturen benötigen bis zu 3 Monaten zur Frakturheilung.

Wundheilungsstörungen. Der Wundheilungsprozeß kann durch lokale und allgemeine Faktoren gestört werden. *Allgemeine Faktoren*: Zellteilungshemmungen durch Ernährungsstörungen, Eiweiß- und Vitaminmangel (z. B. Vit. C-Mangel = „Skorbut"), Anämie, hohes Alter, Stoffwechselerkrankungen wie Diabetes mellitus, Leukopenie, Medikamente (Zytostatika, Immunsuppressiva, Kortison) und angeborene Bindegewebserkrankungen.

Lokale Störfaktoren: Durchblutungsstörungen, Infektionen, Fremdkörper, mangelnde Ruhigstellung, ausgeprägte Ödeme, Hämatome und Serome. Bestimmte Körperregionen heilen schlechter als andere (z. B. Unterschenkel).

Folgen von Wundheilungsstörungen sind: Infektionen (meist Staphylo-, Streptokokken oder Kolibakterien), nicht heilende oder wieder aufplatzende Wunden (Wunddehiszenzen), Nachblutungen, Serome, breite Narbenbildung.

1.1.3 Primäre und sekundäre Wundheilung

Primäre Wundheilung. Die ungestörte Wundheilung führt zu einer primären Wundheilung. Hierdurch soll der komplikationslose Verlauf unter Ausbildung einer nur minimalen Bindegewebsbrücke zwischen den Wundrändern zum Ausdruck gebracht werden. Besonders nach der chirurgischen Naht einer sauberen Wunde sind hierzu ideale Vorraussetzungen gegeben (z. B. Operationswunde).

Unter **sekundärer Wundheilung** versteht man den viel langsameren Heilungsverlauf bei klaffenden Wunden, welche nur duch Ausbildung einer breiten Bindegewebszone im Rahmen der Defektfüllung zur Ausheilung kommen.

Alle lokalen Störungen der Wundheilung führen zur sekundären Heilung. Die Zeit heilt jedoch alle Wunden. Nach Abschluß der Heilung ist, abgesehen vom schlechteren kosmetischen Ergebnis, die Art der stattgehabten Heilung zumeist ohne Bedeutung.

1.2 Chirurgische Wundversorgung

Die chirurgische Wundbehandlung dient der Erzielung einer *primären Wundheilung*. Ihr Ablauf folgt immer einem klaren Schema:
– Allgemein- oder Lokalanästhesie
– Wundsäuberung und Spülung (Kochsalzlösung)
– Rasur, ausgiebige Wunddesinfektion
– Steriles Abdecken des Operationsgebietes
– Ausschneiden des Wundrandes (Abb. 20–1 a)
– Ausräumen von Hämatomen, Blutstillung
– Naht in anatomischen Schichten
– ggf. Drainageneinlage, steriler Verband
– ggf. Ruhigstellung, Tetanusschutz?

> Die Wundversorgung erfolgt unter streng sterilen Kautelen. Die Verhütung einer Infektion ist eines der wesentlichen Ziele.

Wir müssen jedoch davon ausgehen, daß jede Wunde schon primär durch Keime kontaminiert ist. Die Erreger besiedeln die Wunde, in Hämatomen und an Fremdkörpern finden sie ideale Vermehrungsbedingungen. Mit der Zeit steigt die Keimzahl im Wundgewebe exponentiell an. Je später eine Wunde chirurgisch versorgt wird, desto

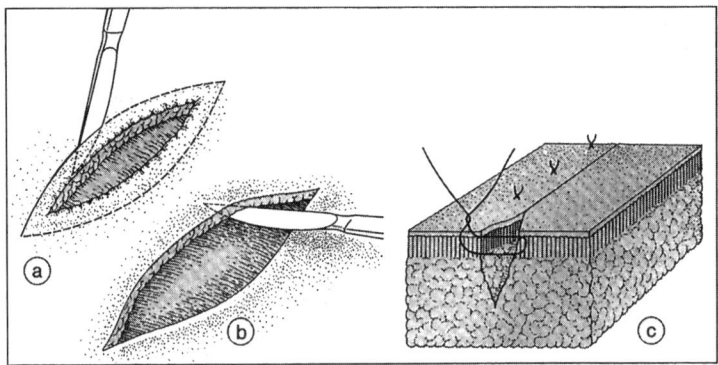

Abb. 20–1: Friedrich-Wundausschneidung: **a.** Ausschneiden der Wundränder, **b.** Mobilisation der Hautränder, **c.** Wundnaht

größer ist die Gefahr einer Wundinfektion. Durch das vorsichtige Ausschneiden der immer kontaminierten Wundränder wird ein „Anfrischen" der Wunde erreicht und die Keimzahl deutlich reduziert.

Alle *Fremdkörper* müssen entfernt, *Hämatome* und *Serome* ausgeräumt und drainiert werden. In ihnen vorhande Erreger sind vom Körper nicht angreifbar. Sie stellen ein ständiges Reservoir für in das Gewebe neu eindringende Bakterien dar. Antibiotika dringen in sie nicht ein. *Drainagen* sorgen für ihre Trockenlegung. Die *Wundnaht in Schichten* beschleunigt den Heilungsverlauf durch enge Adaptation (Abb. 20–1 a). Der *sterile Verband* saugt Sekrete auf und bildet einen Schutz bis zum Verkleben der Wunde innerhalb von 2–3 Tagen.

Offene und geschlossene Wundbehandlung. Liegt die Entstehung einer Wunde 6 oder mehr Stunden zurück, so ist die Keimbesiedelung so außgeprägt, daß ein Verschluß der Wunde trotz aller oben angeführten Reinigungs- und Desinfektionsbemühungen nicht durchgeführt werden kann. Zu diesem Zeitpunkt sind Erreger schon tief in das Gewebe eingedrungen. Der Verschluß durch Hautnaht würde zu einem Keimeinschluß in der Tiefe und später zu einer Infektion bzw. einem Abszeß führen. In diesen Fällen muß die Wunde offen gelassen werden. Hierdurch ist ein Abfluß der kontaminierten Sekrete nach außen und eine Selbstreinigung der Wunde möglich. Wir sprechen von einer *offenen Wundbehandlung*. In Ausnahmefällen kommt als Kompromiß eine lockere Naht *(adaptierende Naht)* in Frage. *Drainagen* werden in tiefe Spaltbildungen der Wunden eingelegt, um auch hier eine sichere Ableitung der kontaminierten Sekrete zu gewährleisten. Antibiotika spielen nur eine nachgeordnete Bedeutung.

Wundpflege und Verbandtypen. Jedes Austrocknen von Gewebe führt zu erneutem Zelltod und begünstigt die weitere Keimvermehrung. Offene Wunden müssen deshalb *feucht* gehalten werden, um günstige Bedingungen für die sekundäre Wundheilung zu bieten. Hierzu dienen feuchte mit Kochsalzlösung getränkte Kompressen. Eine *Ruhigstellung* ist von Vorteil. Größere Hohlräume werden locker (!) mit feuchten Kompressen gefüllt, um eine vorzeitige tiefe Verklebung und damit einen gestörten Sekretabfluß zu verhindern *(Tamponade)*.

Bei einer *primären Wundnaht* liegt eine geschlossene Wundbehandlung vor. Hier kommen nur trockene Schutzverbände zur Anwendung.

2. Spezifische Gewebeverletzungen

2.1 Weichteilverletzungen

Definition. Zu den Weichteilen zählt man Haut, Unterhaut, Fettgewebe und die Muskulatur. Läsionen dieser Deck-, Füll- und Bindegewebe sind Bestandteil jeder Verletzung. Muskeln sind durch die oberflächliche Lage häufig betroffen. Alle Weichteilgewebe sind im Heilungsverlauf zur Regeneration befähigt. Geschädigtes Weichteilgewebe wird teilweise durch narbiges Bindegewebe ersetzt oder durch Narbenzügel verbunden. Eröffnungen kleinerer Gefäße führen zu Einblutungen, die im Rahmen der Heilung resorbiert werden. Die Eigenelastizität der Gewebc oder der Muskelzug führen zum Klaffen von Weichteilwunden.

Chirurgische Versorgung der Weichteile. Weichteilverletzungen werden unproblematisch in anatomischen Schichten genäht (Hautnaht, Unterhaut-/Subkutannaht, Muskelnaht). Irreversibel zerstörte und von der Durchblutung ausgeschlossene Anteile werden relativ großzügig entfernt ("Débridement", s. Abb. 20–1 a), Hämatome werden ausgeräumt. Regenerationsvorgänge gleichen die Defekte rasch aus. Isolierte Weichteilverletzungen sind sehr häufig.

Komplikationen und Folgezustände. Als Folgen und Spätkomplikationen können kosmetische Probleme durch Narbenstränge auftreten. Kraftminderungen und Bewegungsstörungen werden bei ausgedehnten Muskelzerstörungen oder bei Verklebungen von Muskel und Sehnengleitlagern beobachtet. Auch gelenksüberbrückende Narbenzüge können die Beweglichkeit als Narbenkontrakturen einschränken.

Durch die Weichteile bzw. von ihnen gedeckt verlaufen jedoch auch wichtige anatomische Strukturen, deren begleitende Verletzung als bedeutsame Komplikation aufgefaßt wird und nach denen aktiv gefahndet werden muß, um eine frühzeitige Behandlung einleiten zu können. Hierzu gehören besonders *Nerven- und Gefäßverletzungen*. Es ist auch wichtig zu wissen, daß Knochen, Sehnen, Gefäße und Nerven nur vital bleiben bzw. heilen können, wenn sie durch Weichteile gedeckt und von ihnen geschützt werden. Liegen diese Strukturen frei, ist eine Heilung langfristig ausgeschlossen, die Gewebe vertrocknen und infizieren sich. In diesen Situationen muß die chirurgische Therapie eine Deckung herbeiführen.

2.2 Nervenverletzungen

2.2.1 Verletzungsmechanismen, Prüfung der Nervenfunktion

Verletzungsmechanismus. Nerven werden sehr leicht durch Dehnung oder direkte Prellung mit anschließender Einblutung geschädigt. Am schwerwiegendsten ist die komplette Zerreißung oder scharfe Durchtrennung im Rahmen tiefer Schnittverletzungen. Die Verletzungen führen zu einem Funktionsverlust bzw. einer Funktionsminderung des Nerven, welche je nach Nerv als motorische Lähmung oder sensibler Gefühlsverlust im jeweiligen Innervierungsgebiet imponiert.

Zur **Prüfung der Nervenfunktionen** wird der Patient aufgefordert, die betroffene Extremität oder einzelne Anteile zu bewegen. Dabei wird die *Kraft* in den Muskelgruppen abgeschätzt und im Zweifel mit der Gegenseite verglichen. Die Prüfung der Sensibilität geschieht im Zweifelsfall (besonders bei allgemeinen Schmerzen, welche den Patienten stark ablenken oder beim Bewußtseinsgeminderten) mit einer *Nadel*. Für die Feindiagnostik dienen *Reflexprüfungen*.

2.2.2 Chirurgische Versorgung

Liegt ein Verdacht auf Nervenverletzung vor, muß die Wunde vorsichtig exploriert und der betreffende Nerv freigelegt werden. Während Dehnungs- und Kontusionsverletzungen von Nerven spontan erholungsfähig sind, muß bei einer Durchtrennung immer eine sofortige mikrochirurgische Nervennaht unter dem Mikroskop erfolgen.

Der periphere Teil des durchtrennten Nerven degeneriert rasch und vernarbt. Durch die feine Nervennaht wird jedoch den nachsprossenden Nervenendigungen der richtige Weg entlang der Leitschiene des alten absterbenden Nerven gewiesen.

Erfolgt keine Naht (z. B. bei einer übersehenen Verletzung), so führen die ungerichteten Nervensprossen im Verletzungsareal oft zu Nervenknäueln, sog. *Neurinomen*. Diese können später sehr unangenehme Schmerzen bereiten. Bei der sehr langsamen Wachstumsgeschwindigkeit brauchen die Patienten viel Geduld, bis erneute Nervenfunktionen nachweisbar werden.

Der Heilprozeß dauert in jedem Falle Monate. Bis zur Reinervierung müssen die gelähmte Muskulatur durch Elektrostimulation vor Rückbildung (Atrophie) bewahrt und Gelenksversteifungen (Kontrakturen) durch Mobilisation verhindert werden. Nicht immer ist die Nervennaht erfolgreich. Auch hierüber müssen die Patienten aufgeklärt werden.

2.3 Gefäßverletzungen

2.3.1 Perforierende Verletzungen

Bei perforierenden Gefäßeröffnungen oder Durchtrennungen sind Blutungen unterschiedlichen Ausmaßes die Folge (Abb. 20–2). Kleinere Blutgefäße und Kapillaren werden bei jedem Trauma eröffnet. Sie verschließen sich rasch und spontan. Andere benachbarte Kollateralgefäße übernehmen den Bluttransport unmittelbar. Handelt es sich jedoch um Eröffnungen und Durchtrennungen großer arterieller oder venöser Hauptstammgefäße (meist mit Eigennamen) so können lebensgefährliche Blutungen auftreten. Zudem kann die periphere Blutversorgung beeinträchtigt werden.

2.3.2 Chirurgische Blutung

Der Druck im Blutgefäß unterhält die Blutung in das umgebende Gewebe. Durch die Eigenelastizität der Gewebe wird jedoch zunehmend ein Gegendruck aufgebaut, welcher der Blutungstendenz entgegen wirkt. Die Blutung sistiert zumeist spontan, ein Hämatom (großes Koagel) ist die Folge. Lockere Gewebe (z. B. Orbitahöhle, Retroperitoneum) können mehr Blut aufnehmen als straffe Geweberegionen (Handfläche), enstprechend variabel ist die Blutverlusttendenz.

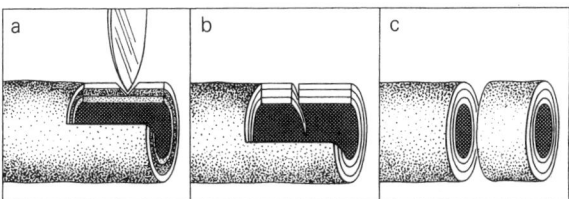

Abb. 20–2: Direkte scharfe Arterienverletzung. **a.** *Grad I:* partielle Wanddurchtrennung ohne Eröffnung des Lumens, **b.** *Grad II:* Eröffnung des Gefäßes ohne komplette Kontinuitätsunterbrechung, **c.** *Grad III:* vollständige Druchtrennung des Gefäßes

Äußerlich wird bei oberflächlichem Hämatom eine Schwellung tastbar. Später werden die Hämatome durch phagozytierende Zellen aufgelöst und abgebaut. Im Rahmen der Verflüssigung sinken Anteile der Schwerkraft folgend ab. So erreichen sie häufig die Hautoberfläche und werden als typische bläuliche Verfärbungen erkennbar. Findet die Blutung Anschluß an große Körperhöhlen (freie Bauchhöhle, Thoraxhöhle) oder die äußere Körperoberfläche, darf kein passiver Gegendruck erwartet werden. Ein großer Blutverlust ist meist die Folge.

Arterielle Blutgefäße können sich jedoch auch durch spastische Kontraktionen und elastische Einstülpungen (Retraktionen) spontan verschließen. Dies kann lebensrettende Wirkung haben. Übersteigt die verlorene Blutmenge die Kompensationsmöglichkeiten des Organismus durch Herzfrequenzsteigerung und Flüssigkeitsmobilisation aus den Geweben, so tritt ein zunehmender Blutdruckabfall und schließlich ein hämorrhagischer Schock mit Organschäden ein.

2.3.3 Chirurgische Versorgung

Blutungen lassen sich vorübergehend durch direkte *Kompression* des Gefäßes bis zur chirurgischen Versorgung beherrschen (Fingerdruck, Kompressionsverband, Abb. 20–3). Durchtrennte Hauptstammgefäße müssen chirurgisch wiedervereinigt werden. Hierzu wird eine *End-zu-End-Anastomose* mit glattem Nahtmaterial durchgeführt (Abb. 20–3 b). Kleinere Gefäßläsionen werden direkt übernäht (Abb. 20–3 a). Bei größerer Ausdehnung wird ein Venen- oder Kunststofflicken aufgesteppt (Patch, Abb. 20–3 c). Unbedeutende Gefäße werden beidseits unterbunden (Ligaturen). Liegen längerstreckige nicht reparable Gefäßverletzungen vor, muß das Gefäß ersetzt

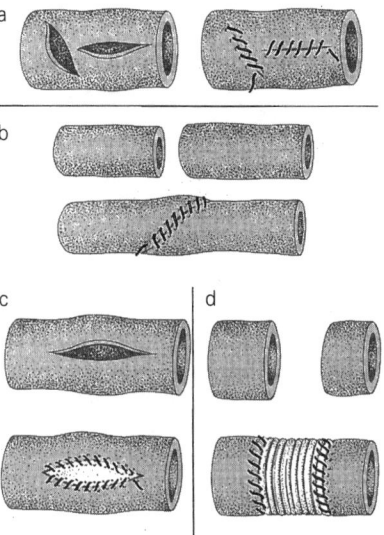

Abb. 20–3: Methoden zur Versorgung von Gefäßverletzungen: **a.** Direkte Naht, **b.** Schräge End-zu-End-Naht bei kleinlumigen Gefäßen, **c.** Defektverschluß durch Patchplastik, **d.** Interposition von autologer Vene oder Kunststoffprothese

oder der Defekt überbrückt werden. Hierzu kommen vom Unterschenkel entnommene Venensegmente, seltener Kunstoffprothesen als sog. *Gefäßinterponate* (Abb. 20–3 d) oder als *Bypass* zur Anwendung.

2.3.4 Stumpfe und akute traumatische Verletzung

Stumpfe Gefäßverletzung. Auch Prellungen und Dehnungen von Blutgefäßen führen zu unterschiedlich starken Läsionen der Gefäßwand (Abb. 20–4). Wir sprechen in diesen Fällen von einer stumpfen, nicht perforierenden Verletzung. Die aus verschiedenen anatomischen Schichten zusammengesetzte Gefäßwand kann auch hierbei einreißen (Abb. 20–4 a). Elastische Fasern der Gefäßwand führen zur Retraktion einzelner Schichten und damit zu einer Verlegung des durchströmten Lumens (Abb. 20–4 c). Verletzungen der (innersten) Endothelschicht provozieren zudem eine lokale rasche Blutgerinnung im Gefäß mit Bildung wandhaftender, das Gefäß verschließender Thromben (arterielle Thrombose).

Stumpfe Verletzungen können auch zu Gefäßwandläsionen ohne sekundären thrombotischen Verschluß führen. Durch feinste Einrisse wird das Wandgefüge destabilisiert. Der Blutdruck führt dann gelegentlich zu einer langsamen Aussackung der Gefäße. Es entsteht ein *traumatisches Aneurysma*. Gefahren liegen in einer Ruptur oder einer Thrombenbildung mit peripherer Streuung *(Embolisation)*.

Akuter traumatischer Gefäßverschluß. Arterielle Hauptstammgefäße versorgen häufig als Endstrombahngefäße eine bestimmte Körperregion. Ein akuter Verschluß (Abb. 20–4 c) führt zu einer Durchblutungsminderung der betroffenen Körperzone *(Ischämie)*. Da jedes Gewebe nur eine begrenzte Zeit ohne Blutversorgung überleben kann, ist rasches Handeln erforderlich. Im ungünstigsten Fall stirbt das Gewebe ab *(periphere Nekrose)*. Beachte: Auch eine Gefäßdurchtrennung stellt für die Endstrombahn funktionell eine Durchblutungsminderung dar.

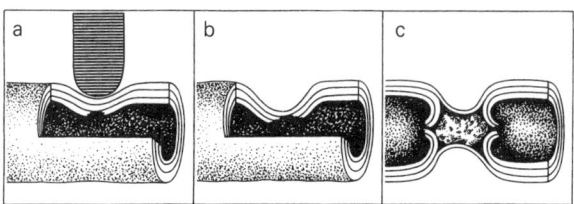

Abb. 20–4: Direkte stumpfe Arterienverletzung: **a.** *Grad I:* lokalisierter Einriß der Intima, **b.** *Grad II:* Verletzung von Intima und Media, **c.** *Grad III:* vollständige Zerquetschung der Arterienwand

3. Verletzung von Organen

Innere Organe können im Rahmen eines offenen Traumas *perforierend* verletzt oder stumpf geprellt werden *(Organkontusion)*.

Mit Ausnahme der Leber besteht keine Fähigkeit zur kompletten Regeneration.

Die aufgetretenen Defekte werden durch Bindegewebe narbig verschlossen. Ob Spätfolgen zurückbleiben, hängt entscheidend von der Ausdehnung der Organläsion und der Restfunktion des ungeschädigten Organanteils ab. Weiterhin ist von Bedeutung, ob die Narben zu relevanten strukturellen Störungen im Organ, vor allem zu einer Verziehung und Verlegung von Gangstrukturen führt. Bei der frischen Organverletzung stehen meist Blutungen im Vordergrund, deren Beherrschung vordringlich ist. Wird die Frühphase überlebt, ist die Prognose meist gut. Im folgenden wird auf einige spezifische Organverletzungen in Kurzform eingegangen.

Lebertrauma. Häufige Verletzung bei stumpfen oder perforierenden Bauchtraumen. Hauptsymptom ist die *Blutung in die Bauchhöhle* mit rascher Schockentwicklung. Eine Überlebenschance besteht nur bei sofortiger chirurgischer Naht, bzw. bei Teilentfernungen komplett zerstörter Leberanteile (Abb. 20–5). Wird die Blutung überlebt, ist die Prognose zumeist gut. Spätkomplikationen können narbige Gallenwegverschlüsse und Verengungen in der Leber oder der Leberpforte sein.

Nierentrauma. Häufige Verletzung bei Rücken-, ventralen und Schleudertraumen (Abb. 20–6) meist als stumpfe Verletzung. Die Nieren liegen relativ ungeschützt im Retroperitoneum und werden gegen die Wirbelsäule gequetscht. Hauptsymptom ist der *blutige Urin*. Eine sofortige urologische Freilegung und Rekonstruktion ist bei ausgedehnter Verletzung erforderlich. Die Prognose hängt vom Grad der Verletzung und der Beteiligung der ableitenden Harnwege ab. Die irreparabel zerstörte Niere wird chirurgisch entfernt. Eine gesunde Zweitniere reicht funktionell aus. Verletzungen des *Harnleiters* werden durch innere Katheter geschient.

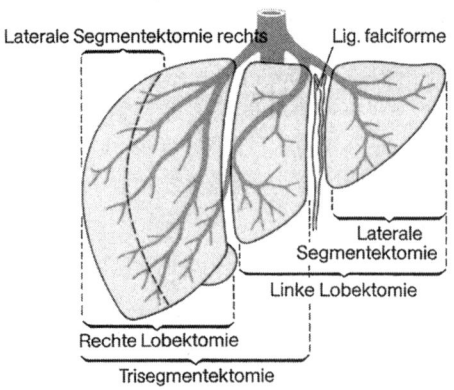

Abb. 20–5: Anatomiegerechte Leberresektion

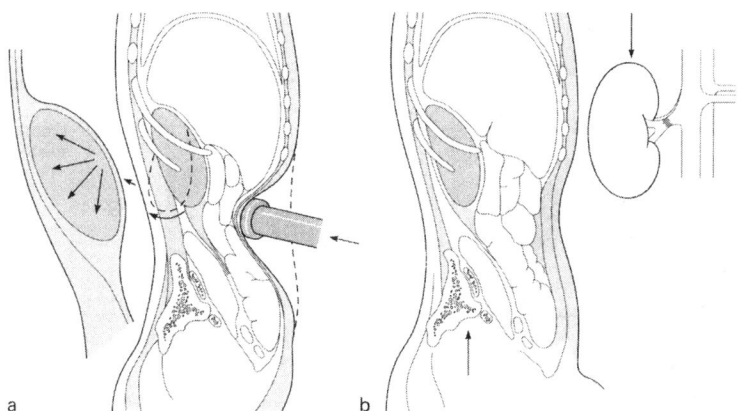

a   b

Abb. 20–6: Pathomechanismus eines Nierentraumas: **a.** Stumpfes Bauchtrauma von ventral, **b.** Schleudertrauma

Herztrauma. *Perforierende* Herzverletzungen sind meist tödlich. Blutungen ergießen sich entweder in die freie Thoraxhöhle oder gelegentlich nur in den Herzbeutel. Als *Herzbeuteltamponade* führen sie zu einer Selbstkompression des Herzens mit raschem Pumpversagen. Gelegentlich kann jedoch noch rettend eingegriffen werden. Die Versorgung hängt von der exakten Lokalisation der Verletzung ab und erfordert meist den Einsatz der Herz-Lungen-Maschine. Überlebt der Patient, beeinflussen die späteren Herzmuskelnarben ggf. mit Herzrhythmusstörungen oder begleitende Klappendefekte die Langzeitprognose. *Stumpfe* Herzprellungen zeichnen sich durch häufige Rhythmusstörungen innerhalb der ersten Tage nach der Verletzung aus und erfordern immer eine stationäre Beobachtung (EKG-Monitor).

Lungentrauma Auch hier stehen Blutungen im Vordergrund. Hauptsymptom ist der *blutige Auswurf oder Bluthusten*. Blutungen in die freie Thoraxhöhle führen rasch zum Schock und behindern als *Hämatothorax* die Atemexkursion. Meist tritt als lebensgefährliche Komplikation ein (offener) *Pneumothorax* auf (Abb. 20–7). Lebens-

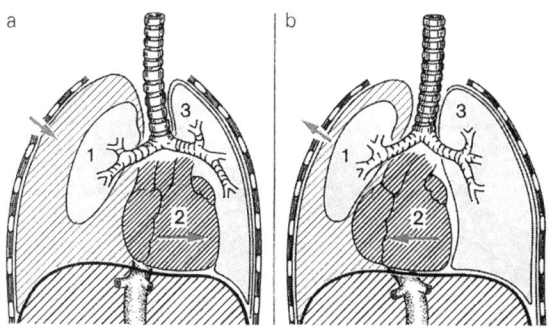

a   b

Abb. 20–7: Offener Penumothorax: **a.** Inspiration, **b.** Exspiration. **1** Lungenkollaps, **2** Mediastinalflattern, **3** paradoxe Atmung der gesunden Thoraxseite (s. Abb. 10–13, S. 445)

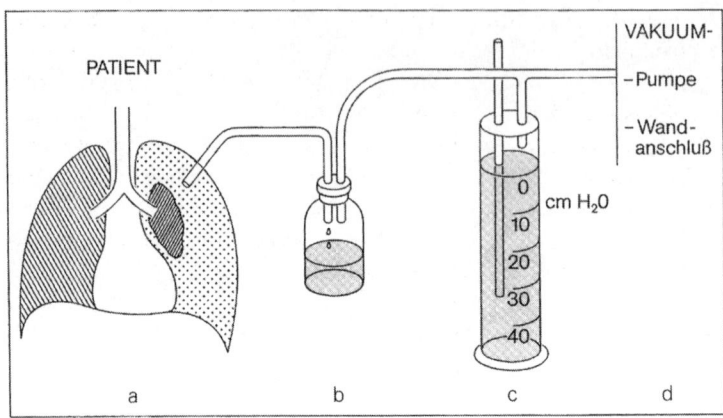

Abb. 20–8: Bülau-Drainage. **a.** Patient mit Thoraxdrain (Pneumothorax, s. Abb. 10–15, S. 447), **b.** Sekretauffanggefäß, **c.** Sogregulierung (Eintauchtiefe des Steigrohres entspricht dem negativen Druck in cm Wassersäule), **d.** Vakuumpumpe

rettend ist nur eine sofortige Freilegung der Verletzungen, die Blutstillung und Übernähung bzw. Entfernung der zerstörten Lungenanteile. Erguß und Pneumothorax werden durch Bülau-Drainagen erfaßt (Abb. 20–8) Gefürchtet sind *postoperative Pneumonien* auf dem Boden von Einblutungen oder geschädigten Lungenarealen.

Milztrauma. Die empfindliche Milz rupturiert häufig bei stumfen Bauchverletzungen. Es resultiert eine meist starke Blutung. Die Blutung wird beim Erwachsenen meist durch Milzentfernung beherrscht. Bei Kindern wird der Erhalt der Milz durch Verklebungen oder Naht angestrebt.

Magen- und Darmverletzungen Neben perforierenden Verletzungen ist die Ruptur der Hohlorgane durch ein stumpfes Bauchtrauma nicht selten. Im Vordergrund steht

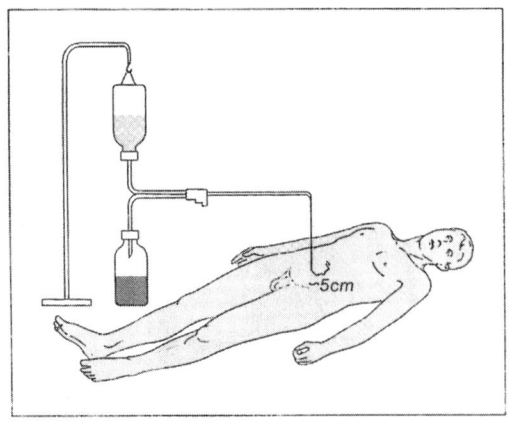

Abb. 20–9: Peritoneallavage

die Problematik des Austritts von aggressivem Mageninhalt bzw. bakteriell kontaminiertem Darminhalt in die freie Bauchhöhle. Hier resultiert rasch eine chemische oder eitrige *Peritonitis*, die ohne chirurgische Behandlung immer tödlich verläuft. Ein Überleben ist nur bei rascher Diagnose und Therapie möglich. Bei jedem Bauchtrauma erfolgt deshalb die sonographische Suche nach freier Flüssigkeit in der Bauchhöhle, in jedem Zweifelsfall wird die Bauchhöhle sofort eröffnet und exploriert. Liegt eine Ruptur vor, ist meist die Übernähung, seltener auch eine Segmentresektion die Therapie der Wahl. Wichtig ist eine sorgfältige Spülung der Bauchhöhle und ausgiebige Drainage (Abb. 20–9). Wird die Peritonitis verhindert oder früh erfaßt, ist die Prognose gut. Spätfolgen sind Verwachsungen in der Bauchhöhle, deren Ausdehnung vom peritonealen Entzündungsgrad abhängt.

4. Knochenverletzungen, Frakturen

Definition. Unter einer *Fraktur* versteht man eine Durchtrennung der Knochenstruktur. Frakturen sind meist Ausdruck großer direkter oder indirekter Krafteinwirkungen. Der Knochen bricht, wenn die einwirkenden Kräfte seine Elastizität oder Festigkeit überschreiten. Abgesprengte Bruchstücke (Fragmente) werden durch Frakturspalten getrennt. Es können einzelne aber auch Mehrfragmente und Trümmerfrakturen vorliegen.

Der Knochen des alten Menschen ist wegen seiner geringen Festigkeit *(Osteoporose)* sehr frakturgefährdet. Das kindliche Skelett zeigt demgegenüber eine große Elastizität. Es werden deshalb auch besondere Bruchformen beobachtet.

4.1 Bruchmechanismen, Frakturtypen, -zeichen

Bruchmechanismus. Als Trauma kommt ein direkter Stoß oder eine indirekte Krafteinwirkung (Stauchung, Torsion, Verbiegung) in Frage. In ihrer Struktur pathologisch veränderte Knochen können jedoch auch ohne relevante äußere Gewalteinwirkung, z. B. nur durch Gewichtsbelastung, brechen. In diesen Situationen sprechen wir von einer *pathologischen Fraktur*. Ursächlich liegen knochenzerstörende Tumoren, Metastasen oder Knochenernährungsstörungen (z. B. Osteoporose) vor.

Frakturtypen (Abb. 20–10). Je nach Art und Richtung der Gewalteinwirkung entstehen biomechanisch verschiedene Frakturtypen. Beispiele sind: *Drehbruch* (z. B. Unterschenkelfraktur bei Skiunfall), *Biegungsfraktur*, *Abrißfraktur* durch plötzlichen Sehnenzug (z. B. Sprunggelenkfraktur, Abb. 20–10) oder *Kompressionsfraktur* durch Stauchung in der Knochenlängsachse (z. B. Wirbelkörperbruch bei Sturz aus großer Höhe, Abb. 20–10).

Offene und geschlossene Frakturen. Jede Fraktur ist mit einer Weichteilverletzung unterschiedlichen Ausmaßes vergesellschaftet. Ist der Hautmantel über der Fraktur unbeschädigt, liegt eine *geschlossene Fraktur* vor. Ist die Haut durch äußere Einwirkung eröffnet oder liegt eine scharfe Knochendurchspießung von innen vor, so handelt es sich um eine *offene Fraktur*. Je ausgedehnter die Weichteilläsionen sind, desto ungünstiger ist die Heilungsprognose. Die offene Fraktur ist durch die Unterbrechung

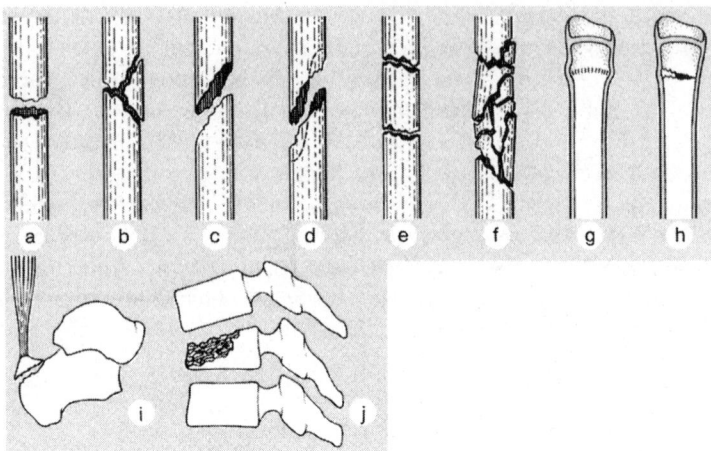

Abb. 20–10: Knochenbrucheinteilung nach dem Verlauf der Bruchlinien: **a.** Querbruch, **b.** Biegungs-
bruch, **c.** Schrägbruch, **d.** Spiralbruch, **e.** Stückbruch, **f.** Trümmerbruch, **g.** Wulstbruch,
h. Grünholzbruch, **i.** Abrißfraktur am Kalkaneus, **j.** Kompressionsbruch am Wirbelkörper

der schützenden Weichteile und Hautbarriere sehr infektionsgefährdet! Nekrosen
und Hämatome begünstigen die Infektionsrate weiterhin und bilden eine optimale
Kulturmöglichkeit für die Keimbesiedlung.

Wir unterscheiden *3 Grade der offenen Frakturen* in Bezug auf die Infektionsgefahr
bzw. den potentiellen Verschmutzungsgrad:
– *Grad 1*: Durchspießung von innen nach außen, saubere Verhältnisse;
– *Grad 2*: Eröffnung von außen nach innen, mäßiggradige Verschmutzung;
– *Grad 3*: Ausgedehnte, stark verschmutzte Gewebseröffnungen, höchste Infektge-
fahr.

Frakturzeichen Sichere und *direkt erkennbare* Bruchzeichen sind: *Fehlstellungen*
der Extremitäten, *abnorme Beweglichkeit* eines Knochens, fühl- oder hörbares
Knochenreiben oder *sichtbare Fragmente* bei offenen Frakturen. Unsichere Faktur-
zeichen wie *Schwellung, Schmerzen, Hämatom* oder *Bewegungseinschränkung* lassen keine sichere Abgrenzung gegenüber isolierten Weichteilverletzungen zu. Heute ersetzt die *Röntgenuntersuchung* alle schmerzhaften Untersuchungstechniken.

4.2 Frakturheilung

Sekundäre Frakturheilung. Der Knochen ist ein regenerierfähiges Gewebe. Unmittelbar nach einer Fraktur wird der Frakturspalt durch Blut gefüllt. Im unkomplizierten Fall sprossen Bindegewebs- und Knochenbildungszellen (Osteoblasten) ein
(Abb. 20–11, 1). Nach Aufbau eines zellulären bindegewebigen Gerüstes wird zunehmend Kalksalz eingelagert und somit langsam wieder eine feste Knochenstruktur gebildet. Voraussetzungen für die ungestörte Heilung sind jedoch eine konsequente Ruhigstellung und eine gute Durchblutung.

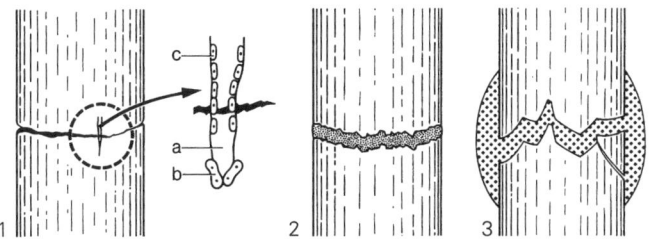

Abb. 20–11: Heilungsmodi des Knochens: **1** Kontaktheilung (*a.* Resorptionskanal, der den Frakturspalt direkt überbrückt, *b.* mehrkernige Osteoklasten als „Bohrkopf", *c.* tapetenartige
Auskleidung durch Osteoblasten), **2** Spaltheilung. Der schmale Frakturspalt wird primär
mit Geflechtknochen aufgefüllt, **3** Heilung über Kallus (sekundäre Heilung, Umwegdif-
ferenzierung über Bindegewebe)

Ist der Frakturspalt nicht mikroskopisch eng oder regelrecht komprimiert, bildet sich
eine wulstartige Knochennarbe aus, die als *Frakturkallus* bezeichnet wird. Diese Defektheilung ist der Normalverlauf bei konservativer Frakturbehandlung und wird in
Analogie zur sekundären Wundheilung als sekundäre Frakturheilung bezeichnet
(Abb. 20–11, 3).

Primäre Frakturheilung (Abb. 20–11, 1). Durch chirurgische Osteosynthese gelingt im
Idealfall ein enger, fugenloser Kontakt der Bruchfragmente. Fragmente werden sogar
unter hohe Kompression gebracht. In diesem Falle kann der Frakturspalt ohne größere Bindegewebe- und erkennbare Kallusbildung verheilen. Die Heilung und der Stabilitätswiedergewinn verlaufen rascher. Wir sprechen von primärer Frakturheilung.
Für das funktionelle Endergebnis nach Ausheilung ist die Art der Heilung jedoch
ohne Bedeutung.

Die *Heilungsdauer* von Knochenbrüchen liegt je nach Frakturtyp zwischen 4 Wochen und 3 Monaten:
– Fingerskelett: 3 Wochen, Mittelhandknochen: 4–6 Wochen, Radiusbasis: 4–6 Wochen, Unterarm: 8–10 Wochen
– Humerus: 6–8 Wochen, Mediale Schenkelhalsfraktur: 12 Wochen, Femur: 12 Wochen, Tibia: 8–10 Wochen, Kalkaneus: 12 Wochen.

4.3 Komplikationen

Dislokation. Durch Muskelzug kommt es sehr häufig zu Verschiebungen einzelner
Knochenfragmente gegeneinander (Abb. 20–12): Achsen- (1) und Seitverschiebung
(2), Verkürzung (3), Verlängerung, Rotationsverschiebung (4). Dies wird als Frakturdislokation bezeichnet. Je größer die Dislokation, desto ungünstiger sind die spontanen Heilungsaussichten.

Arthrosen. Dislokationen führen zu äußerlich beobachtbaren Achsen- und Formab-
weichungen der Extremitäten. Verheilen die Frakturen in solchen Fehlstellungen, treten als Spätfolgen solcher ungünstiger statischer Belastungsverhältnisse schmerzhafte
Abnutzungserscheinungen in Gelenken (Arthrosen) und Muskelschmerzen auf. Dis-

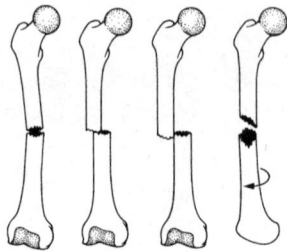

Abb. 20–12: Dislokationen

lokationen können auch zu akuten Dehnungen und Abscherungen von Gefäßen und Nerven führen.

Blutverlust. Scharfe und spitze Knochenkanten können umgebende Gewebe durchtrennen und durchspießen (Haut, Weichteile, Gefäße, Nerven, Organe). Da im Rahmen einer Fraktur die blutreiche Knochenmarkshöhle eröffnet wird, müssen wir bei Frakturen der großen Röhrenknochen (besonders am Oberschenkel) oder bei Beckenfrakturen von einem großen Blutverlust (1–2 l in 24 Stunden) durch Gewebseinblutung ausgehen (Abb. 20–13).

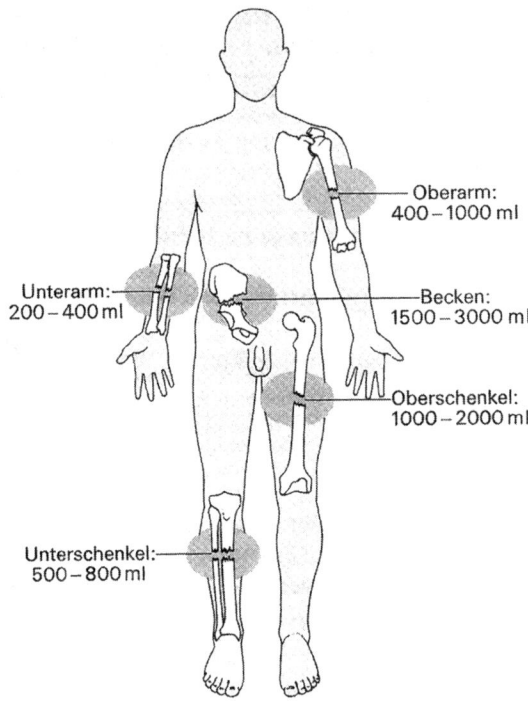

Abb. 20–13: Wahrscheinliche Blutverluste in die Weichteile bei Frakturen. Die Kombination einer Becken- und Oberschenkelfraktur führt allein dadurch zu einem schweren hämorrhagischen Schock

Pseudarthrose. Heilt die Fraktur aus unterschiedlichen Gründen nicht aus (Infekt, Durchblutungsstörung etc.), so überbrückt lediglich Bindegewebe den Frakturspalt und bietet keine Stabilität. Es entsteht ein schmerzhaftes Pseudogelenk, welches als Pseudarthrose bezeichnet wird. Nur eine operative Ausräumung des Pseudarthrosengewebes mit begleitender Osteosynthese kann hier Hilfe bringen.

4.3.1 Akuter eitriger Knocheninfekt: Ostitis

Offene Frakturen haben ein großes Infektionsrisiko.

> Knocheninfektionen sind schwer zu beherrschen und neigen zum chronischen Verlauf.

Die akute eitrige Infektion des Knochens mit allgemeinen Infektzeichen, Fieber und lokaler Entzündung wird als Ostitis bezeichnet. Meist sind Staphylokokken die Erreger. Die eitrige Ostitis erfordert eine aggressive Freilegung des Knochens, die Entfernung allen Osteosynthesematerials, ausgiebige Drainage und eine hochdosierte antibiotische Therapie.

4.3.2 Osteomyelitis

Neben der akuten Ostitis kennen wir die chronische Osteomyelitis. Ihr liegt oft eine nicht beherrschte Ostitis nach Frakturinfekt zugrunde. Keime können jedoch auch im Rahmen anderer septischer Erkrankungen über die Blutbahn in die Knochenmarkhöhle eingeschwemmt werden *(septische Metastasierung)*. Die Therapieprinzipien entsprechen denen der Ostitis. Die chronische Infektion ist jedoch oftmals schwierig zu beherrschen. Dies verdeutlicht die Wichtigkeit der guten und sterilen Primärbehandlung.

4.4 Therapie

Geschlossene Reposition. Dislozierte Frakturen (s. Abb. 20–12) müssen zunächst rasch in die anatomische Stellung eingerichtet werden (Reposition). Hierdurch werden die Weichteile, Gefäße und Nerven entspannt, somit Begleitverletzungen reduziert und Schmerzen gemildert. Frakturen werden durch Zug in der Längsachse des betroffenen Knochens mit begleitendem manuellem Druck unter Röntgenkontrolle reponiert (geschlossene Reposition).

Offene Reposition, Retention. Gelingt dies nicht, muß die Reposition durch operative offene Knochenfreilegung erfolgen. Eine allgemeine oder lokale Schmerzausschaltung (Leitungsanaesthesie oder Narkose) ist erforderlich. Nach der Reposition muß die Fraktur bis zur stabilen Ausheilung in einer ununterbrochenen Ruhigstellung verbleiben, welche eine Redislokation verhindert (Retention).

4.4.1 Redressierende Verbände

Die einfachste Maßnahme zur Retention stellen äußerlich stützende und schienende Verbände dar. In Gebrauch sind heute *Gips-*, wasserfeste *Kunststoff-* und *Pflasterzü-*

gelverbände. Der Verband muß beide, der Fraktur benachbarten Gelenke erfassen, um eine sichere Ruhigstellung zu ermöglichen.

Ruhigstellungen von Gelenken erfolgen immer in Ruhestellung (meist Mittelstellung), also in maximaler Gelenkskapsel- und Muskelentspannung.

Gipsverbände können entweder als zirkulär geschlosse oder als halboffene, gespaltene Verbände angelegt werden. Zirkulierende Gipsverbände sind der Extremitätenform genau angepaßt, haben somit eine optimale Schienungsfunktion. Sie erlauben jedoch keine weitere Schwellung der geschienten Extremität. Da nach einem frischen Trauma immer eine Weichteilschwellung (Ödem, Hämatom) auftritt und der Zeitraum sowie das Ausmaß dieses Prozesses nicht exakt vorhergesagt werden können, darf *niemals* in der frühen Verletzungsphase ein *geschlossener Verband* angelegt werden.

Durch den Druck dieser Verbände können im Schwellungszustand Druckstellen und Gefäß- oder Nervenkompressionen auftreten. Werden die Druckschäden zu spät erkannt, sind die Schäden nicht mehr reparabel (Lähmungen, Nekrosen, Gefühlsstörungen). Alle gefährdeten *Knochenauflagepunkte* müssen vorbeugend gepolstert werden.

Gipskontrolle und Lagerung. Regelmäßige Kontrollen der peripheren Durchblutung, Motorik und Sensibiltät *("DMS")* sind deshalb unverzichtbar. Eine genaue Aufklärung des Patienten ist zudem geboten und erleichtert die Kooperation. Bei jedem Verdacht auf Kompression muß der Verband sofort abgenommen oder zumindest gespalten werden. Erst bei nachgewiesener Abschwellungstendenz kann ein offener Gipsverband in einen zirkulären Gips umgewandelt werden. Eine konsequente Hochlagerung der Extremität ist erforderlich, sie beugt starken Schwellungen vor bzw. mindert sie.

Grundregel: Je peripherer die Verletzung, desto höher muß gelagert werden!

Je nach Heilungstendenz und Art einer Fraktur verbleiben die redressierenden Verbände zwischen 4 und 12 Wochen. Regelmäßige Röntgenaufnahmen dokumentieren den Heilungsverlauf und schließen erneute Dislokationen aus. Anschließend werden die oft kontrakten Gelenke krankengymnastisch mobilisiert.

4.4.2 Extensionen

Alternativ zur äußeren Schienung durch redressierende Verbände können in bestimmten Situationen Streckverbände (Extensionen) angelegt werden (Abb. 20–14). Diese Systeme halten einen Dauerzug in der Längsachse des betroffenen Knochens durch ein Extensionsgewicht aufrecht und neutralisieren somit die dislozierenden Muskelzugkräfte. Gleichzeitig richten sich spontan kleinere Fragmente durch ansetzenden Band- und Periostzug wieder ein *(Ligamentotaxis)*.

Extensionszugkräfte werden auf den Knochen entweder durch eingebohrte Drähte und Nägel, seltener durch Pflasterzügel (Pädiatrie) übertragen. Wegen der meist langen Heilungszeiten und somit langen Immobilisation unter der Extension haben diese Systeme beim Erwachsenen fast nur noch einen Stellenwert als Überbrückungsbehandlung bis zur Operation.

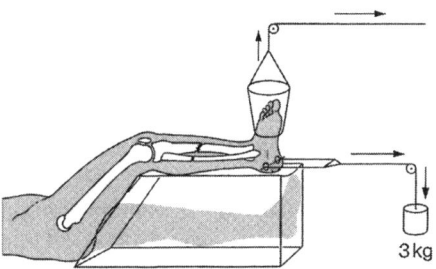

Abb. 20–14: Extensionsanordnung bei Unterschenkelfraktur

4.4.3 Zielsetzung operativer Frakturbehandlung

Zielsetzung jeder operativen Frakturbehandlung ist die *rasche Mobilisierbarkeit* wie auch die exakte Rekonstruktion der anatomischen Form, besonders von Gelenkflächen. Jede Immobilisation führt besonders beim alten Menschen zu sekundären **Komplikationen:** *Gelenkskontrakturen, Pneumonie, Dekubitus, Obstipation.* Während einer Ruhigstellung der unteren Extremitäten ist zudem die Thrombose- und Lungenemboliegefahr sehr groß. Körperbewegung ist eine bedeutende Lebensqualitätsverbessung!

Auch in der Frakturbehandlung können verschiedene Wege eingeschlagen werden. Bei manchen Frakturen besteht Wahlmöglichkeit zwischen Operation und konservativer Therapie.

Indikationen zur Operation sind alle hochgradig offenen Frakturen, polytraumatisierte Patienten (Pflegeindikation), Frakturen mit begleitenden Gefäß- oder Nervenverletzungen, nicht geschlossen reponierbare Frakturen und Frakturen mit Gelenksbeteiligung.

4.4.3.1 Übungs- und Belastungsstabilität

Durch die Operation läßt sich je nach Eingriff und Verletzungsmuster ein unterschiedliches Stabilitätsausmaß im Frakturbereich erzielen. Die beste Einschätzung kann nur der versorgende Chirurg vornehmen. Genaue Kenntnis des Stabilitätsgrades ist für die postoperative Pflege und Krankengymnastik von großer Bedeutung. Wir unterscheiden Übungsstabilität und Belastungsstabilität. Übungsstabilität erlaubt nur die selbständige oder vorsichtig passiv geführte Bewegung der betroffenen Körperteile ohne Belastung durch Körpergewicht oder Traglasten.

4.4.3.2 Chirurgische Osteosyntheseverfahren

Erster Schritt jeder Frakturoperation ist die Freilegung der Hauptfragmente und die Darstellung der Frakturlinie ohne die Durchblutungsverhältnisse zu stark zu beeinträchtigen *(Exposition).* Danach werden die Einzelfragmente in eine anatomische Stellung zueinander gebracht, gesäubert und oftmals durch Zangensysteme vorübergehend fixiert *(Reposition).* Es schließt sich nun die endgültige Verblockung der Fragmente mittels Metallimplantaten an *(Retention).*

Retention (Abb. 20–15). Eine Vielzahl von Verfahren zur operativen Fraktur-Retention stehen zur Auswahl. Frakturen können durch gewebsverträgliche metallische Schrauben, Nägel, Stifte, Drähte und Platten stabilisiert werden. Durch spezielle *Schraubenformen* lassen sich die Fragmente unter Kompression und somit in sehr engen Kontakt bringen (Abb. 20–15 a). *Platten* neutralisieren verformende Kräfte oder komprimieren die Fraktur selbst durch Plattenvorspannung (Abb. 20–15 b, c). In den Markraum eingebrachte *Gleitnagelsysteme* schienen die Fraktur von innen her und schonen die Weichteile (z. B. Unter-/Oberschenkelmarknagel, Abb. 20–15 d, e). Für ausgeprägte Weichteilverletzungen stehen *Fixateur externe* zur Verfügung (Abb. 20–16). Hier

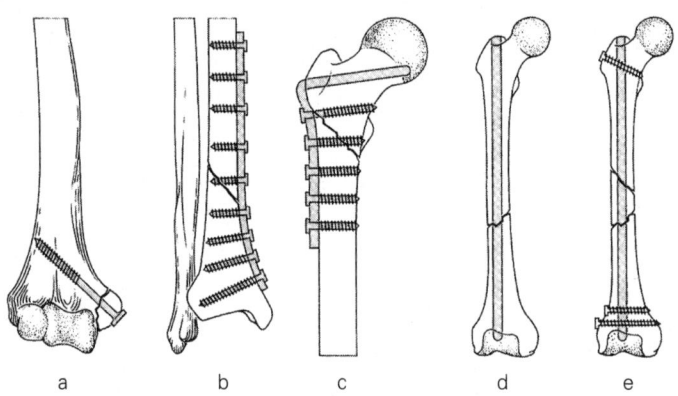

a   b   c   d   e

Abb. 20–15: Operative Knochenbruchbehandlung: **a.** Zugschraube (Abbruch des Epicondylus ulnaris), **b.** Gerade AO-Platte als Neutralisationsplatte (Tibiafraktur), **c.** 95° Kondylenplatte (subtrochanterer Oberschenkelbruch), **d.** Marknagel (Oberschenkelbruch im mittleren Drittel), **e.** Verriegelungsnagel (Stückbruch)

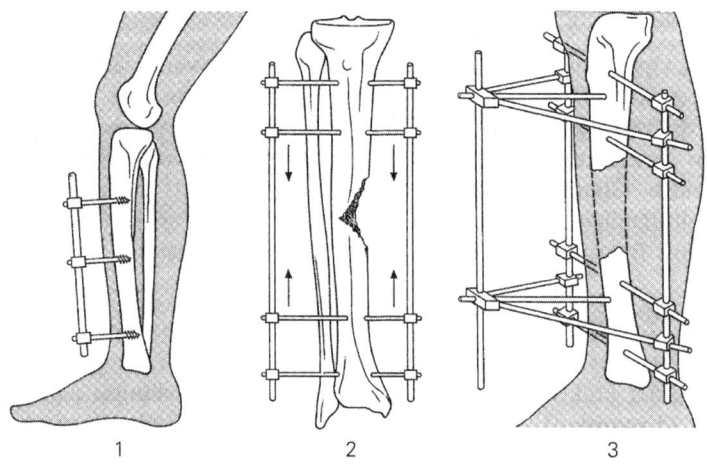

1   2   3

Abb. 20–16: Montageformen eines Fixateur externe: **1** eindimensional (Klammerfixateur), **2** zweidimensional (Rahmenfixateur), **3** dreidimensional (Zeltkonstruktion)

werden die stabilisierenden Stangensysteme außerhalb des Körpers angebracht. Nur in Ausnahmen besteht heute die Notwendigkeit eines kompletten Knochen- bzw. Gelenksersatzes durch *Kunstimplantate*. Bei pathologischen Frakturen werden *Verbundosteosynthesen* erforderlich, bei denen ein Verbund zwischen Knochen und Metallimplantaten durch Knochenzement für gute Stabilität sorgt.

4.5 Systematik der Frakturen

4.5.1 Schädelfrakturen

Einteilung. Wir unterscheiden Brüche der *Schädelkalotte*, des *Gesichtsschädels* und der *Schädelbasis*. Die Frakturen entstehen durch stumpfe oder indirekte Gewalteinwirkungen. In jedem Falle wird der Patient stationär aufgenommen, um weitere Begleitverletzungen oder Komplikationen frühzeitig erkennen zu können (neurologische Beobachtung: Pupillendifferenzen, Bewußtseinszustand, Puls, Nackensteife).

Kalottenfrakturen. In der Mehrzahl der Fälle finden sich nur schmale Frakturlinien am Schädeldach ohne Dislokation. Meist liegen begleitende Platzwunden der Schädelweichteile, also offene Verletzungen mit Infektionsgefahr vor. Diese spaltförmigen Frakturen *(Fissuren)* erfordern keine besondere Behandlung. Liegt jedoch eine Verlagerung eines Fragmentes zum Schädelinneren vor *(Impressionsfraktur)*, muß das Fragment operativ angehoben werden, um die Hirnkompression zu reduzieren. Bei jedem Verdacht auf eine Hirnverletzung oder Blutungsform ist ein CT erforderlich.

Schädelbasisfrakturen. Verletzungen der Schädelbasis sind schwer zu erkennen und operativ problematisch zugänglich. Richtungsweisende *Symptome* (Abb. 20–17) sind

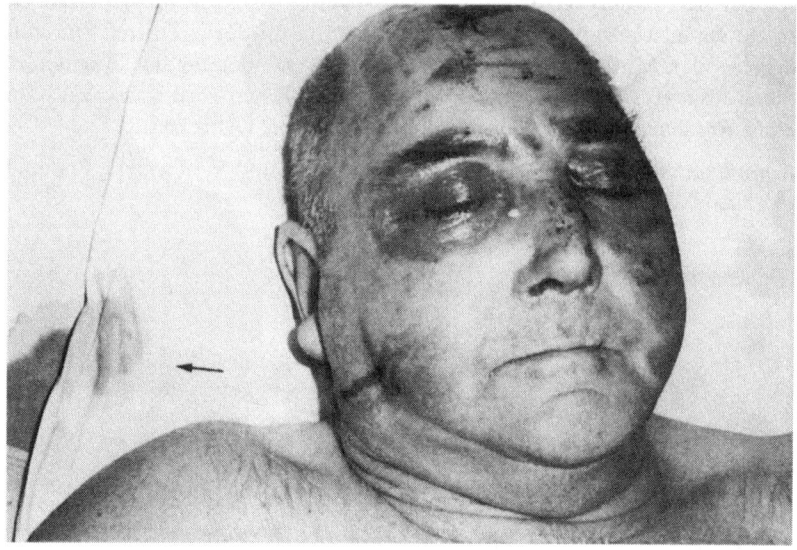

Abb. 20–17: Brillenhämatom

Blutungen aus Nase, Ohren oder Rachenhinterwand, Orbitahämatome (Brillen- oder Monokelhämatom), Abfluß von Hirnflüssigkeit *(Liquorrhoe)* aus Nase oder Ohren (Nachweis durch Zuckertest), Verlagerung der Augäpfel in Frakturspalten mit Bewegungseinschränkung (Auftreten von Doppelbildern) oder Hirnnerveneinklemmungszeichen wie Schwindel, Hörstörung, Gesichtsfeldausfälle und Fazialisparese. Die *Therapie* besteht meist nur in einer stationären Beobachtung und antibiotischen Abdeckung.

Bei Hirnnerveneinklemmung, nicht sistierender Liquorfistelung oder Störungen der Augenmotorik sind interdisziplinäre Spezialeingriffe erforderlich.

Gesichtsschädelfrakturen. Unter den Frakturen des Gesichtsschädels hat die *Nasenbeinfraktur* die größte Bedeutung. Sie wird aus kosmetischer Indikation oder zur Minderung des Atemwiderstandes angehoben (Reposition) und kurzfristig geschient. Anhaltende Nasenblutungen werden von innen tamponiert oder verödet.

Mittelgesichts- und Kieferfrakturen gehören in das HNO- bzw. kieferchirurgische Fachgebiet. Die kosmetische Wiederherstellung und die Ermöglichung der Kaufunktion stehen hier im Zentrum der Bemühungen.

Komplikationen: Hirnverletzungen, Hirn- bzw. Hirnhautinfektionen (Enzephalitis, Meningitis), Hirneinblutungen (intrazerebral) oder Blutungen unter die deckenden Hirnhäute (subdural, subarachnoidal) sowie epileptische Anfälle als Ausdruck einer Hirnschädigung.

Es ist zu beachten, daß diese Komplikationen auch ohne nachweisbare Schädelfraktur auftreten können!

4.5.2 Frakturen am Oberarm und Schultergürtel

Schlüsselbeinfrakturen. Sie entstehen durch direkte stumpfe Gewalt auf das Schlüsselbein (Klavikula) oder Sturz auf die Schulter als Stauchungsfraktur. Der Knochen bricht zumeist an seiner schwächsten Stelle im mittleren Drittel. Durch den Zug der ansetzenden Muskulatur kommt es zu einer Verschiebung der Fragmente mit Ausbildung des sog. *Klaviertastenphänomens.* In der Regel wird konservativ durch Anlage eines *Rucksackverbandes* für 4 Wochen therapiert (Abb. 20–18).

Komplikationen sind Gefäßverletzungen von A. und V. subclavia, Pneumothorax, selten auch Nervenplexusverletzungen.

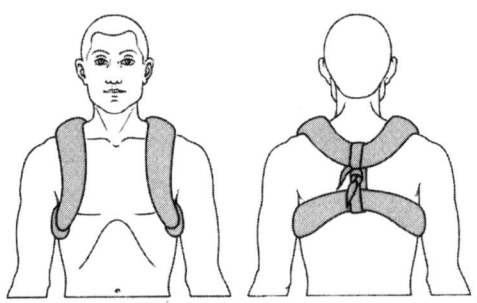

Abb. 20–18: Rucksackverband zur Versorgung einer Klavikulafraktur

Schulterblattfrakturen. Diese werden durch direkte stumpfe Gewalt hervorgerufen. Sie können zumeist konservativ durch Ruhigstellung im Schulter-Armverband behandelt werden. Operiert werden nur offene, stark klaffende oder Gelenksfrakturen mit Beteiligung der Schultergelenkspfanne.

Oberarmfrakturen. Humerusfrakturen werden nach der Lokalisation unterteilt in *proximale Oberarmkopf-* (kapital-) und *Oberarmhalsfrakturen* (subkapital-), *Humerusschaftfrakturen* sowie distale gelenknahe Frakturen (suprakondyläre, transkondyläre). Subkapitale Frakturen sind sehr häufig. Typischer Verletzungsmechanismus ist der Sturz des alten Menschen auf die Schulter. Mögliche Begleitverletzungen sind Läsionen des N. radialis (Fallhand) oder der Oberarmgefäße. Die meisten Oberarmfrakturen können konservativ mittels Schulter-Arm-Verbänden (Gilchrist-Verband, Desault-Verband) oder hängenden (extendierenden) Oberarmgipsverbänden (Hanging-cast) behandelt werden. Nach Abschwellung kommen am Schaft auch kurze Kunststoffschienen (Sarmiento-Brace) zur Anwendung.

Operiert werden nur Kopffrakturen mit Gelenksflächenbeteiligung, komplexe suprakondyläre Frakturen, Frakuren mit Begleitverletzungen und offene Frakturen. In jedem Fall, auch bei konservativer Behandlung, ist eine baldige Beübung des Schultergelenks von Wichtigkeit. Das Gelenk hat eine große Tendenz einzusteifen.

4.5.3 Unterarmfrakturen

Einteilung. Als Unterarmfrakturen kennen wir von proximal nach distal *Radiusköpfchen-*, die *Ellenbogen-* (Olekranon-), isolierte *Radius-* oder *Ulna-*, *Unterarmschaftfrakturen* (Kombinationsfraktur von Radius und Ulna) und distale, *handgelenksnahe Frakturen* von *Radius* und *Ulna*.

Olekranonfraktur. Entstehungsmechanismus ist der Sturz auf das Ellenbogengelenk. Die Problematik der Fraktur liegt in der starken Dislokationsneigung der Fragmente durch Zug der ansetzenden Oberarmmuskulatur. Eine Zuggurtungsosteosynthese ist erforderlich. Diese erlaubt eine sofortige Beübung des Gelenkes.

Radiusköpfchenfraktur. Die Fraktur des kleinen gelenkbildenden Radiusköpfchens wird zumeist konservativ im Oberarmgips therapiert. Bei Operationen drohen Durchblutungsstörungen der Fragmente. Liegen jedoch ausgedehnte Dislokationen oder Trümmerfrakturen vor, muß eine Schraubenosteosynthese oder auch die Resektion des Radiusköpfchens durchgeführt werden.

Unterarmschaftfrakturen werden beim Erwachsenen fast immer wegen der langen Heilungsdauer unter konservativer Ruhigstellung (> 12 Wochen) durch Plattenosteosynthesen chirurgisch versorgt. Bei kindlichen Fakturen genügt eine konservative Therapie.

Distale Radiusfraktur. Sie ist die mit Abstand *häufigste Fraktur* („loco typico"). Unfallmechanismus ist der Sturz auf die reflektorisch ausgestreckte Hand (Abb. 20–19).

Es resultiert eine bajonettartige Verschiebung der Fragmente. Nach Schmerzausschaltung durch axilläre Plexusanästhesie ist eine genaue Einrichtung der Fraktur durch

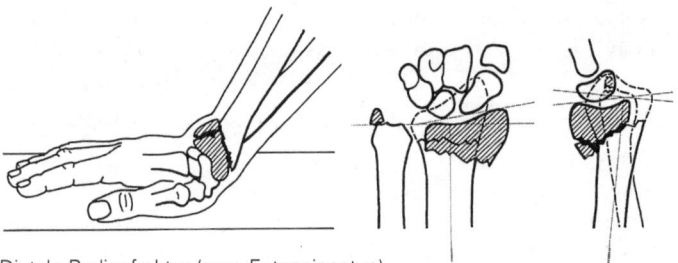

Abb. 20–19: Distale Radiusfraktur (vom Extensionstyp)

Längszug im sog. Mädchenfänger erforderlich, um spätere Bewegungseinschränkungen im funktionell so wichtigen Handgelenk zu verhüten. Zumeist ist anschließend eine konservative Behandlung durch Anlage eines Unterarmgipsverbandes über ca. 4 Wochen ausreichend.

Bei komplexen Frakturen muß eine operative Behandlung mit Fragmentfixierungen durch dünne Spickdrähte („Radiusspickung") erfolgen, seltener muß eine kleine Platte implantiert werden.

Handfrakturen erfordern eine genaue und differenzierte ärztliche Diagnostik und Behandlung. Die Einteilung der vielfältigen Verletzungsmöglichkeiten von Knochen, Bändern, Sehnen und Nerven ist komplex. In der Grobeinteilung der Frakturen unterscheiden wir *Handwurzel-* (Carpus), *Mittelhand-* (Metacarpale) und *Fingerfrakturen* (Phalanx).

Bedeutend für die Entscheidung, ob eine operative oder konservativ ruhigstellende Behandlung eingeleitet werden muß, sind begleitende Sehnen- oder Nervenverletzungen, das Ausmaß der Frakturdislokation oder eine Gelenkbeziehung mit Stufenbildung. Nicht adäquat reponierte Frakturen mit Fehlstellungen und Gelenksstufen ziehen chronisch schmerzhafte Folgeerkrankungen (posttraumatische Arthrose) nach sich. Die therapeutische Ruhigstellung der Hand beinhaltet die Anlage eines Unterarmgipses mit oder ohne Fingereinschluß, im isolierten Fingerbereich gelegentlich auch nur kleine Kunststoffschienen (Stack-Schiene). Sehnen- und Nervenverletzungen werden primär genäht. Zur Osteosynthese stehen eine Vielzahl von Miniimplantaten zur Verfügung. In vielen Fällen kann als wenig belastende Minimaloperation eine Spickdraht-Osteosynthese erfolgen. Krankengymnastik ist wichtig.

4.5.4 Wirbelsäulenverletzungen

Einteilung. Wirbelsäulenfrakturen werden antomisch eingeteilt in *Wirbelkörper-* (Corpus), *Wirbelbogen-, Gelenksfortsatz-, Dorn-* und *Querfortsatzfrakturen.* Wirbelkörperfrakturen lassen sich in Trümmer-, Kanten- und Kompressionsfrakturen unterscheiden. Sie entstehen durch direkte Gewalt oder Stauchungsmechanismen, meist durch Sturz aus großer Höhe.

4.5.4.1 Diagnose

Vordringlich ist die Einschätzung der Stabilität der Verletzung und die Frage nach einer begleitenden Rückenmarks- oder Spinalwurzelläsion (neurologische Untersuchung, Reflexe). Bei Verdacht auf Wirbelsäulenverletzung ist bis zur sicheren Abklärung der

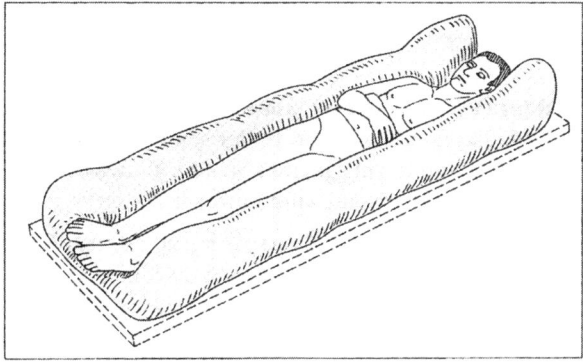

Abb. 20–20: Lagerung bei Wirbelsäulenverletzungen

Stabilität durch Röntgendiagnostik oder bis zur Operation einer instabilen Verletzung eine flache Rückenlagerung des Patienten auf harter Unterlage oder Vakuummatraze obligat (Abb. 20–20). Die beste bildgebende Diagnostik liefern CT oder MRT.

4.5.4.2 Frakturen, Verletzungen

Instabile Wirbelsäulenfrakturen. Bei instabilen Verletzungen bei jeder Bewegung droht eine Abscherung der großen Nervenbahnen durch ein Wirbelkörpergleiten, wenn die Bänder zwischen den Wirbeln gerissen sind. Gleichfalls kann eine Kompression durch eingesprengte Knochenfragmente, Bandscheibenmaterial oder direkte Einblutungen auftreten. Nur eine sofortige operative Intervention mit Ausräumung und Entlastung des Spinalkanals (Laminektomie) und anschließende Stabilisierung der betroffenen Wirbelsäulensegmente durch Plattenimplantate, Fixateure (Abb. 20–21) und Knochenspan-Einbolzungen (Spondylodesen) verhindert eine Querschnittsparese bzw. ermöglicht deren potentielle spätere Rückbildung.

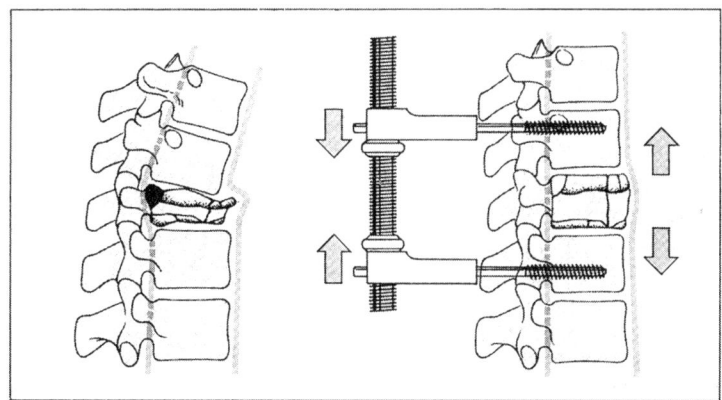

Abb. 20–21: Aufrichtung eines instabilen Wirbelbruches mit einem Fixateur interne

Konservative Therapieversuche instabiler Frakturen durch Gipsmieder, mehrwöchige Dauer-
bettruhe etc. stellen nach großen Fortschritten in der operativen Wirbelsäulenchirurgie heute
eine Ausnahme dar.

Stabile Wirbelsäulenfrakturen werden immer konservativ durch vorsichtige Mobilisation unter analgetischer Medikation behandelt. In der sehr beweglichen HWS erfolgt
eine kurzfristige Ruhigstellung durch Anlage einer Schanz-Krawatte. Krankengymnastik und muskelentspannende Medikamente sind hilfreich.

Nichtknöcherne Wirbelsäulenverletzungen. Es ist zu beachten, daß in jeder Wirbel-
säulenregion, besonders aber im HWS-Bereich, auch instabile Verletzungen ohne
knöcherne Beteiligung vorliegen können (diskoligamentäre Verletzungen). Ihre Therapie ist gleichfalls operativ, die Diagnose nicht immer einfach (Röntgen-Funktions-
aufnahmen).

4.5.5 Beckenfrakturen

Einteilung. Das knöcherne Becken schließt das Rumpfskelett nach unten ab und leitet das Körpergewicht auf die Extremitäten. Biomechanisch stellt es eine Ringstruk-
tur dar. Beckenfrakturen entstehen durch Beckenkompression oder großflächige Gewalteinwirkung. Meist liegt ein *Polytrauma* vor. Wie bei Wirbelsäulenverletzungen
stellt sich die primäre Frage nach der knöchernen Stabilität der Verletzung. Wir unterscheiden *Beckenrand-, Beckenringfrakturen* und Frakturen der *Hüftgelenkspfanne*
(Acetabulum).

4.5.5.1 Beckenrand-, Beckenring-, Acetabulumfrakturen

Beckenrandfrakturen (Abb. 20–22 a). Hierzu gehören Frakturen der *Beckenschaufel,*
isolierte *Schambeinast-, Sitzbein-* und *Steißbeinfrakturen.* Es handelt sich immer um
stabile Frakturen. Abgesehen von Analgetika und stationärer Beobachtung ist keine
spezifische Therapie erforderlich. Die rasche Mobilisation wird angestrebt.

Stark dislozierte Steißbeinfrakturen können bei jungen Frauen ein Geburtshindernis darstellen
und müssen in Narkose reponiert werden.

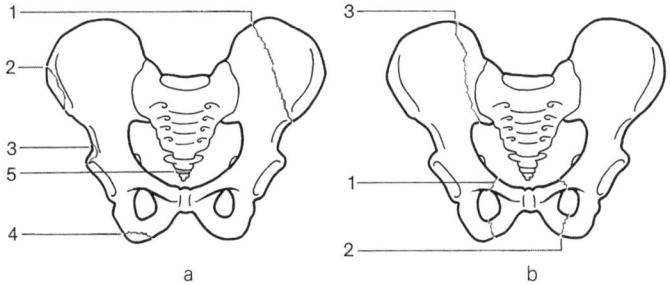

Abb. 20–22: a. *Beckenrandbrüche:* **1** Beckenschaufel, **2** Spina iliaca anterior superior, **3** Spina iliaca
ant. inf., **4** Tuber ossis ischii, **5** Steißbeinfraktur, **b.** *Beckenringbrüche:* **1** vorderer Ringbruch, **1, 2** doppelter vorderer Ringbruch (Schmetterlingsbruch), **1, 3** doppelte Vertikal-
fraktur nach Malgaigne

Bei **Beckenringfrakturen** (Abb. 20–22 b) besteht je nach Dislokationsgrad und exaktem Verletzungstyp Instabilitätsgefahr:

– Unterbrechungen des vorderen knöchernen Ringes durch *vordere Ringfrakturen* führen zu Instabilitäten in der *horizontalen Ebene* (Aufklappbarkeit der Beckenhälften wie eine Buchseite mit Klaffen der Symphysenfuge; „Open-Book-Verletzung", Symphysensprengung).

– Unterbrechungen des hinteren knöchernen Ringes durch *hintere Beckenringfrakturen* (Zerstörung der Iliosakralfuge zwischen Darmbein und Steißbein, bzw. paralleler parailiosakraler Frakturverlauf im Darmbein) führen zu Instabilitäten in der *axialen Richtung* (Abscherung der Beckenhälfte bei Extremitätenbelastung).

Therapie. Bei instabilen Verletzungen muß eine operative Stabilisierung durch Platten und Schraubenosteosynthese erfolgen. Diese ermöglicht eine hinreichende Übungsstabilität und somit gute Pflege und Lagerungsmöglichkeit.

Langfristige konservative Therapieformen mit strenger Bettruhe in Extensionsvorrichtungen gehören der Vergangenheit an.

Acetabulumfrakturen müssen bei Vorhandensein einer Gelenksstufe operativ behandelt werden. Es steht die Rekonstruktion der Hüftgelenkpfanne im Vordergrund, um posttraumatische Arthrosen des stark gewichtsbelasteten Gelenks zu verhüten. Beim alten Menschen kommt auch häufig ein Totalersatz des Gelenks mit einer *Hüftgelenksendoprothese (TEP)*, ggf. mit einem zusätzlichen Beckenabstützring zur Anwendung. Konservative Therapie nichtdislozierter Verletzungen bedeutet eine konsequente Entlastung für etwa 12 Wochen. Instabilität besteht selten bei komplettem Durchbruch des Acetabulums zum Beckeninneren hin (Protrusion).

4.5.5.2 Begleitverletzungen bei Beckenfrakturen

Besonders bei instabilen Fakturen muß immer nach Begleitverletzungen gefahndet werden. Hierzu gehören Zerreißungen der eng am Knochen verlaufenden Beckengefäße mit innerer Blutung (Schockgefahr) wie auch Verletzungen von Harnröhre, Prostata und Mastdarm oder Läsionen des Plexus lumbosacralis. Liegen diese Verletzungen vor, ist ihre chirurgische Behandlung vordringlich. Es besteht Lebensgefahr. Bei Blutungen erfolgt zumeist eine gezielte Katheterembolisation der blutenden Beckengefäße, im frustranen Falle die operative Baucheröffnung und Blutstillung der meist schwer zugänglichen Gefäße. Darm- und Blasenverletzungen werden übernäht. Harnröhrenverletzungen werden zudem durch Katheter von innen geschient.

4.5.6 Oberschenkel- und Hüftfrakturen

Einteilung. Knöcherne Verletzungen des Oberschenkels werden wie an der oberen Extremität nach der anatomischen Lokalisation unterteilt *proximale* gelenknahe Frakturen (koxaler Femur), *Schaft-* und *distale* gelenknahe *suprakondyläre Frakturen*. Zu den proximalen Frakturen zählen wir die Oberschenkelkopf-, Schenkelhals- (mediale und laterale-) und Rollhügelfrakturen (Trochanter major/minor; pertrochantäre-, subtrochantäre Frakturen).

4.5.6.1 Schenkelhals- und proximale Oberschenkelfrakturen

Diese Verletzungen sind beim *alten Menschen* (s. S.820) sehr häufig. Unfallmechanismus ist der Sturz auf die Hüfte (z.B. im Rahmen von Schwindel, Sehstörungen) bei Osteoporose anzusehen. Zumeist ist eine Blickdiagnose möglich: Durch den starken Zug der Oberschenkelmuskulatur ist das *Bein verkürzt* und *innenrotiert*.

Operation. Proximale Femurfrakturen werden heute fast ausnahmslos operiert. Als Verfahren kommen je nach Frakturtyp die Schenkelhalsverschraubung, Gleitlaschennagelsysteme, Winkelplatten oder der prothetische Femurkopfersatz (Hemiendoprothese, *HEP*), bzw. der totale Gelenksersatz inklusive Gelenkspfanne (Totalendoprothese, TEP) in Frage (Abb.20–23).

Verschraubung. Beim (biologisch) jungen Menschen (bis ca. 60 Jahre, sonst abhängig vom Allgemeinzustand) wird immer der Erhalt der eigenen Gelenksstrukturen angestrebt und kopferhaltend operiert (Verschraubungen). Diese Verfahren erlauben jedoch keine Belastung der Extremität über einen Zeitraum von mindestens 6–8 Wochen. Gehen ist während dieser Zeit nur unter kompletter Entlastung mit Hilfe von Gehhilfen erlaubt. Bei Belastung droht der Ausbruch der Implantate. Alte Menschen sind zumeist nicht zu einer sicheren Entlastung des Beines in der Lage. Eine längere Bettlägrigkeit wäre die Alternative, ist aber mit einer sehr hohen Komplikationsrate verbunden (Thrombose, Embolie, Dekubitus, Pneumonie etc.) und kann beim multimorbiden alten Patienten kaum überlebt werden. Lebenswichtig ist deshalb ein Verfahren, welches eine sofortige und sichere Mobilisation erlaubt.

HEP, TEP. Einzementierte HEP- oder TEP-Systeme erfüllen diese Anforderungen und stellen die Therapiemethode der Wahl dar. Die Operation kann schonend in Spinalanästhesie durchgeführt werden. Bis zur Operation wird in jedem Falle eine Repo-

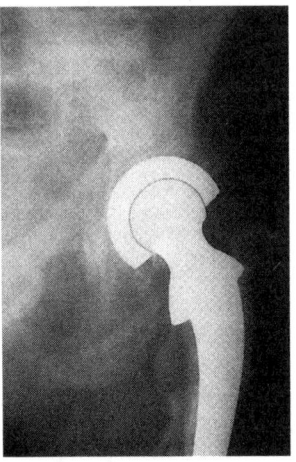

Abb.20–23: Variokopfprothese nach Schenkelhalsfraktur

stion der Frakturen und somit Schmerzlinderung durch Dauerzug an der Extremität angestrebt. Hierzu wird eine Drahtextention mit etwa 5–7 kg Gewicht schon in der Ambulanz angelegt (meist Tibiakopfextension) und das Bein auf einer Schaumstoffschiene flach gelagert.

4.5.6.2 Femurschaft- und distale Frakturen

Oberschenkelschaftfrakturen werden beim Erwachsenen immer operativ durch Plattenosteosynthese (nur Übungsstabilität) oder, eleganter, durch Marknagelung versorgt. Die Marknagelung gestattet eine sofortige volle Belastbarkeit der Extremität. Früher geübte konservative Therapieformen erforderten eine Ruhigstellung in Gipsverbänden über ca 12 Wochen! Bei Kindern wird konservativ durch Heftpflasterzugverband oder Overheadextension therapiert.

Suprakondyläre und kondyläre Oberschenkelfrakturen (distale Frakturen) erfordern wegen der Notwendigkeit der exakten Kniegelenksflächeneinstellung immer eine Operation (Schrauben-, Kondylenplattenosteosynthese). Die Prognose dieser Verletzungen hängt vom Ausmaß der begleitenden Kniegelenkverletzung ab.

4.5.7 Kniegelenks- und Unterschenkelfrakturen

4.5.7.1 Knöcherne Kniegelenksverletzungen

Kniegelenksfrakturen umfassen neben den schon oben erwähnten *kondylären Femurfrakturen Kniescheibenfrakturen (Patella-)* und *Tibiakopffrakturen.* Alle diese Gelenkfrakturen erfordern eine operative Behandlung. Patellafrakturen werden mit einer Drahtzuggurtung versehen, Tibiakopffrakturen werden bei Impressionen der Gelenksfläche angehoben, mit Spongiosaspänen unterfüttert (entnommen vom Beckenkamm) und dann mit einer Abstützplatte stabilisiert. Eine postoperative konsequente Entlastung des Knies für 12 Wochen ist notwendig.

4.5.7.2 Unterschenkelfrakturen

Einteilung. Unterschenkelfrakturen werden unterteilt in proximale, kniegelenknahe *Tibiakopffrakturen*, Schaftfrakturen (Tibia und Fibula), distale *sprunggelenknahe* (supramalleoläre) sowie *Sprunggelenksfrakturen* (Frakturen der Malleolargabel). Schaftfrakturen entstehen meist durch direktes Anpralltrauma (Stoßstangenverletzung). Sprunggelenksfrakturen sind indirekte Verletzungen nach übermäßigen Supinations- oder Pronationsbewegungen im oberen Sprunggelenk. Sie gehören zu den häufigsten Frakturen des Menschen.

Tibiaschaftfrakturen. Unterschenkelschaftfrakturen werden fast immer operativ durch Plattenosteosynthese (übungsstabil) oder Marknagelosteosynthese (belastungsstabil) versorgt. Da am Unterschenkel nur wenige Weichteile die Knochen vor allem nach ventral hin decken (Schienbeinkante), liegen häufig problematische Weichteildefekte vor. In diesen Situationen muß die Fraktur gewebeschonend durch Fixateur externe Anlage stabilisiert werden. Erst nach Abheilung der Weichteile kann ein anderes Osteosyntheseverfahren eingesetzt werden (Verfahrenswechsel).

4.5.7.3 Sprunggelenksfrakturen

Bei den Sprunggelenksfrakturen unterscheiden wir Innen- und Außenknöchelfrakturen oder Kombinationen beider Verletzungen (bimalleolär). Häufig liegen begleitende Innen- oder Außenbandrupturen vor. Wegen der hohen Beweglichkeit des Gelenks liegt oft eine Luxation oder Subluxation der Talusrolle (Luxationsfrakturen, Abb. 20–24) vor. In diesen Fällen ist zur Schonung der dann stark dehnungsbelasteten Weichteile eine rasche Reposition durch Zug am Fuß und anschließende Schienung erforderlich. Alle Sprunggelenksfrakturen müssen operiert werden. Eingesetzt wird zur genauen Rekonstruktion des Gelenkes die kombinierte Schrauben-, Platten- und Zuggurtungssynthese. Gerissene Bänder werden in gleicher Sitzung genäht. Postoperativ kann sofort eine Übungsbehandlung im Sprunggelenk begonnen werden. Eine Belastung ist jedoch erst nach 6 Wochen möglich. Isolierte Fibulafrakturen erfordern keine besondere Behandlung.

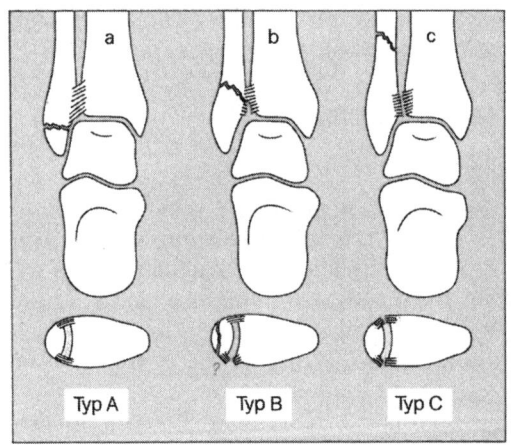

Abb. 20–24: Luxationsfrakturen im oberen Sprunggelenk nach Weber. **Obere Reihe:** Aufsicht, **untere Reihe:** Horizontalschnitt in Höhe der Syndesmose

4.5.8 Fußfrakturen

Fußwurzelfrakturen. Anatomisch unterscheiden wir am Fußskelett Frakturen von *Fußwurzel* (Tarsus), von *Mittelfuß* (Metatarsus) und *Zehen* (Phalanx). Frakturen der Fußwurzel betreffen den Calcaneus und Talus. Unfallmechanismus ist meist ein Kompressionsmechanismus (Sprung, Sturz aus großer Höhe). Liegt eine relevante Dislokation der Fragmente (Berstungsfrakturen) oder eine Beteiligung des oberen Sprunggelenkes vor (Talusrolle), wird die operative Verschraubung oder Nagelung (Steinmann-Nagelextension) durchgeführt. Im übrigen genügt eine Ruhigstellung und Entlastung für 12 Wochen.

Mittelfußfrakturen. Knöcherne Verletzungen der Metatarsalia können meist konservativ durch Unterschenkelliegegips behandelt werden. Nur offene Verletzungen, ausgeprägte Dislokationen oder Frakturen des 1. und 5. Strahles, welche die Hauptlast des Körpers aufnehmen und teilweise als Sehnenansatz dienen, werden wegen der großen Redislokationsneigung operativ verschraubt oder mit Drähten gespickt.

Zehenfrakturen. Hier genügt eine Ruhigstellung im Unterschenkelgips oder eine Schienung durch Pflasterzügelverband.

Phalanxfrakturen mit Gelenkbeteiligung oder Trümmerfrakturen werden in Ausnahmefällen durch kleine Spickdrähte oder Minischrauben bis zur Ausheilung in anatomischer Stellung fixiert.

5. Verletzungen von Gelenken, Bändern und Sehnen

Baustrukturen des Bewegungsapparates. Verletzungen des Bewegungsapparates umfassen neben den knöchernen Verletzungen auch die Weichteilstrukturen von Bändern, Sehnen und Muskulatur.

Sehnen stellen Bindegewebsverbindungen zwischen Muskulatur und Knochen dar. Sie übertragen die Muskelkraft auf die Knochen und die Gelenke. Das knöcherne Skelett ist durch *Gelenke* miteinander verbunden. *Bänder* (Ligamente) stabilisieren Gelenke und sichern die Gelenkführung. Gelenke werden von einer Gelenkskapsel umschlossen.

5.1 Distorsion, Kontusion

Distorsion. Unter einer Zerrung wird eine Überdehnung des Kapsel-Band-Apparates des Gelenkes oder der Muskel-Sehnen-Kette bezeichnet. Durch die starke Zugbelastung kommt es (wie am Gummiband) zu mikroskopischen Auffaserungen der fibrösen Bänder oder Sehnen mit Faserrupturen. In der Muskulatur treten gleichfalls Muskelfaserrupturen auf. Makroskopisch wird die Kontinuität aller Strukturen jedoch nicht durchtrennt.

Es resultiert eine Schonhaltung und schmerzhafte Bewegungseinschränkung. Rupturen kleinerer Gefäße können zu Einblutungen führen. Begleitende Reizergüsse im Gelenk sind möglich. Äußerlich fällt eine Schwellung und leichte entzündliche Überwärmung auf. Die feinen Risse verkleben spontan und werden bindegewebig verbunden. Muskelfasern können regenerieren. Abgesehen von einer Ruhigstellung und einer entzündungshemmenden Therapie (Eis, Hochlagern), sind keine weiteren Maßnahmen notwendig.

Kontusion. Sie stellt eine Prellung der Weichteile oder eines Gelenkes ohne Zugbelastung dar. Es finden sich kleine Einblutungen und Einzelzellnekrosen. Im Gelenkbereich reagiert die Kapsel sehr empfindlich. Es kann zur Entzündung mit Reizerguß kommen. Die Symptomatik und Therapie entspricht der Distorsion. Distorsionen und Kontusion verheilen zumeist ohne Spätfolgen.

5.2 Sehnenverletzung

Sehnenrupturen. Von der Zerrung zur Band- oder Sehnruptur besteht ein fließender Übergang. Die Kontinuitätsdurchtrennung stellt das differenzierende Kriterium dar. Für die Diagnose entscheidend ist ein Ausfall der jeweiligen Bewegungsfunktion bei

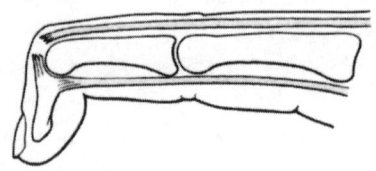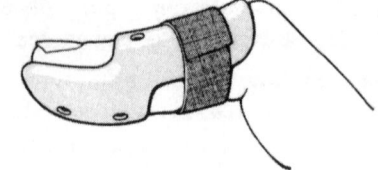

Abb. 20–25: Strecksehnenabriß

erhaltener Kontraktionsfähigkeit des verbundenen Muskels. Bei oberflächlich verlaufenden Sehnen ist eine Lücke tastbar (z. B. Achillessehne). Häufig liegen den Rupturen chronische Sehnendegenerationen zugrunde. Therapeutisch ist zumeist eine chirurgische Naht angezeigt. Postoperativ wird das bewegte Gelenk ruhiggestellt.

> Am häufigsten rupturieren die *Achilles*- und *Strecksehne am Fingerendglied* (Abb. 20–25). Richtungsweisend für die Achillessehnenruptur ist die Unmöglichkeit des Zehenstandes.

Scharfe Sehnendurchtrennungen. Häufiger und wichtiger als spontane oder traumatische Sehnenrupturen sind scharfe Sehnendurchtrennungen im Rahmen offener Verletzungen. Es dominieren mit weitem Abstand Verletzungen der *Beuge- und Strecksehnen* der Hand. Hier ist immer eine rasche Naht in spezieller Technik erforderlich. Wird die Verletzung primär übersehen, so degenerieren und verkürzen sich die Sehnenstümpfe in kurzer Zeit. Spätere Rekonstruktionen sind schwierig und nicht immer von Erfolg gekrönt. Postoperativ muß eine dosierte Krankengymnastik eingeleitet werden, um entzündliche Verklebungen der Sehnen in ihren Gleitlagern zu verhüten. Ein Funktionsverlust wäre die Folge. Spezielle Gipstechniken mit Gummizügeln verbessern die Nachbehandlung.

5.3 Bandrupturen

Bandrupturen heben die straffe Gelenkführung auf. Es entsteht ein *instabiles Schlottergelenk*, die Gelenkflächen verlaufen nicht mehr kongruent und werden ungleichmäßig belastet. Es besteht Luxationsgefahr.

Diagnostisch stellt man eine Aufklappbarkeit des Gelenkes fest. Dies kann röntgenologisch dokumentiert werden (gehaltene Aufnahmen).

Zur sicheren Beurteilung dieses Zeichens ist jedoch eine gute Schmerzausschaltung durch Lokalanästhesie erforderlich, um die reflektorische Muskelkontraktion mit folgender Gelenkstabilisierung durch Sehnenzug zu verhindern. Gelegentlich hält das Band und der Knochen reißt. In diesen Situationen liegt eine Ausrißfraktur vor.

Therapie. Die gerissenen Bänder können wieder verwachsen. Hierzu ist jedoch ein möglichst enger Kontakt der Stümpfe auf Stoß notwendig. Dies kann oftmals durch Ruhigstellung des Gelenkes in der Funktionsstellung erreicht werden. Eine Alternative stellt die operative Bandnaht dar. Heilungszeiten liegen bei 4–6 Wochen. Wird die Bandruptur nicht adäquat mit Stabilitätswiedergewinn ausgeheilt, so treten als Folge der chronischen Gelenkinstabilität rasch arthrotische Knorpelabnutzungen und schließlich eine Versteifung des Gelenks ein (Ankylose).

Am häufigsten sind *malleolare Außenbandrupturen* am Sprunggelenk nach Supinationstrauma, also durch plötzliches Abknicken zur Unterschenkelinnenseite hin. Liegt nur eine Teilruptur vor, so kann konservativ durch Ruhigstellung im Unterschenkelgips behandelt werden.

Bei sportlich aktiven Menschen und ausgeprägten Verletzungen aller 3 Sprunggelenksaußenbänder wird die operative Naht vorgezogen.

5.4 Subluxation, Luxation, Luxationsfraktur

Definition. Bei der Verrenkung liegt als Ausdruck kompletter Instabilität eine weitgehende Aufhebung des Gelenkflächenkontaktes vor. Die am Gelenk beteiligten Knochen sind disloziert. Das Gelenk kann klaffen, die Gelenkflächen können verkanten. Bandrupturen sind Voraussetzungen für *Luxationen*. Eine geringgradige Gelenkflächenverschiebung wird als *Subluxation* bezeichnet. Die Verschiebung der Gelenkflächen zueinander mit Verkantung führt als Komplikation oft zu Knorpelabrieb. Bei der Untersuchung fällt eine federnde Gelenkfehlstellung und schmerzhafte Bewegungsunfähigkeit auf. Eine Fraktur muß immer durch Röntgendiagnostik ausgeschlossen werden. Therapeutisch ist eine rasche Reposition notwendig, um erhaltene Bandstrukturen und abgedrückte bzw. gedehnte Gefäße und Nerven wie auch die angespannte Haut zu entlasten. Liegt eine begleitende Fraktur vor, so sprechen wir von einer *Luxationsfraktur*. Diese stellen immer eine dringliche Operationsindikation dar.

5.5 Gelenkerguß

Definition. Flüssigkeitsansammlungen im von der Gelenkkapsel umschlossenen Gelenkraum werden als Erguß bezeichnet.

Symptome. Die Flüssigkeit führt zur schmerzhaften Dehnung der Gelenkkapsel. Reflektorisch wird eine Gelenkstellung eingenommen, in welcher die Kapselspannung minimal ist (i. A. Mittelstellung oder leichte Beugung). Äußerlich ist durch den Erguß die Gelenkkontur verstrichen. Fast immer liegt eine lokale Überwärmung vor.

Diagnose. Bei der Flüssigkeit kann es sich je nach Ursache entweder um seröse, wasserklare Gelenkflüssigkeit, Eiter oder Blut handeln. Entsprechend wird der Zustand als seröser *Reizerguß*, *Gelenkempyem* oder *Hämarthros* bezeichnet. Im Zweifelsfall führt eine hochsterile Punktion zur Diagnose:
– *Seröse Reizergüsse* werden von den Synovialzellen der Gelenkkapsel sezerniert. Sie sind steril und Ausdruck einer entzündlichen Reizung der Gelenkhäute durch unterschiedlichste Mechanismen (Rheuma, Trauma, Knorpelschäden, Arthrose, fieberhafte Allgemeinerkrankungen etc.).

Therapie. Die Behandlung der Grunderkrankung steht im Vordergrund. Lokal sind antiphlogistische Maßnahmen wie Ruhigstellung und Eisauflagen hilfreich, nur im Ausnahmefall wird zur Schmerzerleichterung eine entlastende Punktion durchgeführt.

- *Eitrige Gelenkinfektionen* entstehen durch offene Verletzungen oder durch septische Einschwemmung von Keimen (hämatogen). Die eitrige Infektion führt zu einer raschen Zerstörung des Knorpels. Eine aggressive chirurgische Therapie mit Gelenkeröffnung, Antibiose und Spül-Saug-Drainage ist dringlich.
- Der *Hämarthros* ist Symptom einer schwerwiegenden Binnenverletzung des Gelenks oder einer Gelenkfraktur, tritt aber auch bei Hämophilie auf (s. S.243). Die Therapie richtet sich nach der exakten Verletzungsart.

6. Spezielle Gelenkverletzungen

6.1 Kniegelenksverletzungen

Das Knie ist ein anatomisch und funktionell komplex aufgebautes Gelenk. Verletzungen können sowohl knöcherne, knorpelige (Menisci) und ligamentäre Strukturen sowie die Kniescheiben (Patella) betreffen. Oft liegt eine Kombination von Einzelverletzungen vor. Verletzungen von Knorpel, Menisci oder Kreuzbändern werden als Kniebinnenverletzungen zusammengefaßt.

6.1.1 Kniegelenksdiagnostik

Die genaue Rekonstruktion des Verletzungshergangs läßt oft schon eine Vermutung über die verletzten Strukturen zu. Im Rahmen der *klinischen Untersuchung* wird das Bewegungsausmaß überprüft, nach Blockierungsphänomenen gesucht und die Bandführung des Gelenkes überprüft (Schubladenzeichen?, seitliche Aufklappbarkeit?). Der *Kniegelenkserguß* (Reizerguß oder Hämarthros) ist ein wichtiger Anhalt für das Vorliegen einer Kniebinnenverletzung und spricht gegen eine einfache Zerrung (Distorsion). Kniebinnenverletzungen lassen sich röntgenologisch nicht feststellen. Der *Ultraschalldiagnostik* und besonders der Kniegelenkspiegelung *(Arthroskopie)* kommt in jeder unklaren Situation und bei Vorliegen eines ausgeprägten Ergusses zur exakten Festlegung des Verletzungsausmaßes heute eine große Bedeutung zu. Nach der frischen Verletzung wird das Gelenk immer in einer Oberschenkelschiene ruhiggestellt und nach Möglichkeit hochgelagert.

6.1.2 Meniskus- und ligamentäre Verletzungen

Meniskusverletzungen (Einrisse, Abrisse, Abb.20–26) führen zu rezidivierenden Einklemmungserscheinungen und Gelenkblockierung, Erguß und Schmerzen. Therapeutisch wird eine arthroskopische Meniskusglättung, Teilresektion oder seltener komplette Resektion angestrebt.

Ligamentäre Kniegelenksverletzungen. Kniebandverletzungen entstehen durch überschießende Streckbewegungen im Gelenk oder Torsionen bei feststehendem Unterschenkel (z.B. Skiunfall). Distorsionen werden ruhiggestellt, Rupturen der Außen-, Innen- sowie der Kreuzbänder werden genäht. Zur Sehnennahtunterstützung können besonders bei der Kreuzbandnaht zusätzlich resorbierbare Kordeln (z.B. PDS-Kordel) oder Muskelfaszien bzw. andere Sehnenstreifen eingeflochten werden (Kreuz-

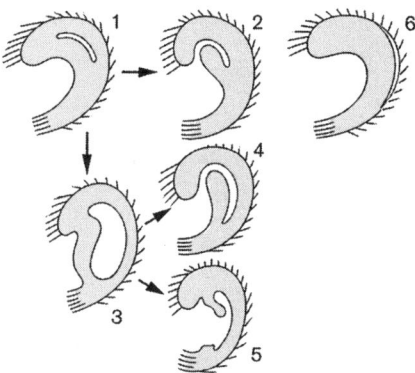

Abb. 20–26: Rißformen am Meniskus: **1** hinterer Längsriß, **2** Korbhenkelriß, **3–5** lefzenförmige Einrisse, **6** traumatischer Riß am Kapselansatz

bandplastiken). Die postoperative Nachbehandlung richtet sich nach der Verletzung und der Operationstechnik. Das Bewegungsausmaß wird nach Kreuzbandnähten nur graduell freigegeben (Anlage einer Orthese). Eine große Bedeutung kommt der begleitenden krankengymnastischen Beübung der stabilisierenden Muskulatur zu.

6.2 Häufige Luxationsverletzungen

6.2.1 Schultergelenksluxation

Das Schultergelenk ist ein überwiegend muskulär geführtes Gelenk. Es wird abgesehen von einer starken Gelenkkapsel kaum durch Bänder stabilisiert. Die Muskulatur umgibt mit ihren Sehnen das Gelenk manschettenförmig (Rotatorenmanschette). Diese anatomischen Besonderheiten bedingen die große Häufigkeit von Schulterluxationen.

Ursächlich liegt meist ein Sturz auf die Schulter vor (traumatische Luxation).

Symptome, Diagnose. Bei der Untersuchung ist die Schulterkontur eingefallen, der Humeruskopf kann nicht mehr getastet werden. Der betroffene Arm steht je nach Luxationsrichtung federnd fixiert. Die rasch notwendige Reposition gelingt am besten durch Zug am Arm bei gleichzeitig in die Achselhöhle des Patienten als Wiederlager eingestemmtem Fuß.

Zu dieser etwas grob erscheinenden aber sehr wirkungsvollen Technik, welche schon von Hippokrates beschrieben wurde, gibt es verschiedene Alternativen.

Habituelle Luxation. Treten als antomische Variante rezidivierende Luxationen ohne relevantes Trauma vor (z.B. Luxation beim Ankleiden), so sprechen wir von einer habituellen Luxation. Therapeutisch kommen verschiedene orthopädische Verfahren zur Gelenkstabilisierung in Frage. Nach jeder Reposition ist eine baldige Beübung der Schulter durchzuführen.

Auf die rasche Kontrakturtendenz des Gelenkes wurde an anderer Stelle schon hingewiesen.

6.2.2 Hüftgelenksluxationen

Hüftgelenksluxationen müssen sofort (geschlossene Reposition), wenn erforderlich operativ reponiert werden (offene Reposition). Hierzu ist im allgemeinen eine Vollnarkose erforderlich. Nur große Kräfte (meist in axialer Richtung, z.B. Anpralltrauma des Knies am Armaturenbrett bei PKW-Unfall) führen zu dieser relativ seltenen Verletzungsform. Begleitende Acetabulum- oder Femurkopffrakturen sind häufig und erfordern eine operative Behandlung wie oben beschrieben. Die Hüftgelenksluxation ohne knöcherne Beteiligung kann nach erfolgreicher Reposition konservativ weiter behandelt werden.

7. Schädel-Hirn-Trauma (SHT)

Definition, Problematik Der Begriff Schädel-Hirn-Trauma ist ein Arbeitsbegriff. Er summiert lebensgefährliche Verletzungen der Kopfstrukturen mit Hirnbeteiligung. Das gleichzeitige Vorliegen knöcherner Kopfverletzungen ist häufig aber keinesfalls obligat. Zumeist liegt kein isoliertes SHT vor, sondern es handelt sich um polytraumatisierte Patienten. Verkehrsunfälle dominieren in der Ursachenstatistik. Nach dem Verletzungsausmaß von Schädelknochen und Weichteilen werden *offene* und *geschlossene Hirntraumen* unterschieden.

Verletztes Hirngewebe ist zu keiner Regeneration in der Lage, alle Schäden sind irreversibel. Allerdings ist das Gehirn bis zu einem gewissen Grade in der Lage, die Funktion der zerstörten Anteile durch kompensatorische Funktionserweiterung oder Funktionsänderung anderer Hirnregionen zumindest partiell zu ersetzen. Diese Vorgänge brauchen Zeit und werden im Rahmen der Rehabilitation gefördert. Zerstörte Hirnsubstanz wird durch Gliazellen als funktionslose Hirnnarbe ersetzt oder es verbleiben flüssigkeitsgefüllte Hohlräume.

7.1 Posttraumatisches Hirnödem

Wie bei Traumen anderer Weichteile entwickelt sich auch in der Hirnsubstanz nach der Verletzung entzündungs- und reizbedingt ein Schwellungszustand des Gewebes, das *Hirnödem*. Eine besondere Problematik liegt jedoch in der engen knöchernen Schutz-Ummantelung des Gehirns. Mit zunehmender Schwellung kommt es durch das knöcherne Widerlager zu einer Selbstkompression (s. Kap. IV/9.2) der Hirnsubstanz mit der Folge einer abnehmenden Hirndurchblutung. Gleichzeitig wird das Mittelhirn in den Tentoriumschlitz und der Hirnstamm in das Hinterhauptsloch des Schädels an der Schädelbasis abgedrängt und hier eingequetscht, Herniation (s. Abb. IV/9–2). Im Hirnstamm liegen das Kreislauf- und Atemzentrum.

Hirndruckzeichen s. Kap. IV/9.2

7.2 Commotio und Contusio cerebri

Commotio cerebri. Es handelt sich um eine Hirnprellung oder Erschütterung ohne makroskopisch erkennbare Verletzungen der Hirnstruktur, Einblutung oder Hirnödem. Symptome sind Kopfschmerzen, Schwindel, Übelkeit und Erbrechen. Sehr charakteristisch ist auch eine Erinnerungsstörung für die unmittelbare Zeit vor dem Trauma *(retrograde Amnesie)*. Oft lag eine kurze Bewußtlosigkeit unmittelbar nach dem Trauma vor. Eine Erinnerungsstörung für die unmittelbare Zeit nach dem Trauma wird als *anterograde Amnesie* bezeichnet.

Was genau zu der vorrübergehenden Hirnfunktionsstörung führt, ist bis heute noch unbekannt. Abgesehen von Schonung und symptomatischer Therapie ist keine weitere Maßnahme erforderlich. Die Beschwerden klingen im allgemeinen innerhalb von 2 Wochen folgenlos ab.

Contusio cerebri. Liegt eine Hirnquetschung mit erkennbaren Hirneinblutungen und Hirnschwellung vor, so sprechen wir von einer Contusio cerebri. Das Ausmaß der Hirnschäden ist sehr variabel. Sehr variabel ist auch die neurologische Konsequenz der Verletzung. Sie wird von der Lokalisation und dem Ausmaß des begleitenden Hirnödems bestimmt. Blutungen aus der verletzten Hirnsubstanz verschärfen die Problematik. Da Hirnzerstörungen nicht reparabel sind, ergibt sich der Sinn einer chirurgischen Intervention nur in der Therapie bzw. der Prophylaxe eines ausgeprägten Hirndrucksyndroms.

Soforttherapie. Ist eine zunehmende Hirnschwellung oder eine ausgedehnte intrazerebrale Blutung im CT erkennbar, muß notfallmäßig eine Schädeldacheröffnung *(Trepanation)* erfolgen, um der ödematösen Hirnsubstanz Raum zur Ausdehnung zu bieten. Die Blutung wird ausgeräumt und wenn möglich gestillt. Eine Oberkörperhochlagerung, entwässernde Medikamente und Kortisonpräparate mindern die Hirnödemtendenz. Alle Patienten werden kontrolliert beatmet.

Symptome. Bei jeder Contusio cerebri ist die tiefe Bewußtlosigkeit das führende Symptom. Sie tritt meist sofort nach dem Tauma ein. Ihre Dauer richtet sich nach dem Ausmaß der Verletzung. Posttraumatische Krampfanfälle sind häufig. Nach der Wiedererlangung des Bewußtseins (über unterschiedliche Wachheitsgrade – „Durchgangssyndrome") treten funktionelle Defizite als Herdsymtome in den Vordergrund (Lähmungen, Sprachstörungen, Denkstörungen, Epilepsie, Wesensänderung etc.). Hinzu kommen alle schon bei der Commotio besprochenen Symtome. Der Heilungs- und Rehabilitationsverlauf ist langwierig. Welche Dauerschäden zurückbleiben, kann oft erst nach Jahren sicher eingeschätzt werden.

7.3 Intrakranielle Blutungen

Neben der Hirngewebsverletzung kommt jeder Blutung im Schädelinnenraum wegen der oben angeführten Druckentwicklungs- und Hirnkompressionsproblematik eine große Bedeutung zu. Es werden unterschiedliche Blutungsformen unterschieden (s. Kap. VIII/1.4.2).

Bei der intrazerebralen Blutung handelt es sich um eine parenchymatöse Einblutung in das zerstörte Hirngewebe nach Einriß von Hirngefäßen. Die Blutung wühlt sich in die Hirnsubstanz und kann Anschluß an das Ventrikelsystem finden.

Intrakranielle Blutungen können zudem aus Gefäßen der deckenden Hirnhäute austreten. Sie treten häufig nach knöchernen Kalottenverletzungen auf, werden jedoch auch ohne Schädelfraktur beobachtet. Nach der anatomischen Schicht der Blutungsausdehnung werden die *subdurale* und die *subarachnoidale* Blutung unterschieden.

Diagnose. Wichtig ist die Kenntnis, daß intrazerebrale Blutungen nicht immer sofort nach dem Schädeltrauma erkannt werden können, sondern häufig erst mit Latenz entdeckt werden. Die Blutung braucht eine gewisse Zeit, um an Volumen zuzunehmen und Hirndrucksymptome hervorzurufen. Auch nach einer leichten Commotio cerebri können gelegentlich schwere epidurale Blutungen auftreten!

Es besteht also häufig ein *symptomfreies Intervall* zwischen Unfall und Beginn der klinischen Symptomatik in der Dimension von Stunden.

Um das Auftreten dieser Komplikation frühzeitig zu erkennen, werden alle Patienten mit relevant erscheinenden Schädelverletzungen mindestens 1–2 Tage stationär zur Beobachtung aufgenommen und ggf. ein CT (s. Abb. 8–7, S. 306) gemacht.

8. Thermische Verletzungen durch elektrischen Strom

8.1 Verbrennungen

Thermische Energie in Form von Wärme über 54 °C führt bei entsprechend langer Einwirkdauer zur Gerinnung der Körpereiweiße (Denaturierung) und hierdurch zum Zelltod. Je höher die Temperatur, desto weniger Einwirkzeit ist für die Entstehung einer Verbrennung notwendig. Die Haut ist ein Gewebe mit hohem Wassergehalt und kann physikalisch wie eine Wärmflasche aufgefaßt werden. Sie hat eine hohe Wärmespeicherfähigkeit (spezifische Wärme). Dies bedeutet, daß einerseits erst relativ spät eine irreversible Hitzeschädigung auftritt, zum anderen aber nach Aufheizung der Haut die Hitzenachwirkung deutlich länger als die Dauer der äußeren Einwirkung anhält.

8.1.1 Stadien

Drei Stadien der lokalen Verbrennungs- oder Verbrühungswirkungen werden nach der Tiefenausdehnung unterschieden:

Verbrennung 1. Grades. Schmerzhafte Hautrötung durch Entzündung mit Hautödem und Überempfindlichkeit jedoch ohne Blasenbildung. Häufigstes Beispiel ist der leichte Sonnenbrand. Die Abheilung verläuft vollständig ohne Narbenbildung.

Verbrennung 2. Grades. Zusätzlich zu den Zeichen ersten Grades Blasenbildung durch Ablösung der obersten Epithelschichten von der Unterfläche. Füllung der Blasen mit eiweißreichen Exsudaten. Sehr schmerzhafter Zustand. Je nach Tiefenausdehnung ist mit geringer Narbenbildung zu rechnen. Zumeist jedoch komplikationslose Abheilung.

Verbrennung 3. Grades. Komplette Hautzerstörung (Verkochung oder Verkohlung) mit Ausdehnung bis ins Unterhautgewebe. Alle Hautanhangsgebilde sind zerstört, ebenso die sensiblen Nervenendigungen. Im Verbrennungsbereich liegt eine komplette Analgesie vor (Nadelprobe). Die Abheilung führt immer zur Narbenbildung. Im Randgebiet findet sich abgestuft eine schmerzhafte Verbrennung 1. und 2. Grades.

8.1.2 Komplikationen

Ob Komplikationen resultieren, hängt neben der Tiefe der Verbrennung im wesentlichen von der Ausdehnung und vom Patientenalter ab.

Wasserverlust. Handelt es sich um eine großflächige Verbrennung, so treten bedingt durch die flächige Hauteröffnung enorme Wasser-, Elektrolyt- und Eiweißverluste auf. Es kommt zu einer starken Bluteindickung *(Hämokonzentration)* und bei weiter fortschreitenden Verlusten zu einer *Minderperfusion* der kapillaren Stromgebiete verschiedener Organe (Schockorgane). Die Nieren sind oft zuerst betroffen.

Energieverlust. Parallel zum Wasserverlust tritt ein erheblicher Energieverlust auf. Schließlich resultiert ein generalisierter Schock bzw. ein Nierenversagen. Die Organschäden werden durch *Verbrennungstoxine* verstärkt, die bei Gewebsverbrennung entstehen. Der Streß führt häufig zu Magengeschwüren *(Streßulkus)* mit Blutungstendenz.

Infektion. Immunologisch kann bei großflächiger Verbrennung eine Einschränkung der Abwehrkraft des Körpers aufrund absinkender Antikörperspiegel (Gammaglobuline) festgestellt werden. Wegen der großen offenen Wunden und der Abwehrkraftminderung kommt es häufig zu Infektionen der Wundflächen mit sekundärer Keimeinschwemmung in die Blutbahn. Es resultiert ein lebensbedrohliches septisches Krankheitsbild. Der mit diesen Komplikationen einhergehende körperliche Verfall und Vergiftungszustand des Patienten wird als Verbrennungskrankheit bezeichnet.

Verbrennungskrankheit. Die Verbrennungskrankheit droht ab einem Verbrennungsausmaß von etwa 20 % der Körperoberfläche. Die Flächenausdehnung wird durch

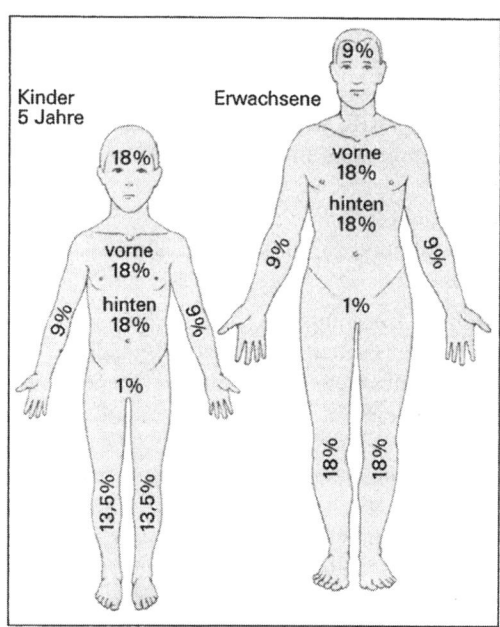

Abb. 20–27: Neuner-Regel beim Kind und Erwachsenen

die *„Neuner-Regel„* abgeschätzt. Dabei entsprechen ein Arm 9% der Körperoberfläche, ein Bein 18%, Rumpfvorder- und Rückfläche je 18%, der Kopf 9% und die Geschlechtsorgane 1%. Bei Kleinkindern gelten aufgrund der besonderen Körperproportionen andere Maßstäbe. Verbrennungen von mehr als 50% der Körperoberfläche werden nur selten überlebt (Abb. 20–27).

Intoxikation. In der Akutphase muß auch an eine mögliche Rauchgasintoxikation gedacht werden.

Narben. Nach Abheilung der frischen Verletzungen können als Spätkomplikationen ausgeprägte Narbenbildungen, Kelloide und Gelenkskontrakturen auftreten.

8.1.3 Erstversorgung von Verbrennungen

Kaltwasserspülung, Reinigung. Nach Unterbrechung der Hitzeeinwirkung steht an nächster Stelle eine intensive Kühlung der verbrannten Areale, am besten mit kaltem Wasser. Die Kaltwasserspülung soll möglichst lange (mindestens 10–15 min) andauern, da mit einer anhaltenden Wärmeabgabe des Gewebes zu rechnen ist (Hitzenachwirkung). Parallel wird die Wunde von groben Verschmutzungen gereinigt (Schmutz, Kleiderreste).

Großzügiger Flüssigkeitsersatz. Bei großflächigen Verbrennungen muß sofort (!) mit dem Flüssigkeitsersatz begonnen werden. Während bei kleiner Wundausdehnung eine orale Flüssigkeitszufuhr noch ausreicht, muß beim Schwerverbrannten schon am Unfallort auch Flüssigkeit intravenös verabreicht werden. Die Flüssigkeitsresorption im Darm ist durch die Minderperfusion im Rahmen der Schockentwicklung stark gemindert bis aufgehoben. Es müssen beim Erwachsenen zur Schockprophylaxe mehrere Liter infundiert werden. Als Grundregel gilt, daß kaum zuviel verabreicht werden kann.

Kälte-, Infektionsschutz, Analgesie. Zur Reduktion der Abdunstungsverluste ist eine rasche Einwickelung der Verbrennungsareale in wasserdichte sterile Thermofolien (Metalline) angebracht. Gleichzeitig wird durch die nichthaftenden Verbände eine Schutzwirkung vor weiterer Verschmutzung und Kontamination erzielt. Sehr wichtig ist eine intravenös verabreichte analgetische Behandlung zur Streßreduktion. Bei Schwerverletzten ist die Schmerz- und Erregungssituation nur durch sofortige Narkoseeinleitung und kontrollierte Beatmung zu beherrschen. Der *Tetanusimpfschutz* ist, wenn erforderlich, aufzufrischen.

Einweisung in Spezialzentrum für Verbrennungen. In der Klinik werden die Verbrennungswunden unter sterilen Kautelen weiter gesäubert, ausgedehnte Nekrosen werden abgetragen, Blasen eröffnet. Betroffene Extremitäten können ruhiggestellt werden. Schwerstverbrannte Patienten gehören auf die Intensivstation, am besten in ein spezielles Zentrum. Hier werden die besonderen klimatischen Anforderungen (hohe Zimmertemperatur, hohe Luftfeuchtigkeit und Schutzisolation zur Infektprophylaxe in Einzelzimmern) am besten erfüllt. Meist schließt sich eine Freiluftbehandlung an, wobei die verbrannten Hautareale offen gelagert werden. Die Analgesie macht meist eine längere Beatmung unter starker Sedierung erforderlich. Intensivmedizinische Bemühungen richten sich auf die Stabilisierung der Organfunktionen. Später sind ggf. plastisch rekonstruktive Operationen zur Deckung der Wundareale (Hauttransplantationen etc.) erforderlich.

8.2 Erfrierung und Unterkühlung

Symptome. Neben der lokalen Gewebeschädigung durch Kälte liegt meist zusätzlich eine *allgemeine Unterkühlung* vor: Mit absinkender Körperkerntemperatur laufen Stoffwechselvorgänge als chemische Reaktionen zunehmend langsamer ab und kommen schließlich zum Erliegen. Das Nervensystem ist in seiner Funktion rasch beeinträchtigt. Bei einer Temperatur von < 30 °C tritt Bewustlosigkeit ein. Die Patienten sind stark zentralisiert. Herzrhythmusstörungen stellen zumeist die unmittelbare Todesursache dar.

Therapeutisch ist eine vorsichtige und schonende Aufwärmung z. B. in Bädern angezeigt. Zusätzlich können warme Infusionen, warme Spülungen über eine Magensonde oder auch warme rektale Einläufe angewandt werden. Umlagerungen sind auf ein Minimum zu reduzieren. Hierdurch ausgelöste Blutwellen aus der kalten Peripherie lösen häufig tödliche Herzrhythmusstörungen aus. Eine EKG-Monitorüberwachung unter Defibrillationsbereitschaft ist obligat.

Lokale Erfrierungen finden sich meist in der absoluten Körperperipherie, also an den Akren (Fingern, Zehen, Nase, Ohren). Vom klinischen Aspekt ähneln sie den Verbrennungsverletzungen und werden analog in drei Grade eingeteilt. Blasenbildung wird ebenfalls ab dem 2. Grad beobachtet. Nekrosen und Analgesie zeichnen die drittgradigen Läsionen aus. Gegenüber Verbrennungen ist eine eher schwarzblaue Hautverfärbung typisch. Die genaue Einschätzung des Erfrierungsgrades und der Ausdehnung ist meist erst nach einigen Tagen möglich.

Therapeutisch werden durchblutungssteigernde Medikamente verabreicht. Bei drittgradigen Erfrierungen wird einer septischen Infektion durch Amputation der betroffenen Körperabschnitte vorgebeugt.

8.3 Verletzungen durch elektrischen Strom

Elektrounfälle entstehen durch Körperkontakt mit Stromquellen. Bis zu einer Spannung von 1000 Volt sprechen wir von Niederspannung, darüber von Hochspannung (zum Vergleich Blitzschlag ca. 50 Mio. V).
– *Hochspannung.* Ab einer Spannung von 500 V entstehen immer schwere Verletzungen bei Körperkontakt. Fließt der Strom durch den Körper, so resultiert als Ausdruck der Elektronenbewegung eine Widerstandswärme. Die Folge sind *thermische Verletzungen* entlang der Stromverlaufslinie.

Strommarken. Charakteristische Verbrennungsmarken finden sich äußerlich im Bereich des Stromeintritts und Austritts als sogenannte *Strommarken* (punktförmige Verbrennungen 2. und 3. Grades). *Hochspannungen* führen zu ausgedehnten und meist tödlichen Verbrennungen ganzer Körperanteile. *Muskelkontraktionen* durch Stromreizung können zudem Muskelrisse, Luxation und Frakturen erzeugen.

Im *Niederspannungsbereich* sind die thermischen Verletzungen zu vernachlässigen. Hier stehen *Herzrhythmusstörungen* im Vordergrund. Trifft der elektrische Impuls auf eine vulnerable Herzerregungsphase, so ist eine ventrikuläre Tachykardie, zumeist Kammerflimmern die Folge. Nur eine rasche Defibrillation ist hier lebensrettend (Reanimation). Vor jeder Hilfeleistung und Annäherung an den Patienten ist besonders bei Verdacht auf Hochspannungseinwirkung eine Unterbrechung des Stromkreises sicherzustellen!

9. Chemische Verletzungen, Vergiftungen

Nach dem pH-Wert der einwirkenden ätzenden Flüssigkeit unterscheiden wir *Säuren- und Laugenverletzungen*. Sowohl äußere als auch innere Körperoberflächen können betroffen sein. Für das Ausmaß der entstehenden Schäden ist die Aggressivität der einwirkenden Substanz und die Einwirkdauer verantwortlich.

Säuren führen zu einer Koagulation der Körperproteine. Es resultiert eine *Koagulationsnekrose*. Durch die Verklumpung des zerstörten Gewebes wird die Säure gebunden. Tiefenwirkungen sind erst später zu erwarten.

Laugen führen zu einer Verflüssigung des denaturierten Gewebes im Sinne einer *Kolliquationsnekrose*. Hier besteht eine größere Tiefenwirkung, da die Gewebeverflüssigung ein rasches Tieferdringen der Lauge begünstigt.

Therapeutisch ist an der Körperoberfläche eine rasche *Verdünnung* der einwirkenden Substanz anzustreben. Sorgfältige Waschungen und Spülungen sind vordringlich. Oberflächennekrosen erinnern an Brandverletzungen und werden in gleicher Form behandelt.

Liegt eine orale Aufnahme vor (Ingestion), so muß eine *Magensonde* gelegt werden. Zusätzlich sollen große Flüssigkeitsmengen aufgenommen werden. Die Flüssigkeit kann über die Magensonde abgeleitet werden. Die Inspektion der Mundhöhle erlaubt einen groben Anhalt über das in der Speiseröhre zu erwartende Läsionsausmaß. Eine Spiegelung ist in der Akutsituation nach frischer Verätzung wegen der hohen Perforationsgefahr kontraindiziert. Im Rahmen einer engmaschigen Verlaufsbeobachtung muß eine Perforation der Speiseröhre oder des Magens ausgeschlossen werden.

Liegt eine verätzungsbedingte *Perforation von Speiseröhre oder Magen* vor, besteht Peritonitis oder Mediastinitisgefahr. Die Letalität ist sehr hoch. In diesen Situationen ist absolute Nahrungskarenz und eine chirurgische Intervention (z. B. Ösophagus- und Magenfistelanlage; Ösophagusresektion, Magenresektion, Drainage etc.) erforderlich.

Vergiftungen. Eine unübersehbare Anzahl von Substanzen führt potentiell zu einer Vergiftung des Organismus. Der giftige Kontakt kann über die Haut, nach Einatmung, oraler Aufnahme oder Injektion zustande kommen. Ein Überblick ist nur noch für den Spezialisten unter Rückgriff auf Erfahrungsliteratur möglich (Toxikologie). Beim Vergiftungsnotfall ist deshalb die Sicherstellung der die Vergiftung auslösenden Substanzen entscheidend: Asservation von Tablettenröhrchen, Flaschen, Behältern, Erbrochenes, Urin etc. Ihre rasche chemische Analyse gibt dann therapeutische Hinweise.

– Liegt eine *orale Einnahme* vor, so soll unabhängig von der Art der Vergiftung versucht werden, die Resorption der Substanz durch Rückgewinnung aus dem oberen

Gastrointestinaltrakt zu mindern. Hierzu ist beim bewußtseinsklaren Patienten die Auslösung von *Erbrechen* durch Trinken von hochprozentiger Kochsalzlösung oder Injektion von speziellen brechreizinduzierenden Substanzen angezeigt. Zusätzlich oder alternativ kann eine *Magenspülung* über einen dicklumigen Magenschlauch, den der Patient zunächst aktiv selbst schluckt, versucht werden.
- *Rektale Einläufe* mit Abführmitteln und adsorbierender Aktivkohle sind eine Ergänzung.
- Harnpflichtige Substanzen können durch Diuretika im Sinne einer *forcierten Diurese* ausgeschieden werden. In bestimmten Situationen läßt sich eine Entgiftung durch notfallmäßige *Hämodialyse* erreichen.
- In wenigen Fällen, z. B. bei Vergiftungen mit organischen Phosphaten (E 605), Zyaniden oder Opiaten, kennt man ein spezifisches Gegengift *(Antidot)*.
- Auf jeden Fall soll eine unmittelbare Kontaktaufnahme mit einer Vergiftungszentrale erfolgen, um die optimale Behandlung sicherzustellen.

10. Ertrinken

Beim Kontakt des Kehlkopfes mit Wasser kommt es reflektorisch zu einem Kehlkopfkrampf (Glottis) mit komplettem Stimmritzenverschluß. Zumeist wird dennoch Wasser in die Lunge aspiriert *(feuchtes Ertrinken)*. Seltener tritt der Tod ohne jede Wasseraspiration als reiner Erstickungsmechanismus (Asphyxie) auf *(trockenes Ertrinken)*. Die Hilfsmaßnahmen in der Akutsituation entsprechen den allgemeinen **Reanimationsregeln**: Nach Freimachen der Atemwege wird intubiert und eine kontrollierte Beatmung eingeleitet. Bei Herzstillstand erfolgt eine extrathorakale Herzmassage. Die Überlebenschancen hängen von der Asphyxiedauer bis zur Einleitung der Wiederbelebungsmaßnahmen ab. Eine eventuell bestehende Unterkühlung kann sich wegen der Stoffwechselprotektion positiv auswirken.

XXI. Geriatrie

N. Wrobel

Definition. Nach dem klinischen Wörterbuch von Pschyrembel, 257. Auflage, ist *Gerontologie Alternsforschung*, die sich mit den somatischen, psychischen und sozialen Vorgängen des Alterns beschäftigt. *Geriatrie* ist die Lehre von den Krankheiten des älteren Menschen *(Altersheilkunde)*.

1. Alter und Altern

Erfolgreich älter werden heißt nicht, ein besonders hohes Lebensalter zu erreichen, sondern das Alter in guter Qualität zu erleben. Lebensqualität im Alter setzt Gesundheit, Selbständigkeit und Kommunikationsfähigkeit voraus. Dadurch wird eine unabhängige und selbstbestimmte Lebensführung und die Teilnahme am sozialen und kulturellen Leben in der Gesellschaft möglich. Jedoch ist für viele alte Menschen der „dritte" Lebensabschnitt geprägt durch das häufige Auftreten meist langwieriger Erkrankungen, die zu permanenten Behinderungen und Funktionseinschränkungen führen können. Generell bestehen bei geriatrischen Patienten immer enge Beziehungen zwischen Erkrankung, Funktionsverlusten, Psyche und sozialer Unterstützung, so daß Störungen oder Besonderheiten sich nur durch eine *ganzheitliche Betrachtung* aufdecken lassen. Muß ein geriatrischer Patient wegen einer akuten Krankheit stationär aufgenommen werden, droht insbesondere durch Immobilisation weiterer Schaden. Werden jedoch die Andersartigkeit von Krankheitsverläufen und Reaktionsweisen beim alten Menschen ausreichend berücksichtigt sowie Rehabilitationsmaßnahmen frühzeitig eingeleitet und voll ausgeschöpft, zeigen sich großartige „medizinische" Erfolge, die ein Älterwerden in guter Lebensqualität, ggf. auch mit einer Behinderung, ermöglichen.

1.1 Demographie: Bevölkerungsentwicklung

Der Anteil älterer Menschen an der Gesamtbevölkerung in Deutschland wächst ständig. Dafür gibt es 2 wesentliche Gründe (Abb. 21–1): *Geburtenrückgang* und *zunehmendes Lebensalter*. Seit der Jahrhundertwende ist die Lebenserwartung (Deutschland) um fast 25 Jahre gestiegen und liegt bei Frauen im Durchschnitt bei 78, bei Männern bei 72 Jahren. Ein Fünftel unserer Bevölkerung ist heute 60 Jahre und älter. Dieser Anteil ist damit genauso groß wie der der jungen Menschen unter 20 Jahre.

In 30 Jahren, um das Jahr 2020, wird nach gegenwärtiger Bevölkerungsentwicklung voraussichtlich jeder Dritte älter als 65 Jahre sein. Daraus müssen sich Konsequenzen für die medizinische Versorgung ergeben. Zukünftig wird es mehr Fachkliniken für Geriatrie mit Akut- und Rehabilitationsabteilungen geben, wie auch ein abgestuftes und flexibles Versorgungssystem.

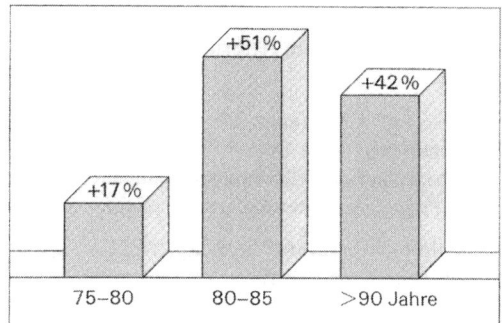

Abb. 21–1: Änderungen der Altersgruppen in der Bundesrepublik Deutschland zwischen 1975–90

1.2 Biologische Veränderungen

Laut **WHO-Definition** beginnt das Alter mit 51 Jahren und endet bei den Langlebigen, den über 100 jährigen:
- 51.–60. Lebensjahr: alternder Mensch
- 61.–75. Lebensjahr: älterer Mensch
- 76.–90. Lebensjahr: alter Mensch (hochbetagt)
- 91.–100. Lebensjahr: sehr alter Mensch (höchstbetagt)
- > 100 Lebensjahre: langlebiger, alter Mensch

Jedoch kann weder das kalendarische Alter (geboren am . . .) noch das äußere Erscheinungsbild, wie z. b. graue Haare, runzelige Haut oder steifer Gang, uns eindeutige Aufschlüsse über Alterung vermitteln: es gibt jugendliche Greise und greise, junge Menschen.

Physiologie. Die maximale Lebensdauer verschiedener Species ist wahrscheinlich genetisch programmiert. Beim Menschen liegt das vermutete Höchstalter bei etwa 115 Jahren. Neben einem gegebenen *inneren Faktor* können *äußere Einflüsse* Alterungsprozesse entscheidend mitgestalten. Beispielsweise altert die Haut schneller durch intensive Sonnenbestrahlung.

Normale Alterung findet auf verschiedenen Ebenen statt:
- im *molekularen* Bereich in der Erbsubstanz (DNS).
- im *biochemischen* Bereich bei Aktivitäten von Enzymen.
- *mikroskopisch* an Binde- und Stützgewebszellen (z. B. Kollagen) oder bei sich schnell teilenden Zellen (z. B. in blutbildenden Organen).
- im *makroskopischen* Bereich läßt sich Alterung an Organveränderungen, z. B. der Niere, nachweisen.

Verschiedene Theorien darüber, was „normales" Altern ist, wurden aufgestellt: z. B. Theorie der freien Radikale, Reproduktionsfehler-Theorie u. a.

Alterung ist ein *biologisch vorprogrammierter,* im individuellen Verlauf ganz *persönlich bestimmter Vorgang.*

Pathophysiologie. Während die genetisch vorprogrammierte Alterung nicht beeinflußbar ist, kann ein beschleunigter, krankhafter Alterungsprozeß sehr wohl von äußeren Einflüssen bestimmt werden.

Beispielsweise können Umwelteinflüsse, wie Einwirkung von toxischen Substanzen (Abgase, Gifte in Nahrung und Wasser, Zigarettenrauch) oder ionisierende Strahlen, den Alterungsvorgang durch Schädigung der Erbsubstanz forcieren. Ernährungsgewohnheiten, körperliche Belastung oder Medikamente können den Prozeß der Alterung beschleunigen oder verzögern.

Weicht dadurch ein Mensch von der erwarteten Norm ab, wirkt er „vorzeitig gealtert". Dieser gewonnene Eindruck korreliert mit dem, was unter biologischem Alter verstanden wird.

Organbezogen läßt sich dies gut am Beispiel des Herzens verdeutlichen: man stirbt nicht am Altersherz, sondern an den Schädigungsfolgen am Herzen. So führt die Arteriosklerose, bedingt z.B. durch Zigarettenrauchen oder Bluthochdruck, zur koronaren Herzkrankheit, die die Leistungsfähigkeit des Herzens und damit auch des „Körpers" mindert. Es schnauft jemand dann „wie ein altes Walroß", wenn Treppen nur noch mühevoll gestiegen werden können. Entweder ein resultierender Herzinfarkt oder eine zunehmende Herzinsuffizienz führen schließlich zum Zusammenbruch des Kreislaufsystems mit nachfolgendem Tod.

Bedeutsam ist nun, daß äußere Einflüsse durchaus steuerbar sind. Gelingt es nämlich, durch geeignete Lebensführung mit Vorbeugemaßnahmen (s. Kap. 1.6) die von *außen* bedingte Alterung zu verlangsamen, kann im günstigsten Fall das Auftreten von Krankheiten vermieden oder auf das unmittelbare Ende eines Lebens komprimiert werden. Idealisiert bedeutet dieses, dem Leben im Alter qualitativ gute Jahre hinzuzufügen, aber nicht, unbedingt 115 Jahre alt zu werden.

1.3 Somatische Dimension: Alter und Krankheit

Alterung ist keine Krankheit! Eine exakte Unterscheidung zwischen physiologischen Alterungsvorgängen und offensichtlichen Erkrankungen kann jedoch schwierig sein, denn es gibt fließende Übergänge.

So gibt es Befunde, die auf das Alter an sich zurückgeführt werden können, z.B. eine Prostatahyperplasie, während andere Krankheiten in jüngeren Jahren erworben wurden oder sich gebildet haben, die in das Alter mitgetragen werden und „mitaltern" wie z.B. die chronisch obstruktive Lungenerkrankung (COLD) mit Ausbildung eines Emphysems. Demgegenüber gibt es Erkrankungen, die prinzipiell in jedem Lebensalter auftreten können, jedoch eine deutliche Altersabhängigkeit aufweisen. Ganz sicher ist die Tumorhäufigkeit im Alter erhöht.

Häufige Erkrankungen im Alter sind:
Kardiovaskuläre Erkrankungen: koronare Herzkrankheit, -insuffizienz, -rhythmusstörungen, -klappenfehler, arterielle Hyper-/Hypotension, Durchblutungsstörungen, venöse Thrombosen
Pulmonologische Erkrankungen: chronisch-obstruktive Lungenerkrankung, Pneumonie/Tuberkulose, Lungenembolie, Bronchialkarzinom
Gastroenterologische Erkrankungen: Magen-/Darmulkus, Gastritis, Hiatushernie, Cholezystolithiasis, Pankreasinsuffizienz, ischämische Kolitis, Divertikulose/-itis, Rektumprolaps, kolorektales Karzinom
Hämatologische Erkrankungen: Anämie, Leukämie, Lymphom, monoklonale Gammopathie
Endokrinologische, metabolische Erkrankungen: Diabetes mellitus, Hypo-/Hyperthyreose, Hyperparathyreoidismus, Hyperurikämie

Orthopädische, muskuloskeletale, rheumatische Erkrankungen: Osteoporose, Osteomalazie, Polyarthritis/-arthrose, Knochenfrakturen, Amputationen, Spondylarthrose, M. Paget, Polymyalgia rheumatica
Neurologische Erkrankungen: apoplektischer Insult, TIA, Polyneuropathie, Neuralgie, Parkinson-Syndrom, Krampfanfälle
Psychiatrische Erkrankungen: Demenz, Depression, Manie, paranoide Zustände, akute Verwirrtheit, Delir
Urologische Erkrankungen: Harnweg-/Blaseninfektion, Niereninsuffizienz, Prostatahyperplasie/-karzinom
Gynäkologische Erkrankungen: Deszensus, Fluor, Pruritus, Vulvitis, Kolpitis, Mamma-/Genitaltumore
Augen-, HNO-Erkrankungen: Katarakt, Glaukom, Visusstörungen, Presbyakusis
Dermatologische Erkrankungen: chronisches Ekzem, Pruritus, Ulcus cruris, Dekubitus, Hauttumoren.

1.4 Psychische Dimension: Verhalten und Erleben

Gibt es eine vorurteilsfreie Einschätzung psychischer Normalität im Alter? Es gibt bestimmte Kennzeichen wie Nachlassen der Merk- und Konzentrationsfähigkeit oder Verlangsamung, die man als alterstypisch empfindet („ich glaub', ich habe einen Alzheimer"), und die in jüngeren Jahren nicht beobachtet werden. Es ist also die Sichtweise des Jüngeren, die die Normalität bestimmt. Aus der Altersperspektive ist es jedoch „völlig normal", daß es zum Nachlassen oder zu einer Änderung geistiger Funktionen kommt.

Wird Intelligenz geprüft mit allgemeinen Tests (IQ-Test), so sind Jüngere den Älteren i. d. R. überlegen. Bei feinerer Analyse zeigte sich jedoch, daß die verschiedenen intellektuellen Leistungen im Verlaufe des Lebens zu unterschiedlichen Zeiten ihren Höhepunkt erreichen. Umstellung, Wendigkeit, Kombinationsfähigkeit und Orientierung in neuen Situationen *(kognitive Informationsverarbeitung)* lassen im Alter allmählich nach. Demgegenüber verbessern sich Fähigkeiten im Bereich des Allgemein- und Erfahrungswissens sowie der inhaltlichen Ausgestaltung von Denken, Wissen und Ausdrucksfähigkeit (Stichwort: *Weisheit*).

Nur wenn es gelingt, psychische Vorgänge in der Gesamtheit zu erfassen und im Verlauf zu beobachten, lassen sich pathologische Abweichungen registrieren. Die persönliche Lebensgeschichte ist dabei immer zu berücksichtigen. Sie umfaßt den körperlichen Gesundheitszustand, Begabung, Bildung und geistige Aktivität in jungen Jahren, berufliche Tätigkeit, eine anregende Umgebung bis hin zur Bewältigung von Konflikten (z. B. bei Pensionierung) und Belastungen.

Demgegenüber ist die Unterscheidung zwischen altersentsprechenden Veränderungen psychischer Funktionen und pathopsychologischen Zügen mitunter außerordentlich schwierig. Wann ist z. B. ein Verstimmungszustand normal, wann beginnt die Krankheit Depression, wie lassen sich altersbedingte Veränderungen des Schlafverhaltens von einer krankhaften Schlafstörung abgrenzen?

Generell gilt, daß nur wenige ältere Menschen an psychischen Störungen oder psychiatrischen Krankheiten leiden!

1.5 Soziale Dimension: Alter und Gesellschaft

In einer erfolgs- und leistungsorientierten Gesellschaft paßt der alte Mensch mit seiner andersartigen Erscheinung nicht so recht in das Bild, was als jung, dynamisch, selbstbewußt, flexibel umrissen werden kann.

Besonders der Leistungsgedanke führt zu solch einer Einschätzung: ein alter Patient wird zum Pflegefall, da sowieso nichts mehr zu erreichen ist, der Pensionär kann sich sowieso nicht auf neue Technologien umstellen, usw. In die gleiche Richtung weisen – allerdings heute widerlegte – alterssoziologische Ansätze, die einen körperlich-seelisch-geistigen Abbau sowie einen Rückzug aus dem öffentlichen und sozialen Leben als altersbedingt und -angemessen annehmen.

Tatsächlich bestehen jedoch Zufriedenheit und ein echtes Selbstwertgefühl, wenn Aufgaben im familiären, nachbarschaftlichen oder beruflichen Bereich wahrgenommen werden können, oder wenn Aktivitäten und Interessen aus dem mittleren Erwachsenenalter im Alter weiter praktiziert werden.

Das **soziale Umfeld** eines älteren Menschen ist geprägt durch einschneidende Veränderungen oder Besonderheiten in den Bereichen Partnerschaft, Familienstruktur, finanzielle Situation, soziale Kontakte, Freizeit, Wohnsituation sowie Pflege- und Versorgungseinrichtungen. Es sind zunächst einmal Frauen, die das Altersschicksal meistern müssen. Von den über 75jährigen sind mehr als 70 % Frauen. Die meisten davon sind verwitwet oder leben alleine. Umgekehrt leben sehr viele alte Männer noch mit ihren Partnerinnen zusammen.

Bisher wird die pflegerische Arbeit in der Regel von den Frauen geleistet, als Ehefrau oder als Tochter. Auch wenn das traditionelle (Groß-) Familiengefüge auseinandergebrochen ist, besteht zwar grundsätzlich Bereitschaft, Angehörige im Alter zu unterstützen oder zu pflegen. Jedoch sind einer dauerhaften Pflege von Angehörigen enge Grenzen gesetzt. Die Mehrfachaufgaben der Frauen durch Beruf und Familie lassen vielfach eine weitere Belastung nicht zu.

Man muß sich aber auch vorstellen, daß Kinder von z.B. 85ig Jährigen, die die Pflege übernommen haben, mit 60 oder 65 Jahren selbst schon alt sind. Damit lassen sich auch die fatalen Konsequenzen aus der Kinderarmut der jetzigen Generation hinsichtlich ihrer eigenen Betreuung und Versorgung im Alter nur zu gut erahnen.

Die **finanzielle Ausstattung** ist trotz der Altersrente bei der Mehrzahl der älteren Menschen, insbesondere bei den Frauen, knapp bemessen. Die Hälfte der über 75jährigen kann lediglich über einen Betrag von ca. DM 1 400.-/Monat verfügen. Bei einer derart schmalen finanziellen Basis sind inbesondere der Unterhalt der angestammten Wohnung bedroht, ebenso die Teilnahme an kulturellen Veranstaltungen und an sozialen Aktivitäten. Nur im vertrauten Viertel und bekanntem Wohnumfeld mit all seinen Einrichtungen lassen sich soziale Kontaktmöglichkeiten aufrechterhalten. Ist zusätzlich das soziale Netz intakt und eine Unterstützung im ambulanten Bereich (s. Kap. 2.6) gegeben, kann Isolation vermieden und die Selbständigkeit – als das erstrebenswerteste Ziel bei älteren Menschen – länger aufrechterhalten werden.

1.6 Prävention: Gesundes Altern

Warum über vorbeugende Maßnahmen bei älteren Menschen nachdenken, wenn sie häufig sowieso schon krank sind? Dafür gibt zwei gewichtige Gründe:
– zum einen läßt sich die typische Häufung von Erkrankungen (s. Kap. 2.1) im Alter minimieren.

– zum anderen muß man sich das Maß ‚Lebensjahre‘ bei einem generell zunehmenden Lebensalter klar machen: Ein/e 65 jährige/r kann trotz akuter oder chronischer Erkrankung 90 Jahre oder älter werden! Das sind mehr als 25 Lebensjahre, die, je nachdem, gut oder schlecht erlebt werden.

Soll eine Häufung von Krankheiten vermieden oder aufgeschoben werden, muß Vorbeugung in jungen Jahren beginnen.

Die **primäre Prävention** zielt auf Lebensweise sowie Eigenverantwortlichkeit eines Menschen für ein gesundes Leben (Genußmittel, Bewegung, Risikofaktoren). Werden im Rahmen der **Sekundärprävention** Krankheitsrisiken und Krankheiten frühzeitig erkannt und behandelt, lassen sich Heilungschancen verbessern und Krankheitslasten vermindern. Im *somatischen Bereich* lassen sich mit Bewegung oder Physiotherapie Stoffwechsel-, Muskel-, Knochen- oder Gelenkerkrankungen beeinflussen. Die Wirkung von Medikamenten auf „Risikofaktoren" ist belegt. Damit läßt sich arterielle Gefäßsklerose beeinflussen mit günstiger Auswirkung auf Durchblutung von Herz, Gehirn oder Extremitäten. Mit konfliktzentrierter *Gesprächstherapie* (über Ängste, Sorgen, Nöte, Bedürfnisse, Problembewältigung), am besten mit Bezugspersonen (Partner, Kinder, Verwandte, Freunde oder Bekannte), aber auch mit kleinen, stimmungsaufhellenden Veränderungen in der Wohnung oder Hilfen (Reparaturen, Besorgen von Hilfsmitteln) gibt es präventive Handhaben im psychosozialen Bereich.

Tertiärprävention meint Vorbeugung vor Verschlimmerung und Komplikation sowie Wiederauftreten einer Krankheit *(Rezidivprophylaxe)*. Alte Menschen sind bei akuten, schweren Erkrankungen, wie z. B. beim Schlaganfall, erheblichen Risiken ausgesetzt. Es drohen zusätzliche Komplikationen durch vorbestehende Erkrankungen (Multimorbidität), aber auch Dekubiti, medikamentöse Überdosierung oder akute Verwirrtheitszustände, die allesamt vermieden werden sollten. Ebenso muß eine Kontraktur- oder Spastizitätsprophylaxe nach Fraktur bzw. Schlaganfall eingeleitet werden und schließlich muß man sich um Wiedereingliederung trotz etwaiger Behinderung bemühen, um eine soziale Isolation zu verhindern. In der Gesamtsicht der Prävention hat die Rehabilition (s. Kap. 2.5) eine herausragende Bedeutung.

2. Geriatrischer Patient

Ein geriatrischer Patient weist eine Reihe von Besonderheiten auf: Er ist häufig krank, die Krankeitsdauer ist verlängert, es bestehen gleichzeitig mehrere Krankheiten (Multimorbidität). Die Immunabwehr, Widerstandskraft und Leistungsfähigkeit sind herabgesetzt, die Anpassungsfähigkeit nach Akuterkrankungen ist verzögert oder herabgesetzt, Krankheiten können atypisch verlaufen. Die Reaktion auf Medikamente ist verändert. Die Orientierung bei Ortswechsel ist erschwert, häufig ist das psychosoziale Befinden gestört. Meist steht eine Akuterkrankung nur zufällig an erster Stelle; es ist immer damit zu rechnen, daß dabei auch andere Organsysteme dekompensieren können. Auch muß immer kritisch geprüft werden, ob es wirklich eine Akuterkrankung ist, die eine Krankenhauseinweisung begründet.

2.1 Multimorbidität

Definition. Unter Multimorbidität ist zu verstehen, daß gleichzeitig mehrere Krankheiten nebeneinander bestehen. Diese Krankheiten sind meist chronisch und haben sich über einen längeren Zeitraum entwickelt, so daß genügend Zeit bestand, sich an Behinderungen oder Einschränkungen anzupassen. Es stellt sich ein Gleichgewicht ein, so daß multimorbide Patienten trotz fünf oder mehr medizinischer Diagnosen im Leben gut zurechtkommen können. Durch eine Akuterkrankung kann dieses Gleichgewicht so empfindlich gestört werden, daß als Folge andere Krankheitssymptome zusätzlich auftreten können.

Kommt es beispielsweise zum Blutdruckabfall infolge eines Flüssigkeitsmangels (Exsikkose), weil der Patient zu wenig getrunken hat oder ihm Diuretika verabreicht wurden, können sich Durchblutungsstörungen bemerkbar machen, zerebral durch Verwirrtheit, an den Beinen durch kalte, marmorierte Haut und Schmerzen, an den Nieren durch nachlassende Ausscheidung mit Nierenversagen. Zusätzlich kann ein Diabetes mellitus entgleisen oder bestehende Arthrosen können durch Immobilität auch noch Schmerzen verursachen.

2.2 Häufige Krankheiten im Alter

Es gibt bestimmte Krankheitskonstellationen, die in jedem Lebensalter auftreten können, die jedoch typisch für alte Menschen sind und mit zunehmendem Lebensalter verstärkt und vor allem auch gehäuft in Erscheinung treten (s. Kap. 1.3). Dies gilt in besonderer Weise für 2 Krankheiten im Alter: *Arteriosklerose* und *Osteoporose* (s. Abb. 21–3, 16–1, S. 649).

Aufgrund der einschneidenden Krankheitsfolgen, die häufig beim Schlaganfall und bei der arteriellen Verschlußkrankheit (Folgen der Arteriosklerose), aber auch bei Erkrankungen des Bewegungsapparates (beispielsweise infolge der Osteoporose) auftreten, sollen diese Krankheitsbilder eingehend dargestellt werden. Ähnliches gilt auch für das Parkinson-Syndrom und die dementiellen Erkrankungen.

2.2.1 Apoplektischer Insult

Ein apoplektischer Insult verursacht einen neurologischen Ausfall, meist in Form einer dauerhaften *Halbseitenlähmung*, als TIA oder PRIND (s. Kap. VIII/1.4.1, S. 302).

Häufigkeit. Bei den 60–64 jährigen ist mit etwa 4 Schlaganfällen pro 1000 Einwohner pro Jahr zu rechnen. Mit zunehmenden Alter steigt die Häufigkeit, einen Schlaganfall zu erleiden, auf etwa 13 pro 1000 Einwohner bei den über 75 jährigen. In der Akutphase sterben ca. 25 % der Betroffenen. Die besondere Bedeutung von Schlaganfällen in der geriatrischen Behandlung ergibt sich zwangsläufig aufgrund des gehäuften Auftretens bei älteren Menschen und des damit verbundenen intensiven Pflegeaufwandes und einer langwierigen Rehabilitation (s. Kap. 2.5).

Symptome. Die neurologischen Ausfälle richten sich nach den Versorgungsgebieten einer Gehirnarterie (am häufigsten ist die A. cerebri media betroffen) sowie nach der Gehirnhälfte (Abb. 21–2).

In der *Akutphase* besteht eine schlaffe Lähmung häufig mit Blickrichtung zum Infarkt („der Betroffene schaut sich den Schaden an"). Der Patient kann eintrüben bis hin zu einem Koma. Auch kann initial ein Krampfanfall auftreten. Es können Sprach-, Sprech-, Kau- und Schluckstörungen auftreten, ebenso kann vorübergehend eine Stuhl- oder Urininkontinenz bestehen.

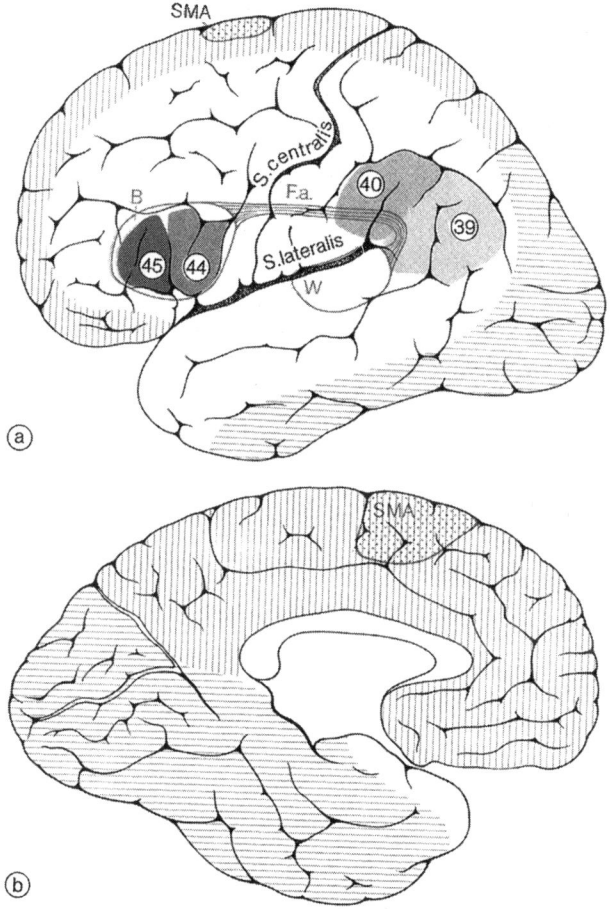

Abb. 21–2: Großhirnhemisphäre mit Darstellung der wichtigsten *Sprachregionen* in Lateral- (**a**) und Medialansicht (**b**): **B** Broca-Region (Area 44, 45 nach Brodmann), **W** Wernicke-Region (SMA, supplementär-motorisches Areal). Für sprachverwandte Funktion sind folgende Strukturen bedeutsam: F. a.: Fasciculus arcuatus, Gyrus arcuatus, Gyrus supramarginalis. *Versorgungsgebiet der Hirnarterien:* A. cerebri media (hell); A. cerebri anterior (vertikal scharaffiert); A. cerebri posterior (horizontal schraffiert)

Im Verlauf kann sich eine Spastizität der betroffenen Körperseite entwickeln. Komplizierend tritt eine schmerzhafte Schulter, eine Schultersubluxation oder eine geschwollene Hand auf.

Im günstigsten Fall kann sich eine Lähmung fast vollständig zurückbilden. Anderenfalls besteht eine Restsymptomatik. Bei guter Therapie kann der Patient lernen, seinen Muskeltonus zu regulieren (also die Spastik hemmen). Er wird dadurch fähig, Bewegungen neu zu lernen, die ihm Mobilität und somit Selbständigkeit verleihen (s. Kap. 2.5).

Therapie. In der *Akutphase* werden die Vitalfunktionen gesichert und es wird symptomatisch therapiert (z. B. Blutdrucksenkung bei Hypertonie, Behandlung einer Herzschwäche, parenterale Ernährung). Es werden alle Maßnahmen zur Tertiärprävention eingeleitet.

> Das oberste Gebot nach Schlaganfall lautet jedoch: *Rehabilitation so früh wie möglich* (s. Kap. 2.3)!

2.2.1.1 Links-, Rechtshirninsult

Beim **Linkshirninsult** besteht eine sensomotorische Halbseitenlähmung (Hemiparese) der rechten Seite. Neuropsychologisch (s. u.) werden fast regelmäßig eine Sprachstörung *(Aphasie)* sowie *Planungs -und Handlungsstörungen* beobachtet.

Rechtshirninsult. Eine Hemiplegie der linken Seite besteht beim Rechtshirninsult. Das Sprachvermögen ist i. d. R. nicht beeinträchtigt, dagegen bestehen häufig andere neuropsychologische Störungen (s. u.) wie *Neglect* oder Raumwahrnehmungsstörung, in schweren Fällen wird ein *Pusher-Syndrom* (s. u.) beobachtet.

2.2.1.2 Neuropsychologische Syndrome

Mit Hilfe der Oberflächen- und Tiefensensibilität und des Muskeltonus sowie anderer Sinnesorgane (Sehen, Hören, u. a.) läßt sich die Umwelt oder der eigene Körper „sinnvoll" *wahrnehmen*. Bei intakter Wahrnehmung gibt es keine Schwierigkeiten, sich im Raum (Wo befinden Sie sich?) oder in der Zeit (Welches Datum, Jahr?) zu *orientieren* oder bestimmte *Hirnleistungen*, z. B. handeln, planen oder sprechen, abzurufen. Diese psychischen Prozesse oder Leistungen hängen von einem intakten Zentralnervensystem (ZNS) ab. Bei einem Schlaganfall sind die eingehenden Informationen im ZNS aus linker und rechter Körperhälfte aufgrund der Halbseitenlähmung plötzlich sehr unterschiedlich oder gar widersprüchlich. Dies ist für den betroffenen Patienten natürlich verwirrend; nach außen kann sich dies durch Unaufmerksamkeit oder Nachlässigkeit bemerkbar machen, was aber keinesfalls als „unkooperativ" interpretiert werden darf:

Bei einer **Apraxie** ist die sinnvolle Ausführung von Zweckbewegungen, Gesten oder Handlungen gestört.

Ein Patient wird z. B. aufgefordert, sich eine Tasse Kaffee mit Instantpulver zuzubereiten. Der gestörte Ablauf kann so aussehen, daß er zunächst das heiße Wasser in die Tasse und anschließend das Pulver in die Wasserkanne schüttet und schließlich mit dem Löffel in die Kaffeedose rührt.

Bei einer **Agnosie** werden vertraute Gegenstände oder besondere Umstände (z. B. die Krankheit an sich) nicht erkannt.

Der Patient nimmt beispielsweise einen Becher in die Hand und kann diesen nicht als „Becher" bezeichnen oder er stürzt aus dem Bett bei dem Versuch aufzustehen, weil er einfach nicht glaubt, daß er eine gelähmte Seite hat.

Bei **visuo-konstruktiven Störungen** ist die Orientierung im Raum und die räumliche Vorstellung oder die Wahrnehmung zum eigenen Körper gestört.

So kann ein Patient ein Hemd nicht anziehen, weil er vorne und hinten nicht unterscheiden kann und nicht weiß, in welche Öffnung Arm oder Kopf gesteckt werden müssen.

Bei einem **Neglect** wird die betroffene Körperseite vernachlässigt oder sie ist wie die Umgebung dieser Seite für den Patienten einfach nicht existent.

Spricht man ihn nun von der betroffenen Seite an, dreht er sich mit dem Kopf nicht dort hin; dagegen wundert er sich, daß er aus seinem „Niemandsland" eine Stimme hört. Läßt man ihn eine Blume zeichnen, fehlt dort die Hälfte einer Blüte. Ist der Patient geh- oder rollstuhlmobil, rammt er häufig einen Türpfosten.

Bei einem **Pusher-Syndrom** (engl. to push = drücken, stoßen) drückt der Patient mit der gesunden Seite gegen seine gelähmte Seite und ist nicht in der Lage, aufrecht zu stehen. Sein Gefühl für die Körperlängsachse in der Senkrechten ist gestört. Er empfindet eine schräge Achse (zur gelähmten Seite hin) als normal, und deswegen scheitern zunächst alle Versuche, ihn gerade hinzustellen.

Auch im Bett versucht der Patient immer wieder, sich nach *seinem* räumlichen Empfinden auszurichten. Lagerungsversuche scheitern zunächst immer wieder. Schaut man sich das zerwühlte Bett und das Verhalten des Patienten an, wirkt alles geradezu chaotisch (Chaos-Patient). Erklärbar ist dies durch die beim Pusher-Syndrom häufig bestehenden neuropsychologischen Störungen wie Neglect, visuo-konstruktive Störungen, eine fehlende Krankheitseinsicht (Anosognosie) sowie apraktische Störungen.

2.2.1.3 Aphasie und Dysarthrie

Eine **Aphasie** ist eine zentral verursachte Sprachstörung der dominanten Hemisphäre (bei Rechtshändern i. d. R. linke Hemisphäre). Nicht nur das Sprechen ist beeinträchtigt, sondern auch Verstehen, Schreiben, Lesen und Umgang mit Zahlen (s. Kap. VIII/ 1.4.1.1, S. 303).

Wernicke-Aphasie: Hier ist wesentlich das Sprachverständnis gestört. Es kann ein starker Sprechdrang bestehen (Logorrhoe) mit z. T. unverständlichen Wörtern oder Wortneubildungen. *Broca-Aphasie*: Die Patienten äußern sich in einer Art Telegrammstil mit stockenden, abgehackten Ein- bis Zweiwortsätzen.

Globale Aphasie: alle Sprachfunktionen sind schwer gestört. Es können Sprachautomatismen bestehen mit immer wiederkehrenden starren Äußerungen („also, außer, ja").

Amnestische Aphasie: Es bestehen vorwiegend Wortfindungsstörungen.

Bei einer **Dysarthrie** ist das Sprechen häufig verwaschen, nasal und verlangsamt. Die Ursache ist peripher bedingt durch muskuläre Verziehungen an Rachenwand, Gaumensegel, Zunge und Lippen. Dadurch sind Stimm- und Lautgebung beeinträchtigt.

818   XXI. Geriatrie

2.2.2 Arterielle Verschlußkrankheit, Amputation

Arteriosklerose kann prinzipiell alle Arterien befallen. Sind die Beinarterien betroffen, machen sich Durchblutungsstörungen beim Laufen bemerkbar, später auch in Ruhe. Prinzipiell können sich Kollateralen bilden, die eine noch ausreichende Durchblutung der Beine gewährleisten. Kommt es jedoch zum Verschluß, können Nekrosen entstehen; im Extremfall stirbt das Bein ab (in Anlehnung an die bekannten Risikofaktoren: „Raucherbein", „Zuckerbein").

Häufigkeit. Bei den über 50jährigen lassen sich fast ausnahmslos eine Sklerose der Beinarterien nachweisen, ohne daß auch Symptome bestehen müssen. Mit zunehmendem Alter treten jedoch auch häufiger Symptome auf; bei den über 65jährigen in einer Größenordnung von ca. 35–40 %. Dabei überwiegen Verschlüsse im Becken- und Oberschenkelbereich.

Symptome. Bei der chronischen Verlaufsform lassen sich nach Fontaine 4 Stadien (I-IV) der *peripheren arteriellen Verschlußkrankheit (pAVK)* beschreiben, die von Symptomlosigkeit über Schmerzen beim Gehen (Schaufensterkrankheit), Ruheschmerz bis zur Nekrose- bzw. Gangränbildung reichen.

Besonders im höheren Alter können eine hämodynamische Störung (Blutdruckabfall, Herzrhythmusstörungen, Herzschwäche) aber auch Exsikkose, arterielle Embolien, Immobilität oder unerwünschte Medikamentenwirkungen die Durchblutung der Beine mitunter sehr rasch verringern.

Therapie. Bei symptomatischen, chronischen Verlaufsformen ist die beste Therapie Bewegung und nochmals Bewegung *(Intervallmuskeltraining)*!

Bei höhergradigen Stenosen kann mit *Prostaglandinen* therapiert werden. Ebenso kann eine mechanische Aufweitung *(Dilatation)* versucht oder chirurgisch Bypässe gelegt werden. Bei akutem Verschluß, z.B. durch eine arterielle Embolie, der sich durch Pulslosigkeit, Kälte und Blässe des Beines verbunden mit heftigem Schmerz bemerkbar macht, kann eine örtliche *Lyse* versucht werden oder chirurgisch eine Embolieentfernung. Sind hämodynamische Störungen Ursache für akute Durchblutungsstörungen, müssen diese rasch beseitigt werden. Gelingt es nicht, die Durchblutung innerhalb von Stunden wieder in Gang zu setzten, stirbt das Bein ab; dann muß *amputiert* werden.

2.2.2.1 Amputation

Der Verlust einer Gliedmaße ist ähnlich schwerwiegend wie ein Schlaganfall. Es müssen Bewegungen neu gelernt und Alltagssituationen geprobt werden. Gerade bei älteren Patienten sollte so früh wie möglich mit Rehabilitationsmaßnahmen begonnen werden. Diese können bisweilen durch Wundheilungsstörungen, später durch Phantomschmerzen beeinträchtigt werden. Rehabilitation bedeutet aber nicht automatisch Anpassung einer Prothese und Übung mit ihr. Die Erfahrung zeigt, daß eine erfolgreiche und dauerhafte Prothesenbenutzung von Amputationshöhe, körperlicher Verfassung und Motivation des Betroffenen abhängt. Bestehen darüber Zweifel, profitiert der Patient weitaus mehr von einer optimalen Hilfsmittelversorgung, beispielsweise mit einem Rollstuhl bei einer Beinamputation. Wird eine Prothesenanpassung geplant, muß der Stumpf frühzeitig abgehärtet und geformt werden. Dazu muß konsequent gewickelt oder ein Stumpfstrumpf angepaßt werden.

2.2.3 Erkrankung des Bewegungsapparates

Knochenabbau und Gelenkverschleiß bereiten nicht nur älteren Menschen große Probleme. Sind Knochen oder Gelenke deformiert, die Beweglichkeit der Wirbelsäule oder der Extremitätengelenke eingeschränkt, und kommt es immer wieder zu Knochenbrüchen oder bestehen dauerhaft Schmerzen, kann es nicht verwundern, daß Selbständigkeit und Selbstversorgung bedroht werden. Durch Unbeweglichkeit und Hilflosigkeit können Menschen unverschuldet regelrecht verwahrlosen; sie vereinsamen und werden depressiv. Die Folgen sind Hilfs- und Pflegebedürftigkeit und Verlust sozialer Kontakte.

Bei den Erkrankungen der Knochen, Gelenke und zugehörigen Weichteile (Rheuma, Arthrose, Arthritis) hat die Osteoporose eine herausragende Bedeutung (s. Abb. XVI/16–1, S.649).

2.2.3.1 Osteoporose

Definition. Osteoporose bedeutet Verminderung der Knochenmasse sowie Änderung der Knochenstruktur und Knochenfunktion. Für das höhere Lebensalter ist die *postmenopausale* (Typ I) und die *senile* (Typ II) Osteoporose typisch (s. Kap. XVI/3.1).

Ursache. Östrogenmangel beim Typ I sowie Involution und Immobilität beim Typ II sind die wesentlichen Faktoren, die zu Osteoporose führen. Fehl- und Mangelernährung, zusätzliche Erkrankungen (z.B. Diabetes mellitus) oder Medikamente (z.B. Kortikoid- oder Heparin-Langzeittherapie) können die Entwicklung dieser Krankheit begünstigen.

Häufigkeit. Aufgrund der hohen Zahl von Osteoporosekranken kann von einer Volkskrankheit gesprochen werden. Sicher sind in Deutschland 4–6 Mio. Menschen betroffen. Bei den hochbetagten Menschen reichen die Schätzungen von 40–100 %.

Symptome. Hauptprobleme sind Schmerzen und Frakturen. Durch die Osteoporose verändert sich der Körper, man sintert zusammen und wird kleiner, die Haltung ändert sich (Abb. 21–3). Beschwerden entstehen besonders im Rücken- und Hüftbereich. Wirbelkörperfrakturen und sturzbedingte Frakturen sind häufig; von diesen haben die *Schenkelhalsfrakturen* eine herausragende Bedeutung.

Therapie. Die beste Therapie ist, die Osteoporose nicht entstehen zu lassen, also Prävention. Dieses ist möglich durch angemessene Calciumzufuhr und regelmäßige Bewegung oder durch Östrogenzufuhr während und nach der Menopause.

Bei osteoporosebedingten Beschwerden müssen Schmerzen behandelt werden, ggf. auch sehr konsequent (s. Kap. 2.3.3 Schmerztherapie). Physikalische und krankengymnastische Therapie stehen bei der Behandlung im Vordergrund. Im Sinne einer Tertiärprävention sollte durch Verabreichung von Calcium, Vitamin D und/oder Calcitonin versucht werden, Knochenmasse zu vermehren. Immobilisation ist in jedem Fall zu vermeiden.

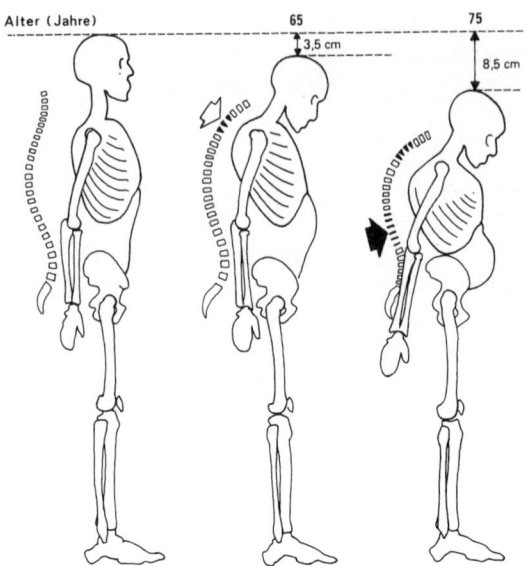

Abb. 21–3: Körper- und Haltungsveränderungen bei Osteoporose

2.2.3.2 Hüftgelenksnahe Oberschenkelbrüche

Im fortgeschrittenen Lebensalter sind dies die häufigsten Brüche der unteren Extremität (s. Abb. XX/20–23, S. 792). Daß das so ist, liegt nicht ausschließlich an der meist mitbestehenden Osteoporose. Bedeutsamer ist die im Alter zunehmende Sturzhäufigkeit (s. Kap. 3.2); dabei spielen auch solche Faktoren eine Rolle wie Reaktionsvermögen, Aufmerksamkeit oder Hör- und Sehvermögen.

Häufigkeit. In einer Untersuchung einer universitären unfallchirurgischen Abteilung wurde ein Anstieg hüftgelenknaher Frakturen im Zeitraum von 1950 bis 1987 bei den 75–79jährigen um 119 %, bei den 80–84jährigen um 224 % und bei den über 85jährigen um 318 % verzeichnet. Insgesamt muß in Deutschland mit etwa 60 000 derartigen Frakturen pro Jahr gerechnet werden. Frauen sind dreimal häufiger betroffen als Männer.

Symptome und Therapie s. Kap. XX/4.5.6.1, S. 792.

2.2.4 Parkinson-Syndrom s. Kap. VIII/1.5.1, S. 311

2.2.5 Dementielle Erkrankungen

Definition. Eine Demenz ist gekennzeichnet durch abnehmende Hirnleistungen.

Symptome. Ganz zu Anfang stehen Gedächtnisstörungen. Alltagsanforderungen können jedoch noch bewältigt werden. Läßt die intellektuelle Leistungsfähigkeit (Lernen, Kritikfähigkeit u. a.) nach und entwickeln sich zusätzlich Aufmerksamkeits-, Orientierungs-, Denk- oder Sprachstörungen, so wird die Diagnose einer Demenz immer wahrscheinlicher.

Allerdings muß die Diagnose ‚Demenz‘ immer sehr kritisch gestellt und gegen altersbedingte Einschränkungen gut abgegrenzt werden. Verlaufsbeobachtungen über mehrere Monate sind bisweilen unumgänglich.

Innerhalb einer dementiellen Erkrankung können sich weitere psychopathologische Verhaltensmuster wie Wahnvorstellungen, Aggressivität oder ständiges Umherwandern entwickeln. Zusätzlich können Schlafstörungen bis hin zu einer Tag-Nacht-Umkehr bestehen. Man sollte sich jedoch im klaren sein, daß Gefühle lange erhalten bleiben, auch wenn sie nicht immer den vertrauten Mustern entsprechen. Im Endstadium verliert ein dementieller Patient seine Persönlichkeit und Kontrollfähigkeit, er wird stuhl- und urininkontinent. Er versteht nicht mehr, was mit ihm geschieht.

Man unterscheidet innerhalb der dementiellen Erkrankungen zwischen der *Alzheimer-Krankheit* (ca. 50 %) und der *Multiinfarktdemenz* (ca. 20 %). Daneben gibt es *Mischformen* und seltenere Demenzformen. Die **Alzheimer-Krankheit** ist eine echte Abbaukrankheit mit Zellverlust und Ablagerungen von senilen Plaques und Amyloid. Bei der **Multiinfarktdemenz** kommt es zum Untergang von Gehirnarealen infolge mehrerer kleinerer oder größerer apoplektischer Insulte.

Differentialdiagnose. Grundsätzlich sollte nach internistischen und neurologischen Krankheiten oder nach medikamentösen Nebenwirkungen gefahndet werden, die auch zu einer dementiellen Symtomatik führen können. Bei Erkennung und Beseitigung eines Übels aus diesen Bereichen kann sich eine dementielle Symptomatik zurückbilden!

Häufigkeit. Dementielle Erkrankungen werden mit dem Alter häufiger. Während man bei den unter 70jährigen mit einem Anteil von < 5 % rechnet, liegt dieser bei über 80jährigen bei 20 % und steigt bei den über 90jährigen auf etwa 50 %.

Therapie. Ein medikamentöses Antidemenzmedikament ist bisher nicht bekannt. Bei psychopathologischen Problemen wird symptomatisch therapiert (Unruhe, Angst, Wahn). Es muß für eine ausreichende Ernährung und *Flüssigkeitszufuhr* gesorgt werden. Wichtig ist eine Erhaltungstherapie von noch vorhandenen Fähigkeiten und körperlichen Funktionen. Durch einen strukturierten, einfachen und *planmäßigen Tagesablauf* gelingt es, einem Demenzkranken auch über einen langen Zeitraum Halt und Orientierung zu geben. Wichtig sind *Bezugspersonen* und Möglichkeiten, sich an der Realität zu orientieren (Uhren, Kalender, Hinweise zum Aufenthaltsort, Zeitung, Radio und Fernseher). Ist ein Patient ruhelos, so sollte dem Bewegungsdrang nachgegeben werden; Sedierung oder Fixierung führen meist zu weiteren Problemen und sollten vermieden werden. *Angehörige* müssen immer umfassend aufgeklärt und beraten werden. Werden alle Unterstützungs- und Hilfsmöglichkeiten ausgeschöpft, ist eine Versorgung auch im familiären Kreis möglich.

2.3 Geriatrische Syndrome und Funktionseinbußen

Neben den auf S.810 aufgeführten Erkrankungen gibt es eine Reihe von Syndromen und Funktionseinbußen, die in ihrer Bedeutung oftmals unterschätzt und verkannt werden. Für die Betroffenen ergeben sich einschneidende Konsequenzen bis zur Gefährdung der Selbständigkeit und Minderung der Lebensqualität.

2.3.1 Inkontinenz, Obstipation, Flüssigkeitsdefizit

Eine **Inkontinenz** hat eine erhebliche Auswirkung auf persönliche Lebensqualität, Psyche und soziales Umfeld. Permanenter Miktionsdrang, Geruchsbelästigung oder Verschmutzung können bei Betroffenen zu Reaktionen mit Konsequenzen führen: sie trinken weniger oder nehmen Tabletten nicht mehr ein, empfangen keinen Besuch oder gehen nicht mehr auf die Straße. Psychosoziale Folgen sind Isolation und geistige Verarmung; medizinische Probleme ergeben sich infolge einer Exsikkose und Hypotonie mit z. T. drastischen Folgen wie Verwirrtheit oder Apoplex.

Man muß daher immer kritisch hinterfragen (s. Kap. 2.4), ob Krankenhauseinweisung, soziale Isolation oder aktuelle Symptomatik auch in Zusammenhang mit einer Inkontinenz stehen kann.

Aus Scham oder Unkenntnis wird wenig über Inkontinenz gesprochen, die Dunkelziffer ist dementsprechend hoch. Wenigstens 15 % aller älteren Menschen, die zu Hause leben, haben eine Inkontinenz.

2.3.1.1 Urininkontinenz

Die Harninkontinenz kann durch eine Reihe von Untersuchungen abgeklärt werden. Durch *Anamnese* lassen sich Miktionshäufigkeit und Begleitumstände (z. B. Brennen beim Wasserlassen, Abgang einiger Tropfen beim Niesen, Medikamentennebenwirkung) erfragen, die *körperliche Untersuchung* kann Veränderungen aufzeigen (vergrößerte Prostata, Uterus/Blasensenkung, verhärteter Stuhl) oder gibt Hinweise auf Begleiterkrankungen (z. B. Herzinsuffizienz). Mit einer Urinanalyse kann eine Infektion oder Begleitkrankheit (z. B. Diabetes mellitus) erfaßt werden. Schließlich wird durch *Sonographie* eine *Restharnbestimmung* durchgeführt sowie Blase, Blasenumgebung, Uterus, Prostata und Nieren beurteilt. Für spezielle Fragestellungen werden zusätzlich urodynamische und endoskopische Verfahren notwendig (s. Kap. XII).

Dranginkontinenz (= Urge-Inkontinenz). Sie kommt bei Älteren am häufigsten vor und ist durch einen plötzlichen Harndrang gekennzeichnet mit willkürlich nicht unterdrückbarer Miktion von wenigen Tropfen bis hin zu einer kompletten Blasenentleerung. Es besteht häufiger Harndrang zu jeder Tages- und Nachtzeit und in jeder Position. Je nach Diagnose wird mit Antibiotika, Spasmolytika, Toilettentraining, Einmaleinlagen, Urinalen oder durch Ausräumung verhärteten Stuhls therapiert.

Streßinkontinenz. Es kommt zum Abgang kleiner Urinmengen bei Erhöhung des Bauchdruckes wie z. B. beim Lachen, Niesen oder Heben schwerer Lasten. Je nach Diagnose wird mit Beckenbodengymnastik, Pessaren, Einmaleinlagen oder chirurgisch therapiert.

Überlaufinkontinenz. Es besteht ein fast konstanter, tröpfelnder Urinabgang. Zusätzlich ist der Miktionsbeginn verzögert, und es besteht Nachtröpfeln am Ende. Meist sind Männer, häufig wegen Prostatahyperplasie (s. Abb. 12–15, S. 523), betroffen. Therapiert wird mit Cholinergika, mit suprapubischen Kathetern (s. Abb. 12–18, S. 525) oder chirurgisch (Prostataresektion, s. Abb. 12–19, S. 525).

Funktionelle Inkontinenz. Entleerung der Blase in unangemessener Situation oder Lage bei funktionierendem Urintrakt. Dies kommt bei schwer körperlich (Schlaganfall, Gelenk-und Muskelerkrankungen, Amputationen) oder geistig (Demenz) Behinderten vor. Je nach Diagnose Therapie mit Toilettentraining, Toilettenstuhl, Einmaleinlagen und Urinalen.

Inkontinenz neurogener Ursache. Unwillkürliche Miktion in kurzen Abständen bei Querschnittslähmung, Neuropathie (diabetisch) oder Schädel-Hirn-Trauma.

2.3.1.2 Stuhlinkontinenz

Stuhlinkontinenz tritt seltener auf, ist jedoch für den Betroffenen noch belastender als Urininkontinenz. Auch hier läßt sich durch vorangeschaltete Untersuchungen in den meisten Fällen eine Diagnose stellen. Ähnlich wie bei der Urininkontinenz gibt es eine *Stuhlüberlaufinkontinenz*, die durch Ausräumung verhärteten Stuhls, manuell oder durch hohe Einläufe, oder durch Beseitigung einer Obstipation therapierbar ist. Daneben gibt es Inkontinenzen infolge von Nerven- oder Gehirnschädigung (traumatisch, dementiell) oder Darmerkrankungen.

2.3.1.3 Obstipation

Häufig bestehen kaskadenartige Zusammenhänge: Bewegungsarmut, fehlendes Durstgefühl, Fehl- und Mangelernährung, aber auch Medikamentennebenwirkungen oder Laxanzienmißbrauch ergänzen sich bisweilen so ungünstig, daß der Darm schließlich voller Stuhl ist *(Koprostase)* und sich verhärtet, so daß er sich durch die Bauchdecke hindurch oder rektal als Kotballen *(Skyballa)* tasten läßt. Werden Zusammenhänge mißachtet, wird sich ein beständiger Erfolg durch Abführmaßnahmen allein nicht einstellen. Appetitlosigkeit, Völlegefühl, Unwohlsein bis hin zur Stuhlinkontinenz sind Symptome, die Lebensqualität oder Rehabilitationsmaßnahmen erheblich beeinträchtigen.

2.3.1.4 Flüssigkeitsmangel, Fehl- und Mangelernährung

Im Alter lassen Hunger- und Durstgefühl nach. Unzureichende oder falsche Ernährung und Flüssigkeitsmangel *(Exsikkose)* entstehen jedoch immer wieder durch ungünstige Wechselwirkungen *(Inkontinenz, Obstipation)*, infolge psychosozialer Störungen *(Isolation, Vergeßlichkeit, belastendes Ereignis, Depressio*n*)*, durch abnehmende Beweglichkeit oder Sehfähigkeit (z. B. Schwierigkeiten, Einkaufen zu gehen oder Mahlzeiten zuzubereiten), aber auch durch einen schlechten Zahn- oder Gebißzustand oder durch Schluck- und Kaubeschwerden. So entstehen echte Kalorien-, Vitamin- und Elektrolytmangelzustände!

So sind Probleme vorprogrammiert, auch hier gibt es kaskadenartige Zusammenhänge: z.B. führt Kaliummangel zu Darmträgheit, Calciummangel begünstigt eine Osteoporose. Die Anfälligkeit für Infektionen nimmt zu, zunehmende Schwäche führt zu Bewegungsarmut. Herz-Kreislauf-Störungen, nachlassende Nierenfunktion, Durchblutungsstörungen im Kopf, Herzen und Gliedmaßen sind Folgen einer Exsikkose.

Kommt beispielsweise ein abgemagerter, ausgetrockneter Patient mit einer Lungenentzündung in das Krankenhaus, sollte eher an eine Mangelernährung gedacht und nicht sofort auf Tumorsuche gegangen werden!

Die Behandlung einer Fehlernährung richtet sich nach den erkennbaren (multifakto-
riellen) Ursachen. Bei Flüssigkeitsmangel muß der Patient zum Trinken angehalten
werden und er muß u. U. lernen, wie er trotz eines fehlenden Durstgefühls ausreichende Flüssigkeitmengen zu sich nimmt.

2.3.2 Sturz, Dekubitus

Stürze mit oder ohne Folgen – ein alterstypisches Phänomen! Auch wenn die allermeisten Stürze ohne ernste körperliche Schäden bleiben, kann es aufgrund der verminderten Knochenelastizität leicht zu Frakturen kommen, am häufigsten am Schenkelhals (s. Abb. 20–23, S. 792). Neben Weichteilverletzungen wie Hämatomen oder
Distorsionen können auch traumatische Gehirnblutungen (sub/epidurales Hämatom,
s. Abb. 8–7, S. 306) entstehen.

Die *Synkopenabklärung* nach Sturz, bei der nach Herzrhythmusstörungen, Blutdruckabfällen
oder -anstiegen oder nach Durchblutungsstörungen der extrakraniellen Hirngefäßen gefahndet
wird, ist nur in etwa der Hälfte der Fälle richtungsweisend.

Mit Akribie lassen sich meist die entscheidenden anderen Ursachen aufdecken. Tatsächlich kommen Stürze häufig so zustande, daß bei den Betroffenen Aufmerksamkeit und Reaktion oder Seh-, Hör- oder Gleichgewichtsvermögen nachgelassen haben. Hier kann durch ein gezieltes Training Stand- und Gangsicherheit sowie Reaktionsvermögen verbessert werden. Auch Schwäche infolge von Flüssigkeitsmangel oder
Mangelernährung (s. o.) oder aufgrund von Medikamentennebenwirkungen, aber
auch besondere Umgebungsbedingungen wie ein glatter, nicht rutschfester Fußboden,
eine schlecht beleuchtete Treppe oder erhöhte Schwellen (Stolperfallen) sind typische
Sturzursachen.

Dekubitus. Die Sauerstoffversorgung des Gewebes ist bei älteren Patienten infolge
der schlechteren Durchblutung herabgesetzt. Besteht zusätzlich eine Mangelernährung oder eine Exsikkose, ist jeder bewegungseingeschränkte, ältere Patient prinzipiell dekubitusgefährdet. Leider entstehen Dekubitalgeschwüre sehr häufig im Krankenhaus! Dabei läßt sich ein Dekubitus bei Kenntnis der gefährdeten Stellen – Steißbein, Sitzbein, Trochanter, Fersen, Fußknöchel, Schulterblatt, Ohr – durch *Druckentlastung* vermeiden! Druckentlastung erreicht man durch frühestmögliches Aufstehen,
durch wechselnde und richtige Lagerung auf Wechseldruck- oder Super-Soft-Matrat-
zen und durch richtige Hautpflege.

> Einen Dekubitus zu vermeiden ist pflegerisch aufwendig, dessen Behandlung ist
> aufwendiger!

Ist ein Dekubitus entstanden, muß weiter konsequent druckentlastend gelagert werden, zusätzlich müssen Nekrosen abgetragen, die Lokalinfektion behandelt und täglich Verbandwechsel durchgeführt werden. Unterstützend müssen Ernährungs- und
Flüssigkeitszustand des Patienten sowie Durchblutungsverhältnisse (arteriell und venös) optimiert werden. Der Heilungsverlauf ist meist sehr langsam und dauert in der
Regel Monate!

2.3.3 Chronischer Schmerz, Schlafstörungen, Verwirrtheit

Schmerzen. Degenerative Gelenkerkrankungen, z. B. eine Arthrose, Neuropathien, wie die diabetische Polyneuropathie und Osteoporose sind typische, schmerzverursachende Krankheiten, die bei älteren Patienten meist chronifiziert sind. Auf ihre Leiden hin befragt, beklagen die Betroffenen immer wieder die Wirkungslosigkeit und die Nebenwirkungen der eingenommenen Medikamente, insbesondere auf den Magen. Bisweilen geht die Verzweiflung über den nicht beeinflußbaren Schmerz bis zum Suizid. Unbehandelte Schmerzen mindern die Lebensqualität erheblich und schränken Rehabilitationschancen enorm ein. Es sollten daher alle Möglichkeiten zur Schmerzbekämpfung ausgeschöpft werden. Neben physikalischen Maßnahmen wie z. B. Kälte/Wärme, Fangopackungen oder Ultraschall und Physiotherapie mit aktiven und passiven Bewegungsübungen, muß ggf. eine konsequente medikamentöse Schmerztherapie durchgeführt werden.

> Das Behandlungsprinzip bei Schmerz lautet: regelmäßige und ausreichend dosierte Schmerzmitteleinnahme, damit Schmerzen gar nicht erst auftreten.

Man beginnt mit *peripher wirksamen Analgetika* wie Paracetamol oder Ibuprofen und steigert mit zusätzlicher Gabe von leicht, mittel oder stark *zentral wirksamen Analgetika* wie Codein, Tilidin oder Morphin. Zusätzlich kann mit *Antidepressiva* oder *Neuroleptika* kombiniert werden.

Schlafstörungen. Aufgrund des veränderten Schlafverhaltens eines älteren Patienten darf nicht automatisch auf ein verringertes Schlafbedürfnis geschlossen werden. Meist ist das Einschlafen verzögert, Schlafdauer und Schlaftiefe nehmen ab. Dagegen gibt es häufig tagsüber kurze Schlafepisoden. Kurzfristige Schlafstörungen lassen sich durch eine ungewohnte Umgebung mit fremden Menschen, eine veränderte Schlafprozedur oder störende Geräusche erklären. Dennoch sollte immer kritisch an körperliche Ursachen wie Atemnot oder Husten bei Herzschwäche, Schmerzen, Inkontinenz oder Juckreiz gedacht werden. Laxanziengaben am Abend, eine volle Blase, ein Völlegefühl aber auch Hunger oder Durst können den Schlaf ebenfalls empfindlich stören. Bei chronifizierten Schlafstörungen muß an einen Schlafmittelabusus gedacht werden, ebenso an eine Depression. Bei dementen Patienten oder bei anderen zerebralen Abbauprozessen kann eine regelrechte Tag-Nacht-Umkehr beobachtet werden. Nach sorgfältiger Analyse lassen sich Schlafstörungen meist beseitigen, häufig helfen alte Hausrezepte wie Baldrian, Schlaftee, warme Milch oder geringe Alkoholmengen. Auch eine gezielte, jedoch zeitlich begrenzte, Schlafmittelmedikation zum Schlafanstoß oder zum Durchschlafen ist gerechtfertigt. Bei schweren Schlafstörungen muß ein geregelter Tagesablauf mit einer Neugewöhnung an den Nachtschlaf, ggf. mit starken Schlafmitteln, trainiert werden.

Verwirrtheit. Die Ursachen einer Verwirrtheit können bei älteren Patienten so mannigfach sein, daß man sehr vorsichtig mit geistig zerebralem Abbau argumentieren sollte. Desorientiertheit in bezug auf die eigene Person, die Zeit oder Räumlichkeit, Bewußtseinsstörungen von Apathie bis Delir, Wahrnehmungsstörungen mit Angst oder Halluzinationen, bisweilen Aggression mit zerstörerischen Kräften, Umkehrung der Tag-Nacht-Rhythmik, Weglauftendenz, Nahrungsverweigerung oder Inkontinenz sind die Symptome, die die versorgenden Mitarbeiter gelegentlich bis an den Rand ihrer Geduld bringen und ihnen einiges abverlangen! Dennoch muß eine gründliche Ursachenforschung eingeleitet werden, und man wird immer wieder überrascht, wie schnell sich ein Mensch z. b. nach Absetzen von Medikamenten, nach Regulierung des Blutzuckers oder eines Flüssigkeitsmangels oder der Beseitigung einer Schilddrüsenüberfunktion „normalisieren" kann. Selbstverständlich muß immer auch abgeklärt werden, ob hinter einer Verwirrtheit ein Schlaganfall, eine Durchblutungsstörung, ein Tumor, eine Funktionsstörung von Herz oder Niere oder auch eine Infektion steckt. Als Ursache einer Verwirrtheit kann auch ein dementieller Abbauprozeß diagnostiziert werden bzw. es bestehen psychiatrische Erkrankungen wie Paranoia, Manie oder Depression.

2.3.4 Atypische Krankheitssymtome

Belastbarkeit oder Anpassungsfähigkeit als Reaktion auf Krankheiten sind bei Älteren begrenzt. Allgemeinsymptome wie Appetitlosigkeit, Übelkeit, Müdigkeit, Schwäche, aber auch passagere Persönlichkeitsveränderung oder gar Verwirrtheit lassen nicht als erstes z. b. an eine Infektionskrankheit denken, bei der nicht einmal ein Fieberanstieg obligat sein muß. Viel mehr als bei jungen muß bei geriatrischen Patienten immer mit uncharakteristischen Symptomen und atypischen Verläufen gerechnet werden.

Atypische Symptome kommen u. a. bei folgenden Krankheiten vor:
Pneumonie: Appetitlosigkeit und Abmagerung, akute Verwirrtheit, normale Herzfrequenz, kein Anstieg der Körpertemperatur, kein Anstieg der Leukozyten, häufigere Stürze.
Lungenembolie: unspezifische Symptome, stille Embolie.
Herzinfarkt: Appetitlosigkeit und Abmagerung, Brustschmerzen können fehlen, zunehmender, allgemeiner Abbau, Stürze, Schwäche, kurzer Atem.
Akutes Abdomen: fehlende Abwehrspannung.
Harnweginfekt: Inkontinenz, kein Temperaturanstieg, kein Leukozytenanstieg, akute Verwirrtheit.
Parkinsonismus: generelle Verlangsamung, immer wiederkehrende Stürze.
Transitorische ischämische Attacke: Stürze, akute Verwirrtheit.
Polymyalgia rheumatica: allgemein schlechte Verfassung, unspezifische Symptome, Schmerzen, Lethargie.
Hyperthyreose: Angina pectoris, Vorhofflimmern/-flattern, Herzbeschwerden, schlechter Appetit, häufig keine Schilddrüsenvergrößerung.
Hypothyreose: unspezifischer, allgemeiner Abbau, Verwirrtheit, Depression, Anämie.
Depression: kann eine Demenz vortäuschen, Gewichtsabnahme.
Maligne Prozesse: unspezifische Symptome.

2.3.5 Pharmakotherapie

Ganz generell können bei älteren Patienten die gleichen Medikamente verwandt werden wie bei jüngeren. Es sind jedoch Besonderheiten zu beachten. Die **Aufnahme** von Medikamenten aus dem Magen-Darm-Trakt ist verändert (z. B. durch veränderten

Magen-pH-Wert), so auch die **Verteilung** der Pharmaka im Körper. Gesamtkörperwasser und Organdurchblutung sind reduziert, es gibt weniger Muskel- aber mehr Fettmasse, und Albumin als Bindungsstelle für Medikamente im Blutstrom ist weniger vorhanden. Durch eine herabgesetzte Leber- und Nierenfunktion ist der **Abbau** von Medikamenten (z. B. bei Digitalis) verzögert. Damit ist die Wirkung der Medikamente verlängert (verlängerte Halbwertzeit).

Es besteht eine größere **Empfindlichkeit** auf Medikamente, insbesondere bei den zentral wirksamen wie z. B. Benzodiazepinen (u. a. Diazepam). Aufgrund der überdurchschnittlichen Verschreibung und des erhöhten Arzneimittelverbrauchs muß mit erheblichen **Nebenwirkungen** (Verwirrung, Schläfrigkeit, Parkinsonismus, Inkontinenz, Blutdruckregulationsstörungen, Herzrhythmusstörungen) gerechnet werden. Die Medikamenteneinnahme (Compliance) bei älteren Patienten ist nicht immer zuverlässig. Daher sollte die Anzahl von Medikamenten so gering wie möglich und die Art und Weise der Einnahme/Applikation so unkompliziert wie möglich gehalten werden.

2.3.6 Psychosoziale Störungen

Bei erster Begutachtung eines geriatrischen Patienten finden sich nicht selten Störungen in bezug auf Sinnesleistungen und Wahrnehmung, Merk- und Konzentrationsfähigkeit sowie Gedächtnisleistung und Lernfähigkeit. Reaktion und Verhalten sind bisweilen auffällig (traurig, aggressiv, gleichgültig), es bestehen auch Orientierungsstörungen (zu Zeit, Ort, Person) oder Bewußtseinsveränderungen (dämmern, schläfrig). Meist sind diese Störungen situativ bedingt und vorübergehend. Ist der Patient verwirrt, müssen alle denkbaren Ursachen sorgfältig ausgelotet werden (s. Kap. VII/7). Demgegenüber müssen auch akute oder chronische psychopathologische Krankheitsbilder, wie z. B. Delir oder Depression bzw. ein dementieller Prozeß berücksichtigt werden. Soziale Faktoren können solche Prozesse begünstigen oder auch auslösen.

Einsamkeit kann zu Depression führen, Untätigkeit beeinflußt Gedächtnisleistung oder Konzentrationsfähigkeit, ein Wechsel der Lebensumstände hat Auswirkungen auf Verhalten und Bewußtsein.

2.4 Geriatrisches Assessment

Unter geriatrischem Assessment versteht man eine umfassende medizinische, funktionale und soziale Bestandsaufnahme bei geriatrischen Patienten. Dabei werden verbleibende körperliche, psychische und soziale Fähigkeiten beurteilt. Mit ihnen kann eine medizinische, therapeutische und pflegerische Rehabilitation geplant werden mit dem Ziel, größtmögliche Mobilität und Selbständigkeit zu erreichen.

2.4.1 Anamnese und körperliche Untersuchung

Zur Bedeutung der Anamnese s. Kap. II. Die strukturierte Anamnese dient als *Screening*, um einen Patienten als geriatrisch zu identifizieren („wer") und um herauszufinden, ob überhaupt ein Rehabilitationsbedarf („ob") vorliegt. Anamnestisch werden besonders die geriatrischen Syndrome wie Stürze oder Inkontinenz, aber auch Hör- und Sehvermögen und der Ernährungszustand sowie die Medikamentenverordnung und -einnahme erfaßt (s. o.). Darüber hinaus wird die psychische Gesundheit überprüft: wie ist die Auffassungsgabe, kann der Patient beurteilen und entscheiden, ist er orientiert, besteht Verwirrtheit, kann sich der Patient selbst helfen? Schließlich wird das soziale Umfeld beleuchtet: Wie ist die soziale und ökonomische Situation, ist das soziale Netz intakt, gibt es Bezugspersonen, Verwandte, Freunde, bestehen Aktivitäten und Interessen beruflicher, sportlicher oder musischer Art, wie ist die Wohnsituation, wieviel Treppen müssen bewältigt werden, gibt es einen Aufzug, gibt es in der Nähe Einkaufsmöglichkeiten und öffentliche Verkehrsmittel?

2.4.2 Funktionstests

Für die Erfassung von Funktionseinbußen der Selbsthilfefähigkeit, Beweglichkeit oder der geistigen Fähigkeiten stehen eine Reihe von Tests zur Verfügung. Damit hat man zusätzliche Hilfsmittel in der Hand, anhand derer Therapiepläne erarbeitet oder Rehabilitationschanchen abgeschätzt werden können:

ADL-Test (activities of daily living anhand des Barthel-Index): damit lassen sich Fähigkeiten bei Aktivitäten des täglichen Lebens wie Essen/Trinken, Baden/Waschen, An/Ausziehen, Stuhl/Urinkontrolle, Toilettennutzung, Bewegung, Treppensteigen oder Transfer Stuhl/Bett beurteilen.

Motilitätstest: Überprüfung der Balance beim Sitzen, Aufstehen oder Stehen sowie Gehprobe mit Schrittsymmetrie, Gangkontinuität und Rumpfstabilität.

Mini-Mental-State-Test: Überprüfung der Erkennungs- und Urteilsfähigkeit sowie der Auffassungsgabe (wichtig für Demenzerkennung). Z. B. werden Aktualitäten abgefragt, leichte Rechenaufgaben und Handlungsaufträge gestellt und Gegenstände sollen beschrieben werden.

Depressionstest: Es werden Fragen zur Zufriedenheit im Leben, nach Aktivitäten und Interessen, nach Launen, nach Kontaktfreudigkeit oder nach Gedächtnisfähigkeiten gestellt.

2.4.3 Diagnostische Verfahren

Nichtinvasive Verfahren wie Sonographie (Echokardiographie, Abdomensonographie, Dopplersonographie von Hals- und Extremitätengefäßen), EKG (Standard und 24-Std.-Langzeitmessung) Blutdruckmessung (n. Riva-Rocci und 24-Std.-Langzeitmessung) und Röntgen (Thorax, Knochen, Gelenke) werden bevorzugt eingesetzt.

Prinzipiell sollte ein häufiges Hin- und Herschieben zu Untersuchungen vermieden werden. Umfangreichere Laborbestimmungen sind im Sinne eines Screenings sinnvoll, denn vielfach können geriatrische Patienten nur unvollständig über ihre Probleme berichten, ebenso müssen atypische Krankheitsverläufe (s. Kap. 2.3.4) berücksichtigt werden.

2.5 Rehabilitation

Nach dem Assessment, bei dem Rehabilitationsbedürftigkeit abgeschätzt bzw.-ziele und -pläne festgelegt werden, wird entweder eine Rehabilitation eingeleitet oder die geeignetste Weiter- oder Nachversorgung organisiert.

Die medizinisch geriatrische Rehabilitation ist charakterisiert durch gezieltes und präventives Therapieren, d. h. Wiedergewinnung und Erhaltung der durch die akute

Krankheit verlorengegangenen Fähigkeiten, Trainieren der Aktivitäten des täglichen Lebens, Förderung von sozialen Kontakten und Anregung zu geistiger und körperlicher Aktivität. Damit soll ein Patient in die Lage versetzt werden, auch bei möglicherweise bleibender Behinderung in seine alte Umgebung zurückzukehren, um dort ein weitgehend selbständiges und selbstbestimmtes Leben zu führen.

Diese Form der Rehabilitation erfordert ein abgestimmtes Arbeiten von Spezialisten innerhalb eines Teams. Zum Rehabilitationsteam gehören Arzt, Krankenschwester/ -pfleger, Physiotherapeut, Ergotherapeut, Masseur, Logopäde, Neuropsychologe, Sozialdienst, Konsiliarärzte sowie ein Seelsorger. Wann immer möglich, werden Angehörige einbezogen.

2.5.1 Rehabilitationskonzept, Bobath-Konzept

Darunter ist zu verstehen, daß das gesamte Vorgehen und alle Maßnahmen möglichst zu jeder Zeit optimal auf die Rehabilitation abgestimmt werden. Damit soll ein erfolgreiches Rehabilitieren gefördert und stabilisiert werden. Das bedeutet ein einheitliches und zielgerichtetes Hand-in-Hand-Arbeiten.

> Beispielhaft dafür ist das *24-Stunden-Bobath-Konzept* zu nennen, was gemeinhin als *das* Rehabilitationskonzept der Geriatrie gilt.

Das Bobath-Konzept findet Anwendung bei der Rehabilitation z.B. von Schlaganfallpatienten. Es wurde entwickelt von dem Ehepaar Bobath, das seine Erfahrungen ursprünglich bei spastisch gelähmten Kindern sammeln konnte. Die Erkenntnisse und Prinzipien konnten auch auf Erwachsene mit spastischer Parese nach Schlaganfall übertragen werden. Durch Beeinflussung des Muskeltonus läßt sich auf der gelähmten Seite Spastizität hemmen und Bewegung anbahnen. Offensichtlich ist das Gehirn in der Lage, über bisher ungenutzte Areale Funktionen neu zu erlernen. Angebahnt wird dieser Lernprozeß durch sensorische Reize über die gelähmte Seite. Das Konzept sieht nun vor, daß nicht nur in einer Therapiesituation, sondern ständig, also 24 Stunden am Tag, sensorische Reize über die gelähmte Seite einfließen. Dies setzt voraus, daß alle an der Betreuung des Patienten Beteiligten verbindlich nach dem gleichen Therapieprinzip arbeiten. Das beginnt mit der richtigen Aufstellung des Bettes im Zimmer, der Ansprache des Patienten immer über die gelähmte Seite, Sitzen in einem festen Stuhl, Kontakt der gesamten Fußfläche mit dem Untergrund, z.B. mit Hilfe eines Fußschemels, gestreckter Armlagerung auf rutschfesten Unterlagen, Einbeziehung der gelähmten Seite in alle Abläufe und (Bobath-) Lagerung im Bett auf der gelähmten Seite.

2.5.2 Rehabilitationsablauf

Die Rehabilitation beginnt immer mit Festlegung des *Rehabilitationszieles*. Dieses leitet sich ab von dem *Rehabilitationspotential* des Patienten und dem angestrebten *Entlassungsziel*. Sodann wird die Therapie geplant und nach den Möglichkeiten des Patienten ausgerichtet.

Beispielsweise kann als Ziel bei einem Schlaganfallpatienten selbständiges und sicheres Laufen sowie eine gezielte Handfunktion vorgegeben werden. Aber auch Rollstuhlmobilität mit selbständigem Transfer kann ein Ziel sein.

Auch wenn solch ein Ziel zunächst sehr bescheiden wirkt, hat es für einen Betroffenen große Bedeutung für seine Selbständigkeit. Er ist mobil, kann sich selbst verköstigen und braucht z. B. für einen Toilettengang keine fremde Hilfe.

Regelmäßige *Teambesprechungen* dienen während des Rehabilitationsablaufes der Überprüfung und notfalls der Korrektur von Therapieplanung oder -umsetzung. *Vom ersten Tag an wird gezielt auf die individuelle häusliche Situation hin trainiert und geübt und gleichsam die Entlassung vorbereitet.* Dazu gehört auch ein *diagnostischer Hausbesuch,* bei dem z. B. nach Stolperfallen (Schwellen, Teppiche) gefahndet wird, bauliche Änderungen vorgenommen werden (Ebnen von Türschwellen, Anbringen von Haltegriffen) oder geeignete *Hilfsmittel* ausgesucht werden.

– **Hilfen zur Mobilität:** Rollstuhl, Deltarad, Rollator, Gehstock
– **Hilfen zur persönlichen Hygiene:** Badewannen-Brett, Badewannen-Sitz, Badewannen-Lifter, Toilettensitzerhöhung, Toilettenstuhl
– **Hilfen für das tägliche Leben:** Griffverdickungen, rutschfeste Unterlagen, Küchenhilfen, Griffe, Anziehhilfen

Für alle an der Therapie Beteiligten gilt, daß nicht nur der Gesundheitszustand und die körperliche Verfassung des Patienten beobachtet werden müssen, sondern auch die psychische Verfassung, vor allem im Hinblick auf Lebenswillen, Kontaktfähigkeit und Motivation zur Rehabilitation.

2.5.3 Therapeutisches Team

Nach dem Prinzip der Ganzheitlichkeit und der funktionellen Zielsetzung tragen alle therapeutischen Berufsgruppen gleichberechtigt zur Planung und Durchführung einer Hand-in-Hand-Therapie bei. Jede Gruppe hat Aufgabenschwerpunkte.

– **Arzt:** Ihm obliegt medizinische Diagnostik und Behandlung, Anordnung und Überwachung von Pflege- und Therapiemaßnahmen, Koordination und Beratung des therapeutischen Teams, Gespräche mit Angehörigen und Vermittlung zu nachsorgenden Einrichtungen.

Krankenschwester/-pfleger: Der Pflegedienst steht den Patienten beim Rehabilitationsprozeß am nächsten. Er übernimmt die aktivierend-therapeutische Pflege mit dem Ziel, die Selbsthilfefähigkeit zu fördern und die in den Therapien erarbeiteten Funktionen des Patienten für das praktische Leben einzusetzen. Dazu gehören auch therapeutische Lagerungen (Bobath-Konzept), Fortführung einer oro-fazialen Therapie oder Kontinenztraining. Durchführung prophylaktischer (Thrombose-, Pneumonie-, Kontraktur- und Dekubitusprophylaxe) und ärztlich verordneter therapeutischer Maßnahmen (z. B. Dekubitusbehandlung). Begleitung von Sterbenden.

Physiotherapie: Durchführung einer aktiven oder passiven Bewegungstherapie mit speziellen Behandlungstechniken, um vorzugsweise funktionelle Bewegungsabläufe, die zur Bewältigung des Alltages benötigt werden (z. B. Gehen, Greifen), zu verbessern bzw. wiederzuerlangen. Gezielte Schulung im Gebrauch von Hilfsmitteln (z. B. Rollstühlen, Prothesen).

Masseur/physikalische Therapie: Durchführung von Lymphdrainage, Wärme- und Kälteanwendungen, Packungen, Stangerbäder, Periost- und Bindegewebsmassage sowie Elektrotherapie.

- **Ergotherapie**: Training der Aktivitäten des täglichen Lebens. Selbsthilfetraining und Kompensationstraining bei Behinderungen oder Einschränkung mit oder ohne Hilfsmittel (z. B. Anziehtraining). Auswahl der Hilfsmittel (s. o.). und Sensibilitätstraining. Therapie neuropsychologischer Störungen und Durchführung von Hausbesuchen.

Logopädie: Therapie von Sprach-, Sprech-, Kau- und Schluckstörungen. Durchführung der oro-facialen Therapie.

Neuropsychologie: Diagnostik und Bewertung kognitiver (z. B. Aufmerksamkeit, Gedächtnis, Lernfähigkeit) und affektiver Störungen, Demenzdiagnostik, Durchführung neuropsychologischer Trainingsprogramme, Angehörigenberatung.

Sozialdienst: Bindeglied und Vermittler zwischen Klinik und sozialem Umfeld des Patienten. Sozialberatung und Hilfe im Umgang mit Ämtern (Ausfüllen von Anträgen), beim Durchsetzen von Rechtsansprüchen (Pflegegeld, Sozialunterstützung) und bei der Wohnungs- oder Heimplatzsuche. Vermittlung von Nachsorgeeinrichtungen (Sozialstation, häusliche Pflegehilfe, Einkaufshilfe) oder Selbsthilfegruppen. Angehörigenarbeit.

Konsiliardienste: Nach Bedarf müssen Ärzte anderer medizinischer Fachgebiete hinzugezogen werden. Dazu gehören Augen-, HNO-, Haut- und Zahnarzt, Gynäkologe, Urologe, Orthopäde und Psychiater.

Seelsorger: Hilfe bei der Krankheitsbewältigung, Sterbebegleitung.

2.6 Abgestuftes Behandlungs- und Versorgungskonzept

Unter Berücksichtigung der Wechselbeziehungen zwischen Krankheit, Körper, Psyche und sozialen Gegebenheiten sowie der Zielsetzung einer geriatrischen Behandlung, ein selbständiges und selbstbestimmtes Leben führen zu können, reicht die bisherige, traditionelle Organisationsstruktur des Krankenhauses und des medizinischen Personals nicht aus. Notwendig ist ein flexibles und abgestuftes Versorgungssystem im stationären, teilstationären und ambulanten Bereich mit Einbeziehung des Laiensystems.

Beispielsweise braucht mancher Patient nach langem Krankenhausaufenthalt zu Hause während der Eingewöhnung sicherlich eine intensive Betreuung. Auch bei akuten Erkrankungen muß ein geriatrischer Patient nicht zwangsläufig in ein Krankenhaus, wenn der erhöhte Pflegeaufwand durch eine ambulante Einrichtung übernommen wird und die medizinische Behandlung durch den Hausarzt gewährleistet ist.

2.6.1 Stationärer Bereich

Das geriatrische Fachkrankenhaus hat spezifische Aufgaben zu übernehmen: Übernahme von rehabilitationsfähigen Patienten aus Akutkrankenhäusern, Direktaufnahme und Versorgung von geriatrischen Patienten mit internistischen Erkrankungen, Überprüfung und Abklärung von Pflegebedürftigkeit, insbesondere vor einer vorgesehenen Pflege- bzw. Krankenheimeinweisung. Je nach Krankheitsbild und Behandlungserfordernissen erfolgt eine Zuweisung in den Bereich Akutgeriatric, geriatrische Rehabilitation oder geriatrische Langzeitversorgung.

In der **Akutgeriatrie** erfolgt eine geriatriespezifische Behandlung bei akuten, internistischen Erkrankungen. Geboten wird eine stationäre Abklärungsdiagnostik, eine behutsame medikamentöse Behandlung sowie frühzeitige aktivierende Pflege und Therapie, die auf die Einheit der körperlichen, psychischen und sozialen Problematik eines Patienten ausgerichtet ist.

In der **Geriatrischen Rehabilitation** werden rehabilitationsfähige Patienten zur *zielgerichteten und präventiven* Behandlung aufgenommen mit dem Ziel, Eigenständigkeit zu erhalten oder wiederzugewinnen. Es wird eine intensive Rehabilitation durch ein mit Spezialisten besetztes Team durchgeführt.

In der **Geriatrischen Langzeitversorgung** werden Patienten versorgt, die aufgrund der Schwere ihrer Erkrankung nicht im häuslichen Bereich betreut werden können. Sie werden medizinisch behandelt und erhalten eine *allgemeine Rehabilitation* mit dem Ziel der Statuserhaltung oder -verbesserung.

Im **Kranken- oder Pflegeheim** finden schwer- und schwerstpflegebedürftige Patienten Aufnahme, für deren Versorgung weder die apparativen noch die personellen Mittel eines Krankenhauses benötigt werden. Die Pflege des Patienten steht hier absolut im Vordergrund.

2.6.2 Teilstationärer Bereich

Der teilstationäre Sektor dient der Vermeidung oder Verkürzung von vollstationären Behandlungen. Es besteht dabei die Möglichkeit, benötigte medizinische und therapeutische Leistungen in vollem Umfang in Anspruch zu nehmen und zugleich die soziale Integration der Patienten zu erhalten.

Die **geriatrische Tagesklinik** ist das wichtigste Bindeglied zwischen stationärem und ambulantem Bereich. Hier können vorangegangene stationäre Rehabilitationsmaßnahmen fortgeführt und erzielte Erfolge gefestigt werden. Bei direkt vom Hausarzt eingewiesenen Patienten kann eine geriatrische, ganzheitliche Diagnostik sowie eine rehabilitative, aktivierende Therapie und Pflege durchgeführt werden. Voraussetzung für eine Aufnahme in der Tagesklinik sind Transportfähigkeit und eine ausreichende Versorgung nachts und am Wochenende.

Das **betreute Wohnen** ist geeignet für Patienten, die zwar nicht länger stationäre Rehabilitationsbehandlung benötigen, aber noch nicht in der Lage sind, auf sich gestellt in einer eigenen Wohnung zu leben. Über den Tag verteilt suchen Pflegekräfte und Therapeuten die Wohnung auf, um Pflegemaßnahmen oder Therapien durchzuführen. Die Verweildauer beträgt bis zu einem Jahr.

In einer **Krankenwohnung bzw. Kurzzeitpflege-Einrichtung** werden Patienten vorübergehend (etwa für vier Wochen) aufgrund einer akuten Krankheit aufgenommen, die einen hohen Pflegeaufwand (rund um die Uhr) beanspruchen.

In einem **Tagespflegeheim** können Patienten betreut werden, die abends oder am Wochenende von Angehörigen versorgt werden, tagsüber aber viele Stunden ohne Hilfe und ohne Ansprechpartner verbringen. Es können Versorgungs- und Behandlungspflege sowie therapeutische und prophylaktische Maßnahmen durchgeführt werden.

2.6.3 Ambulante Versorgung

Für eine ambulante Gesundheits- und psychosoziale Versorgung gibt es *Sozialstationen*. Durch sie werden häusliche Krankenpflege (Grund- und Behandlungspflege), Hauspflege und Sozialberatung durchgeführt. So ist häufig eine selbständige Lebensführung trotz einer Krankheit oder Behinderung in der vertrauten Umgebung möglich. Als Beratungsdienst für Fragen der Versorgung, Pflege, der Ernährung sowie des körperlichen und seelischen Befindens dienen *geriatrische Beratungsstellen*. Darüber hinaus werden auch Organisation und Koordination von ambulanten Nachsorgemaßnahmen übernommen. Die ambulante Vernetzung von medizinischen und therapeutischen Leistungen erfordert eine kooperative Mitarbeit von *Hausärzten* und *niedergelassenen Therapeuten*. Angebote in der *offenen Altenhilfe* umfassen Aktivitäten gegen körperlichen oder geistigen Abbau, soziale Kontakte zur Erhaltung und Förderung der Kommunikationsfähigkeit, Ernährungsberatung oder Alterssport. Ohne zusätzliche Hilfeleistungen durch das *Laiensystem* mit den vielen kleinen *sozialen Netzen* und natürlich durch die *Familie* wäre für viele hilfe- und pflegebedürftige alte Menschen ein Leben außerhalb von Institutionen nicht möglich.

XXII. Anästhesie, Schmerztherapie, Reanimation

K. Artmann

Unter **Anästhesie** verstehen wir einen Zustand der vollständigen *Empfindungslosigkeit*, der Begriff **Analgesie** beschreibt einen Zustand der *Schmerzlosigkeit*. Die **Anästhesiologie** ist die *Lehre von der Anästhesie und Analgesie*. Der Anästhesist ist ein in der Anästhesiologie ausgebildeter Arzt, er ist verantwortlich für die Auswahl und Durchführung von Anästhesie- und Analgesieverfahren, die erforderliche Überwachung und Therapie vitaler Körperfunktionen, prä- intra und postoperativ.

Zur Geschichte der Anästhesie. Schmerzfreiheit ist ein *„Urbedürfnis des Menschen"*. Methoden der Schmerzbekämpfung lassen sich weit in die Geschichte zurückverfolgen.
- ca. 3500 vor Chr. Genesis II. Erste Beschreibung einer Narkose für chirurgische Zwecke.
- ca. 1000 vor Chr. Charaka (Indien). Analgetische Wirkung von Alkohol.
- ca. 450 vor Chr. Hippokrates (Griechenland). Inhalation von Kräuterdämpfen zur Schmerzbekämpfung.
- 1798 Davy (England). Analgetische Wirkung des Lachgases.
- 1846 Morton (USA). Erste erfolgreich durchgeführte Narkose mit Äther.
- 1884 Koller (Österreich). Erster klinischer Einsatz von Kokain als Lokalanaesthetikum.

Hand in Hand verlief die rasante Entwicklung der operativen Medizin und der Anästhesiologie in unserem Jahrhundert. Hierzu zählen die Entwicklung technischer Voraussetzungen mit der Konstruktion brauchbarer Narkose- und Beatmungsmaschinen, die Synthese schlafinduzierender Substanzen (Hypnotika), potenter Schmerzmittel (Analgetika), Gas- und dampfförmiger Inhalationsanästhetika, der Lokalanästhetika sowie die Einführung der künstlichen Muskelerschlaffung (Relaxation) u. v. m.

Stellung des Pflegepersonals in der Anästhesie. In kaum einem Fachgebiet ist die Verzahnung von ärztlicher und pflegerischer Tätigkeit traditionell so eng wie in der Anästhesie. Noch in den 50iger und 60iger Jahren mußte die Pflegeperson oft unter der Aufsicht des Operateurs weitgehend selbständig Anästhesien durchführen. Die Entwicklung der operativen Medizin machte eine Neuorganisation des Fachgebietes notwendig, die in eine problemorientierte Zuordnung von Aufgaben einmündete.

Die landesrechtlich geregelte Weiterbildung zur Fachschwester für Anästhesie und Intensivmedizin sowie Richtlinien und Empfehlungen des Bundes Deutscher Anästhesisten und der Deutschen Krankenhausgesellschaft liefern hierfür heute die Grundlagen. Dennoch bleibt ein vergleichsweise großer Überschneidungsbereich ärztlicher und pflegerischer Tätigkeit in der Anästhesie, die einer vollständigen Verselbständigung der beiden Berufsgruppen glücklicherweise entgegen steht.

1. Anästhesiologische Diagnostik

In Kenntnis des geplanten Eingriffs ist vor jeder Anästhesie eine fachbezogene Diagnostik vorzunehmen, um danach ein für Patient und Eingriff adäquates Narkoseverfahren auswählen zu können. Nur so sind Risiken im Vorfeld zu kalkulieren und der

Patient entsprechend aufzuklären. Die Diagnostik umfaßt: Anamnese, körperliche Untersuchung, weiterführende Verfahren: EKG, Labor, Röntgen u. a.

1.1 Anamnese und körperliche Untersuchung

Wie in allen anderen Gebieten der Medizin sind Erhebung einer Krankengeschichte sowie eine körperliche Untersuchung Voraussetzung zum ärztlichen Handeln:

– *Frühere Narkosen.* Hierzu zählen Angaben über vermeintliche Narkosezwischenfälle, verzögertes Aufwachen, Übelkeit, Erbrechen, allergische Reaktionen, u. v. m.

– *Kardiovaskuläres System.* Hier drohen die meisten Komplikationen vor, während und vor allem nach operativen Eingriffen. Die koronare Herzkrankheit ist dabei ein zentrales Problem. Ein während der letzten Monate erlittener Herzinfarkt sowie eine kardiale Dekompensation stellen für eine Narkose bei elektiven Eingriffen eine absolute Kontraindikation dar. Der Hochdruckkranke sollte zuvor medikamentös eingestellt werden. Eine arterielle Verschlußkrankheit ist ein zusätzliches Risiko.

– *Respiratorisches System.* In der Lunge findet der Gasaustausch statt. Bei Inhalationsnarkosen ist die Lunge zudem Aufnahme- und Abgabeort von Anästhetika. Ist eine Beatmung erforderlich, sind tiefgreifende Veränderungen der Lungenphysiologie die Folge. Restriktive und obstruktive Erkrankungen des Organs müssen vor einer Narkose erkannt sein und erfordern ein differenziertes anästhesiologisches Vorgehen. Der Raucher belädt den roten Blutfarbstoff mit Kohlenmonoxid und behindert damit den Sauerstofftransport. Nikotin ist ein gefäßverengendes Gift.

Der *Raucher* gilt zudem als nicht nüchterner Patient.

– *Stoffwechselorgane.* Die Leber ist unser zentrales Stoffwechselorgan. Neben der Niere findet hier die Entgiftung, also auch der Abbau der meisten Anästhetika statt. Je nach Defekt kann die Entgiftung verlangsamt oder auch beschleunigt vonstatten gehen. Der Anästhesist muß sich hierauf einstellen. Diabetische Stoffwechselstörungen beeinträchtigen die Energieutilisation und verändern nachhaltig das physikochemische Gleichgewicht des Flüssigkeitshaushaltes. Hypovolämie, Elektrolytentgleisung und Störungen des Säure-Basen-Haushaltes können die Folge sein. Sie müssen vor einer Narkose bekannt sein.

– *Anatomische Besonderheiten.* Technische Probleme, wie eine erschwerte Maskenbeatmung bei Gesichtsdeformität, eine behinderte Mundöffnung, eingeschränkte Halsbeweglichkeit, Vorbiß, eine Struma u. v. m. können während einer Narkose in eine für den Patienten vital bedrohliche Situation einmünden. Hier muß das Narkoseregime angepaßt werden und Hilfsmittel, z. B. endoskopische Intubationshilfen, müssen bereit stehen. Vor der Durchführung von Regionalanästhesien müssen anatomische Deformitäten im Injektionsgebiet bekannt sein.

1.2 Weitergehende Diagnostik

Liefern Anamnese und Untersuchung Hinweise auf anästhesierelevante Erkrankungen, sind zusätzliche Untersuchungen erforderlich. Kritikloses „Screening" ist unnötig, arbeitsintensiv und teuer.

– *EKG, UKG.* Die Aussagekraft eines Ruhe-EKG ist beschränkt. Bei koronarer Herzkrankheit führt ein Belastungs-EKG weiter. Bedrohliche Herzrhythmusstörungen erfordern ein Langzeit-EKG. Zur Einschätzung der Pumpleistung und Klappenfunktion des Herzens ist die Durchführung einer Ultraschalluntersuchung sinnvoll.

– *Röntgendiagnostik, Lungenfunktion.* Röntgenaufnahmen der Lunge und Lungenfunktionsuntersuchungen sollten nur aus gegebenem Anlaß angefordert werden.

– *Laboruntersuchungen.* Laborwerte müssen in gleicher Weise differenziert angefordert werden. Um Verzögerungen im Ablauf entgegenzuwirken, hat sich ein beschränktes Laborscreening durchgesetzt, das zum Beispiel aus Blutbild, Elektrolyten und den globalen Blutgerinnungsparametern bestehen kann.

2. Prämedikation, Pharmakotherapie

Patientenaufklärung. Anhand der gewonnenen Untersuchungsbefunde muß der Patient im persönlichen Gespräch eingehend und für ihn verständlich über das geplante Anästhesieverfahren, eventuelle Risiken und Alternativen aufgeklärt werden. Er ist auf das Nüchternheitsgebot hinzuweisen, wünschenswert sind 6 Stunden, und er wird darüber informiert, daß herausnehmbare Zahnprothesen und Schmuck abzulegen sind. Die Aufklärung ist schriftlich zu dokumentieren.

2.1 Prämedikation

Die Prämedikation umfaßt: *Anxiolyse, Sedation, Analgesie, vegetative Blockade.* Anxiolyse, die Angst vor dem bevorstehenden Eingriff einzudämmen, ist das entscheidende Bedürfnis unserer Patienten. Sind Grundkrankheit oder der Transport schmerzhaft, sollte ein Analgetikum zusätzlich am Operationsmorgen verordnet werden. Im Einzelfall kann eine „vegetative Blockade" mit einem Vagolytikum (Atropin) oder Neuroleptikum (Dehydrobenzperidol) wünschenswert sein.

Anxiolytika, Tranquilizer, Hypnotika. Weit verbreitet sind anxiolytisch und sedativ wirksame *Diazepamabkömmlinge.* Sie werden per os nicht nur für den Vorabend sondern auch präoperativ am Operationstag verordnet. Die perorale Einnahme steht dem Nüchternheitsgebot nicht entgegen, eine zusätzliche Injektion ist entbehrlich. Stehen Einschlafstörungen im Vordergrund, können Hypnotika (Barbiturate, Chloralhydrat) verordnet werden.

Analgetika. Ist bereits präoperativ eine Analgesie erwünscht, sollten stark wirksame Opioide, z. B. Pethidin, Piritramid oder auch Fentanyl, dies häufig in der Kombination mit Dehydrobenzperidol (Thalamonal) eingesetzt werden. Opioide sind schließlich auch häufig Bestandteil einer Allgemeinanästhesie, ein präoperativ verabreichtes Opiat ist darüber hinaus in der Lage, den postoperativen Analgetikabedarf zu reduzieren.

Vorsicht vor partiellen Opioiden (z. B. Fortral), da sie infolge ihrer partiell auch antagonistischer Wirkung ein intraoperativ notwendiges Opiat in seiner Wirkung behindern können.

Vagolytika, Neuroleptika. Das Vagolytikum Atropin, bis vor wenigen Jahren noch unerläßlich in der Prämedikation wegen seiner sekrethemmenden Wirkung, wird heute nur noch im Einzelfall eingesetzt. Neuroleptika (Dehydrobenzperidol) rufen einen Zustand von emotioneller Indifferenz hervor, wirken nicht primär anxiolytisch, ihr antiemetischer Effekt ist allerdings ausgeprägt. Prämediziert wird der Patient in der Regel für den Vorabend und unmittelbar präoperativ entsprechend der Verordnung auf dem Narkosebericht. Die Verabreichung ist schriftlich zu dokumentieren, die angegebenen Uhrzeiten sind einzuhalten.

2.2 Pharmakotherapie in der Anästhesie

2.2.1 Pharmakodynamik und -kinetik

In der Anästhesie kommen nur stark wirksame Pharmaka zur Anwendung, entsprechend sind die Anforderungen an das Medikament und seine Anwender besonders hoch. Das Wirkprofil der Einzelsubstanz und das Zusammenwirken im Organismus müssen wohl definiert und dem Anästhesisten bekannt sein. Grundkenntnisse der allgemeinen Pharmakologie sind für das Verständnis von Vorteil.

Pharmokodynamik. Hierunter verstehen wir den Einfluß des Pharmakons auf den Organismus und seine Organsysteme. Wir unterscheiden die erwünschten von den unerwünschten Wirkungen, den *Nebenwirkungen.*

Ein Grundsatz der Pharmakologie besagt, kein wirksames Medikament ohne Nebenwirkungen, stark wirksame Substanzen haben in der Regel auch starke Nebenwirkungen.

Pharmakokinetik. Die Pharmakokinetik beschreibt den Weg, den das Pharmakon durch den Körper nimmt. Sie wird von folgenden Umständen beeinflußt:
Anflutung beschreibt die Zeit bis die Substanz den Wirkort erreicht. Bei intravenöser Applikation spielt hier z. B. die Injektionsgeschwindigkeit eine Rolle.
Herz-Zeit-Volumen bestimmt die Geschwindigkeit des Blutflusses zum Erfolgsorgan.
Die *Eiweißbindung* ist wiederum wichtig für den Transport, muß aber so beschaffen sein, daß das Medikament am Wirkort aus dieser Bindung entlassen wird, um seine Wirksamkeit entfalten zu können.
Gewebeaffinität. Die Affinität ergibt sich aus den chemischen Eigenschaften des Präparats, sich in bestimmten Geweben anzureichern, um dort seine Hauptwirkung zu entfalten. Zielort der Anästhetika ist immer das lipidreiche Zentralnervensystem. Anästhetika müssen also in besonderer Weise lipophil sein. Eine weitere Besonderheit sind rezeptorbindende Pharmaka.

Beispielhaft hierfür sind *Opioide*, die durch eine sogenannte „Schlüssel im Schloß Bindung" am Rezeptor wirksam werden.

Eliminationsgeschwindigkeit. Ein Pharmakon wird auf die unterschiedlichste Weise unwirksam. Die Elimination kann über die Ausscheidungsorgane Darm, Niere, Galle, bei Inhalationsanästhetika über die Lunge erfolgen. Die Substanz kann in der Leber, aber auch vor Ort, im Blut oder in anderen Organen abgebaut werden. Sie kann, wie bei den Opioiden, aus der Rezeptorbindung entlassen werden, oder sie wird unwirksam durch Umverteilung in schlecht durchblutete Gewebe, wie z. B. das Körperfett.
Verteilungsräume. Ein vereinfachtes pharmakokinetisches Modell hilft beim Verständnis weiter. Der Verteilungsraum kann in Kompartimente unterteilt werden.

Das *Kompartiment I* stellt das Blut als Transportmedium des Pharmakons dar. Im *Kompartiment II* sind die gut durchbluteten Organe zusammengefaßt, also auch das ZNS, der Wirkort der Anästhetika. Im *Kompartiment III* werden schließlich alle schlecht durchbluteten Gewebe, z. B. das Körperfett, zusammengefaßt, wo ein Anaesthetikum keine Wirkung entfalten kann.

Die Brauchbarkeit eines Anästhetikums hängt entscheidend von der Geschwindigkeit der Anflutung, der Wirkintensität und -dauer im Kompartiment II und von der Geschwindigkeit der Elimination, sei es durch Abbau, Ausscheidung oder Umverteilung im Kompartiment III ab. Sind diese Bedingungen für das Anästhetikum gut definiert, dann ist es auch gut steuerbar und somit für den Patienten sicher.

2.2.2 Hypnotika

Definition. Hierunter verstehen wir in der Anästhesie in der Regel intravenös zu verabreichende Anästhetika, die einen Schlafzustand herbeiführen. Sie eignen sich zum Einleiten einer Narkose, sind aber bis auf eine Ausnahme als Monoanästhetikum ungeeignet, da sie über keinerlei analgetische Potenz verfügen.

Barbiturate. Eines der ersten brauchbaren, gut steuerbaren Barbitursäurederivate ist das *Evipan.* Die heute gebräuchlichen Barbitursäurederivate sind das *Methohexital* und *Thiopental.* Durch ihre hohe Lipoidlöslichkeit gelangen sie rasch zum ZNS, die Wirkdauer ist durch den schnellen Abbau in der Leber kurz. Sie sind bei adäquater Dosierung und zügiger Injektion gut steuerbar.

Die *Nebenwirkungen* können erheblich sein: Bei zu schneller Injektion kann ein sogenanntes Exzitationsstadium mit motorischer Unruhe, Schluckauf mit der Gefahr der Aspiration und sogar ein Stimmritzenkrampf ausgelöst werden. Ein kurzfristiger Atemstillstand tritt regelhaft auf und macht eine Beatmung erforderlich. Dosisabhängig kommt es zu einer *depressiven Wirkung* auf das Myokard mit Blutdruckabfall und Steigerung der Herzfrequenz. Beides wird mitunter verstärkt durch eine *Histaminausschüttung,* die Folge einer hyperergen Reaktion auf die Substanz ist. Trotzdem gelten Barbiturate in der Hand des geübten Anästhesisten als sichere Präparate.

Etomidate. Die Pharmakokinetik entspricht weitgehend der der Barbiturate. Die *Nebenwirkungen* auf Herz, Hämodynamik und Atmung sind geringer, eine Histaminfreisetzung findet nicht statt. Die Injektion ist durch Venenwandreizung schmerzhaft, und es kann zu unangenehmen Muskelkrämpfen kommen. Bei langfristiger Anwendung kommt es zu Synthesestörungen der Nebennierenrindenhormone, was den Einsatz bei langzeitbeatmeten Patienten unmöglich macht. Etomidate wird vor allem bei hämodynamisch instabilen Patienten bevorzugt.

Propofol. Infolge des sehr schnellen Abbaus in der Leber und des extrem großen Verteilungsraumes ist Propofol noch kürzer wirksam. Allerdings ist die negative Wirkung auf Myokard und Hämodynamik ausgeprägt. Der Einsatz beim alten und hämodynamisch instabilen Patienten ist deshalb beschränkt. Propofol ist für den Anästhesisten und den Patienten ein gleichermaßen sehr angenehmes Hypnotikum ohne exzitatorische Nebenwirkungen. Es werden sogar euphorisierende und antiemetische Wirkungen diskutiert. Propofol wird häufig bei der sogenannten totalen intravenösen Anästhesie (TIVA) in Kombination mit einem kurz wirksamen Opioid eingesetzt. Ein Verfahren, das sich besonders in der ambulanten Anästhesie bewährt.

Ketamine ist das einzige intravenöse Anästhetikum, das zusätzlich über einen ausgeprägten analgetischen Effekt verfügt. Pharmakokinetik und -dynamik unterscheiden sich erheblich von den bisher vorgestellten Substanzen. Die Wirkdauer ist vor allem bei wiederholter Anwendung erheblich länger (Kumulation). Auf das kardiovaskuläre System wirkt die Substanz stimulierend mit Blutdruck- und Pulsanstieg, auch der Hirndruck kann ansteigen. Eine Sekretionssteigerung der Speicheldrüsen erfordert häufig den Einsatz von Atropin. Eine außerordentlich unangenehme *Nebenwirkung* sind furchterregende Träume und Halluzinationen in der Aufwachphase, denen mit der gleichzeitigen Gabe von Diazepamderivaten entgegengewirkt werden kann, was wiederum die Wirkdauer verlängert. Wichtig für die Aufwachphase ist ein ruhiger, möglichst abgedunkelter Raum. Bei einer neuerdings im Handel befindlichen veränderten Galenik der Substanz sollen diese Nebenwirkungen weniger ausgeprägt sein. Aufgrund der einfachen Handhabung als Monoanästhetikum hat Ketamine einen festen Platz in der Katastrophenmedizin.

2.2.3 Inhalationsanästhetika

Traditionell haben gas- und dampfförmige Inhalationsanästhetika eine herausragende Bedeutung. *Lachgas*, seit mehr als einem Jahrhundert im Gebrauch, ist das einzige gasförmige Narkosemittel, das heute noch Anwendung findet.

Äther und Chloroform sind seit geraumer Zeit durch die heute gebräuchlichen halogenisierten Kohlenwasserstoffe ersetzt.

Aufnahme in der Lunge. Im Gegensatz zu den bisher beschriebenen Substanzen gelangen Inhalationsanästhetika durch die für sie durchlässige Alveolarmembran passiv durch Diffusion in das Blut, wo sie in löslicher Form weiter transportiert werden. Ihre Aufnahme hängt von mehreren Faktoren ab:
– *Inspiratorische Konzentration.* Die inspiratorische Konzentration beeinflußt die Konzentration am eigentlichen Aufnahmeort, den Alveolen, also die *alveoläre Konzentration*.
– Die *alveoläre Ventilation* hängt vom Atemminutenvolumen ab.
– *Herz-Zeit-Volumen.* Die Aufnahme der Inhalationsanästhetika ist auch abhängig vom Blutvolumen, das den Lungenkreislauf in der Zeiteinheit passiert.
– *Partialdruckgefälle.* Inhalationsanästhetika können wie Sauerstoff oder Kohlendioxid die semipermeable Alveolarmembran passieren. Sie tun dies passiv entlang ihres Partialdruckgefälles. Ist die Konzentration und damit der Partialdruck in der Alveole höher als in der Lungenkapillare, erfolgt die Diffusion in Richtung Kapillare, eine Situation, die wir zu Beginn einer Narkose vorfinden. Umgekehrt, ist die Konzentration oder der Partialdruck in der Kapillare höher als in der Alveole, wird die Diffusion in Richtung Alveole erfolgen. Das Anästhetikum wird abgeatmet, also eine Situation, die für die Ausleitung einer Narkose typisch ist.

Steuerbarkeit und narkotische Potenz. Beide Qualitäten werden definiert durch chemische Eigenschaften der Inhalationsanästhetika, wie Löslichkeitsverhalten im Blut und Affinität zum Zielorgan ZNS. Eine ideale Substanz ist bei hoher narkotischer Potenz gut steuerbar.

Elimination. Idealerweise erfolgt die Abgabe der Inhalationsanästhetika vollständig über die Lunge. Tatsächlich aber wird ein Teil, von Präparat zu Präparat unterschiedlich, in der Leber abgebaut, wobei vermutlich auch leber- und nierentoxische Substanzen entstehen können. Dies umso mehr bei instabilen Kreislaufverhältnissen oder Sauerstoffmangel, wie z. B. im Schock.

2.2.3.1 Lachgas

Als Monoanästhetikum wegen mangelhafter narkotischer Potenz ungeeignet, ist Lachgas dennoch ein geradezu ideales Kombinationsanästhetikum. Es verfügt über eine gute analgetische Qualität und ist sehr gut steuerbar. Herz, Kreislauf und Atmung werden nur wenig beeinflußt. Bei langfristiger Anwendung kommt es zur Beeinträchtigung der blutbildenden Organe. Lachgas diffundiert in die Abdichtungsmanschette von Endotrachealtuben. Die empfindliche Trachealschleimhaut kann also infolge Druckerhöhung geschädigt werden. Der Füllungsdruck des Cuffs muß fortlaufend kontrolliert werden.

2.2.3.2 Dampfförmige Inhalationsanästhetika

Die heute gebräuchlichen halogenisierten Kohlenwasserstoffe, deren ältester und immer noch weit verbreiteter Vertreter das Halothan ist, liegen in flüssiger Form vor. Ein niedriger Siedepunkt macht sie leicht flüchtig, sie werden über substanzspezifische Verdampfer einem Sauerstofflachgas- oder -luftgemisch dampfförmig zugegeben.

– **Halothan** ist ein potentes Anästhetikum, verglichen mit seinem Vorgänger Äther sehr gut steuerbar, aber deutlich geringer analgetisch wirksam. Auch die therapeutische Breite ist kleiner, sie wird durch ausgeprägte *Nebenwirkungen* bestimmt: Am *Herzen* wirkt Halothan schlagkraftvermindernd. Es kann vor allem bei gleichzeitiger Gabe von Katecholaminen Arrhythmien auslösen, was deren gleichzeitigen Einsatz verbietet. Der periphere Gefäßwiderstand sinkt, was zusammen mit der negativen Inotropie zu Blutdruckabfall führt.

Auf die *Atmung* wirkt Halothan ebenfalls dämpfend. Zentral durch eine direkte Beeinflussung des ZNS, peripher durch eine muskelrelaxierende Wirkung, die auf der anderen Seite Muskelrelaxanzien einsparen läßt. In jedem Fall ist zumindest eine assistierte Beatmung erforderlich.

Halothan macht eine Bronchodilatation. Der obstruktiv Lungenkranke kann davon profitieren, beim Status asthmaticus kann die Inhalation von Halothan hilfreich sein. In der Neurochirurgie wird Halothan nicht eingesetzt, da es über eine Durchblutungssteigerung des ZNS zur Erhöhung des Hirndruckes kommt.

Die *Elimination* von Halothan erfolgt überwiegend über die Lunge, ein relativ großer Prozentsatz wird aber auch in der Leber abgebaut. Es ist bis heute umstritten, inwieweit giftige Metabolite entstehen und die Leber schädigen können. In jedem Falle sollte Halothan in kurzen Abständen nicht wiederholt eingesetzt werden. Vorsicht ist geboten bei Zuständen verminderter Leberdurchblutung und Hypoxie des Organs. Die Nachfolgesubstanzen Enflurane und Isofluran haben Halothan heute weitgehend ersetzt. In der Neugeborenen-und Säuglingsanaesthesie ist Halothan dagegen noch von Bedeutung.

– **Enflurane** ist grundsätzlich mit Halothan vergleichbar, es ist noch besser steuerbar, die narkotische Potenz ist geringer. Auch die *Nebenwirkungen* auf das Herz und die

Hämodynamik sind ähnlich, bei niedrigen Konzentrationen eher geringer. Die arrhythmogenen Eigenschaften sind weniger ausgeprägt. Enflurane hat ebenfalls eine atemdepressorische Wirkung, der muskelrelaxierende Effekt ist stärker als bei Halothan. Eine Unterstützung der Spontanatmung ist also auch erforderlich, Muskelrelaxanzien können eingespart werden. Enflurane wird zum Teil in der Leber abgebaut, die Metabolisierungsrate ist jedoch deutlich geringer als bei Halothan.

– **Isofluran.** Auch Isofluran unterscheidet sich nicht grundsätzlich in seiner Pharmakokinetik und -dynamik von Halothan und Enflurane. Theoretisch ist es besser steuerbar. Die kardiodepressiven *Nebenwirkungen* werden uneinheitlich beurteilt, der Blutdruckabfall geht wohl hauptsächlich zu Lasten der Abnahme des peripheren Gefäßwiderstandes. Auch Isofluran macht eine Atemdepression mit der Notwendigkeit einer assistierten Beatmung. Als Einleitungsnarkotikum und bei Maskennarkosen ist Isofluran weniger geeignet. Es hat einen stechenden Geruch, was bei geringer Narkosetiefe zum Atemanhalten und Husten führen kann. Isofluran kann bei Operationen am offenen Gehirn eingesetzt werden, da seine hirndrucksteigernde Eigenschaft geringer ist als bei Halothan. Die Elimination erfolgt fast ausschließlich durch Abatmen über die Lunge, die Metabolisierungsrate in der Leber ist praktisch zu vernachlässigen, so daß lebertoxische Nebenwirkungen nicht zu erwarten sind.

– *Desfluran, Sevofluran.* Diese beiden neuen halogenisierten Kohlenwasserstoffe sind zur Zeit noch nicht abschließend beurteilbar. Beide Substanzen sollen hervorragend steuerbar sein, Einleitungs- u. Aufwachphase sind außerordentlich kurz. Diese Eigenschaften sind vor allem in der ambulanten Anästhesie von Vorteil.

2.2.4 Opioide

An dem Zustand der *Empfindungslosigkeit* hat die Analgesie den entscheidenden Anteil. Intravenöse Anästhetika haben bis auf Ketamine keinerlei analgetischen Effekt. Die analgetische Potenz der zuletzt abgehandelten Inhalationsanästhetika ist beschränkt.

Es liegt nahe, in der Anästhesie die potentesten systemisch wirksamen Analgetika, also *Opioide*, einzusetzen, zumal die körpereigene Schmerzmodulation auf im Organismus vorhandene Opioide zurückgreift: *Endorphin* und das *Enkephalin*.

2.2.4.1 Wirkungen, Nebenwirkungen

Wirkungsmechanismus. Opioide entfalten ihre Wirkung indem sie an Rezeptoren binden, die vornehmlich im ZNS lokalisiert sind. Sie werden nach griechischen Buchstaben benannt. Gut definiert sind zur Zeit die *Mü-, Kappa-, Sigma- und Deltarezeptoren.* Die Kenntnis der verschiedenen Opiatrezeptoren und ihre topographische Zuordnung erklärt die unterschiedlichen Wirkungen. Der Abbau der Opioide erfolgt in der Leber.

Wirkungen und Nebenwirkungen. Die in der Anästhesie gebräuchlichen stark wirksamen Opioide *(Fentanyl, Alfentanil, Sufentanil)* vermitteln ihre Wirkung hauptsächlich über die Mürezeptoren, sie sind reine Agonisten. Neben ihrer *analgetischen* Potenz haben die Opioide einen wünschenswert *sedativ-hypnotischen Effekt*, die für eine Allgemeinnarkose erforderliche Schlafinduktion ist in der Regel aber nicht ausreichend. Es kommt zu einer ausgeprägten Engstellung der Pupillen *(Miosis)*. Die Auswirkungen auf das kardiovaskuläre System sind vergleichsweise gering. Es kommt in der Regel zu einer Bradykardie, ein negativ inotroper (schlagkraftverminderter) Effekt auf das Herz fehlt. Vor allem bei hypovolämischen Patienten und bei inadäquat hoher Dosierung fällt der Blutdruck.

Die wichtigste *Nebenwirkung* ist die dosisabhängige *Atemdepression*, die eine kontrollierte Beatmung erfordert und eine längerfristige Überwachung bei abklingender Wirkung notwendig macht. *Übelkeit* und *Erbrechen* sind weitere typische opiatbedingte Begleiterscheinungen. Am Magen-Darm-Trakt kommt es zu einer Verzögerung der Passagezeit mit *Spastik* und *Obstipation*.

Typisch für an Mürezeptoren bindende Opioide ist die euphorisierende Wirkung, die aber bei kurz andauernder Anwendung ebenso wie die Suchtgefahr ohne praktische Bedeutung bleibt.

2.2.4.2 Agonisten, Antagonisten

Agonisten-Antagonisten. Neben den rein agonistisch wirksamen starken mürezeptorbindenden Opioiden bedürfen die mittelstark wirksamen Agonisten-Antagonisten besonderer Erwähnung: Ihre analgetische Wirkung entfalten sie im wesentlichen an den Kapparezeptoren, während an den Mürezeptoren sogar ein antagonistischer Effekt beobachtet werden kann.

Beispielhaft hierfür ist *Pentazozin* (Fortral). Agonisten-Antagonisten, hierzu zählen auch *Tilidin* (Valoron), *Tramadol*, (Tramal) und *Buprenorphin* (Temgesic) sollen daher nur mit Einschränkung mit reinen Agonisten kombiniert werden. Dies ist von besonderer Bedeutung für die postoperative Schmerztherapie nach Opioidnarkosen.

Rein antagonistisch wirksam ist der Opiatabkömmling *Naloxon* (Narcanti). Erwünscht ist vor allem die Aufhebung der opiatinduzierten Atemdepression und die Wiederherstellung der Vigilanz (Wachheit). Unerwünscht ist die gleichzeitige Beseitigung der Analgesie. Nach Naloxon kann es sogar zu einer Entzugssymptomatik mit Dysphorie, Schwitzen und Unruhe kommen, die an einen sogenannten „kalten Entzug" erinnert. Daraus ergibt sich, daß Naloxon zur Behandlung chronisch-opiatintoxizierter Patienten ungeeignet ist.

2.2.4.3 Neuroleptanästhesie, balancierte Anästhesie, totale intravenöse Anästhesie

> Ein Opiateinsatz in der Allgemeinanästhesie erfordert die gleichzeitige *kontrollierte Beatmung* über einen Endotrachealtubus, gelegentlich auch über eine Larynxmaske.

Neuroleptanästhesie (NLA). Hierbei wird bei klassischer Vorgehensweise mit dem Neuroleptikum *Dehydrobenzperidol* ein Zustand der Gleichgültigkeit mit psychomotorischer Verlangsamung hergestellt. Die Schmerzausschaltung erfolgt hoch dosiert mit stark wirksamen Opioiden. Für lang andauernde Eingriffe stehen *Fentanyl* und neuerdings das noch wesentlich stärker wirksame *Sufentanil*, für eher kurz dauernde

Eingriffe das *Alfentanil*, zur Verfügung. Beatmet wird mit einem Sauerstofflachgasgemisch.

Die NLA wird vielfach variiert angewandt. Zur Schlafinduktion werden oft intravenöse Anästhetika oder Diazepamderivate verabreicht, wobei letztere die Opiatwirkung deutlich verlängern können.

Der Bedarf an Muskelrelaxanzien ist bei Verzicht auf dampfförmige Inhalationsanästhetika erhöht. Die schlafinduzierende Potenz des Verfahrens ist gering, so daß Wachphasen während der Anästhesie mit möglichen Streßreaktionen (Blutdruck- und Pulsanstieg) nicht selten sind.

Den Vorteilen einer guten Schmerzausschaltung und kardiovaskulärer Stabilität stehen eine Reihe von *Nachteilen* gegenüber: Zwar sind die gebräuchlichen Opioide und hier besonders das Alfentanil gut steuerbar, trotzdem muß nach Beendigung der Narkose längerfristig mit der gefürchteten Atemdepression gerechnet werden. Diese kann mit dem Antagonisten Naloxon aufgehoben werden.

Das Antagonisieren ist jedoch nicht unproblematisch, da Naloxon kürzer wirksam ist als die meisten Opioide. Ein zunächst wacher und ausreichend atmender Patient kann dann auf einer peripheren Station die Atmung wieder einstellen: „Rebound-Phänomen", eine erhebliche Gefährdung für den Patienten. Die postoperative Überwachung im Aufwachraum ist obligat.

Balancierte Anästhesie. Es liegt nahe, die Vorteile der Opioide mit denen der dampfförmigen Inhalationsanästhetika zu nutzen, indem man die beiden Verfahren kombiniert. Die einzelnen Dosierungen können dann reduziert werden, Muskelrelaxanzien und Hypnotika werden eingespart. Wachphasen während der Anästhesie können vermieden werden. Es resultiert ein sehr ausgewogenes Anästhesieverfahren (balancierte Anästhesie).

Problematisch ist, daß bei der Vielfalt der angewandten Substanzen die Einzelwirkungen schlecht differenzierbar sind. Die Anforderungen an die postoperative Überwachung sind genau so hoch wie bei der klassischen NLA.

Totale intravenöse Anästhesie (TIVA). Bei der TIVA werden ein *Hypnotikum*, ein *Opioid* und meist auch ein *Muskelrelaxans* in der Regel kontinuierlich über Spritzenpumpen zugeführt. Beatmet wird über einen Endotrachealtubus mit einem Sauerstoffraumluftgemisch, auf Lachgas kann, muß aber nicht verzichtet werden.

Die kontinuierliche Zufuhr der Substanzen stellt besondere Ansprüche an deren Steuerbarkeit. Sie sollten möglichst wenig kumulativ wirksam sein. Daher werden die kurz wirksamen Präparate Alfentanil als Opioid, Propofol als Hypnotikum und bei den Muskelrelaxanzien Vecuronium oder Atracurium bevorzugt.

Die TIVA ist gut praktikabel und hat auch in der ambulanten Anästhesie einen festen Platz. Auch unter dem heute bedeutsamen ökologischen Gesichtspunkt hat das Verfahren besondere Bedeutung, da alle Inhalationsanästhetika nach wie vor über den Schornstein „entsorgt" werden.

2.2.5 Lokalanästhetika

Eine 100 %ige Schmerzausschaltung gelingt nur mit einem Lokalanästhetikum!

Lokalanästhetika sind Derivate des Kokains, dessen anästhesierende und suchterregende Eigenschaften bereits bei den großen mittelamerikanischen Indianerkulturen bekannt waren.

Die therapeutische Anwendung in unseren Breiten geht auf Sigmund Freud zurück, der beim Versuch opiatsüchtige Patienten mit Kokain zu entwöhnen – ein nicht praktikables Unterfangen – seine anästhesierende Wirkung im Selbstversuch feststellte.

2.2.5.1 Wirkmechanismus

Nichtdepolarisationsblock. Eine erregbare Zelle, Nerven- oder Muskelzelle, verfügt über ein *Ruhepotential* zwischen Zellmembran und Zellinneren, wobei sich das Zellinnere gegenüber dem Zelläußeren elektrisch negativ verhält. Das Hauptkation extrazellulär ist Natrium, intrazellulär Kalium. Das Ruhepotential wird energetisch durch die Natrium-Kalium-Pumpe aufrechterhalten, wobei die Durchlässigkeit der Zellmembran für Kalium deutlich höher ist als die für Natrium. Dies erklärt die Ladungsdifferenz zwischen innen und außen. Kommt es zu einer Erregung, wird die Zellmembran für Natrium und Kalium plötzlich durchlässig. Es kommt durch Diffusion zu einem sich explosionsartig beschleunigenden und überschießenden Konzentrationsausgleich mit Depolarisation und schließlich Umpolarisation der Zellmembran, so daß sich das Zelläußere schließlich gegenüber dem Zellinneren elektrisch negativ verhält. Diesen Vorgang nennen wir das *Aktionspotential*. Läßt die Erregung nach,

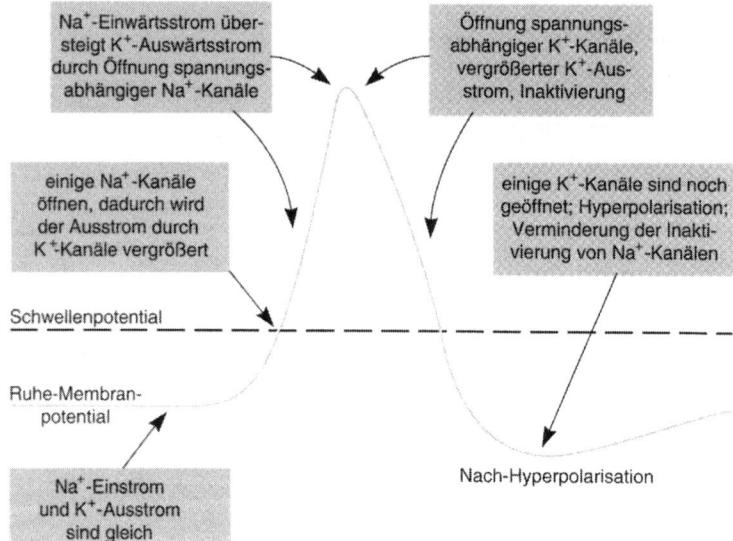

Abb. 22–1: Änderungen in der *Membranpermeabilität* zu bestimmten Zeitpunkten des Aktionspotentials. Am Ruhe-Membranpotential sind einige K^+-Kanäle geöffnet und der K^+-Austritt geicht den Na^+-Eintritt durch Leckkanäle aus. Am Schwellenpotential sind soviele Na^+-Kanäle geöffnet, daß der Eintritt von Na^+ den K^+-Austritt überwiegt. Das bewirkt eine weitere Öffnung von Na^+-Kanälen. Während der abfallenden Phase des Aktionspotentials werden spannungsgeschaltete K^+-Kanäle geöffnet, die Na^+-Kanäle dagegen inaktivieren. Während der Nach-Hyperpolarisation ist zeitweise die Zahl offener K^+-Kanäle vergrößert, so daß das Membranpotential näher an das K^+-Gleichgewichtspotential verschoben wird. Wenn die K^+-Kanäle schließen, kehrt das Membranpotential zum Ruhe-Membranpotential zurück

stellt die Natrium-Kalium-Pumpe den Ruhezustand wieder her (Abb. 22–1). In diesen Mechanismus greifen Lokalanästhetika ein, indem sie den Einstrom von Natriumionen in die Nervenzelle behindern. Ein Aktionspotential kann also nicht ausgelöst werden, und die Zelle bleibt unerregbar. Wir sprechen von einem Nichtdepolarisationsblock. Dieser ist umso ausgeprägter, je dünner die Nervenfaser, bzw. ihre Myelinscheide ist. Das erklärt, warum die kaum myelinisierten vegetativen Nervenfasern sehr schnell und ausgeprägt, die dickeren sensiblen Nervenfasern verzögert und die noch dickeren motorischen Nervenfasern noch später und geringer ausgeprägt in ihrer Erregung behindert werden. Wir unterscheiden *schwach* wirksame *(Procain)* *mittelstark* wirksame *(Mepivacain, Prilocain)* und *stark* wirksame *(Bupivacain)* Lokalanästhetika.

Lokalanästhetika können als Esterverbindungen (Procain) oder als Amide (Mepivacain, Prilocain, Bupivacain) vorliegen. Ester werden im Plasma von der Cholinesterase, Amide werden in der Leber abgebaut.

2.2.5.2 Nebenwirkungen

Zu unerwünschten Begleiterscheinungen kommt es, wenn Lokalanästhetika hoch konzentriert in die Blutbahn gelangen, sei es durch Resorption aus dem Injektionsgebiet oder versehentliche intravasale Injektion:
– *Herz*: Schlagkraftverminderung, die Herzfrequenz sinkt, die Erregbarkeit ist herabgesetzt, antiarrhythmogen (Lidocain).

Alle Lokalanästhetika verfügen aber mehr oder weniger auch über eine *arrhythmogene Potenz*, hier vor allem das Bupivacain. Es können schwerste Arrhythmien bis hin zum Herzstillstand ausgelöst werden, eine vitale Bedrohung für den Patienten.

– *Gefäßsystem*: Blockade der Alpharezeptoren mit Gefäßweitstellung und Blutdruckabfall.
– *ZNS*: Hohe Plasmakonzentrationen können zentrale Krämpfe auslösen, die sich durch Ruhelosigkeit, Angst und Tremor ankündigen.
– *Immunsystem*: Allergisch-hyperergische Reaktionen bis hin zum anaphylaktischen Schock werden besonders durch die Esterverbindungen (Procain) verursacht, weshalb in der Anästhesie die Amidverbindungen bevorzugt werden.

> Bei jeder Lokalanästhesie muß das gesamte Repertoire für die Behandlung von Zwischenfällen bis hin zur Reanimation vorgehalten werden.

2.2.6 Muskelrelaxation

Die künstliche Muskelerschlaffung ist heute fester Bestandteil der Anästhesie.

2.2.6.1 Neuromuskuläre Übertragung

Synapsen übertragen die Erregung von Zelle zu Zelle. Im Bereich der muskulären Endplatte, dem Ort der neuromuskulären Übertragung, verliert die Nervenfaser ihre Myelinscheide, legt sich kolbenförmig der Muskelfaser an und bildet so den synaptischen Spalt (Abb. 22–2). Das an der Nervenendigung in den synaptischen Bläschen

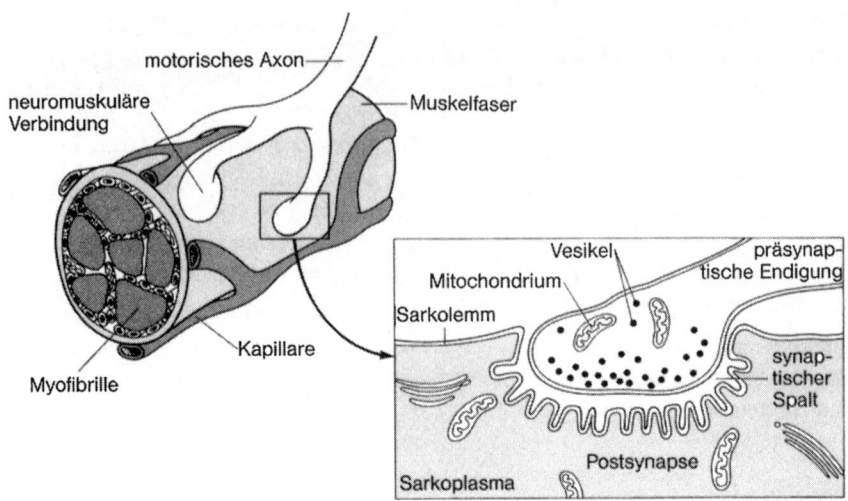

Abb. 22–2: Charakteristische Eigenschaften der neuromuskulären Endplatte

gebildete Acetylcholin wird bei einer Erregung in den synaptischen Spalt freigesetzt. Acetylcholin verändert die Durchlässigkeit für Ionen an der gegenüberliegenden postsynaptischen Membran der Muskelzelle, die mit einem Aktionspotential reagiert. Die Muskelfaser kontrahiert sich. Gegenspieler des die Muskelerregung auslösenden Acetylcholins ist die an der gegenüberliegenden postsynaptischen Membran gebildete Acetylcholinesterase, die Acetylcholin abbaut. Die Muskelfaser wird repolarisiert und erschlafft in der Folge. In diesen Mechanismus greifen die Muskelrelaxanzien in unterschiedlicher Weise ein.

2.2.6.2 Depolarisierende Muskelrelaxanzien

Succinylcholin, dem Acetylcholin chemisch verwandt, führt ebenfalls zu einer Depolarisation der Muskelfasern, erkennbar an faszikulären Zuckungen der Skelettmuskulatur. Im Gegensatz zu Acetylcholin verläuft der Abbau des Succincylcholins aber verzögert durch die Pseudocholinesterase. Es resultiert eine kurzfristige Relaxation der gesamten quergestreiften Muskulatur. Anschlagszeit und Wirkdauer sind extrem kurz.

Der guten Steuerbarkeit der Substanz stehen eine Reihe zum Teil gravierender *Nebenwirkungen* entgegen: Succinylcholin wirkt wie Acetylcholin nicht nur reizübertragend an der motorischen Endplatte, sondern auch an den cholinergen Synapsen des autonomen Nervensystems. Herzrhythmusstörungen können die Folge sein. Daneben kommt es zu erheblichen Verschiebungen im Kaliumhaushalt mit zum Teil vital bedrohenden Hyperkaliämien, besonders bei Verbrennungen, schweren abdominellen Infektionen und bei Niereninsuffizienz. Bei angeborenem Pseudocholinesterasemangel kann die Wirkung der Substanz ähnlich wie bei inadäquat hoher Dosierung erheblich verlängert sein. Succinylcholin gehört zu den Triggersubstanzen der malignen Hyperthermie, einer gefürchteten und immer noch häufig letalen Anästhesiekomplikation.

Der Einsatz von Succinylcholin ist heute beschränkt auf kurzdauernde Eingriffe und wenn, wie z. B. für die zügige Intubation, eine kurze Anschlagszeit für die Muskelrelaxation erwünscht ist.

2.2.6.3 Nichtdepolarisierende Muskelrelaxanzien

Muttersubstanz dieser Medikamentengruppe ist *Curare*, das Pfeilgift südamerikanischer Indianer. Im Gegensatz zu Succinylcholin bewirken die Curarederivate eine Stabilisierung der postsynaptischen Membran. Sie verdrängen Acetylcholin vom Rezeptor, eine Unerregbarkeit der Muskelzelle ist die Folge, ohne daß es zu einer Depolarisation kommt. Bei einem Überangebot an Acetylcholin kann wiederum Curare vom Rezeptor verdrängt werden. Dies ist therapeutisch nutzbar, indem man einen Cholinesterasehemmer (Neostigmin) zuführt. Muskelrelaxanzien vom Curaretyp sind also antagonisierbar, allerdings erst in einer Phase bereits nachlassender Wirkung. In der Anästhesie werden heute angewandt das lang wirksame *Pancuronium* und die mittellang wirksamen Präparate *Alcuronium* (Alloferin), *Vecuronium* (Norcuron) und *Atracurium* (Tracrium), wobei sich die beiden letzteren durch sehr gute Steuerbarkeit auszeichnen.

Die *Nebenwirkungen* sind deutlich geringer als die des Succinylcholins: Auch hier werden die autonomen cholinergen Rezeptoren mitblockiert, die Auswirkungen sind aber weniger ausgeprägt. Blutdruckabfälle infolge Histaminausschüttung sind bei den neueren Derivaten Vecuronium und Atracuronium selten.

Trotz aller Neuentwicklungen – aktuell sind *Mivacurium* und *Procuronium* – haftet den Curarederivaten als *Nachteil* immer noch die vergleichsweise längere Anschlagszeit und Wirkdauer an, die z. B. einer Blitzintubation bei vollem Magen entgegen stehen.

3. Anästhesiologische Technik

3.1 Narkoseapparat

Im wesentlichen hat sich die Bauweise der Narkosegeräte in den letzten Jahren kaum verändert, die Funktionsweise soll zum besseren Verständnis an einem vereinfachten Modell erläutert werden.

Gasversorgung. Benötigt werden Sauerstoff, Lachgas und Druckluft, die entweder aus unter Druck stehenden Gasflaschen oder über Steckkupplungen aus der ebenfalls unter Druck stehenden zentralen Gasversorgung entnommen werden. Farbcodierungen – Sauerstoff = blau, Lachgas = grau, Druckluft = gelb – sowie untereinander inkompatible Steckkupplungen müssen eine Verwechslung unmöglich machen. Um einen linearen und damit dosierbaren Gasfluß zu ermöglichen, wird der Druck vor Eintritt in das Narkosegerät über Reduzierventile verringert.

Gasröhrenblock. Zur Dosierung werden Sauerstoff, Lachgas und atmosphärische Luft durch mit Schwimmern versehene und exakt kalibrierte (l/min oder ml/min) Gasmeßröhren geleitet. Nach Passieren des Gasröhrenblocks resultiert ein Gasgemisch, dessen Sauerstoffanteil aus Sicherheitsgründen 1/3 nicht unterschreiten sollte.

Narkosemittelverdampfer. Dem Gasröhrenblock ist ein Verdampfer nachgeschaltet. Hier werden die heute gebräuchlichen halogenisierten Kohlenwasserstoffe in flüssiger Form eingefüllt. Das Funktionsprinzip ist einfach. Der am Rotameterblock eingestellte Frischgasfluß überströmt je nach Einstellung des Dosierventils mehr oder weniger stark die Flüssigkeitsoberfläche. Es werden infolge des niedrigen Siedepunktes mehr oder weniger Moleküle der eingefüllten Substanz dampfförmig beigemischt und gelangen so zum Patienten. Dennoch ist der Aufbau der Verdampfer technisch aufwendig. Die eingeschränkte therapeutische Breite der verschiedenen Substanzen erfordert eine genaue Dosierung, so daß Temperatur- und Druckschwankungen weitgehend kompensiert werden müssen. Jedes Narkosemittel erfordert einen eigenen speziell kalibrierten Verdampfer. Der Einfüllstutzen ist genormt, so daß Verwechslungen bei der Beschickung des Gerätes ausgeschlossen sind.

Nichtrückatmung, Rückatmung. Das Narkosegasgemisch kann dem Patienten nunmehr über einen Schlauch zur Einatmung zugeführt werden. Es muß dann über ein Nichtrückatmungsventil, wie wir es z.B. vom Ambubeutel her kennen, sichergestellt werden, daß während der Ausatmung der Frischgasfluß unterbrochen wird und die Ausatemluft in die Atmosphäre entweichen kann. Dieses auch als *„halboffen"* bezeichnete Nichtrückatmungssystem (Abb.22-3) setzt einen Frischgasfluß voraus, der das Doppelte des Atemminutenvolumens unserer Patienten erreichen muß. Infolge des Atemzeitverhältnisses steht schließlich nur ca. die Hälfte der Zeit für die Einatmung zur Verfügung. Um Druckerhöhungen im Schlauchsystem bei geschlossenem Einatemventil zu kompensieren, müssen zusätzlich ein Reservoirbeutel und ein Überdruckventil zwischengeschaltet werden.

Das System ist technisch einfach, hat sich in der Erwachsenenanästhesie vor allem wegen des hohen Frischgasverbrauches allerdings nicht durchsetzen können. In der Kinderanästhesie ist ein ventilloses Nichtrückatmungssystem, das Kuhn-System, noch weit verbreitet. Es zeichnet sich durch einen extrem kleinen Totraum aus.

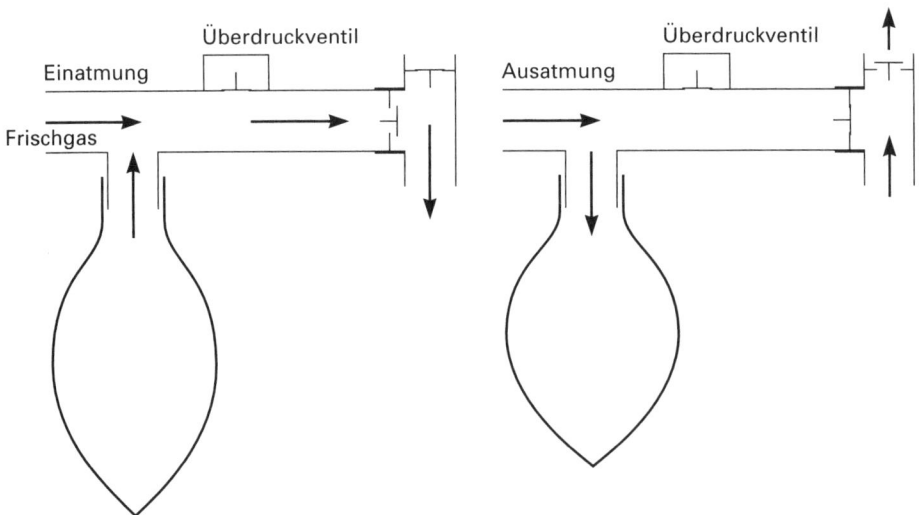

Abb.22–3: Nichtrückatmungssystem *„halboffen"*

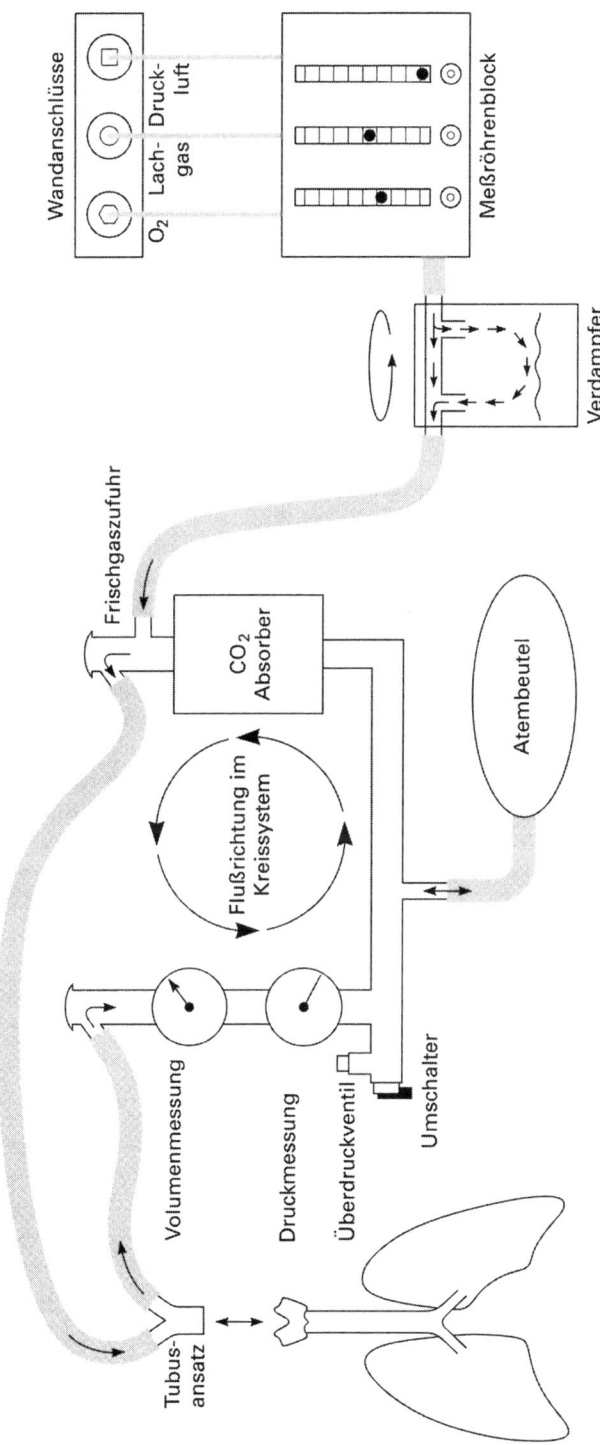

Abb. 22–4: Bauprinzip eines Narkosegerätes mit Kreissystem. Rückatmungssystem „*halbgeschlossen*"

Alternativ und heute üblich ist das Kreissystem, wir nennen es auch *„halbgeschlos-sen"*, in dem das Sauerstoffnarkosegasgemisch durch ein Einatem- und Ausatmenventil gesteuert in einer Richtung im Kreis fließt (Abb. 22–4).

Während der Einatmung entnimmt sich der Patient hieraus die erforderliche Gasmenge und atmet danach in das System zurück. Die Frischgasmenge, die in das Kreissystem eingespeist wird, kann drastisch reduziert werden, da nur ein Bruchteil des zugeführten Sauerstoffs tatsächlich verbraucht wird. Voraussetzung ist allerdings, daß das abgeatmete Kohlendioxid durch den zwischengeschalteten CO_2 Absorber, den Atemkalk, entzogen wird. Im Nebenschluß sind ein Handbeatmungsbeutel sowie eine maschinelle Beatmungseinheit angebracht. Überschüssiges Narkosegasgemisch entweicht über ein Überdruckventil in eine Narkosegasabsauganlage.

Ökonomische, ökologische aber auch medizinische Gründe – Auskühlungseffekt, Flüssigkeitsentzug durch unzureichende Gasanfeuchtung – machen es ratsam, die Frischgasmenge auf das unumgängliche Maß zu reduzieren. Führt man ausschließlich den vom Patienten verbrauchten Sauerstoff, ca. 4ml/kg KGW/min zu, fällt kein überschüssiges Gas mehr an. Man befindet sich im *„geschlossenen"* System. Als Kompromiß hat sich in den letzten Jahren die sogenannte *„Minimal-Flow-Anästhesie"* durchgesetzt. Die Frischgasmenge beträgt hierbei nur ca. 500 ml/min. Hohe Anforderungen an Dichtigkeit sowie Monitoring von Patient und Gerät sind für dieses Verfahren Voraussetzung.

Moderne *mikroprozessorgesteuerte Narkosebeatmungsmaschinen* ermöglichen darüber hinaus differenzierte Beatmungstechniken. Beatmungsvolumina werden auch bei veränderter Thoraxcompliance (Dehnbarkeit) konstant gehalten. Das Atem-Zeit-Verhältnis ist – wichtig bei vorbestehenden Lungenerkrankungen – variabel. Der Beatmungsdruck kann zur Vermeidung von Barotraumen begrenzt werden. Eine Beatmung mit positiv endexpiratorischem Druck (PEEP) zur Vermeidung oder Behandlung von Mikroatelektasen ist möglich.

3.2 Verbindung zum Patienten

Der patientengerichtete Teil des Kreissystems besteht aus Einatmungs- und Ausatmungsteil, die über ein Y-Stück verbunden sind.

3.2.1 Narkosemaske, Guedel-Tubus

Die Narkosegasapplikation kann für kurz dauernde Eingriffe bei erhaltener oder assistierter Spontanatmung sowie für eine kurzfristige Beatmung vor der Intubation über eine über Mund und Nase gestülpte, dicht auf den Gesichtsweichteilen aufsitzende Maske erfolgen. Problematisch kann hierbei die Freihaltung der Atemwege sein. Der Kopf muß rekliniert auf einer erhöhten Unterlage liegen, die Zunge darf den Atemweg nicht verlegen. Hilfreich ist mitunter das Einführen eines Guedel-Tubus (Abb. 22–5), der ein Zurückfallen der Zunge verhindert. Der Umgang mit der Narkosemaske erfordert Übung.

Der Guedel-Tubus ist ein gefährliches Instrument, solange unkontrollierte Reflexe, wie Würgen mit der Gefahr der Aspiration oder Irritation des Kehlkopfes (Laryngospasmus) erhalten sind.

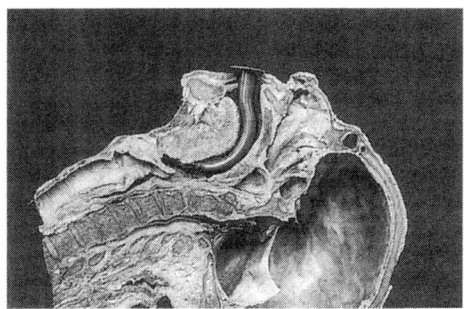

Abb. 22–5: Oropharyngealtubus in situ am anatomischen Präparat

3.2.2 Endotracheale Intubation

Der sicherste Weg die Atemwege frei zu halten und die gefährliche Kreuzung zwischen Respirations- und Verdauungstrakt zu entschärfen, ist die endotracheale Intubation. Hierbei wird in der Regel am relaxierten Patienten – *der Kopf liegt erhöht und rekliniert* – ein weicher, möglichst gewebefreundlicher Schlauch unter direkter Sicht mit einem Laryngoskop durch die Stimmritze des Kehlkopfes in die Luftröhre eingebracht.

Das **Laryngoskop** (Abb. 22–6) besteht aus einem Griff mit einer Batterie oder einem Akku und einem meist gebogenen Spatel, an dessen Ende sich eine Leuchtquelle befindet. Den Spatel gibt es in vielfach variierter Form, eine gerade Ausführung ist bei den besonderen anatomischen Verhältnissen vor allem für Neugeborene und Säuglinge geeignet. Der Spatel dient zum Anheben von Mundboden und Zunge. Ziel ist die direkte Sicht auf die Stimmritze ohne den sehr empfindlichen Kehldeckel zu berühren.

Auch **Endotrachealtuben** (Abb. 22–6) gibt es in mannigfaltiger Form. Am gebräuchlichsten ist der halbmondförmig gebogene *Magill-Tubus*. Häufig wird auch der L-förmige *Oxford-Tubus* eingesetzt. Der mit einer Innenspirale versehene *Woodbridge-Tubus* ist besonders flexibel ohne abknicken zu können. Für die seitengetrennte Lungenbeatmung in der Thoraxchirurgie stehen *doppellumige Tuben* zur Verfügung.

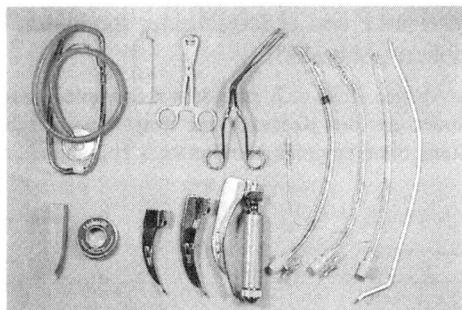

Abb. 22–6: Materialien zur endotrachealen Intubation: Endotrachealtuben in unterschiedlicher Größe, Laryngoskop mit verschiedenen Spateln, Führungsstab, Magillzange, Blockerspritze und -klemme, Stethoskop, Fixationsmaterial, Beißschutz

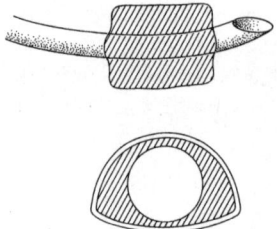

Abb. 22–7: High-volume-low-pressure-Cuff. Eine Abdichtung der Trachea wird bereits im Querschnitt bei niedrigen Drucken und ohne Verformung der Luftröhre erreicht

Zur Abdichtung gegen die Trachealwand dient ein mit Luft gefüllter *Cuff* (Abb. 22–7), dessen Füllungsdruck, um Druckschäden zu vermeiden, nicht über dem des Kapillardrucks der Schleimhaut liegen darf. Der Füllungsdruck muß in regelmäßigen Abständen kontrolliert werden. Dies gilt besonders für Lachgasnarkosen, da Lachgas in den dünnwandigen Cuff diffundiert. Bei Säuglingen und Kleinkindern wird wegen der besonderen Empfindlichkeit der Strukturen auf den Cuff gänzlich verzichtet.

Die *Intubation* kann auf *oralem* oder *nasalem* Weg erfolgen. Letzteres hat sich für die Langzeitbeatmung bewährt. Hilfreich ist dabei eine *Magill-Zange*, die das Einführen des Tubus in die Luftröhre erleichtert (Abb. 22–6).

Schwierige Intubation. Anatomische Besonderheiten können eine Intubation, im Einzelfall auch unvorhersehbar, auf konventionellem Weg schwierig oder gar unmöglich machen. Sind Schwierigkeiten vorhersehbar, kann eine *Wachintubation* am gut prämedizierten Patienten *blind nasal* versucht werden. Alternativ kann über ein *flexibles Bronchoskop* intubiert werden.

Wenig verbreitet, aber bei der unvorhergesehenen Schwierigkeit hervorragend geeignet, ist das starre *Bullard-Endoskop*.

Wenn all diese Maßnahmen versagen, muß bei vitaler Indikation ein Luftröhrenschnitt als *Koniotomie* durchgeführt werden.

3.2.3 Larynxmaske

Als Kompromiß zwischen Narkosemaske und endotrachealer Intubation hat sich in letzter Zeit die Larynxmaske etabliert (Abb. 22–8).

Sie besteht aus einem Plastikrohr, an dessen Ende sich eine dem Kehlkopfeingang angepaßte Maske mit aufblasbarem Wulst befindet, der den Kehlkopf zur Umgebung hin abdichtet.Das Instrument wird nach Narkoseeinleitung blind eingeführt und erlaubt bei gutem Sitz auch eine kontrollierte Beatmung.

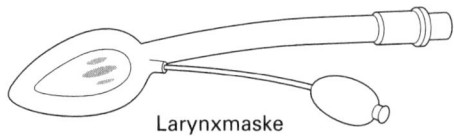

Larynxmaske

Abb. 22–8: Larynxmaske

Gegenüber der endotrachealen Intubation bleiben die verletzlichen Strukturen des Kehlkopfes unbehelligt. Eine Aspiration ist jedoch nicht sicher zu vermeiden. Das Verfahren ist daher beim nicht nüchternen Patienten kontraindiziert. In der Not kann die Larynxmaske bei unmöglicher endotrachealer Intubation hilfreich sein.

3.3 Technik der Regionalanästhesie

Jeder Nerv, der mit einer Nadel erreichbar ist, kann mit einem Lokalanästhetikum blockiert werden, *Leitungsanästhesie*. Werden mehrere Nerven, ein Nervenbündel (Nervenplexus) oder Nervwurzeln bei rückenmarksnahen Anästhesien durch ein Lokalanästhetikum ausgeschaltet, sprechen wir von einer *Regionalanästhesie*. In der Praxis werden Nervblockaden für Operationen und zur Schmerztherapie vielfach variiert durchgeführt. Die wichtigsten Regionalanästhesien sind die *rückenmarknahen Verfahren*, die *Plexusanästhesie* und die *intravenöse Lokalanästhesie*.

3.3.1 Rückenmarknahe Anästhesie

Das Rückenmark liegt von seinen Häuten umgeben in einem vom Liquor cerebrospinalis gefüllten Sack im Spinalkanal der Wirbelsäule. Dieser nach außen durch die harte Rückenmarkshaut begrenzter Sack reicht tief bis zum 1. Sakralwirbel, während das Rückenmark selbst, es hinkt dem Skelettwachstum nach, beim Erwachsenen bereits in Höhe des 1. Lendenwirbels aufhört, von wo es nach distal die Cauda equina, den Pferdeschweif, abgibt. Spinalnervenpaare verlassen seitlich durch die Intervertebrallöcher den Spinalkanal und führen vegetative, sensible und motorische Fasern. Die sensiblen Nervenfasern werden im Spinalganglion umgeschaltet. Erreichbar sind die Strukturen des Spinalkanals über das von jeweils 2 Wirbelbögen gebildete dorsale Zwischenwirbelloch. Die punktierende Nadel muß dabei neben Haut und Fettgewebe den Bandapparat der Wirbelsäule durchdringen. Den deutlichsten Widerstand bietet dabei das *gelbe Band*, es begrenzt zusammen mit der harten Rückenmarkhaut den epiduralen Spalt (Abb. 22–9).

3.3.1.1 Spinal-, Epiduralanästhesie

Beide Verfahren blockieren direkt am ZNS vegetative, sensible und motorische Nervenfasern. Das Ausbreitungsgebiet der Anästhesie ist ausgeprägt und abhängig von Injektionsort und Dosis. Bevorzugt ist der *lumbale Zugang* (Abb. 22–9), der Operationen an der unteren Körperhälfte ermöglicht. Punktiert wird unter streng aseptischen Bedingungen nach Setzen einer Lokalanästhesie der Haut zwischen zwei Dornfortsätze am sitzenden oder auf der Seite liegenden Patienten. Der Rücken wird nach außen gedrückt, eine vor dem Patienten stehende Hilfsperson assistiert dabei.

Bei der **Spinalanästhesie** dringt über eine Führungskanüle eine hauchdünne Spinalnadel (25 g oder dünner), durch den Bandapparat der Wirbelsäule und die harte Rückenmarkhaut in den Spinalkanal, so daß Liquor aspiriert werden kann.

Neben der *Standardnadel nach Quincke* gibt es die atraumatischen *Nadeln nach Whitacre oder Sprotte* mit geringerem Verletzungsrisiko der harten Rückenmarkshaut.

a

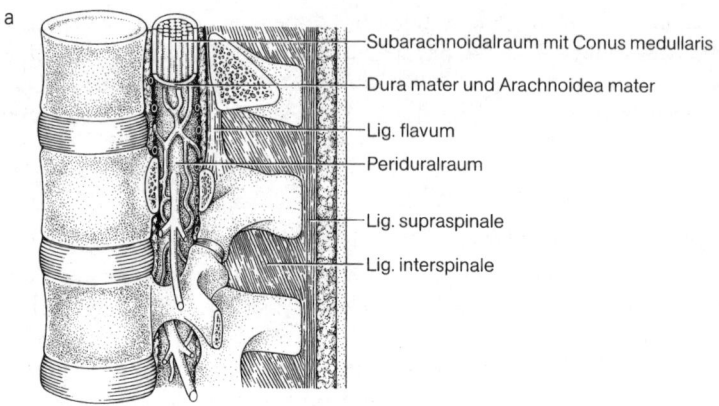

Subarachnoidalraum mit Conus medullaris

Dura mater und Arachnoidea mater

Lig. flavum

Periduralraum

Lig. supraspinale

Lig. interspinale

b

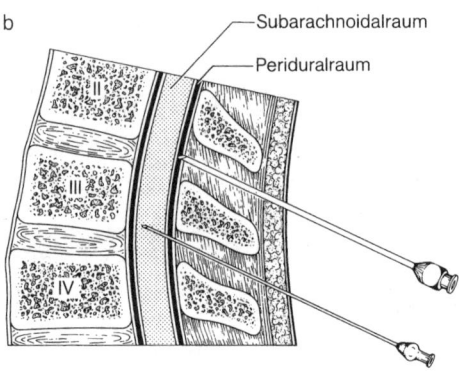

Subarachnoidalraum

Periduralraum

Abb. 22–9: Rückenmarknahe Regionalanästhesie: **a.** Schematische Darstellung der Topographie im Lumbalbereich, **b.** Schematische Darstellung der Punktion des Subarachnoidal- sowie des Epiduralraums (s. Abb. 8–3, S. 292)

Injiziert wird je nach Operationsdauer ein mittellang oder lang wirksames Lokalanästhetikum.

Das Lokalanästhetikum kann *isobar* sein, das heißt das spezifische Gewicht entspricht dem des Liquors. Es entfaltet seine Wirkung im wesentlichen am Injektionsort. Wird eine *hyperbare* Substanz gewählt, das spezifische Gewicht ist höher als das des Liquors, kann das Ausbreitungsgebiet durch Lagern des Patienten variiert werden. Man nennt dies *gesteuerte Wanderung*.

Die erforderliche Dosis ist niedrig und liegt bei 1–5 ml. Die Technik ist relativ einfach und der Wirkeintritt mit wenigen Minuten kurz. Die Durchführung einer **Periduralanästhesie** ist technisch schwieriger. Das Lokalanästhetikum wird hierbei in den periduralen Spalt zwischen dem gelben Band und harter Rückenmarkhaut eingebracht. Es diffundiert dann in den Spinalkanal und in die seitlich abgehenden Spinalganglien. Aufgrund der erheblich höheren Dosierung – für die lumbale PDA beim Erwachsenen werden z. B. Bupivacain 0,5 %ig 10–20 ml benötigt – und des Gefäßreichtums des periduralen Raumes ist die Resorption in die Blutbahn begünstigt. Auch eine versehentliche intravasale Injektion ist möglich.

Punktiert wird nach der *Stempeldruck-Methode* mit einer relativ dicken (18 g) und stumpfen *Periduralnadel nach Crawford oder Tuhoy*, um die Strukturen des Bandapparates der Wirbelsäule identifizieren zu können. Ist das gelbe Band erreicht – erkennbar an einem starken und elastischen Widerstand – wird eine mit Kochsalz gefüllte Spritze aufgesetzt, deren Inhalt sich nach Passieren des Bandes schlagartig entleert. Es folgt die Injektion einer Testdosis, um eine versehentliche intravasale oder intrathekale Applikation erkennen zu können. Anschließend wird der Rest des Lokalanästhetikums injiziert.

Die Anschlagszeit ist lang, die volle Wirkung ist erst nach ca. 30 min erreicht.

Eine Variante der Periduralanästhesie ist die **Sakralanästhesie**: Der Spinalkanal endet von einer bindegewebigen Membran verschlossen bei S 4/S 5. Dieser unmittelbar oberhalb der Rima ani gelegene Zugang zum Periduralraum kann vor allem für anorektale und vaginale Eingriffe genutzt werden. Besondere Bedeutung hat die Sakralanästhesie auch beim Säugling und Kleinkind.

Gefäßsystem und Hämodynamik. Das parasymphatische Nervensystem rekrutiert sich aus dem kranialen N. vagus, (X. Hirnnerv) und dem sakralen Anteil des Rückenmarks, während das symphatische Nervensystem im gesamten Bereich des Rückenmarks entspringt. Die rückenmarksnahen Anästhesieverfahren greifen hier unmittelbar blockierend ein, es kommt zum Überwiegen des Parasympathikus. Im Ausbreitungsgebiet der Anästhesie kommt es sehr schnell (subjektiv: Wärmegefühl) zu Gefäßweitstellung und Blutdruckabfall. Auch bei lumbalem Zugang werden die zum Herzen ziehenden symphatischen Nervfasern mitblockiert, die vagale Einwirkung auf das Herz mit Bradykardie und auch negativer Inotropie überwiegen. Diese Zusammenhänge sind außerordentlich wichtig, da auch die physiologische Reizantwort auf z. B. Hypoxie und Volumenmangel ausbleibt. Die Anforderungen an die Patientenüberwachung sind genau so hoch wie bei Allgemeinanästhesieverfahren.

3.3.1.2 Nebenwirkungen und Komplikationen

Die hämodynamischen Nebenwirkungen mit Blutdruckabfall und Bradykardie (s. o.) bei der Spinal- und Epiduralanästhesie sind am häufigsten. Bei Normovolämie hilft Volumenzufuhr nur begrenzt, gefäßverengende Substanzen sind hier eher angezeigt. *Bradykardien* können mit Atropin behandelt werden. Intraoperative *Volumenverluste* sind gefährlich und müssen zügig ersetzt werden, da die körpereigene Regulation weitgehend ausgeschaltet ist. Die versehentliche intravasale Injektion kann zu schweren systemischen Nebenwirkungen führen. Hierzu zählen *epileptiforme Krampfanfälle* und am Herzen *Arrhythmien* bis hin zum *Herzstillstand*.

Antikonvulsiva (Diazepam, Barbiturate), Substanzen für die Herz-Lungen-Wiederbelebung (Suprarenin), sowie die Möglichkeit zur Beatmung und Defibrillation müssen bereitstehen. Trotz aller Sorgfalt kann es passieren, daß anläßlich einer Periduralanästhesie die gesamte Dosis des Lokalanästhetikums in den Spinalraum injiziert wird. Folge ist eine „*totale Spinalanästhesie*" mit rasch eintretender Bewußtlosigkeit, Atemstillstand und Kreislaufdepression. Sofortige Beatmung und Stabilisierung der Hämodynamik können diese Komplikation für den Patienten folgenlos beheben. Sowohl nach Spinalanästhesien als auch nach versehentlicher Punktion der harten Rückenmarkshaut bei Periduralanästhesien kann es zu einem *Liquorverlustsyndrom* durch das Duraleck kommen. Heftigster „*postspinaler Kopfschmerz*" ist das Leitsymptom. Er tritt meist 2–3 Tage nach erfolgter Punktion auf. Wichtig ist die Rückmeldung an den Anästhesisten, der mit einem „Eigenblutpatch" den Defekt verschließen kann.

Selten, aber nicht ausgeschlossen, sind neurologische Komplikationen. Ein Liquorverlustsyndrom kann *Störungen der Hirnnervenfunktion* mit Schielen und Beeinträchtigung der Hörfunktion verursachen, was sich allerdings meist zurückbildet. *Septische* und *Blutungskomplikationen* im Injektionsgebiet sind ebenfalls extrem selten, müssen aber umgehend diagnostiziert und behandelt werden.

3.3.1.3 Indikationen, Kontraindikationen

Spezielle Indikationen, kontinuierliche Verfahren. Besonders die Periduralanästhesie eignet sich zur *kontinuierlichen Schmerzausschaltung*.

Über eine Tuohy-Nadel wird hierfür ein dünner Katheter in den epiduralen Spalt eingeführt. Geeignet ist das Verfahren für langdauernde Eingriffe, bei denen eine einmalige Dosis nicht ausreicht.

Bei großen abdominalen und thorakalen Eingriffen kann eine Periduralkatheteranästhesie mit einer Allgemeinnarkose kombiniert werden. Wird der Katheter anschließend belassen, kann eine besonders effektive postoperative Schmerzausschaltung durchgeführt werden. In der *Schmerztherapie onkologischer Patienten*, aber auch *posttraumatisch, z.B.* bei Rippenserienfrakturen, sind kontinuierliche rückenmarksnahe Anästhesieverfahren von besonderer Bedeutung. Da das Rückenmark über Opiatrezeptoren verfügt, können Opioide in sehr niedriger Dosierung rückenmarknah eine hervorragende Analgesie bewirken. Ein weiteres Indikationsgebiet für den Periduralkatheter ist die *Geburtshilfe*: Niedrige Lokalanästhetikakonzentrationen unterdrücken den Wehenschmerz wirksam und ermöglichen eine schmerzarme Geburt. Wird eine operative Entbindung nötig, kann auch dies in Periduralanästhesie durchgeführt werden.

Kontraindikationen. Hierzu zählen *Blutgerinnungsstörungen* und gerinnungshemmende Medikation: Marcumar, Heparin, ASS. Erforderlich ist die Kenntnis der globalen Gerinnungstests, Quick-Wert, APTT und die Thrombozytenzahl. Bei *Volumenmangel* darf eine rückenmarknahe Anästhesie nicht durchgeführt werden, ebenso nicht bei einem *respiratorisch* oder *kardial dekompensierten* Patienten. Er muß intubiert und beatmet werden.

> Die vielfach vertretene Meinung, die Peridural- oder Spinalanästhesie sei besonders bei Patienten in schlechtem Allgemeinzustand angebracht, ist falsch.

Wirbelsäulendeformitäten können das Verfahren erheblich erschweren.

3.3.2 Armplexus- und intravenöse Anästhesie

Armplexusanästhesie. Radialis-, Ulnaris-und Medianusnerv entspringen aus dem Armnervenplexus, der für die punktierende Nadel im seitlichen Halsdreieck und in der Achselhöhle, wo er die Arteria axillaris in einer gemeinsamen Scheide begleitet, erreichbar ist. Komplikationsarm und daher bevorzugt ist der *axilläre Zugang*

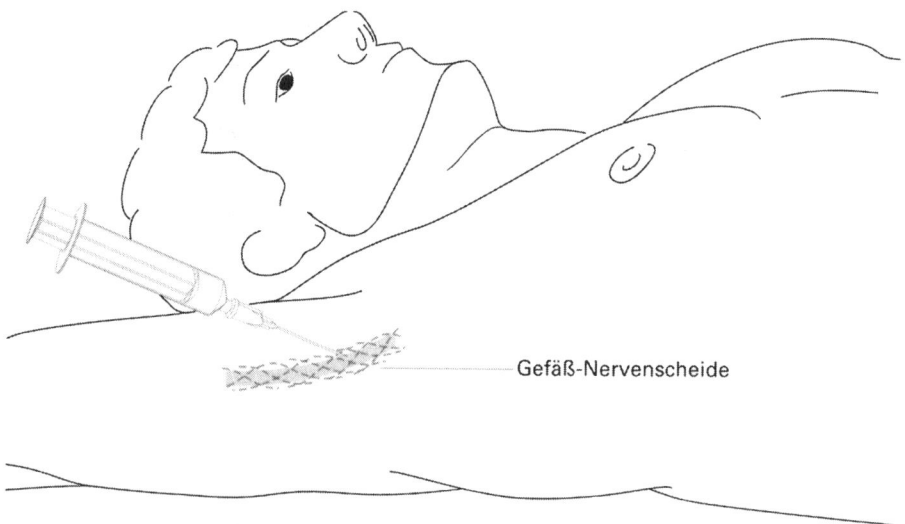

Gefäß-Nervenscheide

Abb. 22–10: Axilläre Armplexusanästhesie

(Abb. 22–10). Unter aseptischen Bedingungen wird nach Setzen einer Hautbetäubung mit einer kurz angeschliffenen stumpfen Nadel die Gefäßnervenscheide, erkennbar an einem Widerstand, perforiert. Ein elektrische Impulse abgebender sogenannter Neurotracer erleichtert das korrekte Plazieren der Nadel. Um alle Anteile des Nervenplexus sicher zu blockieren ist die Injektion von 40–50 ml Lokalanästhetikum erforderlich. Auch die Plexusanästhesie kann mit Katheter kontinuierlich erfolgen. Komplikationen, wie Nervenläsionen oder Gefäßverletzungen, sind beim axillären Zugang selten.

Der proximale Zugang nach Winnie im Bereich des seitlichen Halsdreiecks ist aufgrund der umgebenden Strukuren riskanter. Hierbei kann auch einmal die Lunge (Pneumothorax) verletzt werden. Auch der Armnervenplexus enthält Nerven aller Qualitäten. Da die Sympatikolyse auf die obere Extremität beschränkt bleibt, sind hämodynamische Nebenwirkungen nicht zu erwarten.

Intravenöse Lokalanästhesie. Dieses einfach zu erlernende Verfahren eignet sich für kleinere Eingriffe an Unterarm und Hand. Nach Anlegen einer intravenösen Verweilkanüle wird eine Blutleere angelegt. Anschließend erfolgt die intravenöse Injektion eines mittellang wirksamen Lokalanästhetikums, Bupivacain sollte wegen seiner ausgeprägten kardialen Nebenwirkungen nicht verwandt werden. Der unangenehme Manschettendruck der Blutleere kann durch eine zweite Manschette, die im bereits betäubten Gebiet angelegt wird, vermieden werden. Nach Beendigung des Eingriffs wird die Blutleere in mehreren Schritten aufgehoben, toxische Wirkungen auf Herz und Kreislauf können so vermieden werden.

4. Monitoring

Unabhängig von der Wahl des Anästhesieverfahrens ist die lückenlose Überwachung von Patient und Gerät Voraussetzung für jede Anästhesie.

Patientenüberwachung. Sehen, Fühlen und Hören durch einen erfahrenen Anästhesisten sind immer noch der wichtigste Garant für die Sicherheit des Patienten. Hierzu zählen u. a. *Beobachten* von Hautfarbe und Beschaffenheit, *Pulsfühlen*, *Beobachten* der Atembewegungen, *Einschätzen* des Flüssigkeits- und Blutverlustes u. v. m.

Engmaschige Kontrollen von *Pulsfrequenz* und *Blutdruck* sind selbstverständlich. Bei hämodynamisch instabilen Patienten und umfangreichen Eingriffen ist die kontinuierliche blutige Blutdruckmessung sinnvoll.

Der Anschluß an einen *EKG-Monitor* ist üblich, Arrhythmien sind dann klassifizierbar. Moderne Geräte mit ST-Streckenanalyse können Myokardischämien aufdecken. Die Sauerstoffsättigung des Blutes kann nichtinvasiv und damit leicht praktikabel mit einem *Pulsoximeter* überwacht werden. Zusammen mit der Messung der endexpiratorischen Kohlendioxidkonzentration sind Rückschlüsse auf den Gasaustausch der Lunge möglich.

Darüber hinausgehende Maßnahmen, wie invasives hämodynamisches Monitoring mit dem *Swan-Ganz-Katheter* oder kontinuierliches *Ultraschallmonitoring* des Herzens bleiben dem Einzelfall vorbehalten.

Große Sorgfalt erfordert die Überwachung der *Lagerung*, dies gilt besonders für die Extremitäten: Ein *Arm* darf, um Plexusschäden zu vermeiden, nie mehr als 90 Grad ausgelagert werden, werden die *Beine* auf Schalen ausgelagert, ist der oberflächlich gelegene *Nervus peronaeus* besonders gefährdet. Kanten von Lagerungshilfen und exponierte Körperstellen müssen gepolstert sein. Schwere Nervenschäden entstehen, wenn Extremitäten von Lagerungshilfen herunterfallen. Bei fehlendem Lidschluß ist das *Auge* gefährdet, es sollte dann mit einem hautfreundlichen Pflaster verschlossen werden. Besondere Aufmerksamkeit ist dem *Wärmehaushalt* zu widmen, da die mit Überdruck arbeitende Klimaanlage im Operationssaal der Auskühlung Vorschub leistet. Besonders gefährdet sind Säuglinge und Kinder, hier ist die kontinuierliche Überwachung der *Körpertemperatur* Standard. Vor allem in der Aufwachphase müssen warme Decken vorgehalten werden. Energetisch betriebene Unterlagen sind wegen der Verbrennungsgefahr problematisch.

Geräteüberwachung. Euronorm und Medizingeräteverordnung regeln die Überwachung und den Umgang mit Narkosegeräten. Dazu zählen Einweisung in die Funktionsweise der Geräte, regelmäßige Wartungen und tägliche Funktionskontrollen. Narkosemaschinen müssen definierte Sicherheitsmerkmale erfüllen.

Der *häufigste tödliche Narkosezwischenfall* ist die unbemerkte Diskonnektion von Patient und Gerät.

Ein Diskonnektionsalarm muß daher am Kreisteil zwischengeschaltet sein. Untereinander inkompatible Steckkupplungen für Gase und genormte Einfüllstutzen für flüssige Anästhetika verhindern Verwechslungen. Bei Ausfall der Sauerstoffversorgung müssen ein Sauerstoffmangelalarm ausgelöst und eine Lachgassperre aktiviert werden. Vorgeschrieben ist auch die kontinuierliche Messung der Sauerstoff- und Narkosegaskonzentrationen.

5. Besonderheiten des Lebensalters

5.1 Kinderanästhesie

Neugeborene, Säuglinge und Kleinkinder bedürfen eines speziellen anästhesiologischen Managements.

Respiratorisches System. Anatomische Besonderheiten betreffen unter anderem den Kehlkopf mit im Vergleich zum Erwachsenen schwieriger einstellbarer Stimmritze. Im Gegensatz zum älteren Menschen befindet sich die engste Stelle des Respirationstraktes unterhalb der Stimmbänder. Die Luftröhre ist vergleichsweise kurz, ihre Schleimhaut ist besonders empfindlich. Die Atemmechanik zeichnet sich durch eine reine Zwerchfellatmung bei hoher Frequenz aus. Die hohe Stoffwechselrate des Kindes erfordert eine gemessen am Körpergewicht wesentlich höhere Ventilation. Störungen der Atmung führen rasch zu einer vitalen Gefährdung.

Hämodynamik. Hohe Herzfrequenz bei relativ niedrigem Blutdruck sind typisch. Das extrazelluläre Flüssigkeitsvolumen ist deutlich größer als beim Erwachsenen. Flüssigkeitsverluste werden schlecht toleriert und müssen umgehend ausgeglichen werden.

Stoffwechselorgane. Vor allem Leber und Niere sind in den ersten Lebensmonaten noch unreif, Entgiftungs- und Ausscheidungskapazitäten sind noch nicht voll ausgebildet.

Wärmehaushalt. Gemessen am Körpergewicht ist die kindliche Körperoberfläche und damit auch die Auskühlungsgefahr größer als beim Erwachsenen, bei Früh- und Neugeborenen fehlt zudem die schützende Fettschicht. Hypothermie führt bei den kleinen Patienten rasch zu einer azidotischen Stoffwechselentgleisung. Wärmeerhalt mit warmen Tüchern, eingepackten Extremitäten etc. ist also besonders wichtig.

Anästhesiologische Technik. Besonderheiten betreffen zunächst das Narkosezubehör. Die hohe Atemfrequenz erfordert eine Minimierung des Totraumes mit speziellen Masken. Wird ein Kreissystem benutzt, müssen die Schläuche glattwandig und dünn sein. Das ventillose Kuhn-System ohne Rückatmung kommt dieser Forderung am nächsten. Die Indikation zur Intubation mit ungeblockten Tuben muß großzügig gestellt werden. Die Prämedikation beim Kleinkind erfolgt am besten oral oder rektal, die rektale Instillation eines kurzwirksamen Barbiturats kann eine intravenöse Narkoseeinleitung ersetzen. Halothan ist immer noch das gebräuchlichste dampfförmige Anästhetikum. Auch die Narkoseeinleitung wird häufig mit einem Halothan-Sauerstoff-Lachgasgemisch per inhalationem durchgeführt, bei genügender Narkosetiefe kann zur Intubation dann auf ein Muskelrelaxans verzichtet werden. Wird intravenös mit einem Barbiturat eingeleitet, werden zur Muskelrelaxation nichtdepolarisierende Curarederivate bevorzugt. Bei langen Eingriffen und der Möglichkeit zur Nachbeatmung können auch Opioide verwandt werden. Grundsätzlich gilt, daß gemessen am Körpergewicht, die Dosierungen der Anästhetika beim Kind relativ hoch sind, die therapeutische Breite ist jedoch deutlich kleiner als beim Erwachsenen. Das Monitoring entspricht dem der Erwachsenennarkose. Einfach aber sehr aufschlußreich ist das Abhören der Herztöne mit einem präkardial aufgesetzten Stethoskop. Die Lautstärke der Herztöne gibt Hinweise auf die Schlagkraft des Herzens. Wichtig ist die Überwachung der Körpertemperatur.

5.2 Anästhesie beim alten Menschen

Beim alten Menschen sind es besonders die *Begleiterkrankungen*, die präoperativ erkannt und zum Teil auch behandelt sein müssen.

Respiratorisches System. Der Thorax des alten Menschen ist starr und damit weniger dehnbar. Für den Gasaustausch steht beim Altersemphysem weniger Lungengewebe im Sinne einer restriktiven Ventilationsstörung zur Verfügung. Auch obstruktive Ventilationsstörungen bei chronischer Bronchitis sind häufig. Vor allem vor ausgedehnten Eingriffen sollten daher Atemgymnastik und ggf. auch broncholytische Maßnahmen erfolgen.

Kardiovaskuläres System. Koronare Herzkrankheit, Hypertonus und Herzinsuffizienz sind die häufigsten Erkrankungen, die präoperativ behandelt werden müssen. Während der Anästhesie sind diese Patienten bei entsprechendem Monitoring im allgemeinen sicher. Die größte Gefährdung besteht während der ersten postoperativen Tage. In dieser Zeit muß für eine optimale Überwachung, ggf. auch auf einer Intensivstation gesorgt werden.

Stoffwechselorgane. Eine diabetische Stoffwechsellage ist beim alten Menschen häufig und wird oft erst postoperativ im Postaggressionsstoffwechsel manifest. Solche Zuckerverwertungsstörungen führen unbehandelt zu bedrohlichen Imbalancen des Flüssigkeits- und Säure-Basen-Haushalts. Sie müssen erkannt und rechtzeitig behandelt werden.

Anästhesiologische Technik. Wenn möglich, sollte beim alten Menschen einem *Regionalanästhesieverfahren* der Vorzug gegeben werden. Postoperative Verwirrtheitsphasen sind danach vergleichsweise seltener. Bei *Allgemeinnarkosen* ist auf den niedrigeren Narkosemittelbedarf zu achten. Alte Patienten sind häufig hypovolämisch. Um gefährliche Kreislaufdepressionen zu vermeiden, muß großzügig infundiert werden.

6. Anästhesie in Spezialdisziplinen

Im Grunde stellt jedes operative Gebiet besondere Anforderungen an die Anästhesie, die voran beschriebenen Grundsätze bleiben dabei unberührt. Beispielhaft ist die Anästhesie bei Eingriffen am *offenen Herzen*, wo während des Eingriffes vielfach eine Herzlungenmaschine zum Einsatz kommt. Für die *Thorax- und Lungenchirurgie* muß die Einlungenbeatmung über einen Doppellumentubus mit allen Konsequenzen für Gasaustausch und Hämodynamik beherrscht werden. Ein besonderes Management erfordert die Anästhesie in der *Neurochirurgie*, mit Kenntnissen in Prophylaxe und Therapie von Hirndrucksteigerungen sowie Erkennung und Therapie von Luftembolien. Operationen am *Kehlkopf* lassen eine herkömmliche Intubation nicht zu. Der Anästhesist muß dann über Erfahrungen mit der Jet-Ventilation über einen dünnen in die Trachea eingeführten Katheter verfügen. Bei Anästhesien in der *Geburtshilfe* wird nicht nur die Schwangere, sondern auch der Fetus den Narkosemitteln, die alle mehr oder weniger die Plazentarschranke passieren, ausgesetzt. Eine opiatbedingte Atemdepression ist dann besonders unerwünscht. In letzter Zeit wird den rückenmarknahen Anästhesieverfahren in der *Geburtshilfe* wenn möglich der Vorzug gegeben.

7. Flüssigkeitstherapie

7.1 Venöser Zugang

Jede Anästhesie erfordert einen venösen Zugang. Üblich ist die Kanülierung einer Unterarm- (Abb. 22–11) oder Handrückenvene mit einer Kunststoffverweilkanüle. Sind größere Blut- oder Flüssigkeitsverluste zu erwarten, müssen mehrere, großlumige Zugänge angelegt werden.

Ist der Flüssigkeitsbestand klinisch schwer einschätzbar, kann die Messung des zentralen Venendrucks (ZVD) weiterhelfen. Hierfür und für eine längerfristige Infusionstherapie ist die Anlage eines zentralen Venenkatheters notwendig. Punktionsorte hierfür sind die *Ellenbogenvene* (Abb. 22–11), die im vorderen Halsdreieck neben der Halsschlagader verlaufende *V. jugularis* interna sowie die unter dem Schlüsselbein gelegene *V. subclavia* (Abb. 22–12).

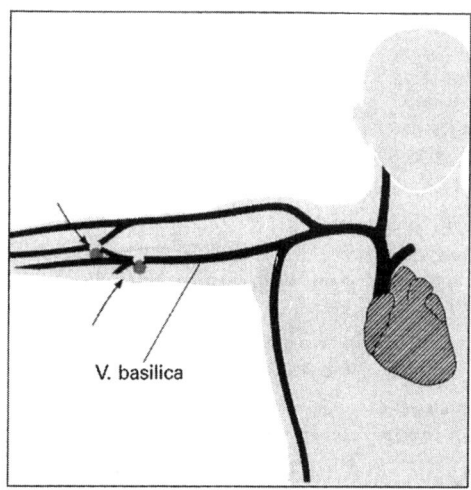

V. basilica

Abb. 22–11: Punktionsweg der V. basilica

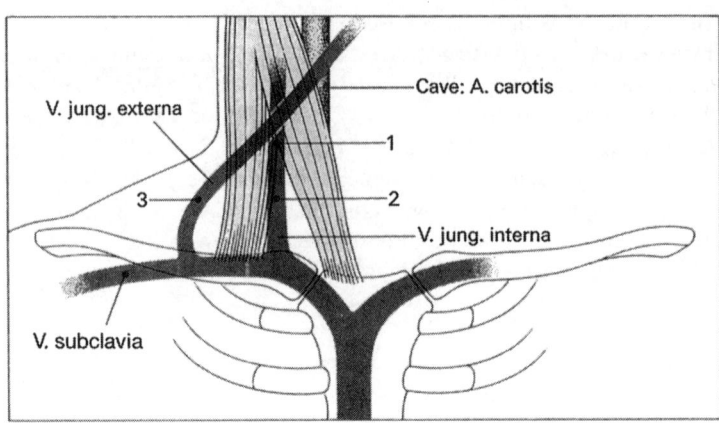

Abb. 22–12: Punktionswege der V. jugularis interna et externa: **1** transmuskulär, **2** zentral perkutan, **3** transkutan

Die Katheterspitze soll in der oberen Hohlvene unmittelbar vor Eintritt in den rechten Vorhof zu liegen kommen. Die Lagekontrolle erfordert entweder eine Röntgenthoraxaufnahme oder, weniger aufwendig, die Ableitung eines intrakardialen EKG über die stromleitende Flüssigkeitssäule des Katheters. Passiert die Katheterspitze beim Zurückziehen den rechten Vorhof, kommt es zur Amplitudenzunahme der Vorhofzacke. Die Indikation für einen zentralen Venenkatheter muß wegen der Verletzungsgefahr der Nachbarstrukturen – Nerven, Gefäße, Lunge – streng gestellt werden. Strenge Asepsis während Punktion und Verbandswechsel sind selbstverständlich. Eine *Venenkathetersepsis* ist nicht selten und für den Patienten stets bedrohlich. Grundsätzlich muß ein venöser Zugang entfernt werden, sobald er nicht mehr benötigt wird.

7.2 Erhaltungs- und Korrekturbedarf

Erhaltungsbedarf. Die Flüssigkeitsmenge, die der Mensch normalerweise am Tag zu sich nimmt, nennen wir den Erhaltungsbedarf. Er hängt ab von Körpergewicht, Körperoberfläche und Lebensalter. Der Flüssigkeitsumsatz ist mit ca. 4–6 ml/kg KGW/Std. beim Säugling am höchsten, beim Erwachsenen mit ca. 1,5 ml/kg KGW/Std. deutlich kleiner. Die Flüssigkeitsmenge muß auch den Bedarf an Elektrolyten decken. Die wichtigsten sind Natrium, das Hauptkation des Extrazellulärraums sowie Kalium, das Hauptkation des Intrazellulärraums.

Ein 70 kg schwerer Erwachsener benötigt ca. 2500 ml *Flüssigkeit*, ca. 100 mval *Natrium* und 60–100 mval *Kalium* pro Tag (= Erhaltungsbedarf) + *Korrekturbedarf.*

Korrekturbedarf. Abhängig von der Größe des Eingriffs kommt es zu einem mehr oder weniger starken zusätzlichen Flüssigkeitsverlust, der ein Vielfaches des Erhaltungsbedarfs ausmachen kann. Dieser Korrekturbedarf muß zusätzlich zum Erhal-

tungsbedarf infundiert werden. Da es sich im wesentlichen um extrazelluläre Flüssigkeitsverluste handelt, sind *isotone Elekrolytlösungen mit hohem Kochsalzanteil*, z. B.
Ringer-Lösung, geeignet.

Viele Patienten konnten aufgrund ihrer Krankheit bereits längere Zeit präoperativ ihren Erhaltungsbedarf nicht mehr decken. Beim Darmverschluß können viele Liter Extrazellulärflüssig-
keit in den Darm sequestriert sein. Fieberhafte Erkrankungen gehen ebenfalls mit Flüssigkeitsverlusten einher. Diese bereits präoperativ bestehenden Flüssigkeitsdefizite müssen in gleicher
Weise ersetzt werden.

7.3 Plasmaersatzmittel, Transfusion

Plasmaersatzmittel. Kommt es während eines Eingriffs oder durch eine Verletzung zu
größeren Blutverlusten, können diese bis zu einem gewissen Grad mit *kolloidalen
Plasmaersatzmitteln* ersetzt werden. Zur Verfügung stehen *Dextran, Hydroxyäthyl-
stärke (HÄS) und gelatinehaltige Lösungen*. Diese großmolekularen Substanzen können für eine begrenzte Zeit die kolloidosmotischen Eigenschaften der Plasmaeiweiße
übernehmen und so für einen ausreichenden Füllungszustand des Gefäßsystems sorgen.

Transfusion. Übersteigen die Verluste ein bestimmtes Maß, muß *Konservenblut* und
ggf. *Plasma* (Albumin) verabfolgt werden (Abb. 22–13).

> Die Indikation zur *Transfusion* muß wegen der Infektionsgefahr und des Unver-
> träglichkeitsrisikos sehr streng gestellt werden. Blutgruppengleichheit und doku-
> mentierte *Verträglichkeitstests* sind selbstverständlich. Mit dem *Bedside-Test* muß
> die AB0-Identität von Patient und Konserve vor der Transfusion kontrolliert sein.

Leere Blutbehältnisse müssen aus forensischen Gründen für mindestens 24 Std. asserviert werden.

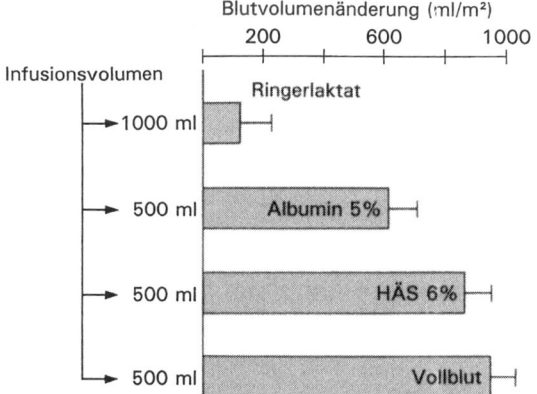

Abb. 22–13: Volumeneffekte von Flüssigkeiten (1 Stunde nach Applikation, Angaben in ml/qm Körperoberfläche)

7.4 Fremdblutsparende Verfahren

Die Furcht vor einer HIV-Infektion hat das Bewußtsein für das Infektionsrisiko von Blut und Blutderivaten bei Patient und Therapeut geschärft. Das Risiko einer *HIV-Infektion* ist heute extrem gering, problematisch ist immer noch die Übertragung der *Hepatitis C,* die auch mit hoher Morbidität einhergeht. Über fremdblutsparende Methoden sollte der Patient aufgeklärt werden:
– **Isovolämische Hämodilution.** Hierbei wird beim primär normovolämischen Patienten in Narkose unmittelbar präoperativ Blut entnommen. Der entstehende Volumenverlust wird gleichzeitig mit Elektrolytlösungen, kolloidalen Plasmaersatzmitteln, evtl. auch mit Albuminlösungen ersetzt. Das Absinken des Hämatokrits wird überwacht. Die tolerable Grenze ist von Patient zu Patient unterschiedlich. Das Eigenblut wird während der Blutungsepisode retransfundiert. Der Nutzen des Verfahrens ist begrenzt, da der hämodiluierte Patient eine erhöhte Blutungsneigung aufweist.
– **Maschinelle Autotransfusion.** Bei diesem Verfahren wird das aus dem Operationsgebiet abgesaugte Blut maschinell gereinigt. Zur Retransfusion stehen dann nur gewaschene Erythrozyten zur Verfügung. Das zur Volumentherapie notwendige Plasma wird verworfen. Die Methode hat sich bei großen Blutverlusten bei streng aseptischen Eingriffen bewährt. Zur Volumentherapie und zur Substitution von Gerinnungspotential muß aber oft gefrorenes Frischplasma (FFP) transfundiert werden, so daß das Infektionsrisiko nicht ausgeschlossen ist.
– **Präoperative Eigenblutspende.** Unter Beachtung spezieller Konservierungsmaßnahmen sind Erythrozyten bis zu 35 Tagen, FFP sogar für Jahre haltbar. In dieser Zeit ist vor einem geplanten Eingriff die Eigenblutspende möglich, sofern der Patient blutspendetauglich ist. Schwerkranke und anämische Patienten sind von diesem Verfahren ausgeschlossen. Eigenblut kann als Vollblut konserviert werden. Die Lagerungszeit sollte dann 21 Tage nicht überschreiten. Besser ist die Auftrennung in Erythrozytenkonzentrate und FFP. Für besonders ausgedehnte Eingriffe hat sich auch die *Plasmapherese* bewährt. FFP kann in großer Menge für die Operation zur Verfügung stehen.

Die *Eigenblutspende* hat sich durchgesetzt, da nicht nur autologes Blut für die Operation zur Verfügung steht, sondern der blutbildende Apparat schon längere Zeit vor dem Eingriff aktiviert wird.

---

8. Postoperative Überwachung, Aufwachraum

8.1 Besonderheiten in der Aufwachphase

Die größte Gefährdung für den Patienten stellen die ersten Stunden nach dem Eingriff dar. Diese Erkenntnis führte bereits 1942 zur Einrichtung von *„recovery-rooms"* in der Mayo-Klinik. Sinn einer solchen Überwachungseinheit ist die personal- und kostengünstige Konzentration frisch operierter Patienten, so daß vitale Gefährdungen von geschultem Personal rechtzeitig erkannt und behandelt werden können:

Vigilanz. Ein wacher, ansprechbarer und adäquat reagierender Patient ist Voraussetzung für eine Verlegung auf eine Allgemeinstation.

Atmung. Jedes Narkoseverfahren beeinträchtigt die Spontanatmung.

Am augenfälligsten gilt dies für die *Opioide* mit ihrer zentralen Atemdepression. Störungen der Atmung müssen aber auch nach *Barbituraten* und *Diazepamderivaten* befürchtet werden. Auch die *dampfförmigen Anästhetika* wirken sowohl zentral als auch peripher atemdepressiv. Wichtig ist, daß sich die atemdepressiven Eigenschaften der Substanzen addieren, so daß z.B. bei der balancierten Anästhesie relativ geringe Dosierungen der Einzelsubstanzen in eine ausgeprägte Atemdepression einmünden können. Auch die Einschränkung der Atemfunktion durch einen Überhang von *Muskelrelaxanzien* darf nicht unterschätzt werden. Werden Opioide oder auch Muskelrelaxanzien antagonisiert, muß infolge der kurzen Wirksamkeit der Antagonisten mit einem sogenannten *„Rebound-Phänomen"* mit wiederkehrender Atemdepression gerechnet werden.

Hämodynamik. Intraoperative Blut- und Flüssigkeitsverluste, Drainageverluste und Nachblutungen in der frühen postoperativen Phase führen zu instabilen Kreislaufverhältnissen, müssen erkannt und umgehend ausgeglichen werden. Depressive Wirkungen auf die Hämodynamik als Nachwirkung von Narkosemitteln kommen hinzu.

Eines besonderen Augenmerkes bedürfen die *rückenmarknahen Anästhesieverfahren.* Wir haben gelernt, daß infolge der hierbei ausgeprägten Sympatikolyse körpereigene gegenregulatorische Mechanismen zur Kompensation eines Volumenmangels weitgehend ausgeschaltet sind. Eine engmaschige postoperative Überwachung ist also zwingend notwendig.

Körpertemperaturregulation. Lang dauernde Eingriffe und große Wundflächen können zu beträchtlicher Absenkung der Körperkerntemperatur führen. Kompensatorisch kommt es zu peripherer Vasokonstriktion mit peripherer Zyanose und, besonders beim Erwachsenen, zusätzlich zu Muskelzittern. Extreme Stoffwechselsteigerung mit azidotischer Entgleisung aber auch Auswirkungen auf die Hämodynamik mit Tachykardie und hypertoner Kreislaufentgleisung sind die Folgen. Besonders gefährdet sind Kinder aber auch Patienten mit koronarer Herzkrankheit mit dem Risiko von Myokardischämien.

Schmerz. Bei Nachlassen der analgetischen Wirkung der Anästhetika sollte bereits im Aufwachraum eine adäquate Schmerztherapie begonnen werden. Hierbei wird nicht nur die subjektive Mißempfindung ausgeschaltet. Schmerz führt als Streßfaktor wiederum zu hämodynamischen Konsequenzen mit Vasokonstriktion, Tachykardie und Blutdruckanstieg. Ein unbehandelter Schmerz kann den Patienten also auch gefährden. Die analgetische Medikation hängt ab vom vorausgegangenen Anästhesieverfahren und von der Schmerzhaftigkeit des Eingriffes. Die opiatantagonistische Wirkung einzelner Opioide muß bedacht werden. Der Aufenthalt des Patienten im Aufwachraum sollte auch zur Dosisfindung für Analgetika genutzt werden, so daß eine adäquate Schmerztherapie auf der Allgemeinstation fortgeführt werden kann.

Übelkeit, Erbrechen. Für Patient und Pflegeperson gleichermaßen unangenehm sind postoperative Übelkeit und Erbrechen. Das Problem wird in erster Linie der Anästhesie angelastet. Aber auch der operative Eingriff selbst hat Einfluß auf diese Nebenwirkung. Oberbaucheingriffe, laparoskopische Operationen, Schieloperationen u.s.w. haben eine besonders hohe Inzidenz. Patienten, die auch seekrank und autokrank werden, sind besonders häufig betroffen. Eine diesen Umstand berücksichtigende Prämedikation mit einem Antiemetikum, vor allem aber auch ein schonender Transport um Ecken und Kurven können das Problem wirksam entschärfen. Sind Übelkeit und Erbrechen erst einmal eingetreten, helfen auch potente Antiemetika wenig. Vorbeugung ist also das Mittel der Wahl.

8.2 Raum und Personal

Topographische Zuordnung und Ausrüstung. Für einen wirtschaftlich sinnvollen Betrieb sollte der Aufwachraum räumlich der zentralen Operationseinheit, sofern dies nicht möglich ist, der operativen Intensivstation zugeordnet sein. Auch im Aufwachraum ist das apparative *Monitoring*, wie wir es vom Operationssaal her kennen, heutiger Standard. Hierzu zählen Blutdruckmesser, EKG-Monitor, Pulsoximeter und die Möglichkeit zur Überwachung der Körpertemperatur. Zur Beherrschung von Zwischenfällen müssen eine *Beatmungsmöglichkeit*, ein *Defibrillator* und *Notfallmedikamente* vorgehalten werden.

Personelle Ausstattung, Verantwortung. Entsprechend der Besonderheiten in der Aufwachphase, muß das im Aufwachraum tätige Pflegepersonal besonders ausgebildet und eingewiesen sein. Der Personalschlüssel muß eine lückenlose Besetzung während der Betriebszeiten gewährleisten. Darüber hinaus muß sich ein Anästhesist zumindest in Rufweite befinden. Da im Aufwachraum die Gesamtverantwortung für den Patienten beim Anästhesisten liegt, müssen auch postoperative Komplikationen wie z. B. eine Nachblutung erkannt und dem zuständigen Operateur gemeldet werden.

9. Hygiene

Anästhesiezubehör, das mit dem Patienten direkt oder indirekt in Berührung kommt, gilt als kontaminiert und muß nach Gebrauch entweder desinfiziert oder sterilisiert werden. Einmalartikel, hierzu gehören heute auch Endotrachealtuben, dürfen nach den Bestimmungen des Arzneimittelgesetzes nicht wiederverwendet werden.

Desinfektion. Soweit infolge der Materialbeschaffenheit eine Behandlung im Autoklaven nicht möglich ist, erfolgt heute die Desinfektion thermochemisch in speziellen Spülautomaten. Die Methode hat die Desinfektion nach dem Eintauchverfahren aus ökologischen und arbeitsmedizinischen Gründen weitgehend abgelöst.

Sterilisation. Ist das Anästhesieinstrumentarium druck- und hitzebeständig, sollte es im Autoklaven sterilisiert werden. Die Sterilisation ist das sicherste Verfahren zur Keimabtötung.

Gassterilisation. Die Behandlung mit dem sehr giftigen Aethylenoxid ist ökologisch problematisch und infolge der langen Entgasungszeit umständlich.

Wie in allen anderen Krankenhausbereichen müssen entsprechend den Richtlinien des Bundesgesundheitsamtes verbindliche Hygienestandards erarbeitet und in einem für jeden Mitarbeiter zugänglichen Hygieneplan festgeschrieben werden (Abb. 22–14).

Was	Wann	Womit	Konz.	Wie
Hygienische Händedesinfektion	Nach jedem Kontakt mit Patienten oder Materialien, die mit Patienten in Berührung waren	Autosept Desderman	gebrauchsfertig	3 ml 30 Sek. in die Hände einreiben / Entnahme aus dem Wandspender / Spender 1 x betätigen = 1,5 ml
Hygienische Händedesinfektion bei erhöhtem Infektionsrisiko	Nach jedem Kontakt mit Patienten, die an einer Virusinfektion erkrankt sind oder aufgrund einer bakteriellen Infektion ein erhöhtes Infektionsrisiko für Personal und andere Patienten darstellen.	Autosept Desderman		2 x 5 ml 5 Min. in die Hände einreiben und darauf achten, daß alle Hautpartien benetzt werden.
	Nach jedem Kontakt und gleichzeitiger Verschmutzung der Hände mit Körperausscheidungen, Sekreten, Blut usw.	Autosept Desderman		Verschmutzung mit Autosept oder Desderman getränktem Papiertuch abwischen oder Hände nur mit dem Präparat desinfizieren. 30 Sek. einreiben / Hiernach mit Autolan (Seifenfrei) oder Forlan (Seife) Hände waschen
Händepflege	Mehrmals täglich, insbesondere nach dem Waschen der Hände	Autolind Pflegelotion Hautschutzsalbe 5 pH		Einreiben und einmassieren in die Haut
Hautdesinfektion vor Injektion	vor: – iv. Injektion – im Injektion – se Injektion	Braunoderm Kodan F	gebrauchsfertig	Einsprühen der Haut / Nicht abwischen / 30 Sek. einwirken lassen / Nachher sterilisierte Tupfer verwenden
Hautdesinfektion Invasive Eingr.	Vor allen Punktionen einschl. ZVK	Braunoderm Kodan F	gebrauchsfertig	1. Reinigung der Hautstelle / 2. Entfetten der Haut (Braunoderm) / 3. Auftragen u. 2,5 Min. einw. / 4. Abreiben mit sterilen Kompr. oder Tupfer / 5. Erneut auftragen u. 2,5 Min. einw. / Hautdesinfektion nach BGA-Richtlinien
Schleimhautdesinfektion	vor Blasenkatheterisierung u. Urogenitaluntersuchungen	Betaisodona Braunol	gebrauchsfertig	mehrmals mit sterilen Tupfern oder Kompressen auftragen / Einwirkzeit 2 Min.
Instrumente	unmittelbar nach Gebrauch	Tegoment und Somplex IR	1,5 % 1,0 % Einwirkzeit 1 Std.	Nach Gebrauch in Abwurfbehältnis und nach der Einwirkzeit reinigen / Funktionskontrolle / Pflege / Sterilisation

Abb. 22–14: Desinfektionsplan einer Anästhesieabteilung

Was	Wann	Womit	Konz.	Wie
Narkosegeräte – Kreissystem – Einschubventil – Ventilog – Faltenbag – Außengehäuse	Nach jeder Narkose: Schlauchwechsel – Sterilisation 1 x pro Woche			Alle patientenbezogenen Teile werden – sterilisiert 1 x pro Woche – Beatmungsfilter am Exp. Ventil – Filterwechsel 1 x tgl. – Beatmungszeit bis 24 Std. Tägliche Wischdesinfektion der Geräte 0,5 % Lösung.
Traijan: – Pulmomat u. Kreissystem	1 x monatlich Sterilisation Beatmungsfilter			Bemerkung: Nur 1 x monatlich, da am Exp.-Ventil ein Beatmungs- filter sitzt Filterwechsel jeden 2. Tag
Anästhesiezubehör: – Laryngoskop + Spatel	nach jeder Benutzung	Tegoment / Einwirk- zeit 15 Min.	6,0 %	Der Spatel wird nach der Intubation in ein Standgefäß mit Desinfektionsmittellösung eingehängt und nach 15 Min. unter fließendem Wasser mit Handwasch- lotion und Bürste abgewaschen
– Masken, Guedel, Führungsstä- be / Behuster / Metraskatheter – Tuben sind Einmalmaterial	nach jeder Benutzung	Tegoment/Somplex IR / Waschmaschine		
– Schläuche	nach jeder Benutzung	Purfactor		Thermische Desinfektion und Reinigung im Purfactor
EKG – Theracid Alphycard Einmalmaterial	1 x täglich	Tegofektol	0,5 %	Abwischen und trocknen lassen
Monitor / Harlow / Nelcor und sonstige Geräte	1 x täglich	Tegofektol	0,5 %	Abwischen und trocknen lassen
QES-Fieberskope – Reinigung – Spülung – Desinfektion – Spülung – Trocknung	Nach jeder Benutzung	Somplex IR klares Wasser Tegoment gefiltertes Wasser (Pallfilter) Luft	1 % – 6 % Einw. 15 Min.	1. Grobreinigung mit Einmaltuch 2. Spülen und Bürsten aller Kanäle 3. Spülen der Kanäle mit klarem Wasser 4. Einlegen und die Kanäle mit einer 50 ml Spritze mehrmals gut durchspülen 5. Spülung des gesamten Gerätes mit Aqua 6. Alle Kanäle mit Luft durchblasen 7. Weitere Maßnahmen siehe Beschreibung und Auf- bereitungsanweisung v. Hersteller (liegt dem Gerät bei)

10. Grundsätze der Schmerztherapie

> Schmerztherapie ist dann besonders effektiv, wenn sie interdisziplinär betrieben und systematisch angewandt wird.

10.1 Postoperative Schmerzen

Narkosemittelverbrauch und verabreichte Analgetika im Aufwachraum lassen den zu erwartenden Schmerzmittelbedarf abschätzen.

Schwach wirksame Analgetika. Die peripher angreifenden Substanzen *ASS, Paracetamol* und *nicht steroidale Antiphlogistika* (Diclofenac) sind nach kleineren Eingriffen ausreichend.

Mittelstark wirksame Analgetika. Hierzu zählen die *Opioide* Tramadol (Tramal), Buprenorphin (Temgesic), Pentacozin (Fortral) und andere. Sie sind gut analgetisch wirksam, sollten aber wegen ihrer teils antagonistischen Wirkung nicht nach und nie im Wechsel mit reinen Agonisten verabreicht werden.

Stark wirksame Analgetika. Nach größeren Eingriffen wie Laparotomien oder Thorakotomien müssen in der Regel die Mürezeptor bindenden Opioide eingesetzt werden. Bei adäquater Dosierung besteht weder die Gefahr der Suchterzeugung, noch die der Atemdepression. Schmerz gilt als der wichtigste körpereigene Opiatantagonist.

Regionalanästhesieverfahren. Nach besonders schmerzhaften Eingriffen an den großen Körperhöhlen aber auch zum Beispiel nach Knieendoprothesen sind zur Schmerzbekämpfung kontinuierliche rückenmarknahe Anästhesieverfahren hervorragend geeignet. Neben der Verabreichung von Lokalanästhetika können mit kleinen Opiatmengen die im Rückenmark gelegenen Opiatrezeptoren blockiert werden und zu einer besonders effektiven Analgesie beitragen. Eine engmaschige Überwachung der Patienten ist Voraussetzung.

Organisation der postoperativen Schmerztherapie. Die Verordnung der Schmerzmedikation muß nicht nur das Analgetikum und seine Dosis, sondern auch Angaben zur Häufigkeit der Applikation enthalten. Ziel ist eine dauerhafte Schmerzfreiheit. Eine Verordnung *„bei Bedarf"* ist falsch. Sie impliziert, daß erst während eines erneuten Schmerzerlebnisses das Analgetikum verabreicht wird.

Zur Zeit gewinnt die Selbstmedikation in Form der *patientenkontrollierten Analgesie (PCA)* mit einer mikroprozessorgesteuerten PCA-Pumpe an Bedeutung. Bei diesem nach dem Prinzip einer Spritzenpumpe arbeitenden Gerät kann nach Titration des Analgetikabedarfs ein definierter Bolus vom Patienten selbst abgerufen werden.

Die Zukunft gehört der Einrichtung von *Schmerzdiensten*, bestehend aus Ärzten und Pflegepersonal, die für diese Aufgabe speziell ausgebildet sind.

10.2 Therapie chronischer Schmerzzustände

Eine besondere Herausforderung stellen die vielen Patienten dar, bei denen trotz Ausschöpfung aller diagnostischen und therapeutischen Möglichkeiten eine kausale Schmerztherapie mit Beseitigung der schmerzverursachenden Erkrankung nicht möglich ist.

Tumorschmerzen. Bei nicht kurativ behandelbaren Karzinompatienten ist eine wirksame Schmerztherapie oft die einzige Möglichkeit, für eine verbesserte Lebensqualität zu sorgen.

Orale Medikation. Wenn immer möglich sollte einer oralen Medikation der Vorzug gegeben werden. Auch hier kann zunächst mit den schwach wirksamen peripher angreifenden Substanzen begonnen werden. Ist hiermit eine ausreichende Schmerzreduktion nicht erreichbar, sollte mit den mittelstark wirksamen Opioiden kombiniert werden. Beide Substanzgruppen können nicht über ein bestimmtes Maß hinaus gesteigert werden. Das Ergebnis wäre dann kein *„mehr an Wirkung"* sondern nur noch ein *„mehr an Nebenwirkung"*. Spätestens dann muß das stark wirksame Morphin verordnet werden. Auch hier gilt, keine Kombination mit partiellen Agonisten. Wichtig ist die Einnahme nach genauem Zeitplan. Bei unzureichender Wirkung muß die Dosis erhöht werden, das Dosierungsintervall bleibt konstant. Der Therapieplan muß eine Begleitmedikation enthalten. Bei nicht stereoidalen Analgetika z. B. H 2-Blokker zur Magenulkusprophylaxe, bei Opioiden Abführmittel wegen der zu erwartenden Obstipation und ggf. auch ein Antiemetikum.

Bestimmte Psychopharmaka führen zu einer veränderten Schmerzempfindung. Sie werden als *„Co-Analgetika"* verordnet. Ergebnis ist ein komplexer, stets variabler Therapieplan, der eine dauerhafte Schmerzfreiheit gewährleistet.

Invasive Verfahren. Wird die orale Medikation nicht vertragen oder stehen Motilitätsstörungen des Magen-Darm-Traktes im Vordergrund, muß auf invasive Techniken ausgewichen werden. Auch hier ist die kontinuierliche rückenmarknahe Opiatapplikation über Spinal- oder Periduralkatheter fest etabliert. Systeme können hierfür unter die Haut verlegt und an Pumpen angeschlossen werden. Auch neurolytische Verfahren, wie die CT-gesteuerte Plexus coeliacus-Blockade und neurochirurgische Techniken werden eingesetzt.

10.3 Schmerzsyndrome, Schmerzambulanz

Der Therapeut ist mit einem unübersehbar weiten Feld von vielfältigen Schmerzsyndromen konfrontiert. Stellvertretend seien genannt *Kopfschmerzen* unterschiedlicher Ätiologie, *Rückenschmerzen*, das *Postnukleotomiesyndrom*, *Phantomschmerzen* nach Amputationen, die *Postzosterneuralgie, posttraumatische Schmerzen* mit Reflexdystrophie und vieles mehr. Entsprechend vielfältig sind die schmerztherapeutischen Ansätze. Für die Anwendung von analgetischen Verfahren gelten die gleichen Grundsätze, wie sie bei der Behandlung des Karzinomschmerzes umrissen wurden. Ggf. müssen trotz aller Vorbehalte auch Opioide eingesetzt werden, die Indikation muß allerdings sehr streng gestellt werden. Ziel ist auch hier mit einem differenzierten Therapieplan Schmerzfreiheit zu erreichen. Eine Reihe von Schmerzzuständen, wie z.B. die *posttraumatischen Reflexdystrophien* (z.B. Sudeck-Syndrom) oder auch der *Postzosterschmerz* werden vom autonomen Nervensystem unterhalten. Blockaden des sympathischen Grenzstranges haben hier einen besonderen Stellenwert.

Funktionelle Schmerzzustände, aber auch z.B. der *Phantomschmerz*, können mit Akupunktur oder transkutaner Nervstimulation günstig beeinflußt werden. Schmerzen können *psychische* Ursachen haben. Besteht ein Schmerz über lange Zeit, so sind Auswirkungen auf die Psyche häufig. Hier müssen *psychotherapeutische* Verfahren einsetzen. Beschwerden des Halteapparates müssen primär einer differenzierten *krankengymnastischen* Behandlung zugeführt werden.

Schmerzambulanz. Schmerzkranke Patienten haben zunehmend die Möglichkeit, Schmerzambulanzen aufzusuchen. Deren Betreiber gehören Fachrichtungen an, die eine Weiterbildung in Schmerztherapie vorsieht und die langfristig in einer schmerztherapeutischen Einrichtung tätig waren. Dem interdisziplinären Charakter der Schmerztherapie wird durch die Zugehörigkeit zu einer Schmerzkonferenz Rechnung getragen. Hier können Problempatienten einem Gremium verschiedener Fachrichtungen vorgestellt werden.

Schmerzklinik. Zur stationären Therapie werden Schmerzkliniken vorgehalten, in denen sich Spezialisten mehrerer Disziplinen um Diagnostik und Therapie des schmerzkranken Patienten bemühen.

11. Lebensrettende Sofortmaßnahmen

Aufrechterhaltung von Atmung und Blutfluß sind die vitalen Funktionen unseres Organismus. Einem unbehandelten Atemstillstand folgt nach kurzer Zeit zwangsläufig der Herzstillstand. Bleibt ein primärer Herzstillstand unbehandelt, ist der Atemstillstand ebenso zwangsläufig die Folge. Ist ein Atem-Herz-Kreislauf-Stillstand eingetreten, sprechen wir so lange von einem reversiblen klinischen Tod, bis eine irreparable Organschädigung manifest geworden ist. Die *Wiederbelebungszeit* orientiert sich an der Überlebenszeit des Gehirns. Sie liegt bei 4–6 min.

Die modernen **Reanimationstechniken** der *geschlossenen Herzdruckmassage* und der *Mund-zu-Mund-Beatmung* sind vor ca. 30 Jahren eingeführt worden und werden seither mit großem Erfolg nicht nur von Ärzten und medizinischem Assistenzpersonal, sondern auch von Laien durchgeführt. Die Unterweisung in lebensrettenden Sofortmaßnahmen ist eine große Herausforderung, in den skandinavischen Ländern ist die Technik der Wiederbelebung Pflichtfach in der Schule.

11.1 Vitale Störungen der Atmung

Atemwegverlegung. Ursache ist in der Regel eine Bewußtseinstrübung zerebraler Genese. Postnarkotisch kann ein Narkosemittelüberhang bestehen. Beim auf dem Rücken liegenden Patienten verlegt die zurückfallende Zunge den Atemweg, bei zerebralen Noxen mit Erbrechen können Speisereste, nach Unfällen auch Zähne, Zahnprothesen und vieles mehr die Atmung mechanisch behindern (Abb. 22–15).

Symptome. Der Patient ist tief zyanotisch. Die Atemmechanik ist paradox, den normalen Atembewegungen gegenläufig. Beim Versuch einzuatmen, sinkt der Thorax ein, das Abdomen wird vorgewölbt.

Therapie. Das mechanische Hindernis muß umgehend beseitigt werden. Der Patient wird in eine stabile Seitenlage gebracht (Abb. 22–16). Speisereste und feste Bestandteile werden mit dem Finger oder unter Sicht mit Laryngoskop und Magillzange aus-

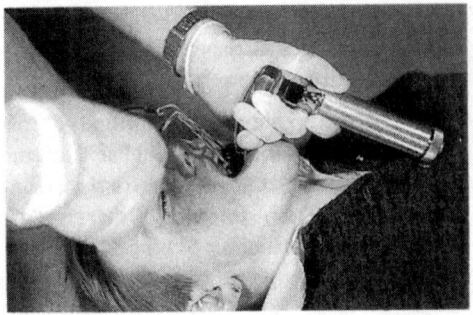

Abb. 22–15: Entfernen von Fremdkörpern mit der Magillzange unter Inspektion des Mund-Rachen-Raumes mit dem Laryngoskop

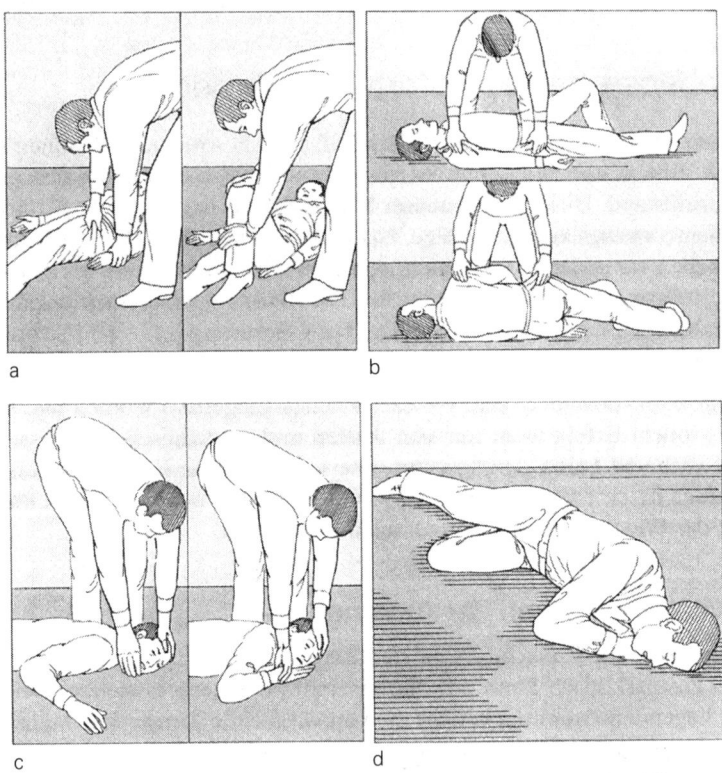

Abb. 22–16: Stabile Seitenlage. **a.** 1. Schritt: Der Helfer hebt den Patienten in der Hüfte der Seite an, auf die gelagert werden soll, schiebt den gestreckten Arm unter das Gesäß. Das gleichseitige Bein wird in Knie- und Hüftgelenk gebeugt und die Ferse möglichst weit dem Gesäß genähert, **b.** 2. Schritt: Danach faßt man Schulter und Hüftpartie der gegenüberliegenden Seite und zieht den Bewußtlosen zu sich herüber, **c.** 3. Schritt: Der Kopf wird im Nacken überstreckt und die Hand unter das Kinn geschoben, um den Kopf zu fixieren, **d.** Komplette Lage: Der auf der Rückseite liegende Arm wird leicht abgewinkelt und verbessert damit die Stabilität der Lagerung

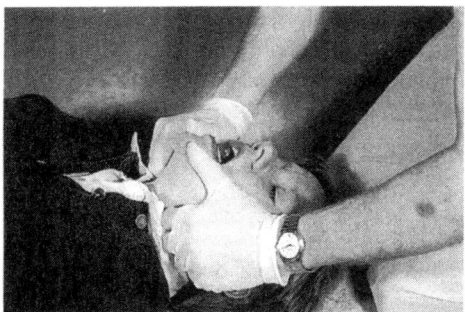

Abb. 22–17: Esmarch-Handgriff. Der Zeigefinger jeder Hand umgfaßt den jeweiligen Kieferwinkel, der Daumen liegt in Eckzahnregion zwischen Unterlippe und Kinn. Durch Daumendruck muß zunächst eine Rotation des Unterkiefers ausgeführt werden, anschließend kann der Unterkiefer mit nicht zu großer Kraftanstrengung nach vorne gezogen und so der Mund geöffnet werden

geräumt. Unter klinischen Bedingungen kann auch ein großlumiger Sauger benutzt werden. Sind die Schutzreflexe erloschen, kann die Zunge mit Hilfe eines Guedel-Tubus (s. Abb. 22–6) am weiteren Zurückfallen gehindert werden. Auch ein durch den unteren Nasengang eingeführter Wendl-Tubus kann hilfreich sein. Beides ist gefährlich, solange der Würgereflex noch erhalten ist. Ist dies der Fall oder sind Hilfsmittel nicht greifbar, muß der sogenannte Esmarch-Handgriff angewandt werden (Abb. 22–17). Hierbei wird der Kopf überstreckt auf einer Unterlage gelagert. Der Unterkiefer wird am Kieferwinkel nach vorn gedrückt und der Mund durch Druck am Kinn geöffnet.

Atemstillstand. Fehlen Atembewegungen und ist kein Luftstrom am Mund oder Nase zu fühlen, muß nach Freimachen der Atemwege umgehend mit der *Atemspende* begonnen werden (Abb. 22–18). Der Kopf liegt überstreckt auf einer Unterlage und wird mit den Händen an Stirn und Unterkiefer fixiert gehalten. Anschließend wird durch Mund oder Nase die eigene Ausatemluft insuffliert. Steht ein Beatmungsbeutel mit Atemmaske zur Verfügung, entspricht die Technik der Maskenbeatmung im

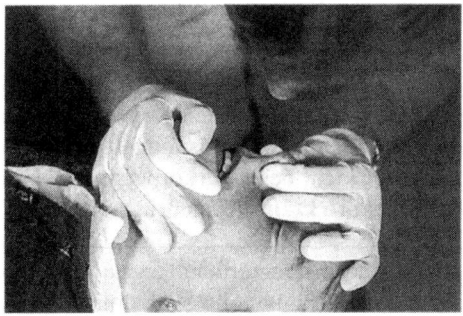

Abb. 22–18: Mund-zu-Mund-Beatmung

Nichtrückatmungssystem. Die Beatmung ist effektiv, wenn sich während der Einatmung der Thorax hebt und während der Ausatmung Luft hör- oder fühlbar aus Mund und Nase ausströmt. Bei ungestörter Hämodynamik muß sich die Zyanose zurückbilden. Kommt die Spontanatmung nicht in Gang, ist die zügige endotracheale Intubation der nächste Schritt.

11.2 Herz-Kreislauf-Stillstand

Vitale Störungen der Hämodynamik können primär durch Noxen am Reizleitungssystem des Herzens nach Koronarinfarkt oder bei malignen Herzrhythmusstörungen ausgelöst werden. Kommt es zu Asystolie oder zum unkoordinierten Kammerflattern oder -flimmern, ist ein Zusammenbruch der Hämodynamik die Folge. Sekundär folgt ein Herz-Kreislauf-Stillstand bei Unterbrechung der Sauerstoffzufuhr durch Sistieren der Atmung. Primär hämodynamische Ursachen sind verminderter Blutrückfluß zum Herzen im Schock oder mechanische Verlegung bei massiver Lungenembolie. Auch zerebrale Störungen der zentralen Regulation der Hämodynamik können die Situation verursachen.

Diagnostik. Einem Kreislaufstillstand folgt unmittelbar die *Bewußtlosigkeit*. Nach kurzer Latenz sistiert auch die *Spontanatmung*. Die zerebrale Hypoxie führt zu lichtstarren, oft auch entrundeten *Pupillen*. An den großen exponierten Arterien ist kein *Puls* zu tasten. Hierzu eignen sich die zwischen Kehlkopf und Kopfnickermuskeln gelegene *Halsschlagader* und die unterhalb des Leistenbandes austretende *Beinschlagader*. Periphere Arterien sind zur Diagnostik eines Kreislaufstillstandes nicht geeignet. Steht ein *EKG* zur Verfügung, sichern Nullinie, Kammerflattern oder -flimmern die Diagnose.

11.2.1 Mechanische Herz-Lungen-Wiederbelebung, Medikamente, Defibrillation

Mechanische Reanimation. Ist ein Herz-Kreislauf-Stillstand eingetreten, muß ohne Verzug mit *Beatmung* und *Herzdruckmassage* begonnen werden. Unter keinen Umständen darf der Notfallort verlassen werden, um weitere Personen zu alarmieren oder Hilfsmittel herbeizuschaffen. Der Patient wird unverzüglich auf den Boden oder im Bett auf einer harten Unterlage – *Reanimationsbrett* – auf den Rücken gelagert.

Die Reanimation wird mit *2 Atemspenden* begonnen und mit der Herzdruckmassage fortgeführt (Abb. 22–19). Man kniet oder steht hierzu seitlich neben dem Patienten. Die übereinander gelegten Handballen werden auf den Druckpunkt am Übergang zwischen mittlerem und unterem Drittel des Brustbeins aufgesetzt (Abb. 22–20, 21). Mit gestreckten Armen und mit dem Gewicht des Oberkörpers wird nunmehr mit einer Frequenz von ca. 80/min, der Brustkorb kräftig eingedrückt.

Steht nur *1* Person zur Verfügung, werden Herzdruckmassage und Beatmung im Verhältnis *15:2*, stehen *2* Personen zur Verfügung, im Verhältnis *5:1* durchgeführt (Abb. 22–19, 20).

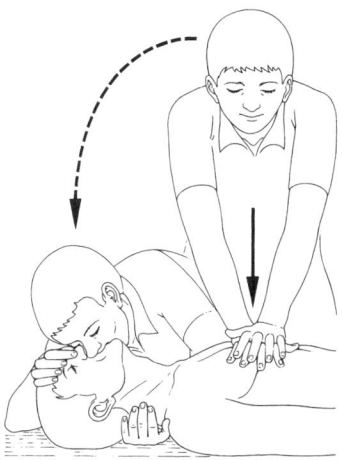

Abb. 22–19: Kardiopulmonale Reanimation. *Ein-Helfer-Methode:* 2 initialen Atemspenden innerhalb von 1,5–2 Sekunden folgen 15 Thoraxdruckmassagen mit einer Frequenz von 80/min

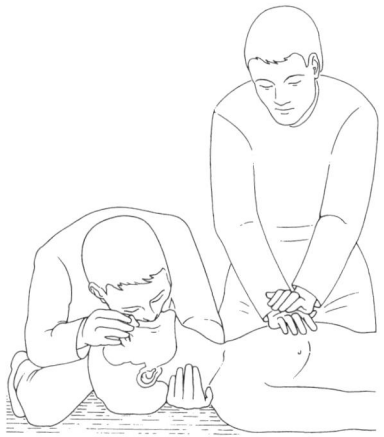

Abb. 22–20: Kardiopulmonale Reanimation. *Zwei-Helfer-Methode:* 2 initialen Atemspenden eines Helfers folgen 5 Thoraxdruckmassagen des anderen. Das weitere Verhältnis beträgt 1 : 5

Die Herzdruckmassage ist nur dann effektiv, wenn es gelingt, Herz und herznahe Gefäße zu komprimieren und zu entlasten. Beim starren Altersthorax müssen hierfür gelegentlich auch Verletzungen der knöchernen Strukturen in Kauf genommen werden. Rippen- und Brustbeinfrakturen und in der Folge ein instabiler Thorax oder gar deletäre Verletzungen von Lunge, Leber und Milz können resultieren.

Besonderheiten beim Neugeborenen und Säugling. Die ausgeprägte Elastizität des Brustkorbs unserer kleinen Patienten erfordert bei der Herzdruckmassage einen

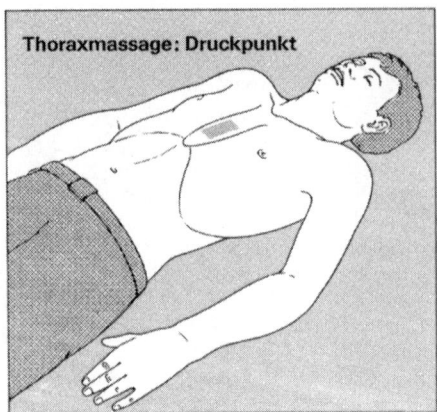

Abb. 22–21: Druckpunkt zur Thoraxdruckmassage

deutlich geringeren Kraftaufwand. Beim Neugeborenen wird der Thorax mit der Hand umfaßt, die Massage erfolgt mit dem Daumen. Beim Säugling und Kleinkind wird mit Zeige- und Mittelfinger komprimiert. Die Kompressionsfrequenz liegt mit 100–120/min deutlich höher als beim Erwachsenen.

Medikamentöse Reanimation. Zur Unterstützung von Beatmung und Herzdruckmassage ist in den meisten Fällen auch eine medikamentöse Therapie erforderlich. Die wichtigste und die Hämodynamik am effektivsten beeinflussende Substanz ist das *Adrenalin* (Suprarenin). Infolge der beim Herz-Kreislauf-Stillstand erheblich verringerten Erregbarkeit der für die Adrenalinwirkung verantwortlichen Alpha- und Betarezeptoren an Herz und Gefäßsystem sind zum Teil extrem hohe Dosierungen erforderlich. Bevorzugt wird Suprarenin *intravenös* verabreicht, die früher übliche intrakardiale Injektion bietet keine Vorteile. Steht kein venöser Zugang zur Verfügung oder ist eine Venenpunktion, besonders beim Neugeborenen oder Säugling schwierig oder zeitraubend, kann Adrenalin in gleicher Dosierung und mit gleichem Effekt via Tubus *endotracheal* instilliert werden. Im Verlaufe einer Reanimation gewinnt der Ausgleich der Übersäuerung des Körpers zunehmend an Bedeutung. Bicarbonat sollte allerdings zurückhaltend und möglichst nach Blutgasanalyse verabfolgt werden.

Elektromechanische Reanimation. Steht ein EKG zur Verfügung, kann zwischen *Asystolie* und *Kammerflattern* oder *-flimmern* differenziert werden. Therapie der Wahl bei **Asystolie** ist Adrenalin. Bleiben Herzaktionen trotzdem aus, kann im Einzelfall ein transthorakaler, transoesophagialer oder intravenös eingeschwemmter Herzschrittmacher das Problem lösen.

Therapie der Wahl beim Kammerflattern, -flimmern ist die *elektrische Defibrillation* (Abb. 22–22). Über 2 großflächige mit Gel bestrichene Elektroden wird das Herz mit einem kräftigen Stromstoß beschickt. Durch diesen Elektroschock werden die sich unkoordiniert kontrahierenden Herzmuskelfasern gleichzeitig depolarisiert, Voraussetzung für eine nachfolgende koordinierte Herzmuskelkontraktion. Medikamen-

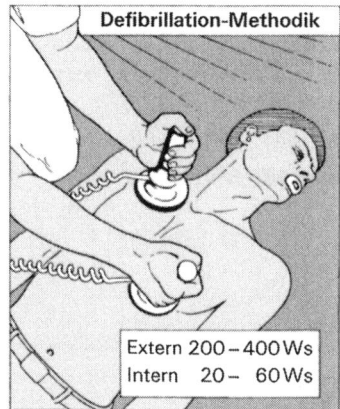

Abb. 22–22: Defibrillation. *Technik der Standarddefibrillation:* 1. Elektrode rechts neben dem oberen Sternumrand, jedoch unterhalb der Klavikula, 2. Elektrode links über dem Herzen. *Defibrillationsenergie* (bei externer Defibrillation): Initial 200 J (Ws), folgend zwischen 200 und 300 J bis max. 400 J. Empfohlen werden 3–4 rasch aufeinanderfolgende Defibrillationen innerhalb von max. 2 min

tös muß die Herzmuskelfaser gleichzeitig mit dem Antiarrhythmikum Lidocain stabilisiert werden.

11.2.2 ABC der Wiederbelebung

Das konsequente Einhalten der notwendigen Reihenfolge der Wiederbelebungsmaßnahmen ist ein wichtiger Garant für den Reanimationserfolg.

> Didaktisches Hilfsmittel ist die **ABC-Regel**. *A:* Atemwege freihalten, *B:* Beatmen (Atemspende, Intubation), *C:* Zirkulation wiederherstellen (Herzdruckmassage), *D:* Drogen verabreichen (Adrenalin), *E:* EKG (Asystolie, Kammerflimmern, Defibrillation)

Erfolgskontrolle der Reanimationsmaßnahmen. Die Effektivität der Atemspende muß, solange die endotracheale Intubation nicht erfolgt ist, ständig überprüft werden.

Die *Herzdruckmassage* ist dann wirkungsvoll, wenn an der Hals- oder Beinschlagader Pulswellen zu tasten sind. Werden zuvor weite *Pupillen* enger, wird die *Hautfarbe* rosiger, so sind dies besonders günstige Zeichen für einen Reanimationserfolg. Die kardiopulmonale Reanimation ist erfolgreich, wenn *spontane Herzaktionen* und *Atmung* wieder einsetzen. Im Vordergrund stehen jetzt Stabilisierung der vitalen Funktionen, Konsolidierung des Stoffwechsels und Erholung möglicher neurologischer Defizite auf einer *Intensivtherapiestation*.

Beendigung der Reanimation. Es ist außerordentlich schwierig über den Zeitpunkt der Beendigung von Reanimationsmaßnahmen entscheiden zu müssen. Die zweifellos beste Entscheidungshilfe wäre die *Hirntoddiagnose*, die unter Reanimationsbedingungen allerdings nicht herbeigeführt werden kann. Als Kompromiß hat sich die Diagnose des *„irreparablen Herztodes"* etabliert. Voraussetzung hierfür ist ein 30minütiges Null-Linien-EKG trotz korrekt durchgeführter Herz-Lungen-Wiederbelebung.

Dessenungeachtet bleibt ein erheblicher Ermessensspielraum. Beim greisen polymorbiden Patienten wird man die Grenze niedriger ansetzen, während z.B. bei einem nach Ertrinken unterkühlten jungen Menschen sich ein Reanimationserfolg noch nach mehr als 1 Std. Wiederbelebungsdauer einstellen kann.

Anhang
Referenzbereiche klinisch chemischer
Untersuchungen

Serum, Plasma, Vollblut

Parameter	SI-Einheit	alte Einheit
Bilirubin gesamt	< 17 μmol/l	< 1 mg/dl
Calcium	2,25–2,6 mmol/l	4,5–5,2 mval/l
Chlorid	97–110 mmol/l	97–110 mval/l
Glukose	3,6–5,6 mmol/l	65–100 mg/dl
Harnsäure	120–400 μmol/l	2–6,7 mg/dl
Harnstoff	1,7–8,3 mmol/l	10–50 mg/dl
Kalium	3,6–5,4 mmol/l	3,6–5,4 mval/l
Kreatinin	50–110 μmol/l	0,57–1,24 mg/dl
Natrium	135–145 mmol/l	135–145 mval/l
Gesamteiweiß	62–80 g/l	6,2–8 g/dl

Enzyme

ALT, SGPT	4–17 U/l	
AST, SGOT	4–22 U/l	
Kreatinkinase (CPK)	< 55 U/l	
Gamma-GT		
– Männer	4–28 U/l	
– Frauen	4–18 U/l	
HBDH	< 150 U/l	

Lipide

Cholesterin	2,62–7,67 mmol/l	115–260 mg/dl

Blutbild

Erythrozyten		
– Männer	4,6–6,2 T/l	4,6–6,2 Mill./mm^3
– Frauen	4,2–5,4 T/l	4,2–5,4 Mill./mm^3
Retikulozyten	0,8–1 %	
Thrombozyten	150–400 G/l	150 000–400 000/m^3
Leukozyten	4,8–10 G/l	4 800–10 000/m^3
– Granulozyten	60–78 %	
– Lymphozyten	20–30 %	
– Monozyten	2–6 %	
Hämoglobin		
– Männer	140–180 g/l	14–18 g/dl
– Frauen	120–160 g/l	12–16 g/dl
Hämatokrit		
– Männer	45–65 %	
– Frauen	40–52 %	

BKS, BSG

– Männer	1. Stunde 3–8 mm	2. Stunde 5–18 mm
– Frauen	1. Stunde 6–11 mm	2. Stunde 6–20 mm

Blutgerinnung

Blutungszeit	120–300 s
Gerinnungszeit	180–660 s
Thromboplastinzeit (Quick)	70–125 %

Säure-Basen-Status

pH	7,38–7,42
Standardbikarbonat	20–28 mmol/l (mval/l)
pO_2 (arteriell)	10–13 kPa (75–98 mmHg)
PCO_2	4,7–6,0 kPa (35–45 mmHg)
Sauerstoffsättigung	95–97 %

Liquor

Gesamtmenge	100–160 ml
Liquordruck	60–200 mm H_2O
Zellzahl	$\leq$ 12/3 Zellen/μl
Proteine	120–500 mg/l
Glukose	2,7–4,8 mmol/l

Harn

spez. Gewicht	1,001–1,035
pH	schwach sauer und je nach Tageszeit

im 24-Stunden-Urin

Harnstoff	200–600 mmol
Kreatinin	12 mmol
Harnsäure	1,8–4,5 mmol
Ammonium	35 mmol
Calcium	2,5–5 mmol
Magnesium	1–10 mmol
Phosphat	20–45 mmol
Sulfat	20 mmol

Autorenverzeichnis

Dr. med. Klaus Artmann
Chefarzt der Abteilung für Anästhesie
und Intensivmedizin
Kreiskrankenhaus Bergstraße
Viernheimer Straße 2
64646 Heppenheim

Dr. med. Hans-Peter Barth
Universitätsklinik Heidelberg
Abteilung für Nephrologie
Im Neuenheimer Feld 110
69120 Heidelberg

Dr. med. Claus Benz
Oberarzt der Medizinischen Klinik C
Klinikum der Stadt Ludwigshafen
Abteilung Gastroenterologie
und Hepatologie
Bremserstraße 79
67063 Ludwigshafen

Dr. med. Anette Blessing
Im Kantelacker 25
64646 Heppenheim

Dr. med. Ralf Böhland
Facharzt für Innere Medizin
Cöthner Straße 60
04155 Leipzig

Jürgen Döhlinger
Dipl. med. päd.
Universitätsklinikum
Medizinische Fachschule
Fachbereichsleiter
Richterstraße 9–11
04105 Leipzig

Dr. med. Andreas Forster
Oberarzt der Abteilung Kardiologie
und Pneumonologie
Kreiskrankenhaus Bergstraße
Viernheimer Straße 2
64646 Heppenheim

Priv.-Doz. Dr. med. Dr. phil.
Martin Hambrecht
Zentralinstitut für Seelische Gesundheit
J 5
Postfach 122120
68072 Mannheim

Dr. med. Horst Kaben
Abteilung Tropenmedizin
und Infektionskrankheiten
Klinik und Poliklinik für Innere Medizin
Medizinische Fakultät
der Universität Rostock
Ernst-Heydemann-Straße 6
18055 Rostock

Priv.-Doz. Dr. med. Tilman Kälble
Klinik für Urologie
Klinikum der Philipps-Universität Marburg
Baldingerstraße
35033 Marburg/Lahn

Dr. med. Andreas Karcher
Im oberen Gaisbergweg 13
69115 Heidelberg

Dr. med. Thomas Kraus
Chirurgische Universitätsklinik
Im Neuenheimer Feld 110
69120 Heidelberg

Dr. med. Reinhard Musch
Abteilung Innere Medizin mit Schwerpunkt
Hämatologie und Onkologie
Virchow-Klinikum
(Medizinische Fakultät der Humboldt-
Universität zu Berlin)
Augustenburger Platz 1
13353 Berlin

Dr. med. Francis Nosbusch
Dermato-vénérélogue
102, Bd. Kennedy
4171 Esch-sur-Alzette
Luxembourg

Univ.-Prof. Dr. med. Lothar Pelz
Facharzt für Kinderkrankheiten
Facharzt für Humangenetik
Universitätskinderklinik und Poliklinik
Rembrandtstraße 16/17
18055 Rostock

Dr. med. Cornelia Radke
Universitätsklinikum Charlottenburg
Standort Wedding
Augustenburger Platz 1
13353 Berlin

Prof. Dr. med. Michael Radke
Universitätskinderklinik und Poliklinik
Rembrandtstraße 16/17
18055 Rostock

Priv.-Doz. Dr. med. Axel Schadel
Chefarzt
Klinik für HNO-Krankheiten
und Plastische Gesichtschirurgie
Städtische Kliniken
Frankfurt am Main-Höchst
Gotenstraße 6–8
65929 Frankfurt

Dr. med. Otmar Schaffner
Chefarzt
Eleonorenklinik
Klinik für Gastroenterologie
und Stoffwechselerkrankung
64678 Winterkasten

Dr. med. Bettina Schüle
Klinikum der Stadt Mannheim
Abteilung Orthopädie
Theodor-Kutzer-Ufer 1
68167 Mannheim

Dr. med. Norbert Schulz
Augenarzt
Kröpeliner Straße 58
18055 Rostock

Univ.-Prof. Dr. med. Andreas Schwartz
Neurologische Universitätsklinik Mannheim
Theodor-Kutzer-Ufer 1
68135 Mannheim

Angelika Steinwede
Großer Höhenweg 12
69245 Bammental

Priv.-Doz. Dr. med. Marlies Uhlemann
Universitätskinderklinik und Poliklinik
Rembrandtstraße 16/17
18055 Rostock

Dr. med. Norbert Wrobel
Leitender Arzt
Zentralkrankenhaus Bremen-Nord
Hammersbecker Straße 228
28755 Bremen

Sachregister

Oligomenorrhoe 592, 594
Oligozoospermie 588
Oligurie 504
Omphalozele 727
On-Off-Phänomen 313
Onychomykose 634
Oozysten 83
Ophthalmoskop 332
Opiate 284
Opioide 836, 841ff.
Opisthotonus 50, 320
Optikusatrophie 333
oraler Glukosetoleranztest 221, 550
Orbitalphlegmone 350
Orbitopathie 213
Orchiektomie 173
Organentwicklung 533
Organkontusion 774
Organmanifestation 38
Organmykose 81
Orthopnoe 16, 359
Ortolani-Einrenkungsphänomen 674
Osler-Knötchen 49, 382
Ösophagogastroduodenoskopie 24
Ösophagojejunostomie 112
Ösophagusatresie 726
Ösophagusdivertikel 452
Ösophaguskarzinom 108
Ösophagusmanometrie 453
Ösophagusresektion 109
Ösophagusvarizen 483
Ösophagusvarizenblutung 483, 484
Osteochondrosis dissecans 654
Osteomyelitis 650, 781
Osteophyten 655
Osteoporose 199, 649, 819
Osteosarkom 137, 139
Osteosynthese 646
Osteosyntheseverfahren 783
Osteotomie 646
Ostitis 781
Östrogene 532
Otitis externa 340
Otitis media 340
Otosklerose 346
Ottawa Charta 1
Ovarialkarzinom 159, 160
Ovarialtumor 159
Ovarialzyste 613
Overheadextension 793
Ovulationsblutung 593
Ovulationshemmer 583
Oxford-Tubus 851

Oxyuren 764
Oxyuriasis 764

Pachymeningitis 290
Pallhypästhesie 315
Palliativbestrahlung 103
palliative Operation 103
Palmarerythem 476, 482
Palpation 15, 18
Pancoast-Tumor 101, 130
Pancreas divisum 494
Pandemie 38
Paniksyndrom 266
Pankarditis 382
Pankolitis 465
Pankreaskarzinom 120
Pankreasschwanzresektion 495
Pankreatektomie 121
Pankreatikoskopie 120
Pankreatitis 492
Pankreatojejunostomie 495
Pankreolauryl-Test 495
Panmyelopathie 234
Pansinusitis 348
Panzerherz 387
Panzytopenie 199, 200, 234
Papanicolaou 153
Papille 332
Papillenkarzinom 122
Papillenverengung 493
Papillom 95
Papillotomie 489
Papula 623
paradoxe Atmung 448, 775
paradoxe Embolie 404
Paralysestadium 79
paralytischer Ileus 24, 462
Paranoia 277
paranoid-halluzinatorisch 274
paranoide Persönlichkeit 277
Paraphimose 526, 527
Paraphrenie 277
Paraplegie 316, 325
Paraprotein 199
Parasitosen 33
Parästhesie 315
Parasympatholytika 431
Parathormon 217
Parazentese 341
Parkinson-Plus-Syndrom 313
Parkinson-Syndrom 311
Parsons 6
Partialinsuffizienz 419

Schüttelmixtur 625
Schutzimpfung 34
Schwachsichtigkeit 334
Schwangerenvorsorge 534
Schwangerschaft 531
Schwangerschaftsdauer 534
Schwangerschaftsdiabetes 550
Schwangerschaftsstreifen 533
Schwangerschaftswochen 532
Schwangerschaftszeichen 534
Schwefel 626
Schweineinsulin 222
Schwerhörigkeit 344
Screening 743
Sézary-Syndrom 196
seborrhoisches Ekzem 629
Sebostase 629
Sectio caesarea 576
Sedativa 372
Seelsorger 831
Segmentresektion 134
Sehkreis 327
Sehnenruptur 795
Sehnenverletzung 795
Sehnerv 332
Sehschärfe 327
Sekretdiagnostik 499
Sekretolytika 431
sekundäre Frakturheilung 778
sekundäre Hämostase 239
sekundäre Hypertonie 376
sekundäre Pneumonie 421
sekundäre Varikosis 407
sekundäre Wundheilung 768
sekundärer Krankheitsgewinn 265
Selbsthilfegruppen 12
Selbsthilfeprinzip 12
selektive proximale Vagotomie 460
Sellink 449, 463
Seminom 167, 169
Sengstaken-Blakemore-Sonde 484
Senkniere 507
sensorische Aphasie 304
Sepsis 47, 732
Sepsisherd 47
Septikämie 47
septische Allgemeininfektion 37
septische Metastasierung 781
septischer Abort 542
septischer Schock 378
Septumdeviation 347
Septumfraktur 347
Septumhämatom 347

Seropneumothorax 446
Sertolizell-Tumor 167
Serum 226
Serumferritin 233
SGA 721
SHT 800
Shunt 401, 423
Sichelfuß 676
Sichelzellanämie 237
Sick-Sinus-Syndrom 395
sideroachrestische Anämie 233
SIDS 741
Silikonprothesen 145
Silikose 440
Sims-Huhner 590
Simultanimpfung 42
Simultaninfektion 77
sinubronchiales Syndrom 351
Sinusarrest 395
Sinusbradykardie 395
Sinusitis 348
Sinusknotensyndrom 395
Sinustachykardie 393
Sinusthrombose 311
Sinusvenenthrombose 311
Skabies 90
Skiaskopie 328
Sklerenikterus 27
Sklerosierung 406, 459, 475, 655
Skoliose 136, 666
Skoliosewinkel 667
Skotom 327
Skrotalhernie 497
Skyballa 823
SLE 639
slow virus 298
small for gestational age 721
Sofortschmerz 457
Somatostatin 221
Somnolenz 30
Sonnenbrand 802
Sonographie 18
Soor 638
Soor-Ösophagitis 81, 451
Soor-Pneumonie 81
Sopor 30
Sozialdienst 831
soziale Reintegration 254
soziales Umfeld 812
Sozialstation 833
soziotherapeutische Maßnahmen 253
Spacer 430
Spaltlampe 332